NOUVEAUX ÉLÉMENTS

DE

MATIÈRE MÉDICALE

COMPRENANT

L'HISTOIRE DES DROGUES SIMPLES

D'ORIGINE ANIMALE ET VÉGÉTALE

LEUR CONSTITUTION, LEURS PROPRIÉTÉS ET LEURS FALSIFICATIONS

PAR

D. CAUVET

PROFESSEUR DE MATIÈRE MÉDICALE ET BOTANIQUE A LA FACULTÉ DE MÉDECINE
ET DE PHARMACIE DE LYON
DOCTEUR EN MÉDECINE ET DOCTEUR ÈS SCIENCES NATURELLES, PHARMACIEN DE 1re CLASSE
ANCIEN AGRÉGÉ DE L'ÉCOLE DE STRASBOURG
EX-PROFESSEUR D'HISTOIRE NATURELLE A L'ÉCOLE SUPÉRIEURE DE PHARMACIE DE NANCY

Avec 800 Figures intercalées dans le texte

TOME PREMIER

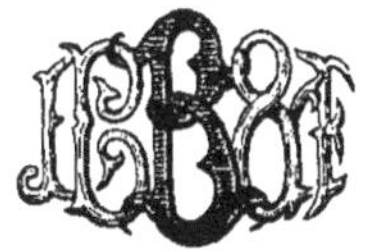

PARIS
LIBRAIRIE J.-B. BAILLIÈRE ET FILS
19, RUE HAUTEFEUILLE, PRÈS DU BOULEVARD SAINT-GERMAIN

1886

NOUVEAUX ÉLÉMENTS

DE

MATIÈRE MÉDICALE

TRAVAUX DU MÊME AUTEUR

NOUVEAUX ÉLÉMENTS D'HISTOIRE NATURELLE MÉDICALE, comprenant des notions générales sur la minéralogie, la géologie et la botanique, l'histoire et les propriétés des animaux et des végétaux utiles ou nuisibles à l'homme, soit par eux-mêmes, soit par leurs produits, 5e *édition*, revue et augmentée, Paris 1885, 2 vol in-18 jésus, 1500 pages, avec 822 figures . . . 12 fr.

COURS ÉLÉMENTAIRE DE BOTANIQUE,

I. *Anatomie et physiologie végétales paléontologie végétale, géographie botanique;* 2e édition. Paris 1885, 1 vol. in-18 jésus, XII, 315 p. avec 404 fig. . . . . 4 fr.

II. *Les Familles des plantes*, Paris, 1885, 1 vol. in-18 jésus, 468 p. avec 373 fig. . . . . 5 fr.

Ensemble les 2 vol. avec 777 fig. cart. . . . . 10 fr.

ÉTUDE DU ROLE DES RACINES dans l'absorption et l'excrétion. Thèse de doctorat ès sciences. Strasbourg, 1861, in-4, 120 p.

LES SOLANÉES, thèse d'agrégation de l'École de pharmacie. Paris, 1864. in-4, 152 p., avec 6 pl.

DU PROTOPLASMA, thèse inaugurale. Montpellier, 1871, in-4, 78 p.

LYON. — IMP. PITRAT AÎNÉ, RUE GENTIL, 4.

PRÉFACE

Lorsque, en 1865, je traçai le plan de mes *Éléments d'Histoire naturelle médicale*, je pris pour modèle le livre si bien fait d'Achille Richard.

Les animaux et les végétaux utiles ou nuisibles à l'homme furent décrits selon l'ordre des séries naturelles ; chaque substance fut étudiée en même temps que l'animal ou la plante dont elle provient.

L'Histoire naturelle et la Matière médicale furent donc confondues.

Cette méthode a des avantages incontestables; mais elle ne permet pas de donner une extension suffisante à chacune des sciences ainsi juxtaposées.

Un livre destiné aux élèves doit être court, peu compact et borné aux seules notions exigées pour les examens. Ce livre devrait pouvoir être mis dans la poche. Mais un tel idéal est irréalisable, lorsqu'il s'agit de faire l'histoire des médicaments simples et des êtres qui les fournissent.

Quoique j'eusse apporté tous mes soins à la première édition de mon *Histoire naturelle*, il y existait bien des lacunes et, d'autre part, beaucoup de drogues nouvelles étaient entrées dans la pratique médicale, depuis l'époque où cette édition avait été publiée.

Aussi, dès la seconde édition, me trouvai-je en face de ce dilemme : ajouter les faits nouvellement acquis et, par suite, augmenter beaucoup le volume de mon livre; supprimer ce qui n'est pas indispensable, afin de rétablir le cadre primitif. Mais, si les additions s'imposent, les suppressions sont bien difficiles. Tel fait, qui semble oiseux, en explique d'autres; s'il est supprimé, la corrélation cesse; l'esprit du lecteur n'a plus que doute, hésitation ou surprise.

Il n'est donc guère possible de supprimer. Comment ajouter, si la place manque?

En cherchant à résoudre ce problème, j'arrivai à la conclusion que je devais dédoubler mon livre et séparer de l'Histoire naturelle ce qui ressortissait à la Matière médicale. C'est ce que j'ai fait, en écrivant l'ouvrage actuel.

Ce travail a été rendu facile, par la nécessité où je me suis trouvé, depuis trois ans, de limiter mon enseignement à la Matière médicale pure. Ceux qui me feront l'honneur de le lire, s'ils possèdent déjà l'*Histoire naturelle*, ne devront pas être surpris d'y trouver des pages entières, extraites de ce dernier livre. Mais ces emprunts *voulus* sont encadrés au milieu de tant d'articles nouveaux, dans des additions ou des modifications tellement considérables, qu'ils disparaissent presque, et que les *Nouveaux Éléments de Matière médicale* se présentent comme un traité absolument neuf.

Voici quel en est le plan.

Comme les drogues tirées du règne animal sont peu nombreuses, je les ai divisées en catégories de substances affines, sans me préoccuper de la classe ou de l'ordre auxquels appartient l'espèce productrice.

Cette division m'a été reprochée comme un manquement aux classifications naturelles. Ce reproche me semble immérité. On ne peut, en effet, ranger les produits du Règne animal selon les séries zoologiques, qu'à la condition d'y comprendre tous les vieux arcanes de l'ancienne médecine : *Corail*, *Pattes de Crabes*, *Perles*, *Os de Seiche* et *Mâchoires d'Escargots*, *Excréments de Boa*, *Trochisques et têtes de Vipères*, *Huiles de Pétrel*, *de Pingouin* et *d'Émeu*, *Cornes de Cerf*, et *Pied d'Elan*, *Graisse d'Ours* et les nombreuses sortes de *Bézoars*, dont le plus estimé, la *Pierre de Porc*, jouissait jadis de propriétés si merveilleuses.

Ces sortes de questions sont du ressort exclusif de l'Histoire naturelle et je ne pouvais m'y arrêter ici. Répartir les rares produits d'origine animale, selon l'ordre des classifications naturelles, était donc chose impossible, pour ne pas dire oiseuse. J'ai cru bien faire en les rapportant à deux sections : *Matières provenant des Vertébrés; Matières provenant des Invertébrés.*

La première section comprend quatre groupes de substances : *Alimentaires; Grasses; Odorantes; Peu employées.*

La seconde comprend cinq groupes : *Animaux vésicaux; Galles; Produits des Abeilles; Produits des Coccidés; Produits des Crustacés* et *des Spongiaires.*

Pour l'étude des drogues d'origine végétale, j'ai suivi l'ordre des familles, bien que leur répartition en catégories semble, au premier abord, plus naturelle et surtout plus pratique.

Une longue expérience m'a démontré, en effet, que le groupement de ces drogues en *Racines, Écorces, Feuilles, Fleurs*, etc., expose l'auteur à des redites et oblige le lecteur à des recherches fastidieuses, lorsqu'une même espèce végétale fournit plusieurs produits.

Bien que je fusse désireux de rendre mon livre aussi complet que possible, je n'ai pas mentionné beaucoup de substances maintenant à peu près inusitées, soit parce qu'elles sont tombées dans l'oubli, soit parce que leurs propriétés sont ou médiocres ou douteuses. Il m'a semblé plus naturel d'en réserver la mention pour mes *Eléments d'Histoire naturelle*, dont l'ouvrage actuel est le complément nécessaire.

Je n'ai donc étudié que les drogues les plus importantes, les unes déjà connues et décrites, les autres nouvelles et dont plusieurs ne figurent pas même dans l'*Histoire des drogues* de Hanbury et Flückiger.

Certaines questions ont été traitées avec un soin particulier, à cause de l'intérêt qu'elles présentent, soit au point de vue de l'alimentation : *Viande, Lait, Farine, Vin*, etc.; soit en raison de leurs usages : *Graisses* et *Huiles, Coton, Indigo, Thé, Cacao, Café, Kola, Gutta-Percha*, etc.; soit, enfin, à cause de leurs propriétés médicinales : *Aloès, Salsepareilles, Térébenthines, Camphres, Cannelles, Rhubarbes, Opium, Écorce de Winter, Feuilles de Jaborandi, Cascara sagrada* et *Bourdaine, Fruits* et *Résines des Ombillifères, Résines des Térébinthacées, Sénés, Gommes, Sucs astringents, Quinquinas d'Amérique*, etc. Au chapitre des Quinquinas, j'ai ajouté trois articles relatifs à des substances non encore décrites dans les traités élémentaires : *Quinquinas de l'Inde, Quinquina Cuprea, Écorce de Coto*.

Pour la description des drogues d'origine exotique, ma tâche a été singulièrement facilitée par l'étude de la remarquable collection que M. César Chantre avait constituée, pendant son séjour à Londres, et qu'il a cédée à la Faculté de Lyon. J'ai trouvé dans cette collection des spécimens authentiques de drogues usitées dans l'Inde, l'Australie, l'Amérique du Nord, etc., les unes inconnues dans le commerce français, les autres rares, à peine usitées depuis quelques années en Europe et qui sont, le plus souvent, entre les mains de spécialistes.

Je dois aussi, à l'amitié de MM. Heckel et Schlagdenhauffen des échantillons de la plupart des substances qu'ils ont étudiées dans ces derniers temps, ce qui m'a permis de décrire ces substances, sans m'astreindre à copier les Mémoires de mes devanciers.

Chacune des drogues traitées dans ce livre a été examinée au point de vue de ses caractères distinctifs, de sa composition et de ses propriétés physiologiques. Quand l'une d'elles renferme un principe important, ce principe a été l'objet d'une étude spéciale, faisant connaître ses caractères, son action et les procédés employés pour en déterminer la présence ou la pureté.

Comme beaucoup de substances sont falsifiées, dans le commerce, j'ai soigneusement indiqué les moyens de déceler leurs diverses falsifications. Parmi ces moyens, le plus utile, du moins en ce qui concerne la détermination des tiges, racines, écorces, feuilles, et fruits ou graines, le plus utile, dis-je, est celui qui en dévoile la structure histologique. J'ai décrit avec soin cette structure et, toutes les fois que cela m'a semblé nécessaire, j'ai intercalé des figures dans le texte, pour servir de terme de comparaison et mieux en fixer les détails dans l'esprit. Je m'en suis abstenu, toutefois, lorsqu'une drogue m'a paru posséder des caractères extérieurs assez précis, pour qu'elle ne pût être confondue avec une autre. En dehors des satisfactions d'une curiosité, d'ailleurs légitime, rien ne justifie, en effet, la perte de temps imposée à l'Élève, par l'étude histologique de la racine de Guimauve ou des Capsules de Pavot.

La plupart des figures de ce genre ont été prises à la chambre claire, puis dessinées à l'encre de Chine, par mon préparateur, M. Jacquemet, enfin réduites par la photogravure. Aussi offrent-elles l'avantage de montrer l'ensemble réel de la préparation qu'elles représentent. D'autre part, la réduction à laquelle elles ont été soumises a conservé tous les détails du dessin primitif et permet de se rendre compte, au moyen de la loupe, de la constitution des divers éléments.

Parmi les figures nouvelles insérées dans ce livre, sans nom d'auteur et devant m'être attribuées, une seule[1] a été glissée à mon insu, par M. Jacquemet, comme si elle avait été faite d'après des préparations exécutées dans mon laboratoire. Je dois déclarer ici qu'elle a été copiée sur des dessins inédits de M. Beau-

[1] Tome I, page 479, figure 301.

visage, agrégé de notre Faculté. Elle représente l'un des modes de production des canaux résineux du *Pinus sylvestris*.

Dans le cours de cet ouvrage, j'ai fait nécessairement beaucoup d'emprunts à mes devanciers français ou étrangers.

Parmi les premiers, je citerai principalement : Ach. Richard, Guibourt, G. Planchon, Girardin, E. Baudrimont, G. Pennetier, Dorvault, de Lanessan, H. Baillon, les auteurs du *Dictionnaire* de Wurtz, ainsi qu'Oberlin, Schlagdenhauffen et Heckel, dont les excellents travaux m'ont donné de précieux renseignements.

Parmi les seconds, je mentionnerai surtout : Pereira, Guibert, Hanbury et Flückiger, Bentley et Redwood, Bentley et Trimen, Holmes, Nothnagel et Rossbach.

Toutes les fois que ces emprunts avaient une certaine importance ou se rapportaient à des travaux originaux, je les ai soigneusement indiqués. Il en a été de même, lorsque l'un de mes collègues de la Faculté a bien voulu m'aider dans la rédaction d'un article spécial.

C'est avec plaisir que j'adresse ici mes remerciements à mon savant ami, M. E. Marchand, qui a bien voulu écrire, pour ce livre, l'article *Lait*. Nul mieux que lui ne pouvait faire un tel travail. Aussi ai-je scrupuleusement reproduit son Mémoire. Je n'y ai fait qu'une courte addition, relative aux recherches de M. Husson, mon ancien élève, sur les falsifications du beurre et de la margarine-Mouriès.

Ceux qui liront l'article *Vin* y pourront juger la valeur et l'importance des renseignements, qui m'ont été fournis par mon ami, M. Ferrand, sur ce sujet si difficile, surtout au point de vue de la détermination des matières colorantes. Je ne saurais trop lui en exprimer ma reconnaissance.

Comme je l'ai dit plus haut, ce livre est la reproduction du cours que j'ai fait à la Faculté de Lyon, pendant ces trois dernières années.

Les Élèves qui ont assisté à mes leçons ont rendu ma tâche facile par l'attention sympathique qu'ils m'ont donnée.

Je les en remercie et leur dédie ce livre.

D. CAUVET.

Lyon, le 1er juin 1887.

NOUVEAUX ÉLÉMENTS

DE

MATIÈRE MÉDICALE

MATIÈRES FOURNIES PAR LES ANIMAUX

MATIÈRES PROVENANT DES VERTÉBRÉS

SUBSTANCES ALIMENTAIRES

VIANDE

On désigne, sous le nom général de **Viande**, la chair des animaux employés à l'alimentation de l'homme. Toutefois, cette appellation est surtout appliquée à la chair des animaux, dits de boucherie.

La viande est essentiellement constituée par les *muscles*, ou organes actifs de l'appareil locomoteur.

COMPOSITION ESSENTIELLE DES MUSCLES

Les Muscles sont composés d'un assemblage de faisceaux formés de *fibres*, dites *musculaires* (fig. 1), dont chacune est constituée par la réunion de *fibrilles* très ténues, striées en travers et incluses dans une enveloppe commune, appelée *Sarcolemme* ou *Myolemme* (fig. 2).

Le Sarcolemme est une substance homogène, sans noyau, élastique et plus résistante que les fibrilles.

Sous l'influence de certains réactifs (fig. 3), les fibres se décomposent en segments parallèles, striés de haut en bas et occupant toute la longueur de la fibre. Ces segments, appelés *Disques* (Bowmann), comprennent une section de toutes les fibrilles d'un même assemblage et chacun d'eux correspond à l'intervalle existant entre deux stries parallèles superposées.

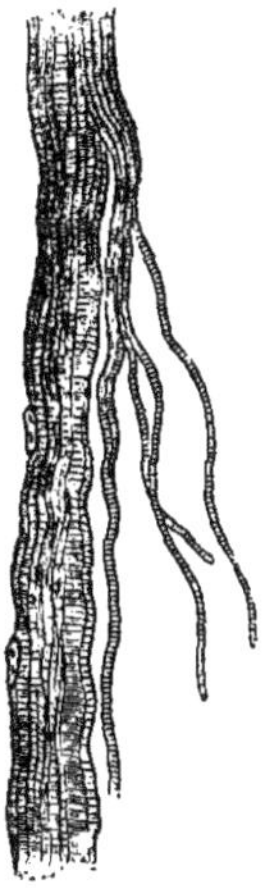

Fig. 1. — Fibrilles musculaires dissociées.

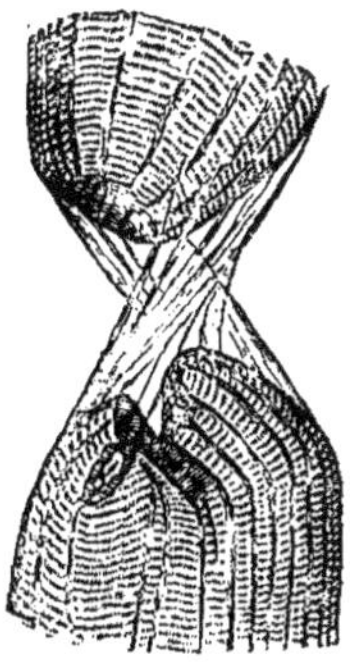

Fig. 2. — Fibres musculaires rompues, pour montrer le sarcolemme.

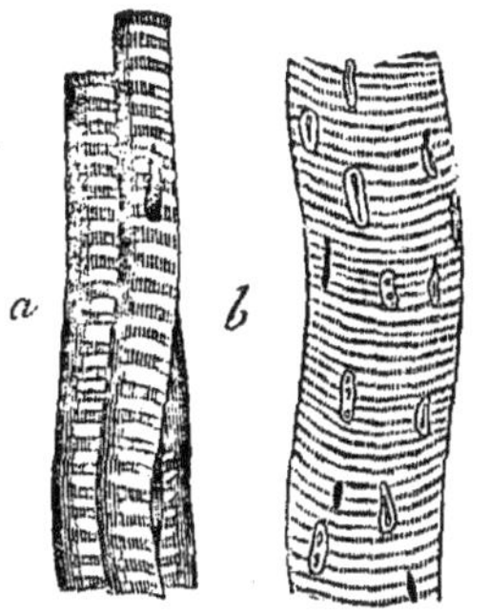

Fig. 3. — Fibres musculaires dissociées en fibrilles *.

Sous l'action d'autres réactifs, les fibres se divisent en fibrilles (fig. 1) striées transversalement : chacun des petits disques interceptés par ces stries a reçu le nom d'*Éléments sarceux.*

Il ne faut pas croire, cependant, que les fibrilles soient formées par la superposition de ces éléments sarceux : la séparation ainsi obtenue est purement artificielle.

* (a) ou réunies en faisceau (b) et montrant les éléments sarceux.

PRINCIPES ESSENTIELS DE LA VIANDE

Considérée au point de vue de sa composition intime, la chair des animaux est constituée par divers principes, dont le plus important est une substance demi-solide, de nature albuminoïde, soluble dans l'eau additionnée de 1/10 d'acide chlorhydrique, substance qui a reçu divers noms : *Fibrine musculaire* (Fourcroy), *Musculine* (Robin et Verdeil), *Syntonine* (Lehmann).

Les autres principes signalés dans la chair sont les suivants :

La *Myosine* est un corps neutre, insoluble dans l'eau, soluble dans les acides très étendus, dans les alcalis et dans une solution de sel marin à 10 $_0/^0$. La Myosine se coagule au-dessus de + 40° et sa coagulation entraîne la mort des animaux soumis à une température élevée. Selon Kühne, la Syntonine serait un produit de transformation de la myosine.

L'*Inosite* est une substance sucrée, cristallisable, non fermentescible, ne réduisant pas la liqueur cupro-potassique et que la potasse ne colore pas, tandis qu'elle brunit la glycose.

La *Créatine* et la *Créatinine* sont des matières azotées, cristallisables, paraissant résulter de la désassimilation des muscles et qu'on retrouve dans le sang, ainsi que dans l'urine.

La Créatine existe en dissolution, dans le liquide qui baigne les fibres musculaires, d'où elle passe dans le sang et de là dans les urines, au moyen desquelles elle est rejetée. Aussi, lorsqu'on enlève les reins ou qu'on lie les uretères, sa proportion augmente-t-elle rapidement dans l'économie, au point d'y devenir 6 fois plus forte, au bout de quelques heures. La Créatine est donc une substance de nature excrémentitielle et ne peut être considérée comme un principe alimentaire. Sous l'influence des acides concentrés et froids ou par une longue ébullition avec de l'eau, la *Créatine* ($C^8H^9Az^3O^4$) perd de l'eau et se transforme en *Créatinine* ($C^8H^7Az^3O^2$); chauffée avec de l'eau de baryte, elle se dédouble en *Sarcosine* ($C^6H^7AzO^4$) et en *Urée* ($C^2O^2Az^2H^4$).

Il semble naturel d'admettre que la Créatine est l'origine de l'Urée; si cette hypothèse est fondée, il en résulte que la

Créatine, produit de désassimilation des muscles, fournit à la fois de la Créatinine et de l'Urée et que son excès est rejeté avec elles par les urines. Celle que l'on trouve dans l'urine normale disparaît, d'ailleurs, dans l'urine putréfiée et se change entièrement en Créatinine.

Outre les principes ci-dessus énumérés, la chair contient encore : un *acide gras phosphoré (Ac. Oléo Phosphorique)* décomposable par la chaleur; de l'*eau*, de la *graisse*, des *matières minérales*.

Les diverses substances, que nous venons de signaler dans la chair des Mammifères, existent dans celle des animaux appartenant à d'autres classes et servant à l'alimentation. Le tableau suivant, emprunté à Moleschott, fait connaître la composition moyenne de la chair des Mammifères, Oiseaux et Poissons et la proportion relative des divers principes qu'elle renferme.

NOMS DES PRINCIPES	MAMMIFÈRES	OISEAUX	POISSONS
Albumine soluble et hématine. . .	2,17	3,13	3,60
Matières albuminoïdes insolubles et dérivés de l'albumine.	15,25	17,13	10,13
Substances collogènes.	3,16	1,40	4,39
Corps gras.	3,71	1,95	4,59
Matières extractives.	1,59	1,92	1,60
Créatine.	0,09	0,19	0,09
Cendres (NaCl, K, Na, Ca, Mg, Fe, Ph, S.).	1,14	1,80	1,49
Eau.	72,87	72,98	74,08

EMPLOI DE LA VIANDE DANS L'ALIMENTATION

La viande est ingérée, soit directement et alors *crue* ou *cuite*, soit sous forme de *bouillon*, de *solution*, d'*extrait*, de *poudre*, etc.

La *Viande crue* est un aliment de premier ordre, que l'on administre à l'état de pureté, ou avec addition de divers ingrédients. Elle est moins facile à digérer que la viande cuite et, comme nous le verrons plus loin, elle doit être scrupuleusement examinée, à cause des parasites qu'elle peut contenir (Cysticerques, Trichine, etc., v. p. 8).

Il faut, en outre, la débarrasser, au préalable, de la graisse et des parties tendineuses ou aponévrotiques, qu'elle renferme habituellement et qui sont d'une digestion difficile.

La viande crue a été préconisée dans un certain nombre de maladies et surtout contre la diarrhée chronique des enfants.

On emploie, depuis quelques années, la *Poudre de viande*, comme agent nutritif. Cette préparation est, sans contredit, un bon aliment; mais elle nous a toujours paru d'une conservation difficile. Récente et bien faite, elle rend de grands services; elle prend à la longue une odeur et une saveur désagréables, à moins qu'on ne l'ait répartie en flacons bien secs et parfaitement bouchés. A tout prendre, il semble préférable, de donner la viande crue, soigneusement râpée et pulpée.

La *Viande bouillie* est rarement conseillée aux malades. Elle a abandonnée à l'eau la majeure partie de son arome, en même temps qu'une certaine quantité (d'ailleurs faible) de ses éléments nutritifs. Elle est néanmoins de facile digestion.

La *Viande rôtie* à point, c'est-à-dire, médiocrement cuite, est beaucoup plus savoureuse et infiniment supérieure à la viande crue ou bouillie, au point de sa valeur comme matière digestible. Lorsqu'on doit la donner à un malade ou mieux à un convalescent, il convient de la choisir aussi maigre que possible.

Le *Bouillon de viande* est un aliment à peu près sans valeur. Il ne contient, en effet, que 1 gr. de sels et environ 1 gr , 50 de matières organiques, de valeur nutritive insignifiante ou nulle (*Gélatine*, *Créatine*, *Créatinine*, *Sarcosine*) et dont deux sont regardées comme des principes excrémentitiels (*Créatine* et *Créatinine*).

L'*Extrait de viande de Liebig*, qui, selon Liebig lui-même, est surtout constitué par de la créatine et de la créatinine, ne peut donc être regardé comme propre à fournir les éléments d'un régime fortifiant. Sa dissolution ne possède pas, d'ailleurs, une valeur supérieure à celle du bouillon de viande, qui n'est guère qu'une boisson agréable.

La *Solution de viande* est obtenue par digestion, dans une marmite de Papin, de la viande additionnée de 2 0/0 d'acide chlorhydrique ; puis, trituration dans un mortier et digestion nouvelle de la matière, que l'on sature enfin avec du carbonate de potasse; la masse est ensuite réduite en une bouillie, que l'on délaye dans du bouillon. Cette préparation est excellente, dans tous les cas où l'on doit ménager les forces de l'estomac ; mais les malades s'en fatiguent vite.

Lorsque l'alimentation ne peut être faite par la bouche, on l'effectue par l'anus. On administre alors, soit du bouillon plus ou moins concentré, soit du sang. Nous avons dit que le bouillon a des propriétés nutritives bien faibles.

Le *Sang* possède, évidemment, tous les éléments qui existent dans la viande; mais il est de digestion plus difficile et, même quand on l'administre par la bouche, une partie de ses matériaux sont rejetés, sans modification, avec les excréments. Aussi ne l'emploie-t-on guère plus en thérapeutique.

Lavement à la viande et au pancréas. — Le sang étant peu utile et le bouillon étant insuffisant, on doit avoir recours à l'ingestion directe de la viande, selon le procédé rationnel, indiqué par Leube et légèrement modifié par Kunkel.

Pour cela, on broie, avec 50 gr. de pancréas, 150 à 300 gr. de viande hachée et on y ajoute 100 à 150gr. d'eau tiède. La bouillie ainsi obtenue est additionnée d'un peu de sel marin et de quelques gouttes d'un solutum de carbonate de soude. Cette bouillie ne doit être injectée dans le rectum, qu'après lavage préalable de l'intestin, avec un lavement aqueux.

Dans cette préparation, la pancréatine fait passer l'albumine de la viande à l'état de peptone, et celle-ci peut ainsi pénétrer en majeure partie dans la circulation.

Quant au sel marin, il a pour effet de favoriser cette pénétration, comme l'ont montré Voit et Bauer.

VAINDES NUISIBLES OU MALSAINES

En traitant de la viande crue employée dans l'alimentation, nous avons dit qu'elle renferme parfois des parasites. L'étude de cette question, mérite de nous arrêter et sera l'objet d'un chapitre spécial. Mais, en dehors de la présence de ces parasites, l'ingestion de la chair des animaux peut devenir dangereuse, dans certaines circonstances, telles que la maladie préalable des animaux abattus ou la putréfaction de la viande. Il est incontestable que la chair crue, provenant d'animaux abattus pendant la maladie ou débités après la mort est absolument malsaine, sinon toujours dangereuse ou funeste. On a supposé et beaucoup de personnes croient, qu'une telle viande est au moins suspecte, lorsqu'elle est ingérée après cuisson. La théorie enseigne, néanmoins, que les principes vireux d'origine organique sont détruits par une coction suffisamment prolongée, et Vallin a montré que les divers parasites du tissu musculaire sont tués, par une température de 60° continuée pendant au moins dix minutes.

D'autre part, Decroix dit avoir mangé, pendant dix ans, la chair d'animaux morts du typhus contagieux, et l'on sait aussi que beaucoup de Vaches phtisiques sont débitées, à l'intérieur de Paris, sans qu'il en résulte d'inconvénients avérés.

Mais il a été établi expérimentalement, qu'un morceau de viande épais, étant soumis à la coction, la température du centre de cette viande s'élève avec beaucoup de lenteur et que la chaleur doit être longtemps continuée, pour que cette partie arrive à cuisson parfaite. Sans cette précaution, le centre reste rouge ou même violacé et il est naturel d'admettre que, si cette viande provenait d'animaux contaminés, elle ne pourrait être ingérée sans danger.

Quant aux viandes putréfiées, tout le monde sait qu'elles sont vénéneuses. On cite, dans les traités spéciaux, de nombreux exemples d'empoisonnements provoqués par la charcuterie gâtée, et Kerner a montré que la viande de Porc altérée détermine des accidents graves, pouvant amener la mort (84 fois, sur 135 cas). Ces accidents, dont l'origine était inconnue, ont, dans ces dernières années, été attribués à la production d'alcaloïdes très puissants, que l'on a appelés *Ptomaïnes*, et qui ont été trouvés au sein des parties molles des cadavres putréfiés. Des alcaloïdes de même ordre ont été signalés dans les produits des glandes salivaires et dans le venin des Serpents. C'est sans doute à des ptomaïnes, que l'on doit attribuer les empoisonnements provoqués par la chair de certains Poissons, laquelle est vénéneuse, soit en tout temps (*Mélette vénéneuse*, *Tétrodons*, etc.), soit à de certaines époques (*Grondins*, *Dorade*, *Sphyrènes*, etc.), et surtout au moment du frai (*Barbeau*, *Brochet*, etc.).

PARASITES DE LA VIANDE

Les parasites transmissibles à l'Homme, par ingestion de la chair des animaux, peuvent être rangés en trois catégories, selon leur habitat : 1° Parasites du sang (*Filaires*, *Hématobies*) ; 2° Parasites de la fibre musculaire (*Trichines*, *Cysticerques*) ; 3° Parasites des viscères et des séreuses (*Cestoïdes, pendant la phase hydatique*, *Douves*).

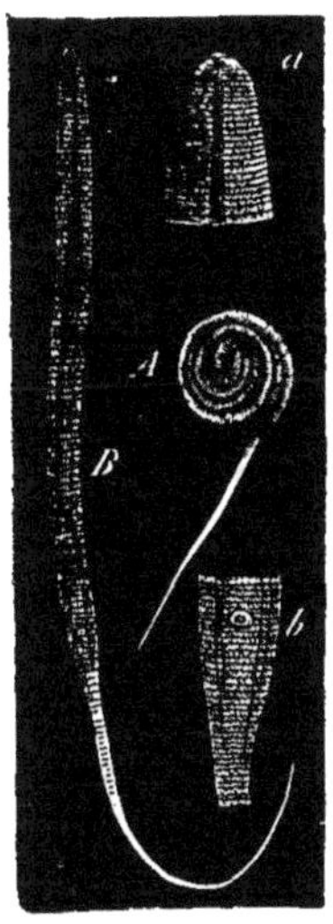

Fig. 4. — Jeune filaire *.

I. Parasites du sang. — La transmission directe à l'Homme des parasites de cette categorie ne semble pas démontrée, bien que leur existence ait été constatée chez beaucoup d'animaux, soit de boucherie, soit sauvages. Un de nos anciens élèves, M. le Dr Masson, a trouvé et nous a fait voir de nombreuses Filaires vivantes, dans le sang de Cailles provenant d'Italie et saisies à l'octroi de Lyon. Ces Cailles ont été mangées

* A. enroulée ; B. déroulée ; a) extrémité antérieure montrant la bouche ; b) extrémité postérieure dont on a enlevé la queue et montrant l'anus.

(cuites, il est vrai), par les malades de l'Hôpital militaire, sans qu'il en soit résulté d'accident.

Au reste, la présence de Filaires (fig. 4), dans le sang de l'Homme est attribuée à d'autres causes qu'à l'ingestion de viandes infectées. En effet, Manson a montré que l'invasion de ces parasites est due à l'absorption d'une eau contaminée, par des embryons de Filaires : ces embryons arriveraient dans l'eau, soit par les urines des individus atteints d'hématurie intertropicale, soit par les Moustiques, lorsqu'ils y déposent leurs œufs. Les Hématobies (fig. 5), dont Bilharz a signalé l'existence dans les vaisseaux de l'Homme, doivent avoir le même mode de transmission.

II. Parasites de la fibre musculaire. — Les parasites de ce groupe sont constitués par la larve d'un Nématoïde de la famille des Trichocéphalidés, appelé Trichine (*Trichina spiralis*, Ow.) (fig. 6).

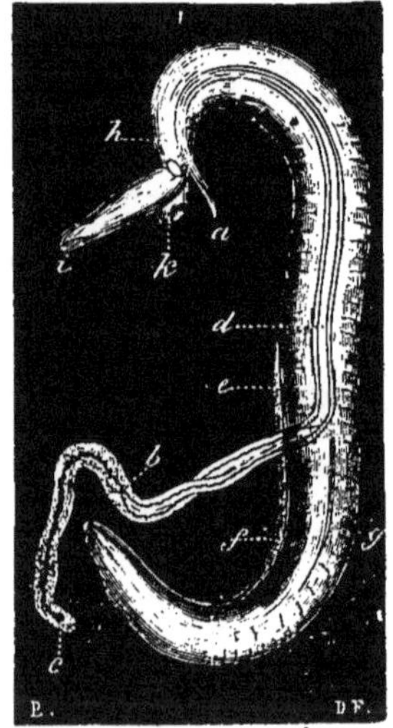

Fig. 5. — Distome Hématobie, d'après Bilharz *.

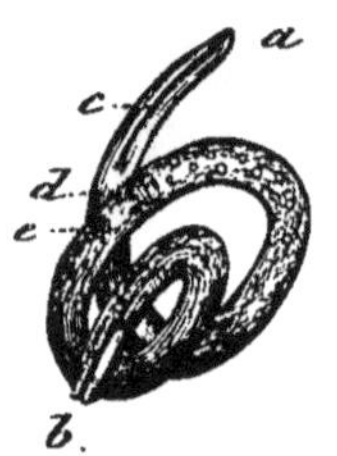

Fig. 6. — *Trichina spiralis* *.

La *Trichine* habite communément les muscles du Rat et passe de cet animal dans le Porc, dont la gloutonnerie est

* *a, d, b, c)* Femelle en partie libre et en partie incluse dans le canal du mâle : *a)* l'extrémité antérieure ; *c)* extrémité postérieure ; *d)* corps vu par transparence dans le canal du mâle. — *f, g, h, i)* Mâle : *e, f)* canal entrouvert et dont on a sorti la femelle ; *h, g)* limites antérieure et postérieure de ce canal ; *i)* ventouse buccale ; *h)* ventouse centrale.

* *a)* bouche ; *b)* anus ; *c)* œsophage ; *d)* appareil sexuel ; *c)* corps jaunes.

bien connue; elle est transmise à l'Homme par le Porc, et détermine l'affreuse maladie appelée *Trichinose.* Rare en France et dans la plupart des contrées de l'Europe, la Trichine est assez fréquente en Allemagne et dans certaines parties des États-Unis. Sa présence dans l'économie n'est guère dévoilée, en général, que 2 à 8 jours après l'ingestion de la viande infectée. Toutefois, les journaux espagnols ont rapporté dernièrement le fait des habitants d'une ferme, chez lesquels l'invasion des Trichines a été constatée quelques heures seulement après l'ingestion de la viande d'un Porc tué la veille.

La Trichinose est une maladie souvent mortelle et il importe, pour s'en garer, de connaître exactement les caractères d'une viande trichinisée.

Il nous a été possible d'observer un cas de ce genre, sur le cadavre d'une vieille femme morte à l'hôpital civil de Strasbourg, et voici ce que nous avons vu : Les muscles de cette femme étaient criblés de très petites vésicules (fig. 7, A.), assez semblables à celles qu'offre la peau des malades atteints de suette miliaire, peut-être moins grandes, mais que leur contenu séreux permettait de reconnaître à l'œil nu. On eût dit de fines têtes d'épingles, qui, implantées dans les muscles, donnaient à ceux-ci un aspect granuleux caractéristique. Examinées au microscope, ces vésicules se montrèrent composées comme suit (fig. 7, B et 8) : kystes de forme allongée, fusiformes ou subglobuleux, situés dans l'épaisseur des fibres musculaires ou dans le myolemme, et constitués par une substance de nature séro-fibreuse. A l'intérieur de ces kystes, se voyaient un ou deux vers filiformes, enroulés en spirale ou diversement contournés sur eux-mêmes. Autour des kystes, les fibrilles musculaires dissociées, n'offraient plus la constitution normale en faisceau et beaucoup d'entre elles étaient devenues granuleuses (fig. 8).

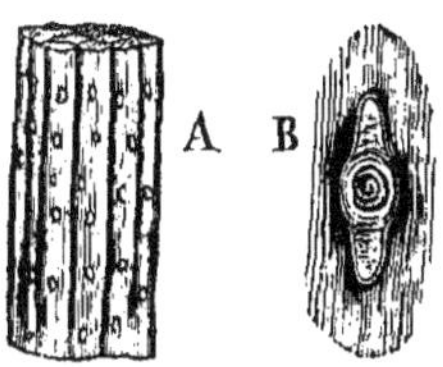

FIG. 7. — A. Portion de muscle attaqué par les Trichines ; B. vésicule grossie.

Nous n'avons pas à faire ici l'histoire de la Trichine et des accidents qu'elle détermine. Il suffisait d'indiquer les moyens de déterminer sa présence et de se préserver de son invasion. Voici les conseils que l'on peut donner à cet égard :

1° On ne doit jamais manger de la viande de Porc, sans l'avoir examinée au préalable, au moins à la loupe, sachant que les Trichines occupent de préférence les muscles superficiels et la périphérie des muscles.

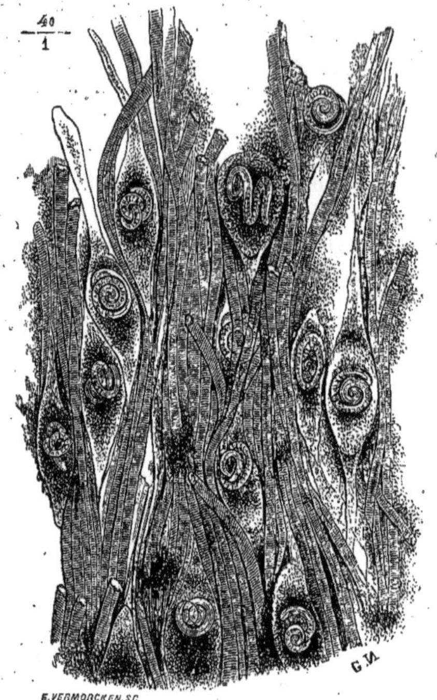

Fig. 8. — Trichines enkystées dans un fragment de muscle d'après Soubeiran (40/1).

2° Bien que les Trichines occupent surtout les muscles superficiels, il se peut que quelques-unes se trouvent dans la profondeur et principalement vers le centre de la viande. Il faut donc faire cuire soigneusement celle-ci et ne pas la manger, si elle est saignante et, encore moins, si elle est demi-crue vers son milieu. On se rappellera que, si les Trichines enkystées sont tuées par une température de 75°, la portion centrale d'un morceau de viande un peu épais ne s'échauffe, ne *cuit*, que lentement et que souvent elle atteint à peine ou dépasse peu une température de 60°. La cuisson doit donc être prolongée, jusqu'à ce que la viande suspecte ne soit plus saignante en son milieu.

3° S'abstenir de viande de Porc simplement salée ou salée et fumée, si l'on n'a préparé soi-même cette viande; ou si l'on ne s'est pas assuré, au préalable, par un examen microscopique attentif, qu'elle ne contient pas de Trichines enkystées. Il est incontestable qu'une viande convenablement salée et soumise ensuite, pendant au moins dix jours, à l'action continue de la fumée, ne contient plus de Trichines vivantes. Mais il est tout aussi incontestable qu'on n'a pas tué les Trichines, qui pourraient exister dans une viande, même salée avec soin, si on ne l'a pas fumée suffisamment. Aussi convient-il d'être en garde contre les viandes salées et en apparence fumées, qu'on exporte d'Allemagne ou d'Amérique et qui ont été simplement imprégnées d'un liquide pyrogéné, dont l'action ne s'étend qu'à une faible profondeur.

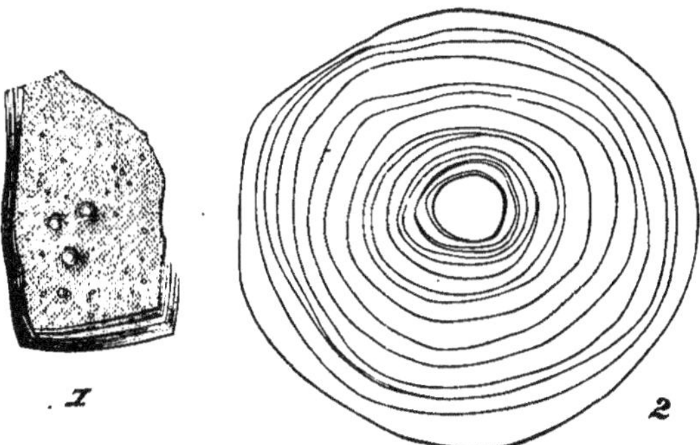

Fig. 9. — Hydatide de l'Homme (Acéphalocyste), d'après Davaine *.

4° Les amateurs de Rats et de Chats ne doivent pas oublier que, la Trichine n'étant jamais enkystée dans les muscles du Rat, il est très difficile d'y en déterminer la présence et que, d'autre part, les Chats sont fréquemment envahis par la Trichine. Celle-ci est enkystée, chez le Chat.

III. Parasites des viscères et des séreuses. — Les

* 1) Fragment de grandeur naturelle montrant, sur sa tranche, les feuillets dont le tissu se compose et, sur sa face externe, des bourgeons à divers degrés de développement. — 2) Un des bourgeons comprimé et grossi quarante fois. La membrane germinale ne s'est point encore développée dans la cavité centrale.

parasites des viscères, transmissibles à l'Homme, par l'ingestion de substances animales, appartiennent surtout au groupe des Cestoïdes. Ingérés pendant leur période larvaire, ils arrivent à l'état adulte, dans l'intestin de leur nouvel hôte.

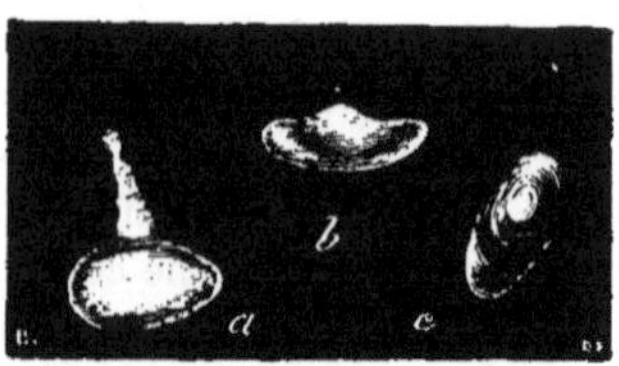

Fig. 10. — Cysticerque du Porc *.

La plupart des Mammifères possèdent ou peuvent avoir, soit des Cestoïdes adultes, soit des Cestoïdes enkystés et arrivés à la période hydatique

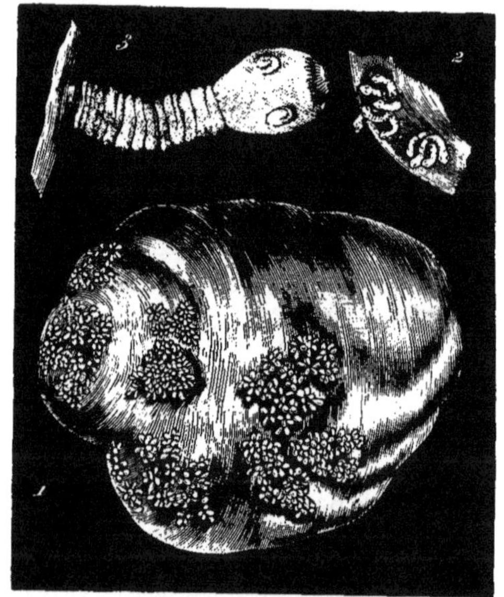

Fig. 11. — Cœnure du Mouton **.

Cestoïdes adultes. — Ces parasites habitent exclusive-

* *a)* Tête et col sortis de la vésicule. — *b, c)* Vésicule vue de face et de profil ; la tête et le col sont invaginés.

** 1) Vésicule de grandeur naturelle, portant des groupes de Scolex ; 2) fragment de vésicule grossie 4 fois, portant deux groupes de Scolex ; 3) Scolex très grossie.

ment l'intestin des animaux et leur grandeur relative s'oppose à ce qu'ils soient avalés par l'Homme. L'observation paraît montrer, d'ailleurs, que leurs œufs doivent subir une incubation préalable dans l'eau, avant que s'effectue l'évolution de leurs embryons. On sait, en effet, que, même dans le cas où la destruction des cucurbitains a permis la sortie des œufs qu'ils contiennent *(Taenia fenestrata)*, ceux-ci ne sont jamais arrivés à éclosion dans l'intestin ; du moins, on n'a jamais observé que la présence du Ténia fût accompagnée ou suivie d'une invasion de Cysticerques dans l'économie.

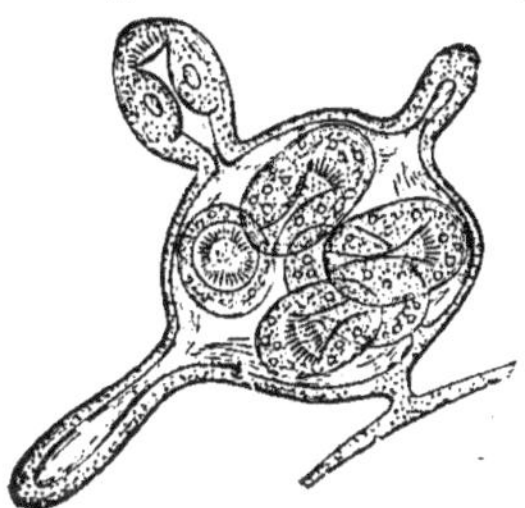

FIG. 12. — Fragment d'une Hydatide de Ténia Echinocoque, montrant des Scolex libres ou encore adhérents à la membrane-mère.

Cestoïdes hydatiques. — Il n'en est pas de même des Cestoïdes, qui existent, pendant la période ou phase hydatique, aussi bien chez les herbivores que chez les carnassiers. On a donné le nom général d'*Hydatide* à la poche dans laquelle ils sont inclus et qui peut-être, soit *stérile* (fig. 9), c'est-à-dire, exclusivement formée par des membranes incluses les unes dans les autres, soit *fertile*, c'est-à-dire, contenant un seul individu *(Cysticerque*, fig. 10) ou plusieurs *(Cœnures*, fig. 11), *(Echinocoques*, fig. 12).

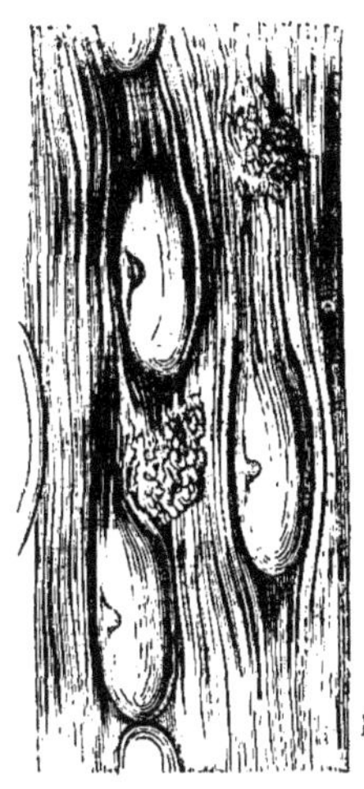

FIG. 13. — Muscle rempli de Cysticerques.

Les Hydatides habitent surtout les principaux viscères (cerveau, foie, poumons, etc.) ou les séreuses, qui leur servent d'enveloppe (plèvre, méninges). Toutefois, on les trouve assez souvent dans les muscles (fig. 13). Outre les cas, cités par Davaine, d'Hydatides trouvées dans le biceps, les muscles intercostaux, etc., nous rappellerons le fait si intéressant de nombreux Cysticerques trouvés par le professeur J. Arnould, dans un filet de Bœuf. Ces parasites occupent, dans le muscle, le tissu cellulaire interposé aux fibres et non ces fibres elles-mêmes, comme la Trichine.

Les Cestoïdes des séreuses et des viscères pouvant être absorbés avec les aliments, par l'Homme, sont surtout des Cysticerques. Tels sont : le Cyst. du Porc, qui produit le *T. solium;* le Cyst. du Bœuf, d'où provient le *T. mediocanellata;* les Cysticerques si communs chez les animaux sauvages ou domestiques et qui se transforment, dans l'intestin du Chien et de l'Homme, en ces Ténias encore si peu connus, que l'on a nommés *T. elliptica*, *T. serrata*, *T. canina*, lesquels ne sont peut-être que des formes d'une même espèce modifiée par l'âge ou par l'habitat. Les Ténias de cette dernière catégorie sont relativement rares, chez l'Homme, qui se nourrit surtout de viande de boucherie. Mais leur présence, dans son intestin, a été signalée à plusieurs reprises : nous avons cité le cas d'un cuisinier nouvellement arrivé à Constantine, et qui expulsa d'un coup quinze *T. canina*, attribués par lui à ce que, trois mois auparavant, il avait mangé un filet presque cru, provenant d'un Renard.

L'ingestion d'Hydatides des Ténias Echinocoque et Cœnure est fort rare, en raison de la grosseur ordinairement considérable de ces hydatides et du dégoût qu'elles inspirent. C'est pourquoi les cas de présence de ces deux espèces de Ténia, chez l'Homme, sont fort rares.

Le Cysticerque de la cellulosité et le Cyst. du T. médiocanellé ou T. inerme sont très communs, au contraire, le premier chez le Porc, le second chez le Bœuf Il importe de les connaître.

Le *Cysticerque de la cellulosité* (fig. 14) se présente sous forme de kystes ovoïdes formés par trois membranes, dont la moyenne est percée d'une ouverture, au pourtour de laquelle est fixée la membrane interne ; le scolex s'attache au fond de cette dernière par un pédicule plissé, en continuité avec elle. La *tête* est situé vis-à-vis de l'orifice du kyste et peut en sortir à la volonté de l'animal, qui est invaginé sur lui-même, comme un doigt de gant; elle porte 4 ventouses et 35 crochets en deux rangées. Le corps est plissé, non segmenté comme chez l'adulte, et pourvu de corpuscules calcaires.

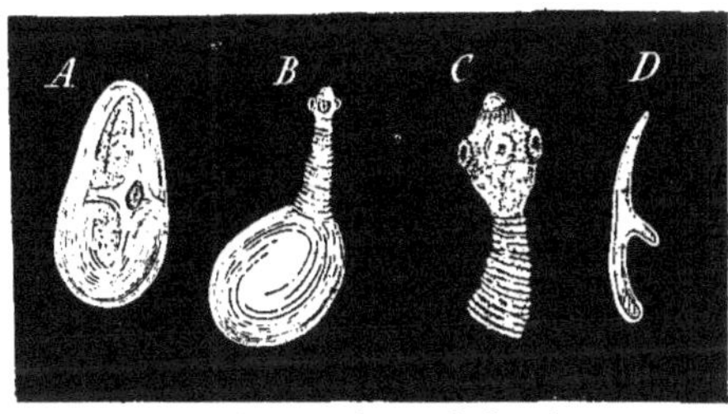

Fig. 14. — Cysticerque du Porc *.

Le Cysticerque du *Ténia inerme* se trouve parfois dans les muscles du Bœuf. C'est à l'usage de la viande crue de cet animal, que doivent être rapportés les cas de Ténia si communs en Abyssinie et ceux que présentent les enfants soumis à ce régime. C'est encore à lui qu'est dû le plus souvent le Ténia fréquent sur la côte méditerranéenne de l'Afrique, depuis le Maroc jusqu'en Syrie.

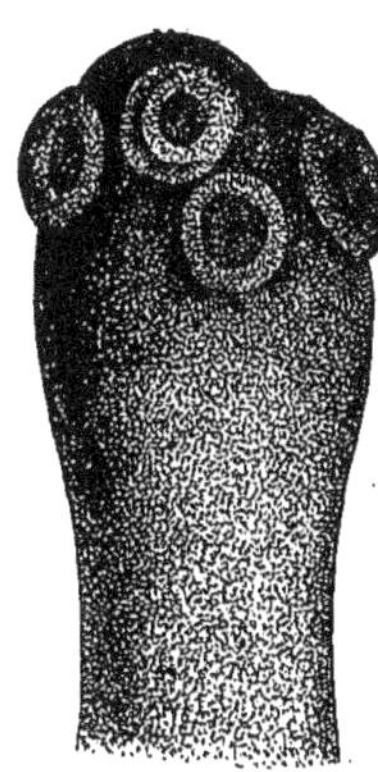
Fig. 15. — Extrémité antérieure du Scolex du Cysticerque du Ténia inerme.

Le *Cysticerque du Ténia inerme*, que nous avons cherché et trouvé dans la plèvre du Bœuf, en Algérie, ressemble à peu près au Cysticerque du Porc. Il nous a paru plus arrondi et de la grandeur d'un très gros pois. Il s'en distingue surtout par les caractères de ce qu'on a nommé la *tête*. Celle-ci est plus grande, dépourvue de crochets (fig. 15), munie de quatre ventouses saillantes, plus larges que celles du *T. solium ;* le rostellum ou proboscide, si nettement accusé chez ce dernier animal, est, dans le Cysticerque du Ténia inerme, remplacé par une dépression ; enfin, le cou ou por-

* A. Cysticerque à Scolex invaginé dans la vésicule ; B. Cysticerque à Scolex saillant hors de la vésicule ; C. extrémité antérieure de Scolex grossie ; D. un de ses crochets très grossi.

tion rétrécie, qui fait suite à la tête, est proportionnellement plus élargi.

Ce que nous avons dit relativement aux précautions à prendre, pour la préparation des viandes pouvant être infestées de Trichines, s'applique exactement à celle qui provient d'animaux soupçonnés de contenir des Cysticerques (Porc, Bœuf, Lapin). Donc, il faut ne manger cette viande qu'après une cuisson complète ou, si elle doit être ingérée à l'état cru, la soumettre préalablement à un examen minutieux et en rejeter toutes les parties qui peuvent sembler suspectes. On ne doit pas oublier que, pour se transformer en un Ténia dans l'intestin, le Cysticerque ne doit pas nécessairement avoir acquis son complet développement. Il conviendra donc d'enlever avec soin tout ce qui pourrait ressembler à une vésicule, si petite qu'elle paraisse.

VALEUR RELATIVE DES VIANDES

On classe généralement les viandes selon l'ordre suivant, si on les considère au point de vue de leur valeur nutritive : Porc, Bœuf, Mouton, Veau, Ane, Mulet, Cheval, Chien, Gibier, Volaille, Poissons, Reptiles (Tortues, Iguane, Grenouilles, etc.).

Porc et *Sanglier*. — La chair du Porc et du Sanglier, surtout celle du Sanglier, est plus nourrissante que celle du Bœuf ; mais elle est plus dure, plus imprégnée de graisse, moins digestible. Les habitudes immondes de ces animaux et leur voracité les rendent plus accessibles à l'invasion des parasites ; aussi ne doit-on manger leur chair, qu'après une cuisson complète.

Bœuf. — La viande du Bœuf est la plus estimée ; elle fournit le bouillon le plus agréable, le plus nourrissant ; c'est elle que l'on administre d'ordinaire, sous forme de chair crue.

Au reste, comme pour toutes les viandes, sa qualité varie avec la partie d'où on l'a tirée. Le filet d'abord, puis l'aloyau, enfin la portion des côtes voisines du dos en sont les morceaux les meilleurs.

Mouton. — La chair du Mouton offre une saveur spéciale, qui ne permet guère d'en faire du bouillon. Aussi est-elle mangée surtout grillée ou rôtie. Elle est excellente, d'ailleurs, quand elle provient d'animaux bien nourris.

Veau. — La chair du Veau a une valeur nutritive, variable avec l'âge. Si l'animal est très jeune, sa viande est gélatineuse et peu nourrissante ; s'il était déjà âgé, elle se rapproche de celle du Bœuf. L'âge est, d'ailleurs, relativement facile à apprécier, selon la coloration de la viande, qui est d'autant plus pâle ou d'autant plus rouge, que l'animal était plus jeune ou plus vieux.

Ane, Mulet. — La chair de ces animaux est, dit-on, employée à la préparation des saucissons. Nous en avons mangé, pendant le siège de Paris, et nous en avons gardé un souvenir reconnaissant. Elle nous a semblé préférable à celle du Cheval et nous a paru se rapprocher de celle du Veau ; elle est plus nutritive, cependant. Il est regrettable qu'on ne la débite pas en boucherie.

Cheval. — La viande du Cheval, bien qu'inférieure à celle du Bœuf, devrait être plus communément employée dans l'alimentation. On la débite dans la plupart des contrées de l'Europe, mais son usage n'est pas assez répandu. Cette chair est certainement supérieure à celle de la Vache. Il serait donc à souhaiter que le Cheval, arrivé à l'âge où il ne rend plus de services sérieux, fût soumis à l'engraissement, pour ensuite être livré à la consommation de ceux que leur défaut de fortune empêche de manger du Bœuf.

Chien. — La viande de Chien était fort appréciée, pendant le siège de Paris. Nous en avons mangé d'excellente et qui, en cette époque de disette, nous a semblé aussi bonne que celle du Mouton. L'on rapporte qu'une race spéciale de Chiens est élevée, en Chine, pour la boucherie. Il est évident qu'un Chien bien nourri doit fournir une chair d'excellente qualité. Mais l'on doit se méfier de celle du Chien des rues, qui se nourrit dans les tas d'immondices et qui est ainsi très accessible à l'invasion des parasites internes.

Gibier. — Le gibier de poil ou de plume est, en général, d'une facile digestibilité, à la condition, toutefois, qu'on le mange rôti ou grillé et surtout qu'on le prenne en quantité modérée.

Volaille. — On élève dans les basses-cours, le Poulet, le Dindon, le Pigeon, le Canard et l'Oie ; parfois aussi, le Faisan et la Pintade. Le *Poulet* est, par excellence, la nourriture des convalescents ; le *Dindon*, le *Pigeon*, le *Faisan* et la *Pintade* ont une chair excellente, facile à digérer, surtout lorsque ces oiseaux sont jeunes. Celle du *Canard* et de l'*Oie* est plus dense, d'une digestion moins aisée et ne peut convenir qu'aux gens bien portants.

Reptiles. — Dans nos contrées, on ne mange guère que les *Grenouilles*, dont la chair est gélatineuse et de facile digestion. Les paysans mangent parfois, dit-on, la *Couleuvre ordinaire*, qu'ils appellent *Anguille des haies*. Il est évident que la chair de la Couleuvre ne doit guère être bien inférieure à celle de l'Anguille, ces deux animaux se nourrissant à peu près de la même manière. Dans les pays chauds, on mange les Tortues jeunes ou vieilles, dont la chair est très estimée, ainsi que celle de l'Iguane comestible.

Poisson. — En dehors de la période consécutive au frai, où elle est sèche et fade, la chair du Poisson est le plus souvent saine et d'un goût agréable, quand elle est fraîche. En se reportant au tableau donné à la page 4, on constatera que cette chair est presque aussi nourrissante que celle du Bœuf. Parmi les Poissons, dont la chair est réputée légère et de digestion facile, nous citerons : le *Merlan*, la *Truite*, la *Perche*, l'*Eperlan*, le *Goujon* et la majorité des Pleuronectes (*Sole*, *Turbot*, *Barbue*, etc.). Le *Mulet*, le *Bar*, le *Maquereau*, le *Thon*, le *Congre*, la *Morue fraîche*, les *Raies* sont moins faciles à digérer.

Nous avons vu que la chair de plusieurs Poissons est dangereuse et peut amener des accidents graves et même mortels (v. p. 8). On attribue la vénénosité de ces animaux à la nourriture qu'ils absorbent. Cela se peut. On rapporte, en effet, que la Carangue est vénéneuse à la Guadeloupe et non à Saint-Dominique, tandis que le Scorpène est toxique à Saint-Domingue et non à Cuba.

Ce dont on ne peut douter, c'est la toxicité de la chair des

Poissons putréfiés, qui détermine de rapides empoisonnements dus, sans doute, à des ptomaïnes analogues à celles qui se développent dans les cadavres.

On a attribué à l'ingestion des Poissons de la famille des Salmonidés (*Saumon*, *Truite*, *Ombre-Chevalier*, etc.), la fréquence du Bothriocéphale large, chez les riverains des lacs et des cours d'eau habités par ces Poissons. Cette croyance paraît fondée, mais aucune expérience décisive n'a permis de l'établir péremptoirement. Aussi, ne sait-on pas comment se fait la propagation de ce parasite. Leuckart ayant avalé, sans succès, des embryons de Bothriocéphale, on aurait pu croire que celui-ci n'est transmissible à l'Homme, que pendant sa phase hydatique. Toutefois, on n'a pas trouvé de Cysticerque de Bothriocéphale, dans la chair des Salmonides; d'autre part, Knoch dit que l'embryon du parasite ne passe pas par l'état d'hydatide, avant de se transformer en Ver rubané. Quoi qu'il en soit de ces obscurités, la propagation de ce Ver semble due aux Salmonides et l'on ne doit pas manger ces Poissons, sans les avoir fait cuire avec soin.

La fréquence du Bothriocéphale large, en Norvège et en Suède, et celle du Bothriocéphale cordé, au Groënland, paraissent devoir être attribuées à l'habitude qu'ont les habitants de ces contrées, de manger le Poisson conservé par dessiccation ou incomplètement salé.

Pour rendre ce chapitre aussi complet que possible, nous devrions parler de la chair des Mollusques, Crustacés et Echinodermes. Mais, en dehors des Huîtres, Moules et Clovisses, dont la valeur nutritive est bien connue, des Céphalopodes (Poulpes, Seiches, etc.), qu'on ne mange guère que sur les côtes, les Mollusques ne fournissent qu'un faible appoint à l'alimentation. Quant aux Crustacés (Ecrevisse, Homard, Langouste, Crevettes, etc.), leur chair est généralement très dense et de digestien difficile. Enfin, parmi les Echinodermes, on ne mange guère, en France, que l'Oursin, dont la chair, d'ailleurs délicate, est peu nourrissante. Nous signalerons, pour mémoire seulement, la grande consommation que les Chinois font des Trépangs pêchés dans l'Océan indien et qui sont tenus en grande estime.

Ce long article devrait peut-être comprendre l'histoire des divers modes de conservation des viandes. Il nous semble que cette question ne ressort pas nécessairement de la Matière médicale et nous la laisserons de côté.

LAIT

Le Lait est un liquide blanc, jaunâtre ou bleuâtre, opaque, légèrement odorant, d'une saveur douce un peu sucrée. Il est secrété par les glandes mammaires des femelles de la classe des Mammifères, et sert d'aliment aux animaux, qui viennent de naître de ces femelles. Sa production commence à s'effectuer aussitôt après la parturition ; elle se continue pendant la période de l'allaitement, pour cesser ensuite. On peut prolonger quelquefois la durée de cette sécrétion, en entretenant l'activité fonctionnelle de l'organe producteur, par des succions ou des traites convenablement réitérées.

La composition de ce produit est complexe et l'analyse chimique met en évidence, parmi les éléments dont il est formé : 1° des aliments hydrocarbonés *(respiratoires:* une matière grasse, le *Beurre*, et une matière sucrée, la *Lactine); 2°* des aliments azotés *(plastiques:* le *Caséum* et l'*Albumine);* 3° des aliments minéraux, parmi lesquels l'acide phosphorique, la potasse, la chaux, la magnésie, l'oxyde de fer et le chlorure de sodium doivent être particulièrement remarqués.

A sa sortie de la mamelle, le lait est presque toujours acide, quelquefois neutre; il peut être alcalin, mais ce cas se présente bien rarement. Ces faits doivent être signalés ici d'une façon particulière, car les propositions contraires sont encore affirmées dans tous les traités de chimie. Eugène Marchand a constaté, en effet, l'état constant d'acidité du lait au moment précis de son émission, aussi bien par la Femme que par la Chèvre, la Brebis, la Vache, l'Anesse, la Jument et la Truie : en mélangeant ce liquide avec de la teinture de Curcuma, le lait contracte toujours une couleur *jaune serin ;* cette nuance ne s'aviverait pas, si le liquide était bien neutre; il se produirait, au contraire, une teinte, soit rosée, soit rouge, si le lait était alcalin. E. Marchand a constaté, en outre, que la matière colorante du tournesol est un mauvais réactif, pour mettre en évidence l'état de neutralisation du lait, parce que cette matière forme, en s'unissant au Caséum, une laque peu colorée, dont la nuance est difficile à caractériser. Il a constaté également que le lait donne toujours un sérum doué de réaction acide, lorsqu'il est mélangé, à sa sortie de la mamelle, avec quantité suffisante d'alcool fort et bien neutre, pour déterminer la précipitation des albuminoïdes.

La *densité* du lait varie de 1028 (lait de Femme) à 1042 (lait de Brebis); celle du lait de Vache oscille entre 1030 et 1037. Elle ne s'abaisse jamais au-dessous de 1030, lorsque le lait est normal, et qu'il provient d'un animal en bonne santé, convenablement nourri. En moyenne, la densité du lait est voisine de 1032 à 1033 ; mais après la soustraction de la crème, elle s'élève à 1035 ou 1036, et ne doit jamais être inférieure à 1033. E. Marchand a constaté, en outre, que la soustraction de 10 grammes de crème, sur un litre de lait, relève la densité de ce lait d'un millième environ.

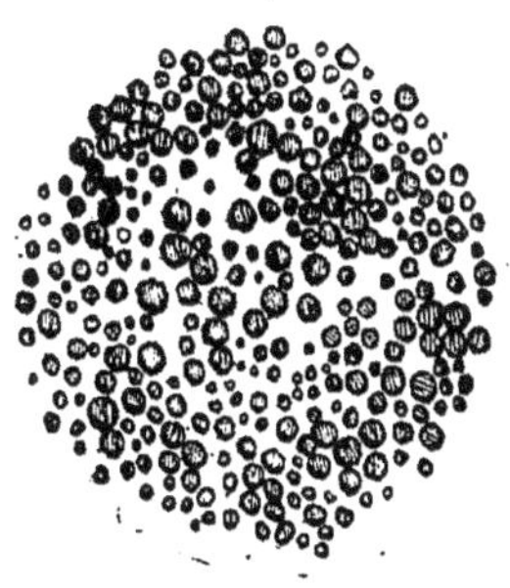
Fig. 16. — Lait avant le barattage.

Examiné au microscope (fig. 16), le lait se montre constitué par un liquide opalescent, tenant en suspension des globules gras, dont le diamètre varie entre $\frac{1}{1000}$ et $\frac{1}{10000}$ de millimètre, et d'autres granules d'une extrême ténuité formés de caséïne en suspension.

Soumis à l'ébullition, le lait *monte* et tend à se répandre hors du vase qui le contient. Si on le laisse s'évaporer à une température moins élevée, il se recouvre d'une pellicule membraneuse, qui met obstacle à la vaporisation de l'eau, et qui ne cesse de se reproduire, lorsqu'on l'enlève au fur et à mesure de sa formation.

Abandonné au repos au contact de l'air, le lait se sépare

en deux couches bien distinctes : 1° une supérieure, épaisse, onctueuse, soit blanche (lait de Chèvre), soit jaunâtre (lait de Vache et de Brebis) et de saveur agréable ; cette matière est connue sous le nom de *Crème ;* 2° une inférieure, plus fluide et plus dense, de couleur blanc mat, ou blanc bleuâtre, contenant tous les éléments du lait, sauf la matière grasse, dont elle conserve encore, cependant, quelques globules en suspension ; ce liquide est ce qu'on appelle le *Lait écrémé* (fig. 17).

La crème se sépare du lait dans de bonnes conditions, en 24 ou 36 heures, lorsque sa montée s'accomplit par une température voisine de 13° à 14° C. ; si on la soumet alors sans retard à l'action de la baratte, elle fournit un *beurre* possédant une odeur et une saveur agréables.

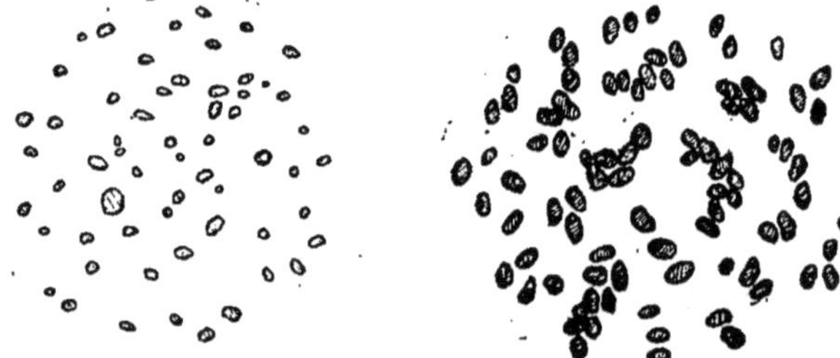

Fig. 17. — Lait écrémé. Fig. 18. — Lait après le barattage.

Quand on l'abandonne au contact de l'air, la crème moisit, et prend un goût de fromage. Mélangée d'une quantité plus ou moins considérable de caséum, et mise en pain, elle constitue, à l'état frais, les *fromages* dits *à la crème.* Soumise au barattage, elle se sépare en une substance consistante, appelée *Beurre*, qui contient environ les 78 centièmes de son poids de matière grasse[1], et en un liquide blanchâtre, nommé *Lait de beurre*, ou *Babeurre*, qui se compose de *Sérum* tenant encore en suspension de petites quantités de beurre et de caséum (fig. 18).

[1] Voici la composition moyenne du beurre frais de Normandie :

Beurre	77,5
Sérum	20,4
Caséum et matières cinéraires	2,1
	100,0

Maintenu à une température de 25° à 30°, le lait *tourne* rapidement, avant la montée de la crème, surtout si on l'a versé dans un vase ayant servi à cet usage et se transforme en *caillé*. Le même effet se produit aussi, à des températures inférieures, mais plus lentement : alors la crème recouvre le lait coagulé. Dans tous les cas, le phénomène est le résultat d'une fermentation spéciale, la *fermentation lactique*, qui commence aussitôt que le lait reçoit le contact de l'air. Cette formation marche lentement d'abord, d'autant plus lentement que la température est moins élevée, mais s'accélère de plus en plus en se développant. Selon E. Marchand, le lait tourne, et son caséum se coagule spontanément, lorsque le liquide arrive à contenir les 7 à 8 millièmes de son poids d'acide lactique monohydraté, provenant du dédoublement d'un pareil poids de lactine[1]. On sait, en effet, qu'une molécule de lactine ($C^6H^6O^6$) se transforme, par la fermentation, en une molécule d'anhydride lactique ($C^6H^5O^5$), et une molécule d'eau (HO).

Cette transformation de la Lactine en acide lactique s'arrête, lorsque la liqueur contient les 10 à 12 millièmes de son poids d'acide lactique ; mais, si l'on sature celui-ci avec un alcali, elle recommence avec une nouvelle énergie et ne prend fin, après des neutralisations successives, que lorsque le dédoublement de la matière sucrée, en acide et en eau, est complètement achevé. Ce phénomène est dû à l'intervention d'un ferment figuré, entrevu d'abord par Remak et Blondeau, puis isolé par Pasteur, qui l'a signalé comme formé de petites cellules réunies en chapelet, et offrant chacun un diamètre, dont les dimensions oscillent entre $1^{mmm},2$ et $1^{mmm},4$.

En se développant dans le lait, l'acide lactique y détermine la coagulation de la caséine, et produit ainsi un effet analogue à celui que l'on observe, lorsque l'on soumet ce liquide à l'action de la *présure :* dans l'un et l'autre cas, le caséum tenu en dissolution et en suspension dans le lait s'en sépare, se contracte et se rassemble en un volumineux

[1] Le lait tourne encore, lorsqu'on le porte à l'ébullition, dès qu'il contient la moitié environ de cette quantité d'acide libre.

magma facile à isoler : la liqueur filtrée constitue alors ce que l'on appelle le *Sérum* ou *Petit-lait.*

Le Sérum est un liquide légèrement coloré en jaune, doué d'une saveur acide, qui retient encore en dissolution une matière azotée, coagulable par la chaleur, désignée sous le nom de *Lactalbumine* et environ la moitié des substances minérales normalement contenues dans le lait.

Beurre. — Ce produit est constitué par l'agglomération de la matière grasse, dont le microscope signale l'existence, dans le lait, sous forme de globules tenus en suspension, grâce à la viscosité que la caséine communique au liquide. Ces globules, dont les dimensions ont déjà été données, sont extrêmement petits. Selon Tisserand, il en existe environ 45,000 dans une goutte de lait. Leurs dimensions varient, d'ailleurs, et, sous ce rapport, on peut les partager en trois catégories : gros, moyens et petits, mais le nombre de ces derniers l'emporte de beaucoup sur celui des deux autres sortes : sur 165 globules, on en trouve, en effet, 10 gros, 36 moyens et 119 petits.

Quelle est la constitution morphologique de ces globules? Cette question a provoqué deux courants d'opinions, qui doivent être exposés ici :

A. — Beaucoup d'observateurs ont admis que les globules de beurre sont revêtus d'une enveloppe formée de matière protéïque, dont l'existence leur paraît démontrée par les faits suivants :

1° Si l'on examine, au microscope, du lait auquel on ajoute un peu d'acide acétique, on voit ces globules se déformer en laissant se répandre leur matière grasse. Cette rupture des globules s'explique par l'action que nous avons vu l'acide lactique exercer sur la matière caséeuse du lait : sous l'influence de l'acide lactique, la matière caséeuse se contracte alors ; mais, comme le noyau de substance grasse qu'elle emprisonne résiste à la contraction, celle-ci détermine la rupture de l'enveloppe qui l'enserre, et se répand au dehors ; il se forme ainsi, une masse constituée par l'agglomération de cette matière, avec celle qui est exsudée des autres globules.

2° Le lait agité avec de l'éther conserve son opalescence ;

mais si on le rend alcalin, au préalable, en y ajoutant une très petite quantité de potasse ou de soude caustique, l'éther dissout la totalité de la matière grasse, et le lait se transforme en une liqueur à peu près limpide (Marchand). C'est que l'alcali employé réagit sur la matière protéique, dont le globule gras est enrobé ; il fait passer cette matière en dissolution dans le liquide, en saturant l'acide libre, que l'on sait, maintenant, exister dans le lait et qui met obstacle, comme on le sait aussi, à la solubilité de la caséine.

B. — D'autres observateurs, repoussant cette manière de voir, admettent que la matière grasse est simplement émulsionnée dans le lait. Ils s'appuient sur les observations ci-après :

1° Si l'on fait rouler, entre deux lames de verre, une goutte de lait sortant de la mamelle, on voit les globules se réunir en un cylindre graisseux. On doit remarquer que le frottement des lamelles l'une contre l'autre doit avoir pour effet de briser les globules, en déchirant leur frêle enveloppe et en facilitant l'expansion de la matière dont ils sont formés. On accomplit, dans ce cas, un véritable barattage analogue à celui qui se pratique si bien et si rapidement, en opérant sur le lait pur, dans la baratte suédoise. Toutefois, l'expérience prouve que, dans l'essai fait avec les lamelles, une partie des globules soumis à la pression glissent les uns sur les autres, sans adhérer entre eux, ce qui ne devrait pas avoir lieu, s'ils étaient uniquement formés de beurre : ils devraient alors se réunir en totalité, pour former une masse compacte.

2° La teinture d'iode ne colore pas le pourtour des globules. Si ce pourtour était formé par une pellicule de caséïne, celle-ci devrait prendre la teinte jaune, que l'iode communique à toutes les matières azotées. On oublie que, dans ce cas, l'épaisseur si atténuée de l'enveloppe, qui enrobe des globules de moins d'un millième de diamètre, est un obstacle à la perception de la coloration ; celle-ci peut bien, d'ailleurs, ne pas se produire. En effet, le professeur Lehmann a émis l'opinion que l'enveloppe en question est formée d'un sel acide gras, insoluble dans le sérum, qui est acide lui aussi.

S'il en est ainsi, l'on conçoit comment et pourquoi le tégument échappe à l'action tinctoriale de l'iode.

3° En battant le lait, au sortir de la mamelle, et en examinant, soit le sérum, soit le beurre fondu, l'on n'y trouve aucun débris de pellicules. Mais ces débris se contractent nécessairement sur eux-mêmes, après l'expulsion de la matière grasse, et ils forment de petites masses infiniment moins volumineuses que les globules, si petits déjà, dont elles formaient le revêtement. Il est donc à croire qu'elles se confondent au milieu des matières caséeuses insolubles, tenues, comme le beurre, en suspension dans le lait.

Ajoutons maintenant que MM. Danielewski et Radenhausen, qui se sont livrés à d'importantes recherches, sur les albuminoïdes du lait, ont été conduits à considérer la première opinion, (celle des globules gras enrobés d'une couche de matière isolante) comme la seule rationnelle. D'ailleurs, Wundt a constaté que les globules butyreux du colostrum sont des gouttelettes de graisse emprisonnées dans une enveloppe albuminoïde coagulée. Dans tous les cas, la négation de l'existence d'une enveloppe est infirmée par les observations de Moleschott, qui, ayant traité les globules par l'acide acétique et ensuite par l'éther, a pu constater l'existence « de petites formations cellulaires » capables d'absorber une dissolution éthérée de chlorophylle. Ici, l'enveloppe est devenue appréciable : son existence ne peut donc plus être contestée.

Le beurre est un corps gras d'une densité de 0,92, lorsqu'il a été fondu, fusible à la température moyenne de 26°, à peu près insoluble dans l'eau, très soluble dans l'éther, la benzine et le sulfure de carbone. Il est peu soluble dans l'alcool fort, qui n'en dissout, à froid, que 3 1/2 pour 100 de son poids. Les alcalis l'émulsionnent et le saponifient. Soumis à l'action d'une température élevée, il se décompose, s'enflamme et brûle sans laisser de résidu notable. Pur et desséché, il est formé, selon Bromeis, de *Margarine* 68, *Oléine (Butyroléine)* 30 ; *Butyrine, Caprine et Caproïne* 2. Mais ce renseignement est contestable, car des travaux récents, surtout ceux de Schmitt, établissent que, sur 100 parties, le beurre en renferme au moins 5 de butyrine.

Selon les espèces animales d'où il provient, le lait contient environ de 30 à 50 grammes de beurre par litre (40 grammes en moyenne); cette matière grasse, lorsqu'elle provient du lait de Vache, est ordinairement colorée en jaune pâle, mais cette coloration peut être faible, ou manquer. Dans ce cas, on colore la matière avec diverses substances le plus souvent inertes ou à peu près, telles que le Safran, le Curcuma, le suc de Carotte, les fleurs de Souci etc. Parfois, les substances ajoutées sont dangereuses: on a trouvé du beurre coloré avec le chromate de plomb ! Quelle que soit la matière colorante employée pour la produire, la coloration artificielle du beurre devrait être considérée comme une tromperie sur la nature et la qualité de la marchandise vendue. Mais on se trouve actuellement dans l'obligation de la tolérer, car elle est passée dans les habitudes générales de tous les pays, où l'on se livre à la fabrication de cette utile denrée. Les consommateurs eux-mêmes préfèrent presque toujours le beurre coloré, même artificiellement, à celui qui est trop pâle ou sans couleur. Au reste, cette mise en couleur est sans inconvénient, lorsqu'on l'opère avec des substances inoffensives, surtout si la saveur du produit n'en est pas modifiée.

Matières protéiques. — Les travaux récents de Danielewski et Radenhausen semblent avoir démontré l'existence, dans le lait, d'un certain nombre de matières albuminoïdes assez bien caractérisées. Toutefois, comme les substances nouvelles, isolées par ces auteurs, n'ont été obtenues qu'après l'action des réactifs, sur les matières azotées à molécules si complexes et si instables, contenues normalement dans le liquide sécrété par les glandes mammaires, on ne donnera pas ici les résultats de leurs recherches [1]. D'ailleurs, l'on peut admettre, et nous admettrons avec O'Hammerstein, Joly et Filhol, E. Marchand, etc., que le lait ne renferme que deux sortes de matières albuminoïdes : la *Caséine* et la *Lactalbumine*. On peut ajouter, cependant, à ces deux substances, la *Lactoprotéine* découverte par Millon et Commaille. Celle-ci ne

[1] Le mémoire de Danielewski et Radenhausen a été résumé dans le journal l'*Industrie laitière*, numéro du 12 septembre 1880 et suiv.

diffère de la Lactalbumine, que par la propriété qu'elle possède d'être précipitée de sa dissolution seulement par le nitrate acide de mercure, sans pouvoir l'être par le sublimé corrosif. La Lacto-protéïne n'existe, d'ailleurs, dans le lait, qu'en très petite quantité : 2 à 3 millièmes de son poids.

Caséine et **Lactalbumine.** — La Caséine, appelée aussi *Caséum*, est une substance azotée, de nature albuminoïde, soluble dans les alcalis et dans les acides faibles employés en excès, insoluble dans l'eau et dans l'alcool. Elle fait la base des *fromages* et constitue, avec la Lactalbumine, l'aliment nutritif animalisé du lait.

Les fromages sont obtenus par la coagulation du lait, sous l'influence de la présure, et prennent les noms de *fromages gras* ou de *fromages maigres*, selon qu'ils proviennent d'un lait normalement chargé de crème ou d'un lait écrémé.

La Caséine existe dans le lait sous deux états : 1° à l'état de suspension sous forme de globules infiniment petits : 2° en dissolution dans le sérum, en même temps que la Lactalbumine. Elle se différencie de cette dernière, selon E. Marchand, en ce qu'elle devient insoluble et se coagule seule, soit lorsque le lait devient acide, en subissant la fermentation lactique, soit lorsque l'on acidule ce liquide à l'aide d'une petite quantité d'acide acétique. Elle se coagule encore lorsqu'on le soumet à l'action de la présure, même après l'avoir rendu alcalin. Dans toutes ces circonstances, la Caséine se sépare et s'isole au sein du liquide, en entraînant toujours avec elle une partie relativement considérable des sels minéraux (surtout des phosphates de chaux) contenus avec elle dans le lait.

Le **Sérum** débarrassé du Caséum constitue le *Petit lait* employé en médecine, et le *Séris* d'où l'industrie, surtout en Suisse, sait retirer la lactine. Il contient, en outre, la lactalbumine. Certains chimistes n'admettent pas l'existence spéciale de ce dernier principe, qu'ils confondent avec la Caséine, mais en lui attribuant néanmoins la faculté de rester en dissolution, ce qui suffirait au besoin pour l'en différencier. Quoi qu'il en soit, il faut bien reconnaître que les matières protéiques du lait se présentent avec des caractères variables, selon les types des espèces animales, qui secrètent ce fluide précieux. C'est ainsi que le lait des Femmes contient surtout un albuminoïde incoagulable par les acides végétaux et par la présure; il en est de même du lait d'Anesse, tandis que le lait de Vache, celui des Chèvres et aussi celui des Chiennes contiennent les deux espèces en proportions inverses, la caséine y étant toujours en excès, par rapport à la lactalbumine.

A cet égard, E. Marchand a constaté qu'un changement brusque dans la nourriture des Vaches, ou l'introduction des jeunes plantes de Crucifères, dans leur régime alimentaire, détermine une modification importante dans les rapports des deux sortes de matières protéiques. Le poids total de ces matières reste constant, cependant, dans le lait de chaque Vache considéré isolément : la proportion de la caséine s'affaiblit, tandis que celle de la lactalbumine augmente, ou inversement. Ajoutons, enfin, que, dans le lait de certaines espèces, dans celui des Truies, en particulier, et dans celui des Vaches châtrées, durant les premiers jours qui suivent cette mutilation, l'existence de l'albumine ne saurait être contestée. Il est bien établi d'ailleurs, que sa présence est constante dans le *Colostrum*, comme dans la *Mouille* des Vaches, des Chèvres et des Juments.

Il résulte de ce qui précède, que le lait contient trois ou au moins deux sortes de matières protéiques : la *Caséine*, que l'on appelle aussi *Caséum*, la *Lactalbumine* plus communément regardée comme étant de l'albumine, et la *Lactoprotéine*. Il renferme aussi, cela a déjà été dit, une matière sucrée, la *Lactine* et des substances minérales, qui apparaissent comme *principes cinéraires*, lorsqu'on soumet ses principes fixes à la calcination au contact de l'air.

Avant de nous préoccuper de ces matières, il n'est pas sans intérêt de rappeler ici, que le Caséum est employé à divers usages dans l'industrie : il forme, avec la chaux, un composé insoluble et imputrescible, qui a reçu de nombreuses applications ; dissout dans l'eau saturée de borax, il prend une force agglutinative considérable et peut remplacer la colle de Flandre, pour les ouvrages d'ébénisterie. Enfin, en le mélangeant avec 6 parties de magnésie calcinée et 1 partie d'oxyde de zinc, puis en faisant sécher la masse, Wagner a obtenu une *Écume de mer artificielle*, très blanche, dure, susceptible d'être polie, et qui ressemble à l'écume de mer véritable.

La **Lactine**, que l'on désigne aussi sous les noms de *Lactose* et de *Sucre de lait*, est une matière sucrée, insoluble dans l'alcool et soluble dans l'eau, d'où on peut la séparer par voie de cristallisation. Elle affecte alors la forme de prismes à quatre pans, blancs ou plutôt incolores, terminés par des sommets pyramidaux à quatre faces. Sa saveur est sucrée. Traitée à l'ébullition, par les acides minéraux faibles, elle se transforme en une glycose spéciale, nommée *Glycose lactique*, ou plutôt en deux variétés de glycose, dont l'une est plus sucrée et plus soluble dans l'alcool que l'autre. Ces deux variétés de glycose jouissent de pouvoirs rotatoires droits très différents : 99°74, pour la moins sucrée ; 67°53, pour l'autre.

Quand on abandonne la lactine en dissolution, au contact des albuminoïdes et de l'air, elle se transforme en acide lactique, ainsi que nous l'avons dit, en indiquant la cause de la fermentation du lait. La lactine est susceptible de subir la fermentation alcoolique ; mais il faut, pour cela, qu'elle soit placée dans des circonstances favorables à sa transformation en glycose. Celle qui est contenue dans le lait d'Anesse et de Jument subit cette fermentation, quand le lait est soumis à l'action d'une température voisine de 40 à 45 degrés ; elle donne alors naissance au *Koumys*, la liqueur enivrante des populations nomades de l'Asie.

Le *Koumys* est un liquide blanchâtre, mousseux comme le vin de Champagne ; sa saveur est aigrelette et piquante ; son odeur rappelle celle du petit-lait. Il contient tous les principes du lait, sauf une portion de la lactine, portion qui s'est dédoublée en acides lactique, carbonique et succinique, en alcool, en glycérine et en eau. De même que le lait, on peut considérer le Koumys comme un aliment complet de facile digestion. Outre l'alcool nouvellement formé, le Koumys contient, en effet, la matière grasse, les principes albuminoïdes, une partie de la lactine et les sels minéraux, qui existent normalement dans le lait.

La dissolution aqueuse de la lactine dévie à droite la lumière polarisée ; mais son pouvoir s'affaiblit avec le temps et sous l'influence de la chaleur. Enfin, à la température de l'ébullition, elle provoque la décoloration des dissolutions des sels de bioxyde de cuivre accompagnés d'un tartrate alcalin, en présence d'un grand excès d'alcali caustique. Cette propriété est mise à profit dans les laboratoires, pour opérer le dosage de la lactine.

La proportion de lactine contenue dans chaque espèce de lait est peu variable, et sert de base aux experts, pour déterminer le degré de pureté de ce liquide. On trouvera plus loin les limites de ces variations; mais, dès à présent, il est utile de dire que Rosenthal, Poggiale, E. Marchand, etc., ont constaté d'une façon certaine que le lait normal des Vaches ne contient jamais moins de 50 grammes de lactine par litre. MM. Marchand père et fils ont constaté, en outre, que le lait sécrété par des femelles, dont les organes de la génération sont malades, est toujours affecté dans sa richesse en lactine : la proportion de ce principe s'affaiblit alors sensiblement. Chez la Femme, cette proportion descend ordinairement, en moyenne, de 7,11 à 6,63 pour 0/0 de lait, pendant la menstruation, lorsque la nourrice est assujettie au rétablissement de cette exsudation périodique.

Sels du lait. — Les renseignements exacts sur la composition générale et centésimale des matières minérales, contenues dans chaque variété de lait, manquent encore dans les archives de la science. Cependant E. Marchand a trouvé que les cendres laissées par l'incinération des matières solides, isolées, pendant l'analyse de plus de 300 échantillons de lait de Vache, offrent la composition moyenne suivante, rapportée aux doses contenues dans un litre de liquide :

Chlorure de potassium	0,994
— de sodium	0,458
Carbonate de soude	0,671
Sulfate de potasse	0,703
Silicate de potasse	0,018
Phosphate de potasse	0,073
— de chaux	3,458
— de magnésie	0,657
— de fer	0,248
Poids des cendres	7,280

Composition générale du lait. — La composition du lait varie selon la provenance. Les renseignements épars, que l'on trouve à cet égard dans les traités spéciaux, sont en général peu dignes de confiance, parce que, le plus souvent, ils ont été obtenus par des procédés d'analyse peu exacts. Voici ceux qui sont dus à Eug. Marchand.

COMPOSITION MOYENNE D'UN LITRE DE LAIT

PRINCIPES CONTENUS	LAIT DE					
	FEMME	ANESSE	JUMENT	VACHE	CHÈVRE	BREBIS
Beurre	36,22	30,22	29,32	38,40	39,80	53,63
Lactine.	73,40	62,30	66,77	51,85	49,15	51,75
Caséum.	17,60 [1]	16,24	16,14	18,45	23,43	48,25
Lactalbumine. . .			16,91	5,37	8,79	12,77
Sels (principes cinéraires).	2.10	5,78	4,70	7,28	8,10	10,04
Eau pure.	902,98	918,26	898,26	910,55	903,13	857,26
Poids du litre de lait, à + 15° c. .	1032,30	1032,80	1032,10	1031,90	1032,40	1033,70

Le commerce important, dont le lait de Vache est l'objet, impose la nécessité absolue de connaître sa composition moyenne et les limites des variations que cette composition peut subir. On a placé, dans le tableau précédent, la composition moyenne du lait fourni par les Vaches du pays de Caux ; on trouvera, dans le tableau suivant : 1° la composition moyenne du lait fourni par 62 Vaches appartenant à 18 races différentes, qui ont figuré à l'Exposition universelle de Paris en 1878 (A) ; 2° la compo-

[1] Dans le lait de Femme, la proportion des matières protéiques oscille, pour 100.000 de lait, entre 0,621 et 3,590. La dose la plus faible a été trouvée dans des laits consommés par des enfants, qui se developpaient admirablement bien ; la plus forte était contenue dans le lait d'une Femme assujettie à des pertes menstruelles considérables et fréquemment renouvelées. C'était un lait anormal et pernicieux, dont on dut faire cesser l'emploi. Il était pauvre en lactine et en matière grasse.

sition moyenne du lait fourni par 60 bêtes de choix appartenant pour moitié à la race normande pure, et pour l'autre moitié à la même race alliée avec celle de Durham (B); 3° un exemple d'un lait exceptionnellement pauvre, fourni par une Vache mal nourrie avec de la paille et du marc de pommes (C); 4° enfin, les limites extrêmes des oscillations observées, dans la proportion de chacun des principes contenus dans un litre de lait.

PRINCIPES DOSÉS	A	B	C	LIMITES DE RICHESSE	
				MINIMUM	MAXIMUM
Beurre.	38,19	54,60	30,97	30,68	55
Lactine.	51,89	50,82	49,46	50,20	54,94
Acide lactique. .	1,34	?	?	0,82	3,13
Caséum. . . . . } Lactalbumine. . . }	24,79	21,01	19,21 }		
		10,42		19,21	41,92
Sels.	7,87	8,05	7,95	6,92	8,70
Eau pure. . .	908,54	888,33	922,31		
Poids en titre de lait à 15°. . . .	1032,12	1033,23	1029,90	1029,90	1037,5

La nature des aliments consommés par les animaux, qui le fournissent exerce une grande influence sur les qualités du lait : les gousses de Pois rendent, dit-on, ce liquide moins coagulable, et lui donnent un goût particulier; les plantes du genre *Equisetum* le rendent plus aqueux ; la Gratiole et les Euphorbes le rendent purgatif; l'Absinthe et les feuilles d'Artichauts lui communiquent leur amertume, et les plantes du genre *Allium*, ainsi que l'*Alliaria officinalis* lui donnent leur odeur alliacée. Enfin, les jeunes Crucifères (Moutarde blanche, Rabette, Colza), affaiblissent sa richesse en caséum et augmentent, dans des proportions inverses, sa richesse en lactalbumine. Ajoutons à ceci qu'un grand nombre de substances chimiques, telles que l'arsenic, l'antimoine, le borax, le sel marin, l'iodure de potassium, le fer, le zinc, le plomb, le bismuth, la quinine, etc., passent dans le lait des Vaches, auxquelles on les administre, non sans altérer quelquefois leur santé, et communiquent à ce lait des propriétés médicinales, que l'on a utilisées parfois.

Altérations naturelles du lait. — Les Vaches laitières peuvent être atteintes de diverses affections, sous l'influence desquelles leur lait paraît acquérir des propriétés nuisibles. Celles qui ont le *charbon*, donnent un lait purgatif, susceptible de communiquer cette terrible maladie aux enfants qui le consomment (Crisholm). Celles qui sont atteintes de la *cocotte* ou *fièvre aphteuse* fournissent un lait chargé de globules mûriformes agglutinés, que l'on peut scinder en globules muqueux à noyau unique, et en globules purulents présentant trois noyaux, quand on les traite par l'acide acétique. Lorsque l'on mélange ce lait, avec la moitié de son volume d'ammoniaque, il s'en sépare des grumeaux unis par une matière visqueuse. Un tel lait ne doit jamais être livré à la consommation publique.

Les auteurs ne sont pas d'accord sur la nocivité du lait provenant des Vaches phtisiques. Cependant Gerlach assure avoir vu se développer des tubercules, chez des animaux auxquels l'on avait donné ce lait, comme aliment. Il est donc prudent d'en prohiber l'emploi.

Colostrum. — Nous devons dire ici un mot du *Colostrum*, c'est-à-dire, du premier lait sécrété par les mamelles, après la parturition. Ce liquide jouit de propriétés laxatives, dues à son extrême richesse en matières protéiques, dont l'énorme proportion le rendent indigeste pour les nouveau-nés : il contribue ainsi à provoquer l'expulsion de leur *méconium*. C'est un liquide lactescent, caractérisé par la présence, dans sa masse, de gros globules gras, enveloppés dans une pellicule de matière albuminoïde, et de leucocytes granuleux (fig. 19) à surface chagrinée, qui leur donne, sous la lentille du microscope, un aspect que l'on peut comparer à celui des framboises.

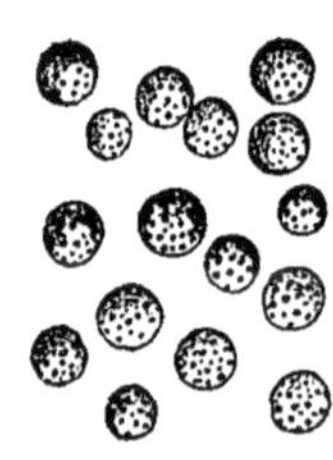
FIG 19. — Leucocytes.

Ainsi que cela vient d'être dit, ce premier lait est toujours très riche en matières protéiques ; mais, sous ce rapport, sa composition est variable, même dans chaque espèce animale. Il est aussi toujours pauvre en lactine. Voici, à cet égard, trois types des variations observées par E. Marchand, en opérant l'analyse de la *Mouille* des Vaches. Ces trois types ont été fournis par trois animaux différents.

COMPOSITION DE LA MOUILLE DES VACHES

PRINCIPES DOSÉS	I	II	III
Beurre.	2,752	1,749	2,750
Lactine.	3,312	2,358	2,223
Caséum.	12,205	1,681	4,853
Albumine.	2,251	10,269	6,437
Matières cinéraires (sels). .	?	0,950	1,060
Eau.	?	82,990	82,677
Poids du liquide analysé. .	10,0000	100,000	100,000

Cette composition se modifie rapidement, et pour ainsi dire d'instant en instant, en donnant lieu à un accroissement rapide de la proportion de matière sucrée, et à une diminution non moins rapide de la somme des matières azotées. En moyenne, le lait est à peu près normal et peut être livré à la consommation publique, huit jours après la naissance du veau.

Colorations accidentelles du lait. — Exposé à l'air, surtout dans les vases de la laiterie, le lait se colore quelquefois en *rouge cramoisi*, et beaucoup plus souvent en *bleu*. Ces colorations, qui se développent d'abord sur la crème, pénètrent, au travers de celle-ci, jusqu'à la masse caséeuse coagulée et quelquefois aussi, mais rarement, lui communiquent une teinte spéciale. Elles sont dues l'une et l'autre au développement d'une moisissure particulière, à tubes et à spores bleus et rouges, qui appartiennent, selon Robin, au genre *Leptomitus*. Selon d'autres observateurs, la coloration bleue serait occasionnée par le développement d'un Vibrion, le *Vibrio Cyanogenus ;* mais il est certain qu'il y a là une erreur d'appréciation, et que l'organisme tinctorial est de nature végétale. Quoi qu'il en soit, il est reconnu que le lait sain peut devenir bleu, lorsqu'on l'ensemence avec du lait contenant les germes générateurs de cette coloration. Cela arrive aussi, lorsqu'on le conserve dans un appartement où un semblable lait séjourne ou a séjourné pendant quelque temps.

E. Marchand a constate que le lait bleu apparaît surtout vers l'automne, lorsque les Vaches sont nourries avec des plantes de végétation avancée, se développant sur un sol pauvre en éléments calcaires. D'autre part, Reizet a observé que l'on empêche le développement des moisissures bleues, lorsque, aussitôt après la traite, on additionne le lait d'une quantité d'acide acétique insuffisante pour le coaguler.

Conservation du lait. — La consommation du lait, dans les villes, donne lieu à un mouvement commercial très important; mais, comme ce liquide s'acidifie, se coagule et s'altère avec une très grande facilité, surtout pendant les chaleurs de l'été, l'on a cherché le moyen d'assurer sa conservation, au moins pendant les 24 premières heures, qui suivent son extraction de la mamelle. Le moyen le plus rationnel est celui qui consiste à soustraire le lait, aussi rapidement que possible, à l'influence des agents atmosphériques et à le refroidir au contact de la glace. On retarde ainsi le développement de la fermentation lactique et l'on ne porte aucun préjudice aux qualités du liquide. On arrive au même résultat, en chauffant le lait au bain-marie bouillant; mais alors, pour mieux assurer sa conservation, il faut encore s'empresser de le soustraire au contact de l'air.

Outre ces moyens, que la science et l'hygiène approuvent, on a recours encore à d'autres, qui doivent être blâmés : on additionne le lait de bi-carbonate, de borate ou de salicylate de soude. L'emploi du premier de ces agents peut être toléré dans une certaine mesure; toutefois, il n'est pas d'une grande efficacité, car, s'il a pour effet de neutraliser l'acide lactique déjà produit, il n'empêche pas les ferments déjà développés dans le lait de s'y multiplier, en continuant leur action transformatrice de la lactine. L'emploi des deux autres agents, surtout celui du dernier, serait, à ce point de vue, plus efficace; mais il n'est pas démontré qu'ils soient toujours sans influence sur la santé, surtout sur la santé des jeunes enfants élevés au biberon. La prudence conseille d'en prohiber l'emploi. On trouvera plus loin l'indication des moyens à employer, pour arriver à constater la présence de l'un et de l'autre de ces sels dans le lait.

Falsifications du lait. — Parmi les produits alimentaires livrés à la consommation publique, le lait est peut-être celui qui est le plus fréquemment adultéré par les falsificateurs.

Les fraudes dont il est l'objet consistent toujours dans un affaiblissement de sa richesse en crème, soit par un écrémage partiel, soit par une addition d'eau. Dans ces deux cas, le lait perd de sa couleur : il *devient plus pâle*, par une addition d'eau; il *devient bleuâtre*, par l'écrémage. Dans ce dernier cas, il perd la faculté de produire une mousse persistante, quand on le secoue brusquement, et sa densité augmente; elle s'affaiblit, au contraire, par le fait du coupage avec de l'eau.

En allongeant d'eau le lait écrémé, on peut lui restituer sa densité primitive ; mais alors il faut aussi rétablir sa couleur. On y parvient en y délayant un peu de *jaune d'œuf*, ou en se servant de *caramel;* mais ces additions modifient assez sa saveur, pour qu'une dégustation attentive rende la fraude appréciable. La propriété de mousser est rétablie quelquefois par une addition de *blanc d'œuf*. L'ébullition suffit toujours, pour déceler la présence de cette variété d'albumine, qui se coagule et se rassemble en gros flocons à la surface du liquide abandonné au refroidissement.

Dans le coupage du lait avec de l'eau, certains falsificateurs ramènent la densité du liquide à son poids normal, en employant du *sucre*, de la *glycose*, de la *gomme* ou de la *dextrine*. On a même, dit-on, employé quelquefois la *gélatine*. D'autres se servent, — mais cela arrive bien rarement car le goût du lait en est profondément modifié, — d'une *décoction de son* ou *de riz*, ou bien d'une *émulsion de graines oléagineuses* (chénevis, amandes, etc.). On a signalé encore l'emploi de la cervelle de veau (?). Toutes ces falsifications sont faciles à dévoiler par les moyens qui seront indiqués à la fin du chapitre suivant, dans lequel on traitera de l'examen physique et de l'analyse chimique du lait.

Examen physique du lait. — L'emploi du microscope permet de distinguer de ses globules naturels, les globules de pus, les hématies et les leucocytes dont ce liquide peut être souillé, lorsque la mamelle qui le secrète est malade. Il permet de distinguer aussi les fécules et la cervelle employées par les falsificateurs. Dans ce dernier cas, les cellules nerveuses et les débris de tissus provenant de la matière employée se distinguent avec une grande facilité.

Lacto-densimètre. — Parmi les instruments, dont on se sert pour opérer la vérification du lait, l'emploi du *Lacto-densimètre de Quévenne*, mérite d'être recommandé en première ligne : C'est un aréomètre qui sert, ainsi que son nom l'indique, à prendre la densité du lait par comparaison avec celle de l'eau pure. Quévenne a observé que la densité du lait de vache (le seul dont on ait à s'occuper ici) varie, lorsqu'il est pur et normal, de 1029 à 1033 à + 15°. Elle ne s'abaisse jamais au-dessous de 1029,5, à moins que la proportion de crème ne soit exceptionnellement élevée; mais elle dépasse quelquefois 1037, pour des laits de qualité parfaite. Toutefois, cela arrive bien rarement.

La densité du lait écrémé normal oscille entre 1033 et 1037.

Le lacto-densimètre est le premier instrument dont on se sert, pour apprécier le degré de pureté du lait. L'expérience a démontré, en effet, que le poids spécifique du lait est toujours supérieur à celui de l'eau; l'excédent qui caractérise ce liquide se réduit donc dans des rapports proportionnels à la masse d'eau employée pour l'allonger. Cet excédent se réduit d'un dixième, lorsque le lait est additionné d'un dixième de son volume d'eau, — de deux dixièmes lorsqu'il est additionné de deux dixièmes, etc. En d'autres termes, si l'on a affaire à un lait dont la densité normale est égale à 1030, l'addition d'un dixième d'eau réduit cette densité à 1027, et si la densité normale est 1033, la même addition d'eau l'abaisse à 1029,7.

L'instrument est divisé en degrés, dont chacun représente

les unités de densité. Ces degrés sont numérotés 15 à 40 et permettent d'apprécier le poids de chaque litre d'un liquide quelconque, lorsque ce poids est compris entre 1015 et 1040 grammes. L'échelle graduée est colorée en jaune sur l'un de ses côtés, et en bleu sur l'autre. La partie jaune est limitée dans son étendue, par les degrés 1029 et 1033 : elle sert pour l'examen du lait pur. L'autre, qui est colorée en bleu pâle, s'étend de la division 1032 à la division 1036 : on l'utilise pour l'examen du lait écrémé.

On conçoit, d'après cela, que, lorsque la densité accusée par l'observation est inférieure aux densités normales ci dessus indiquées, le lait examiné est impur, et qu'il l'est d'autant plus que sa densité est plus affaiblie. Toutefois, pour que l'essai soit valable il faut tenir compte de la température du lait étudié, car l'instrument ayant été gradué à + 15°, il s'enfonce trop si le lait est plus échauffé, tandis qu'il ne s'enfonce pas assez s'il est plus refroidi. Quévenne a constaté que la densité du lait s'affaiblit de un degré par 5° de température au-dessus de + 15° et qu'elle augmente de la même quantité par 5°, au dessous de ce point normal. Ainsi, par exemple, un lait marquant 1,028 ou simplement 28 degrés, à la température de 23°, il faudra ajouter 8/5 = 1,6 au degré trouvé : En conséquence, la densité vraie de l'échantillon examiné sera 1028 + 1,6 = 1029,6 à + 15°.

Il faut, en outre, tenir compte aussi de la richesse en beurre, de ces échantillons car on sait que la présence ou l'absence de 10 grammes de beurre (exactement 9 gram. 20), dans un litre de lait, suffit pour modifier de un gramme à + 15°, en moins ou en plus, le poids de ce volume du liquide. Or l'expérience enseigne que certains laits normaux contiennent jusqu'à 50 et même 55 gram. de beurre, et que le lait d'une fin de traite peut en contenir jusqu'à 80 grammes et même plus [1]. Si l'on se trouve en présence

[1] Reizet a constaté que, lorsque le lait séjourne pendant plus de quatre heures dans l'organe sécréteur, il laisse se séparer, comme cela arrive dans les vases de la laiterie, les globules de crème dont il est chargé. Ce phénomène a pour effet de donner des richesses en beurre fort inégales aux différentes fractions de la traite : les premières sont les plus pauvres, et les

d'un lait aussi riche, sa densité pourra ne pas dépasser 1027, il semblera par conséquent accuser une addition d'eau, tandis que le même lait, après écrémage, pèserait 1035 et présenterait les caractère d'un lait pur.

Les indications fournies par le lactodensimètre ne doivent donc être admises qu'après une détermination exacte de la richesse du lait en matière grasse, et une rectification de sa pesanteur spécifique, ramenée à ce qu'elle serait s'il était écrémé. C'est à quoi l'on arrive facilement, mais avec des différences de précision, en se servant du Crémomètre de Quévenne, du Lactoscope de Donné, ou du Lacto-butyromètre de Marchand, ou bien en ayant recours à la méthode proposée par Adam, pour doser le beurre.

dernières, les plus riches. Il résulte de ceci que, dans les vacheries où l'on a pris l'habitude de tirer le lait trois fois par jour, le matin, à midi et le soir (ce qui est le moyen de rendre la sécrétion plus abondante), le lait du matin est le plus pauvre en crème, et celui du midi le plus riche, tandis que celui du soir contient une proportion de globules gras à peu près normale. Cela est dû à ce que la traite du matin, résultant d'une durée de sécrétion plus considérable que les deux autres, fournirait une plus grande abondance de lait, si l'on épuisait la mamelle ; c'est ce que l'on ne fait pas : on y laisse par conséquent les portions les plus riches en crème, que l'on retrouve ensuite dans la traite de midi. Voici à cet égard des exemples fournis par deux vaches.

COMPOSITIONS DU LAIT DE VACHE PROVENANT DES TROIS TRAITES QUOTIDIENNES

	VACHE N° 1. TRAITE DU			VACHE N° 2. TRAITE DU		
	Matin	Midi	Soir	Matin	Midi	Soir
Volume du lait obtenu.	4 lit. 50	2 lit. 50	3 lit. 20	3 lit. 75	3 lit.	3 lit. 50
COMPOSITION DU LAIT						
Beurre.	55,57	67,60	58,98	49,79	57,12	54,30
Lactine.	54,67	54,95	54,96	52,63	53,55	52,47
Caséum (et acide acétique).	21,51	19,86	20,93	17,57	17,77	17,86
Lactalbumine.	6,60	8,01	6,98	8,89	8,90	8,84
Sels.	7.13	7,20	7,11	7,18	7,13	7,14
Eau pure.	887,42	874.18	883,74	895,84	887,13	891,09
Poids du litre du lait à + 15° c.	1032,90	1031,80	1032,70	1031,90	1031,90	1031,70

Crémomètre. — Cet instrument est une éprouvette à pied jaugeant deux décilitres et dont la partie inférieure est partagée par des traits circulaires en trois parties égales, ayant chacune une capacité de 50 centimètres cubes. Le trait supérieur est marqué 0. L'espace compris entre cette limite supérieure et le trait moyen est divisé en 40 parties égales, sur une échelle graduée, que l'on prolonge encore au nombre de 10 au-dessous de ce dernier trait.

Pour apprécier la richesse du lait, on en remplit l'éprouvette jusqu'au trait supérieur, puis on l'abandonne au repos durant 24 heures, à une température de 12° à 15°. Pendant ce temps, la crème monte, se rassemble au-dessus de la colonne liquide et occupe un nombre de divisions d'autant plus considérable que le lait est plus riche en beurre. Lorsque le lait est gras et normal, la colonne de crème ne doit pas occuper moins de 10 à 14 divisions.

Le crémomètre ne donne que des indications incertaines, car le volume de la crème varie avec les dimensions de l'instrument, et avec le volume des globules butyreux, qui montent d'autant plus lentement que leur diamètre est plus atténué ; ils se tassent d'ailleurs, d'une façon inégale sous l'influence des variations de la température et de la densité du liquide. Toutes proportions gardées, le lait étendu d'eau donne, dans le crémomètre, un volume de crème plus considérable que le lait normal, ce qui entache au plus haut point la valeur de l'instrument.

Lactoscope de Donné (fig. 20). — Cet appareil consiste en deux petits tubes métalliques, fixés l'un dans l'autre par un pas de vis destiné à allonger ou raccourcir l'instrument, tandis que l'on procède à l'examen du lait. Les extrémités extérieures de chaque tube sont exactement fermées chacune par une lame de verre maintenue parallèlement à l'autre. L'une d'elles, celle qui est mobile, porte un cadran divisé en 50 parties égales. L'instrument est muni d'un entonnoir, qui permet d'introduire le liquide à examiner entre les deux lames de verre. — Par chaque tour accompli à l'aide du pas de vis, par le tube mobile, la lame fixée à son extrémité s'éloigne ou se rapproche d'un demi-millimètre de l'autre lame placée vis-à-vis. — Les indications du cadran étant ramenées à 0°, on verse le lait dans l'appareil; puis, se plaçant dans un lieu obscur, à 1 mètre de distance de la lumière d'une bougie, l'on se sert de l'instrument comme d'une lorgnette pour viser

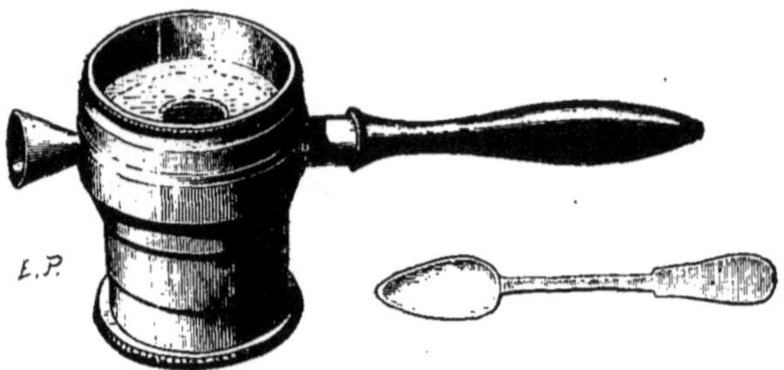

FIG. 20. — Lactoscope de Donné.

cette lumière, et l'on tourne le cadran, à droite ou à gauche, jusqu'à ce qu'elle devienne visible ou cesse de l'être. A ce moment, on lit le nombre des divisions accusées sur le cadran: un lait de bonne qualité doit en marquer 30 au minimum.

Comme on le voit, la construction du lactoscope est basée sur ces deux faits, que le lait doit son opacité aux globules de crème uniformément répartis dans sa masse, et que, pour lui faire présenter un degré constant de transparence, il faut l'examiner sous des épaisseurs variables, qui s'accusent toujours en raison inverse de sa richesse en matériaux opaques.

Le lactoscope peut être employé avec succès, pour opérer l'examen du lait sortant de la mamelle, et on peut le recommander dans ces conditions, pour apprécier la valeur du lait des nourrices, mais il est loin de convenir pour l'examen du lait de vache livré à la consommation publique. En s'insolubilisant, en effet, tandis que la fermentation de la lactine s'accomplit, le caséum exagère l'intensité de l'opacité, comme le ferait d'ailleurs toute substance insoluble, que l'on ajouterait au lait, ce qui conduit par conséquent à des conclusions erronées.

Le *Lacto-butyromètre* (fig. 21) est un tube de verre fermé à l'une de ses extrémités et ayant un diamètre intérieur d'environ un centimètre. Il est partagé en quatre parties, dont les trois inférieures, séparées par des traits circulaires, mesurent chacune 10 centimètres cubes ; les lignes de démarcation sont en partant de l'extrémité fermée, marquées des lettres L, E et A, et l'espace placé au-dessus des traits portant cette dernière lettre mesure une hauteur d'environ 5 centimètres. Les trois dixièmes supérieurs de l'espace compris entre les lettres A et E sont divisés, en 30 parties égales, en degrés qui se prolongent encore, au nombre de 10, au-dessus du trait A.

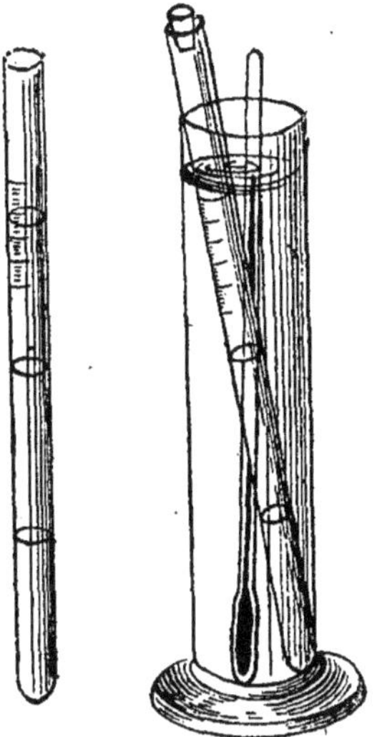

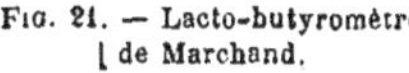

Fig. 21. — Lacto-butyromètre de Marchand.

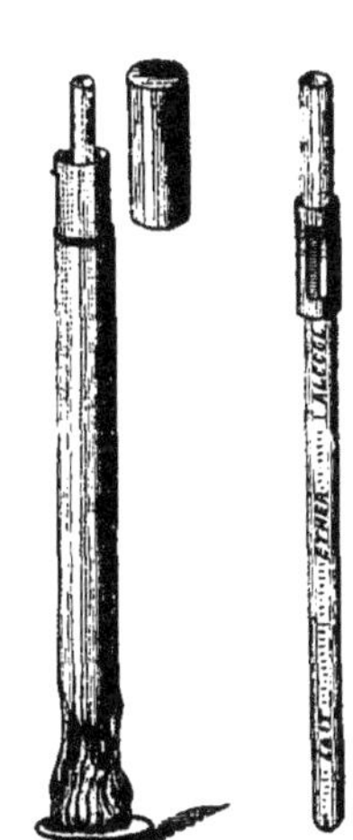

Fig. 22. — Lacto-butyromètre de Marchand, modifié par Salleron.

Cet instrument a été modifié par Salleron (fig. 22), qui, au lieu de fixer la graduation sur le tube l'a portée sur un curseur métallique. Les indications fournies par ce nouvel appareil sont moins exactes, et E. Marchand ne recommande même que les tubes sortant des ateliers d'Alvergnat, tant il attache de prix à la précision de sa graduation. On le comprend d'ailleurs : c'est d'elle d'abord que dépend la sécurité des opérateurs, et l'exactitude des dosages.

Pour opérer, on établit d'abord l'homogénéité du lait en l'agitant soigneusement, avec lenteur et sans brusques secousses et on en verse dans le tube, jusqu'à ce qu'il ait atteint le trait L ; on y ajoute alors 1 ou 2 gouttes de soude caustique liquide (lessive des savonniers) puis on le recouvre d'éther à 62°, jusqu'au trait E ; on bouche et l'on agite convenablement pour former une masse liquide aussi homogène que possible. Ensuite on ajoute de l'alcool à 88° centésimaux, jusqu'à ce que l'on atteigne les premières divisions centésimales, et l'on agite encore avec soin : le mélange des liqueurs perd alors son opacité et devient transparent. On continue alors les effusions d'alcool et les agitations successives, jusqu'à ce que l'on ait atteint le trait supérieur marqué A. Lorsque le mélange est complet, la liqueur redevient opaque, grâce à l'influence exercée par les dernières affusions d'alcool, qui déterminent la séparation d'une liqueur éthérée, très légère. En remontant, celle-ci emporte avec elle la majeure partie du beurre. Aussitôt après le mélange des trois liqueurs, on plonge le tube bouché dans un bain d'eau chauffée à 43 ou 44 degrés, et on l'y laisse séjourner en repos jusqu'à ce que la température du liquide soit descendue à 40°. Alors on trouve rassemblé à la surface de celui-ci, une couche mobile, transparente, colorée en jaune, quand on agit sur le lait de Vache, incolore avec le lait de Chèvre, et dont on détermine l'épaisseur en appréciant le nombre des divisions auxquelles elle correspond, entre ses deux ménisques.

La couche fluide est une combinaison à proportions constantes d'éther et de beurre, qui se sépare dans des conditions telles, que la proportion de matière grasse, restée en dissolution dans la liqueur chauffée à 40° degrés, correspond au poids de 12 grammes 60 de beurre par kilogramme de lait examiné.

E. Marchand a déduit de ses observations que, si l'on multiplie par 2.33 le nombre des divisions occupées par l'épaisseur de la matière dosable, et si l'on ajoute au total le nombre 12,60 indiqué ci-dessus, l'on arrive à la détermination exacte de la quantité de beurre contenue dans un kilogramme de lait.

Exemple : Un lait, dont la densité à + 15° était de 1.032,8, a accusé au lacto-butyromètre 9 gr. 3 de richesse en matière grasse. Eh bien ! $12.60 + 9.3 \times 2.33 = 34.27$. Par conséquent, ce lait contient, par kilogramme, 34 gr. 27 de beurre ou 35 gr. 39 par litre.

Tout lait qui marque moins de 7° 5 au lacto-butyromètre, ce qui correspond à 30 grammes de beurre, doit être considéré comme ayant subi un écrémage partiel direct, ou étant additionné d'eau.

Dosage du beurre par le procédé Adam. — Adam a proposé une modification au mode de dosage qui vient d'être indiqué; sa méthode d'essai consiste à peser directement le beurre isolé. Pour arriver à ce résultat, il se sert d'un tube renflé à sa partie supérieure, que l'on peut fermer par un bouchon, et qui, effilé en dessous, est muni d'un robinet dans sa partie inférieure. On introduit dans ce tube, 10 centimètres cubes d'alcool à 75°, contenant $\frac{1}{200}$ de son volume de soude caustique, 10 centimètres cubes de lait neutre ou neutralisé par de la soude, et 12 centimètres cubes d'éther pur. On mélange bien ces liqueurs dans l'appareil bouché, et on laisse reposer le tout pendant cinq minutes. Il se forme deux couches : la supérieure est limpide et contient *tout* le beurre; l'inférieure, plus dense, est opalescente et contient tous les autres principes du lait.

Pour doser le beurre, on soutire la couche inférieure, puis on fait couler la dissolution butyreuse, dans une capsule tarée; on lave l'appareil avec de l'éther et on ajoute le produit limpide de cette opération au précédent; puis on évapore à siccité, pour prendre ensuite le poids du beurre obtenu, mais qui est souillé d'environ un centième de son poids de caséum. Si l'on reprend cette masse par l'éther, l'on obtient, après une nouvelle opération, le poids vrai du beurre contenu dans les 10 cent. cubes du lait soumis à l'analyse et, par une simple multiplication, celui qui se rapporte à un litre.

Lorsque les opérations sont bien conduites, les procédés Adam et Marchand donnent des résultats concordants.

Autres procédés de dosage du beurre. — On vient de voir quelles sont les méthodes simples et rapides, que l'on peut mettre couramment en pratique, pour apprécier la richesse du lait en beurre. Il en est d'autres qui doivent être mentionnées brièvement ici. L'on a conseillé d'évaporer directement le lait pris en nature, ou mélangé avec du plâtre, et, dans tous les cas, de diviser le résidu de cette opération, soit avec du sable, soit avec du plâtre, pour l'épuiser ensuite au moyen de l'éther, après l'avoir réduit en poudre fine. Les résultats que l'on obtient alors sont moins dignes de confiance que ceux obtenus par l'une ou l'autre des deux dernières méthodes indiquées, parce qu'il est toujours fort difficile d'atteindre les dernières particules des corps gras emprisonnés dans les matières albuminoïdes coagulées, même lorsque l'on a réduit ces matières en poudre impalpable.

Le dosage du beurre contenu dans le lait constitue la première opération que doit subir ce liquide, lorsque l'on veut en faire l'analyse.

Détermination des autres éléments du lait. — Les éléments dont il importe aussi de connaître la proportion sont l'acide lactique libre, la lactine, la caséine, la lactalbumine, et les sels. Il est nécessaire, en outre, de connaître le poids total de toutes ces matières. Le procédé adopté par Eugène Marchand, à cet effet, est simple, rapide et exact.

Dosage de l'acide Lactique libre. — On colore, avec un demi-centimètre cube de teinture de Curcuma, un mélange composé de 25 centimètres cubes de lait et d'un pareil volume d'eau distillée; puis on procède à la saturation de l'acide libre. Cette saturation est effectuée, dès que la liqueur contracte la coloration rouge, qui caractérise la matière colorante du Curcuma, influencée par les alcalis. La dissolution alcaline doit être constituée de façon à pouvoir saturer exactement la moitié de son volume d'une liqueur acide titrée. Cette liqueur est composée de telle sorte, que chaque centimètre cube de liquide représente 0,10 d'acide lactique monohydraté, ce qui correspond à un pareil poids de lactine.

Dans ces conditions, chaque centimètre cube de liqueur alcaline employée représente 2 grammes d'acide lactique libre, contenu dans un litre de lait.

Le dosage de l'acide lactique libre existant dans le lait a été négligé jusqu'à présent ; mais depuis que E. Marchand a démontré sa présence à peu près constante dans le produit sortant de la mamelle, il devient nécessaire de l'opérer. Lorsqu'on ne fait pas le dosage de cet acide, son poids s'ajoute toujours à celui des matières albuminoïdes, que l'on ne dose ordinairement que par différence, ce qui conduit à des conclusions erronées, quand on veut apprécier les qualités et la valeur nutritive du lait examiné.

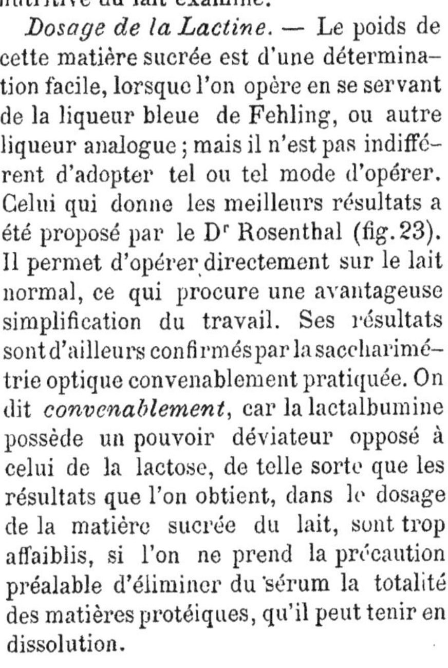

Dosage de la Lactine. — Le poids de cette matière sucrée est d'une détermination facile, lorsque l'on opère en se servant de la liqueur bleue de Fehling, ou autre liqueur analogue ; mais il n'est pas indifférent d'adopter tel ou tel mode d'opérer. Celui qui donne les meilleurs résultats a été proposé par le Dr Rosenthal (fig. 23). Il permet d'opérer directement sur le lait normal, ce qui procure une avantageuse simplification du travail. Ses résultats sont d'ailleurs confirmés par la saccharimétrie optique convenablement pratiquée. On dit *convenablement*, car la lactalbumine possède un pouvoir déviateur opposé à celui de la lactose, de telle sorte que les résultats que l'on obtient, dans le dosage de la matière sucrée du lait, sont trop affaiblis, si l'on ne prend la précaution préalable d'éliminer du sérum la totalité des matières protéiques, qu'il peut tenir en dissolution.

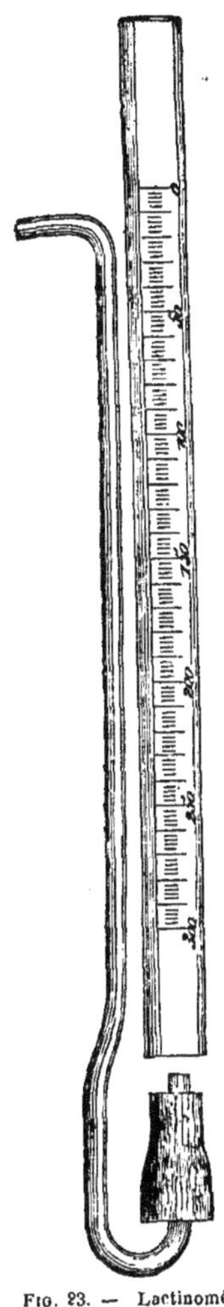

FIG. 23. — Lactinomètre de Rosenthal.

Rosenthal agit sur le lait étendu de quatre fois son volume d'eau pure (en tout 5 volumes). Il opère sur 2 centimètres cubes de liqueur bleue, étendue de 2 fois 1/2 à 3 fois son volume d'eau, que l'on met dans un tube en verre très mince, ayant environ — et tout au plus — 2 centimètres de diamètre intérieur. On porte la liqueur bleue à l'ébullition, puis on y verse goutte à goutte la liqueur laiteuse, au moyen d'une petite burette graduée, jusqu'à ce que le mélange soit complètement décoloré, sans avoir contracté une teinte jaune appréciable. L'on arrête l'opération aussitôt que la teinte jaune apparaît. La totalité du cuivre primitivement contenu dans le réactif employé est alors précipitée à l'état de protoxyde, sous forme d'une belle poudre rouge.

La burette est graduée de telle sorte que, si l'on opère avec du lait contenant par litre exactement 50 grammes de lactine, il suffit d'en mettre, après son mélange avec de l'eau, comme il est dit ci-dessus, un volume occupant 20 degrés, ou 20 divisions de cette burette[1]. Comme le volume du liquide réducteur, qu'il faut employer, est en raison inverse de la richesse du liquide en matière réductrice, il devient facile, en établissant convenablement les rapports, de déterminer la richesse en lactine, du lait soumis à l'analyse.

Exemple. Un lait est tellement riche, que, pour réduire les 2 centimètres de la liqueur bleue, il faut faire réagir 19 div., 1 du lait aqueux contenu dans la burette de Rosenthal. On obtient : $\frac{20,0 \times 50}{19\ 1} = 52,\ 36$; par conséquent, le lait examiné contient, par litre, 52 gr., 36 de lactine.

Lorsque la liqueur bleue est établie selon la formule suivante, elle se conserve longtemps, si on la garde à l'abri de la lumière, dans un flacon en verre de couleur orangée très foncée ou presque noire, et fermé avec un bouchon paraffiné :

Sulfate de cuivre cristallisé.	34 gr. 65
Tartrate de potasse et de soude.	175
Lessive des savonniers à 30°.	200

Eau distillée Q. S. pour obtenir un litre de liqueur.

[1] 100 divisions de la burette de Rosenthal correspondent à un volume de 8 cent. cub., 32.

Cette liqueur peut servir pour doser aussi le sucre cristallisable, après qu'on l'a interverti, et la glycose dans leurs dissolutions aqueuses [1].

La lactine est la substance dont la proportion, dans le lait, est la moins variable, et cette proportion ne s'abaisse *jamais* au-dessous de 50 grammes par litre, dans le lait de Vache, tant que ce lait n'a pas subi d'une façon sensible la fermentation lactique. On peut déduire de sa proportion, au moins dans une certaine mesure, et dans des conditions de *minimum*, le degré de pureté du lait.

Exemple : si l'analyse indique, dans un échantillon, la présence de 43 grammes de lactine, l'on trouve par le calcul que ce lait a été additionné au minimum de 136 millièmes de son volume d'eau, comme le démontre le rapport ci-après : $50 : 1000 :: 43,2 : x = 864$, et $864 + 136 = 1000$. Mais, si le lait avait subi un commencement de fermentation, ou même une fermentation avancée, il faudrait tenir compte tout à la fois de sa richesse en acide lactique et en lactine.

Si l'on trouve, par exemple, que le lait analysé contient 43 gr., 2 de lactine et 4 gr.,38 d'acide lactique, on peut admettre que le lait normal contient en moyenne 2 gr.,3 de cet acide. Dès lors, la fermentation a dédoublé un poids de lactine que l'on peut évaluer, au minimum, à 2 gr., 08, ce qui permet d'admettre que le lait, avant toute fermentation, contenait 45 gr.,28 de cette matière sucrée. Le calcul donnant donc $\frac{1000 \times 45,28}{50} = 90,56$, l'on en peut tirer cette conclusion que le lait examiné est formé, en volume, de :

Lait pur.	9 lit.	06	10 litres.
Eau frauduleusement ajoutée. . .	0	94	

Il est nécessaire de remarquer que les falsificateurs peuvent remplacer, par du sucre ou de la glycose, la lactine disparue

1 Tous les sucres n'ont pas le même pouvoir réducteur : un équivalent de lactine en réduit 6 de sulfate de cuivre ; un équivalent de saccharose en réduit 9, tandis qu'un équivalent de glycose détruit 10 équivalents de ce sel.

sous l'influence du mouillage. Si on délaye de la levûre de bière, dans un tel lait, et si l'on expose ensuite celui-ci à une température comprise entre 25 et 30 degrés, il fermente bientôt et le dégagement de l'acide carbonique accuse bien vite la fraude accomplie. Il est facile de déterminer ensuite si le sucrage a été opéré avec de la saccharose ou avec de la glycose: celle-ci réagit sur le réactif de Fehling, à la manière de la lactose; la saccharose ne réagit, au contraire, qu'après avoir subi à chaud l'action d'un acide minéral très dilué.

Si les falsificateurs avaient employé la *gomme* ou la *dextrine*, on les reconnaîtrait en évaporant aux trois quarts le sérum filtré et en mélangeant le résidu avec son volume d'alcool à 90°, qui déterminerait la séparation de flocons blancs, solubles dans l'eau froide. Ces flocons prendraient une teinte légèrement violacée, sous l'influence de la teinture d'iode, s'ils étaient formés de dextrine. Dans ces conditions, la gomme ne donnerait lieu à aucun phénomène de coloration.

Dosage des matières fixes et des sels. — E. Marchand recommande de ne faire ce dosage, que sur cinq grammes de lait. Une plus grande quantité de liquide donne rarement des résultats exacts, à cause de la difficulté que l'on éprouve à convenablement dessécher le résidu. L'évaporation se fait dans une petite capsule de porcelaine tarée, que l'on soumet à un courant d'air chaud, porté à une température voisine de 100 degrés mais non plus élevée. Lorsque la dessiccation du résidu est achevée, on en prend le poids, puis on l'incinère, à la température la plus basse possible (au rouge sombre) et, finalement, on détermine le poids des cendres restées dans la capsule.

Ce dernier poids, pour le lait de Vache, oscille entre 6 gr. 92 et 9 gr. 70; mais ce n'est que très exceptionnellement qu'il arrive à un taux aussi élevé. La moyenne varie entre 7 gr. 28 à 8 gr. 05. Dans le lait de Femme, il s'abaisse à 2 grammes environ. Quant au poids total des matières fixes, après déduction faite du beurre, il ne doit pas être inférieur à 78 grammes, mais il peut dépasser 100 grammes. La moyenne oscille, selon les races, entre 83 et 90 grammes. C'est dans le lait des Vaches suédoises qu'elle a paru être le moins élevée.

E. Marchand a trouvé le rapport, qui existe entre la densité du lait de Vache et la somme des matières fixes, autres que le beurre, contenues dans ce lait. Il a vu que, si on relève d'un degré la densité du lait, pour chaque 10 grammes ou fraction de 10 grammes contenus dans celui-ci, on obtient un chiffre qui représente, avec assez d'exactitude, la densité du lait écrémé. Il a reconnu, en outre, que, si l'on multiplie par 2,33 l'excédent de cette densité comparée à celle de l'eau, l'on obtient, avec une exactitude très approchée, le poids des matières fixes. Exemple : On trouve, dans le tableau de la page 33, que le lait des Vaches du pays de Caux a une densité moyenne de 1031 grammes et qu'il contient 121 gr., 35 de matières fixes, dont 58 gr., 40 de beurre et 82 gr., 95 des matières isolées de ce corps gras. Si l'on fait l'application de ces données, on a $31,9 + 3,8 = 35,7$ et $35,7 \times 2,33 = 83,18$ au lieu de 82,95, indiqués par l'analyse.

Le multiplicateur 2.33 doit être remplacé par 2.60, quand il s'agit du lait de Femme.

Dosage des matières albuminoïdes. — Dans les opérations précédentes, l'on a dosé le beurre, l'acide lactique, la lactine, les sels et les matières fixes. Si, du poids total des matières laissées par l'évaporation, l'on déduit les quatre sortes de principes qui viennent d'être énumérés, l'on obtient par différence celui des matières protéiques, que l'on confond toutes ordinairement, sous le nom de *Caséum*. Lorsque l'on ne tient pas compte de l'acide lactique, ce dernier poids se trouve exagéré. Or, il arrive souvent que le lait soumis à l'analyse a déjà subi un commencement de fermentation ; il arrive même quelquefois que sa richesse en lactine est mal déterminée et, de cette double cause d'erreur, il résulte que l'on arrive à exagérer quelquefois, en des proportions considérables, la somme des matières azotées réellement contenues dans le lait. C'est ainsi que s'expliquent, sans aucun doute, les doses moyennes exagérées de 35 à 40 grammes et même davantage signalées par certains auteurs et qui, toujours en moyenne, ne devraient pas dépasser 30 grammes. Le tableau de la page 34 donne à cet égard des renseignements précis.

Lorsque l'on veut doser séparément la caséine et la lactalbumine, on doit déterminer d'abord le poids de celle-ci. Pour cela, on coagule 100 grammes environ de lait, en plongeant le vase qui le contient dans un bain d'eau chauffée à 25 ou 30° tout au plus, après l'avoir additionné de quelques gouttes d'acide acétique. Après refroidissement, on jette le tout sur un filtre, puis on dose la lactine, dans le sérum ainsi obtenu et dont on soumet 5 grammes à l'évaporation. Le résidu complètement desséché est pesé et incinéré : le poids des cendres qu'il laisse, est déterminé ensuite. Il devient facile alors, en établissant les rapports de la proportion d'eau contenue dans le lait et dans le sérum, de déterminer, par un simple calcul, le poids du sérum contenu dans le lait pur. On peut apprécier, en même temps, la quantité de lactalbumine contenue aussi dans le lait, puisque celle-ci entrait seule, avec la lactine et les sels, dans la composition du sérum soumis à l'évaporation. On ne tient pas compte ici de la lacto-protéine, dont le dosage n'offre que bien peu d'intérêt. Enfin, le poids de la lactalbumine, déduit de celui des matières azotées isolées, dans l'analyse générale du lait, laisse pour différence celui de la caséine.

Falsifications du lait. — Parmi celles qui ont été signalées dans les pages précédentes, se trouvent l'emploi de l'*amidon*, des *décoctions de son* ou d'*orge*, des *émulsions de graines oléagineuses*, et enfin de la *cervelle de veau*.

Les trois premières matières sont caractérisées par l'action de l'iode, qui les colore en bleu ou en violet.

Les émulsions oléagineuses se reconnaissent à la nature du beurre, que l'éther ou le barattage séparent du lait : ce beurre manque de consistance, et est beaucoup plus fluide que celui qui provient d'un lait normal.

Enfin, la présence de la cervelle, outre ses caractères microscopiques déjà indiqués, est décelée de la manière suivante : si l'on saponifie le beurre du lait ayant subi cette sophistication et si l'on soumet ensuite à la calcination le savon qui résulte de cette opération, on trouve, dans les cendres restantes, des proportions appréciables d'acide phosphorique.

Nous avons dit que l'on additionne quelquefois le lait de bicarbonate, de borate ou de salicylate de soude, pour assurer sa conservation. La présence de ces sels est facile à reconnaître :

Le bi-carbonate de soude donne lieu à un dégagement de gaz acide carbonique, lorsqu'on traite le lait par un acide.

Le salicylate s'extrait du résidu solide de l'évaporation du lait, en traitant par l'éther ce résidu pulvérisé et légèrement acidulé : la liqueur éthérée laisse pour résidu une matière, que le perchlorure de fer colore en violet.

Enfin le borax devient appréciable, lorsque, après l'incinération des matières fixes, on verse de l'alcool sur les cendres acidifiées par une petite quantité d'acide sulfurique : en approchant des cendres alcoolisées une allumette en ignition, l'alcool brûle avec une flamme verte, si les cendres contenaient de l'acide borique. Le même résidu, traité par l'acide sulfurique étendu, donne encore une liqueur qui, portée sur une couche mince produite par l'évaporation d'une petite quantité de teinture de tournesol, et exposée à une douce chaleur, fait apparaître aux points de contact une magnifique couleur rouge vermillon très persistante. Toutefois, il faut alors se mettre en garde contre ce fait, que les liqueurs contenant seulement de l'acide sulfurique, sans acide borique, donnent souvent lieu, dans les conditions indiquées, au développement d'une teinte rouge violacée, qui disparaît, d'ailleurs, par l'action prolongée de la chaleur.

Falsifications du beurre. — Cette matière, dont les propriétés caractéristiques ont été données précédemment, est souvent falsifiée, dans le commerce, par l'incorporation dans sa masse de matières pesantes insolubles dans le corps gras et que la fusion de celui-ci laisse se déposer. Elle l'est aussi, beaucoup plus souvent, par addition de suif, et plus particulièrement par l'addition d'une matière spéciale, connue sous les noms de *Beurre artificiel*, *d'Oléo-Margarine* ou plus simplement de *Margarine*.

Mège-Mourriès a indiqué le procédé ci-après, pour préparer la margarine : on prend de la graisse de Bœuf hachée et soigneusement lavée, puis on la fait fondre au bain-marie chauffé au plus à 50°. Le corps gras liquide, résultant de cette opération, est refroidi à + 27°, point normal de fusion du beurre, puis soumis à la presse. Il se sépare alors en deux parties, dont l'une, qui est solide, sert pour la fabrication des bougies, tandis que l'autre, qui constitue l'oléo-margarine, est convertie ultérieurement en *beurre artificiel*. Pour cela, on l'additionne de lait aigri, de bi-carbonate de soude, et d'une matière colorante (souci ou rocou), puis on bat ce mélange dans la baratte, on le refroidit et on le met en pains, pour être livré de suite à la consommation, ou bien on le sale et on le met en baril.

La matière ainsi préparée, constitue un corps gras homogène, de couleur jaune pâle, ayant une saveur analogue à celle du beurre de Vache, et se conservant longtemps sans rancir. Ce composé est très utile pour la marine et dans les pays qui ne produisent pas de beurre ; malheureusement, on s'en sert souvent, ainsi que cela vient d'être dit, pour falsifier celui-ci, ce qui constitue une tromperie sur la marchandise vendue.

Plusieurs procédés ont été indiqués, pour dévoiler cette adultération. E. Marchand a recours à un essai densimétrique. Il a vu, en effet, qu'il existe un écart d'environ $0^m,0076$ entre la densité respective des deux corps soumis à la fusion, celle du beurre étant la plus élevée (0,9107, à + 30°) et celle de l'oléo-margarine la moins prononcée (0,9031, à la même température). Il a vu, en outre, que la courbe du développement de ces densités reste parallèle, dans toutes les conditions de chaleur où les matières peuvent être exposées, jusqu'à 100°, température à laquelle elles se trouvent abaissées à 0,8607, pour le beurre et 0,8531, pour l'autre substance. E. Marchand a constaté, en outre que ces densités, comme celles des huiles, se modifient de 0,001, plus ou moins, par chaque modification de 1°5 subie en moins ou en plus, dans la température à laquelle le corps gras est soumis. Dès lors, il a admis que les densités à + 15° sont : 0,9207, pour le beurre et 0,9131, pour l'oléo-margarine.

Partant de là, il soumet à la fusion, dans deux flacons de même dimension plongés dans une grande masse d'eau chaude, d'une part le beurre suspect et, d'autre part, un beurre de provenance et de pureté certaines ; puis, lorsque les corps gras ont pris la température de l'eau ambiante et que cette température reste constante, il prend les densités au moyen d'un petit alcoomètre ou d'un densimètre exactement gradués. La conversion des degrés alcooliques, en degrés densimétriques, se fait au moyen des tables de Gay-Lussac. Des résultats obtenus, il est facile de tirer une conclusion certaine.

Exemple. Deux échantillons, l'un de beurre pur, l'autre de beurre suspect ayant été mis en expérience, l'on a trouvé qu'à la température de 69° la densité du beurre pur était représentée par 72°,4 de l'alcoomètre centésimal, tandis que celle du beurre suspect l'était par 73°,1 du même instrument. Cela correspond aux poids spécifiques 0,8847 pour le beurre, et 0,8828 pour le beurre douteux, à la température d'observation. Ces densités, pour être ramenées à la température de + 15° (celle de la graduation de l'alcoomètre) doivent donc être relevées l'une et l'autre de 36°, car $\frac{69 - 15}{1,5} = 36$. Dès lors, elles sont égales, l'une à 0,9207 et l'autre à 0,9188 ; par conséquent, le beurre incriminé peut être considéré comme renfermant le quart de son poids d'oléo-margarine.

Ces résultats peuvent être contrôlés par l'analyse chimique. Elle montre que le beurre est constitué par deux sortes de glycérides, dont l'un donne à la saponification des acides gras, fixes et insolubles dans l'eau, tandis que l'autre donne des acides volatils et solubles. Quant à l'oléo-margarine, elle ne donne, dans les même conditions, que des acides fixes. L'expérience enseigne que la proportion de ces acides insolubles oscille autour de 95,3 pour 100,0 de corps gras fondu, dans l'oléo-margarine, tandis qu'elle oscille entre 87,8 et 89,7 dans le beurre, qui contient en outre et en moyenne 4,45 d'acides volatils.

On peut donc, en dosant, soit les acides fixes, soit les acides volatils, arriver à la connaissance exacte du degré de pureté du beurre, mais le dosage des acides volatils paraît conduire aux conclusions les plus certaines. Proposé d'abord par Lechartier et adopté ensuite par Reichert, ce procédé a été heureusement modifié par Schmitt, qui propose d'opérer ainsi qu'il suit :

On saponifie, avec de la potasse en solution alcoolique, 2 gr. 50 de beurre préalablement fondu, puis on introduit la solution savonneuse, — dont le volume doit être compris entre 70 et 80 cent. cubes, dans un appareil distillatoire, — avec 10 à 12 cent. cubes d'acide phosphorique médicinal d'une densité de 1.45. On procède ensuite à la distillation, en recueillant 60 cent. cubes de liquide, que l'on neutralise au moyen d'une liqueur de soude normale décime. Lorsque l'on opère sur le beurre pur, il faut employer 13 à 14 cent. cubes, quelquefois même 14 cent. cubes 3, de liqueur alcaline, pour saturer la liqueur distillée. Dans une expérience, où l'on avait mélangé 4 parties d'oléo-margarine avec 1 de beurre, il n'a fallu employer que 2 cent. cubes, 7 de liqueur sodique, soit une proportion sensiblement égale à celle qui est indiquée par la théorie.

Ces modes d'essai physique et chimique, sont applicables aussi à la détermination du degré de pureté des beurres additionnés de suif ou d'axonge.

Husson, de Toul, a proposé d'opérer de la manière suivante, pour déterminer le degré de pureté du beurre et ses falsifications par divers corps gras. Il met 1 gramme de beurre pur dans un tube à réactif, avec 10 grammes de glycérine. Lorsque le beurre est fondu, à la flamme d'une lampe à alcool, Husson opère une émulsion en agitant fortement et il ajoute un mélange de 10 grammes d'alcool à 90 degrés avec parties égales d'éther à 66 degrés. Le liquide est versé ensuite dans une fiole de pharmacie de la contenance de 60 grammes et plongée dans un bain-marie à 25 degrés, où, par le repos, il se sépare en deux couches : l'une inférieure, dans laquelle se trouve la glycérine avec une partie de l'alcool, et qui est plus ou moins opaline, selon la quantité de lait contenue dans le beurre ; l'autre, supérieure, éthérée-alcoolique, légèrement jaune. Retirant la fiole du bain-marie ; Husson laisse tomber la température à 18 ou 20 degrés. De légers flocons blancs de magarine se forment alors entre les deux couches et ceux-ci, soumis à l'examen microscopique, avec un grossissement de 500, apparaissent formés de longues aiguilles flexueuses (fig. 24-A), réunies en faisceaux et tout à fait caractéristiques. Lorsque le beurre, ranci, a subi la fusion pour être vendu, ces cristaux de magarine (fig. 24-B) sont beaucoup plus courts, groupés autour d'un point central, et ont l'aspect chevelu. Jamais, enfin, ils ne sont accompagnés de cristaux de stéarine,

En procédant de même avec de l'axonge, du suif du commerce ou du beurre de margarine-Mouriès, Husson a établi les caractères différenciels suivants :

Avec le *suif du commerce*, le dépôt floconneux, qui se forme entre les deux couches liquides ; donne des cristaux de stéarine (fig. 25-A), en petites masses arrondies, hérissées d'aiguilles et rappelant l'aspect d'un Oursin.

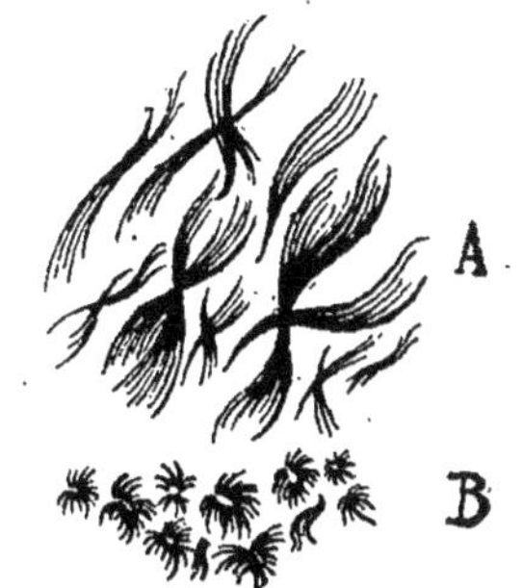

Fig. 24. — A. Margarine du beurre de Vache frais. — B. Margarine retirée d'un beurre rance fondu d'après Husson).

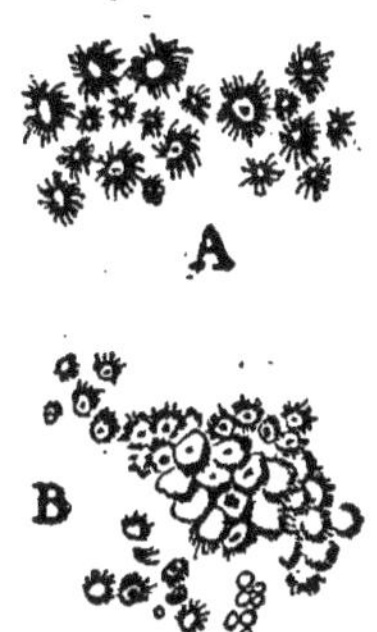

Fig. 25. — A. Stéarine retirée du beurre falsifié avec le suif du commerce. — B. Stéarine du suif de Veau (d'après Husson).

Avec la *graisse de Veau*, le dépôt ne tarde pas à se diviser et une partie monte à la surface de la liqueur éthérée; les cristaux, dans ce cas, sont un peu moins nets, plus polygonaux et accompagnés de quelques cristaux de margarine (fig. 25-B), sous forme de petits plumasseaux ou de très fines aiguilles isolées.

Le dépôt d'*axonge* présente les mêmes caractères; mais, si le saindoux est mal préparé, on rencontre en plus, dans le champ du microscope, des débris de tissus cellulaires et des vésicules adipeuses (v. p. 65, fig. 29).

L'expérience faite avec du *beurre de margarine-Mouriès* donne au bain-marie une couche supérieure légèrement jaune et une couche inférieure non opaline, d'un jaune sale; puis, par le refroidissement, un dépôt non floconneux et plus lent à se former. Ce dépôt est peu abondant, si la margarine est de première qualité; plus abondant, si elle est de deuxième qualité ; il se divise alors en deux parties, dont l'une est glaireuse et tombe au fond du vase, tandis que l'autre est demi-fluide et surnage. La margarine apparaît alors en très fins cristaux englobés dans des traînées graisseuses, sur lesquelles ils simulent des fentes ; la couche glaireuse renferme des fragments végétaux et des débris de matières colorantes, telles que Curcuma, Safran, Rocou, Carottes, etc.

Il est assez facile de décéler ces matières :

Le *Curcuma* se présente en petites masses finement granulées, souvent ovoïdes, d'un jaune roux se fonçant en présence d'un peu d'alcali ; les parcelles de *Safran* deviennent bleues ou violettes, sous l'action de l'acide sulfurique ; le *Rocou* apparaît en plaques d'un jaune roux, remplies de noyaux plus foncés, et la *Carotte* se reconnaît à la présence simultanée de cellules végétales et de petites aiguilles brisées d'un rouge carotte (G. Pennetier, *Leçons sur les matières premières organiques*).

ŒUFS

On appelle *Œuf*, une masse formée dans les ovaires des femelles de tous les animaux et qui comprend, sous une enveloppe de consistance variable, le *germe* fécondé ou non, en même temps qu'une provision de nourriture destinée à l'alimentation de ce germe, avant l'éclosion. La définition ci-dessus se rapporte surtout aux œufs des Vertébrés ovipares et principalement à ceux des Oiseaux et des Reptiles.

Bien que les œufs de la plupart des animaux de ces deux classes servent ou puissent servir à l'alimentation de l'homme, nous traiterons exclusivement ici de l'œuf de Poule, qui est à peu près universellement employé.

A son origine, l'œuf de Poule (fig. 26) est inclus dans une sorte de cavité ou de capsule ovarienne *(calice)*, qui se rétrécit graduellement à sa base et devient pédicellée, par suite du développement de son contenu, appelé *ovule*. L'ovule est d'abord formé par la *vésicule germinative (f)*, qu'entoure un amas de granules vitellins empâtés dans une substance glutineuse ; plus tard, la vésicule *(d)* quitte le centre du vitellus, se porte vers la surface, accompagnée par les corpuscules blastémiques, qui forment en ce point, une tache *(e)* blanchâtre, opaque (*couche proligère)* et laisse, à sa place première, un espace central ou *latebra (i)*.

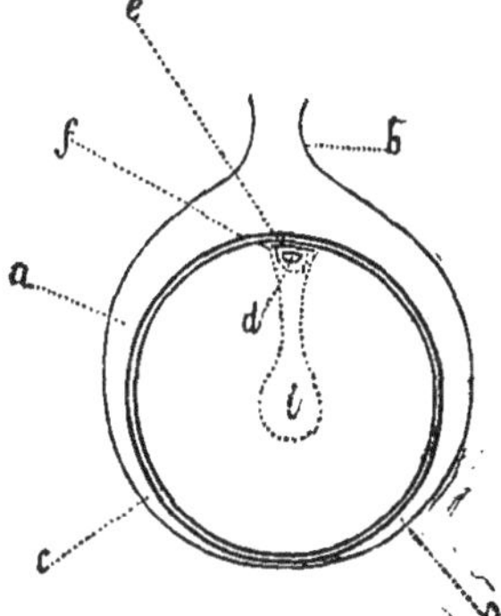

Fig. 26. — Coupe verticale de l'œuf dans l'ovaire, d'après Wagner.

Le latebra a la forme d'une outre, dont le col rétréci se prolonge jusqu'au voisinage de la couche proligère, où il s'élargit en entonnoir; la substance qui en occupe la cavité est moins dense, moins colorée, plus riche en matières grasses, que les parties voisines du vitellus. Celui-ci est formé de vésicules jaunes, sphériques ou polyédriques, remplies d'un liquide albumineux, chargé de granules et offrant souvent un noyau bien distinct.

A mesure que le volume de l'œuf augmente (fig. 27), la couche proligère s'accroît et devient la *cicatricule (j)*, tandis que la vésicule germinative, qui en occupe le centre, s'aplatit et finit par disparaître.

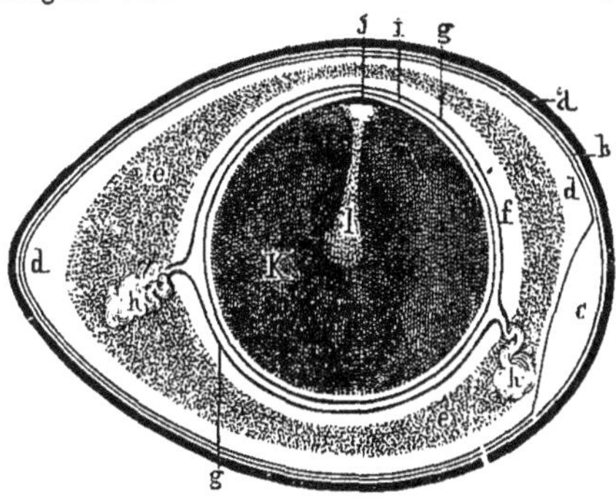

Fig. 27. — Coupe d'un œuf pondu *.

Cependant le vitellus *(k)* s'est entouré d'une membrane propre, la *membrane vitelline* (fig. 27, *i)*.

Ainsi constitué, l'œuf quitte la capsule ovigère, sur laquelle s'est appliqué le pavillon de l'oviducte, traverse la trompe et pénètre dans la chambre albuminipare. Celle-ci sécrète

* *a*, Coquille ; *b*, double membrane de la coque ; *c*, chambre à air ; *d*, couche albumineuse superficielle fluide ; *e*, couche albumineuse moyenne épaisse ; *f*, couche profonde liquide ; *g*, membrane chalazifère ; *h*, *h*, chalazes ; *i*, membrane vitelline ; *j*, cicatricule ou germe ; *k*, jaune ; *l*, latebra du jaune.

une matière albumineuse, qui enveloppe le vitellus et forme des couches successives *(g, f, e, d)* [1], dont la plus interne *(g g)*, beaucoup plus dense, présente deux prolongements polaires tordus et recourbés appelés *chalazes* (*h'*, *h*). Enfin l'œuf s'entoure d'une membrane feutrée, formée de deux feuillets, qu'on nomme *membrane de la coquille (b)*; il pénètre alors dans la chambre coquillière, qui l'enduit d'un liquide blanchâtre, destiné à fournir les matériaux de la coquille. Cette dernière *(a)* est toujours poreuse, perméable à l'air et formée de cellules vésiculaires, dont l'intérieur s'encroûte de carbonate de chaux.

Le vitellus est formé de trois sortes de corpuscules : 1° des *granules blanchâtres*, que l'on suppose de nature plastique; 2° des *globules vitellins*, sortes de sphérules plus grandes, qui consistent en matière nutritive; 3° enfin, des *globules très réfringents*, qui paraissent être des gouttes d'huile. Dumas et Cahours en ont extrait une substance albuminoïde, qu'ils ont nommée *vitelline*. On y trouve encore de l'*albumine*, de la *caséine* (Lehmann), de l'*oléine*, de la *margarine*, de la *cholestérine (?)*, une matière grasse phosphorée *(cérébrine)*, de la *glycose*. Dareste y a signalé la présence de granules analogues à l'amidon.

Le vitellus est un peu alcalin; il renferme des sels de potasse, de fer, de la silice, des acides phosphorique et lactique, des traces de sel marin; Chevreul en a extrait deux matières colorantes; une jaune, l'autre rouge.

Le blanc de l'œuf *(albumen)* renferme de l'albumine, avec des matières grasses, des carbonates alcalins, du sucre, etc.

Tant que l'œuf est frais, les chalazes maintiennent le jaune au milieu de l'albumen; plus tard elles se relâchent, et le jaune tombe à la partie inférieure; ce qu'il est facile de vérifier, en plaçant l'œuf entre l'œil et la lumière. De même, si l'on donne à un œuf une secousse longitudinale, et que l'on sente un ballottement intérieur, l'œuf n'est pas frais.

A la grosse extrémité de l'œuf (fig. 27, *c*), entre les deux feuillets de la membrane feutrée, existe un espace vide, appelé *chambre à air*. A mesure que l'œuf vieillit, il perd une partie de son eau, que remplace une égale quantité d'air, et il devient ainsi plus léger. En se basant sur ce principe, Delarue a proposé un moyen de reconnaître à peu près l'âge de l'œuf.

[1]
d)	— 1re	couche	albumineuse,	fluide.
e)	— 2e	—	—	épaisse.
f)	— 3e	—	—	liquide.

Dans une dissolution de 12,5 de sel marin pour 100 d'eau, un œuf frais va au fond ; s'il a de 1 à 3 jours, il flotte dans le liquide ; au delà de 5 jours, il surnage.

Dans la pratique journalière, on se contente d'imprimer à l'œuf un mouvement de rotation sur lui-même. S'il est frais, il tourne régulièrement ; s'il ne l'est pas, il tourne irrégulièrement et par saccades, ce qui résulte du relâchement des chalazes.

On conserve les œufs par plusieurs procédés ; le meilleur paraît être le suivant : on mêle 100 grammes de chaux éteinte et 10 grammes de sucre en poudre et l'on délaie le mélange dans assez d'eau pour couvrir 200 œufs placés dans un grand pot. Le saccharate de chaux, qui se forme, obstrue les pores de la coquille et empêche l'accès de l'air à l'intérieur ; l'effet est produit au bout de quinze jours. On peut aussi, soit enduire les œufs d'une très mince couche d'huile de lin cuite, soit les plonger dans une dissolution à 25°-30° de silicate de potasse. Les œufs sont mis ensuite sur une feuille de papier, pour les faire sécher ; la dessiccation est effectuée en 24 heures.

On employait jadis, en médecine, la coque d'œuf, la pellicule et surtout l'*Huile d'œuf*. Cette huile est jaune, douce, soluble dans l'alcool et dans l'éther ; on l'extrait par l'expression à chaud des jaunes desséchés, ou par l'action de l'éther sur les jaunes récents ; elle est, dit-on, excellente contre les gerçures du sein.

Le *Blanc* ou *Albumine d'œuf* est une substance visqueuse, filante, transparente, inodore, insipide et légèrement alcaline. Elle se dissout dans l'eau froide ; l'alcool, le tannin, les acides (sauf les acides acétique et phosphorique) et la chaleur la coagulent.

Selon Urbain et Mathieu, elle ne se coagule plus par la chaleur, quand on en soustrait l'acide carbonique, mais elle est encore précipitée par l'alcool et par les acides. Elle s'allie aux sels métalliques, en produisant des albuminates insolubles, d'où son utilité contre les empoisonnements par ces sels.

Le blanc d'œuf sert à clarifier les sirops, les vins, les liqueurs alcooliques. Le jaune forme la base du *lait de Poule* et constitue un bon intermède, pour la suspension des huiles et des résines dans l'eau.

NID D'HIRONDELLES

On désigne, sous ce nom, les nids fabriqués par deux espèces d'Hirondelles du genre Salangane (*Collocalia*, Gray) : la Salangane proprement dite (*C. esculenta*, Gray) et la

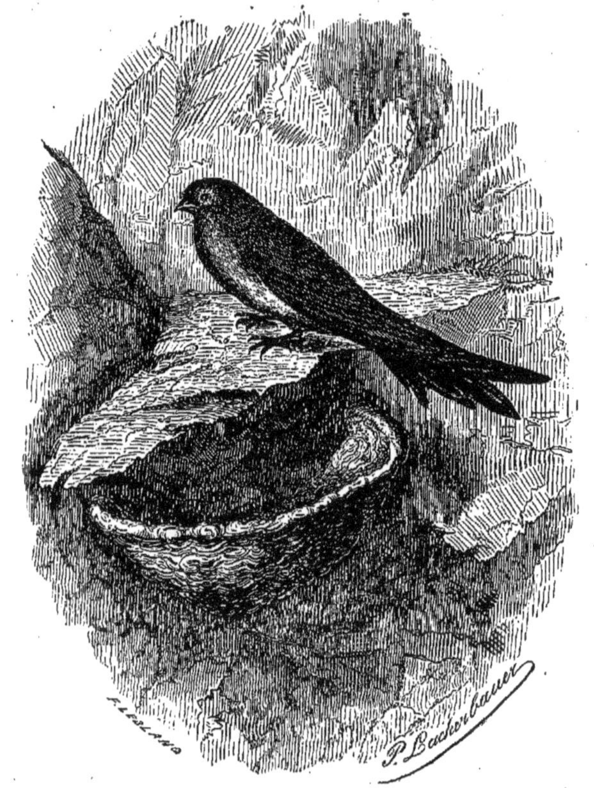

Fig. 28. — Salangane et son nid.

Salangane fuciphage (*C. fuciphaga*, C. Bonap.). Le nid de la première est de beaucoup le plus estimé et il en est fait une grande consommation en Chine.

Ce nid (fig. 28) a la forme d'un bénitier long de 6-7 centimètres, et large de 4 centimètres. Celle de ses faces, qui adhère au rocher sur lequel il est construit, est plus mince que le bord libre, légèrement rebondi. Il a une couleur blonde et une cassure vitreuse. Sa substance est sèche, dure, demi-transparente, comme gélatineuse et elle est composée de bandelettes longitudinales, plus ou moins onduleuses, non exactement juxtaposées.

Les nids d'Hirondelles sont récoltés surtout dans les îles de la Malaisie, à Java, Sumatra et Bornéo. Les indigènes les enlèvent aussitôt que la Salangane les a construits, d'où la nécessité pour l'animal d'en fabriquer plusieurs consécutivement, afin de pouvoir pondre ses œufs.

Le premier est absolument pur et c'est naturellement celui qui atteint le plus haut prix. Le second offre des points sanguinolents et sa substance est mêlée de quelques plumes. Quant au troisième et surtout au quatrième, ils renferment des plumes, des brins d'herbes, des Lichens, etc., que la Salangane épuisée y ajoute, pour suppléer au produit d'une sécrétion incomplète.

La matière constitutive de ces nids semble être fournie par les cryptes pepsiques du ventricule succenturié et paraît analogue à celle qui sert aux Hirondelles d'Europe, pour consolider leur maçonnerie. Il se peut aussi que cette substance soit sécrétée par l'appareil salivaire, qui se développe énormément à l'époque de la ponte, chez les Oiseaux de ce groupe. On lui a attribué jadis une autre origine, et, tout en admettant que la substance des nids d'Hirondelles est le résultat d'une sécrétion, Milne Edwards est disposé à croire qu'elle est peut-être aussi fournie par les produits de la digestion de certaines plantes de la famille des Thalassiophytes. Telle était, d'ailleurs, l'opinion de Lamouroux. Cette croyance est aujourd'hui abandonnée. Selon Mülder, les nids d'Hirondelles sont constitués par environ 10 0/0 de matière saline et 90 0/0 d'une matière animale très analogue au mucus des animaux. Cette matière, que Payen a nommée *Cubilose*, se gonfle et se dissout en grande partie dans l'eau bouillante, mais la dissolution ne se prend pas en gelée par le refroidissement. Examinée au microscope, par Montagne et Trécul, elle n'a présenté aucune trace de structure cellulaire. L'opinion émise ici sur l'origine des nids d'Hirondelles semble donc justifiée.

Le nid de la Salangane fuciphage est plus épais que le pré–

cédent et formé de filaments végétaux agglutinés par une matière plastique, secrétée probablement par l'appareil salivaire. C'est une matière analogue, qui sert à agglutiner les matériaux divers, dont est formée la charpente du nid du Martinet noir (*Cypselus Apus*, Illig.).

Les nids d'Hirondelles sont usités dans l'alimentation, en Chine. Selon Poivre, ils servent à préparer des potages très nourrissants.

SUBSTANCES GRASSES D'ORIGINE ANIMALE

A l'exception du beurre, qui se présente en suspension dans le lait, sous forme de gouttelettes, les corps gras d'origine animale sont toujours logés dans des cellules particulières, ovales ou polyédriques, dont l'ensemble constitue le *tissu adipeux* (fig. 29).

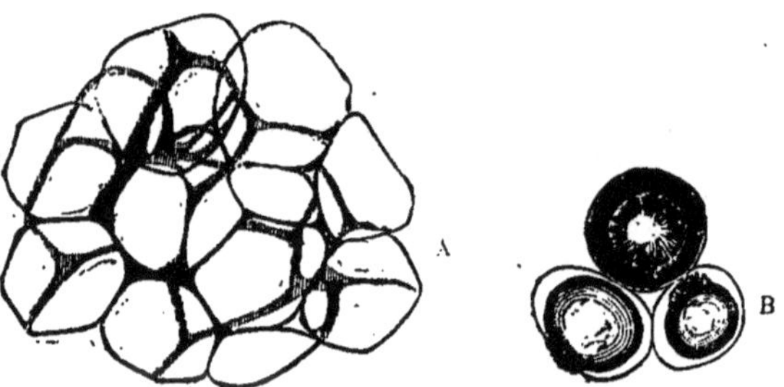

Fig. 29. — A. Vésicules adipeuses, devenues polyédriques par compression réciproque (gross. 300 fr.). — B. Vésicules adipeuses isolées, prises sur un sujet émacié.

Ce tissu occupe surtout les parties du corps exposées à des pressions (face interne de la peau, plante des pieds, etc.) ou bien il s'accumule, soit dans l'épiploon, soit au voisinage des reins, etc. Chez le Cachalot, la matière grasse est rassemblée dans de vastes cavités situées au-dessus du crâne.

La consistance des corps gras d'origine animale varie avec les animaux : fermes et solides chez la plupart des Mammifères herbivores, ils sont plus mous chez les Carnassiers, plus onctueux, plus fins et plus fusibles chez les Oiseaux, presque fluides chez les Poissons. Au reste, la consistance des substances grasses, fournies par un animal, peut varier avec la région du corps, d'où on les retire. Chacun sait que la graisse retirée du lard est moins consistante, que celle qui provient de la panne du Porc et que le suif du Bœuf est solide à la température ordinaire, tandis que la matière grasse extraite des pieds du même animal est en majeure partie liquide. Enfin, un certain nombre de matières grasses, fluides dans l'animal vivant, se séparent ensuite en deux parties, l'une solide, l'autre liquide.

Les corps gras, d'origine animale, ont été divisés par Girardin en 6 groupes :

Huiles : liquides à la température ordinaire et provenant des Mammifères marins et des Poissons ou encore extraites, soit des pieds d'un certain nombre de Mammifères, soit du jaune d'œuf ;

Beurres : mous entre + 20° et + 36° et retirés du lait des Mammifères ;

Graisses : corps mous et fusibles entre + 15° et + 45° ;

Moelles : corps très mous, très fusibles et provenant de la cavité des os longs des Mammifères ou de la partie spongieuse de ces os.

Suifs : plus solides que les graisses et fusibles seulement au-dessus de + 38°.

Cires : substances ordinairement plus dures que les suifs, cassantes, commençant à se ramollir à + 35° et ne fondant guère qu'à + 60°.

Quelques huiles d'origine animale laissent déposer, par refroidissement, une matière spéciale, improprement appelée *Blanc de Baleine.* Cette matière sera l'objet d'un article spécial.

Quant aux Cires, leur étude nous paraît devoir être plus utilement placée à la suite de l'histoire du miel, la plus importante des substances de cette catégorie étant fournie par les Abeilles.

Si l'on soumet, pendant quelque temps, les graisses et suifs à une température de 0° et qu'on les comprime ensuite, entre plusieurs doubles de papier à filtrer, on les dédouble en deux matières : une liquide, qui imbibe le papier et le tache ; l'autre, qui reste à la surface du papier, et se présente sous forme d'une substance solide, dure comme du suif.

Le papier imbibé de matière grasse étant traité par l'alcool bouillant, celui-ci dissout cette matière et l'abandonne, par évaporation, sous forme d'un liquide non congelable à —4° et ayant l'aspect de l'huile d'olives. Ce liquide a reçu le nom d'*Oléine* (de *oleum*, huile).

La matière solide, séparée du corps gras par compression, étant soumise à l'action de l'éther, se dédouble en deux principes : l'un insoluble dans l'éther, solide, fusible à + 62° et qui prédomine dans les suifs, d'où son nom de *Stéarine* (de στέαρ, suif) ; l'autre, soluble dans l'éther. Par évaporation du dissolvant, ce dernier principe se présente sous forme d'un corps fusible à + 48° et doué d'un éclat nacré, qui l'a fait appeler *Margarine* (de μάργαρον, blanc de perle).

Les Suifs et Graisses sont donc composés de trois substances : *Oléine*, *Stéarine*, *Margarine*.

Chacune de ces substances est essentiellement constituée par un acide gras, appelé, selon sa provenance, *Acide Stéarique*, *Acide Margarique* et *Acide Oléique*, acide qui est combiné avec un principe particulier, de consistance liquide et de saveur sucrée, qu'on a nommé *Glycérine* (de γλυκύς, doux). Ce principe sera étudié plus loin.

Sous l'action des alcalis, presque tous les corps gras d'origine animale se *saponifient*, par la combinaison de l'alcali avec le ou les acides gras, dont ils sont composés, tandis que la glycérine se sépare.

La *Cire* et le *Blanc de Baleine* se distinguent des suifs et des graisses, par leur plus grande résistance à la combinaison et prennent place parmi les corps gras difficilement saponifiables. On verra, d'ailleurs, qu'ils possèdent une composition différente.

Enfin, la *Moelle de Bœuf* en diffère également. Selon Carl Eylerh, elle est, en effet, formée par un mélange de *Palmitine*, de *Médulline* et d'*Elaïdine*.

Le *Beurre* a été étudié dans l'article *Lait*.

La Moelle n'est guère employée que pour la préparation de pommades, cosmétiques, et nous ne croyons pas devoir nous en occuper. Il nous reste donc à parler seulement des graisses, des suifs, des huiles de pieds et des huiles retirées des Mammifères marins.

GRAISSES

Les Graisses sont constituées par un mélange d'oléine et de margaro-stéarine, mais avec prédominance de l'oléine, dont la proportion, dans 100 parties de graisse, varie avec l'animal : Porc, 62 0/0 ; Oie, 68 ; Canard, 72 ; Dindon, 74.

Les graisses obtenues des Oiseaux et celle qu'on retire du du Cheval (laquelle offre à peu près la constitution de la graisse d'Oie) ne sont pas employés en pharmacie.

On préconisait jadis, pour diverses maladies, les *graisses de Blaireau*, de *Chien*, de *Hérisson*, de *Lièvre*, de *Loup*, d'*Ours*, de *Renard*, de *Cerf*, etc., le *suint des Moutons*, appelé *Œsipe (Œsipus humida)*, surtout la *graisse d'Homme*, qui était vendue par le bourreau et à laquelle on attribuait des propriétés merveilleuses. L'usage de ces corps gras est aujourd'hui tombé en désuétude et avec raison. La seule graisse communément employée de nos jours est la graisse du Porc.

Graisse de porc. — Le Porc (*Sus Scropha* L,) fournit deux sortes de graisses ; l'une placée immédiatement sous la peau, est appelée *lard ;* l'autre, située près des côtes, des intestins et des reins, est plus solide et plus estimée pour les usages pharmaceutiques, c'est la *panne.* Celle-ci, fondue avec soin, constitue l'*axonge.*

L'axonge ou *Saindoux* est une substance blanche, molle, grenue, d'une odeur spéciale et d'une saveur fade; elle se solidifie à + 27°, est très soluble dans les huiles fixes et volatiles, insoluble dans l'eau ; cent parties d'éther en dissolvent vingt-cinq parties, l'alcool n'en dissout qu'une partie et demie, pour cent environ, A l'air, elle rancit, devient jaune et rougit le tournesol. Pour l'empêcher de rancir, on la chauffe au bain-marie, avec diverses matières : Benjoin, baume de Tolu, bourgeons de Peuplier, etc.

L'*axonge* ainsi préparée est dite : *benzinée*, *populinée*, etc. ; elle se conserve plus longtemps, mais elle a le défaut d'être plus ou moins colorée.

Il faut éviter de tenir l'axonge dans des vases métalliques, parce qu'à la longue elle réagit sur les métaux, les dissout (?) ou se combine avec eux. Elle est formée de : *Stéarine* et *Palmitine* 38 0/0, *Oléine* 62 0/0.

La graisse est souvent falsifiée par diverses substances : *eau*, *graisses inférieures*, *flambart*, *plâtre*, *fécule*, *sel marin*, *cristaux de soude*, etc.

L'*eau* y est reconnue, en faisant fondre l'axonge à une température peu élevée et laissant refroidir : l'eau se rassemble à la partie inférieure du vase, et la détermination est surtout aisée, si l'on fait l'opération dans un vase ou verre rétréci à sa base.

Quand l'eau existe dans l'axonge, à la suite d'une préparation vicieuse, la fusion n'y en décèle que de faibles quantités. Si la quantité trouvée est proportionnellement grande, on pourra supposer deux choses :

1° L'eau y aura été incorporée par battage, pendant le refroidissement, et, dans ce cas, elle se montrera sous forme de gouttelettes, quand on malaxera la graisse avec une spatule.

2° L'eau y sera dissimulée, par addition de 2-3 0/0 d'alun et de 1 0/0 de chaux vive, ou mieux d'un peu de lait de chaux. Cette dernière fraude paraît se présenter souvent, dans la graisse fondue exportée d'Amérique, où la quantité d'eau peut atteindre 10 et même 25 0/0.

Outre le procédé de fusion, qui permet d'estimer la proportion d'eau, l'analyse chimique de cette eau fera dévoiler la nature de la substance indûment ajoutée.

Les *graisses de nature inférieure* proviennent des membranes, qui adhèrent à l'intestin du Porc. Comme ces membranes empêchent la rapide fusion de la matière grasse, encore incluse dans les cellules adipeuses, celle-ci prend une coloration jaunâtre et une saveur peu agréable, qu'elle communique à l'axonge.

Le *flambart* est la matière grasse recueillie, par les charcutiers, à la surface du *bouillon*, dans lequel ils font cuire les viandes, saucisses, etc. Cette matière grasse est de couleur gris foncé et possède une saveur salée peu agréable, ainsi qu'une consistance moindre. Son mélange à l'axonge rend celle-ci grisâtre et lui communique sa saveur.

Le *sel marin*, le *carbonate de soude* mêlés à la graisse, soit pour en augmenter le poids, soit pour assurer sa conservation, sont aisés à dévoiler, par fusion avec de l'eau chaude, qui dissout les sels. L'analyse chimique sert à déterminer la nature du sel et la proportion relative de la substance saline est reconnue par la perte de poids qu'éprouve la graisse.

L'*addition du plâtre* est montrée par la fusion, qui permet la précipitation du corps étranger.

Quant à la *fécule*, on la reconnaît principalement par ébullition de la graisse avec de l'eau et traitement de cette eau par la teinture d'iode.

La nature de cette fécule peut être dévoilée par l'examen microscopique du dépôt, que laisse le corps gras, après fusion, surtout si l'on a soin de laver ce dépôt avec de l'éther.

Aux États-Unis, on extrait de l'axonge une matière oléagineuse, claire, employée dans l'industrie, sous le nom d'*Huile de Porc*,

SUIFS

On nomme *Suif* la matière grasse fournie par les Ruminants. A l'état brut et cru, c'est-à-dire, encore incluse dans le tissu cellulaire des animaux qui la produisent, cette matière est appelée *suif en rames* et *suif en branches*, Dans le commerce, on connaît deux autres sortes de suif, savoir : le *suif d'os*, que l'on extrait des os avant la fabrication du noir animal ; le *petit suif*, qui est formé par la fusion des épluchures du suif en branches, par les grattures des intestins et des membranes graisseuses, enfin par les résidus de cuisine.

Le **Suif pur** est principalement retiré du Bœuf et du Mouton Il est d'autant plus estimé qu'il est plus blanc et qu'il possède un point de fusion plus élevé ; le meilleur provient des mâles adultes. Si on classe les suifs, selon leur provenance, au point de vue de leur résistance à la fusion, on arrive aux résultats suivants, pour le bétail de France : rognons de Mouton, 48° ; Mouton, 46° ; rognons de Bœuf, 45°5 ; Bœuf, 44° ; suif de Paris, 43°5 ; suif d'os, 42°5 ; suif de boyaux, 41°.

Les suifs exportés de l'étranger ont un point de fusion peu différent ; mais, si les suifs exotiques provenant du Bœuf sont égaux, sous ce rapport, aux suifs du Bœuf de France, il n'en est pas de même du suif de Mouton, dont le plus estimé (Mouton d'Odessa) a un point de fusion (45°) inférieur à celui du suif de Mouton de France (46°).

La diversité de ce point de fusion est évidemment en rapport avec la composition des suifs, dans lesquels la proportion relative de la margaro-stéarine et de l'oléine varie avec l'animal et avec la région du corps d'où l'on extrait le suif. C'est ainsi que le suif de Mouton contient 80 de margarine et stéarine et 20 d'oléine, tandis que, dans le suif de Bœuf, ces matières sont dans la proportion de 70 à 30.

Les falsifications du suif sont les mêmes que celles de l'axonge et elles peuvent être appréciées par les mêmes procédés. Comme, dans l'industrie, le suif sert à faire les *bougies* dites *stéariques*, la valeur de cette matière est nécessairement en rapport avec sa teneur en acides stéarique et oléique. Le procédé de Dalican et Jean semble le plus commode, pour arriver à cette appréciation. Nous n'avons pas à le faire connaître ici et renvoyons à l'article SUIF du *Dictionnaire des falsifications* de Chevalier et Baudrimont, les lecteurs que cette question peut intéresser.

Pour déterminer la présence et la nature des matières étrangères, frauduleusement mêlées au suif, le moyen le plus expéditif consiste à traiter le suif par du sulfure de carbone, filtrer et laver le résidu avec de nouveau sulfure, jusqu'à ce que celui-ci ne laisse plus de tache grasse, sur le papier. Si l'on a opéré sur un poids déterminé de suif, le poids du résidu indique la quantité de matière étrangère et celle-ci est ensuite soumise à l'examen microscopique, d'abord, puis, s'il y a lieu, à l'analyse chimique.

HUILES DE PIEDS

On désigne, sous ce nom, dans le commerce, la matière grasse, séparée, par ébullition dans l'eau, des pieds du Bœuf, du Mouton, du Veau, de la Vache et du Cheval, préalablement dénudés des chairs et des membranes.

L'Huile de pieds de Bœuf est ordinairement jaune paille, limpide, inodore à l'état frais, de saveur agréable et d'une densité de 0,916. Elle rancit difficilement et n'est solidifiée que par un froid intense. Elle blanchit sous l'action du chlore, qui brunit les huiles de Poisson.

L'Huile de pieds de Mouton est à peine colorée et possède une odeur de suif. Elle se trouble et devient opaline, par le repos et par l'exposition au froid.

L'Huile de pieds de Cheval est rougeâtre. Elle laisse déposer une assez forte proportion de margaro-stéarine.

L'Huile de pieds de Porc est assez limpide, mais contient une assez grande quantité de stéarine, qui s'en sépare à la température de 0°. Par la pression, on en retire alors une huile de qualité supérieure.

L'huile de pieds est employée à l'éclairage et au graissage

des machines ; on la recommande aussi, pour l'entretien des chaussures de cuir. On en exporte de grandes quantités de la République Argentine et de quelques provinces du Brésil méridional.

Les suifs et graisses servent à l'alimentation, mais sont assez rarement prescrits à l'intérieur, comme substances médicinales. L'axonge et les graisses de volailles surtout la graisse d'Oie, sont cependant usitées dans certains pays, contre la phthisie. Il en est de même du beurre.

HUILE DE BALEINE

Dans le commerce, on donne le nom général d'*Huile de Baleine* à la matière grasse liquide, obtenue par la fusion du lard, qui existe sous la peau des Mammifères marins (Cachalots Baleines, Marsouins, Dauphins, Phoques, Morses, etc.), ainsi que l'huile retirée de la cavité épicéphalique du Cachalot, après qu'on en a séparé le blanc de Baleine.

Toutes ces huiles, non purifiées, sont épaisses, visqueuses, liquides à la température ordinaire et se congèlent à 0°. Elles ont une odeur forte, désagréable, analogue à celle du poisson rance et sont composées d'oléine, de margarine, de phocénine et de cétine. Elles acquièrent, en rancissant, une odeur repoussante, due à la formation d'un acide gras (*Ac. phocénique*, Chevreul), qui provient de la phocénine.

Les mieux connues sont les suivantes :

L'Huile de Baleine filtrée, est transparente, jaune rougeâtre, soluble dans son volume d'alcool, à la température de 75°. Sa densité, à + 20°, est de 0,927 ; elle dégage une odeur de poisson désagréable et se congèle à 0°. Par la saponification, elle donne de l'acide oléique, de l'acide margarique et des acides gras odorants.

L'Huile de Cachalot est transparente, jaune orangé clair ; à + 8°, elle dépose des aiguilles d'une matière grasse, solide (Margarine ?) ; l'acide hypo-azotique la solidifie.

Sa densité, qui est de 0,884, à + 15°, descend à 0,868, à la température de + 10°.

L'Huile de Dauphin ou de **Marsouin** est jaune citron ; elle a une forte odeur de poisson et une densité de 0,918 à + 20°. A la température de + 70°, 100 parties d'alcool à 0,81 en dissolvent 110 parties; à la température de + 20°, 100 parties d'alcool absolu en dissolvent 123 parties. La saponification la décompose en glycérine et en acides oléique, margarique, phocénique.

L'**Huile de Phoque** est analogue aux précédentes.

Selon G. Pennetier, une Baleine peut fournir 12,000 kilog. d'huile; le Cachalot en donne jusqu'à 100 tonnes, représentant une valeur de 25,000 fr.; les Phoques en produisent un demi-baril; enfin, les Marsouins et les Dauphins en contiennent relativement peu.

L'huile de Baleine n'est pas usitée en médecine. Il est à supposer qu'elle possède les propriétés de l'huile de foie de Morue; mais son odeur repoussante ne permet pas de l'employer aux mêmes usages. Elle entre dans la fabrication des savons mous, sert à la préparation des cuirs et est souvent mélangée aux huiles végétales, usitées pour l'éclairage ou pour l'industrie; sa présence y est décélée par le chlore, qui brunit les huiles animales et non les huiles végétales.

HUILES DE POISSON

On peut réunir, sous ce titre, les huiles extraites soit des Poissons entiers, soit des membranes grasses, qui entourent les intestins de quelques espèces, soit enfin obtenues des foies de plusieurs autres. Les huiles de cette dernière provenance sont appelées *Huiles de foie*; les autres sont désignées sous le nom commun d'*Huile de poisson*.

HUILE DE POISSON COMMUNE

Sur les côtes de la Baltique, on fait bouillir, avec de l'eau, le Hareng commun (*Clupea Harengus*, L.) et la Sardine (*Clupea Sardina*, Cuv.). L'on recueille, à la surface du liquide, une huile de couleur rougeâtre, possédant une odeur prononcée de poisson, et qui sert principalement au chamoisage des peaux. Le résidu constitue un excellent engrais, que l'on appelle *Tangrum*.

On fabrique une huile de même nature, sur le littoral des États-Unis, avec la Pouggée ou Menhaden *(Alosa Menhaden)*.

Selon Danilewski, les pêcheurs russes mettent les poissons dans des tonneaux ouverts par en haut, versent de l'eau bouillante par dessus et brassent le tout, puis l'abandonnent. Au bout de quelques jours, le poisson se décompose et se transforme en une matière semi-liquide, rougeâtre, infecte, que surmonte bientôt une couche d'huile : cette dernière est recueillie à mesure.

En Russie, également, on enlève avec soin la graisse qui entoure les intestins des Esturgeons et de la Sandre *(Lucioperca Sandra*, Cuv. et Val.) sorte de grande Perche du nord et de l'est de l'Europe. Cette graisse, fondue au bain-marie. est réservée aux usages alimentaires.

HUILES DE FOIE DE POISSON

Ces huiles, jadis confondues avec les précédentes et alors exclusivement employées dans l'industrie, étaient fabriquées avec les foies de diverses espèces de Poissons appartenant, les unes au genre *Gadus*, les autres à des genres différents et soit du groupe des Poissons osseux (*Lota*, L. ; *Brosmius*, Müll. ; *Molva*, L. ; *Muræna*, L. ; *Thynnus ;* Cuv., etc.), soit du groupe des Poissons cartilagineux (*Raja*, L. ; *Squalus* L.). Les huiles provenant des Poissons osseux sont très probablement confondues sous le nom d'*Huile de foie de Morue ;* celles que l'on retire des poissons cartiligineux sont appelées, d'après leur origine, *Huile de foie de Raie* et *Huile de foie de Requin.* Nous étudierons ces trois sortes d'huiles, en leur appliquant les noms ci-dessus.

Huile de foie de Morue

Cette huile est préparée généralement, avec les foies de la Morue ordinaire (*Gadus Morrhua*, L. fig.30), que l'on pêche sur le banc de Terre-Neuve, et dans la mer du Nord, au voisinage de la Norvège. On en retire aussi de la plupart des Poissons du même genre ; tels sont : l'Eglefin (*G. Æglefinus*, L.), le Dorsch (*G. Callarias*, L.), le Merlan commun (*G. Merlangus*, L.), le Merlan noir (*G. Carbonarius*, L.), la Merluche (*G. Merlucius*, L.), la Lingue ou Morue longue (*G. Molvs)*, etc.

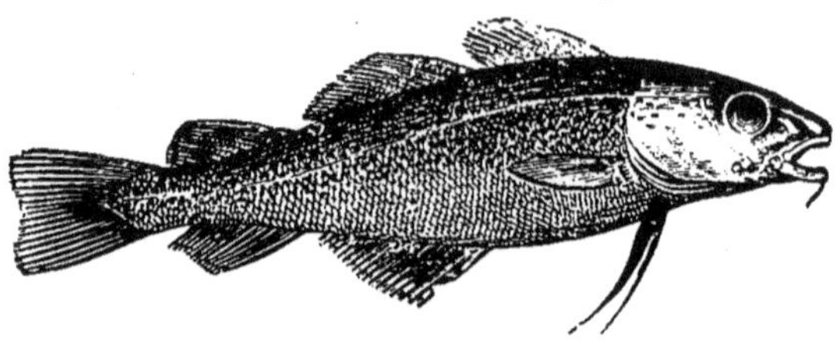

FIG. 30. — Morue.

L'Huile de foie de Morue était jadis obtenue par fermentation. Mais cette huile avait une odeur repoussante et ne pouvait être utilisée que dans l'industrie. Depuis la grande extension donnée, en médecine, à l'emploi de cette substance, les fabricants se sont appliqués à l'obtenir aussi pure que possible, c'est-à-dire, privée, autant que faire se peut. d'odeur, de saveur et de matière colorante. Toutefois, il convient de faire observer que la décoloration de l'huile doit être obtenue exclusivement à l'aide de procédés de fabrication perfectionnés, et non pas au moyen de procédés chimiques. Celle que l'on a purifiée de cette dernière façon est, en réalité, plus limpide, moins odorante et moins désagréable à boire ; mais les manipulations qu'elle a subies lui ont fait perdre, sans contredit, une partie de ses propriétés médicales.

L'expérience a montré que l'huile la moins colorée et la moins sapide est celle qui a été obtenue le plus rapidement possible, et surtout celle qui provient de foies très frais, privés de leur vésicule biliaire. Aussi, les Danois ont-ils le soin de trier les foies et de les répartir par catégories :

Dans la première, ils placent les foies blancs, arrondis, retirés des Poissons les plus sains ; ces foies fournissent une huile blanche, de qualité supérieure.

Dans la seconde, ils mettent les foies grisâtres, allongés, provenant de Poissons moins beaux ; ceux-ci donnent une huile de deuxième qualité, qui est plus colorée.

Dans la troisième catégorie sont compris les foies enlevés de Poissons malades; l'huile qu'on en retire est très médiocre et possède une mauvaise odeur.

La nécessité d'opérer l'extraction rapide de l'huile a porté les fabricants à chauffer les foies. Les procédés employés, pour atteindre ce résultat, varient nécessairement avec les pays d'extraction. Nous ne croyons pas devoir les décrire tous ; il suffit de citer ceux qui paraissent donner les meilleurs résultats.

1° Fleury lave et égoutte les foies frais, puis les fait cuire au bain-marie, pendant environ 3/4 d'heure. Le magma qui se forme est jeté dans une chausse et l'huile en découle peu à peu. Cette huile est claire, moins odorante et moins désagréable que les espèces commerciales ordinaires.

2° Hogg met les foies frais dans une bassine à double fond qu'il chauffe à la vapeur. L'huile obtenue est moins colorée et plus transparente, que l'huile blanche du commerce; elle a une saveur très faible et une odeur de poisson frais.

3° Delattre place les foies dans de grands ballons de verre, à moitié enfoncés dans un bain de sable. Après avoir expulsé l'air des ballons, à l'aide d'un courant d'acide carbonique, il chauffe le bain de sable avec un thermosiphon. En opérant sur des foies frais, dont il élève progressivement la température, il obtient trois sortes d'huiles, savoir : la *vierge*, à 40° ; la *jaune*, à 50° ; la *blonde*, de 60° à 79°. L'*huile brune* est préparée avec des foies qui ont 3 ou 4 jours ; la *noire*, avec ceux qui ont de 10 à 16 jours.

4° En Norvège, on chauffe les foies dans une bassine à double fond ; l'huile est recueillie à mesure qu'elle se sépare et mise à refroidir dans de grands bassins où elle abandonne un dépôt assez abondant. La partie claire est décantée et filtrée. C'est l'*huile blanche*. Les foies qui ont servi à cette préparation sont mis ensuite dans une bassine de fonte, que l'on chauffe sur un feu doux ; l'on agite la masse et l'on en sépare l'*huile blonde*, qui se dégage. Enfin, le résidu étant chauffé, pendant une heure environ, fournit une *huile brune*, surtout employée dans l'industrie.

Les huiles norvégiennes sont réparties en 5 catégories :

La *blanche médicinale:* pâle, d'odeur de poissons frais, de saveur franche, sans arrière goût ;

La *blanche supérieure naturelle :* transparente, de couleur paille, d'odeur et de saveur douces ;

La *blonde ordinaire :* limpide, de couleur madère, plus odorante et plus sapide que la précédente ;

La *brune claire :* rougeâtre, avec une odeur de poisson et une saveur âcre, très marquées ;

La *noire :* brun verdâtre, non transparente, d'odeur nauséabonde et de saveur très âcre.

Le commerce français en admet quatre catégories :

1° L'*Huile blanche*, qui résulte du travail initial de désagrégation des foies, sous l'influence de la température extérieure, et avant tout commencement d'extraction : elle a la couleur du champagne, est peu odorante et peu sapide.

2° L'*Huile blonde*, obtenue par le tassement des foies dans un tonneau ; on la recueille à la surface du sang et de la sérosité, qu'elle surnage ; elle forme environ la moitié des foies employés. Elle a une couleur de madère, une odeur et une saveur peu prononcées.

3° L'*Huile brune*, obtenue en soumettant à une faible pression les foies, qui ont fourni les deux premières sortes et qui commencent à s'altérer : elle est plus colorée, plus épaisse, plus odorante et plus sapide que les précédentes.

4° L'*Huile noire*, produite par décoction dans l'eau et compression des résidus des opérations antérieures ; elle est épaisse, d'un brun noirâtre, avec une odeur et une saveur très désagréables.

La valeur relative de ces diverses sortes est diversement appréciée. Nous avons déjà dit que l'on doit repousser les huiles décolorées chimiquement, par la raison que ces huiles peuvent contenir des traces du réactif employé. En général, on préfère les huiles les moins colorées, qui sont, en même temps, moins odorantes et moins sapides. Toutefois, il ressort des expériences de Berthé, que ces sortes d'huiles sont moins bien supportées que les huiles colorées Berthé a trouvé, en effet, que l'huile de foie de Morue décolorée, administrée à la dose de 30-60 grammes par jour, est rendue presque en totalité, avec les excréments, au bout d'un mois, tandis que, dans les mêmes conditions, l'huile de foie de Morue brune est digérée presque intégralement. La proportion de corps gras, contenus dans les fèces, ne semble pas alors avoir subi une augmentátion appréciable. Il semble donc que, pour l'emploi médicinal, on doive conseiller les huiles colorées de préférence à toute autre, la présence de matériaux de la bile, dans ces huiles, paraissant exercer une action favorable sur leur digestibilité.

Composition de l'Huile de foie de Morue. — De Jongh y a trouvé les principes suivants : *gaduine, oléine, margarine, butyrine, acétine (?), acides* et *matières colorantes de la bile, acides sulfurique* et *phosphorique, chaux, magnésie, soude, iode, brôme, chlore, phosphore.* Gobley y a trouvé aussi du *soufre.*

La proportion du soufre varie d'ailleurs beaucoup avec la sorte d'huile examinée, comme on le verra plus loin. Quant à la *Gaduine*, qui serait un principe spécial, selon de Jongh, Gubler pense qu'elle est formée par de la matière glycogène, imprégnée de substances grasses.

E. Baudrimont indique, dans le tableau ci-après, la composition des diverses espèces d'huile de foie de Morue :

PRINCIPES	HUILE DE FOIE DE MORUE				
	BLANCHE	AMBRÉE	BLONDE	BRUNE	NOIRE
Oléine.	988,700	988,675	988,695	987,999	988,957
Margarine . . .	8,060	8,066	8,089	9,264	8,323
Chlore.	1,122	1,122	1,116	1,018	1,005
Iode.	0,327	0,327	0,322	0,310	0,201
Brôme.	0,043	0,043	0,038	0,031	0,016
Soufre.	3,201	0,200	0,196	0,156	0,142
Phosphore. . . .	0,203	0,204	0,200	0,193	0,076
Acides.	0,000	0,439	0,897	0,924	0,838
Perte.	1,344	0,924	0,449	0,102	0,437

Caractères et falsifications de l'huile de foie de Morue. — L'huile de foie de Morue est souvent falsifiée par addition soit d'huile végétale ou animale, soit de résine. On en a même préparé d'artificielle, en dissolvant de l'iode ou de l'iodure de potassium dans une huile végétale, que l'on rend odorante et sapide, au moyen de l'huile de Baleine.

Ces falsifications diverses sont assez aisément découvertes

à l'aide de réactions spéciales, surtout si l'on a bien présentes à l'esprit les propriétés de l'huile pure.

L'*Huile de foie de Morue vraie* a une odeur de Sardine et une saveur fade, laissant dans la bouche un goût désagréable de poisson. Sa densité varie entre 0,923 et 0,930 ; à la température de 15°, elle marque 39° à l'oléomètre de Lefèvre et 53° à l'alcoomètre de Gay-Lussac. Elle réagit faiblement sur le tournesol, est légèrement soluble dans l'alcool et très soluble dans l'éther.

Traitée par l'acide azotique pur et fumant, elle se colore en rose, ce qui est dû aux éléments de la bile dont elle contient une certaine quantité. Quelques gouttes d'huile pure étant mises dans un verre de montre placé lui même au-dessus d'un papier blanc, si on y ajoute 1-2 gouttes d'acide sulfurique concentré, il s'y développe une coloration violette, qui ne tarde pas à tirer au cramoisi, puis au brun, si l'on agite le mélange. Enfin la rosaniline colore en rouge l'huile pure et ne colore pas les huiles végétales non acides. Dorvault et Huraut-Moutillard affirment que, si l'on bat de l'huile de foie de Morue avec un soluté concentré de sulfure de potasse, il se produit un mélange épais, qui, traité par l'éther, se dissout en partie et laisse un résidu insoluble, ce que ne font pas les autres huiles.

Pour y déceler l'*Huile de Poisson*, Cailletet a proposé l'emploi d'un réactif composé de : *acide phosphorique* à 45°, 12 parties ; *acide sulfurique* à 66°, 7 parties ; *acide azotique* à 40°, 10 parties. On agite, pendant 15 secondes, 1 cent. cube du réactif avec 5 cent. cubes de l'huile ; puis, on ajoute au mélange 5 cent. cubes de benzine et l'on agite de nouveau. La benzine dissout l'huile et prend une coloration jaune persistante, avec les huiles blanches, ambrées et blondes. A l'exception de l'huile de foie de Raie, qui prend une couleur rouge invariable, toutes les autres huiles de Poisson sont colorées en brun foncé, par l'action de ce réactif.

L'*Huile de Cachalot* est reconnue par le moyen suivant : on agite l'huile suspecte avec de l'acide sulfurique ; on laisse déposer, on décante et l'on soumet l'huile à l'action d'un mélange réfrigérant : il se dépose alors une matière qui n'entre en fusion qu'à une température de 25°.

La falsification par les *Huiles végétales* diminue la densité de l'huile de foie de Morue ; traité par l'acide sulfurique, le mélange prendra, d'ailleurs, une coloration violette d'autant plus faible que la proportion d'huile de foie de Morue sera moindre. Cette coloration pourra même être nulle.

Il conviendra aussi de doser l'iode dans l'huile suspecte. Pour cela on saponifie l'huile, on évapore à siccité, puis on calcine et on traite le résidu avec de l'alcool à 0,96 bouillant, qui dissout l'iodure.

La saponification préalable de l'huile, par la potasse, est nécessaire pour l'extraction de l'iode : une *huile* naturelle, non saponifiée, ne donne pas trace d'iode, dans le traitement du charbon par l'alcool ; une *huile artificielle*, soit *iodée*, soit *iodurée*, mais non saponifiée, fournit, au contraire, un charbon d'où l'alcool extrait de l'iode. D'autre part, l'huile artificielle, saponifiée, abandonne de l'iode à l'eau-mère, tandis que l'huile pure, saponifiée, n'en abandonne pas et doit être calcinée pour que l'iode y soit découvert.

Toute huile de foie de Morue qui contient moins ou plus de 2 ou 3 millièmes d'iode, doit être suspectée.

Pour le mélange d'huiles végétales à l'huile de foie de Morue, on devra se rappeler que le chlore décolore légèrement les premières, tandis qu'il fait passer les huiles animales au brun noirâtre ; il est donc aisé de concevoir qu'une huile fabriquée avec des huiles végétales iodées ou iodurées, puis rendue odorante et sapide par addition d'*huile de Baleine*, sera d'autant moins colorée par le chlore, que l'huile de Baleine y sera en proportion moindre.

La falsification avec une *résine (Colophane)* est déterminée par le procédé de Boettger : agiter l'huile suspecte avec 12 fois son volume d'éther acétique et la ramener à + 17° ; après une minute de repos, si le mélange est trouble, l'huile contenait de la résine.

Huile de foie de Raie

L'huile de foie de Raie est fournie par plusieurs espèces : la Raie bouclée (*Raja clavata*, L., fig. 31), la Raie blanche (*R. Batis*, L.), la Pastenague (*R. Pastinaca*, L.), la Raie aigle (*R. Aquila*, L.).

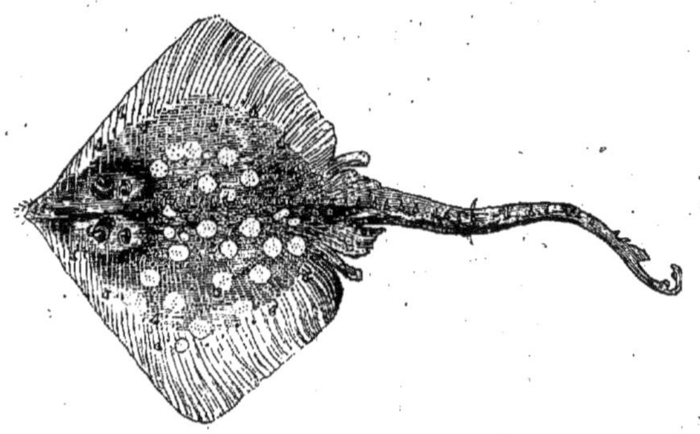

Fig. 31. — Raie bouclée.

On prépare cette huile, sur les côtes de la Normandie, en faisant bouillir les foies dans l'eau et recueillant l'huile qui surnage; ou bien on coupe les foies en petits morceaux et on les chauffe jusqu'à séparation de l'huile ; le tout est ensuite jeté sur un filtre de laine qu'on presse légèrement.

L'huile de foie de Raie est parfois orangée ou un peu rougeâtre, plus souvent d'un jaune doré ; sa saveur est moins forte et son odeur moins désagréable que celles de l'huile de foie de Morue. Sa densité est de 0,928, selon Girardin et Preisser ; elle est très soluble dans l'éther et très peu dans l'alcool. Abandonnée à l'air, elle laisse déposer une matière blanche, solide ; saponifiée par la potasse et la soude, elle donne de la glycérine et un mélange d'acides margarique, oléique et valérianique. Elle renferme, suivant Gobley, 0,25 d'iodure de potassium, pour 1000. Selon Personne, elle ne renferme pas de phosphore ;

mais, en la comparant à l'huile de foie de Morue, Delattre y a trouvé moitié moins d'iode, un quart de moins de soufre et un tiers en plus de phosphore.

On a cherché à déterminer, par des réactions précises, les caractères propres à l'huile de foie de Raie. Guibourt a montré que les indices de coloration développés par des agents chimiques, sur les huiles des divers Poissons, sont variables et ne peuvent servir à des distinctions spécifiques. On a vu, toutefois, que le réactif de Cailletet lui fait prendre une coloration rouge invariable. Selon Guibourt, l'acide sulfurique froid la colore en rouge clair ; le mélange étant agité prend, après un quart d'heure, une couleur violette foncée ; d'autre part, le chlore la brunit à peine, sans la troubler ; enfin, chauffée avec une solution de potasse au 1/10, elle dégage une odeur de Valériane. Selon Odin, elle dissout seulement 1/25 de son volume d'un mélange de 90 p. d'alcool à 90° et de 10 p. d'éther, tandis que l'huile de foie de Morue en dissout 1/20.

Huile de foie de Requin

L'huile de foie de Requin est fournie par plusieurs espèces de Squales : l'Aiguillat (*Squalus Acanthias*, L.., fig. 32),

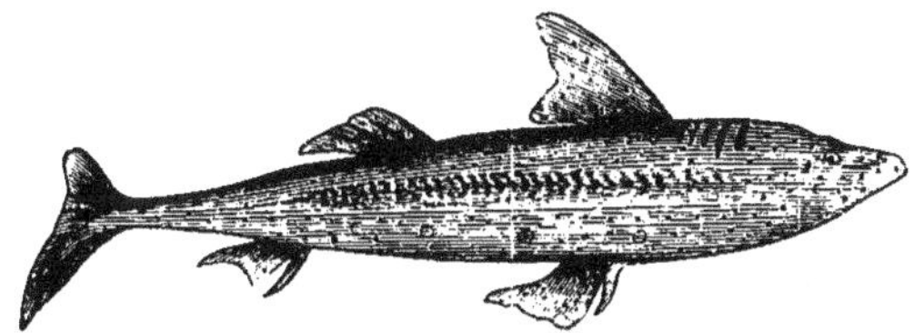

Fig. 32. — Squale.

le Rochier (*Sq. Catulus*, L.), l'Humantin (*Sq. Centrina*, L.), l'Emissole (*Sq. Mustelus*, L.), le Renard (*Sq. Vulpes*, Gmel.).

On lave le foie dont on enlève la vésicule ; on le coupe en morceaux et on le fait bouillir pendant une heure sur un feu doux, avec de l'eau. On enlève l'huile qui surnage.

Après avoir laissé reposer le bouillon pendant deux jours, on le chauffe de nouveau et l'on en obtient de nouvelle huile.

L'huile de foie de Requin est limpide, d'une couleur ambrée, d'une odeur et d'une saveur analogues à celles de l'huile de foie de Morue. Elle dépose, à la longue, une grande quantité de stéarine. Suivant Delattre, elle contient plus d'iode et de phosphore, moins de brôme et de soufre que l'huile de foie de Morue, deux fois et demie plus d'iode, et un cinquième en moins de phosphore que l'huile de foie de Raie.

Les huiles de foie de Morue, de Raie et de Requin (ou de Squale) offrent de grandes ressemblances. Selon Delattre, elles ont la composition suivante :

PRINCIPES	HUILE DE FOIE		
	DE MORUE	DE RAIE	DE SQUALE
Oléine.	988,700	986,945	987,174
Margarine.	8,060	11,017	10,121
Chlore.	1,122	1,125	1,018
Iode.	0,327	0,185	0,345
Brome	0,043	0,039	0,034
Soufre.	0,201	0,165	0,160
Phosphore.	0,203	0,286	0,206
Perte.	1,344	0,238	0,942
TOTAL.	1000,000	1000,000	1000,000

Propriétés médicinales des huiles de foie de Poisson. — L'huile de foie de Morue est rangée parmi les médicaments histogéniques. On l'emploie, par cuillerées, contre le rachitisme, la phtisie, les scrofules, etc... Le plus souvent, elle est administrée par petites quantités : on évite d'en donner, au début, plus d'une demi-cuillerée à la fois, chez les adultes, et d'une demi-cuillerée à café, chez les enfants, pour arriver graduellement à en faire prendre deux cuillerées à café aux enfants, et 2 à 4 cuillerées à bouche aux adultes. Il est nécessaire, d'ailleurs, de répartir ces quantités en deux ou plusieurs fois dans la journée, sous peine de provoquer des troubles digestifs. Aussi s'explique-t-on difficilement que des médecins aient cru pouvoir en porter la dose jusqu'à 500 et même 1000 grammes par jour. S'il a été démontré que l'huile de foie de Morue traverse les membranes animales plus facilement que les autres huiles grasses, il est évident que la faculté de pénétration a des limites. D'autre part, si l'existence de principes biliaires (d'ailleurs niés par Buchheim) favorise cette pénétration, en irritant la muqueuse intestinale, l'irritation produite est nécessairement fâcheuse, si elle est exagérée, et amène le rejet de la majeure partie de l'huile. Ce fait est fréquemment observé chez les enfants, lorsque l'huile est continuée, sans relâche, pendant trop longtemps, surtout si la dose en est proportionnellement trop élevée. On ne doit pas oublier que le tube digestif des enfants n'est pas encore capable de ces efforts et l'on ne saurait trop réprouver l'emploi de l'huile pendant la période de l'allaitement. Quelle que soit alors la sorte ingérée, elle passe rapidement dans les fèces et provoque la diarrhée.

La saveur et l'odeur particulièrement désagréables de l'huile la font difficilement accepter par beaucoup de malades, d'autant plus qu'elle provoque des éructations pénibles. — Il est bien entendu, d'ailleurs, que l'on doit proscrire absolument les *huiles* dites *blanches*. qui sont presque inefficaces, et les *huiles décolorées artificiellement*, qui peuvent être dangereuses, si elles n'ont pas été convenablement dépurées. — On a donc cherché à amoindrir ces inconvénients, en administrant l'huile mêlée à divers véhicules aromatiques. Ces additions, d'ailleurs superflues, parce qu'elles masquent difficilement ou ne masquent même pas la saveur de l'huile, ont l'inconvénient d'obliger le malade à absorber une quantité de liquide trop grande ; à plus forte raison doit-on en repousser l'administration sous forme d'émulsion, de looch, etc. Le plus simple, c'est de donner l'huile pure, en fractionnant les doses et de faire prendre, aussitôt après, une substance très sapide (eau-de-vie, pastilles de menthe, etc.). Un médecin militaire, le docteur A. Martin, a prétendu que, si l'on boit un demi-verre d'eau ferrée, immédiatement après avoir pris de l'huile de foie de Morue, il ne reste plus dans la bouche qu'un goût d'huitres.

Nous avons dit que l'huile de foie de Morue n'est pas toujours digérée par les malades. Comme Claude Bernard avait montré que l'éther favorise la sécrétion du suc pancréatique, Foster a conseillé d'administrer de l'éther (10 à 20 gouttes, pour 8 grammes d'huile) soit en même temps que l'huile, soit peu après son ingestion.

Les inconvénients que nous venons de signaler et la répugnance absolue que l'huile de foie de Morue inspire à beaucoup de malades, ont porté les médecins physiologistes à rechercher le principe auquel sont dues ses propriétés. Si l'on fait abstraction de l'iode et du brome, dont l'huile renferme de si minimes quantités, ainsi que des éléments de la bile, dont l'existence reelle est mise en doute par Buchheim, on se trouve en présence des seuls corps gras. Or, Buchheim a montré, d'une part, que la facile absorption de l'huile de foie de Morue est due à ce qu'elle contient des acides gras en liberté. D'autre part, Radziejewski et Kühne ont prouvé, que l'association des acides gras ou des savons, avec des aliments maigres, produit un développement considérable de graisse. Enfin, il paraît certain que les troubles digestifs occasionnés par l'huile de foie de Morue sont dus aux glycérines qu'elle renferme. On est donc conduit à se demander, si l'emploi exclusif des acides gras ne pourrait pas être avantageusement substitué à l'huile. En se basant sur ces considérations, Buchheim a proposé d'essayer l'acide oléique, les expériences de Radziejewski et Kühne ayant prouvé que la glycérine nécessaire à la saturation des acides gras peut être fournie par l'albumine de l'économie. Cette manière de voir semble fondée.

L'opinion que l'huile de foie de Morue agit surtout par la matière grasse a été depuis longtemps émise par Gubler. Mais ce dernier ne semble pas s'être préoccupé de rechercher exactement quel est l'élément gras, qui en est le principe actif. Il attribue les propriétés de l'huile à la matière grasse d'origine hépatique, qui en fait la base et pense que les foies gras d'Oiseaux, de Mammifères ou de Poissons peuvent lui être substitués. Il recommande donc, soit l'emploi de ces foies, soit l'ingestion de Mollusques à foies très développés (Huitres, Moules, Clovisses, Escargots).

Glover a conseillé, contre la cachexie tuberculeuse, l'administration de l'huile de foie de Morue, additionnée de 25 milliémes de phosphore par litre.

A l'époque où les propriétés de l'huile de foie de Morue étaient attribuées à l'iode, Personne proposa de remplacer cette huile, par de l'huile d'amandes douces contenant une quantité déterminée d'iode, que l'on y faisait entrer par substitution.

L'Huile iodée de Personne, préparée par son auteur, était d'une limpidité parfaite et d'une conservation facile. Nous en avons fabriqué à plusieurs reprises ; mais, bien que l'huile iodée obtenue par nous fût absolument incolore, au début, cette huile prenait, au bout de quelques jours, une coloration brune intense, malgré le soin mis à sa préparation. Il est probable, ou que nous opérions mal, ou que la formule donnée n'était pas complète.

BLANC DE BALEINE OU SPERMACÉTI

Le Blanc de Baleine est une substance grasse, solide, qui se dépose par refroidissement de la matière huileuse, contenue dans l'appareil adipeux épicrânien du Cachalot (*Physeter macrocephalus*, L.). Cet appareil est inclus dans un vaste bassin formé, en arrière, par la crête occipitale, qui s'élève en une sorte de parapet haut d'environ 2 mètres, et sur les côtés, par une expansion de la branche montante du maxillaire, dont le bord externe se relève beaucoup (fig. 33), pour s'abaisser ensuite graduellement d'arrière en avant. La fosse ainsi constituée est fermée en haut par une lame fibro-cartilagineuse sous-cutanée et divisée, par une cloison de même nature, en deux étages remplis de matière oléagineuse. Selon G. Pennetier, les cavités oléifères du Cachalot communiquent avec des canaux, qui se distribuent en différentes parties du corps de l'animal et s'entrelacent dans le tissu graisseux sous-cutané. Cette disposition permet de comprendre pourquoi un Cachalot fournit une quantité d'huile supérieure à celle que peut contenir la cavité épicrânienne.

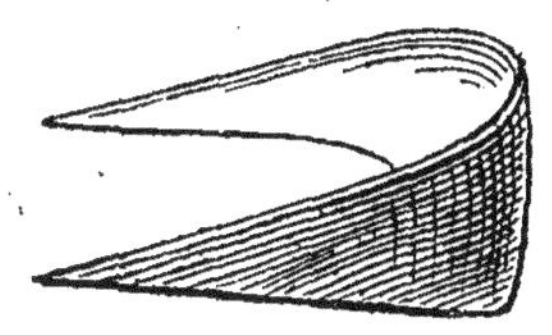

Fig. 33. — Schéma de la muraille osseuse épicrânienne du Cachalot.

L'huile retirée du Cachalot est un mélange d'oléine, de margarine et de *Phocénine*. Cette huile est liquide, dans l'animal vivant ; elle se fige à l'air et il s'en sépare une substance, qui se présente sous forme de lamelles cristallines, d'un jaune ambré : Blanc de Baleine brut (*Spermaceti*, des Anglais). La portion restée liquide est appelée improprement *Huile de Baleine*. Par filtration de l'huile figée, on en sépare une matière brune, grenue, ayant la consistance du miel et contenant environ 60 0/0 d'huile. Cette matière a reçue le nom de Blanc de Baleine filtré (*bagged Sperm*, des Anglais). Soumise à la presse, elle perd la majeure partie de l'huile qui l'imbibait et fournit des gâteaux solides, secs, moins colorés, qui se réduisent, sous une forte pression, en une poussière grasse, presque cristalline : c'est le Blanc de Baleine pressé (*pressed Sperm*, des Anglais). Enfin, ce dernier produit, étant traité par une dissolution faible de potasse, puis lavé et fondu dans de l'eau bouillante, donne le Blanc de Baleine purifié ou raffiné (*refined Spermaceti*, des Anglais).

On connaît trois qualités de Blanc de Baleine purifié :

1° *Français*, en pains carrés, d'un blanc pur et un peu azuré, ou un peu jaunâtre, s'il est de qualité inférieure ;

2° *Anglais*, en cônes tronqués, d'un blanc nuancé de jaune ou de vert ;

3° *Américain*, en pains arrondis, d'un blanc sale et qui contiennent de l'huile.

Dans le commerce français, le Blanc de Baleine est en pains cubiques, pesant de 15 à 20 kilogr.

Le Blanc de Baleine est un corps blanc, très friable, onctueux au toucher, un peu translucide, d'un éclat gras et nacré, d'une odeur faible et d'une densité de 0,943. Il fond à 44°,68. L'alcool en sépare une huile incolore et laisse, pour résidu, une substance blanche, qui cristallise en paillettes brillantes, fusibles à 49°. Cette substance, qui est du Blanc de Baleine pur, a reçu le nom de *Cétine :* c'est un mélange d'éthers cétyliques, où paraît prédominer le palmitate ($C^{16} H^{31} O^2$, $C^{16} H^{33}$).

Essentiellement formé de cétine, le Blanc de Baleine contient en outre, selon Heintz, des éthers stéarique, palmitique, cétique, myristique et coccinique, de l'éthal, du méthal et du stéthal.

Il est insoluble dans l'eau, plus soluble à chaud qu'à froid dans l'alcool, l'éther, les huiles fixes et volatiles. Par une longue exposition à l'air, il rancit, devient acide et se colore en jaune.

Le Blanc de Baleine a été prescrit à l'intérieur, contre la bronchite et la phtisie ; mais il ne semble pas avoir rendu de services ; aussi n'est-il plus prescrit qu'à l'extérieur, comme adoucissant, mêlé généralement à de la cire et à de l'huile d'olives. Il constitue l'un des ingrédients du Cold-cream.

Falsifications. — Le Blanc de Baleine est falsifié avec du *suif*, de la *cire*, des *acides stéarique* et *margarique* et avec des *matières graisseuses*, provenant de la macération des viandes dans l'eau.

La *cire*, le *suif*, les *matières graisseuses* rendent le Blanc de Baleine plus mat et moins friable.

Traité par l'éther, il fournit une solution laiteuse, s'il contient de la *cire*.

Le *suif* y est décélé par son odeur ;

Les *matières graisseuses* abaissent son point de fusion

vers 28°-30°, et dégagent de l'ammoniaque, quand on ajoute de la potasse au Spermacéti adultéré par leur mélange.

L'*acide stéarique* fond à 70° et cristallise en aiguilles brillantes, solubles en toutes proportions dans l'alcool et dans l'éther ; mélangé au Blanc de Baleine, il en élève le point de fusion et, d'autre part, sa solubilité dans l'alcool, ainsi que la forme de ses cristaux le distinguent aisément.

L'*acide margarique* fond à 60° et se dissout dans l'alcool et dans l'éther. Sa présence élève le point de fusion du Blanc de Baleine et le mélange se dissout plus aisément dans l'alcool.

Ulex (de Hambourg) a examiné un *Blanc de Baleine artificiel*, importé de New-York, sous le nom de *Solar Spermaceti*, et qui lui parut constitué par de l'acide margarique. C'était un corps d'un blanc mat, avec une faible teinte jaunâtre, dur, friable, compact, peu gras au toucher, d'odeur et de saveur rappelant celles des graisses. Il se composait de cristaux rayonnés, longs, minces, flexibles, brillants, fusibles à 55°, d'une densité de 0,933, solubles en toutes proportions dans l'alcool à 80°, chaud, ainsi que dans les alcalis caustiques.

GLYCÉRINE

La Glycérine est un corps liquide, neutre au papier de tournesol, incolore, sirupeux, onctueux au toucher, de saveur sucrée et d'une densité de 1,26 à 1,28, à la température de + 15°. La glycérine officinale marque 28° à 30° au pèse-sirop ; au contact prolongé de l'air, elle prend une teinte d'abord jaune, puis brune. Elle bout à 128° et distille, sans résidu, à 200°, dans le vide ; à l'air, elle distille entre 275° et 280°, mais se décompose partiellement et produit de l'acide carbonique, de l'acide acétique, de l'acroléine, etc. A la chaleur rouge, elle brûle avec une flamme bleue. Enfin, un froid de — 36° ne la congèle pas. Quand elle est anhydre, elle peut cristalliser en prismes orthorhombiques, déliquescents, fusibles à + 17° ou 18°. La glycérine est soluble en toutes proportions dans l'eau et dans l'alcool, insoluble dans l'éther et dans le chloroforme. Son pouvoir dissolvant est très étendu.

Elle reste comme résidu de la fabrication des savons, des emplâtres, des bougies stéariques, etc.

Essai de la glycérine. — Lorsqu'elle n'a pas été complètement purifiée, la glycérine contient diverses matières dont l'origine s'explique par le mode adopté pour sa préparation. Elle peut donc renfermer : de la *chaux*, du *sulfate de chaux*, un *sel de plomb*, du *chlorure de sodium*, des *acides oxalique, formique, butyrique*, ainsi qu'un *excès d'eau* (E. Baudrimont).

Les *sels calcaires* seront décelés par l'oxalate d'ammoniaque ; les *sulfates*, par le chlorure de baryum ; le *plomb*, par l'acide sulfhydrique ; le *sel marin*, par l'azotate d'argent.

L'*acide oxalique* y sera reconnu, soit en la chauffant avec du chlorure de calcium ammoniacal, qui donne un précipité d'oxalate de chaux, soit en la mélant avec son volume d'acide sulfurique pur, qui détermine une élévation de température, avec dégagement de bulles d'acide carbonique et d'oxyde de carbone.

L'*acide formique* est montré par la même réaction, et mieux encore en chauffant la glycérine additionnée d'azotate d'argent ammoniacal : il se produit alors un précipité brillant d'argent réduit.

La présence de l'*acide butyrique* est dévoilée par son acidité et surtout par l'odeur d'Ananas, qui se développe, quand on fait bouillir la glycérine suspecte, avec un mélange d'alcool fort et d'acide sulfurique.

Un *excès d'eau* est immédiatement indiqué par la densité : celle-ci est alors d'autant moindre, que l'eau est en plus forte proportion. Les moyens à employer, pour déterminer cette proportion, ont été donnés par E. Baudrimont et nous renvoyons à son *Dictionnaire de Falsifications*, les formules qu'il indique, à cet effet, ne nous semblant pas ressortir nécessairement de notre travail actuel.

Falsifications de la Glycérine. — Les matières dont nous venons d'indiquer l'existence, dans la Glycérine, résultent, nous l'avons dit, du mode de préparation adoptée. Leur présence est la preuve d'une purification au moins incomplète, non d'une falsification. Mais il en est d'autres, qui y sont souvent ajoutées dans un but frauduleux et qu'il importe de savoir reconnaître. Tels sont le sucre de canne, la glucose, la dextrine.

Le *sucre de Canne* y est indiqué par plusieurs moyens :

1° en chauffant la glycérine, avec quelques gouttes d'acide sulfurique : il s'y développe une coloration noire ;

2° en agitant la glycérine, avec du chloroforme et laissant reposer : le sucre cristallise et gagne le fond, tandis que la glycérine surnage le chloroforme ;

3° en faisant bouillir, pendant 2 minutes, quelques gouttes de glycérine étendue d'eau distillée, à laquelle on a ajouté 3-4 centigr. de molybdate d'ammoniaque et une goutte d'acide azotique : il se produit une coloration bleue, si la glycérine contenait du sucre et pas de coloration, si elle était pure ;

4° si l'on fait bouillir la glycérine avec quelques gouttes d'acide chlorhydrique étendu, le sucre est interverti et le mélange, étant saturé par la potasse, réduit ensuite la liqueur de Frommherz, ce que ne fait pas la glycérine pure.

La *glucose* est dévoilée :

1° par la liqueur de Frommherz employée directement ;

2° par le chloroforme qui la précipite ;

3° par la potasse caustique bouillante, qui la colore en brun.

La *dextrine* est reconnue :

1° par la liqueur de Frommherz, après traitement par l'acide chlorhydrique étendu et bouillant ;

2° par le molybdate d'ammoniaque, selon le procédé indiqué pour le sucre de Canne ;

3° en agitant la glycérine avec de l'alcool fort : la dextrine se précipite sous forme de flocons blancs, qui se rassemblent en une couche sirupeuse, que l'iode colore en violet.

Si l'on traite 1 partie de glycérine déshydratée, par un mélange froid de 4 p. d'acide sulfurique à 66° et de 2 p. d'acide azotique à 50°, et qu'on verse ensuite le tout dans de l'eau froide, il se précipite une matière huileuse, appelée *Nitroglycérine.*

La Nitroglycérine ($C^6 H^5$, 3 (Azo^4), 0^6) est un liquide un peu jaunâtre, inodore, amer, d'une densité de 1,60, insoluble dans l'eau, soluble dans l'alcool et dans l'éther. Elle détonne avec une extrême violence, soit par la percussion, soit au contact d'une lame métallique rougie au feu, soit encore par l'étincelle électrique. Enfin, elle bout à 185°, avec dégagement de vapeurs jaunes, se volatilise à 200° et déflagre à 217°.

La Nitroglycérine est employée seule ou plus souvent mélangée à diverses substances, pour le travail des mines et carrières. Selon Demme, c'est un toxique, dont les effets sont comparables à ceux de la Noix vomique. On l'a recommandée, en dissolution alcoolique, contre les affections spasmodiques et névralgiques, dans la paralysie et dans certaines formes de l'hystérie.

Elle est prescrite à la dose de 2-3 gouttes, dans une potion.

Propriétés médicinales de la Glycérine. — La glycérine est très fréquemment employée à l'extérieur, mais on doit, au préalable, s'assurer qu'elle est pure, car la présence des divers acides que nous y avons signalés, la rend fortement irritante. Comme elle a un grand pouvoir dissolvant, qu'elle n'est pas siccative, ni volatile à la température du corps, qu'elle a des propriétés adoucissantes et qu'enfin on peut toujours l'enlever par le lavage à l'eau, on l'emploie seule ou additionnée de diverses substances médicamenteuses. On la combine assez généralement à l'amidon, avec lequel elle forme, par l'ébullition, un composé gélatineux, appelé *Glycérolé d'amidon :* ce composé sert d'excipient à beaucoup de principes médicinaux solubles et insolubles.

Elle constitue l'un des meilleurs agents de conservation, pour les solutions aqueuses : ajoutée aux masses pilulaires, elle les maintient molles ; si ces masses contiennent des résines, on l'additionne d'alcool. Enfin, elle peut remplacer l'huile, avec avantage, dans les préparations appelées *huiles médicinales.*

Comme la glycérine est un produit constant de la décomposition des corps gras, par le suc pancréatique, on a supposé — et l'expérience a justifié cette manière de voir — que son ingestion pourrait être sans danger. Mais il ne faut pas oublier, que la glycérine est un corps fortement hygroscopique et que, si elle est déshydratée ou du moins très concentrée, elle tend à soutirer de l'eau aux membranes, avec lesquelles on la met en contact. D'où l'indication de ne jamais l'employer seule à l'intérieur et l'explication de la sensation de brûlure qu'elle provoque, lorsqu'on l'applique sur les muqueuses et sur les surfaces ulcérées.

On avait prétendu que la glycérine est susceptible de se transformer en glycogène, dans l'économie, et qu'elle pouvait ainsi contre-balancer la déperdition qui se produit dans la glycosurie. Il a été reconnu, en effet, que l'urine sécrétée, sous l'influence de la glycérine, réduit la liqueur cupropotassique, qu'elle est fermentescible et dégage de l'acide carbonique, en présence de la levûre de bière. Mais Ustimowitsch a trouvé que la substance réductrice n'est pas du sucre. L'expérience directe a montré que la glycérine augmente la sécrétion de l'urine, qui d'abord pâle, se fonce progressivement et prend une couleur rouge, due à la présence de l'hémoglobine. En même temps, on observe que le volume de beaucoup de globules sanguins a diminué, et que le sérum est fortement coloré en rouge. Cette action de la glycérine, sur les hématies, montre que cette substance n'est évidemment pas dépourvue de nocuité, et il nous semble qu'on ne saurait être trop circonspect, quand on l'emploie à l'intérieur.

SUBSTANCES MÉDICINALES ODORANTES

MUSC

Le Musc est une substance odorante, produite par le Chevrotain porte-musc (*Moschus moschiferus*), Mammifère de l'ordre des Ruminants et de la famille des *Moschidés*, dont il est le type. Selon A. Milne Edwards, le genre *Moschus* ne renferme qu'une seule espèce comprenant trois variétés : *maculée*, *rubanée*, *concolor*.

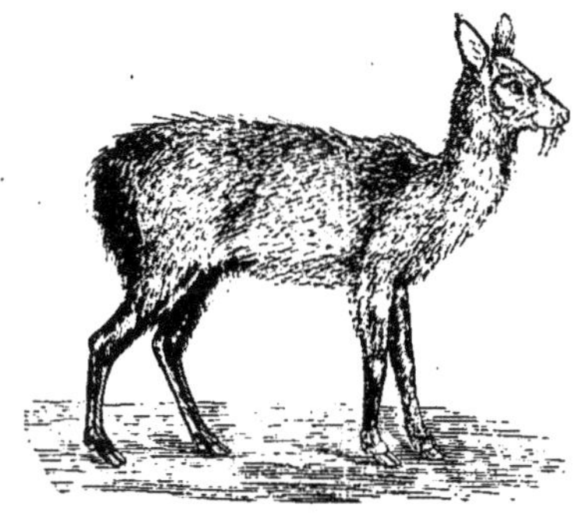

Fig. 34. — Chevrotain porte-musc.

Le Chevrotain porte-musc (fig. 34) habite le plateau central de l'Asie, d'où il s'étend au Nord jusqu'au delà du cercle polaire, et au Sud dans le Népaul, le Thibet, le Pégu, le Tonquin et même la Cochinchine. De l'Ouest à l'Est, il occupe la région montagneuse, qui commence au plateau central et qui atteint : au Nord, la mer d'Okhotsk; au Sud la Cochinchine.

Il a la taille d'un jeune Chevreuil. Sa couleur est d'un brun roux mêlé de gris et de blanc; mais elle varie avec l'âge et peut-être avec la localité. Son poil est épais, grossier, très cassant, le plus souvent ondulé dans la partie moyenne (fig. 35). La queue, toujours nue inférieurement, chez les mâles adultes, est couverte de poils, chez la femelle et chez les jeunes.

Les canines font saillie hors de la bouche et dépassent de beaucoup le dessous de la mâchoire inférieure ; elles sont faiblement arquées, arrondies en avant, tranchantes en arrière, très pointues ; leur portion libre mesure souvent 6 centim. de longueur.

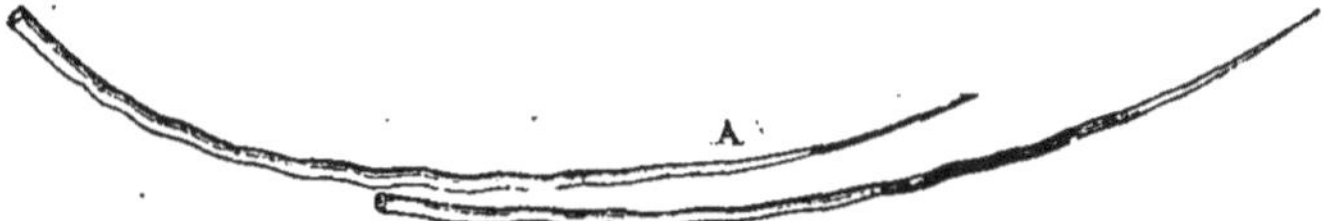

FIG. 35. — Poils de Chevrotain, de grandeur naturelle.

L'appareil moschifère n'existe que chez le mâle ; il est placé entre l'ombilic et le fourreau de la verge (fig. 36). Cet appareil est légèrement elliptique, aplati supérieurement, plus ou moins bombé inférieurement suivant sa réplétion ; il présente, du côté de la verge, un sillon assez

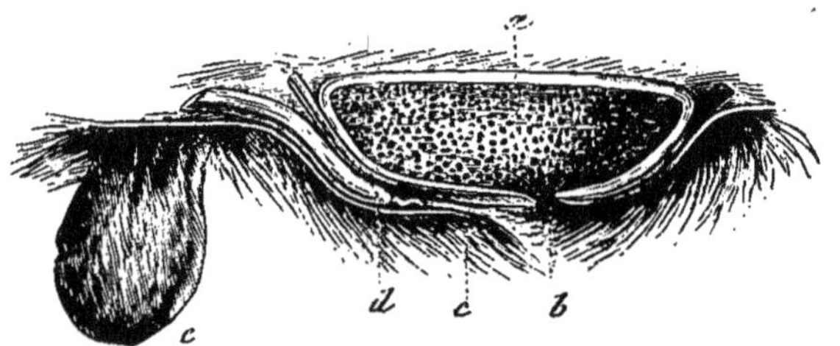

FIG. 36 — Appareil du Musc *.

profond, pour la réception de cet organe. Extérieurement, il est recouvert par la peau, dont les poils se dirigent obliquement vers son orifice. L'intérieur de la glande est tapissé par une continuation de la peau, qui s'est transformée en une muqueuse couverte de plis, d'anfractuosités et de renflements ; dans son épaisseur ; sont logés une multitude de follicules brunâtres et de nombreux vaisseaux. La poche tout entière est située entre les téguments externes et les muscles abdominaux ; une tunique musculaire la recouvre et constitue une sorte de sphincter, autour de son orifice excréteur.

Selon Pereira, l'enveloppe propre de la poche comprend trois membranes : une extérieure, fibreuse ; une moyenne, mince, blanchâtre, nacrée ; une interne, de nature épithéliale.

A l'état frais, le Musc est une matière demi-fluide, d'un

* *a)* poche du Musc ; — *b)* son orifice : — *c)* orifice du prépuce ; — *d)* verge ; — *e)* scrotum.

roux brunâtre, d'odeur très forte et de saveur amère. A l'état sec, il est solide, onctueux au toucher, brun noirâtre et réuni en grains, dont la gran-eur varie entre la grosseur d'une tête d'épingle et celle d'un pois.

On le trouve dans le commerce, sous deux états :

1° Inclus dans les poches : *Musc en vessie ;*

2° Débarrassé de la poche et pulvérulent : *Musc hors vessie.*

Le Musc en vessie est de beaucoup le plus estimé, parce qu'il est plus difficile à falsifier. On en connait plusieurs sortes, dont les principales sont : le *Musc de Nankin*, le *Musc de Tonquin*, le *Musc du Yun-Nan*, le *Musc d'Assam* ou *du Bengale*, le *Musc Kabardin.*

1° **Musc de Nankin** (*Musc de Chine*, 1re *sorte*, de Guibourt, fig. 37) est en poches arrondies ou ovalaires, de 5-6 centim. de diamètre et pourvues de parois peu épaisses. Leur face ventrale est nue, brunâtre, sèche, et dépourvue d'ouvertures. La face inférieure ou externe offre un pertuis assez étroit, excentrique, toujours situé entre le milieu de la poche et son bord antérieur. Cette face est couverte de poils grossiers, cassants, grisâtres et courts vers la périphérie de la poche, plus longs, plus fins et brunâtres au voisinage du pertuis, vers lequel ils se dirigent, en formant une courbe semi-spiralée, de sorte que leur ensemble simule un tourbillon. La matière incluse est pâteuse et granuleuse ; son odeur est forte et bien différente de celle du Viverréum.

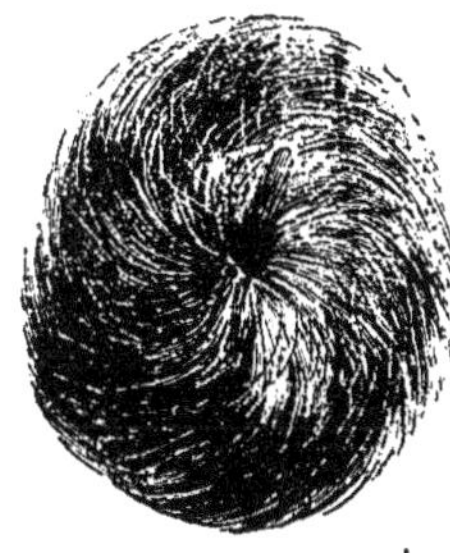

Fig. 37. — Musc de Nankin.

Cette sorte est désignée sous le nom de *Musc de la chasse royale.* Elle vient de la Chine méridionale, surtout de Nankin, en boites doublées à l'intérieur d'une feuille de plomb, recouvertes de soie et portant la suscription : *Ling-chong musk.* Ces boites contiennent 25 poches enveloppées chacune d'un papier fin, étiqueté : *Musc collected in Nankin by Tung-t-hin-chung-chung-kee ;* au-dessus de cette inscription se voit un médaillon représentant une divinité, qui tient une banderole et aux pieds de laquelle se trouve une Civette; enfin, chaque poche porte, sur sa face lisse, des caractères chinois à l'encre rouge.

Cette sorte est de beaucoup la plus estimée et la plus chère ; c'est aussi la plus rare. En la décrivant, Guibourt lui a attribué la figure ci-dessous (v. fig. 38), qui nous paraît se rapporter mieux au Musc Tonquin.

2° **Musc du Tonquin.** — Ce Musc (fig. 38) est en poches moins larges, mais plus bombées que celles du précédent, et couvertes de poils blanchâtres, très courts, avec une fine efflorescence blanche. Il est plus sec, moins odorant que le Musc de Nankin. L'ouverture des poches est généralement petite, mais plus apparente que celle de la sorte précédente, en raison de la plus grande briéveté des poils. Guibourt en décrit une variété, plus petite et percée d'un trou assez grand, que l'on avait obstruée avec un bouchon de papier gris.

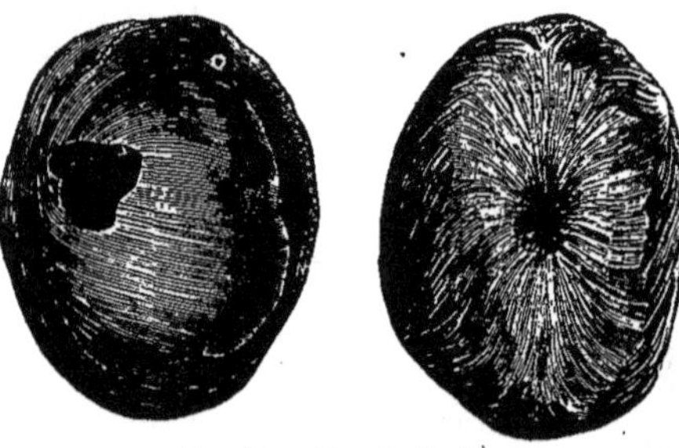

Fig. 38. — Musc du Tonkin.

Le Musc de Tonquin arrive de l'Annam septentrional au Tonquin; il est expédié en Angleterre, par voie de Canton. Cette sorte paraît confondue, dans le commerce français, avec la précédente ; elle se vend au moins 2,000 fr. le kilog. Chaque poche fournit de 40 à 45 grammes de Musc hors vessie.

3° **Musc d'Assam** ou **du Bengale.** — Cette sorte est en poches plates et assez semblables à celles du Musc de Nankin, ou très bombées et dont la face postérieure, servant d'attache à l'abdomen, a un diamètre plus petit que celui de la poche elle-même (fig. 39). Ces poches sont couvertes de poils grossiers, plus ou moins longs, ondulés, d'un blanc grisâtre et pourvues d'une ouverture assez grande. Elles sont dures

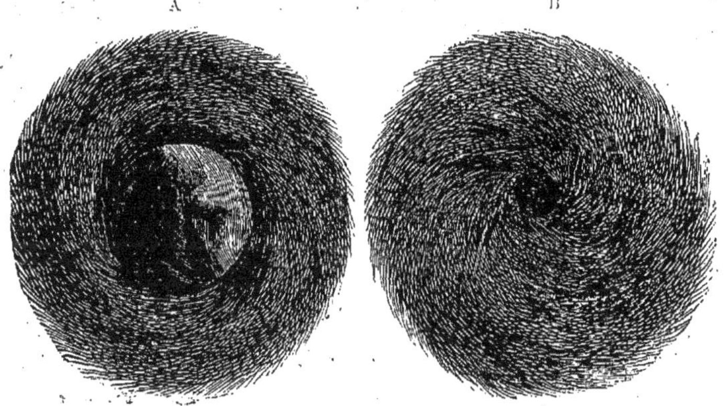

FIG. 39. — Musc du Bengale [1].

et remplies d'une matière consistante, brun-noirâtre, douée d'une odeur très forte de Musc et de Civette.

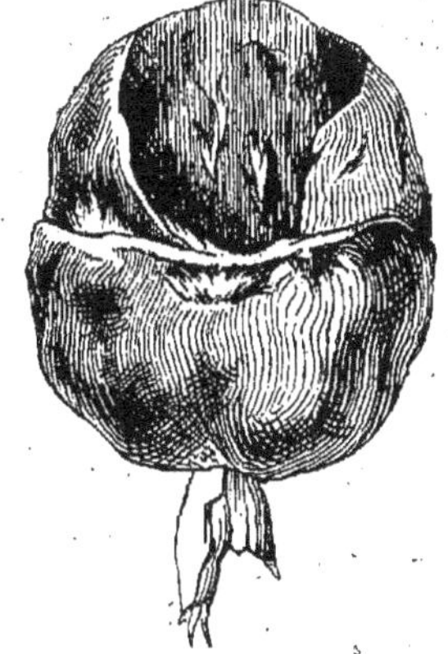

FIG. 40 — Musc du Yun-nan.

Cette sorte est surtout employée pour la parfumerie, en France. Elle est récoltée au Nord-Est de l'Inde, dans la région comprise entre le Thibet et la Birmanie. On l'expédie dans des sacs en peau contenant environ 200 poches et enfermés dans des caisses en bois ou en fer-blanc.

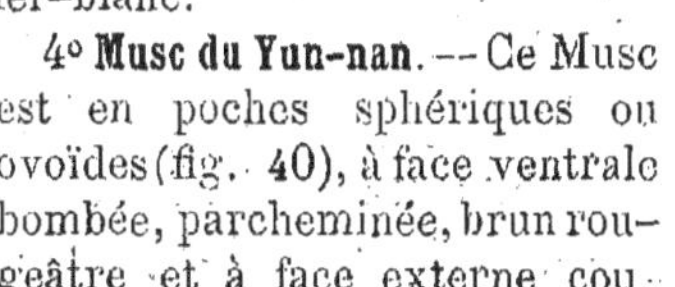

4° Musc du Yun-nan. — Ce Musc est en poches sphériques ou ovoïdes (fig. 40), à face ventrale bombée, parcheminée, brun rougeâtre et à face externe couverte de poils très courts, serrés, d'un gris cendré un peu

[1] A face antérieur. — B, face postérieure ou ventrale.

jaunâtre. L'orifice des poches est obstrué par un tampon saillant au dehors et fait d'ordinaire, avec de la paille de Riz. Leur contenu est granuleux, brun fauve, et doué d'une odeur très fine, mais très accentuée. Ce Musc provient du Yun-nan; il est importé en France depuis quelques années seulement. Il est presque aussi cher que celui du Tonquin; le rendement des poches varie de 50 à 60 0/0.

5° **Musc Kabardin** (*Musc de Russie, Musc de Sibérie*). — Cette sorte est en poches (fig. 41) plus longues, plus sèches et plus aplaties que celle des sortes précédentes. Le sillon longitudinal, correspondant à la verge, y est aussi plus apparent; les poils sont secs, blanchâtres et comme argentés; la face ventrale des poches est d'un jaune brunâtre, avec une légère efflorescence blanche.

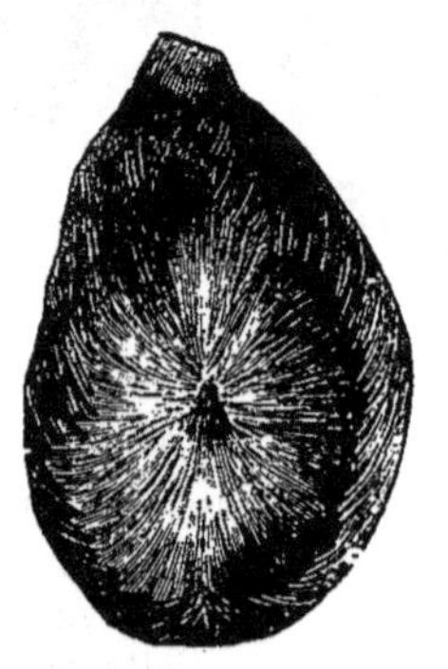
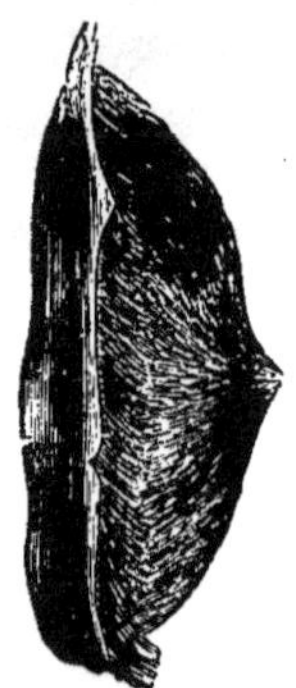

Fig. 41. — Musc Kabardin.

Ce Musc a une odeur moins forte et comme aromatique; il est moins estimé que les autres. Il paraît venir des monts Altaï et du voisinage de la mer d'Okhotsk, où le Chevrotain porte-musc est appelé *Kabarga*. Il est consommé en Allemagne et coûte 3 à 4 francs de moins que le musc Tonquin de bonne qualité.

Selon Geiger et Riemann, le Musc offre la composition suivante: *Résine amère* ayant l'odeur du musc, 5; *Extrait alcoolique*, *Acide lactique* et *sels*, 7,5; *Graisse non saponifiable*, 1,1; *Cholestérine* mêlée de graisse, 4; *Extrait aqueux*, *Matière particulière*, combinée à de la potasse et à de l'ammoniaque et *Sels solubles* dans l'eau, 36,5; *Résidu soluble*, 0,4; *Eau* et *Ammoniaque* dégagée de l'acide lactique, 45,5.

Falsifications du Musc. — Ces falsifications sont nombreuses et fréquentes. Elles portent sur le Musc en vessie et sur le Musc hors vessie ; celles qui s'appliquent à ce dernier sont les plus communes et les plus faciles à pratiquer. Il convient donc de n'acheter le Musc qu'en vessie et de s'assurer à la fois du bon état de poches et de la bonne qualité de leur contenu.

Musc en vessie. — Comme nous venons de le dire, la qualité du Musc en vessie est déterminée par l'examen des poches et de leur contenu.

1° *Examen des poches.* — Les poches à Musc doivent être choisies parfaitement intactes ; leurs poils doivent être bien adhérents, avec l'extrémité libre toujours tournée vers l'orifice, qui, on se le rappelle, est un peu excentrique.

La face postérieure des poches doit être absolument intacte, sans points de suture (fig. 42), ni fentes recollées. Enfin, les poches ne doivent pas être trop lourdes ; dans ce cas, on devra soupçonner l'introduction de corps pesants, dans leur cavité, ou l'intromission de lamelles de plomb, en des points de leur membrane ventrale dédoublée, puis recollée. Si l'on met une poche à Musc dans de l'eau tiède, ses poils ne doivent pas se détacher, et elle ne doit présenter aucune fente béante.

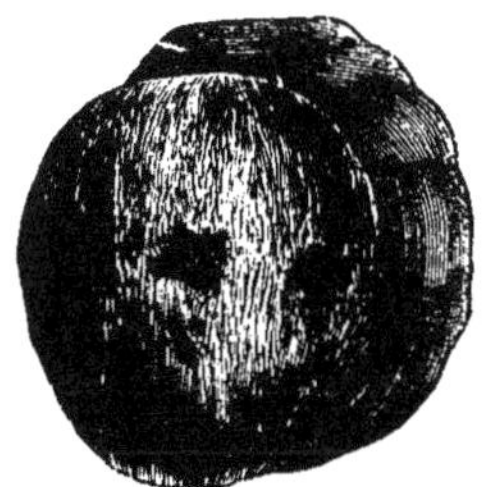
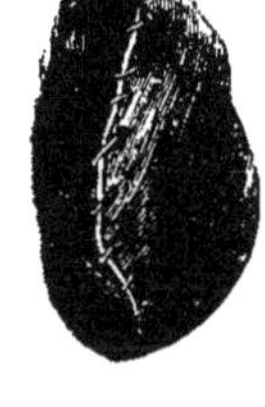

Fig. 42. — Musc falsifié.

Toute poche qui offrira des fentes ou des points de suture, après un lavage à l'eau tiède, aura nécessairement été vidée et son contenu aura été remplacé par des matières étrangères.

Toute poche, dont les poils seront tournés tous d'un même côté, c'est-à-dire, seront parallèles et non convergents vers l'orifice, sera une poche artificielle. On fabrique, en effet, de fausses poches, avec un morceau de peau de Chevrotain et même avec de la peau de Chèvre (v. fig. 42).

2° *Examen du contenu.* — Les poches à Musc peuvent avoir été vidées en partie, soit en introduisant une curette par leur orifice, soit en les faisant macérer dans de l'alcool. Dans ce dernier cas, ou bien les poches ont été laissées intactes, ou bien on les a perforées, en divers points. On conçoit, qu'après un pareil traitement elles aient perdu de leur poids, se soient plus ou moins ridées à la surface et que la substance incluse abandonne aux dissolvants moins de principes solubles.

Dans le commerce, on essaye les poches de deux manières : ou bien on les traverse avec une forte épingle, qui emporte avec elle une quantité de matière suffisante, pour qu'on en puisse déterminer la valeur relative, au moyen du goût, de l'aspect et surtout de l'odeur ; ou bien, on enlève de la poche, avec une curette, une petite quantité de substance, que l'on épuise par de l'alcool à 40° ; on filtre et l'on verse quelques gouttes du liquide sur le dos de la main ; l'alcool s'évapore et l'odeur, qui se développe ensuite, est d'autant plus vive que le Musc était de meilleure qualité.

Les matières étrangères, introduites dans les poches, sont de nature extrêmement variable et nous ne croyons pas devoir les énumérer. Leur présence sera principalement décelée par l'odeur plus faible et, le plus souvent, par la moindre quantité de matière cédée aux dissolvants, surtout à l'eau, qui dissout environ 55 0/0 du poids du Musc sec. Toutefois, comme on peut y avoir ajouté des substances solubles, soit dans l'eau *(gélatine, extraits)*, soit dans l'alcool *(résines)*, soit dans le sulfure de carbone *(corps gras, asphalte)*, soit enfin dans l'essence de térébenthine *(Cire)*, il faudra rechercher leur existence dans ces dissolvants, si ces derniers enlèvent au Musc une assez forte partie de son poids.

On ne doit pas oublier, en effet, que l'alcool enlève au Musc moins de produits solubles que ne le fait l'eau, et que l'éther, le chloroforme ne lui prennent presque rien.

Si les dissolvants ne donnent pas d'indication, sur la nature des substances frauduleusement ajoutées, il conviendra d'ouvrir les poches et d'en examiner soigneusement le contenu, qui peut être constitué par des *métaux*, du *sable*, du *charbon*, de la *chair musculaire desséchée*, des *membranes*, du *poil*, des *sels insolubles*, etc. Le microscope donnera, à cet égard, de précieuses indications.

MUSC HORS VESSIE. — Le Musc pur, séparé des vessies, est une substance granuleuse, d'un brun jaunâtre terne, de saveur âcre, un peu amère, d'une odeur très forte et très diffusible. A la chaleur, il fond et brûle avec flamme, en laissant un faible résidu charbonneux ; calciné, il ne donne que 4 à 6 0/0 de cendres ; mêlé à de la potasse ou à de la chaux, il dégage de l'ammoniaque ; desséché à 120°, il perd environ 45 0/0 d'eau. Traité par l'eau, il lui abandonne environ 55-60 0/0 de son poids et donne une solution, que l'acide azotique décolore, que le tannin trouble légèrement et que l'acétate de plomb précipite en brun sale.

L'alcool en dissout une moindre quantité ; l'éther, le chloroforme ne lui enlèvent à peu près rien, comme nous l'avons dit plus haut. Chauffé avec de la glycérine ou de l'essence de térébenthine, puis refroidi et examiné au microscope, il se montre composé de granules jaunes, agglomérés, parmi lesquels il est facile de distinguer les matières étrangères (s'il en contient). La détermination est plus aisée, paraît-il, si on le chauffe avec de la potasse, qui met alors en évidence de nombreux globules graisseux, ainsi que les corps étrangers.

Le Musc sera falsifié, si, traité par l'eau chaude, il subit une perte de poids inférieure ou supérieure à 55 0/0.

Si la perte est inférieure à 55 0/0, on devra supposer qu'il a été mélangé de Musc épuisé ou additionné de substances inertes. Ces substances devront être recherchées dans le résidu laissé par les divers dissolvants, surtout en agissant par lévigation.

Si la proportion de matières enlevées est supérieure à 55 0/0, on y soupçonnera l'addition frauduleuse de substances solubles ; surtout de la *gélatine* ou de la *colle de peau*, que l'alcool ou le tannin précipiteront. On pourra aussi admettre que le Musc avait été humecté d'*eau*, auquel cas, la fraude sera reconnue, en chauffant la substance à 120°, sachant que le Musc normal ne contient guère que 45 0/0 d'eau.

Le *sang desséché* pourra être reconnu à l'aide du microscope, qui permet souvent d'y retrouver des corpuscules sanguins. Mais il ne faut pas oublier que ceux-ci sont alors très déformés et que leur détermination exige une longue pratique de ces sortes de recherches. Si l'on suppose que le Musc contient du sang, on doit recourir aux moyens ci-après :

1° Incinérer un poids déterminé de Musc, préalablement desséché et peser le résidu : le Musc pur ne laisse que 5 0/0 de cendres, tandis que le sang desséché en laisse 85 0/0. La présence du sang augmentera donc beaucoup le poids des cendres et, dans celles-ci, on devra rechercher et doser le fer, qui fera connaître d'une manière assez approximative la proportion de sang ajouté.

Le sang contient environ 80 0/0 d'eau et 20 0/0 de parties solides. Le sang desséché peut être considéré comme formé exclusivement de parties solides, et l'on sait que 100 p. de sang contiennent environ de 0,5 de fer. Cette quantité (0,5) de fer correspond donc à 20 p. de sang desséché. Si donc, on trouve du fer dans les cendres, il semble que l'on pourra, par le dosage de ce fer, déterminer la proportion du sang ajouté. Il suffira de diviser par 0,5 le poids obtenu et multiplier le quotient par 20, ou multiplier le poids obtenu par 20 et diviser le produit par 5. Si, par exemple, le poids du fer est de 1,5, on aura $\frac{1,5 \times 20}{5} = 60$, c'est-à-dire, que l'on aura ajouté 60 0/0 de sang desséché.

2° Traiter le Musc par l'eau froide et, dans la solution obtenue, rechercher l'hémoglobine à l'aide du spectroscope, puis faire la contre-épreuve, en ajoutant du sulfhydrate d'ammoniaque à la liqueur.

3° Traiter le Musc par l'alcool ammoniacal, évaporer à une double chaleur, reprendre le résidu par de l'acide acétique cristallisable, placer une goutte de ce liquide sur une lame de verre, en l'additionnant d'une goutte d'une solution de sel marin au 1/10, puis recouvrir d'une lamelle de verre et chauffer légèrement. Si le Musc contenait du sang, il se produira des cristaux d'*hémine* reconnaissables à leur forme rhomboïdale et à leur coloration brunâtre ou d'un violet gris.

4° Enfin, dans la solution aqueuse du Musc, on devra s'assurer de l'existence de l'albumine, qui est coagulée par la chaleur et par l'acide azotique.

Le *marc de Café* est recherché, dans le résidu du traitement, par la glycérine ou par l'essence de térébenthine. On le reconnaîtra aisément à la forme des cellules cornées de l'albumen et aux cellules fibreuses allongées, que présente l'épisperme argentin de cette semence (v. CAFÉ).

Le *noir animal* est décelé par l'abondante proportion de phosphate de chaux que renferment les cendres.

Les *matières terreuses* ou *salines* seront également décelées par l'incinération.

Les *fibres musculaires* desséchées se reconnaîtront aisément au microscope (v. VIANDE).

Quant à la *cire*, aux *matières grasses* et *résineuses*, nous avons déjà indiqué les dissolvants, qui permettent de déterminer leur présence.

On vend parfois, sous le nom de *Musc indigène*, un mélange fait avec de la bouse de Vache sèche, et la matière d'odeur musquée, extraite d'une poche située sous la queue du Blaireau *(Meles Taxus)*.

En Allemagne, on prépare un *Musc artificiel*, en traitant 1 p. d'huile de succin, par 4 p. d'acide azotique : c'est une sorte de résine jaune (Dorvault).

L'odeur du Musc étant très forte est difficilement supportée par beaucoup de personnes. Divers moyens ont été proposés pour la faire disparaître. On arrive à ce résultat, en le mélangeant de soufre doré d'antimoine ou avec une émulsion d'amandes amères ; mais l'odeur se manifeste alors de nouveau, dès que l'acide cyanhydrique s'est dissipé. Guibourt dit que l'odeur disparaît également, quand on dessèche le Musc au moyen de chlorure de calcium fondu. Il ne semble pas que la suppression de l'odeur soit à recommander, lorsque le Musc doit être employé médicinalement.

Le Kermès lui donne une odeur alliacée.

Propriétés médicinales du Musc. — Le Musc est réputé un stimulant de la circulation et de l'innervation, que l'on a recommandé contre les troubles sensitivo-moteurs, de nature asthénique. On l'a dit efficace, lorsque la respiration est tellement déprimée qu'il y a danger de mort ; on l'a vanté contre le collapsus rapide. Toutefois, ses effets excitants paraissent fugaces et sont remplacés bientôt par de la céphalalgie, de la pesanteur de tête et de la somnolence. D'autre part, Tiedemann ayant injecté 3 décigr. de Musc, dans la veine crurale d'un Chien, observa que la respiration fut d'abord accélérée, sans élévation de la température ; puis survint une perte de connaissance, suivie de secousses musculaires, avec évacuations alvines sanguinolentes, dépérissement, respiration irrégulière et mort. Cette substance est donc loin d'être innocente et ne doit être employée qu'avec prudence. Ses effets contre le collapsus sont, d'ailleurs, moins énergiques que ceux de beaucoup d'autres excitants et Nothnagel n'hésite pas à dire qu'un verre de champagne ou un grog chaud valent mieux. On l'a recommandé contre les affections spasmodiques, en général, et surtout contre les manifestations de l'hystérie ; mais il ne semble pas mieux agir que les autres médicaments usités contre ces affections. Il faut dire, cependant, qu'il semble efficace dans le traitement du spasme de la glotte, chez les enfants, dont il modère l'intensité.

On l'administre, soit en poudre, à la dose de 0,3 à 0,5 0,6, chez l'adulte et de 0,005 à 0,2, chez les enfants (dans la première année, on donne de 0,005 à 0,05), soit en teinture alcoolique à la dose de 20 à 60 gouttes.

Nothnagel considère le Musc comme un médicament superflu.

VIVERRÉUM OU CIVETTE

Le Viverréum est une substance odorante, fournie par plusieurs espèces du genre Civette (*Viverra*, L.), animaux de

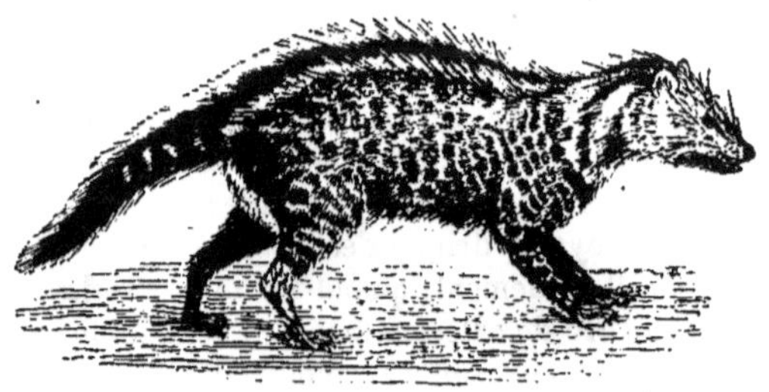

Fig. 43. — Civette d'Afrique.

l'ordre des Carnassiers digitigrades et de la famille des Viverridés. On en connaît quatre espèces, toutes des régions tropicales de l'Ancien Continent :

1° **Civette d'Afrique** ou **Civette ordinaire** (*V. Civetta*, Schreb.; fig. 43). — Animal ayant 75 centim. de longueur et 30 centim. de hauteur, gris, avec des taches brunes ou noirâtres, pourvu d'une crinière, qui occupe toute la région dorsale ; queue d'un blanc grisâtre, marqué d'anneaux noirs, dans sa moitié antérieure, et noire vers son extrémité ; tête allongée, blanchâtre, avec des taches brunes.

La Civette habite l'Afrique équatoriale.

2° **Zibeth** (*V. Zibetha*, L. fig. 44). — Animal plus petit que

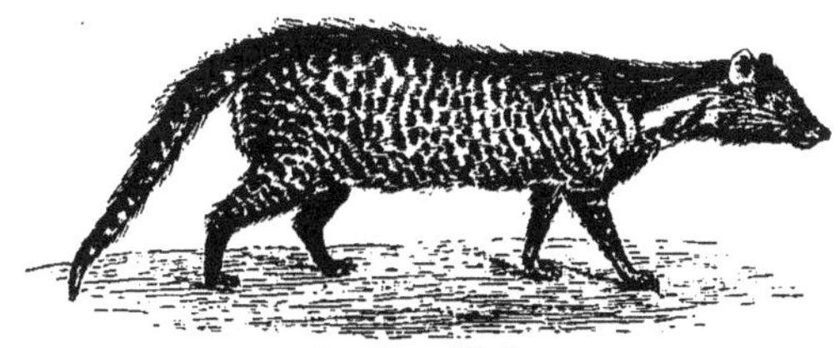

Fig. 44. — Zibeth.

la Civette, sans crinière, gris jaunâtre, avec de nombreuses taches noires, à queue noire en dessus, marquée, en dessous, de demi-anneaux blancs et noirs.

La Zibeth habite l'Inde, la Malaisie et l'Arabie.

3° **Rasse** (*V. indica*). — Animal plus petit que les précédents, à tête très mince, avec des oreilles relativement grandes ; pelage grossier, noir ou brun jaunâtre, avec des reflets gris et marqué de taches disposées en séries.

La Rasse habite l'Inde, Java, Sumatra et la Chine.

Elle est très recherchée.

4° **Lisang** (*V. gracilis*). — Animal tenant le milieu entre les Civettes et les Genettes, à tête pointue, à pelage doux, gris pâle ou blanc jaunâtre, avec des taches d'un brun noir et des bandes disposées irrégulièrement.

Le Lisang habite les forêts de Java et de Sumatra.

La Civette, le Zibeth et la Rasse sont élevés en captivité, pour le parfum que l'on retire de leurs poches odorifères. Le Lisang paraît n'être connu qu'à l'état sauvage.

La poche odorifère (fig. 45) existe dans les deux sexes ; son ouverture simule une sorte de vulve, au fond de laquelle s'ouvre, de chaque côté, un large utricule velu intérieurement, comme la poche elle-même. Les parois de cet utricule sont criblées de trous, par lesquels s'écoulent les produits d'autant de follicules composés. Tout l'appareil est environné d'un muscle, dont la contraction peut amener la sortie de la matière sécrétée. Cette matière, qu'on a nommée *Viverréum*, est de nature adipo-résineuse, semi fluide, onctueuse, homogène, de couleur jaune clair ; elle brunit et s'épaissit avec le temps. Le Viverréum est purifié par des lavages avec de l'eau, puis avec du jus de citron ; on le fait ensuite sécher au soleil et on le met dans des boîtes en fer-blanc.

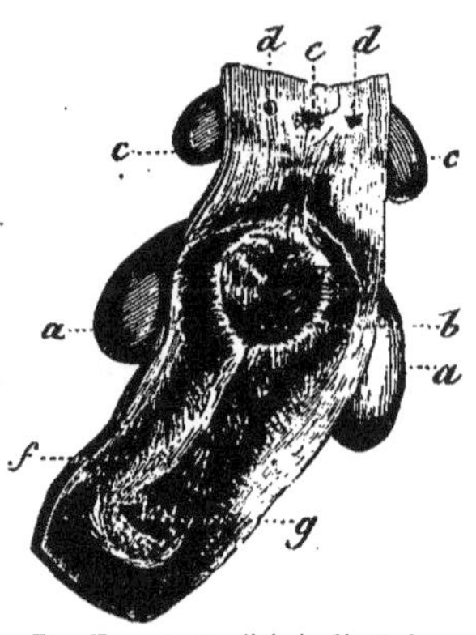

FIG. 45. — Appareil de la Civette*.

Respiré en masse, le Viverréum a une odeur forte, désagréable, ammoniacale ; il ne dégage un parfum suave (?) que si la matière a été beaucoup diluée. On ne l'emploie plus en médecine et son usage est exclusivement réservé à la parfumerie. Il était réputé stimulant et antispasmodique.

Les anciens en connaissaient 3 sortes : la *Civette de Hollande*, qui était la plus estimée et avait une couleur blanchâtre ; la *Civette de Guinée* ou *du Brésil*, qui était de couleur terne et d'odeur aussi forte que celle de la précédente ; enfin la *Civette occidentale*, qui, selon Pomet, était du *Stercus humanum*.

La Civette actuellement employée vient des îles Malaises, de l'Inde et de l'Afrique. La plus estimée vient de Buro (Moluques) ; celle de Java est préférée à celle qui arrive du Bengale et de l'Afrique.

(*) *a*, *a*) Glandes de la Civette. — *b*) Leurs orifices. — *c*, *c*) Glandes anales. — *d*, *d*) Leurs orifices. — *e*) Anus. — *f*) Vulve. — *g*) Clitoris.

Cette substance est presque toujours falsifiée, dans le commerce. On y ajoute du miel, des corps gras divers, de la terre, etc. Il paraît qu'on en fabrique même de toutes pièces, avec du musc, du styrax, de l'asa-fœtida, de la graisse et du beurre rance. Les moyens de discerner la falsification de la Civette sont assez bornés. Baudrimont recommande de comparer, avec de la bonne Civette, celle que l'on veut acheter ou examiner.

Il rappelle que, lorsqu'elle est de bonne qualité, elle ne doit pas contenir des grumeaux durs, ni de parties opaques ; qu'elle doit être transparente, homogène, de couleur brune ou jaune clair, avoir la consistance du miel et s'étendre aisément sur le papier, en répandant une odeur très forte.

Pomet conseille de ne l'acheter qu'à des marchands probes, et de s'assurer qu'elle ne se moisit, ni ne se corrompt pas, quand on la conserve quelque temps, ce qui arrive avec la Civette falsifiée, qui prend une odeur de rance désagréable. Il ajoute que cette substance falsifiée, vendue sous le nom de *Civette de Guinée*, a une couleur rougeâtre.

CASTORÉUM

Le Castoréum est une matière d'odeur fétide, produite par le Castor (*Castor fiber*, L.), animal de l'ordre des Rongeurs et de la famille des Castoridés, dont il est le type.

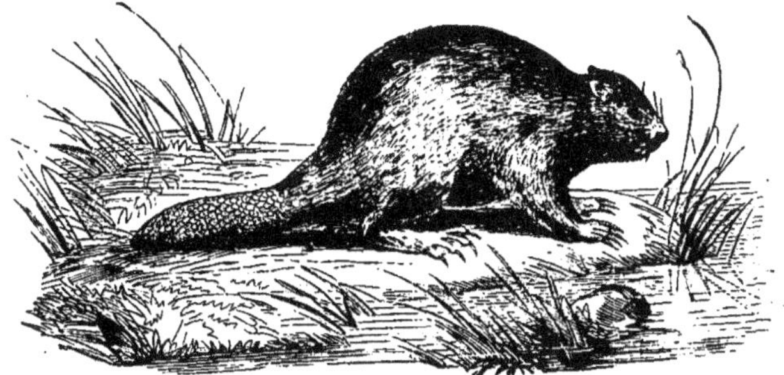

FIG. 46. — Castor.

Castor (fig. 46). — Le Castor est long d'environ 1 mètre, y compris la queue ; sa tête est large ; ses oreilles sont courtes ; il a dix dents à chaque mâchoire ; sa queue est écailleuse, ovale, plate, épaisse, élargie en son milieu, plus étroite à la base, appointie à son extrémité, ses pattes ont cinq doigts libres aux extrémités antérieures, réunis par une membrane aux extrémités postérieures ; les mamelles sont au nombre de quatre et pectorales ; l'anus et les organes génitaux s'ouvrent dans un cloaque, sur le côté duquel se trouvent aussi les ouvertures de glandes anales volumineuses.

Ces animaux vivent sur le bord des eaux, dans des terriers en été, dans des cabanes en hiver. Ils habitent surtout le Canada et la Sibérie ; on les trouve rarement en Europe ; en France, ils portent le nom de *Bièvres*.

Le Castoréum est sécrété par deux glandes volumineuses (fig. 47), piriformes, ou subarrondies, qui s'ouvrent dans le fourreau préputial, par deux larges orifices et sont, comme les testicules, incluses dans l'abdomen. Ces glandes existent aussi chez la femelle, mais moins développées. Chez l'adulte, elles sont longues d'environ 10 centimètres ; leur contenu, à l'état frais, est onctueux, presque fluide, d'une odeur forte, pénétrante, désagréable.

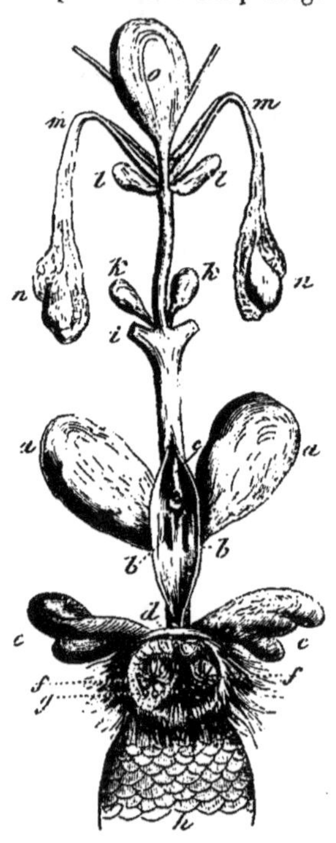

Fig. 47. — Appareil génito-urinaire du Castor et poches à Castoréum [1].

[1] a, a) Glandes du Castoréum. — b, b) Leurs orifices. — c) La verge et son prépuce. — d) Ouverture du canal préputial. — e, e) Glandes anales. — f, f) Leurs orifices. — g) Anus — h) Queue. — i) Prostate enfermée. — k, k) Glandes de Cowper. — l, l Vésicules séminales. — m, m) Canaux déférents. — n, n) Testicules. — o) Vessie.

Ces glandes se composent d'une enveloppe extérieure membraneuse, mince, doublées de fibres musculaires entrecroisées, au-dessous de laquelle se trouve la couche glanduleuse. Celle ci est recouverte par un épais lacis de vaisseaux et tapissée par une membrane très fine. La couche sécrétante forme de nombreux replis à l'intérieur des poches; elle est composée d'écailles imbriquées, dont chacune recouvre une petite glande.

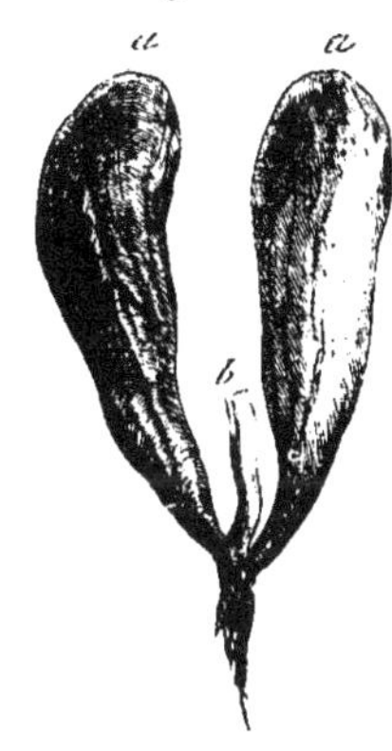

Fig. 48. — Castoréum du Canada, grandeur réduite.

On trouve, dans le commerce, deux espèces de Castoréum dénommées selon leur provenance : le *Castoréum d'Amérique* ou *du Canada*, et le *Castoréum de Russie* ou *de Sibérie.*

Le **Castoréum du Canada** (fig. 48-49) est seul employé en France et en Angleterre, où l'on en distingue, bien à tort, deux variétés : *du Canada*, *de la baie d'Hudson*. La totalité de ce Castoréum est livrée par la Compagnie de la baie d'Hudson.

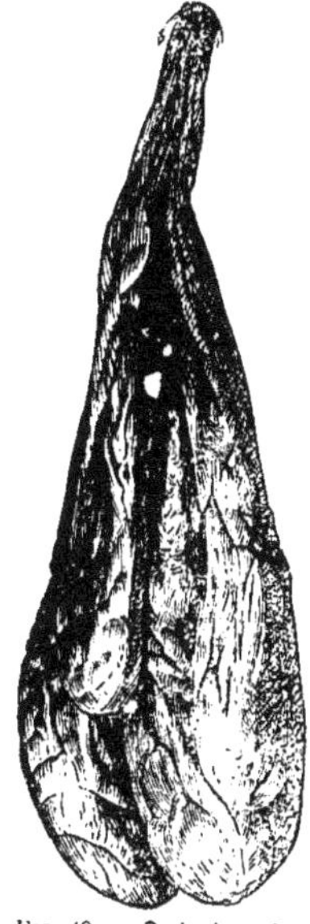
Fig. 49. — Castoréum du Canada.

Il se présente sous forme de poches ridées, aplaties, brunes extérieurement, unies deux à deux par leur petite extrémité et distinctes (fig. 48) ou presque soudées (fig. 49). Leur contenu est compact, brun rougeâtre, d'aspect résineux et entremêlé de membranes blanchâtres, qui donnent à leur cassure un aspect un peu marbré. Sa dissolution dans l'alcool et dans l'éther donne des teintures d'un brun foncé, qui communiquent à l'eau une coloration un peu laiteuse et laissent précipiter une matière brune, odorante.

L'odeur du Castoréum est due, selon Wöhler, à une substance identique avec le *Phénol*, composé que Gerhardt a obtenu directement par l'action de la chaux sur l'acide salicylique et autres dérivés de la salicine. Si l'on peut surmonter la première impression très désagréable causée par l'odeur du Castoréum, on finit par y déceler quelque chose de balsamique.

Le Castoréum contient de l'acide benzoïque, 1,98 0/0 d'une matière grasse cristallisable *(Castorine)*, associée à d'autres matières grasses et résineuses, une huile volatile, des carbonates d'ammoniaque, de chaux, de magnésie, des urates, des sulfates de soude, de potasse et de chaux.

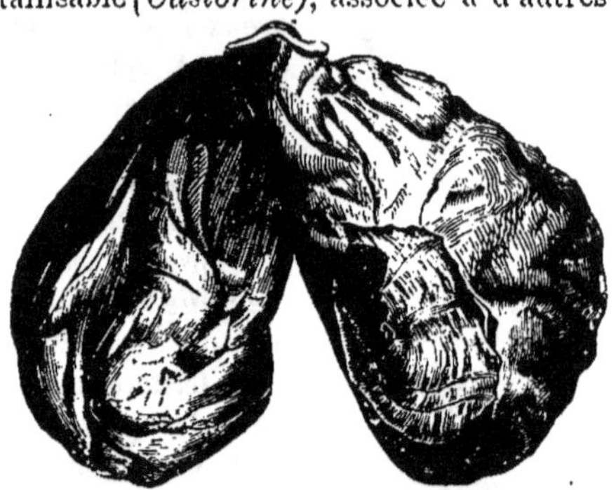

Fig. 50. — Castoréum de Russie ou de Sibérie.

Le **Castorérum de Sibérie** ou **de Russie** (fig. 50, 51, 52) est en poches plus courtes, plus arrondies, distinctes ou soudées en une seule, qui est alors plus large que longue et

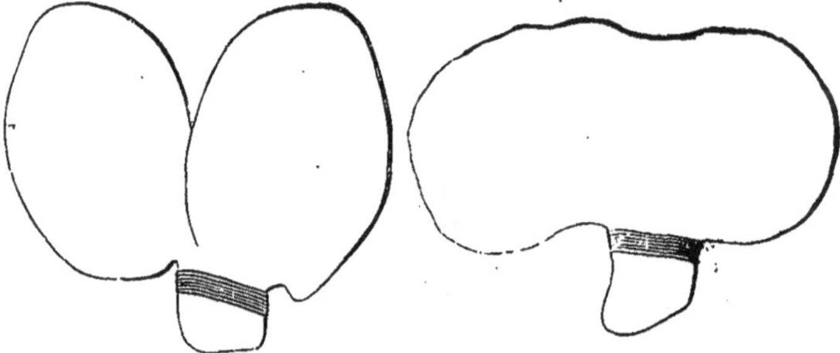

Fig. 51-52. — Castoréum de Sibérie, d'après Guibourt.

plus ou moins divisée vers le sommet. La surface de ces poches est mamelonnée, rarement presque lisse; leur cassure terne;

grumeleuse, d'un jaune rougeâtre. Leur contenu a une saveur amère et une odeur rappelant celle du cuir de Russie. Ce Castoréum est employé en Russie et dans tout le Nord de l'Europe, où il est plus estimé que celui du Canada. Il fournit, avec l'alcool ou l'éther, une teinture peu colorée. Muller y a signalé la présence accidentelle d'une grande quantité de carbonate de chaux (40 0/0), qu'il attribue à un état pathologique des glandes.

Guibourt a pensé que l'odeur différente des Castoréums de Sibérie et d'Amérique vient de ce que, au Canada, les Castors se nourrissent d'écorces de Pins, tandis que, en Sibérie, ils se nourrissent d'écorces de Bouleau, d'où l'odeur de cuir de Russie offert par le Castoréum de cette dernière provenance. On sait, en effet, que le cuir de Russie est préparé avec une huile pyrogénée retirée de l'écorce du Bouleau.

P. Gervais a confirmé cette opinion, en faisant remarquer que les Castors du Rhône fournissent un Castoréum ayant l'odeur de macération d'écorces de Saule et que les Lagopèdes, qui se nourrissent aussi de pousses de Saule, ont une chair à odeur de Castoréum.

On a falsifié le Castoréum, en remplaçant la matière incluse dans les poches, par du sang desséché, du galbanum, etc. ; on en a même fait de toutes pièces, avec des scrotums de jeunes Boucs ou avec la vésicule biliaire du Mouton. Ces falsifications sont faciles à reconnaître : les poches doivent toujours être entières, non fendues, doubles ; en les cassant, on doit trouver la substance incluse parcourue par les membranes fibreuses, dont nous avons parlé.

Le Castoréum est réputé stimulant et antispasmodique ; on l'a préconisé contre l'hystérie. Ses principes odorants passent dans la circulation et s'échappent par les urines. Richter prétend qu'il produit l'accélération du pouls, augmente la température cutanée et détermine des sueurs abondantes, en même temps que de la pesanteur de tête et des vertiges. Mais, selon Alexandre, il ne provoque guère que des éructations. Rien ne démontre son efficacité contre aucune des affections, dans lesquelles il a été prescrit. Son prix élevé et son insuffisance doivent le faire rayer de la liste des médicaments.

Un Rongeur de la famille des Muridés, l'**Ondatra** ou **Rat musqué** *(Fiber zibethicus)*, qui habite le Canada, présente, comme le Castor, deux glandes piriformes, dont le conduit excréteur se prolonge le long du pénis, jusqu'au prépuce. Le produit de ces glandes est d'un blanc laiteux et possède une odeur musquée très forte, qui se communique à la queue de l'animal ; cette queue (fig. 53) est employée en parfumerie, comme celle du Desman de Russie (*Mygale moscovita*, Geoffr.). Elle conserve son odeur pendant très longtemps.

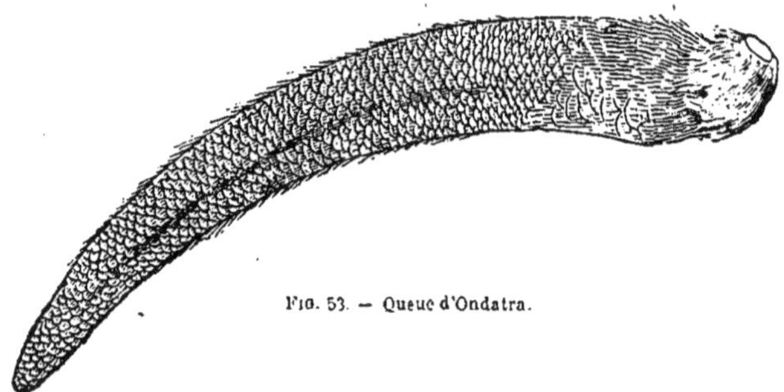

Fig. 53. — Queue d'Ondatra.

HYRACÉUM

On emploie parfois, en Allemagne, sous le nom d'*Hyracéum* et comme succédané du Castoréum, une substance que les Hollandais du Cap appellent *Pissat de Blaireau* et que l'on recueille dans les fentes des rochers. On affirme qu'elle y est déposée par le Daman du Cap (*Hyrax capensis*), animal type de la famille des Hyracidés et de l'ordre des Hyracoïdes (fig. 54). A l'état frais, l'Hyracéum se présente sous forme de masses molles, gluantes, noirâtres et d'odeur désagréable. En vieillissant, il durcit, devient brun,

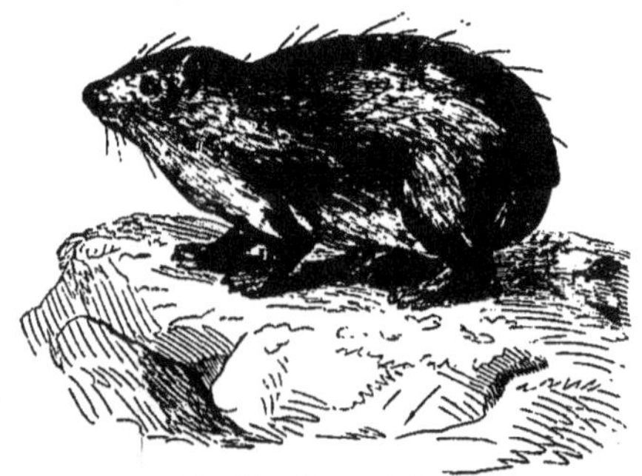

Fig. 54. — Daman du Cap.

cassant et il offre quelque analogie avec les résines noirâtres confondues ordinairement, sous les noms de Bdellium de l'Inde et de Myrrhe noire. Bien qu'il soit assez dur, il est un peu hygrométrique et se ramollit entre les doigts. Il a une odeur urineuse, rappelant de loin celle du Castoréum et une saveur amère, âcre, astringente. Peu soluble dans l'éther et dans l'alcool fort, il se dissout mieux dans l'alcool affaibli et davantage encore dans l'eau, qu'il colore en jaune, mais en laissant un résidu brun jaunâtre. Il dégage de l'ammoniaque, sous l'action des alcalis fixes et de l'acide carbonique, sous celle des acides.

On admet assez généralement que l'Hyracéum est constitué par l'ensemble des excréments de l'animal (urine et matières fécales). Cette opinion semble justifiée par l'examen microscopique, qui y montre à la fois de l'acide urique, des débris de végétaux, des poils, etc.

Cette substance paraît être tombée en désuétude.

AMBRE GRIS

L'Ambre gris est une substance odorante, retirée de l'intestin du Cachalot, mais que l'on trouve aussi flottant à la surface des mers chaudes, surtout au voisinage des continents ou des îles qu'elles baignent. Rare dans l'océan Atlantique, il se rencontre néanmoins quelquefois aux Antilles ou au Brésil ; on le recueille habituellement dans l'océan Pacifique et dans la mer des Indes.

Il se présente sous forme de boules irrégulières, en général composées de couches concentriques et dont le poids peut varier de 500 grammes ou moins, à 5-10 et même 100 kilogrammes. Les Japonais l'appellent *Kasura no fuu* (excrément de Baleine). A l'état frais, l'Ambre gris est mou et jaunâtre ; son odeur a été comparée par Guibourt, à celle de la matière fécale humaine. En vieillissant, il perd une faible partie de son poids, durcit et acquiert une odeur caractéristique.

C'est alors une substance opaque, grise, avec des stries jaunes, rouges ou noires, de consistance cireuse, tenace, mais friable, se laissant rayer par l'ongle et pouvant être écrasée entre les doigts. Sa densité varie entre 0,908 et 0,920 ; sa cassure est irrégulière et grenue, parfois lamelleuse, dans les morceaux les plus estimés. Il est peu sapide, et exhale une odeur suave, analogue à celle du Musc, mais beaucoup plus agréable. Il se ramollit, puis fond à une température peu élevée et brûle avec une flamme fuligineuse. Par distillation sèche, il se volatilise presque entièrement et dégage de l'acide benzoïque. Il est insoluble dans l'eau et peu soluble dans l'alcool froid, qui le dissout à chaud ; l'éther, les huiles fixes et volatiles le dissolvent très bien.

L'Ambre gris contient : *Ambréine*, 85 ; *matière balsamique acidule*, soluble dans l'eau et dans l'alcool, 2,05 ; *matière soluble*, mêlée d'*acide benzoïque* et de *sel marin*, 1,5.

L'Ambréine est un principe analogue à la Cholestérine, soluble dans l'alcool bouillant, et qui se précipite, par refroidissement, sous forme d'aiguilles cristallines, groupées en mamelons, d'un blanc éclatant, inodores, insipides, fusibles à 35° et se sublimant, sans résidu, à 100°.

Elle est insoluble dans l'eau, soluble dans l'alcool, l'éther, les huiles, inattaquable par les alcalis et transformée, par l'acide azotique, en *Acide Ambréique*.

L'analogie de l'Ambréine avec la cholestérine et la grande quantité qu'on en trouve dans l'Ambre tendent à faire considérer cette substance comme une concrétion du groupe des Bézoards, plutôt que comme un coprolithe. Toutefois, cette dernière opinion est rendue vraisemblable, par la présence habituelle, dans l'Ambre, de débris de Poulpes, ainsi que d'écailles et d'arêtes de Poissons, ce qui justifie le nom japonais de *Kasura no fuu*, qui signifie *excrément de Baleine*.

L'Ambre n'est plus guère recherché que pour la parfumerie, où on l'emploie sous forme de teinture alcoolique. Il entre dans les *Pastilles du sérail* et dans les pastilles indiennes, appelées *Cachundé*. On le prescrivait jadis, en médecine, comme excitant, antispasmodique et aphrodisiaque.

L'Ambre gris est falsifié avec de la cire et des résines. Il est alors moins odorant, laisse un charbon volumineux et pesant et sa cassure est peu écailleuse ou ne l'est même pas du tout. L'alcool froid en sépare la cire, qui ne se dissout que dans l'alcool bouillant.

Pour y reconnaître la présence des résines, il faut se rappeler que l'Ambréine ne se combine pas aux alcalis et qu'elle se sublime à 100°, tandis que la plupart des résines se dissolvent dans les alcalis et ne se volatilisent pas à chaud.

Il suffirait donc de traiter l'Ambre :

1° *Par la potasse*, qui dissoudrait la matière résineuse et non l'ambréine ;

2° *Par l'alcool bouillant*, qui dissoudrait la résine et l'ambréine ; d'évaporer à siccité, à une basse température, puis de chauffer à 100° : l'ambréine se volatiliserait seule.

Dans le commerce, on emploie d'ordinaire le procédé suivant, pour déterminer la valeur relative de l'Ambre gris : on fait rougir au feu une aiguille à tricoter et on l'enfonce dans la matière à examiner. Si celle-ci est pure, l'aiguille y pénètre aisément et l'ouverture laisse exsuder un liquide laiteux, d'odeur suave et pénétrante, qui est beaucoup modifiée, si l'Ambre contenait des résines.

SUBSTANCES PEU EMPLOYÉES EN MÉDECINE

GUANO

Le Guano (de l'espagnol *Huano*, excrément) est une matière terreuse, plus ou moins riche en azote et en phosphate de chaux et qui forme, en divers points des côtes océaniques ou sur des îles voisines de ces côtes, des dépôts pouvant avoir une épaisseur de 15 à 20 mètres.

Les gisements de Guano, appelés *Huaneras*, sont essentiellement constitués par les déjections excrémentitielles, que les Oiseaux de mer y ont accumulées, pendant de nombreux siècles.

Depuis que l'excellence du Guano, comme engrais azoté, a été universellement proclamée, sa consommation est devenue si considérable, que les gisements primitivement exploités, dans les îles Chinchas (Pérou), ont été à peu près épuisés. Aussi en retire-t-on aujourd'hui de toutes les localités, où l'on a pu constater l'existence de dépôts de même origine. Mais ces divers Guanos ont nécessairement une composition variable, les uns étant plus riches en matières azotées, les autres contenant surtout des phosphates, d'où leur division en deux catégories :

1° Les *Guanos terreux* ou *d'Amérique*, qui renferment principalement du phosphate de chaux ;

2° Le *Guano ammoniacal*, qui constitue l'engrais azoté le plus énergique. Ce dernier est le seul qui ait été employé en médecine et, par conséquent, le seul qui mérite notre attention. On le désigne sous le nom général de *Guano du Pérou*.

Le Guano du Pérou se présente sous forme de grains isolés ou pelotonnés, de couleur jaune pâle ou café au lait ou brunâtre, de saveur salée, piquante et caustique, d'odeur forte, putride ou ammoniacale, surtout quand on l'humecte ; parfois, cette odeur se rapproche de celle du Castoréum et de la Valériane. Il se dissout en partie dans l'eau chaude, brûle avec flamme et laisse environ 35 0/0 de cendres. Trituré avec de la chaux vive en poudre, il répand une forte odeur ammoniacale ; mis dans une solution concentrée de chlorure de chaux, il s'en dégage immédiatement des bulles d'azote ; enfin, il prend une belle couleur rouge, lorsqu'on le dessèche dans une capsule de porcelaine, après l'avoir humecté avec de l'acide azotique. Sa composition est très complexe ; il contient des sels ammoniacaux, de l'acide urique libre et des urates, des phosphates de chaux, de potasse, de magnésie, de soude, et divers autres sels : chlorures, sulfates, carbonates, oxalates, etc. Selon E. Baudrimont, il renferme environ 1/5 d'azote. Un litre de bon Guano pèse 696 grammes.

Le Guano a été préconisé contre certaines maladies cutanées, les engorgements articulaires, l'arthrite chronique, etc. C'est un excitant assez énergique de la peau. On l'administre sous forme de bains, de cataplasmes, de pommades. On l'a prescrit aussi, à l'intérieur, en extrait et en sirop. En dehors de l'action locale du Guano, comme un révulsif (ammoniacal ?), on ne voit pas trop ce que peut produire cette substance à l'intérieur, si ses effets ne sont pas dus aux sels ammoniacaux ou aux phosphates, selon la nature du Guano employé. Il semble dès lors plus simple de la remplacer par le sel ammoniacal ou par le phosphate utiles. Au reste, le Guano paraît à peu près tombé en désuétude et nous n'en aurions pas parlé, si, dans ces derniers temps, l'attention n'avait pas été appelée sur un principe, que Strecker a nommé *Guanidine* et qu'il a obtenu par dédoublement de la *Guanine*. La Guanine a été retirée du Guano, par Unger, qui la confondit avec la Xanthine. Elle en fut différenciée par Einbrodt. On la trouve principalement dans le Guano et elle forme la partie essentielle des excréments de l'Épéire diadème, selon Will et Gorup-Besanez.

La GUANINE ($C^5 H^5 Az^5 O$) est une matière pulvérulente, blanche, inodore et insipide, insoluble dans l'eau, l'alcool, l'éther, soluble dans les alcalis et dans la plupart des acides, avec lesquels elle forme des sels, le plus souvent cristallins.

Délayée dans l'acide chlorhydrique d'une densité de 1,10, et additionnée peu à peu de chlorate de potasse, elle fournit de l'*acide Parabanique*, avec une petite quantité de xanthine et de guanidine, selon les équations suivantes :

$$\underset{\text{Guanine}}{C^5 H^5 Az^5 O} + H^2 O + 3 O = \underset{\text{Acide parabanique}}{C^3 H^2 Az^2 O^3} + \underset{\text{Guadinine}}{C H^5 Az^3} + CO^2$$

et, d'autre part : $2(\underset{\text{Guanine}}{C^5 H^5 Az^5 O}) + O^3 = 2(\underset{\text{Xanthine}}{C^5 H^4 Az^4 O^2}) + H^2O + Az^2$

La GUANIDINE est une masse cristalline, caustique, qui attire rapidement l'humidité et l'acide carbonique de l'air.

Elle forme, avec les acides, des sels souvent cristallisables, surtout le carbonate, qui se présente en octaèdres ou en prismes à base carrée.

Au contact des solutions alcalines, elle se décompose en *Ammoniaque* et en *Urée*. Gergens et Baumann disent qu'elle se transforme aussi en majeure partie dans l'organisme et qu'une très faible quantité est éliminée sans décomposition.

Chez les animaux à sang froid, elle irrite les terminaisons intra-musculaires des nerfs et provoque ainsi des contractions musculaires fibrillaires, qui persistent sur le pied séparé du corps, mais sont empêchées par le curare. Elle n'influence le cœur et la respiration qu'à dose toxique.

Chez les animaux à sang chaud, la moelle épinière, d'abord extrêmement excitée, provoque des phénomènes spasmodiques généraux intenses et finit par être paralysée (Gergens). Il se produit aussi, toutefois, surtout au début, des contractions isolées des muscles, contractions qui persistent après la section des nerfs moteurs.

La Guanidine exalte donc l'excitabilité des nerfs et des muscles, de sorte que, à excitation égale, les contractions sont 2-3 fois plus forte, qu'à l'état normal (Rossbach).

On employait jadis, comme topiques résolutifs, les excréments de divers Oiseaux : Hirondelles, Huppes, Pigeons, etc. Ces substances sont aujourd'hui absolument rejetées de la thérapeutique. Les médecins de l'Hôtel-Dieu de Lyon prescrivent encore parfois, sous le nom de *Nid d'Hirondelles*, un topique dont la formule est tenue secrète et qui est préparée par les sœurs de la pharmacie de .vente. Ce prétendu nid est une matière glutineuse, d'un brun noirâtre, et d'odeur de thériaque. Il est à croire que le nom donné à ce topique lui a été appliqué par erreur et que l'inventeur de la formule avait prétendu obtenir un mélange ayant une composition voisine (?) de celle des excréments de l'Hirondelle.

ICHTHYOCOLLE

L'Ichthyocolle ou *Colle de Poisson* est une substance de nature gélatineuse, constituée par la vessie natatoire de divers Poissons, principalement par celle des Esturgeons, Silures et Polynèmes. On prépare une *fausse Ichthyocolle*, avec la vessie natatoire de la Morue et du Machoiran, avec la peau de ce dernier Poisson, avec les écailles de la Carpe et celles d'une espèce d'*Heterotis*, du Sénégal, enfin avec des nerfs de Bœuf et la membrane intestinale dû Veau et du Mouton.

L'Ichthyocolle proprement dite est distinguée, selon sa provenance, en quatre groupes : *Ichthyocolle de Russie*, *Ichth. de l'Inde*, *Ichth. de Chine*, *Ichth. de Cayenne.*

1° **Ichthyocolle de Russie.** — Cette sorte, qui est la plus anciennement connue et la plus estimée, est formée par la vessie natatoire des Estur-

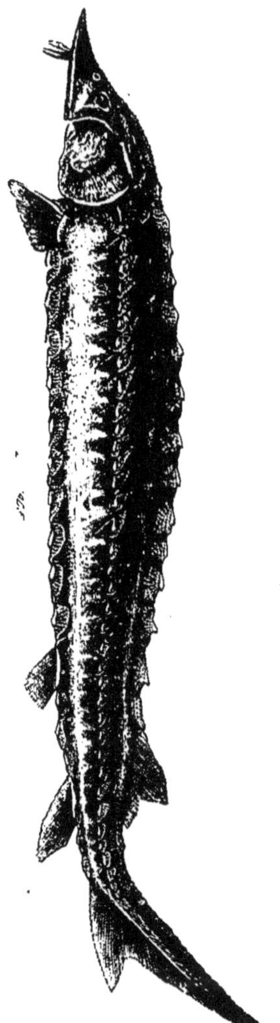

Fig. 55. — Esturgeon commun.

geons, qui habitent les grands fleuves tributaires de la mer Noire et de la mer Caspienne. On la retire surtout de l'Esturgeon commun (*Acipenser Sturio*, L., fig. 55), du grand Esturgeon ou Bellouga (*Ac. Huso*, L.), du Strelet (*Ac. Ruthenus*, L.), du Sewruga (*Ac. stellatus*, L.; *Ac. Sewruga*, Encycl.). On la prépare de la manière suivante :

Aussitôt après la capture de l'Esturgeon, on en enlève la vessie, que l'on met dégorger dans de l'eau fréquemment renouvelée. Les vessies sont ensuite fendues dans le sens de leur longueur, débarrassées de la muqueuse, qui recouvre leur face interne et mises à sécher; puis, chacune est placée dans un linge et comprimée sous une presse, pour achever sa dessiccation et la maintenir plane.

Les vessies ainsi préparées étaient jadis roulées en une sorte de *cordon*, auquel on donnait des formes diverses et des noms en rapport avec la grosseur ou la forme de chaque rouleau. C'est pourquoi, on désignait l'Ichthyocolle, sous les noms de *Ichth. en lyre* ou *Petit cordon* (fig. 56 A) ; *Ichth. en cœur* ou *Gros cordon; Ichth. en collier de cheval* ou *Grande lyre* (fig. 56 B) ; *Ichth. en carotte*.

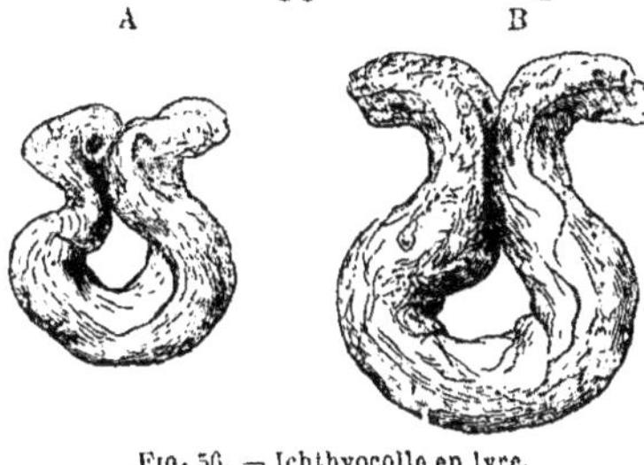

FIG. 56. — Ichthyocolle en lyre.

Actuellement l'Ichthyocolle est exclusivement expédiée en paquets de 10-15 feuilles, si elle provient du Bellouga, ou de 25 feuilles, si elle provient de l'Esturgeon et du Sewruga (selon L. Soubeiran, ces deux espèces sont mélangées). Cette sorte est appelée *Ichth. en feuilles*.

L'Ichthyocolle de bonne qualité est demi-transparente, lisse, inodore, peu sapide, soluble presque sans résidu dans l'eau bouillante; un gramme de cette substance transforme en gelée 30 grammes d'eau. Elle est très chatoyante et ne peut être déchirée que dans le sens de ses fibres, c'est-à-dire, dans un seul sens. Lorsqu'elle est jaunâtre, elle contient toujours un peu de graisse, qui en diminue la valeur.

Selon L. Soubeiran, on prépare aussi des Ichthyocolles de qualité inférieure, avec les vessies natatoires des Silures, des Carpes de mer (*Labrus Vetula*, L.) et du *Coregonus leucichthys*.

Guibourt a décrit, sous le nom de *Colle de Poisson anglaise*, une Ichthyocolle en lanières filiformes, presque transparentes, douées d'un vif éclat nacré, aisément et complètement solubles dans l'eau et fournissant une gelée incolore. Cette sorte paraît avoir été découpée dans de l'Ichthyocolle en feuilles. Son origine est inconnue ; L. Soubeiran ne la mentionne pas et nous n'en avons trouvé aucune trace dans les autres auteurs.

Il existe aussi, dans le commerce, une *Ichthyocolle* dite *en tablettes*, qui est une gélatine solidifiée, obtenue par décoction des diverses parties de l'Esturgeon.

2° **Ichthyocolle de l'Inde.** — Cette Ichthyocolle est formée par la vessie natatoire de divers Poissons, surtout par les *Polynemus indicus*, Shaw, et *P. plebejus*, Gm., le *Belone megalostigma*, plusieurs *Aries* et *Silurus*, entre autres le *S. Raita*, Buch.

L. Soubeiran en décrit deux types :

1. Des échantillons ovales, de 9 pouces de long, sur 5 de large et épais de 1/2 pouce, opaques, brunâtres à l'extérieur, d'un blanc de neige à l'intérieur et comme nacrés, quand on en a enlevé les enveloppes. Ils ont une légère odeur de poisson et paraissent avoir été séchés au soleil, aussitôt après leur extraction ;

2. Des échantillons longs de 6-24 pouces, larges de 3-4, épais de 1/6 à 1/10 de pouce. Ils ont été saupoudrés de chaux et sont, pour cette cause, blanchâtres à l'extérieur, rudes et âpres sur certains points de leur surface, qui est, au contraire, douce et unie sur les autres points. Qu'elles soient translucides ou opaques, ces Ichthyocolles exhalent une odeur prononcée de poisson. Les diverses Ichthyocolles de l'Inde ont reçu des noms en rapport avec leur forme ou leur provenance :

α) Celles du *Polynemus indicus* sont appelées : *Penang*

short-tongue isinglass, *Bengal purse isinglass*, *East Indian purse isinglass*, *Piched East Indian isinglass*.

β) Celles du *P. plebejus* sont nommées : *Penang long-tongue isinglass*, *Finest Bombay long-tongue isinglass*, *Penang leaf*, *East Indian rolled leaf isinglass*.

γ) Celles des *Arius* : *Penang oyster isinglass*, *Manilla thin cake isinglass*.

δ) Celles du *Belone megalostigma* : *Penang long-pipe isinglass*.

Nous ne croyons pas devoir décrire ces diverses sortes, qui ne sont guère employées en France. Elles servent à la clarification de la bière, en Angleterre.

Les Ichthyocolles de l'Inde ont des propriétés analogues à celle que l'on retire des Silures, en Russie ; mais elles sont de qualité toujours inférieure. Bien préparées, elles donnent une gelée claire, transparente et dépourvue de goût.

3° **Ichthyocolle de Chine.** — Cette Ichthyocolle ne semble pas être importée en Europe. Les Chinois la nomment *Ju-ka* et l'extraient de la vessie natatoire de divers Poissons, communs dans les mers ou dans les rivières de la Chine. Elle provient surtout du *My-yu* (*Sciæna lucida*, Richs.), du *Tahouang-yu* (*Otolihus maculatus*, Val.) et du *Mung-yu* (*Anguilla Pekinensis*, Basil.).

L'*Ichthyocolle du Sciæna lucida* est en petites plaques cornées, blanc-jaunâtre, longues de 20 centim., larges de 10 centim., épaisses de 2 millim.

L'*Ichthyocolle de l'Otolithus maculatus* est en plaques arrondies, longues de 25 centim., larges de 10 centim., épaisses de 2 millim. ; elle est recherchée par les ébénistes, à cause de sa ténacité.

L'*Ichthyocolle de l'Anguilla Pekinensis* est en rubans blanchâtres, longs de 40-50 centim., larges de 3 centim., épais de 2 millim. Elle est souvent formée par la soudure de deux vessies.

L. Soubeiran parle aussi de *Colle de Chine en boules* jaunâtres, d'environ 2-3 centim., de diamètre, mais dont il ignore l'origine.

4° **Ichthyocolle de Cayenne et du Brésil.** — Cette Ichthyocolle, surtout connue dans le commerce français, sous le nom de *Colle de Machoiran* ou de *Colle de la Guyane*, est fournie par la vessie natatoire du Machoiran (*Silurus Parkerii*, Traill. ; *Geelbrick, Gilbricker* ou *Gilbager des Anglais*). G. Pennetier dit qu'on la façonne en lyre, en cœur, en feuilles et en tablettes de 15-20 millim. d'épaisseur. Cette sorte est préparée aussi en Hollande et en Allemagne.

L'Ichthyocolle de Machoiran, en lyre, est plus grosse que la sorte de Russie, dite en petit cordon; elle est terne, grise ou jaune sale, d'aspect corné et à peine chatoyante. Elle ne se dissout qu'à moitié dans l'eau et doit être rejetée. Elle sert à la clarification de la bière, après avoir été rabotée et acidulée.

Holmes cite, comme existant au Musée de la Société de Pharmacie de la Grande-Bretagne, plusieurs sortes d'Ichthyocolles du Brésil, les unes, fournies par une espèce d'*Otolithus*, et appelées : *Brasilian pipe isinglass, Brasilian Ribbon isinglass ;* les autres, provenant du *Silurus Parkerii* et nommées *Lump Brasilian isinglass, Honeycomb Brasilian isinglass, Para isinglass.* Cette dernière serait constituée par des ovaires desséchés.

A la suite de son étude des Ichthyocolles, L. Soubeiran donne les caractères différentiels suivants des colles de Russie, de l'Inde et du Brésil :

α) L'*Ichthyocolle russe* se dissout aisément dans l'eau chaude et laisse au plus 2 0/0 de résidu ; elle fournit une gelée ferme, pure, translucide et de saveur douce, agréable.

β) L'*Ichthyocolle de l'Inde* se dissout assez facilement et fournit une gelée claire, transparente, moins ferme que celle de Russie, de saveur ordinairement agréable, mais ayant parfois un léger goût de poisson ; elle laisse de 7 à 13 0/0 de résidu.

γ) L'*Ichthyocolle du Brésil* fournit une gelée encore moins ferme, opalescente et laiteuse, en raison de la grande quantité de matière albumineuse qu'elle renferme. Elle a une saveur forte et désagréable.

5° **Fausses Ichthyocolles.** — Les Ichthyocolles de cette catégorie peuvent être réparties en deux groupes : celles qui se dissolvent complètement dans l'eau ; celles qui s'y dissolvent incomplètement.

Au 1er groupe appartient la substance que Guibourt a décrit sous le nom de *Colle de poisson vitreuse* et, sans doute, la *Colle d'écailles du Sénégal.*

La *Colle de poisson vitreuse* est en lames très minces, incolores, transparentes, avec une surface *resplendissante* (Guibourt), rayée de lignes parallèles. Elle a la consistance de la corne, se dissout dans l'eau bouillante et fournit une gelée aussi belle que l'Ichthyocolle supérieure. Elle est fabriquée avec les écailles de la Carpe.

La *Colle d'écailles du Sénégal* est préparée avec les écailles du *Capitaine*, Poisson du Sénégal appartenant au genre *Heterotis*. On la dit excellente.

Au 2e groupe se rapportent des colles de moins en moins bonnes et dont les plus inférieures sont absolument mauvaises.

La plus estimée de ces fausses Ichthyocolles est la *Colle de Machoiran de la Guyane*, préparée par P. Pouget, de Cayenne, dont elle porte le nom imprimé en lettres transparentes.

Cette colle a la forme générale d'un poisson et semble provenir de la peau du Machoiran. Selon Guibourt, elle est longue de 90 centim., large de 14 centim., très mince, incolore, presque transparente, luisante et faiblement nacrée. Elle se déchire aisément en tous sens, gonfle beaucoup dans l'eau, qui la dissout en grande partie par l'ébullition, et laisse un résidu floconneux, opaque, assez abondant.

L'*Ichthyocolle de Morue*, connue dans le commerce sous le nom de *Queue de rat*, est fabriquée avec la vessie natatoire de la Morue. Elle est en feuilles très minces, opaques, bosselées, non chatoyantes, longues de 22 à 27 centim., larges de 6 à 8 centim., faciles à déchirer dans tous les sens et de saveur salée. Elle se gonfle, se divise en grumeaux dans l'eau et ne forme pas de gelée, en se refroidissant. Les limonadiers s'en servent, dit-on, pour clarifier le café ; mais elle communique à ce breuvage un arrière-goût désagréable.

Parmi les fausses Ichthyocolles, il suffit de mentionner la *Fausse colle en lyre*, fabriquée avec des nerfs de Bœuf. Cette sorte a un aspect corné, se divise difficilement et ne se dissout pas dans l'eau bouillante. A ce groupe appartient aussi la *Fausse colle en feuilles*, fournie par les intestins des Veaux et des Moutons. Cette matière est en lames très minces, longues de 23 à 25 centim., larges de 5 à 8 centim., bosselées, opaques, non chatoyantes et se déchirant dans tous les sens. L'eau bouillante n'en dissout qu'un tiers environ et laisse de nombreux grumeaux.

ANIMAUX OU SUBSTANCES PROVENANT DU GROUPE DES INVERTÉBRÉS

INSECTES VÉSICANTS

Les Insectes vésicants appartiennent tous à l'ordre des Coléoptères. On les rapporte généralement à la section des Hétéromères et à la famille des Trachélides. E. Blanchard les place dans la famille des *Cantharidides*, qui forme le type de sa tribu des *Cantharidiens*, à laquelle il donne les caractères suivants :

Antennes filiformes ou un peu renflées à l'extrémité ; tête cordiforme, portée sur une sorte de cou ; mâchoires sans onglet ; tarses antérieurs et intermédiaires de 5 articles, les postérieurs à 4 articles ; élytres molles.

E. Blanchard caractérise, comme suit, la famille des Cantharidides :

Crochets des tarses bifides ; palpes filiformes.

Il divise cette famille en 4 groupes : *Méloéites*, *Mylabrites*, *Cantharidites*, *Némognathites*.

Presque tous les Insectes compris dans cette famille ont des propriétés vésicantes ; lorsqu'ils sont ingérés, ils agissent énergiquement sur le tube digestif et sur l'appareil génito-urinaire. Si l'on excepte les Némognathites, qui ne semblent pas avoir été utilisés, du moins en Europe, les trois autres groupes renferment des espèces douées d'une activité considérable et dont nous ferons connaître les caractères.

CANTHARIDITES

Antennes un peu grenues, sans renflement sensible vers l'extrémité ; mâchoires sans appendices. Genres : *Ænas*, Latr. ; *Cantharis*, Geoffr. ; *Lytta*, Fabr. ; *Zonitis*, Fabr. ; *Tetraonyx*, Latr. ; *Apalus*, Fabr. ; *Sitaris*, Latr. (Blanchard.)

Cantharis

Antennes longues, un peu épaissies vers l'extrémité ; tarses à pénultième article entier.

Le type de ce genre est la Cantharide officinale.

Cantharide officinale. — La Cantharide officinale (*Cantharis vesicatoria*, Geoffr., Latr. ; *Meloe vesicatorius*, L. ; *Lytta vesicatoria*, Fabr. ; fig. 57) est un Insecte d'un vert métallique un peu bleuâtre, long de 15 à 20 millim., large de 4 à 6 millim., offrant les caractères suivants : antennes noires, filiformes, à 11 articles ; tête cordiforme, un peu inclinée en dessous, plus grosse que le corselet, dont le prothorax est presque carré ; la tête et le thorax présentent, sur leur milieu, une dépression linéaire profonde ; abdomen presque cylindrique, recouvert par des élytres flexibles, finement guillochés et offrant, vers leur bord interne, deux nervures longitudinales assez déliées ; ailes inférieures membraneuses et transparentes ; pattes grêles, à

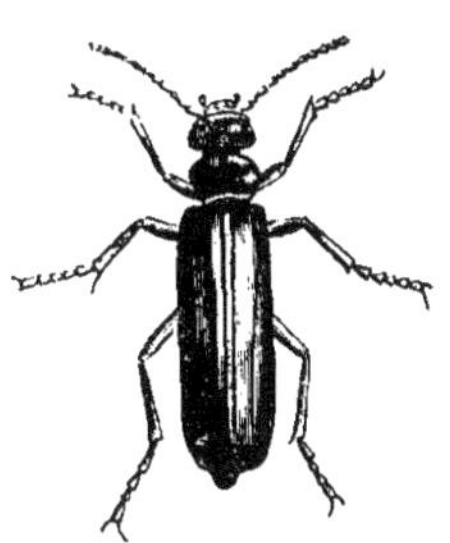

Fig. 57. — Cantharide officinale.

tarses filiformes, terminés par deux crochets recourbés et garnis, en dessous, de poils serrés.

Les mâles sont plus petits que les femelles.

Les Cantharides exhalent une odeur forte, pénétrante, très désagréable et qui se conserve après leur dessication.

Elles habitent surtout les contrées méridionales de l'Europe (Espagne, Italie, Sicile) ; mais elles sont communes également dans l'Ukraine, d'où on les exporte, par Leipzig. On les trouve principalement sur les Frènes, les Lilas, les Troènes, les Jasmins; toutefois, on les rencontre aussi sur les Rosiers, les Sureaux, les Pommiers, les Saules, les Peupliers, parfois sur les Chèvrefeuilles, le Chamæcerasus, plus rarement sur le Noyer, la Cynoglosse et même le Blé.

Elles sont récoltées le matin, avant le lever du soleil, tandis qu'elles sont encore engourdies par le froid. Il suffit alors de secouer les arbres qu'elles habitent et au-dessous desquels on a étendu des draps. Les Cantharides ainsi recueillies sont tuées, soit en les plongeant dans de l'eau ou dans du vinaigre bouillant, soit en les exposant à la vapeur de ce dernier. Lutrand a recommandé d'employer du chloroforme.

On les fait sécher à l'étuve.

Les Cantharides perdent beaucoup de leur poids, par dessiccation, et l'on a compté qu'il en faut treize, pour égaler le poids d'un gramme.

Ces animaux sont rapidement attaqués par divers Insectes (Anthrènes, *Ptinus*, Dermestes), qui en dévorent toutes les parties molles, dans lesquelles se trouve surtout contenu le principe actif. Aussi faut-il les choisir récentes, autant que possible, ou privées de vermoulures, et doit-on les mettre à l'abri des attaques.

On a préconisé le camphre, comme préservatif; mais cette substance ne détruit pas les Anthrènes. Une petite quantité de mercure, placée au fond des vases, qui contiennent les Cantharides, constitue un bon préservatif. Le meilleur moyen paraît être de les enfermer chaudes, c'est-à-dire, lorsqu'elles sortent de l'étuve, dans des vases chauffés aussi et que l'on bouche hermétiquement. La conservation est mieux assurée, si l'on a mis un peu de mercure au fond du vase et si le bouchon a été, soit goudronné, soit enduit de cire, ou de paraffine.

La dessiccation des Cantharides doit être faite à l'aide d'une chaleur peu élevée, car le principe actif de ces animaux est très volatil et peut se dissiper entièrement à l'air, même à la température ordinaire.

Les Cantharides ont été analysées par Robiquet, qui y a trouvé : 1° un *principe vésicant* (Cantharidine) ; 2° une *huile grasse jaune ;* 3° une *huile grasse verte ;* 4° une *substance jaune visqueuse ;* 5° une *substance noire ;* 6° de l'*osmazome ;* 7° des *acides urique, acétique, phosphorique ;* 8° des *phosphates de chaux* et de *magnésie ;* 9° de la *chitine.*

Des Cantharides contenant 8, 18 0/0 d'humidité ont fourni à Kubly 5,79 0/0 de cendres, à base de chaux, de magnésie, de potasse et de soude.

La Cantharidine ($C^{10}H^{12}O^4$) est une substance très vésicante, très vénéneuse et d'une âcreté excessive : un demi-milligramme de Cantharidine, posé sur la langue, y détermine une large phlyctène. Elle se dissout dans l'eau à la faveur de la matière jaune. A l'état pur, elle est incolore et se présente sous forme de prismes obliques, à base rhombe. L'eau froide en dissout 0,15 0/0 de son poids ; l'eau bouillante, 0,297 ; l'alcool à 85°, 0,862 ; la benzine bouillante, 3,38. L'éther, le chloroforme, les huiles fixes et volatiles la dissolvent. L'acide sulfurique la dissout sans l'altérer : sa dissolution dans cet acide est précipitée par l'eau. Elle est insoluble dans le sulfure de carbone. Elle se ramollit à 210° et fond à 218°, mais se décompose alors et se sublime en partie, sous forme de paillettes brillantes. Sous l'influence des alcalis, elle fixe deux molécules d'eau et se change en un acide bibasique faible (*Acide Cantharidique :* $C^{10}H^{16}O^6$), capable de former des sels très vésicants. On peut donc la considérer comme l'anhydride d'un acide.

La valeur des Cantharides étant en rapport nécessaire avec la proportion de Cantharidine qu'elles renferment, il convient de doser cette substance. Pour cela, on pulvérise grossièrement 50 grammes de Cantharides, et on les introduit dans l'appareil digesteur de Payen, avec quantité suffisante de chloroforme; ou bien on les met dans un appareil à déplacement, et on les traite par un liquide approprié (chloroforme, éther acétique, benzine). Comme la Cantharidine est volatile, il semble que l'emploi du digesteur doit donner de moins bons résultats, que l'emploi de l'appareil à déplacement : le chloroforme, en se volatilisant doit, en effet, reporter une partie de la Cantharidine dans la poudre à épuiser. Toutefois, ce moyen doit être préféré, car il nécessite une moindre quantité du dissolvant; il suffit, quand l'opération est terminée, de laver la poudre avec un peu de chloroforme neuf, pour en soustraire toute la Cantharidine qu'elle pourrait garder.

Quel que soit le procédé employé, on distille le liquide qui a servi à la lixiviation. Le résidu extractiforme est ensuite traité par le sulfure de carbone. Celui-ci en sépare les matières grasses que le chloroforme avait enlevées, en même temps qu'il dissolvait la Cantharidine, et laisse cette dernière dans un état suffisant de pureté. Si l'on a opéré dans une capsule tarée, on n'a plus alors qu'à peser celle-ci, pour obtenir le poids de la Cantharidine.

Le dosage répété de Cantharides pures a montré que la Canthadirine y est contenue dans la proportion de 4 à 5 grammes, par kilogramme. Toutes les fois donc que l'essai des Cantharides donnera un poids inférieur à cette quantité, on devra les rejeter.

Comme on opère d'habitude sur 50 grammes de poudre, le poids de la Cantharidine obtenue ne devra pas être inférieur à 0,20.

On a souvent discuté, pour savoir en quelle partie de la Cantharide réside son principe actif. La plupart des auteurs admettent, avec toute apparence de raison, que la Cantharidine occupe surtout les parties molles. Limousin-Lamothe et Dubuc ont affirmé cependant, que les Cantharides vermoulues, c'est-à-dire, privées des parties molles, peuvent produire la vésication. Il est certain que les vermoulures contiennent encore de la Cantharidine, puisque Guibourt,

Virey et Berthoud y en ont trouvé (0,094, pour 125 de vermoulure, selon Berthoud); mais, comme on le voit, la proportion de cette substance y est beaucoup amoindrie, et il ne viendra jamais à l'idée d'un pharmacien consciencieux d'employer de la poudre de vermoulures, pour la préparation de vésicatoires. Les résultats obtenus, s'ils sont exacts, montrent, en effet, que les vermoulures ne contiennent que 0,075 0/0 de Cantharidine, tandis que les Cantharides de bonne qualité en contiennent de 0,4 à 0,5 0/0, comme nous l'avons dit.

On ne doit donc acheter que des Cantharides en bon état de conservation et dépourvues de poussières ou de débris quelconques.

Falsification des Cantharides. — Le prix relativement élevé des Cantharides a porté naturellement à les falsifier. Comme la majeure partie des Cantharides du commerce arrive aujourd'hui de l'Ukraine, et passe ainsi presque toute entre les mains de nombreux spéculateurs, ceux-ci leur font subir des falsifications diverses.

Ainsi, on augmente leur poids, par une immersion, soit dans l'huile, soit dans l'eau, ou bien on en retire le principe actif, par un traitement avec l'alcool ou avec l'essence de térébenthine.

La présence de l'*Huile* est décélée par un rapide lavage à l'éther, qui en sépare la matière grasse. Parfois, la proportion d'huile est telle que les Cantharides tachent le papier, avec lequel on les comprime légèrement.

L'existence de l'*Eau* est indiquée par la perte de poids qu'elles éprouvent, quand on les met à l'étuve.

On reconnaît que les Cantharides ont été traitées par l'*alcool* ou par l'*essence de térébenthine*, à l'aide de deux moyens : 1° le dosage de la Cantharidine ; 2° le dosage de l'extrait, sachant que 100 grammes de Cantharides fournissent 15 à 16 grammes d'extrait alcoolique.

L'*Essence de térébenthine* sera reconnue, d'ailleurs, par la matière résineuse que l'on obtient, en lavant les Cantharides avec de l'éther.

La forme et la coloration spéciales aux Cantharides ne

permettent guère de les falsifier, par addition d'autres Coléoptères, du moins tant qu'elles sont entières. Il parait cependant qu'on y a trouvé divers Insectes, dont nous indiquerons les caractères distinctifs :

1° La Chrysomèle fastueuse (*Chrysomela fastuosa*), qui est d'un vert brillant et beaucoup plus petite que la Cantharide, car elle n'a que 11 à 13 millim. de longueur et 7 à 9 millim. de largeur.

2° Le Callichrome musqué (*Callichroma moschata*, L.), qui exhale une odeur de rose et est long de 27 millim. Il a des antennes filiformes, plus longues que le corps, les cuisses postérieures allongées, les jambes très comprimées, le thorax arrondi, d'un diamètre presque égal à celui de l'abdomen, des élytres subconiques, plus larges à la base qu'à l'extrémité libre.

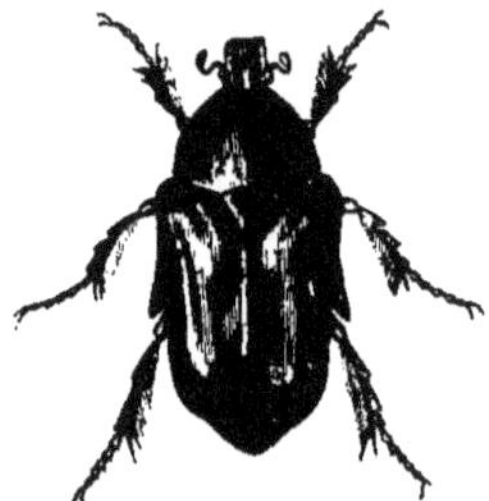

Fig 58. — Cétoine dorée.

3° La Cétoine dorée (*Cetonia aurata*, Fabr.; fig. 58), qui a une forme ovalaire et ramassée, est longue de 11 à 22 millim., large de 16 à 12, avec une tête très petite, un corselet subarrondi en avant, aussi large que l'abdomen en arrière, et des élytres portant, sur leur bord interne, une nervure saillante. Le dos est d'un vert doré brillant et la face abdominale d'un rouge cuivreux; les pattes sont garnies de poils roux, qui existent aussi sur le ventre.

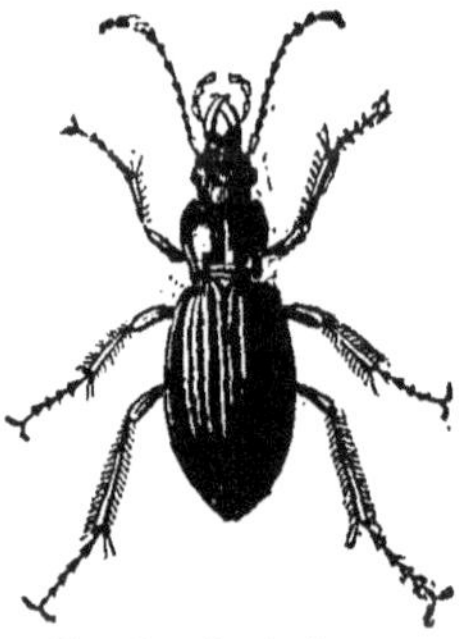

4° Le Carabe doré (*Carabus auratus*, L.; fig. 59), qui est oblong, d'un beau vert, avec trois côtes sur les élytres, qui sont *soudées; pas d'ailes;* antennes à 3e article cylindrique; pattes et antennes roussâtres.

Fig. 59. — Carabe doré.

Il est difficile de concevoir que les Insectes ci-dessus

puissent être confondus avec les Cantharides entières. Mais on comprend aussi, que leur poudre puisse être ajoutée à celle des Cantharides. Dans ce cas, cette dernière fournira une quantité de Cantharidine d'autant moindre, qu'elle aura été additionnée d'une proportion plus grande d'Insectes non vésicants. Il en sera de même, si la poudre a été préparée en partie avec des Cantharides épuisées.

Pereira a signalé la falsification de la poudre de Cantharides, par addition de poudre d'Euphorbium. Stanislas Martin conseille alors de traiter la poudre suspecte, avec de l'alcool bouillant, et de filtrer la liqueur chaude : la matière résineuse se précipite par refroidissement. Si la solution restante est ensuite évaporée, elle fournira une quantité d'extrait supérieure à celle que donne un poids égal de Cantharides.

Un assez grand nombre d'Insectes du genre *Cantharis* ou rapportés à des genres voisins, sont cités par A. Richard, comme possédant des propriétés vésicantes.

Tels sont les suivants :

Le *Cantharis verticalis*, Illig. (*C. dubia*, Fabr. ; *Lytta dubia*, Oliv.) : noir, avec la tête fauve, partagée par une ligne longitudinale noire. Il vit sur la Luzerne, dans le Midi de la France, et a été retrouvé en Grèce. Il a la taille d'une Cantharide ordinaire.

Le *C. collaris* (*Lytta collaris*, Fabr.) : longue de 27 millimètres ; tête, corselet et pattes jaunes ; abdomen et élytres d'un bleu cuivreux ; corselet avec deux taches noires ; tête pourvue aussi de 2 taches en dedans des yeux. Elle habite la Grèce.

Le *C. erythrocephala* (*Lytta erythrocephala*, Fabr.) : long de 11 à 18 millimètres, noir, sauf à la tête, qui est rougeâtre, avec la base marquée d'une ligne noire ; élytres et corselet bordés de jaune sale, avec une bande de même couleur sur leur milieu. Il habite le Midi de la Russie.

Le *C. dimidiata*, Déj., du Brésil : long de 22 à 25 millimètres ; tête et corselet jaune fauve ; élytres jaune fauve, dans le tiers supérieur, avec une tache noire, vers l'angle supérieur externe ; le reste de l'élytre est noir mat ; pattes noires, sauf aux hanches, qui sont fauves ; tête étroite, allongée ; corselet très allongé, aminci en avant.

Le *C. fucata*, Dej., aussi du Brésil : long de 18 à 28 millimètres, avec le corps entièrement gris foncé, un peu pulvérulent.

Le *C. affinis*, Dej., encore du Brésil : a la grandeur et la forme du précédent, mais presque noir, avec le corselet et les élytres bordés de gris et offrant une ligne grise en leur milieu.

Le *C. vittata*, Latr., des États-Unis, où il vit sur la Pomme de terre : corps bariolé de lignes longitudinales, noires et jaunes, alternatives.

On cite, au Sénégal, des Cantharides de diverses couleurs :

1° Les unes bleuâtres ou violacées: *C. amethystina*, Dej. ; *C. rugipennis*, Buquet ; *C. sulcata*, Dej.; *C. ianthina*, Dej.;

2° Les autres d'un gris plus ou moins terne : *C. hirtipes*, Dup. ; *C. flavicornis*, Dej. ; *C. vestita*, Duf. ; *C. Leprieurii*, Buq.

3° Une qui ressemble assez à la nôtre et qui est d'un vert doré légèrement bleuâtre : *C. Dussaultii*, Duf.

Lytta, Fabr.

Ce genre, très voisin des Cantharides vraies, contient un grand nombre d'espèces, toutes exotiques. Voici ses caractères :

Antennes longues, amincies vers l'extrémité ; palpe maxillaire à dernier article plus gros que les autres ; pénultième article des tarses entier.

L'espèce la plus employée est la **Cantharide pointillée** (*Lytta adspersa*, Klüg.), qui vit à Montevideo, sur le *Beta vulgaris*, var. *Cicla:* corps gris cendré, comme pulvérulent, et criblé de points noirs ; antennes noires ; pattes roussâtres. Elle est longue de 13 à 16 millim.

Pour la récolter, on coupe les tiges de Bette, qui en sont couvertes, et l'on secoue ces tiges dans un sac en toile.

La Cantharide pointillée est, dit-on, aussi vésicante que notre Cantharide ; mais elle paraît ne pas provoquer d'irritation sur les organes génito-urinaires. On emploie également, à Montevideo, le *L. vidua*, Klüg., et le *L. (Epicauta) cavernosa*, Reiche.

On cite encore, comme très employé aux États-Unis, le *L. atomaria*, Germ. (*L. punctata*, Klüg.), que l'on trouve également au Brésil et dans la Guyane et qui vit sur les Pommes de terre.

Les *L. Syriaca*, Fabr. et *L. segetum*, Fabr., sont réputés vésicants. Le 1er, aussi appelé *Ænas syriacus*, Latr., habite la Syrie et le Midi de l'Europe, surtout l'Autriche. Le 2e se trouve en Arabie et dans le Nord de l'Afrique.

Les *Ænas*, dont le type est l'*Æ. afer*, vivent dans le Midi de l'Europe et la Barbarie.

Les *Tetraonyx tigridipennis*, Dej. et *T. quadrilineata*, Dej., tous les deux du Brésil, sont vésicants.

Les *Zonitis*, *Apalus*, *Sitaris* et *Nemognathus*, paraissant dépourvus de propriétés vésicantes.

MYLABRITES

Antennes renflées vers l'extrémité ; corps pourvu d'ailes. Genres : *Cerocoma*, Geoff. ; *Mylabris*, Fabr. ; *Lydus*, Latr.

Cerocoma

Antennes de 9 articles, dont le 2e offre, chez les mâles, une grande expansion foliacée. Ce genre ne fournit guère qu'une espèce, dont les propriétés vésicantes soient reconnues : c'est le Cérocome de Schæffer.

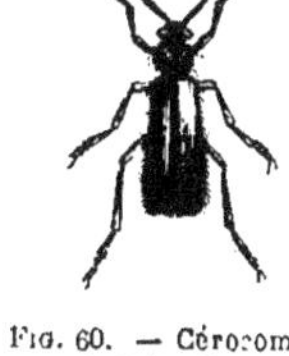

Fig. 60. — Cérocome de Schaeffer.

Cérocome de Schæffer (*C. Schæfferii*, Fabr.; fig. 60) : vert doré, pubescent, long de 10-15 millim. ; tête et corselet noirs ; antennes et pattes jaunes ; élytres très flexibles, aussi longs que l'abdomen. Cet Insecte se trouve, aux environs de Paris, sur les Graminées, les Ombellifères et les Synanthérées.

Mylabris

Antennes renflées en bouton à l'extrémité, offrant 11 articles, dont les 2, 3, 4 derniers sont quelquefois soudés.

Ce genre contient un grand nombre d'espèces, soit noires, avec des taches jaunes ou rougeâtres, soit jaunes, avec des taches noires. Les Mylabres habitent les régions chaudes et tempérées de l'Ancien Continent ; certains paraissent aussi actifs que les Cantharides. On emploie surtout les espèces suivantes :

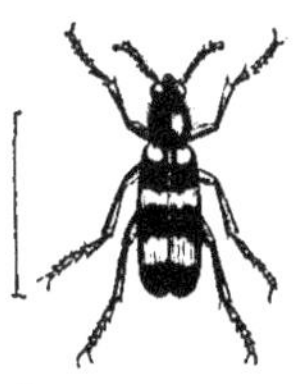

Fig. 61. — Mylabre variable.

Mylabre variable (*Myl. variabilis*, Pall., Dej.; fig. 61) : long de 18 à 20 millim. ; tête et thorax noirs et velus ; élytres jaunes, avec 3 bandes transversales noires, inégales : l'une à 3 millim. environ de la base ; la seconde située environ aux 2/5 de la longueur de l'élytre ; la troisième occupant son extrémité. Ce Mylabre habite les régions chaudes de l'Europe et remonte, en France, dans la vallée de la Loire. On l'emploie en Italie, en Grèce et en Égypte. Il vit sur les fleurs des Synanthérées.

Mylabre de la Chicorée (*M. Cichorii*, Fabr., fig. 62-63) : un peu plus grand que le précédent, auquel il ressemble beaucoup. Il en diffère par ses bandes noires plus étroites, dont l'antérieure est interrompue (fig. 62) ou n'atteint pas le bord interne de l'élytre (fig. 63). Cette espèce est confondue souvent à tort avec le Myl. variable ; elle paraît exclusive à la Chine.

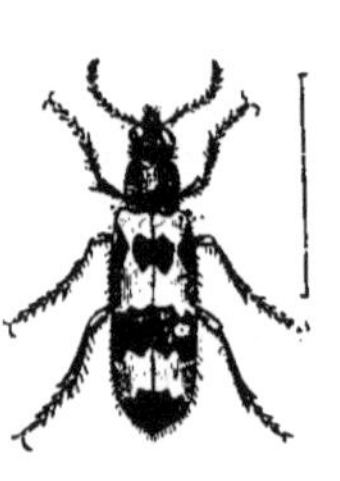
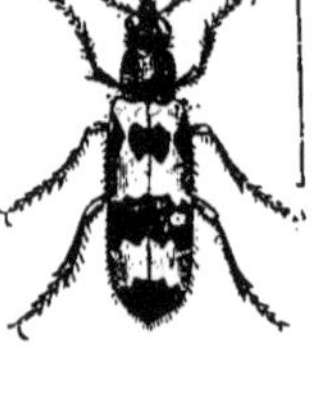

Fig. 62. — Mylabre de la Chicorée.

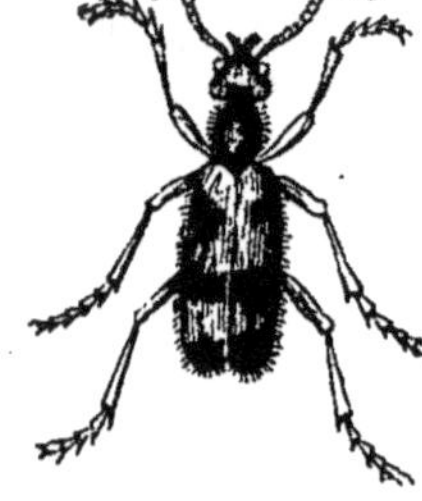

Fig. 63. — Mylabre de la Chicorée.

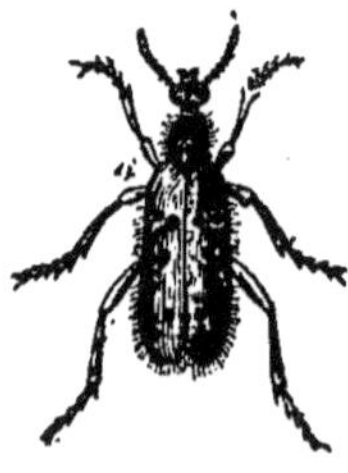

Fig. 64. — Mylabre bleuâtre.

Mylabre bleuâtre (*M. cyanescens*, Illig. ; fig. 64) : à peu près de la grandeur du Mylabre variable ; tête et corselet noirs et velus; élytres jaune-brunâtres, avec 6 taches noires ponctiformes disposées 2 par 2. Il est commun en Espagne et dans le Midi de la France, surtout à Perpignan.

Farines le dit plus actif que le Mylabre variable.

Mylabre du Sida (*M. Sidæ*, Fabr.) : élytres brun-rougeâtres, avec des bandes. Il est principalement usité en Chine, d'où on l'exporte en d'autres pays.

Le *Myl. indica*, Fussl., est employé à Pondichéry.

Selon Guérin-Méneville, on pourrait se servir du **Mylabre de l'Olivier** (*M. Oleæ*, Chevrol.), qui habite l'Algérie.

D'après A. Richard, le *M. pustulata*, Billberg, de l'Inde, et le *M. flexuosa*, Oliv., du Midi de la France, ne sont pas vésicants.

Le Mylabre de Billberg (*M. Billbergii*, Schœnh.; *Hycleus Billbergii*, Latr.), du Midi de l'Europe, et l'Hyclée Argus (*Hycleus Argus*, Dup.), du Sénégal, sont doués de propriétés vésicantes.

Le tableau ci-dessous résume les caractères des 4 espèces importantes :

Élytres.	jaune d'ocre; bande antérieure	atteignant le bord interne de l'élytre	*M. variable;*
		interrompue ou n'atteignant pas le bord interne	*M. de la Chicorée;*
	brun-rougeâtres; bande antérieure entière		*M. du Sida;*
	jaune-brunâtres; bandes remplacées par des points		*M. bleuâtre.*

Lydus, Latr.

Antennes à 11 articles, longues, grossissant un peu vers l'extrémité.

Les *Lydus algiricus*, Fabr., et *L. flavipennis*, Dej., originaires d'Europe, sont vésicants.

MÉLOÉITES

Antennes moniliformes; élytres très réduits; pas d'ailes membraneuses. Ce groupe ne comprend que le genre *Meloe*, Fab., auquel on rapporte de nombreuses espèces, dont nous citerons quelques-unes.

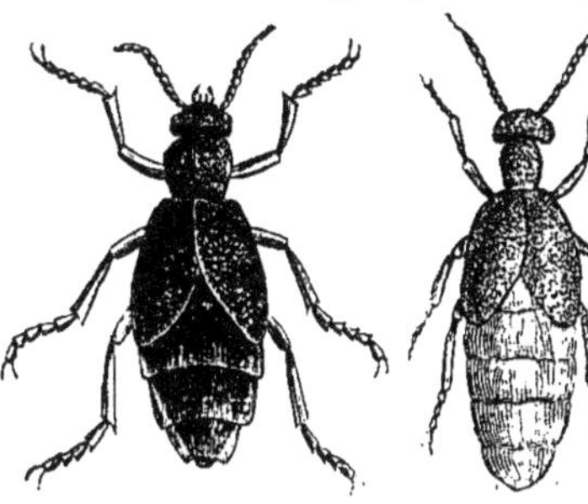

Fig. 65 — Méloé Proscarabée. Fig. 66 — Méloé proscarabée femelle.

Méloé Proscarabée (*M. Proscarabaeus*, L. Leach, fig. 65-66) : noir bleuâtre, long de 3 centim. environ ; antennes renflées au milieu, plus longues que la tête et le corselet réunis, avec le dernier article entier, ovoïde allongé, pointu ; élytres légèrement rugueux.

Le *M. gallica*, Dej., qui est franchement noir, paraît n'être qu'une variété du Proscarabée. Ce dernier est commun en France.

Méloé varié (*M. variegatus*, Leach ; fig. 67-68) : noir verdâtre bronzé ; long d'environ 27 millim. ; tête, corselet et élytres ponctués et rugueux ; pattes bronzées et violacées ; antennes filiformes, courtes, assez épaissies. On le trouve aux environs de Paris.

Méloé ruqueux (*M. rugosus*, Marsh. ; fig. 69) : noir mat, avec des élytres très rugueux ; antennes épaissies au sommet. Il habite le Midi de la France.

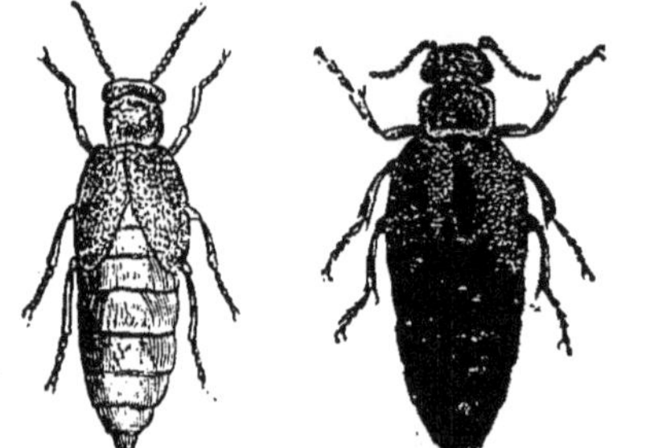

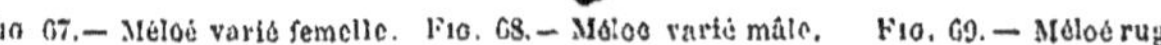

Fig 67.— Méloé varié femelle. Fig. 68.— Méloé varié mâle. Fig. 69.— Méloé rugueux.

Méloé de Mai (*M. maialis*, L. Leach) : noir mat, sans reflet métallique ; long de 27 à 40 millim. ; corselet à peine carré, tête, corselet et élytres à peine rugueux ; anneaux de l'abdomen séparés les uns des autres, par une bande transversale rougeâtre. Cette espèce est très commune presque partout, en France, surtout dans le Midi.

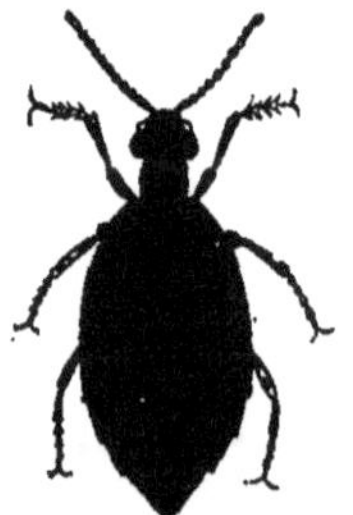

Fig. 70. — Méloé autumnal femelle.

A. Richard cite encore le **Méloé Tuccia** (*M. Tuccia*, Rossi) : noir, long de 27 à 40 millim. ; antennes courtes, filiformes ; tête, corselet et élytres profondément ponctués ; corselet échancré à son bord inférieur. Le Tuccia est commun en Italie et dans le Midi de la France.

On a recommandé aussi le **Méloé**, *M. autumnalis*, Oliv., (fig. 70), qui se trouve aux environs de Paris.

Le tableau suivant résume les caractères distinctifs des 5 espèces ci-dessus décrites :

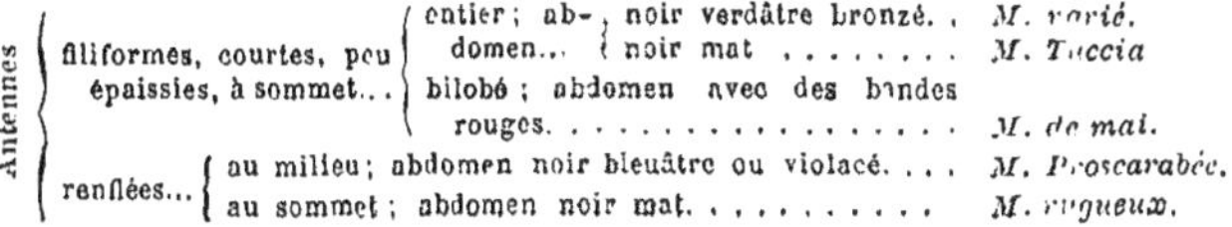

Antennes	filiformes, courtes, peu épaissies, à sommet...	entier ; abdomen...	noir verdâtre bronzé. .	*M. varié.*
			noir mat	*M. Tuccia*
		bilobé ; abdomen avec des bandes rouges.		*M. de mai.*
	renflées...	au milieu ; abdomen noir bleuâtre ou violacé. . . .		*M. Proscarabée.*
		au sommet ; abdomen noir mat.		*M. rugueux.*

Propriétés médicinales des Cantharides. — Les divers Insectes vésicants que nous venons de passer en revue, doivent évidemment leurs propriétés à la Cantharidine. Mais l'existence de ce principe n'a été constatée que chez quelques-uns. Comme on n'emploie guère (en France du moins) que les Cantharides, nous ne parlerons que des effets de celles-ci.

Les Cantharides sont surtout usitées à l'extérieur, comme vésicantes, irritantes ou épispastiques, selon la nature de la préparation que l'on emploie.

A l'état frais et écrasées, elles sont essentiellement vésicantes; sèches et réduites en poudre, elles forment la base de l'*Emplâtre vésicatoire*, de la *Teinture de Cantharides* et de la *Pommade épispastique*. Leur poudre, mêlée à celle de l'Euphorbium, constitue le principe actif de l'*Onguent vésicatoire* des vétérinaires. La Teinture de Cantharides est prescrite, en frictions, comme irritante et entre dans les pommades contre la calvitie.

Les Cantharides ne peuvent, sans danger pour le malade, être prescrites à l'intérieur. Elles produisent des effets irritants tellement graves et leur administration offre si peu d'avantages, que mieux vaudrait en supprimer absolument l'emploi. On les donne sous forme de poudre (de 0,01 à 0,05 et même 0,15, par jour), ou sous forme de teinture (de 2 à 10 gouttes et même 0,5 et 1,5, par jour). Des doses exagérées sont évidemment très nuisibles, en raison de l'irritation profonde qu'elles amènent. On n'oubliera pas, en effet, que la Cantharide n'est point attaquée dans l'économie; qu'elle en est difficilement évacuée et, par conséquent, s'y accumule; que l'ingestion de moins de 2 grammes de poudre peut amener la mort et, qu'à dose faible, elle détermine un ténesme vésical très violent. L'administration de doses élevées, continuées jusqu'à la mort, détermine l'émission de globules purulents et muqueux ; puis l'urine devient sanguinolente, renferme beaucoup de phosphates et contient enfin des matières grasses, indice d'une altération des reins. On a prétendu que les Cantharides stimulent et augmentent la puissance virile. Mais, dans un cas d'empoisonnement, Pallé a observe que l'érection provoquée est douloureuse et qu'elle est capable d'empêcher l'acte vénérien, plutôt que de le favoriser.

Nous ne croyons pas devoir parler des phénomènes de l'empoisonnement par les Cantharides. L'irritation qu'elles causent doit induire à ne pas administrer directement des vomitifs, dont l'urgence est d'ailleurs incontestable : mieux vaut s'adresser alors aux injections hypodermiques d'apomorphine. Après le rejet de tout ce qui pouvait exister dans l'estomac, on employera les mucilagineux, pour combattre les effets de l'inflammation locale. On doit éviter l'ingestion des corps gras, qui dissoudraient la Cantharidine et en faciliteraient l'absorption.

GALLES

On donne le nom général de *Galles* à des excroissances de forme variable, qui se développent sur beaucoup de végétaux, sous l'influence de la piqûre d'un Insecte. Elles sont essentiellement caractérisées, d'abord par l'existence, dans leur intérieur, de une ou de plusieurs cavités contenant un ou plusieurs Insectes, ensuite par la proportion relativement considérable de tannin qu'elles renferment. C'est à la présence de ce tannin, qu'elles doivent leur emploi en médecine et surtout dans l'industrie.

Les Galles peuvent être réparties en trois catégories : les *Galles vraies*, les *Bédégars*, les *Coques*.

Nous allons décrire les principales sortes de ces productions, en les rapportant à leurs catégories. Choisissant ensuite l'une de ces sortes comme type, nous ferons connaître sa structure et sa composition chimique; enfin, comme le tannin est le principe actif des Galles, la fin de cet article sera consacrée à l'étude de cette substance.

GALLES VRAIES OU UNILOCULAIRES

Les Galles vraies, appelées aussi *Noix de Galles*, ont pour caractère commun d'être formées par un tissu épais et résistant, au sein duquel se trouve une cavité simple, occupée par un Insecte appartenant au genre *Cynips*.

Ce groupe comprend un certain nombre de sortes, dont les plus usitées sont les suivantes :

1° **Galles d'Alep.** — Cette Galle (fig. 71) est produite par la piqûre du *Diplolepis Gallae tinctoriae*, Latr. (*Cynips Gallæ tinctoriæ*, Oliv.), sur les jeunes bourgeons du Chêne des teinturiers (*Quercus lusitanica*, Webb, var. *infectoria ; Q. infectoria*, Oliv.). Elle a la grosseur d'une cerise et présente, à sa surface, des aspérités dues à l'extrémité des écailles du bourgeon modifié.

On la récolte avant la sortie de l'Insecte. Plus tard, elle

est creusée d'un canal, qui met sa cavité interne en communication avec l'atmosphère et se traduit au dehors, par un trou arrondi : elle est alors plus légère, plus pâle et moins astringente. Cette sorte vient d'Alep, de Smyrne, de Mossoul et de la Perse. On en connaît quatre variétés :

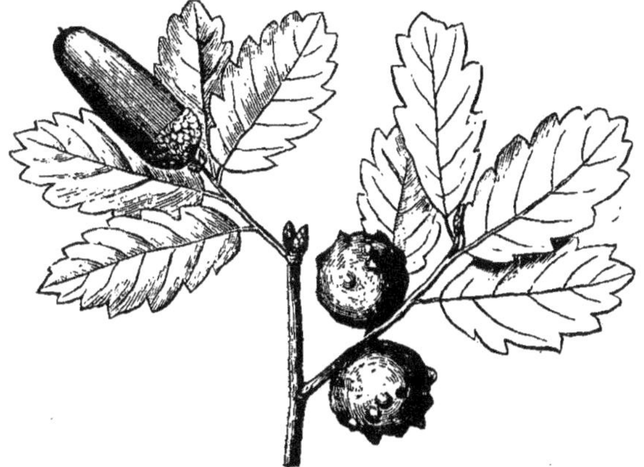

FIG. 71. — Rameau de *Quercus infectoria* portant deux Galles.

α) *Galles noires d'Alep :* petites, épineuses, pesantes, d'un gris noirâtre, non piquées et couvertes d'une efflorescence blanchâtre.

β) *Galles vertes d'Alep :* plus grosses, moins épineuses, moins lourdes et plus souvent piquées que les précédentes. Elles sont d'un vert jaunâtre et couvertes d'une efflorescence blanchâtre.

γ) *Galles blanches d'Alep :* plus grosses et plus légères, que les précédentes, presque toutes piquées, ridées et de couleur blanc verdâtre ou jaune rougeâtre.

δ) *Galles d'Alep, en sortes :* mélange des Galles ci-dessus, avec des cupules de glands, soit entières, soit brisées et des corps étrangers de diverse nature.

2° **Galle de Smyrne** (fig. 72). — Cette Galle est plus grosse, moins colorée, plus légère et moins estimée que la Galle d'Alep. On la récolte aussi sur le *Q. infectoria* et on en distingue également quatre sortes : *noires*, *vertes*, *blanches*, *en sortes*.

3° **Petite Galle couronnée d'Alep**(fig. 73). — Elle est grosse comme un pois, pédiculée et porte, à sa partie supérieure, un nombre variable de tubercules disposés en cercle. Elle arrive mêlée aux Galles d'Alep, dont elle n'est, à vrai dire, qu'une variété et ne se trouve pas dans le commerce, comme sorte distincte.

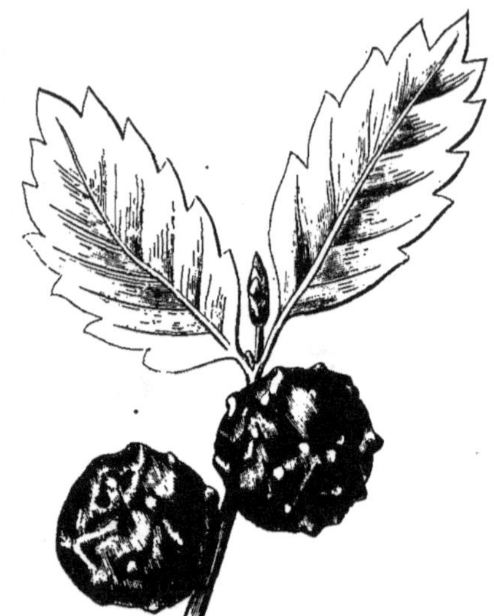

Fig. 72. — Galle de Smyrne.

4° **Galle** ou **Gallon de Hongrie** ou **du Piémont** (fig. 74). —

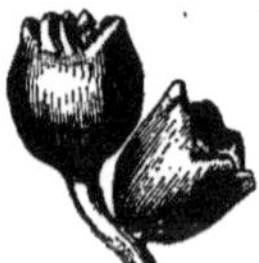
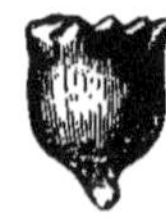
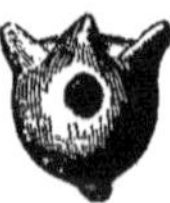
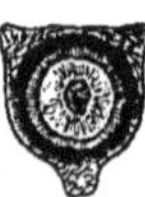

Fig. 73. — Petite Galle couronnée d'Alep ;
l'une de ces Galles est coupée verticalement en son milieu.

Cette variété de Galles est très irrégulière et résulte du développement anormal de la cupule du gland, chez le Chêne-Rouvre (*Q. Robur*, L.). On l'attribue à la piqûre du *Cynips Quercus Calycis*. Elle se produit, soit en dehors, soit en dedans de la cupule.

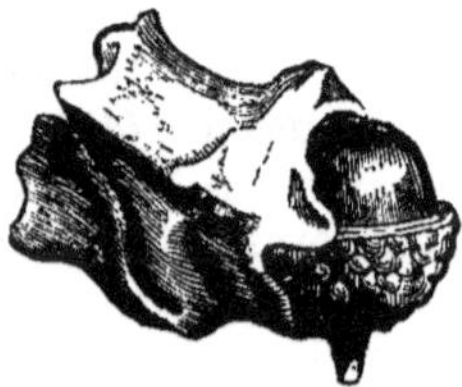

Fig. 74. — Gallon de Hongrie.

Dans le premier cas, le gland se développe; il avorte, au contraire, dans le second.

Le Gallon de Hongrie sert au tannage et est plus estimé que la Galle d'Alep.

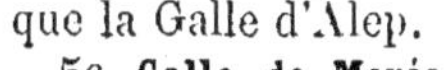

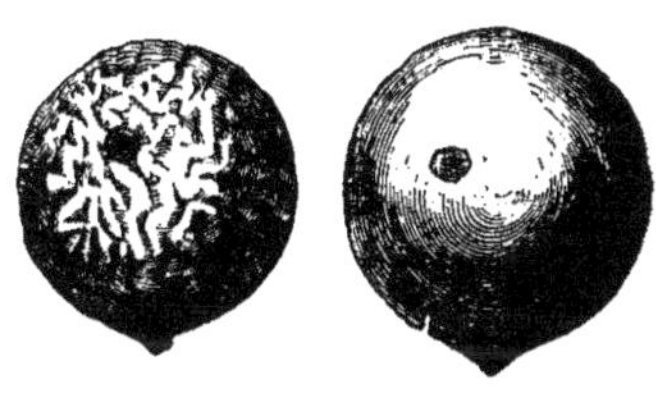

FIG. 75 — Galle ronde de l'Yeuse.

5° **Galle de Morée.** — Cette sorte est brune, ou rougeâtre et bariolée, plus petite, moins régulière et plus creuse que celle d'Alep. Elle est moins estimée que cette dernière et lui est souvent mélangée.

6° **Galle Marmorine.** — Cette Galle a un petit volume (10-15 millim. de diamètre); elle est sphérique, un peu allongée à la base, lisse ou rugueuse et grise, avec des marbrures jaunâtres ou rougeâtres. Sa cassure est rayonnée, jaune ou rougeâtre, et sa cavité assez grande. Elle vient du Levant.

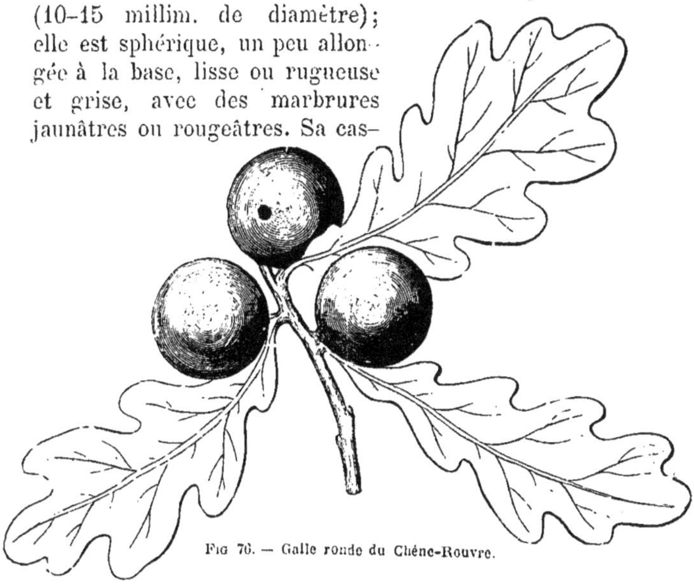

FIG 76. — Galle ronde du Chêne-Rouvre.

7° **Galle d'Istrie** (Autriche). — Cette sorte a de 10 à 12 millimètres de diamètre, présente à peu près la forme des

Marmorines et sa couleur est, suivant l'âge, jaune pâle, rouge ou brune. Elle est fortement ridée, mais non épineuse, et sa cassure est compacte.

8° **Galles indigènes.** — Ces Galles, d'ailleurs peu estimées, se développent sur les Chênes de nos contrées. On en connaît plusieurs sortes :

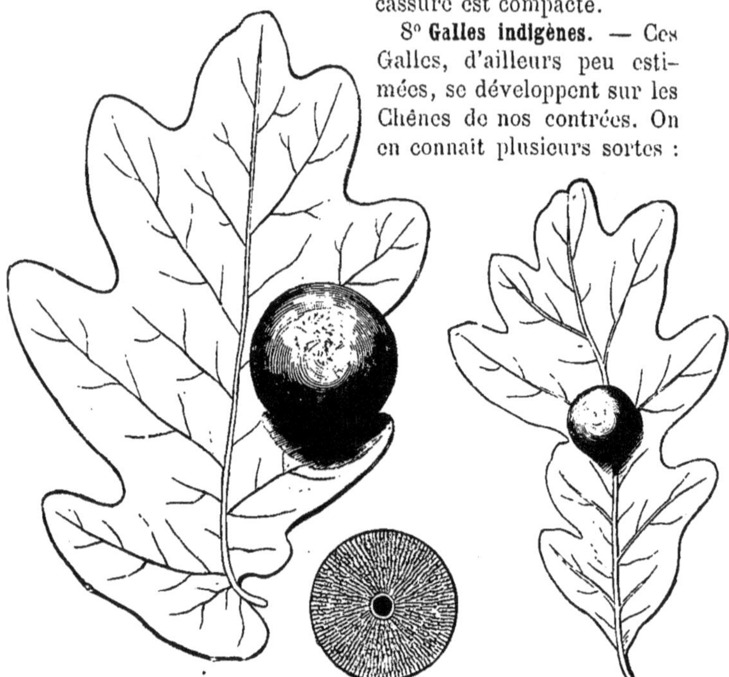

Fig. 77. — Galle en cerise. Fig. 78 — Galle en groseille.

α) La **Galle ronde de l'Yeuse** ou **Galle de France** (fig. 75), produite par le Chêne-Yeuse (*Q. Ilex*, L.) : elle est épaisse d'environ 2 centim., verdâtre ou rougeâtre, unie ou légèrement ruqueuse et ridée, avec une cassure brune, spongieuse et rayonnée.

β) **Galle ronde du Chêne-Rouvre** ou **Galle lisse** (fig. 76), produite par les jeunes rameaux du Chêne sessile (*Q. sessiliflora*, Smith) et du Chêne Tauzin (*Q. Pyrenaica*, Wild). Elle est lisse, sphérique, rougeâtre et très légère, et contient une ou plusieurs loges renfermant chacune un Insecte.

γ) **Galle ronde des feuilles de Chêne**, dont on distingue deux variétés établies selon la grosseur : *Galle en Cerise* (fig. 77), *Galle en Groseille*(fig. 78). A l'état frais, elle est sphérique, lisse, rouge et succulente ; par la dessiccation, elle se ride beaucoup et devient spongieuse et très légère.

δ) La **Pomme de Chêne** (fig. 79), produite surtout par les *Q. Pyrenaica* et *Q. pedunculata*. Cette Galle peut atteindre la grosseur d'une petite pomme. Elle est sphérique ou ovoïde, lisse, avec 5-6 aspérités disposées en couronne et une saillie centrale creuse, à bords incurvés.

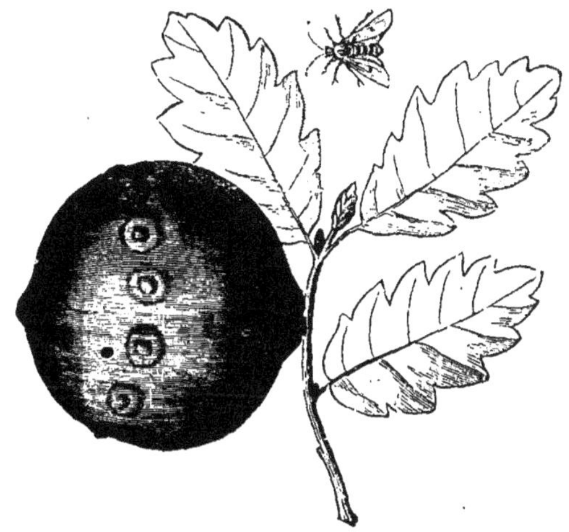

Fig. 79. — Pomme de Chêne.

ε) La **Galle en artichaut** (fig. 80), assez commune sur le Chêne Rouvre, ressemble à un cône de Houblon. Guibourt l'attribue au développement anormal de l'involucre d'une fleur femelle, avant la fécondation. Lacaze-Duthiers la rapporte à la piqûre d'un bourgeon, dont les écailles et la base, fortement hypertrophiées, se transforment en une sorte d'artichaut.

En écartant les écailles constitutives de cette production (fig. 81), on arrive à un corps central arrondi, haut de 4 à 5 millim., épais de 1 à 2 millim., terminé en pointe à son sommet. Ce corps, que Guibourt appelle un ovaire, est une vraie Galle, presque uniquement composée de cellules gorgées de fécule; la larve

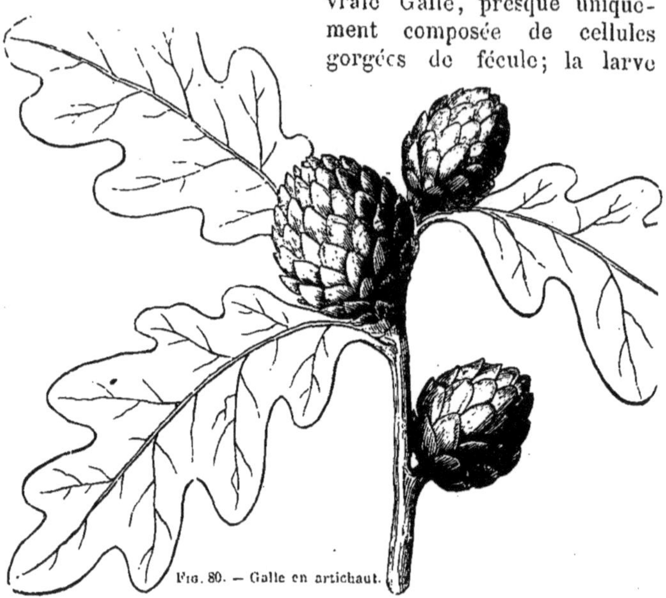

Fig. 80. — Galle en artichaut.

occupe le milieu de cette masse alimentaire. Lacaze-Duthiers fait observer que, dans un ovaire de cette taille, on devrait trouver autre chose que des cellules remplies de fécule. Ces Galles se développent, d'ailleurs, sur les pousses de l'année, dans un bois mis en coupe en hiver, et l'on sait que jamais les pousses du printemps ne portent de fruits en automne.

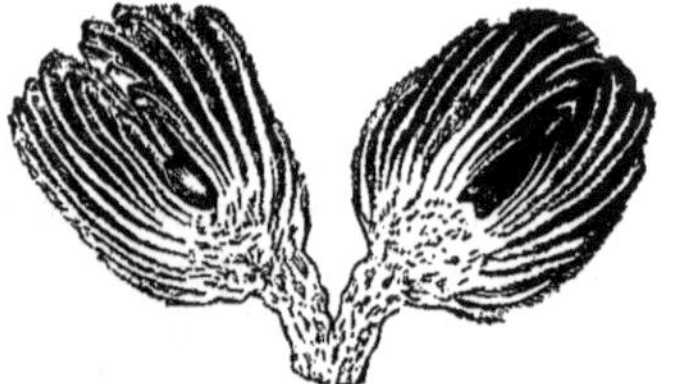

Fig. 81. — Section longitudinale d'une Galle en artichaut

La plupart des auteurs citent, à la suite des Galles, bien qu'elle n'appartienne pas à cette catégorie, une substance employée aux mêmes usages, en raison de sa richesse en tannin ; cette substance est connue sous les noms de *Gallons du Levant*, d'*Avélanède* et de *Vallonnée.*

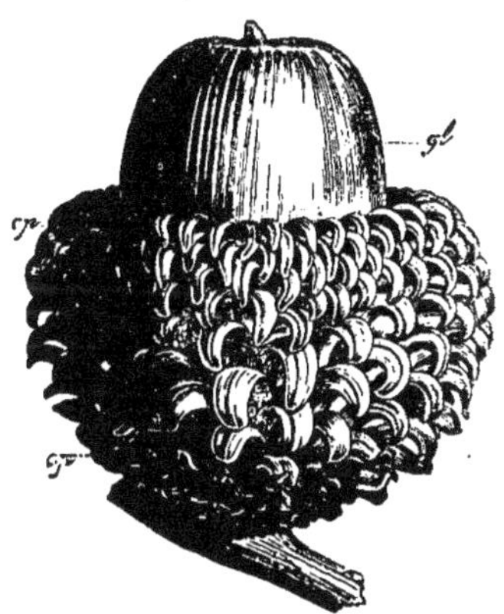

Fig 82. — Gallon du Levant

Le **Gallon du Levant** (fig. 82) est la cupule du gland du Chêne Vélani (*Q. Ægilops*, L.), qui croît dans le Levant, l'Italie et le Midi de la France. Dans le commerce, cette cupule se trouve seule ou accompagnée du gland. Elle est épaisse de 2-5 millim., peu lourde, sèche, résistante, d'un gris rougeâtre en dedans et hérissée d'aspérités d'un gris sombre. Le gland, lorsqu'il existe, est parfois plus gros que le pouce, léger, souvent creux et rempli d'une poussière noirâtre, due à la destruction des cotylédons.

Structure des Galles. — La structure des Galles a été étudiée par Lacaze-Duthiers, qui les a trouvé composées de sept couches concentriques de tissus différents (fig. 83), savoir : *épiderme et couche sous-épidermique, parenchyme* (2 couches), *vaisseaux, couche protectrice* et *couche alimentaire.*

1° Les cellules de l'épiderme ([1]) sont aplaties, bombées extérieurement et à parois épaisses.

2° Celles de la couche sous-épidermique ([2]) sont polyédriques, irrégulières et renferment de la chlorophylle.

Le parenchyme sous-jacent est formé de deux couches :

3° Une externe spongieuse ([3]), à cellules rameuses, irrégulières, légèrement ponctuées, laissant entre elles de nombreux méats et paraissant blanches, à cause de l'air interposé.

4° Une interne dure ([4-6] *a*), à cellules ponctuées, allongées, régulières, cylindroïdes, devenant polyédriques vers le centre.

5° Les vaisseaux constituent une sorte de cône (5), dont le sommet est au hile de la Galle et la base autour du noyau central.

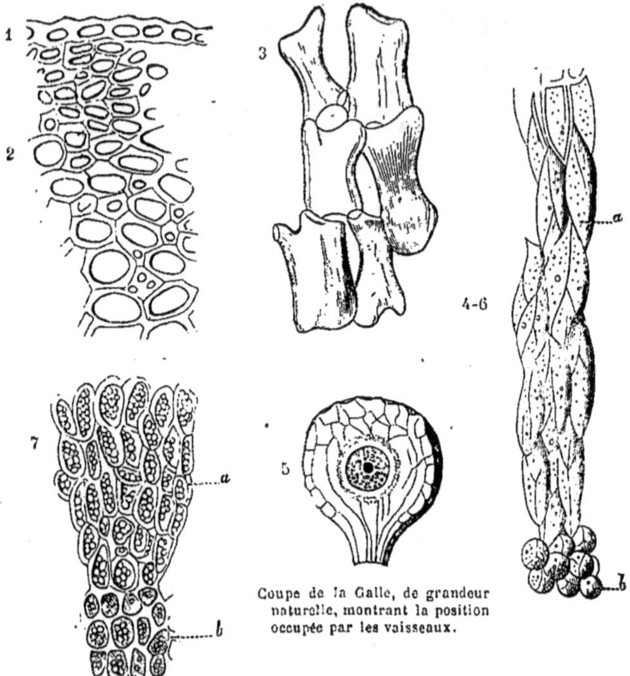

Fig. 83. — Structure des Noix de Galle, d'après Lacaze-Duthiers.

6° La couche protectrice (4 6 *b*) blanchâtre, formée de cellules très épaisses, très serrées, dont les nombreuses ponctuations correspondent à autant de canalicules creusés dans leurs parois.

7° La couche alimentaire (7) occupe le centre, et sa quantité est inversement proportionnelle au développement de la larve. Elle se compose de cellules polyédriques *(a)* minces, molles, remplies de fécule; son milieu est occupé par des cellules moins régulières *(b)*, plus tendres, dépourvues de fécule. Lacaze-Duthiers est porté à admettre que le contenu de ces dernières est de nature azotée.

BÉDÉGARS OU GALLES PLURILOCULAIRES

Nous rassemblons, sous ce titre, des Galles à loges multiples, contenant chacune un *Cynips*. Leur type est la Galle chevelue du Rosier des Chiens (*Rosa canina*, L.). A l'exemple de Lacaze-Duthiers, on peut leur rapporter les *Galles des racines du Chêne*, et celles qui, décrites sous le nom de *Galle ronde du Chêne Rouvre*, sont pluriloculaires. Enfin, il convient de joindre à ce groupe la *Galle corniculée*, de Guibourt.

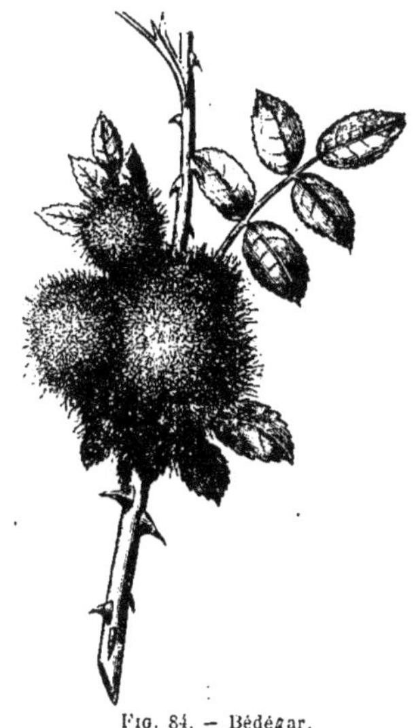

Fig. 84. — Bédégar.

1° Bédégar. — Les Bédégars (fig. 84) sont des excroissances de forme irrégulière, souvent arrondies ou ovoïdes et couvertes de poils ou de squames piliformes, simples ou ramifiées, de couleur verte, rougeâtre ou violacée. Une section transversale quelconque y montre un nombre plus ou moins grand de loges contenant chacune une larve.

Examinée à son début, cette production se présente sous forme d'une double houppe de poils rouges, chaque houppe occupant, sur l'une des faces d'une même feuille, un point exactement opposé à celui qu'occupe sa congénère, sur l'autre face. Chaque houppe recouvre une petite loge contenant un œuf déposé, dans la parenchyme foliaire, par la femelle du *Cynips Rosæ*, Latr. Sous l'incitation de la présence de l'œuf, la partie attaquée se développe beaucoup, tandis que le reste de la feuille s'atrophie. Comme, d'ordinaire, plusieurs folioles voisines sont attaquées à la fois, on conçoit que, en suite de leur accroissement, les diverses tumeurs chevelues, ainsi produites se juxtaposent et se condensent en une masse en apparence simple, formée de galles très rapprochées, parfois même soudées, mais dont chacune est biloculaire.

Ces Galles sont à peu près exclusivement cellulaires ; mais les cellules du parenchyme sont assez dures et l'on y trouve de nombreux vaisseaux, surtout des trachées.

2°, 3° Les **Galles rondes du Chêne Rouvre** ont été décrites. Quant aux **Galles des racines de Chêne**, elles sont, comme les Bédégars formées par une agglomération de Galles simples, à parenchyme prismatique, dur et contenant un nombre considérable de faisceaux vasculaires.

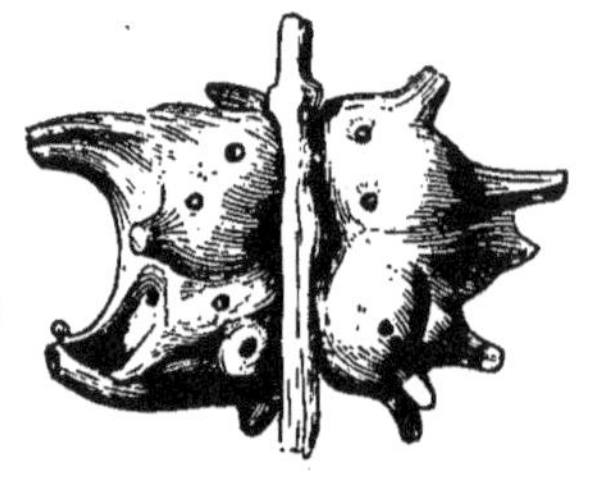

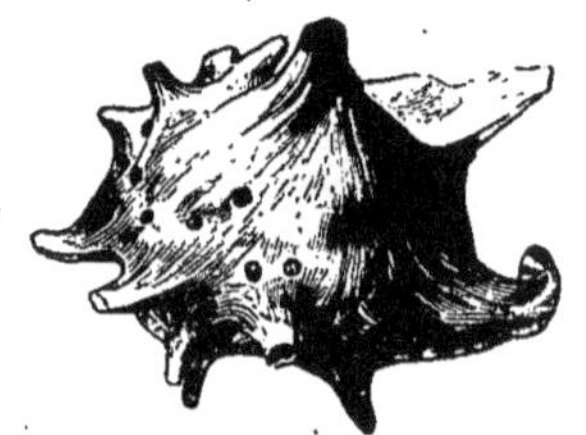

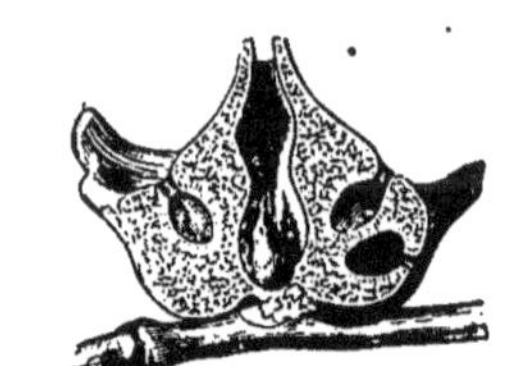

Fig. 85 — Galle corniculée, entière (1-2) ; coupée verticalement (3).

4° Réaumur a décrit, sous le nom de *Pomme de Chêne*, une Galle du bourgeon terminal des branches du Chêne. C'est une Galle pluriloculaire et irrégulière, que Guibourt dit n'avoir jamais vue, mais à laquelle il refuse le nom que lui avait donné Réaumur, tandis qu'il applique ce nom à une production spéciale, commune sur le Chêne Tauzin (v. ci-dessus, p. 142).

Lacaze-Duthiers se range à l'avis de Réaumur. Cette prétendue Pomme de Chêne semble n'avoir reçu aucune application et nous n'en parlons que pour mémoire.

5° **Galle corniculée.** — Cette Galle est mise, par Guibourt, entre la Galle du Piémont et la Galle en artichaut. Mais Guibourt ne s'était pas préoccupé de la structure relative de ces formations. Par sa constitution, elle est voisine des Bédégars et c'est pourquoi nous l'en avons rapprochée. Lacaze-Duthiers ne nous a pas semblé l'avoir décrite.

La Galle corniculée (fig. 85) est généralement comme assise, par le milieu, sur une très jeune branche et sa surface offre plusieurs cornes un peu recourbées à l'extrémité. Elle est jaunâtre, ligneuse, légère, creusée à l'intérieur d'un grand nombre de cellules entourées chacune d'une couche de substance rayonnée et s'ouvrant toutes, à l'extérieur, par un trou particulier, chacune ayant servi de demeure à un Insecte (Guibourt).

Guibourt ne dit pas si cette Galle est usitée dans l'industrie. Il est à croire qu'elle l'est peu ou point, car G. Pennetier ne la mentionne pas.

COQUES

Les Coques, improprement appelées *Galles*, sont des formations vésiculeuses, à parois minces et à cavité relativement très grande, contenant d'ordinaire, soit de nombreux Pucerons desséchés, soit des débris de ces animaux.

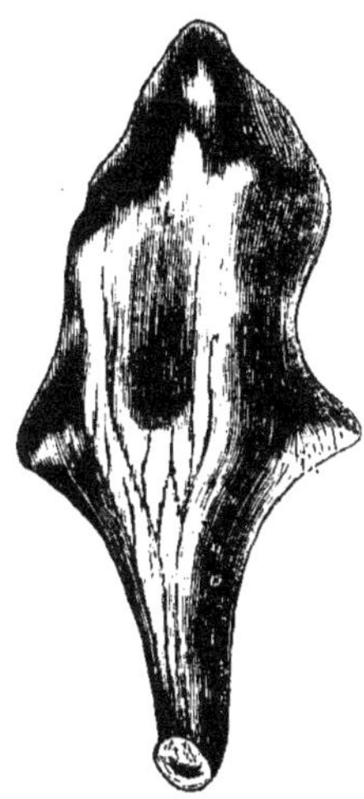

Fig 86 — Galle de Chine.

Ces vésicules ont des formes très variables (fig. 86 et v. fig. 87) : rarement subarrondies ou piriformes, elles sont plus souvent irrégulières, simples ou lobées et lisses ou verruqueuses, parfois plus ou moins contournées. On en trouve des exemples nombreux, sur l'Orme et sur le Peuplier de nos contrées. Elles sont déterminées habituellement, sur la face d'une feuille ou de son pétiole, par la piqûre d'un Puceron (G. *Aphis*, L.), qui se loge dans la plaie ainsi produite et amène l'hypertrophie des tissus. Il en résulte une cavité cupuliforme, dont les bords s'accroissent peu à peu, se rejoignent au-dessus de l'animal et finissent par l'enfermer dans une vésicule close. Tandis que s'effectuait le développement de cette vésicule, le Puceron s'est multiplié par des pontes successives et les individus, qui en sont issus, se sont multipliés à leur tour. La présence, au sein de la vésicule, d'une colonie, dont les membres augmentent presque indéfiniment et se nourrissent, d'ailleurs, des sucs tirés des tissus qui les emprisonnent, produit l'incessante excitation de ces tissus et il en résulte un développement continu de la coque. Celle-ci grandit donc, tant que dure la végétation et, surtout, tant que se perpétue la multiplication de ses hôtes. Son accroissement ne s'arrête que lorsque les premiers froids arrêtent la montée des sucs et quand les Pucerons nouvellement produits, devenus sexués, percent les parois de leur prison, pour s'accoupler au dehors.

Un certain nombre de Coques sont employées dans l'industrie, pour le tannin qu'elles renferment. On les distingue, selon leur provenances, en : *Galles de Chine*, *Galles des Pistachiers*, *Galles de Bokhara*, *Galles des Myrobalans*, *Galles des Tamarix*, etc.

1° **Galles de Chine** (*Ou-poey-tse*, des Chinois). — Ces Galles, aussi appelées *Galles du Japon*, sont produites par la piqûre de l'*Aphis chinensis*, Bell, sur les feuilles du *Rhus semialata*, Murr., var. *Osbeckii*, DC. (*R. japonica*, L. ; *R. Bucki-Amela*, Rovb.), petit arbre de la Chine, du Japon et du Nord de l'Inde, appartenant à la famille des Térébinthacées. Cette Galle (fig. 87) se présente sous forme de coques tantôt arrondis ou oblongues, tantôt et plus souvent très irrégulières, simples ou lobées, et munies de protubérances de grandeur et d'aspect variables, parfois presque rameuses. Elles sont longues de 3 à 6 centim., larges de 1 à 3, rétrécies et striées à la base, et couvertes d'un duvet serré, court, velouté, grisâtre, qui manque seulement sur les saillies ou protubérances de la coque. En ces points, celle-ci présente une coloration brun-rougeâtre. Leur cavité contient une matière laineuse, blanche, avec des débris de Pucerons et est limitée par des parois minces, fermes, dures, cassantes, à section semi-translucide, d'aspect résineux.

La Galle de Chine est un astringent très puissant, employé, par les Chinois, en thérapeutique, aussi bien que dans la teinture. Elle fournit de 65 à 95 0/0 d'un tannin identique à celui de la Galle d'Alep (Stenhouse). On l'exporte surtout de Hankow. Elle sert, en Allemagne, à la préparation des acides tannique et gallique.

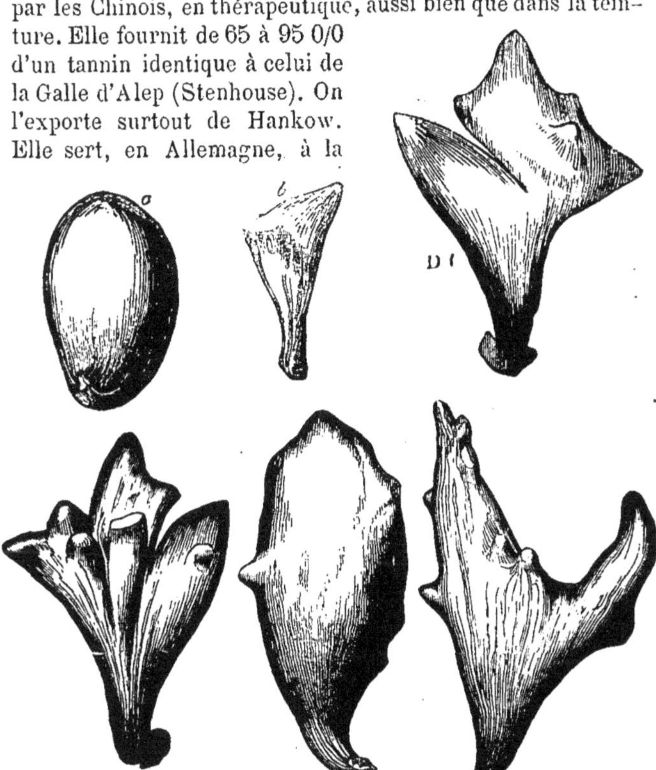

FIG. 87. — Formes diverses des Galles de Chine.

La Galle de Chine avait été, sur des renseignements insuffisants, attribuée par Decaisne à un arbre de la famille des Hamamélidées, le *Distylium racemosum*, Sieb. et Zucc. Cet arbre fournit, en effet, une Galle, que Siebold et Zuccarini ont figurée et qui a la forme d'une poire.

Il ne semble pas que la Galle du *Distylium* soit l'objet d'un commerce important. Hanbury rapporte à cette sorte, mais avec doute, des Galles provenant de Shanghaï : ces Galles étaient ovoïdes allongées, dépourvues de cornes, souvent terminées en pointe au sommet et exhalaient une forte odeur de fromage. Elles n'ont pas reparu dans le commerce, ou, du moins, elles sont inconnues en France.

2° **Galles des Pistachiers.** — Ces productions résultent de la piqûre d'un ou de plusieurs Pucerons et en particulier de l'*Aphis Pistaciæ*, L., sur les feuilles et les jeunes branches du Pistachier commun (*Pistacia vera*, Poir.), ainsi que sur celles du Térébinthe (*P. Terebinthus*, L.) et du Lentisque (*P. Lentiscus*, L.), arbustes de la famille des Térébinthacées.

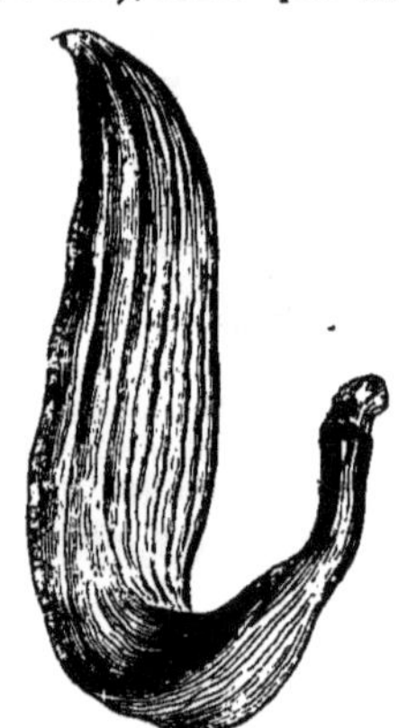

Fig. 88. — Caroube de Judée.

Les Galles des Pistachiers sont de trois sortes :

α) *Galles siliquiformes* (fig. 88) : sortes de coques striées longitudinalement, amincies à leurs extrémités, surtout à la supérieure qui est d'ordinaire terminée en pointe ; parfois presque droites, plus souvent recourbées en anse, au voisinage de la base et offrant alors l'aspect d'une corne, d'où le nom de *Caroube de Judée* qu'on leur a donné (de l'Hébreu *kerub*, qui signifie *corne*). Elles ont une couleur rouge, une odeur térébinthacée, une saveur très astringente et possèdent une grande cavité contenant quelques dépouilles de Pucerons. Leur paroi est mince, compacte, translucide et parcourue par quelques fibres ligneuses blanches.

Guibourt en a décrit une sorte particulière, d'ailleurs assez rare, qu'il appelle *Galle noire et cornue du Pistachier*. Celle-ci est plus courte que la précédente, d'un gris noirâtre et souvent toruleuse dans sa longueur.

β, γ) Ces deux sortes sont, les unes *globuleuses* et assez

analogues aux fruits du Térébinthe, lès autres *en bourrelet.* Les premières naissent sur les pédoncules ; les secondes sur les feuilles. Les Galles globuleuses sont assez communément désignées sous lé nom de *Baisonges.* Ce nom paraît dérivé de l'Hindoustan, *Bazghanj*, duquel découle le mot turc *Badzenge*, et les mots arabes *Egi*, *Engi*, *Basengi*, par lesquels on désigne, soit les Galles de Bokhara, soit les Galles rondes des Pistachiers de la Syrie.

Les Galles des Pistachiers sont usitées en Orient, comme masticatoires.

3° **Galles de Bokhara**. — Ces Galles (fig. 89) ne dépassent guère le volume d'une petite cerise ; elles sont rougeâtres ou brunâtres, creuses, simples ou lobées, et de saveur très astringente, avec un goût de térébenthine de Chio. On les importe dans l'Inde, soit par mer, soit par la voie de Peshawar et par la passe de Bolán. On les vend, dans les bazars indiens, sous les noms de *Bazghanj* et de *Gule-Pistah (fleur de Pistachier)*. Selon Dorvault, elles se trouvent dans le commerce, en Allemagne, sous le nom de *Busgunsch*.

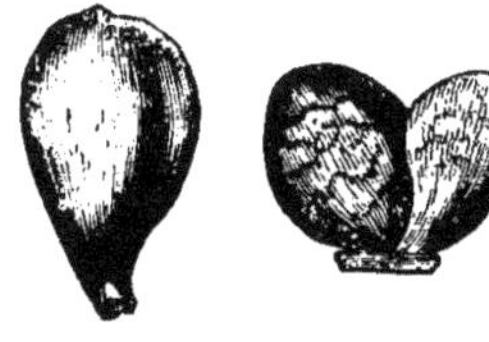

Fig. 89. — Galles de Bokara.

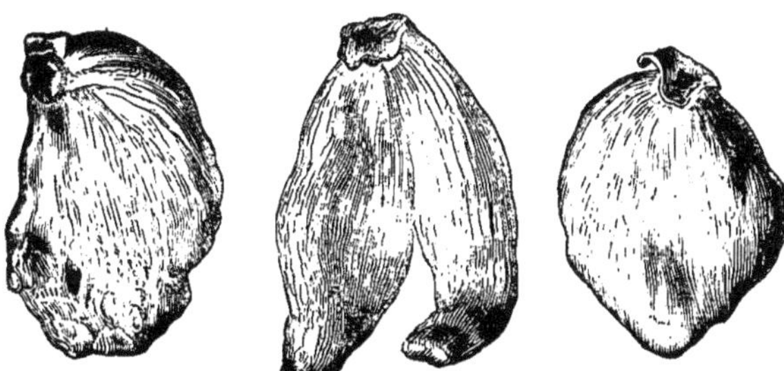

Fig. 90. — Galles de Myrobalans.

4° **Galles de Myrobalans**. — Cette sorte de Galle (fig. 90) se présente sous forme de vésicules simples ou didymes, d'un jaune verdâtre, ovoïdes-irrégulières, aplaties, longues de

25 à 35 millim., et pourvues de rides longitudinales. Leur paroi interne est brunâtre et tuberculeuse; leur cavité ne renferme jamais d'Insectes. Selon Roxburg, ces Galles sont très astringentes et aussi bonnes que la Noix. de Galles, pour la teinture en noir.

Les Galles de Myrobalans ont été décrites par Dale et par Geoffroy, sous le nom de *Fève du Bengale*. On les trouve habituellement mêlées aux Myrobalans citrins et il est à supposer qu'elles sont produites par la piqûre d'un *Aphis*, sur les feuilles du *Myrobalanus citrina*, Gœrtn. D'après Gonfreville, ces Galles sont, en effet, appelées *Kadukaï-poo* (fleur de Kadukaï), dans l'Inde, où les Myrobalans citrins sont appelés *Kadukaï*.

5° **Galles des Tamarix.** — Ces Galles sont décrites, par Hanbury, à la suite des Galles des Pistachiers. Mais Guibourt ne les mentionne pas et, comme leur description est incomplète, nous ne savons trop à quel groupe il convient de les rapporter. Voici ce qu'en dit Hanbury :

Ce sont des excroissances arrondies, noueuses, ayant depuis le volume d'un pois jusqu'à 1 centim. et demi de diamètre. On les trouve, dans l'Inde, sur les branches du *Tamarix orientalis*, L. On les emploie en place des Noix de Galles. Elles sont mentionnées, comme non officinales, dans la Pharmacopée de l'Inde, de 1867.

Analyse des Galles. — Les différentes productions, que nous venons de passer en revue, sous la rubrique générale de *Galles*, sont employées, en médecine, comme astringentes et, dans l'industrie, pour le tannage et la teinture. Les plus estimées sont les Galles d'Alep noires, le Gallon de Hongrie, le Gallon du Levant et les Galles de Chine. Elles doivent leurs propriétés à un principe spécial, appelé *Tannin* ou *Acide Gallo-tannique*, sur lequel nous reviendrons.

L'analyse des Galles d'Alep a été faite par Guibourt, qui leur a trouvé la composition suivante :

Acide tannique	65,0	Gomme	2,5
— gallique	2,0	Amidon	2,9
— ellagique et lutéogallique	2,0	Ligneux	10,5
Chlorophylle et huile volatile	0,7	Sucre, albumine et sels	1,3
Matière brune	2,5	Eau	11,0

Les Galles d'Alep sont récoltées dans la province d'Alep et sur les montagnes du Kurdistan. Leur exportation a beaucoup diminué, depuis que les tanneurs et les teinturiers ont trouvé, dans le Sumac ainsi que dans les Myrobalans, des matières astringentes de premier ordre et dont la qualité reste à peu près constante, lorsqu'elles sont dans un bon état de conservation.

En décrivant les diverses sortes de Galles vraies, nous avons fait observer que certaines d'entre elles sont fréquemment *piquées*. Par ce mot on désigne d'ordinaire le trou pratiqué à la Galle, par le *Cynips* adulte, et qui a servi à la sortie de cet Insecte. Or, l'observation a montré que les Galles ainsi perforées ont perdu la majeure partie de leur tannin, d'où une diminution correspondante dans leurs propriétés.

La nécessité d'un triage nécessairement onéreux, la cherté relative des Galles d'Alep et les falsifications auxquelles on les soumet, ont fait restreindre beaucoup leur emploi. On a vu que l'acide tannique préparé, en Allemagne, est principalement retiré des Galles de Chine.

Falsification des Galles. — Les Galles d'Alep sont falsifiées de plusieurs manières :

1° On les mélange avec des sortes inférieures ;

2° On bouche, avec de la cire, les trous des Galles piquées ;

3° On colore des Galles légères, en les arrosant avec une solution de sulfate de fer ;

4° On fabrique des Galles avec de la terre glaise, que l'on colore ensuite avec du sulfate de fer.

Les *sortes inférieures* et les *Galles piquées* sont reconnues, par un triage attentif.

Les *Galles piquées, réparées à la cire* étant plongées dans l'eau chaude, la cire fond et les trous réapparaissent.

Les *Galles colorées au sulfate de fer*, sont généralement plus légères, et souvent piquées. Le sulfate de fer y est décelé, en faisant macérer ces Galles dans de l'eau distillée et traitant la liqueur par les réactifs des proto-sels de fer.

Les *Galles artificielles* se délitent quand on les met dans l'eau.

Dosage du tannin. — Dans les usines, où l'emploi des Galles se fait par grandes quantités, la valeur de ces Galles est appréciée exclusivement par la détermination de leur richesse en tannin.

Pour arriver à ce résultat, un grand nombre de procédés ont été indiqués. Mais ces procédés se rapportent surtout au dosage des matières tannantes employées dans l'industrie et n'intéressent la Matière médicale que d'une façon tres indirecte. Le moyen le plus simple et le seul bien recommandable est celui qui fut indiqué par Pelouze, pour la préparation du Tannin :

Mettre dans un appareil à déplacement, ou dans le digesteur de Payen, 100 grammes de poudre de Noix de Galle et la traiter par un mélange de 60 p. d'éther pur, 3 p. d'alcool à 90° et 1 p. d'eau distillée. Ce liquide doit être en quantité suffisante, pour former, au-dessus de la poudre, une couche de quelques centimètres. Après 24 heures de contact, on laisse écouler le liquide, qui se partage en deux couches, une *supérieure*, que l'on sépare par décantation et qui est une solution très étendue d'acide gallique et de tannin dans l'éther ; une *inférieure*, dense et sirupeuse, formée par une solution concentrée de tannin dans l'éther hydraté. Cette dernière solution est lavée avec de l'éther, puis évaporée au bain-marie ou à l'étuve. Le résidu est composé de tannin à peu près pur, que l'on peut employer en médecine et dont il suffit de prendre le poids. Pour le purifier, on le redissout dans une faible quantité d'eau ; la solution est ensuite additionnée d'éther, puis on desséche, entre 120° et 130°, la couche sirupeuse qui se sépare.

Le **Tannin** ou **Acide Gallo-tannique** ($C^{14} H^{12} O^{9}$) est un astringent puissant, qui se combine aux matières gélatineuses et albumineuses, pour former des composés imputrescibles. Lorsque son action s'exerce sur les peaux fraîches des animaux, il les transforme en *cuir*. Appliqué sur les plaies saignantes et sur les surfaces en suppuration, il coagule le sang, ainsi que le pus. Aussi le considère-t-on comme un antiseptique et un styptique énergiques.

Le sentiment d'astriction qu'il développe sur les muqueuses et la sensation de sécheresse qu'il détermine alors ont été attribués à deux causes : 1° la coagulation de l'albumine des tissus, d'où la contraction de ces tissus, auxquels le tannin enlèverait de l'eau (?) ; 2° la contraction concomitante des vaisseaux. Or, l'observation directe des effets du tannin a démontré que, sous son influence, les vaisseaux se dilatent et qu'il se produit de l'hypérémie des parties, dont les sécrétions augmentent, tandis qu'il se manifeste une sensation objective de sécheresse. Le tannin exerce donc une irritation des nerfs vaso-dilatateurs. Il paraît provoquer aussi une sorte d'anesthésie sur certains organes ; le sens du goût, par exemple, est presque entièrement anéanti par lui.

Ce que nous avons dit de son action sur les muqueuses, explique les effets du tannin, quand on l'administre à l'intérieur. A faible dose (0,5), surtout si l'on en continue l'emploi, il amène des troubles digestifs, dus à la précipitation de la pepsine. A dose plus élevée

(1 à 5 gr.), la muqueuse stomacale se tanne en quelque sorte, se gerce, et il se produit des douleurs gastriques, des vomissements opiniâtres, etc.

Une partie du tannin ingéré est expulsé sous forme d'acide gallique, qui passe avec les urines, d'où son indication contre la néphrite hémorrhagique. Mais l'expérience ne paraît pas avoir confirmé ces vues théoriques, d'autant plus que l'acide gallique, comme le tannin, provoque la dilatation des vaisseaux. En dehors des cas, où cet agent peut être appliqué directement, son emploi, à l'intérieur, ne semble que rarement avoir donné d'heureux résultats. Peut être est-il utile dans certains catarrhes intestinaux et dans les ulcérations de l'estomac ou de l'intestin ; mais son emploi doit être surveillé.

TRÉHALA

Cette substance a paru, pour la première fois, à l'Exposition universelle de 1885, parmi les produits expédiés de Constantinople, par Della Sudda. Elle avait, d'ailleurs, été décrite sous le

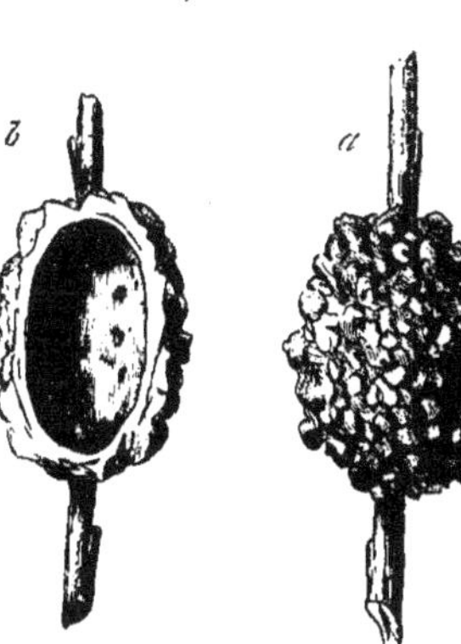

Fig. 91. — Tréhala.

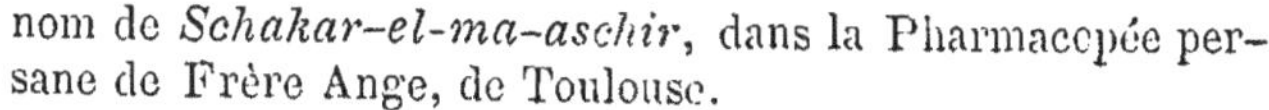
nom de *Schakar-el-ma-aschir*, dans la Pharmacopée persane de Frère Ange, de Toulouse.

Le Tréhala ou *Trikala* (fig. 91) se présente sous forme de coques arrondies ou ovales, grosses comme une olive, d'un blanc grisâtre, dures et tuberculeuses en dehors, lisses à l'intérieur, tantôt et le plus souvent largement ouvertes et comme tronquées à l'une de leurs extrémités, tantôt presque complètement closes et contenant parfois alors l'Insecte qui les a construites. Certaines d'entre elles sont encore attachées à la branche, sur laquelle l'Insecte les avait fixées.

Le Tréhala est fabriqué par la larve d'un Insecte du groupe des Coléoptères Tétramères, famille des Rynchophores, Insecte voisin des Charançons et appartenant au genre *Larinus*, dont plusieurs espèces vivent sur des plantes de la famille des Synanthérées. Cet Insecte a été appelé, par Guibourt, *Lar. nidificans* et, par Chevrolat, *Lar. subrugosus*. Sa larve vit sur un *Echinops* et y puise les matériaux de la coque, dans laquelle elle s'enferme, pour y passer la phase de chrysalide. La composition spéciale de cette coque tend à montrer que l'animal, tout en empruntant les matériaux à la plante nourricière, fait subir à ces matériaux une préparation spéciale, qui les transforme partiellement.

Analysé par Berthelot, le Tréhala a offert la composition suivante : Amidon, 66,54 ; Gomme peu soluble, 4,66 ; Sucre et principe amer, 28,30. Par incinération, il a laissé 4,60 0/0 de cendres. Le sucre du Tréhala a reçu de Berthelot le nom de *Tréhalose*.

La Tréhalose ($C^{12}H^{22}O^{11} + 2\,H^2O$) se présente sous forme d'octaèdres rectangulaires, brillants et durs, croquant sous la dent et d'un goût fortement sucré. Elle se déshydrate à 130° et peut être chauffée à 200°, non sans s'altérer. Elle se décompose au-dessus de cette température et se change en une matière noire insoluble, avec production d'une odeur de caramel. Elle brûle avec une flamme rougeâtre. La Tréhalose est soluble dans l'eau, assez soluble dans l'alcool bouillant, presque insoluble dans l'alcool froid, insoluble dans l'éther. Elle fermente lentement et incomplètemement avec la levûre de bière, la potasse et la baryte ne l'altérent pas à 100° ; elle ne réduit pas sensiblement le tartrate cupropotassique; l'acide azotique la transforme en acide oxalique, sans production d'acide mucique. Traitée par l'acide sulfurique dilué, bouillant, elle se change lentement en un sucre incristallisable, qui fermente avec la levûre et réduit la liqueur cupropotassique. La Tréhalose ne paraît différer de la *Mycose*, que par son pouvoir rotatoire plus élevé. On l'a trouvée dans un grand nombre de Champignons.

L'amidon du Tréhala, examiné par Guibourt, est composé de grains de volume variable, les uns libres, grands ou petits, les autres de grosseur intermédiaire et agglutinés. Cet amidon est très dense et il résiste beaucoup à l'action de l'eau bouillante.

Le Tréhala est, dit-on, employé en Orient, soit comme aliment, à la manière du Tapioca, soit sous forme de décoction, contre les catarrhes bronchiques. Il a une saveur sucrée et se gonfle dans l'eau, sans s'y dissoudre complètement, même après une longue ébullition, propriété qu'il doit à la nature de son amidon. Selon Bourlier, on le récolte dans le désert qui sépare Alep de Bagdad.

D. Hanbury a fait connaître, assez récemment, une nouvelle sorte de Tréhala provenant d'une espèce d'*Echinops* de Perse, sans doute l'*E. persicus*, Fisch. Ce Tréhala serait produit par le *L. maculatus*, qui, selon de Lanessan, habite surtout la Turquie d'Europe. On peut élever quelques doutes sur cet habitat, ce que nous avons dit ci-dessus, d'après Holmes, indiquant, que la plante-mère vit en Perse.

La figure donnée par Hanbury de ce Tréhala représente cette sorte comme beaucoup plus irrégulière que celle que nous avons décrite en premier lieu et dont la figure est empruntée à Moquin-Tandon.

PRODUITS DES ABEILLES

Les Abeilles (fig. 92) sont des Insectes du groupe des

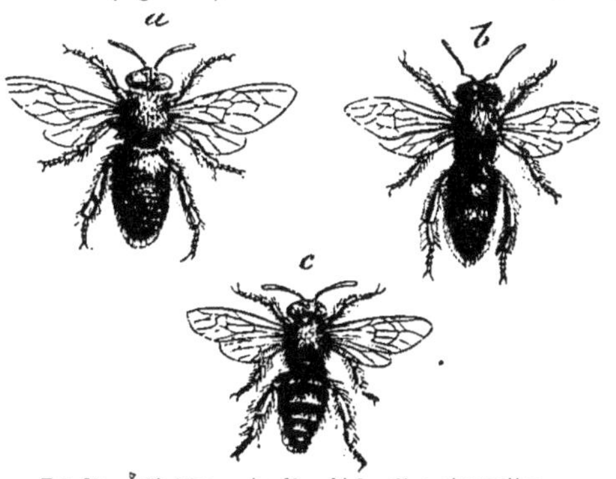

Fig. 92. — Abeilles ; *a)* mâle ; *b)* femelle ; *c)* ouvrière.

Hyménoptères Porte-Aiguillon et de la famille des Mellifères. Elles fournissent trois produits : le *Miel*, la *Cire*, la *Propolis*.

PROPOLIS

La Propolis est une matière brun-rougeâtre, aromatique, molle et ductile à l'état frais, solide plus tard, mais pouvant se ramollir à chaud; elle est soluble dans l'alcool et saponifiable par les alcalis. Selon Vauquelin, elle renferme : résine, 57 p.; cire, 14 p.; impuretés, 14 p., etc. Les Abeilles la récoltent probablement, sur les bourgeons ou sur les jeunes pousses des arbres, et s'en servent pour boucher les ouvertures de leur ruche. Cette substance est prescrite quelquefois, comme résolutive, en pommades et en fumigations.

MIEL

Le Miel est une matière sucrée, essentiellement constituée par le *nectar*, que les Abeilles recueillent surtout dans les nectaires des fleurs. Les Abeilles introduisent le nectar dans leur premier estomac (*jabot*), où il est élaboré ; puis, elles le dégorgent dans les alvéoles des gâteaux supérieurs des ruches, afin d'en nourrir elles et leurs larves, pendant la mauvaise saison. On récolte le Miel en juillet ou en septembre. Pour cela, les rayons sont extraits de la ruche et placés sur une claie, que l'on expose au soleil ou à une douce chaleur : le Miel qui en découle est appelé *Miel vierge* ou *Miel de goutte*. Les rayons sont ensuite brisés, puis soumis à une température un peu plus élevée : on obtient ainsi un Miel de deuxième qualité, qu'on appelle *Miel fin*. Enfin, les gâteaux étant exposés à une chaleur plus forte et exprimés fournissent le *Miel commun*, qui est plus coloré et contient beaucoup d'impuretés. Aussi, convient-il de le laisser en repos, pendant quelque temps, puis d'en séparer la portion supérieure, toujours plus ou moins spumeuse, et de la décanter, pour en séparer le dépôt.

La qualité du Miel, son arome, sa couleur, etc., varient avec la localité, la nature de la flore environnante et l'époque de la récolte. En France, abstraction faite de l'arome, on considère comme de qualité supérieure le Miel le plus blanc et le plus grenu. Mais il existe des Miels délicieux, qui sont liquides et transparents, comme le *Miel du mont Hymette*, ou noirs (*Miel des Baléares*), ou verts (*Miel de Bourbon*). Le *Miel du Darfour* est brun; celui *de la Guyane* est rougeâtre; celui *de Madagascar* est verdâtre. Parfois, la coloration varie sans cause apparente; ainsi, le *Miel de l'Ile Maurice* est souvent à la fois rouge, vert, blanc, dans la même ruche.

En Amérique, le Miel est fourni surtout par les Mélipones, dont les femelles et les neutres sont dépourvues d'aiguillon. On en connaît plus de trente espèces. Les plus importante, sont : le *Melipona favosa*, Illig., le *M. fulvipes*, de Cuba, qui donne un miel liquide excellent et à odeur de fleur d'Oranger; le *M. Amaltea*, le *M. pallida*, de Cayenne; le *M. fasciata* et le *M. tetragona*, du Brésil, etc. Le *Polybia apicipennis*, sorte de Guêpe de l'Amérique tropicale, produit un miel qui, suivant Karsten, dépose du sucre de Canne en gros cristaux. Enfin, on rapporte qu'une Fourmi du Mexique donne un Miel, qui est une solution aqueuse, presque pure et concentrée d'un sucre incristallisable, qui, desséché dans le vide, a pour formule $C^6H^{14}O^7$. Ce sucre a une réaction légèrement acide; par distillation, il fournit un liquide réduisant les sels d'argent (*Acide formique?*)

On peut dire qu'il existe, en France, autant de variétés de Miel qu'il y a de lieux de production. Celles que l'on trouve le plus communément dans le commerce sont les suivantes :

Le *Miel de Narbonne*, d'abord liquide et transparent, s'épaissit bientôt, devient blanc, grenu, compacte. Il possède une odeur et une saveur très agréables, dues surtout aux Labiées (Romarin, Sauge, Lavandes, Thym, etc.), qui croissent abondamment sur les montagnes des Corbières, près de Narbonne.

Le *Miel de la vallée de Chamouny* a les mêmes propriétés; il est parfois un peu jaunâtre et répand une odeur de térébenthine.

Le *Miel d'Angoulême* est moins grenu et moins odoriférant que les deux précédents.

Le *Miel du Gâtinais* est blanc, moins grenu et moins aromatique que le précédent, auquel on le substitue; il est préférable pour la confection des mellites.

Le *Miel d'Avignon* est visqueux, gluant, très consistant, non granuleux et de couleur blanc-paille.

Le *Miel de Normandie* est blanc-paille ou rouge, onctueux, consistant, de saveur cireuse.

Le *Miel de Champagne* est jaune doré, onctueux, consistant et de saveur agréable.

Les *Miels de la Touraine* et *de la Picardie* sont assez coulants, spumeux, de saveur cireuse.

Le *Miel de Sologne*, récolté sur le Sarrasin et la Bruyère, et le *Miel des Landes*, butiné sur la Bruyère, sont de médiocre qualité

Le *Miel de Bretagne* est brunâtre, coulant, d'une odeur peu agréable et d'une saveur résineuse. Ces propriétés paraissent dues au Sarrasin et au Colza, Toutefois, selon G. Pennetier, le *Miel d'Argence* (Bretagne) est aussi bon que celui de Narbonne.

Le *Miel d'Alsace* a souvent une saveur résineuse.

Ces divers Miels sont moins estimés que les deux premiers.

On importe en France, depuis quelques années, deux sortes de Miel exotiques.

Le *Miel de la Havane,* qui est jaune, liquide comme de la mélasse et paraît devoir être employé concurremment avec celui de Bretagne.

Le *Miel du Chili*, qui présente toutes les nuances entre le rougeâtre et le blanc pur.

Enfin, parmi les Miels intéressants, nous citerons le *Miel de Géorgie* ou *Miel de pierre*, récolté en Géorgie, dans les fentes des rochers, et qui est sec et brillant comme le sucre candi. Ce Miel, d'abord blanc, jaunit en vieillissant.

L'influence des fleurs, sur la qualité du miel, est incontestable. Celui que les Abeilles recueillent sur les plantes vénéneuses a des propriétés délétères. Après avoir avalé deux cuillerées à café d'un miel récolté par une Guêpe *(Polistes Lecheguana*, A. de St-Hil.) sur le *Paullinia australis*, Auguste de Saint-Hilaire fut pris d'un délire alarmant, qui dura plusieurs heures, et ne cessa qu'après de nombreux vomissements provoqués par un émétique et par une abondante absorption d'eau chaude. Xénophon et Diodore de Sicile racontent que, pendant la retraite des Dix-Mille, les soldats furent plongés dans une ivresse furieuse, pour avoir mangé d'un miel que les savants modernes ont présumé fourni par l'*Azalea pontica*, L., le *Rhododendron ponticum*, L., ou le *Menispermum Cocculus*, L. On attribue aujourd'hui les accidents aux Aconits qui croissent dans ces régions. Aux États-Unis, le miel recueilli sur les *Kalmia angustifolia*, *latifolia*, *hirsuta*, et sur l'*Andromeda mariana*, procure des vomissements, des convulsions et même la mort. Enfin, Seringe rapporte que deux jeunes vachers suisses ayant mangé du miel récolté par le Bourdon commun, sur l'*Aconitum Napellus*, L., et l'*A. Lycoctonum*, L., furent atteints de douleurs dans les extrémités, dans le ventre et dans la poitrine, éprouvèrent de violentes convulsions et tombèrent dans le délire. L'un deux vomit une matière verdâtre, eut une forte diarrhée et fut sauvé; l'autre mourut, en rendant par la bouche une écume sanglante.

Selon Soubeiran, le Miel est un mélange, en proportions variables, de glucose cristallisable, de sucre dextrogyre, intervertible par les acides, de sucre liquide, incristallisable, lévogyre et se détruisant facilement, sous l'influence des alcalis. Il renferme aussi un peu de mannite, un ou plusieurs acides végétaux et des principes aromatiques et colorants.

Le Miel de qualité inférieure contient, en outre, de la cire, du couvain, des débris d'Insectes et des corps étrangers. La présence de ces matières est due à un défaut de soin, dans la fabrication du Miel, et leur détermination est facile. Les Miels de cette sorte ne doivent pas être employés en pharmacie.

Falsifications du Miel. — Le Miel est soumis à de nombreuses falsifications. On y ajoute de l'*amidon*, *diverses farines crues* ou *torréfiées*, du *sable*, de la *craie*, du *plâtre*, des *mucilages*, de la *gélatine*, surtout du *glucose* ou du *sirop de dextrine*.

Selon Baudrimont, les Miels blancs du Nord et de l'Ouest sont parfumés avec du Romarin, pour leur donner l'odeur du Miel de Narbonne. Si le Miel employé est susceptible de devenir grenu en vieillissant, on ne peut soupçonner cette fraude, que par la constation d'un excès d'arome, ou si le Miel contient des débris de Romarin.

Les *matières terreuses*, la *craie*, le *sable*, le *plâtre* sont retrouvés dans le dépôt, que laisse le Miel, quand on le dissout dans l'eau. Il suffit de traiter ce dépôt par des réactifs appropriés.

Les *fécules* et les *farines* sont reconnues : 1° en dissolvant le Miel dans l'eau, qui ne les dissout pas, et traitant le dépôt par l'eau iodée, qui le colore en bleu ; 2° en faisant bouillir le Miel avec de l'eau et soumettant le décocté à l'action de la teinture d'iode, qui le colore aussi en bleu. L'examen microscopique du dépôt permet ensuite de déterminer, le plus souvent, la nature de la fécule ou de la farine employées.

La *gélatine* et les *mucilages* sont insolubles dans l'alcool à 80°, qui dissout le Miel pur. Le précipité obtenu est divisé en deux parts : la 1re est traitée par l'acide azotique, qui transforme les *mucilages* en *acide Mucique*, si le Miel en contenait ; la 2e étant chauffée avec de la chaux, il se dégage de l'ammoniaque, si la falsification avait été faite avec de la gélatine.

Le *sirop de dextrine* diminue la consistance du Miel. Comme ce sirop renferme toujours une petite quantité de matière amylacée, celle-ci sera déterminée : 1° en traitant une solution de Miel, par l'iodure ioduré de potassium, qui la colorera en violet ; 2° en versant, dans cette solution, de l'alcool à 90°, qui y fera naître un précipité ou du moins la troublera ; 3° en dissolvant le Miel avec de l'alcool à 80°, qui laisse la dextrine indissoute et permet de la doser.

La détermination du *glucose* semble plus difficile. Toutefois, cette substance contient presque toujours du sulfate de chaux, qui résulte de la saturation, par la chaux, de l'acide sulfurique employé à saccharifier la fécule. Comme le Miel pur ne renferme pas de chaux, ni de sulfates quelconques, si l'oxalate d'ammoniaque montre la présence de la chaux, dans le Miel examiné, ou si le chlorure de baryum y décèle l'existence d'un sulfate, on peut affirmer la falsification de ce Miel par du glucose. Il est bien entendu que l'on ne se préoccupe ici que d'un Miel complètement soluble ; sinon le sulfate ou la chaux décélés par les réactifs, pourront être attribués à la matière insoluble.

Le glucose offre toujours, d'ailleurs, des traces de dextrine, que l'alcool fort précipite. Donc, alors même qu'un Miel supposé falsifié ne contient pas d'acide sulfurique, on doit toujours y rechercher la présence de la dextrine.

Enfin, la *mélasse* y sera décélée par l'incinération. Les cendres provenant de la mélasse contiennent toujours, en effet, des chlorures, que l'on détermine avec l'azotate d'argent, tandis qu'il n'en existe pas dans les cendres du Miel pur.

Le Miel est employé en médecine, comme laxatif, quand on l'administre à haute dose. Il est émollient ou édulcorant, quand on le donne à faible dose. Il sert de base aux *Mellites* et aux *Oxymellites* et forme l'un des ingrédients du *Laudanum de Rousseau*, ainsi que de beaucoup d'électuaires. En faisant fermenter une dissolution aqueuse de Miel, avec de la levûre de bière, on obtient l'*Hydromel vineux*, boissons ordinaire de certains peuples du Nord.

CIRE

La Cire est une substance amorphe, solide, compacte, sèche, tenace, mais cassante, à cassure nette, grenue, de couleur jaune plus ou moins foncée, de saveur presque nulle, d'odeur aromatique, analogue à celle du Miel. Elle est produite par les Abeilles, et les Mélipones. Ces Insectes s'en servent pour construire les rayons ou gâteaux, dans les alvéoles desquels ils déposent leurs œufs, en même temps que le Miel destiné à la nourriture commune.

La Cire a une densité de 0,962 ; elle est inflammable et brûle, sans laisser de résidu. Elle est malléable à une douce température, fond entre 62° et 63°, s'enflamme et brûle sans laisser de résidu. Elle est insoluble dans l'eau, soluble dans les huiles fixes, l'essence de térébenthine, la benzine, ainsi que dans 20 p. d'alcool et d'éther bouillants.

Traitée par l'alcool bouillant, elle se décompose en trois principes : La *Myricine*, qui ne se dissout pas ; la *Cérine* ou *Acide Cérotique*, qui se dissout, mais se précipite par refroidissement ; la *Céroléine*, qui reste en dissolution.

L'Acide cérotique forme la plus grande partie de la cire ; il fond à 78°, lorsqu'il est pur et se présente alors sous forme de grains cristallins, capables de distiller sans altération. Cet acide étant fondu, se prend par le refroidissement en une substance fort cristalline.

La MYRICINE est une substance blanche, insipide, inodore, fusible à 72°. Sous l'influence des alcalis, elle se transforme en *acide Palmitique* et en *Mélissine* ou *alcool Myricique*.

La CÉROLÉINE, sur la nature de laquelle Gerhardt avait élevé des doutes, a été signalée par Lewy. Elle est molle, fond à 28°,5 et se dissout à froid dans l'alcool et dans l'éther.

La Cire, soumise à la distillation, laisse un très faible résidu et il s'en dégage divers produits solides, liquides ou gazeux, parmi lesquels ne se trouvent jamais de l'acroléine, ni de l'acide sébacique.

Il existe, dans le commerce, deux sortes de Cire : la *Cire jaune* ou Cire normale et la *Cire blanche* ou Cire décolorée.

Cire jaune. — On obtient la Cire jaune, en faisant fondre, dans de l'eau bouillante, les gâteaux dont on a extrait le miel. La petite quantité de ce dernier, qui était restée dans les alvéoles, se dissout dans l'eau, tandis que la Cire fond et surnage, en même temps que les impuretés plus légères que l'eau : les impuretés plus lourdes que l'eau se précipitent. On laisse refroidir, puis on enlève la Cire. Celle-ci est fondue de nouveau, passée à travers une toile et enfin coulée dans des sébiles de terre ou de bois. Pour l'obtenir suffisamment pure, il convient de la laisser refroidir très lentement, afin de faciliter le dépôt des matières terreuses ou autres, qu'elle pourrait contenir. Il suffit, après refroidissement, de plonger la sébile dans l'eau bouillante, pour en chauffer les parois, puis de renverser les sébiles et de râcler la partie bombée des gâteaux, qui est habituellement de couleur plus foncée.

La Cire ainsi obtenue est la *Cire jaune du commerce*. Elle se présente, soit en prismes rectangulaires, plus ou moins allongés, soit en pains orbiculaires et aplatis sur leurs deux faces, ou conservant la forme des sébiles semi-sphériques, dans lesquelles on l'a coulée.

Cire blanche. — Cette sorte est constituée par de la Cire jaune décolorée.

Pour l'obtenir, on fait fondre la Cire jaune, puis on la verse en couches minces, sur un cylindre de bois à moitié plongé dans l'eau et qui tourne horizontalement sur son axe. La cire se fige alors en des sortes de rubans ou de grains, que l'on étale sur des châssis, au-dessus d'un pré, en ayant le soin de l'arroser de temps en temps. Sous l'influence de la lumière, de l'air et de l'humidité, la cire se décolore peu à peu. Lorsque la décoloration a pénétré toute la masse, on la fond et on la coule en petites plaques discoïdes, que l'on vend, dans le commerce, sous le nom de *Cire blanche* ou de *Cire vierge*. Elle est alors, habituellement, additionnée d'une petite quantité de suif, pour la rendre moins cassante.

Le procédé de décoloration, que nous venons de décrire, est fort long. Aussi a-t-on essayé de blanchir la cire à l'aide d'agents chimiques. Mais, à quelque lavage que l'on soumette ensuite la matière, elle renferme toujours un peu du principe décolorant, soit libre, soit combiné. Ainsi, l'emploi du chlore ou des hypochlorites produit des composés chlorés, qui fournissent de l'acide chlorhydrique, pendant la combustion des bougies. Rolly a proposé d'agiter la cire avec un peu d'acide sulfurique étendu de 2 p. d'eau et quelques fragments de nitrate de soude. L'acide azotique, qui se dégage du nitrate, suffit à la décoloration ; mais il est évident qu'il reste alors des composés nitreux dans la Cire.

La Cire vierge est blanche, solide, cassante à froid ; elle devient malléable à 30°, se ramollit à 35° et fond à 65° (Château) ou entre 69° et 70° (Lewy). Elle a une densité de 0,966. Sa composition est à peu près la même que celle de la Cire jaune dont elle ne paraît guère différer que par la destruction ou mieux la modification de la matière colorante.

L'origine de la Cire d'Abeilles est encore un sujet de discussion, au moins en ce qui concerne la totalité de celle qui compose les gâteaux.

Swammerdam, Maraldi et Réaumur pensaient qu'elle résulte de l'élaboration du pollen, dans l'estomac des Abeilles. L. Dufour a adopté cette manière de voir et y a ajouté l'opinion que la matière pulpeuse, rendue par la bouche, est déposée dans les *aires cirières* placées sur les parties latérales de l'abdomen de ces Insectes. Ces aires cirières, au nombre de 9, sont formées par des replis interannulaires, dont les parois sont criblées de petits pertuis. On en trouve *deux* entre le 1er et le 2e anneau ; *deux* entre le 2e et le 3e ; *deux* entre le 3e et le 4e ; *deux* entre le 4e et 5e ; *une* entre le 5e et le 6e.

Hunter admit, au contraire, que la cire est produite dans les replis interrannulaires. Son opinion fut confirmée par Huber, qui séquestra des Abeilles, les nourrit exclusivement de miel ou de sucre et obtint des gâteaux de cire. Cette expérience fut renouvelée par Dumas et Milne-Edwards et mise à l'abri de toute cause d'erreur. Dumas et Milne-Edwards dosèrent les matieres grasses contenues dans les Abeilles d'un essaim séquestré et celles qui existaient dans le miel employé à nourrir l'essaim. A la fin de l'expérience, on dosa les matières grasses que les Abeilles renfermaient et la cire du gâteau qu'elles avaient construit. Ces divers dosages démontrèrent péremptoirement que les Abeilles avaient réellement fabriqué de la cire.

Il est probable, néanmoins, que les matières grasses du pollen contribuent, pour une large part, à la production de la cire. On ne saurait douter, non plus, que les Abeilles récoltent, sur les végétaux, une partie de la cire qu'elles emploient et qui existe sur les feuilles, sur les fruits ou sur les tiges d'un certain nombre de plantes. Lewy a constaté, en effet, que la cire des Andaquies, fournie par les Mélipones, est formée de :

Cire de Palmier, fusible à 72°.	50
Cire de Canne à sucre, fusible à 82°.	45
Matière huileuse.	5
Total.	100

Au reste, la cire de nos Abeilles ne renferme que des principes analogues ou semblables à ceux qui constituent la cire des végétaux de notre pays. Il est constaté, d'ailleurs, que les proportions relatives de myricine et d'acide cérotique sont très variables. Ainsi, John, Buchholz et Brandes y ont trouvé 9/10 de cérine ; Boudet et Boissenot n'en ont retiré que 7/10; Brodie a constaté que la cire de Ceylan en est dépourvue, tandis qu'il en a trouvé 22 0/0 dans une cire du Comté de Surrey (Angleterre); enfin, une cire examinée par Hess renfermait 0,9 de myricine.

Sortes commerciales. — Il existe nécessairement un grand nombre de sortes commerciales de Cire. On les distingue, en général, selon leur provenance.

Voici les plus importantes, selon G. Pennetier :

Cire de Bretagne : Jaune foncé, avec une odeur rappelant celle du miel récolté sur le Sarrazin. Elle est en pains de 3 à 30 kilogr., tantôt purs, tantôt offrant à leur base une couche d'impuretés. Elle blanchit facilement et est recherchée par les pharmaciens et par les fabricants de bougies.

Cire des Landes : Cette cire parait aussi estimée que la précédente. Elle est d'un jaune blond, nette, d'odeur agréable; ses pains sont de grandeur variable.

Cire de Normandie : Elle ressemble assez à celle de Bretagne, mais blanchit moins aisément. On l'expédie en pains circulaires, de divers poids.

Cire de Bourgogne : Elle est d'un beau jaune et est expédiée en pains variant de 5 à 20, à 50 et même 60 kilogr. ; elle ne blanchit pas et sert pour les parquets.

Cire du Gâtinais : Ressemble à la Cire de Bretagne, mais blanchit peu ou point et sert au frottage des parquets. La forme et le poids des pains varient.

Cire d'Italie : Blanchit bien et sert principalement à la fabrication des bougies ; elle vient surtout de Venise.

Cire de Russie : Jaune tendre et un peu aromatique ; elle est ordinairement presque pure, mais blanchit mal et sert au frottage. Elle est en pains de 15 à 50 kilogr.

Cire de Hambourg : Jaune vif, ou jaune tendre un peu verdâtre, ou blanc jaunâtre ; odeur aromatique ; elle blanchit assez bien. Elle est en pains pesant de 2 à 3 kilogr.

Cire des États-Unis : Jaune foncé, jaune tendre ou verdâtre ; odeur aromatique ; ordinairement assez sale ; elle blanchit médiocrement et donne beaucoup de déchet. Ses pains pèsent de 1 à 2 kilogr.

Cire des Antilles : Grise, jaune ou brune et moins estimée que la précédente ; la meilleure vient d'Haïti. Elle est en pains ronds et aplatis.

Cire du Sénégal : Brun foncé, parfois presque noire, grasse, d'odeur empyreumatique ; elle blanchit imparfaitement. Elle est en pains rectangulaires ou cylindriques, d'environ 25 kilogr.

Cire du Levant : Cette Cire, surtout celle de Smyrne, blanchit plus vite et est plus transparente que les autres.

Les Cires d'origine américaine, appelées ordinairement *Cire des Andaquies*, sont fournies par les Mélipones.

La *Cire des Andaquies* est jaune foncé et ressemble à la Cire d'Abeilles. Purifiée par l'eau bouillante, elle a une densité de 0,917 à la température de 0° et fond à + 77°.

En dehors de ces sortes de Cires provenant des Hyménoptères Mellifères, on trouve, dans le commerce, des Cires de diverses origines :

1° **Cires d'origine animale :** Elles sont fournies par des Insectes de la famille des *Coccidés*.

2° **Cires d'origine végétale :** Retirées de la Canne à sucre, de plusieurs Palmiers, des *Myrica*, etc.

Ces substances seront étudiées dans les articles relatifs aux animaux ou plantes, qui les produisent (v. *Produits des Coccidés*, *Canne à sucre*, *Céroxyle*, *Myrica*, *Getah-Lahoë*, *Rhus*, *Myristica*).

3° **Cire d'origine minérale :** Cette substance, appelée *Cérésine*, est retirée de l'*Ozokérite*, ou *Cire fossile*, découverte en Moldavie, par le docteur Meyer, et retrouvée depuis en Gallicie, en Autriche, en Angleterre et au Texas.

L'Ozokérite se présente sous forme de masses assez volumineuses, brun noirâtre. Pour en extraire la Cérésine on la chauffe à 250-300° et on en sépare des huiles. Le résidu est traité, à 100°, avec de l'acide sulfurique de Nordhausen : il se produit une matière visqueuse, noirâtre, dont on sépare des huiles surnageantes et que l'on traite par de l'acide sulfurique dilué. Ce dernier étant ensuite neutralisé par un alcali, on chauffe la masse à 180° et on la presse, pour en enlever les matières grasses. Le résidu blanchi est la *Cérésine*.

La Cérésine est une substance blanche ou jaune, ayant l'odeur et les caractères de la Cire et qui est propre aux mêmes usages.

Falsifications de la Cire d'Abeilles. — Ces falsifications sont très nombreuses. On ajoute à la cire : de l'*eau*, des *poudres diverses*, soit minérales (*kaolin*, *plâtre*, *os calcinés*, *craie*, *sulfate de baryte*, *ocre*, *fleur de soufre*, etc.), soit organiques (*fécules*, *farines*, *sciure*, *curcuma*), des résines (*galipot*, *colophane*, *poix de Bourgogne*), des matières grasses (*suif*, *acide stéarique* et *stéarine*), de la *paraffine*, de la *cérésine*, des *cires végétales*, etc.

La proportion d'*eau* est déterminée, en chauffant la cire, au bain-marie, jusqu'à ce qu'elle ne perde plus de son poids.

Les *substances minérales* en sont séparées par la fusion de la Cire dans l'eau ; il suffit de soumettre aux réactifs le précipité obtenu.

La Cire contenant des *fleurs de soufre*, brûle en dégageant de l'acide sulfureux. On peut aussi la faire bouillir avec de la soude caustique diluée, qui dissout le soufre : la liqueur suffisamment concentrée dégage du sulfure d'hydrogène, quand on y ajoute de l'acide chlorhydrique.

Les *fécules* et *farines* donnent à la Cire une coloration grisâtre ou jaune terne et la rendent plus fragile, moins onctueuse, moins tenace. On les reconnait de plusieurs manières :

1° L'essence de térébenthine dissout la Cire et en sépare les fécules que l'on peut déterminer à l'aide du microscope ;

2° Si l'on fait bouillir la Cire suspecte avec de l'eau, puis qu'on laisse refroidir, la Cire se condense à la surface du liquide et peut être dosée ; d'autre part, le liquide s'est transformé en un empois plus ou moins épais, dans lequel on peut déterminer la fécule, soit à l'aide de la teinture d'iode, qui le bleuit, soit en le chauffant à nouveau avec de l'acide sufurique dilué (environ 2 d'acide, pour 1.000 d'eau), qui saccharifie la matière amylacée et permet de la doser.

Le dosage de la substance étrangère est plus aisé, par un traitement avec l'essence de térébenthine, qui enlève la Cire et permet de peser le résidu sec.

La fusion de la Cire dans l'eau y ferait reconnaitre le *Curcuma*, qui teint l'eau en jaune. Quant à la *sciure de bois*, elle se précipite alors et il est aisé d'en déterminer la nature, par un examen microscopique.

Les *résines* sont décelées, en traitant, par l'alcool froid, la Cire préalablement divisée : l'alcool ne dissout pas la Cire, tandis qu'il dissout les résines et permet de les doser, soit par différence, soit directement, par évaporation du dissolvant.

La Cire pure flotte dans l'ammoniaque à 22° ; elle gagne le fond, si elle contient des résines.

L'*acide stéarique* est reconnu par plusieurs moyens :

1° En traitant la Cire par l'alcool bouillant, l'acide stéarique se dissout, puis cristallise par le refroidissement; si l'on plonge un papier de tournesol, dans la liqueur alcoolique, et qu'on le laisse se dessécher à l'air, ce papier rougit ;

2° La Cire très divisée est chauffée avec de l'eau de chaux : si elle est pure, l'eau de chaux reste transparente et bleuit le papier de tournesol ; si elle contient de l'acide stéarique, le liquide devient louche et il se dépose du stéarate de chaux.

La *stéarine* est déterminée en mêlant, à chaud, 1 p. de cire et 2 p. d'huile, battant le mélange avec son poids d'eau et y ajoutant quelques gouttes de sous-acétate de plomb liquide : la stéarine est décomposée et il se fait un précipité de stéarate de plomb. On peut ainsi déceler 1/20 de stéarine *(Lebel)*.

La Cire mêlée de *suif* acquiert une odeur et une saveur désagréables. Elle est plus malléable, plus grasse au toucher ; malaxée dans les mains, elle se divise en grumeaux adhérents aux doigts. Elle donne, par distillation, de l'acroléine, ainsi de l'acide sébacique : ce dernier acide forme, avec l'acétate de plomb, un sébate de plomb insoluble.

La détermination du point de fusion, indiquée par Lepage, est une opération délicate et dont les résultats varient parfois avec l'opérateur.

Legrip a proposé d'utiliser la différence de densité du suif et de la cire : la densité du suif étant de 0,881, selon Legrip, et de 0,8863, selon Hardy, tandis que celle de la cire est de 0,962, selon Legrip, et 0,963, selon Hardy.

Legrip s'est assuré que la cire pure flotte au milieu d'un liquide alcoolique marquant 26° à l'alcoomètre centésimal et que le suif pur flotte dans de l'alcool à 46°.

D'après ces données, il a établi un tableau, dans lequel il indique la proportion relative d'un mélange de cire et de suif, selon le degré alcoolique nécessaire pour que le mélange flotte. Hardy a corrigé les résultats obtenus par Legrip et il a dressé le tableau suivant :

DEGRÉ ALCOOMÉTRIQUE	CIRE	SUIF
29°	100	0
39°,63	75	25
50°,25	50	50
60°,87	25	75
71°,80	0	100

Pour employer ce procédé, on prépare une liqueur alcoolique, dont le degré devra être compris entre 29° et 71°,80, en commençant par le degré le plus élevé, et on y ajoute de l'eau, jusqu'à ce que la cire à essayer flotte. Il suffit alors de prendre le degré alcoométrique de la liqueur, pour connaître la proportion relative des deux substances.

La *paraffine* et la *cérésine* sont aisément décelées, en traitant à chaud la Cire par l'acide sulfurique fumant, additionné d'un peu d'alcool amylique, selon le conseil de Liès-Bodart. La Cire est alors charbonnée, tandis que la Paraffine et la Cérésine résistent, surnagent l'acide et peuvent être, après refroidissement, lavées et pesées.

La falsification de la Cire d'Abeilles, par la *Cire végétale*, est assez fréquente.

Sous le nom de *Cire végétale*, on désigne assez habituellement la *Cire de Myrica* et la *Cire du Japon*. Ces deux sortes de Cire sont principalement formées de palmitine et d'acide palmitique; elles fondent à une température comprise entre 45° et 50°, c'est-à-dire, très inférieure à celle qu'exige la Cire d'Abeilles, et se dissolvent presque intégralement dans l'éther, qui ne dissout que 50 0/0 de Cire d'Abeilles.

Quand on malaxe, dans les mains, une Cire ainsi falsifiée, elle se ramollit davantage et s'attache aux doigts. Traitée par l'éther, à froid, elle fournit une dissolution qui, évaporée, laisse un résidu supérieur à la moitié du poids de la Cire essayée.

Enfin, il arrive parfois que les pains de Cire sont *fourrés*, c'est-à-dire, composés d'une portion centrale constituée par de la Cire de mauvaise qualité, que revêt extérieurement une couche plus ou moins épaisse de bonne Cire. Cette fraude n'est reconnue que par la rupture des pains.

La Cire est employée en pharmacie, pour la confection des cérats et de beaucoup d'onguents ou d'emplâtres, elle est la base de la *Toile de Mai*, de la plupart des sparadraps, des bougies, etc. On l'a prescrite à l'intérieur, sous forme d'émulsion et d'électuaire, contre la diarrhée et contre certaines affections intestinales. Cette pratique ne semble pas avoir donné de résultats utiles; la cire n'est d'ailleurs pas absorbée dans l'intestin et passe tout entière dans les selles.

PRODUITS DES COCCIDÉS

Les Coccidés constituent une famille d'Insectes de l'ordre des Hémiptères Homoptères et de la division des Monomères.

Cette famille est caractérisée de la manière suivante, par Targioni-Tozzetti : mâle et femelle dissemblables. — Femelle aptère, hexapode, ayant l'aspect d'une larve, ou transformée en une sorte de Galle, par paramorphose, ou ressemblant à une pupe, par métamorphose incomplète. — Mâle à métamorphoses complètes, muni de deux ailes, ordinairement pourvu de deux balanciers, astome et à tarses monomères ou dimères.

La forme renflée des femelles des Coccidés avait fait donner à cette famille le nom de *Gallinsectes*, par Réaumur et Latreille. Etudiée avec soin, par Targioni-Tozzetti, puis par Signoret, la famille des Coccidés a été divisée, par ce dernier savant, en quatre tribus : *Diaspines*, *Lécanines*, *Coccines*, *Brachyscélines*. De ces quatre tribus, deux seulement (Coccines et Lécanines) fournissent des produits utiles; la plus importante est celle des Coccines.

Les produits des Coccidés peuvent être rapportés à quatre groupes : 1° MATIÈRES COLORANTES, fournies par les genres *Coccus*, *Kermes*, *Porphyrophora*; 2° MATIÈRES SUCRÉES, dues au genre *Gossyparia*; 3° MATIÈRES GRASSES, produites par les genres *Llaveia*, *Cerococcus* (Coccines), *Ceroplastes* et *Ericerus* (Lécanines); 4° MATIÈRES RÉSINEUSES, sécrétées (?) par les *Carteria* (Lécanines).

MATIÈRES COLORANTES

G. *Coccus*, AUCT.

Ce genre, d'abord très considérable, a été fort réduit par les auteurs. Il ne comprend plus qu'un petit nombre d'espèces, dont une seule nous intéresse : c'est la *Cochenille ordinaire* ou *Cochenille mexicaine*.

La **Cochenille du Mexique** (*Coccus Cacti*, L.; fig. 93), vit au Mexique sur plusieurs espèces de Nopals : *Opuntia vulgaris*, Mill.; *O. cochinillifera*, Mill.; *O. Tuna*, Mill. Son élevage, d'abord exclusivement borné au Mexique, fut tenté aux Canaries, puis en Espagne, en Algérie et enfin à Java. Elle a complètement réussi aux Canaries et à Java, d'où l'on en exporte d'assez grandes quantités aujourd'hui. Toutefois, la découverte des couleurs d'aniline, qui a fait tomber la culture de la Garance, a eu pour résultat de restreindre beaucoup l'emploi de la Cochenille et le prix de ces Insectes est descendu de 15 fr. à 3 fr. le kilogr.

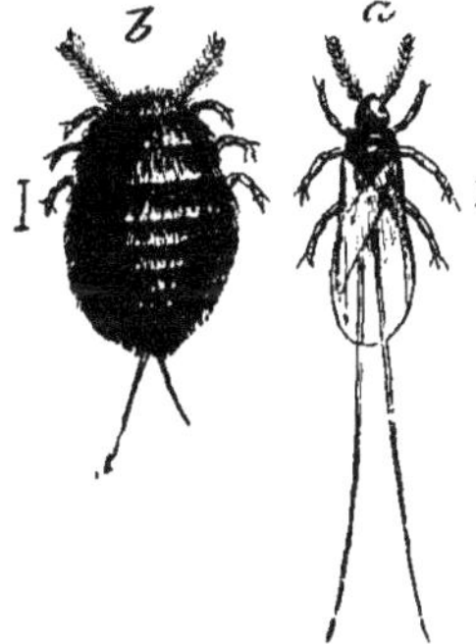

Fig. 93. — *Coccus cacti*. *a)* mâle; *b)* femelle.

La majeure partie de la Cochenille du commerce vient actuellement du Honduras et des Canaries.

On élève la Cochenille dans des *Nopaleries* ou champs plantés de Nopals, qu'une haie vive garantit des bestiaux ; on la protège, contre la pluie et le vent, au moyen de paillassons. On la sème au printemps. Pour cela, on met, dans de petits nids de bourre de coco, des femelles chargées d'œufs, que l'on avait conservées pendant l'hiver, ou qui ont été prises dans les bois. Ces nids sont suspendus aux épines des Nopals ; les larves en sortent bientôt et se répandent sur les jeunes branches. Un tiers environ de ces larves subit des métamorphoses : ce sont des mâles ; les autres conservent leur forme primitive : ce sont des femelles.

Le mâle (fig. 93, *a*) ne vit qu'un mois. Il est deux fois plus petit que la femelle, allongé, déprimé, rouge-brun, pourvu d'ailes transparentes, oblongues, qui dépassent l'abdomen et se croisent horizontalement. La tête est petite, le bec rudimentaire ; les pattes sont longues et grêles ; l'abdomen porte deux soies fines, plus longues que le corps. La petitesse relative des mâles et la présence de balanciers, sur leur corselet, avaient fait penser à Corda que ces mâles étaient des Diptères parasites des femelles. Mais les observations ultérieures, et particulièrement celles de Blanchard, ont montré le mal fondé des opinions de Corda.

La femelle (fig. 93, *b*) est ovoïde, aptère, obtuse en avant, atténuée en arrière, plane en dessous, convexe en dessus. Son bec est ténu, un peu conique, long de 6 à 8 millim.; son corps est formé de dix anneaux velus, brunâtres, couverts d'une poussière grise. Elle a des antennes filiformes, des pattes courtes à tarse uniarticulé ; l'abdomen est terminé par deux soies courtes, divergentes. Elle vit deux mois ; au moment de la ponte, elle se fixe et place ses œufs sous son abdomen, dont les parois se rapprochent en une voûte à concavité inférieure.

On recueille la Cochenille aussitôt après la fécondation, en ayant le soin de laisser un certain nombre de femelles sur la plante. On obtient ainsi 2 ou 3 récoltes par an.

Le mode de préparation des Cochenilles varie selon les localités.

Au Honduras et au Mexique, on emploie trois procédés :

1° On les torréfie doucement, sur une plaque de fer chauffée ; elles prennent alors une teinte noirâtre et sont appelées *negras*. Par ce mode, on obtient la variété appelée, dans le commerce, COCHENILLE NOIRE ou ZACCATILLE, que les Mexicains nomment *Cascarellia*.

Cette sorte est en grains d'environ 2 millim. de diamètre, anguleux, orbiculaires, d'un rouge-brun foncé, avec des rides grisâtres ; sa poudre est rouge cramoisi et devient rouge brun au contact de l'eau. Selon Guibourt et Girardin, cette variété est la meilleure ; elle est aussi la plus chère. Toutefois, Chevallier lui préfère la suivante.

2° On les enferme dans un nouet de linge et on les passe au four ; elles conservent alors leur revêtement grisâtre et sont nommées *jaspeadas*.

C'est la variété appelée, dans le commerce COCHENILLE GRISE, ou COCH. JASPÉE, ou COCH. ARGENTÉE. Elle est plus petite que la précédente ; tantôt elle est irrégulière et informe et tantôt elle conserve la forme, ainsi que les caractères de l'animal.

3° On les plonge dans l'eau bouillante qui leur enlève la majeure partie du revêtement cireux. Elles prennent alors une couleur rouge-brun et sont dites *Ranagridas*.

C'est la variété que l'on a souvent décrite, sous le nom de COCHENILLE SYLVESTRE, et que, dans le commerce, on appelle *Cochenille rouge* ou *rougeâtre*. Elle est en grains brun-rougeâtres, ternes et n'offre de cire que dans le fond des rides de la peau. Elle donne à l'eau une teinte vineuse et est peu estimée.

Dans le commerce, on désigne généralement les Cochenilles selon leur provenance :

La **Cochenille de Honduras** ou **Mestèque**, qui est la plus estimée et qui fournit les trois variétés types ci-dessus. Elle est importée en Angleterre.

La **Cochenille de la Vera-Cruz**, dont ont connait aussi trois variétés : *noire*, *grise*, *rouge*. Elle est moins estimée que la précédente, et nous arrive par le Hâvre et Bordeaux.

La **Cochenille des Canaries**, qui comprend les variétés *noire* et *grise* et est aussi estimée que celle de Honduras. Elle vient à Marseille, par Cadix.

La **Cochenille de Java**, qui est en grains petits et rougeâtres ; elle est peu estimée. On la reçoit par la Hollande.

Les **Cochenilles d'Espagne** et **d'Algérie** sont rares dans le commerce et peu connues.

On exporte parfois du Mexique, sous le nom de **Cochenille Sylvestre**, une Cochenille recueillie dans les bois, sur les Cactus sauvages et produite par le *Coccus Sylvestris*, Blanch. Cette sorte est plus petite que celles qui proviennent du *Coccus Cacti* et couverte d'une abondante production de cire. Elle n'a qu'une médiocre valeur.

En traitant la Cochenille par l'éther et reprenant le résidu par l'alcool, Pelletier et Caventou en ont retiré un principe colorant, qu'ils ont appelé *Carmine*.

La CARMINE est cristallisable, rouge pourpre, fusible à 50°, soluble dans l'eau et dans l'alcool, insoluble dans l'éther ; elle est colorée en rouge vif, par les acides et en violet cramoisi, par les alcalis. Le chlore la décompose et la jaunit.

Une dissolution de Cochenille, traitée par du bitartrate de potasse, fournit un précipité nommé *Carmin*. Selon Warren de la Rue, le Carmin est un acide appelé *Acide Carminique*. Cet acide paraît être un glycoside ; il se dédouble, par hydratation, en un corps nommé *rouge de Carmin* ($C^8H^8O^4$) et en une matière sucrée dépourvue de pouvoir rotatoire.

La Cochenille sert principalement comme matière colorante ; elle donne l'une des plus belles couleurs rouges connues. Bien que la découverte des dérivés de l'Aniline en ait beaucoup restreint l'usage, on l'emploie encore à la teinture de la laine et de la soie. On l'a préconisée, en médecine, comme stimulant, diaphorétique, diurétique et même comme lithontriptique. Elle n'est plus guère usitée que contre la coqueluche et contre les toux rebelles, qui succèdent à la rougeole. Elle sert aussi à colorer quelques potions ou liqueurs.

Falsifications. — La Cochenille est falsifiée à l'aide de différentes substances, surtout avec les sortes de qualité inférieure, que l'on agite avec du *talc* ou de la *plombagine*, pour leur donner l'aspect de la Cochenille jaspée. On en a même *fabriqué de toutes pièces*. Le peu d'usage que l'on fait de ces animaux, en médecine, permet de traiter rapidement les moyens de reconnaître ces falsifications. Le procédé plus expéditif et le plus sûr est de comparer l'énergie du pouvoir colorant de la Cochenille soupçonnée, avec celui d'une sorte de bonne qualité. A cet effet, Robiquet conseille de faire bouillir, pendant des temps égaux, et dans un même volume d'eau, un même poids d'une Cochenille authentique et de la Cochenille à essayer. Après avoir déterminé la quantité d'eau chlorée nécessaire pour décolorer le décocté fait avec la bonne Cochenille, on verse, jusqu'à décoloration, de l'eau chlorée, dans le décocté de la Cochenille à essayer. Il est certain que, plus cette dernière sera bonne et plus la quantité d'eau chlorée employée se rapprochera de celle qu'il a fallu, pour décolorer le décocté type.

Les *matières minérales* ajoutées à la Cochenille s'en sépareront, si on les plonge dans l'eau. Si ce procédé ne donne pas de résultat satisfaisant, il suffit d'incinérer un poids déterminé de la Cochenille suspecte et de peser le résidu. Mène a trouvé que la proportion de cendres laissées par la Cochenille varie de 3 0/0, pour les meilleures sortes, à 6 0/0, pour les sortes inférieures. Une quantité de cendres supérieure à 6 0/0 devra donc faire rejeter ou tout au moins faire suspecter la Cochenille examinée.

Quant à la *Cochenille artificielle*, comme elle est nécessairement fabriquée avec des matières diverses, reliées par un mucilage, il suffit de la plonger dans l'eau, pour la voir se déliter au bout d'un certain temps.

G. *Kermes*, TARG.-TOZZ.

Les Insectes de ce genre paraissent vivre principalement sur les Chênes. G. Planchon en a déterminé 5 espèces, jadis confondues sous le nom de *Coccus Illicis*, mais dont une seule fournit le vrai **Kermès animal** : c'est le *K. Vermilio*, Targ.-Tozz. (κόκκος φοινικός, Théophr., κόκκος βαφική, Diosc.; *Coccus infectorius*, Pline ; *Coccus Ilicis*, Auct., pr. parte).

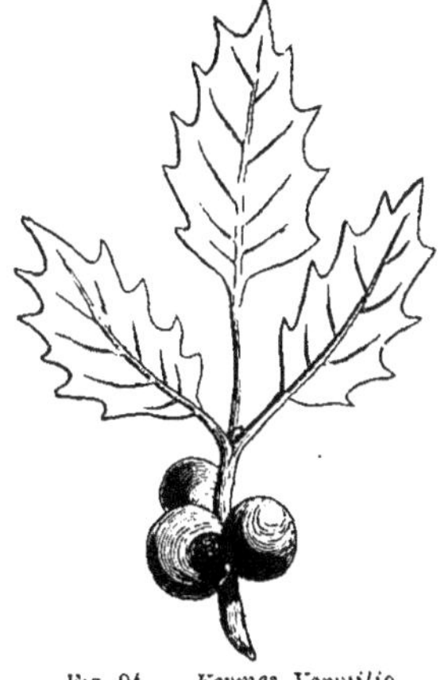

FIG. 94 — *Kermes Vermilio*, sur un rameau de Garrouille.

Le *Kermès Vermilio* (fig. 94) vit exclusivement sur le Chêne-Garrouille (*Quercus coccifera*, L.), arbuste très commun sur les garrigues de la région méditerranéenne.

Vers la fin de mai, les jeunes sortent de l'œuf, quittent la coque maternelle et se répandent sur les branches de la Garouille, puis se fixent et demeurent immobiles, jusqu'au mois de mars de l'année suivante. Plus petites à cette époque qu'un grain de Millet, les larves grossissent rapidement et atteignent la grossesse d'un pois, vers le mois d'avril. Le Kermès, alors devenu adulte, a une couleur rouge écarlate; il est lisse, globuleux, sans pattes, ni antennes et couvert d'une poussière cendrée. Tous ces animaux sont des femelles : les mâles sont encore inconnus.

Au commencement de mai, ces femelles pondent leurs œufs, puis meurent. On a compté que chaque coque recouvre environ 1.800 à 2.000 œufs.

La récolte se fait avant l'éclosion des œufs.

Le Kermès était très employé, comme matière tinctoriale, avant la découverte de l'Amérique; il semble avoir servi de toute antiquité pour teindre la laine et la soie en rouge. Actuellement, il ne semble plus guère en usage que chez les Turcs et les Arabes. Il a jadis été très vanté, sous les noms de *Kermès animal* et de *Graine d'écarlate*, comme détersif, résolutif, stomachique, aphrodisiaque, etc. Il faisait la base de la *Confection Alkermès*, que l'on préconisait pour ses propriétés cordiales et réconfortantes et que l'on regardait comme un remède héroïque.

Il n'est plus usité de nos jours, en médecine, et ne sert qu'à la préparation d'un élixir, qu'on fabrique en Italie, pour la table.

Lassaigne a trouvé, dans le Kermès, une matière colorante analogue à la *Carmine* et un principe albuminoïde, qu'il a nommé *Coccine*, mais que l'on croit identique à celui que Pelletier et Caventou ont retiré de la Cochenille.

G. *Porphyrophora*, Brandt.

Au genre *Porphyrophora* appartiennent deux espèces usitées en teinture.

Cochenille de Pologne (*Coccus polonicus*, L. ; *Porphyrophora polonica*, Burm.). — Cette espèce vit en Pologne, ainsi que dans une partie de la Russie et de l'Allemagne, sur les racines de plantes croissant dans les sols sablonneux, principalement sur celles de la Gnavelle vivace (*Scleranthus perennis*, L.), de l'Herniaire (*Herniaria glabra*, L.), de la Potentille blanche (*Potentilla alba*, L.) et de la Potentille rampante (*Pot. reptans*, L.). On la trouve parfois aussi en France, où on l'appelle *Sang de Saint-Jean*.

Cette Cochenille est très petite ; mais, vers la fin de juin, elle acquiert la grosseur d'un grain de Poivre et son abdomen se remplit d'un liquide rouge pourpre, de couleur plus foncée que celle de la Cochenille, mais de qualité inférieure. Elle sert à la teinture, en Russie, en Pologne et en Prusse.

On rapporte que, jadis, sa récolte était affermée aux Juifs, qui l'expédiaient en Turquie, où les femmes s'en teignaient le bout des doigts.

Dans les pays de production, la Cochenille de Pologne était employée, en médecine, aux mêmes usages que le Kermès animal et remplaçait celui-ci, dans la confection alkermès.

Cochenille d'Arménie (*Coccus Hameli*, Brandt et Ratz. ; *Porphyrophora Armeniaca*, Burm. ; *Porph. Hameli*, Targ.-Tozz.). — Cette Cochenille vit en Arménie, dans la province d'Erivan et dans la vallée de l'Araxes, sur les racines d'une Graminée, le *Poa pungens*. Elle est beaucoup plus grosse que la précédente, car une livre de Cochenille d'Arménie ne contient que 18.000 à 23.000 individus, tandis qu'une livre de Cochenille de Pologne en renferme de 100.000 à 130.000. On en retire une matière colorante écarlate, employée dans l'industrie, chez les Orientaux.

Il existe, dans les serres, une petite Cochenille qui fournit une matière colorante rouge. La **Cochenille des Serres** (*Coccus Adonidum*) n'est pas d'un bon usage en teinture; aussi ne l'utilise-t-on pas.

MATIÈRES SUCRÉES

G. *Gossyparia*, Signoret.

Le genre *Gossyparia*, Signoret, ne renferme guère qu'une espèce utile : c'est la Cochenille à Manne.

La **Cochenille à Manne** (*Goss.* [*Coccus*, Ehr.] *manniparus*, Sign.; *Chermes mannifer*, Hardw.: fig. 95) vit sur le *Tamarix Gallica*, var. *mannipara*, Ehr., qui croît autour du mont Sinaï.

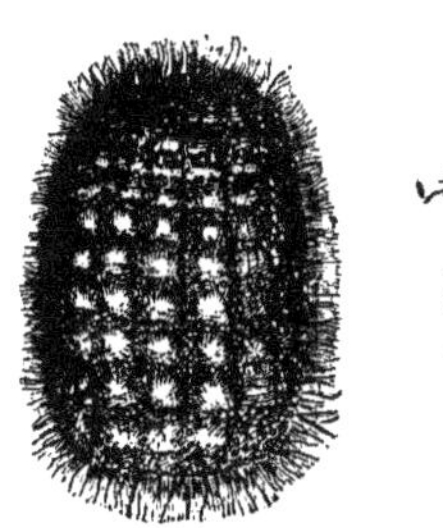
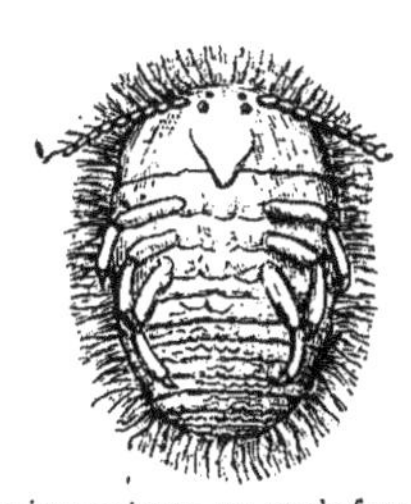

Fig. 95. — *Gossyparia manniparus* jeune, vu par la face dorsale et la face ventrale (d'après Ehrenberg).

Elle se fixe en nombre immense sur les plus fines branches du *Tamarix* et ses piqûres y déterminent, paraît-il, l'afflux d'un suc limpide, qui s'épaissit peu à peu et tombe à terre, sous forme d'un sirop roussâtre (fig. 96).

Le Dr R. Blanchard émet quelques doutes à propos d'une telle origine. S'appuyant sur ce que, d'après Réaumur, le *Lecanium Persicæ* produit une grande abondance de miellat, qui tombe sur le sol et l'inonde, comme si on l'eut arrosé, R. Blanchard tend à penser que le suc découlant du Tamarix est produit par les *Gossyparia*. Cette supposition semble d'autant plus admissible, que l'écorce du Tamarix est amère et que le suc qui en découle ne devrait pas être doux

La matière sucrée est récoltée avant ou immédiatement après le lever du soleil, la fraîcheur de la nuit l'ayant alors réduite à un état solide, qui permet de la ramasser aisément à terre. Pendant le jour, la chaleur du soleil la fait fondre et diffluer à la surface du sol. Les Arabes et les moines grecs la recueillent et la mangent, avec du pain, comme du miel.

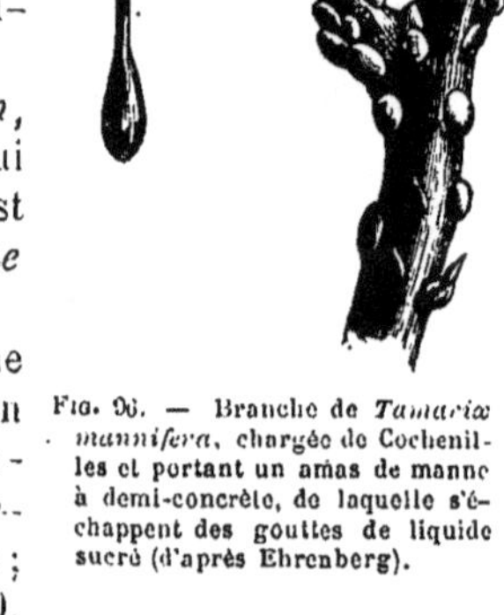

Fig. 96. — Branche de *Tamarix mannifera*, chargée de Cochenilles et portant un amas de manne à demi-concrète, de laquelle s'échappent des gouttes de liquide sucré (d'après Ehrenberg).

Cette substance est vendue aux voyageurs, par les moines du couvent Sainte-Catherine (Sinaï).

Elle a reçu les noms de *Man*, *Tarfa* et *Gaz Anjabin*, ce qui signifie *Miel de Tamarix* : c'est la *Manne de Sinaï* ou *Manne des Hébreux*, de G. Planchon.

Berthelot a trouvé, dans une Manne liquide du Sinaï, environ 1/5 d'eau ; le reste contenait : sucre de Canne, 55 ; sucre interverti, lévulose et glucose, 25 ; dextrine et produits analogues, 20.

Manne des Astragales. — Selon Haussknecht, on appelle aussi *Gaz Anjabin* une Manne recueillie en Perse et qui est vendue dans les bazars, sous forme de pains ronds. On ne sait si cette Manne est produite ou non par un Insecte du groupe des Coccidés. Elle est récoltée dans les montagnes de Chahar-Mahal, de Faraidan, surtout près de Khonsar, sur les *Astragalus florulentus* et *adscendens*, Boiss. et Haussk. La meilleure sorte, nommée *Gaz Alefi* et *Gaz Khonsari*, découle des branches pendant le mois d'août, sous forme de gouttelettes, qui s'agglutinent en une masse molle, impure, blanc grisâtre. Ludwig y a trouvé du sucre incristallisable, de la dextrine et des acides organiques.

MATIÈRES GRASSES

Les matières grasses provenant des Coccidés sont produites par plusieurs espèces attribuées à divers genres. Ces genres appartiennent, les uns aux Coccines (*Llaveia*, *Cerococcus*), les autres aux Lécanines (*Ceroplates*, *Ericerus*).

G. *Llaveia*, Signoret

Ce genre ne contient qu'une espèce, le *Ll. Axinus*, Sign. (*Axocuillin*, Hern.; *Coccus Axinus* (Llave), Insecte originaire du Mexique, où il vit sur le *Jatropha Curcas*, sur le *Spondias myrobolanus* et sur certains *Schinus*.

Cet animal atteint une longueur d'un pouce et il a la grosseur d'une plume d'Oie. Il est rose ou pourpre, couvert d'un tomentum pulvérulent blanc et marqué de rides transversales, à bords proéminents ; beaucoup d'individus sont pourvus de taches ou de points noirs, disposés sans ordre. Il a des antennes courtes, arrondies, articulées à la base; des yeux très petits; six pattes onguiculées et de couleur rousse; le bec est petit et situé dans une ride placée entre la première paire de pattes.

Il se fixe sur l'écorce et y adhère si fortement, qu'on doit l'en arracher, lorsqu'on veut en faire la récolte.

La graisse contenue dans ses tissus en est extraite, par décoction de l'animal, recueillie à la surface du liquide et grossièrement purifiée.

Cette graisse, qui était déjà par les employée Aztèques,

est fort usitée dans la médecine populaire au Mexique. La Pharmacopée mexicaine la mentionne sous les noms de *Agé* et d'*Axin*.

L'**Axine** est une matière grasse, onctueuse, siccative, jaune rougeâtre et ayant une odeur de graisse rance. Les Indiens s'en servent comme résolutive, adoucissante et maturative. En raison de la rapidité de son durcissement à l'air, on l'emploie aussi aux mêmes usages que le collodion. Elle est insoluble dans l'eau, assez soluble dans l'alcool chaud, très soluble dans l'éther, mais devient insoluble, lorsqu'elle s'est oxydée à l'air. Elle fond à 31° et dégage de l'acroléine, par distillation sèche; la saponification y a montré l'existence de l'*acide Laurostéarique* ($C^{12}H^{24}O^2$), de l'*acide Stéarique* ou *Palmitique* et d'un acide gras particulier, l'*Acide Axinique* ($C^{18}H^{28}O^4$), auquel elle doit sa propriété siccative.

L'Acide Axinique est de consistance huileuse; il absorbe avidement l'oxygène, même à 0°, et se recouvre d'une pellicule blanche. Il se dissout dans l'alcool et dans l'éther.

G. *Cerococcus*, Riley

Ce genre n'est guère connu que pour une espèce de l'Arizona (Etats-Unis), espèce qui vit sur le *Quercus oblongifolia*, le *Q. undulata*, var. *Whrighti*, et le *Q. agrifolia*. Riley, qui l'a découverte et décrite, la nomme *Cer. Quercus*. Elle fournit une abondante production de Cire et mérite d'être exploitée par l'industrie.

G. *Ceroplastes*, Gray

Les Insectes de ce genre se recouvrent d'une couche de Cire épaisse, mais non adhérente à leurs corps et qui est sérétée par les filières. Le Dr R. Blanchard, dont la thèse[1] nous a servi de guide, pour tout ce qui concerne les Coccidés, parle surtout, dans son article *Céroplastes*, de quatre espèces dont deux (*C. Rusci* et *C. ceriferus*) seront spécialement étudiées. Les deux autres (*C. Psidii* et *C. Cassiae*)

[1] Les *Coccidés utiles*, par le Dr Raphaël Blanchard, professeur agrégé à la Faculté de Médecine de Paris.

sont encore peu connues. Chavannes dit qu'on les trouve au Brésil et qu'elles sécrètent beaucoup de Cire.

Quelques autres espèces, signalées par divers auteurs, sont simplement mentionnées dans la thèse de R. Blanchard ; nous les négligerons.

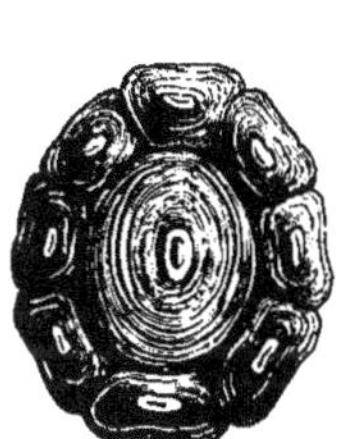

Fig. 97. — *Ceroplastes Rusci*, adulte d'après Signoret.

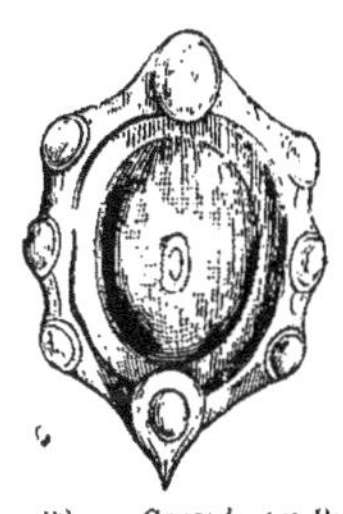

Fig. 98 — *Ceroplastes Rusci* debarrassé de sa matière cireuse, d'après Signoret.

Céroplaste du Petit-Houx (*Cer. Rusci*, Sign. ; *Lepas Myrti*, Columna ; *Coccus Rusci*, L. ; *Coc. Caricæ*, Fabr. ; *Columnea testudinata*, Targ.-Tozz., etc. (fig. 97-98).

Cette espèce est mentionnée par Théophraste et par Fabio Colonna, qui compare sa carapace cireuse à celle d'une Tortue. Elle vit sur le Figuier commun (fig. 99), sur le Petit-Houx et sur le Myrte, auxquels elle fait subir de graves désordres. On la trouve dans tout le Midi de l'Europe. Traitée par l'éther ou seulement par l'eau bouillante, elle donne 60 à 65 0/0 de Cire.

Cette Cire est jaunâtre, ferme, entièrement soluble dans l'éther et en partie soluble dans l'alcool. Elle fond entre 51° et 52°. Fausto Sestini lui assigne la composition suivante : *Céroléine*, 51,3 ; *Acide Cérotique*, 12,7 ; *Myricine*, 35,2. Elle diffère donc de la Cire d'Abeilles, par la forte proportion de Céroléine qu'elle renferme, ainsi que par la faible quantité de Myricine et d'Acide Cérotique qu'elle contient. La Cire d'Abeilles contient en effet : *Céroléine*, 5 ; *Acide Cérotique*, 22 ; *Myricine*, 73.

L'abondance de Cire fournie par le Céroplaste du Petit-Houx porte R. Blanchard à proposer la culture de cet Insecte en France et en Algérie.

Céroplaste de l'Inde (*Cerop. ceriferus*, Sign. ; *Coccus ceriferus*, And., Fabr. ; *Columnea cerifera*, Targ.-Tozz.).

Cet Insecte (fig. 100) vit au Bengale sur le *Celastrus ceri-*

ferus. Il a été découvert par Anderson, qui vit les indigènes des environs de Madras le rechercher dans les bois et le manger avidement.

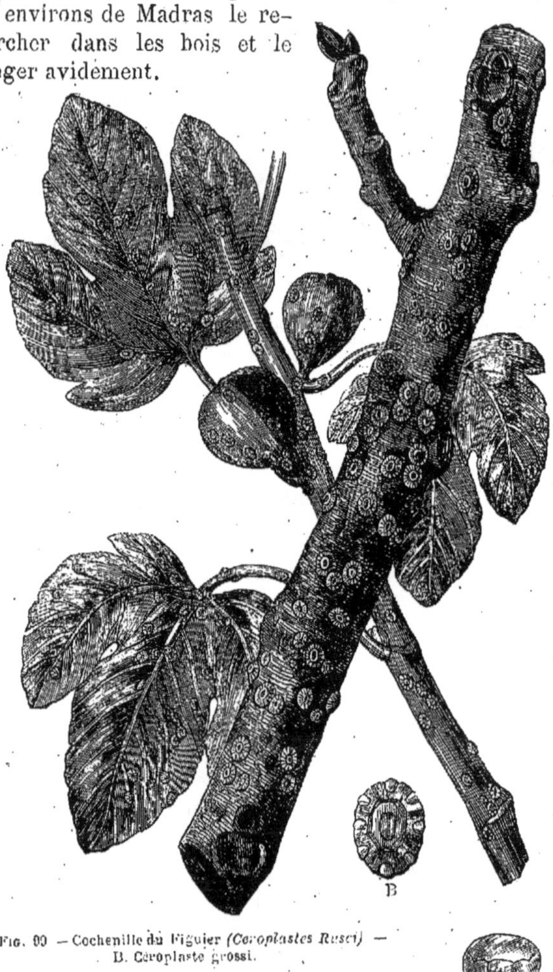

B

Fig. 99 — Cochenille du Figuier (*Ceroplastes Rusci*) — B. Céroplaste grossi.

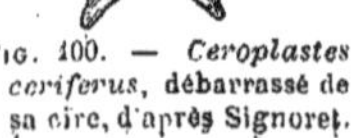

Fig. 100. — *Ceroplastes ceriferus*, débarrassé de sa cire, d'après Signoret.

Il paraît, en effet, qu'à l'état frais, la Cire de Céroplaste a un goût délicieux

(Anderson); mais, à l'état sec, elle a une saveur amère et salée, se ramollit et devient flexible dans la bouche. Pearson, qui en a fait une étude chimique, la nomme *Laque blanche* (*White-Lac*).

Elle est plus lourde que l'eau, adhère fortement aux doigts, n'est pas décolorée par le soleil, ni par le chlore, fond à 63°, se dissout abondamment dans l'alcool et n'est pas saponifiée par les alcalis. Elle n'a pas d'importance commerciale.

G. *Ericerus*, Guér.-Mén. (fig. 101-102)

Ce genre ne renferme qu'une espèce, l'*Ericerus pe-là*, Sign. (*Coccus ceriferus*, Fabr. ; *C. sinensis* et *C. pe-là*, Westw.; *Ericerus ceriferus*, Guér.-Mén. ; *Pe-là cerifera*, Targ.-Tozz.). Contrairement à ce qu'on observe chez les autres Insectes du groupe des Coccidés, le mâle des *Ericerus* est beaucoup plus grand que la femelle et c'est lui qui produit la Cire. La *femelle* adulte (fig. 101) est sphérique, globuleuse et présente, en dessous, un

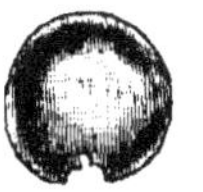

Fig. 101. — *Ericerus pe-là*, femelle, d'après Signoret.

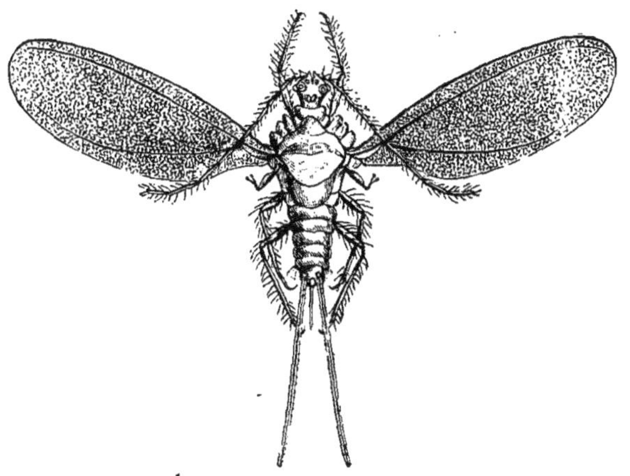

Fig. 102. — *Ericerus pe-là*, mâle, d'après Signoret.

large sillon au moyen duquel elle se moule sur la branche qui la porte. Le *mâle* (fig. 102) est rouge fauve ; il a 6 ocelles et 4 yeux à facettes, 2 ailes grandes et transparentes et des balanciers, dont l'extrémité porte deux soies ; les antennes et les pattes sont très longues et pubescentes ; la tête est triangulaire, rétrécie en arrière, le thorax proportionnellement grand, subrhomboïdal ; l'abdomen est plus étroit, conique, avec le dernier segment pourvu de deux longs poils, qu'agglutine une substance sécrétée par les filières.

Au moment de la ponte, la femelle se fabrique une coque (sans doute formée par son corps, comme on le voit chez les *Coccus* en général), que l'on trouve ensuite remplie d'œufs blancs, ordinairement réunis par paquets. Ces coques, appelées *La-tchong* (Cire-graine) ou *La-tsen* (Cire-fils), sont recueillies pendant la nuit, au commencement de mai, avec les branches qui les portent, et enveloppées dans des feuilles de Gingembre. Les œufs sont ensuite détachés avec précaution et mis sur le *Fraxinus sinensis*. Les œufs éclosent, vers le 5 juin, et les petits se répandent d'abord sous les feuilles de l'arbre, ensuite sur les branches, où ils se groupent en paquets. D'abord blancs et petits comme des grains de Millet, ils grossissent peu à peu et atteignent le volume d'un œuf de Poule. — (R. Blanchard suppose que cette dimension est atteinte grâce à l'enveloppe de Cire.) — Ils sont alors violets et rouges, et disposés en grappes autour des branches, sur lesquelles ils simulent des fruits.

Selon l'auteur du Pen-tsao-hang-mou, la Cire des *Ericerus* est une sorte de salive, que sécrète l'animal et qui se condense sur les branches, en une graisse blanche, ayant l'aspect du givre. On la recueille vers la fin d'août, en râclant les branches ; elle est alors appelée *La-tcha* (sédiment de Cire). Cette matière étant fondue et filtrée à travers une étoffe, est réunie en masses, que l'on appelle *Cire d'arbre*. Les parties grossières restées sur le filtre, sont mises dans un sac de soie et plongées dans l'huile bouillante, qui en sépare toute la Cire.

Les *Ericerus* vivent sur un certain nombre d'arbres : le *Rhus succedaneus* (Brongniart), le *Ligustrum glabrum* (Rémusat), l' *Hibiscus syriacus* (Rémusat), le *Ligustrum lucidum* (Macgowan et Cooper), le *Celastrus ceriferus* (Brehm et Künckel d'Herculaïs), enfin le *Fraxinus sinensis* (Champion). Dans le Sse-tchouen, selon E. Reches, les œufs sont récoltés sur le *Ligustrum lucidum* et placés sur le *Fraxinus sinensis*.

Outre les arbres que nous venons de citer, d'après les déterminations des auteurs, R. Blanchard cite encore les noms chinois de quelques espèces encore indéterminées : le *Chouï-tong-tsin*, qui paraît voisin du *Ligustrum glabrum* ; le *Tcha-la*, le *Kan-la-chu*, le *Chouï la-chu*.

La Cire de l'*Ericerus* est connue dans le commerce, sous les noms de **Pé-la** et de **Cire de Chine**; on l'appelle aussi **Cire d'Insecte** (*Insect Chinese Wax*, des Anglais) et *Spermacèti végétal*.

Le **Pé-la** est une substance blanche, brillante, translucide, insipide, inodore, non onctueuse au toucher, plus dure que la cire d'Abeilles et se réduisant, sous la dent, en une poudre sèche, non adhérente ; sa structure est fibreuse ; elle fond à 83°. Le Pé-la est insoluble dans l'eau, à peine soluble dans l'alcool et dans l'éther, soluble dans les huiles essentielles, inattaquable par les acides, et non saponifié par les alcalis. On le purifie par dissolution dans un mélange de naphte et d'alcool bouillants, dont il se sépare, par refroidissement, sous forme cristalline. Le produit est lavé à l'éther, puis à l'eau bouillante et enfin dissous dans l'alcool absolu, où il cristallise.

On considère le Pé-la comme un *Cérotate de Céryle*, qui, fondu avec de la potasse caustique, se décompose en *Cérotate de potasse* et *hydrate de Céryle*. Par distillation, il se dédouble en *acide Cérotique* et *Cérotène :*

$$\underset{\text{Cérotate de céryle}}{C^{54}H^{108}O^{2}} = \underset{\text{ac. Cérotique}}{C^{27}H^{54}O^{2}} + \underset{\text{Cérotène}}{C^{27}H^{54}}$$

La Cire de Chine sert à la fabrication de bougies, dont le prix est fort élevé ; c'est pourquoi on la mélange fréquemment avec de la graisse. Les bougies pures coûtent de 50 à 55 centimes pièce. On l'emploie en Chine, à la préparation du cérat, de certains emplâtres, et aussi pour la confection d'appareils à fractures.

MATIÈRES RÉSINEUSES

G. *Carteria*, Sign.

Ce genre, d'abord réduit à une seule espèce indigène de l'Inde, en comprend aujourd'hui deux autres, signalées dans l'Amérique du Nord, par Comstock et Riley. La plus anciennement connue est la **Cochenille de la Laque** (*Cart. lacca*, Sign., Künck. d'Herc. ; *Coccus*[*Chermes*, Roxb.] *lacca*, Kerr., fig. 103).

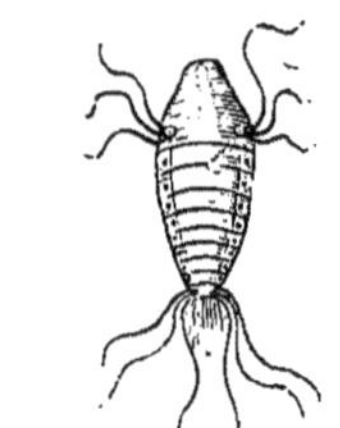

Fig. 103. — Femelle de *Carteria*, montrant les houppes thoraciques, les houppes anales et la couronne de poils entourant l'anus.

Cet Insecte vit sur l'*Anona squamosa*, les *Ficus indica* et *F. religiosa*, le *Butea frondosa*, le *Rhamnus Jujuba*, quelques *Mimosa*, entre autres le *M. cinerea*, le *Croton lacciferum*, le *Schleichera trijuga*, etc. Il se fixe perpendiculairement, par son bec, sur l'écorce des branches et produit ou détermine la formation d'une matière résineuse abondante, appelée *Laque* (fig. 104). Celle-ci envahit tout l'espace vide entre l'animal et ses voisins, ne laissant, autour de chacun d'eux, qu'une sorte de loge s'ouvrant extérieurement par un pertuis, qui correspond à l'extrémité de l'abdomen (fig. 105).

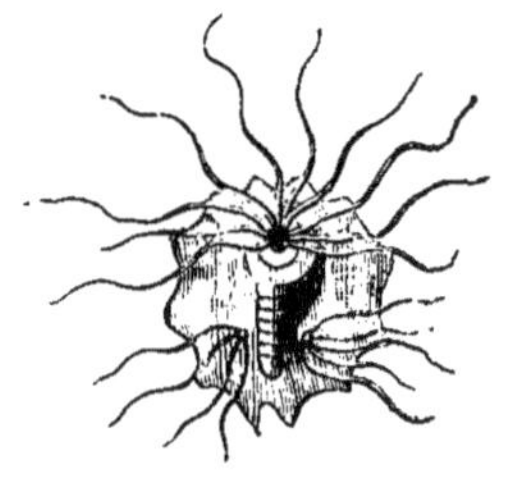

Fig. 104. — Incrustation du *Carteria lacca*, femelle, arrivée à la trentième semaine, d'après Carter.

La laque est principalement fournie par les femelles.

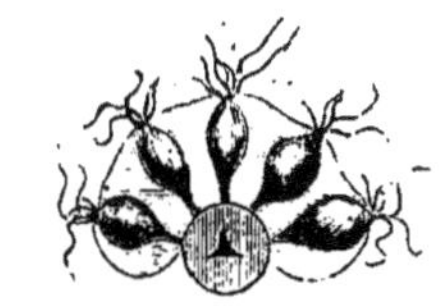

Fig. 105. — Section d'une branche chargée de laque, montrant les *Carteria* adultes, dans leurs loges.

Toutefois, les mâles habitent aussi des loges, mais plus étroites et moins nombreuses.

Le développement des jeunes s'effectue dans le corps de la

mère. Vers le commencement de juillet, ils sortent par l'orifice anal de la loge maternelle et se fixent bientôt. Les larves sont alors elliptiques, obtuses en avant, appointies en arrière, longues de 0,6 de millim., d'un rouge minium. Elles grandissent rapidement, tandis que, de leur surface ou de l'arbre qui les porte, exsude la laque qui les emprisonne. Au bout d'un mois et demi, elles ont 1,4 millim. de long ; 15 jours après, elles sont fécondées par les mâles, qui ont quitté leurs réduits. L'incubation dure jusqu'en décembre, et la fécondation des nouvelles larves a lieu vers le mois de mars : Il se produit donc deux générations par année. L'on a remarqué que les mâles d'été sont aptères, tandis que les mâles d'hiver sont ailés.

La matière colorante est contenue dans les jeunes ; aussi récolte-t-on la laque un peu avant leur éclosion.

Nous avons dit que la laque est exsudée par l'animal ou est fournie par l'arbre qui le porte, sous l'incitation produite par les piqûres de l'Insecte. La première opinion, émise par Geoffroy, a été défendue par Roxburg, Carter, Comstock et Riley, etc. La deuxième a été adoptée par beaucoup de savants, entre autres, par Signoret et Laboulbène. Bien que les Cochenilles de la laque vivent principalement sur des arbres résineux, il ne semble pas possible de révoquer en doute les observations des savants cités en premier lieu, qui ont vu ces animaux sur l'arbre et ont décrit leurs mœurs.

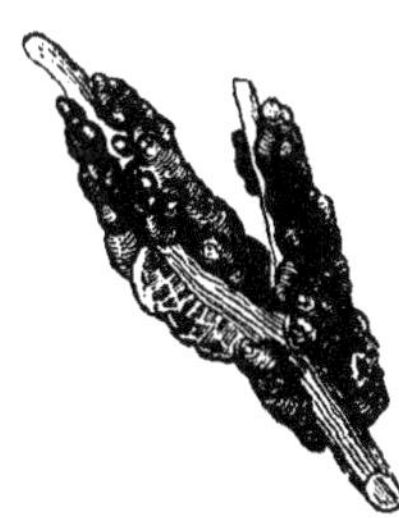
Fig. 106. — Laque en bâtons.

La **Laque**, aussi appelée *Gomme laque* et *Résine laque*, se présente sous plusieurs formes, dans le commerce :

1° Laque en batons : c'est la laque encore attachée aux branches, autour desquelles elle forme une croûte rugueuse, inégale, irrégulière et d'un rouge brun (fig. 106) ;

2° Laque en sortes, obtenue en concassant la laque en bâtons, dont on sépare le bois ; elle est en morceaux irréguliers, rougeâtres, rugueux et garnis de débris d'écorce;

3° Laque en grains, constituée par la sorte précédente,

dont les fragments ont été brisés. Elle est souvent à demi-décolorée, parce qu'on l'a plongée dans l'eau bouillante, qui lui a enlevé une partie de sa couleur ;

4° LAQUE EN PLAQUES OU EN ÉCAILLES, préparée en faisant fondre l'une des sortes ci-dessus, dans l'eau bouillante, passant la résine à travers une toile et la coulant sur une pierre plate. Selon que, dans cette opération, elle a été plus ou moins décolorée, la *Laque en plaques* est dite *blonde*, *rouge* ou *brune*.

La composition des sortes principales de Laque a été étudiée par Hatchett. Voici le tableau qu'en donne R. Blanchard :

PRINCIPES	LAQUE		
	PLATE	EN GRAINS	EN BATONS
Résine	90,9	88,5	68,0
Matière colorante	0,5	2,5	10,0
Cire	4,0	4,5	6,0
Gluten	2,8	2,0	5,5
Corps étrangers	0,0	0,0	6,5
Perte	1,8	2,5	4,0
TOTAL	100,0	100,0	100,0

La matière colorante de la Gomme laque paraît être identique à celle de la Cochenille du Nopal. Elle fournit des couleurs très tenaces et résistantes.

La laque sert à la fabrication des vernis et entre dans la cire à cacheter. On l'employait jadis, en médecine, comme tonique et astringente. Elle ne sert guère plus que comme dentrifice.

Laque de l'Arizona. — Cette laque est produite par le *Carteria Larreae*, Comstock, qui vit sur l'*Arbre à Créosote (Larrea mexicana*, Moric.), Rutacée de 1 à 2 mètres de hauteur, très abondante au Mexique et dans certaines parties du Sud-Ouest des Etats-Unis.

Le *Carteria Larreae* est la plus petite espèce connue de ce genre. Il ne forme qu'une assez mince incrustation de laque, à la surface des branches; les masses qu'il produit sont plus ou moins distinctes et globuleuses, au lieu de se fusionner ensemble. Comstock prétend que cette laque est assez abondante pour être exploitée.

Laque du Mexique. — Cette laque a été découverte par Riley, sur des branches de *Mimosa* provenant de Tampico (Mexique). L'Insecte qui la produit a été appelé *Carteria mexicana*, par Comstock. Elle se présente en masses, soit isolées soit réunies en petit nombre, et offrant à leur base une forme à peu près hexagonale ou 6-lobée, ce qui tient à la forme de l'animal lui-même. Comme la Cochenille de la laque, celui-ci a une direction perpendiculaire à la branche. La laque du Mexique n'est pas exploitée.

PRODUITS DES CRUSTACÉS ET DES SPONGIAIRES

Cloporte ordinaire (*Oniscus Asellus*, L.). — Gris, ovale-oblong; deux paires d'antennes : les externes grandes, à huit articles, les internes très petites; extrémité postérieure pourvue de deux appendices (fig. 107).

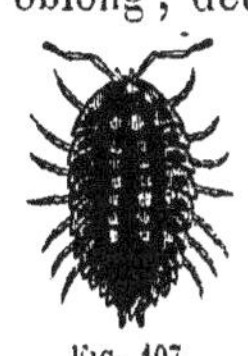

Fig. 107. Cloporte ordinaire.

Il habite sous les pierres, sous les vieux bois, dans les caves, etc.

Armadille (*Armadillo officinalis*, Cuv.). — Antennes extérieures à sept articles ; corps lisse, brillant, pouvant se rouler en boule ; appendices terminaux de l'abdomen à peine distincts (fig. 108). On le portait surtout d'Italie. Il habite aussi les lieux humides.

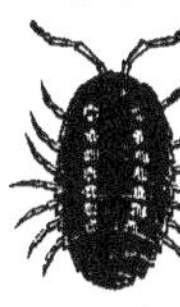

Fig. 108. Armadille officinal.

L'Armadille est remarquable, par la propriété qu'il possède de se rouler en boule, quand on le touche, ce que ne fait pas le Cloporte.

Les *Glomeris* possèdent la même propriété et c'est pourquoi on les substitue fréquemment aux Armadilles.

Ils s'en distinguent par leurs pattes au nombre de 16 paires, leurs antennes à 4 articles, dont le dernier est renflé en massue et par l'existence d'une plaque semi-circulaire, située entre la tête et le premier segment thoracique : cette plaque manque chez les Cloportes; enfin les appendices buccaux sont différents.

L'Armadille et le Cloporte ne sont plus usités. On les regardait, autrefois, comme diurétiques, antiscrofuleux, lithontriptiques, etc. Leur action était due, évidemment, à la petite quantité de nitrate de potasse qu'ils renferment et qui provient de leur habitat dans des lieux salpêtrés. Ils étaient administrés vivants, ou secs et pulvérisés.

Yeux d'Écrevisse. — On employait jadis, sous ce nom et sous celui de *Pierres d'Écrevisse*, des concrétions calcaires, (fig. 109), que l'on trouve dans l'estomac des Écrevisses (*Astacus fluviatilis*), avant l'époque de la mue. Ces concrétions sont discoïdes, dures, d'un blanc un peu rosé, bombées sur une face, creuses sur l'autre, qui présente un rebord saillant. Elles sont inodores, de saveur terreuse, ne happent point à la langue, ne se dissolvent pas et ne se délitent pas dans l'eau. Leur diamètre varie de 5 à 18 millim. et leur poids oscille entre 5 et 15 décigrammes.

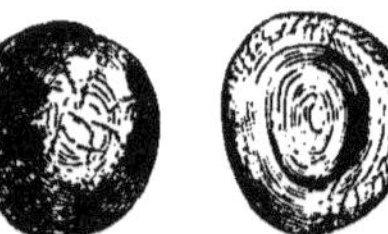
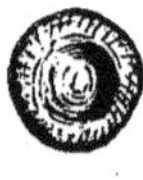

FIG. 109. — Yeux d'Écrevisse, vus par les deux faces.

Les yeux d'Écrevisse sont composés de carbonate de chaux, dont les particules sont unies par une matière muqueuse, contenant une petite quantité du pigment rouge, qui existe dans le test de l'animal. Aussi ces concrétions prennent-elles une coloration rosée (parfois violette ou bleue), quand on les plonge dans l'eau bouillante. L'acide azotique faible en dissout le carbonate de chaux; il reste ensuite la matière glaireuse, qui en forme le substratum et qui conserve la forme de la concrétion.

On employait jadis les yeux d'Écrevisses, comme absorbants et contre la diarrhée, les hémorrhagies, la goutte. La craie et le carbonate de magnésie les remplacent avantageusement.

Les yeux d'Écrevisse sont parfois fabriqués de toutes pièces, avec des matières terreuses (craie, argile, etc.) reliées à l'aide d'un mucilage quelconque. Ces faux yeux d'Écrevisse happent à la langue, se délitent dans l'eau et la substance mucilagineuse, qui les constitue, ne conserve pas sa forme, quand on les traite par un acide faible. On conçoit aussi que, privés de pigment, ils ne se colorent pas en rose dans l'eau bouillante.

ÉPONGES

Les Éponges sont des animaux appartenant à l'embranchement des Zoophytes, souvent rapportés au groupe des Cœlentérés et qui nous paraissent devoir en être détachés, pour former, dans le sous-embranchement des Sarcodaires, la classe des *Porifères* ou *Spongiaires*.

La classe des Spongiaires comprend 4 ordres : les *Myxospongiées*, à corps mou, gélatineux, sans squelette solide ; les *Calcispongiées*, à squelette formé de spicules calcaires ; les *Silicospongiées*, à squelette composé de spicules siliceux ; les *Fibrospongiées*, à squelette constitué par des filaments cornés, diversement entrecroisés et par des spicules.

L'ordre des Fibrospongiées fournit seul des Éponges utilisées en médecine et dans l'industrie. Ces Éponges sont toutes produites par le genre *Spongia*.

Les plus usitées sont l'Eponge usuelle (*Sp. usitatissima*, Lamk.), et l'Éponge commune (*Sp. communis*, Lamk.). Il paraît qu'on pourrait exploiter avantageusement certaines espèces de la mer des Antilles et quelques autres des mers australes, principalement le *Sp. crassilobata*, Lamk.

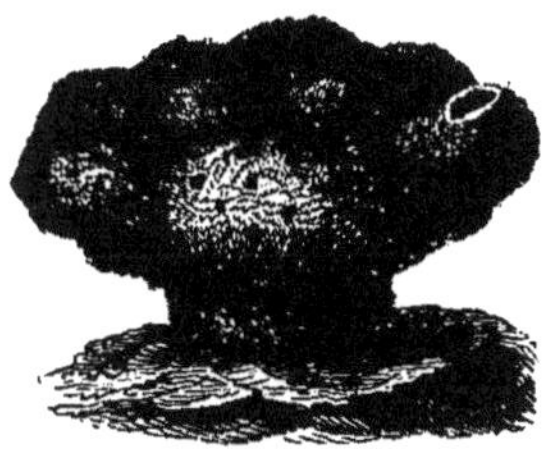

Fig. 110. — Éponge commune.

Les Éponges du commerce (fig. 110) sont des corps de forme et de volume variables, constitués par un tissu corné, élastique et résistant *(tissu kératoïde)*, creusé de mailles étroites et d'innombrables conduits anastomosés, à travers lesquels circule continuellement de l'eau, pendant la vie de l'animal. Ces canaux s'ouvrent au dehors par une infinité de petits orifices, appelés *Pores d'ingestion*, et aboutissent à un certain nombre de canaux plus grands, qui se terminent extérieurement par des ouvertures beaucoup plus larges, nommées *Oscules*.

Tant que l'Éponge est vivante, sa surface et la paroi des divers canaux sont recouvertes d'une matière gélatineuse, garnie de cils vibratiles : les mouvements de ces cils déterminent la marche de l'eau dans les divers canaux, depuis son entrée par les pores d'ingestion jusqu'à sa sortie par les Oscules. Après la mort, cette matière, qui constitue la substance essentiellement vivante de l'animal, se dissocie rapidement, devient diffluente et s'écoule en majeure partie. La portion de cette matière, qui reste adhérente au squelette fibreux, en est enlevée par des lavages ultérieurs.

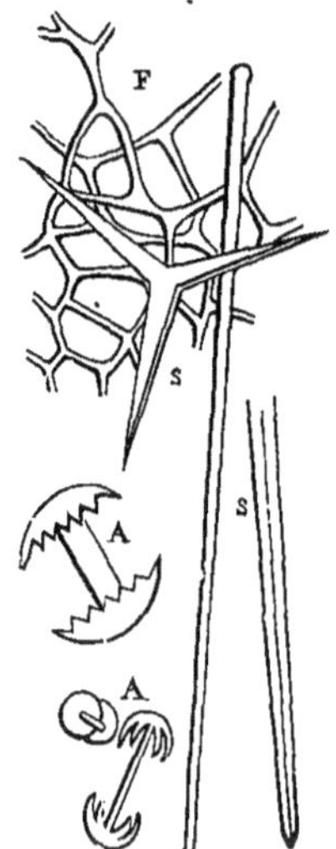

Fig. 111. — Tissu et spicules des Éponges *.

Examinées au microscope, les fibres kératoïdes se montrent formées par des cylindres constitués par un tissu élastique, semi transparent, jaune ou brun et dont l'axe est généralement canaliculé. Ces fibres (fig. 111) sont soudées en un réseau à mailles irrégulières et terminées par des extrémités arrondies *(Sp. usitatissima)* ou pointues *(Sp. communis)*. Elles sont tantôt simples, tantôt et plus souvent hérissées de spicules, soit étoilés, soit en aiguilles.

Posselt et Crookewit avaient rapproché la matière des fibres de l'Éponge, de la *fibroïne* de la soie. Mais Staedeler a montré que ces deux substances ne sont pas identiques, l'acide sulfurique donnant de la *leucine* et de la *tyrosine*, avec la soie,

* A. A. Amphidisques, S. S. Spicules ; F. Fibres.

tandis que l'Éponge donne alors de la *leucine* et du *glycocolle*, *sans traces de tyrosine*. D'autre part, selon Schlossberger, l'oxyde de cuivre ammoniacal dissout la soie et non l'Éponge. Traitées par l'acide azotique, les Éponges sont en partie dissoutes et il reste une matière gluante, soluble dans la potasse. qu'elle colore en rouge, et dans l'ammoniaque, qui est colorée en jaune. L'acide chlorhydrique bouillant les dissout et se teint en brun. L'eau de baryte bouillante les dissout aussi : le soluté, traité par l'acide acétique, donne un précipité gélatineux, soluble dans un excès d'acide, avec dégagement d'hydrogène sulfuré.

Staedeler a appelé *Spongine* le principe des fibres de l'Éponge.

Les Éponges donnent environ 3,5 0/0 de cendres. Celles-ci contiennent de la silice, du sulfate, du carbonate et du phosphate de chaux, de l'iodure de potassium (1,16 à 2,14 0/0 de cendre), du bromure de potassium ou de sodium (0,75), des traces de cuivre, etc.

Les Éponges habitent toujours les mers assez profondes. où elles adhèrent aux rochers. Les plus belles sont détachées au couteau, par des plongeurs, à une profondeur de 12 à 20 brasses. Les Éponges communes sont arrachées à l'aide de harpons, dans les eaux basses.

On les récolte dans le golfe Persique, sur les côtes de la Syrie, de l'Archipel grec, de la Barbarie, des Antilles et des îles Bahama.

Les sortes commerciales les plus ordinaires sont les suivantes, d'après G. Pennetier :

1° Éponge fine-douce, de Syrie : en forme de coupe à bords amincis ou arrondis, légère, jaune-fauve, poreuse, fine, douce au toucher et comme veloutée; sa face concave offre un grand nombre de trous *(oscules)* souvent disposés en séries rayonnantes.

Cette Éponge est la plus recherchée pour la toilette; elle acquiert quelquefois un grand volume et vaut alors jusqu'à 100 et 150 fr. la pièce. Les parfumeurs la blanchissent à l'aide du chlore, qui en altère beaucoup la qualité.

2° Éponge fine-douce de l'Archipel : variété de la précédente, plus lourde, plus étroite à la racine, aussi fine, avec des trous plus grands, mais moins nombreux. Elle est traversée de canaux, qui vont d'une extrémité à l'autre ou s'arrêtent au voisinage de la racine et présentent, dans leur parcours, des trous profonds plus ou moins grands.

Cette Éponge sert aussi pour la toilette ; on l'emploie dans les manufactures de porcelaine, dans la lithographie, etc.

3° Éponge fine-douce ou Éponge grecque : jaune-fauve, à tissu serré, dur et rude au toucher ; elle a une racine étroite et s'étale en plateau ou en coupe, avec la face supérieure percée de trous peu profonds et les faces latérales criblées de très petits orifices.

Cette Éponge est rarement employée à la toilette, à cause de sa rudesse. Elle est, bien à tort, usitée dans les hôpitaux militaires, pour les besoins de la chirurgie. On devrait lui préférer une sorte plus brune, mais plus douce, comme l'Éponge de Salonique (v. plus loin).

Les trois sortes ci-dessus sont fournies par le *Spongia usitatissima*.

4° Éponge blonde de Syrie ou Éponge de Venise : arrondie, jaune d'ocre à la racine, blond pâle dans sa masse, légère, très poreuse, à texture grossière ; surface offrant de grands orifices arrondis, des saillies criblées de petits trous et de faibles dépressions garnies d'un réseau semé de fibres blondes ; orifices bordés de sortes de poils rudes et piquants. Au voisinage de la racine, les canaux sont obstrués de fibres entrelacées, qui lui donnent plus de résistance. Cette Éponge peut avoir de 30 à 40 centimètres de diamètre.

5° Éponge blonde de l'Archipel, dite aussi Éponge de Venise : variété de la précédente, moins épaisse, plus colorée, pouvant avoir 60 centimètres de diamètre ; ordinairement oblongue, aplatie, mais bombée en dessus, traversée par de grands canaux, qui s'arrêtent près de la racine.

Les deux variétés ci-dessus sont recherchées pour les usages domestiques, en raison de leur légèreté, de leur résistance et de leur régularité.

6° Éponge de Salonique : aplatie, épaisse de 2 centimètres, unie, à tissu fin, serré, non élastique, grisâtre et percée de plusieurs petits trous, avec la moitié inférieure formée de fibres rouges, entrelacées.

Cette Éponge est ordinairement remplie de sable; elle n'est employée qu'en chirurgie.

7° Éponge de Zerbi ou de Gerby : ordinairement arrondie, volumineuse, blonde, avec la racine rougeâtre; elle est très caverneuse, avec la surface hérissée de pointes fibreuses, et offrant des trous irréguliers, à bords déchiquetés.

La légèreté et le volume de cette Éponge la font rechercher. Elle est récoltée dans le golfe de Gabès, près de l'île de Zerbi.

8° Éponge de Marseille ou Éponge brune de Barbarie : aplatie, arrondie ou piriforme, dure, pesante, brun rougeâtre, à trame serrée et à trous déchiquetés sur les bords. Cette Éponge est souvent salie par une matière glaireuse desséchée et d'un noir brillant, constituée par la substance propre de l'animal.

L'Éponge de Marseille est utilisée pour le nettoyage des appartements. Elle est pêchée surtout vers les côtes de la Tunisie, aux environs de Sfax, dans le golfe de Gabès.

9° Éponge de Bahama : a la forme d'un cône tronqué, à surface côtelée, ayant l'aspect d'un gâteau de Savoie (Guibourt), dont le sommet et les côtes sont perforés de trous espacés, larges de 3-4 millimètres; les sillons offrent de petits trous réguliers.

Cette Éponge est unie, dure, élastique, résistante et de couleur fauve. Elle gonfle peu dans l'eau et n'est pas d'un bon usage; elle vient de l'archipel des Bahama.

10° Éponge de la Havane ou Éponge commune de Bahama : arrondie ou cylindrique, caverneuse, blonde ou fauve, surmontée de mamelons coniques et ordinairement déchirés en dessus.

Cette dernière sorte est fort abondante dans le commerce; elle ne doit pas être employée, car elle manque de souplesse et dure peu.

Les Éponges sont d'abord lavées avec soin, pour en enlever les impuretés et la matière animale ; on les bat ensuite légèrement avec un maillet, pour en séparer le sable, les coquilles, etc.; puis on les traite par de l'eau acidulée, qui dissout les sels calcaires; enfin, on les lave de nouveau. Ainsi obtenues, les Éponges sont employées souvent en chirurgie, soit directement, soit après avoir été *préparées à la cire* ou *à la ficelle.*

Pour préparer l'*Éponge à la cire*, on plonge une Éponge dans de la cire jaune fondue, puis on la comprime, jusqu'à refroidissement, entre les plaques d'une presse. On obtient ainsi une sorte de galette mince, que l'on découpe en lanières, et que l'on introduit dans les canaux fistuleux. Sous l'influence de la chaleur, la cire se ramollit et l'Éponge se dilate, mais ne peut absorber les liquides purulents, à cause de la cire dont elle est imbibée.

L'*Éponge à la ficelle* est de beaucoup préférable. On choisit une Éponge dont on égalise les parties avec soin; on la mouille légèrement et on l'entoure d'une fine cordelette, à tours parallèles et serrés, de manière à la rendre cylindrique. Pour s'en servir, on en sépare la ficelle, et on enlève, avec un scalpel, les rugosités du cylindre. Cette Éponge a l'avantage de se dilater, par absorption des liquides ambiants, et d'agrandir les conduits fistuleux, tout en les nettoyant.

On trouve actuellement, dans le commerce des Éponges préparées à la gomme ou à la gélatine. Ces Eponges se présentent sous forme de fuseaux ou de cylindres un peu coniques; elles sont très lisses et doivent être utiles, pour les cas où elles sont destinées à des trajets fistuleux droits.

On préconisait jadis, sous le nom d'*Éponges calcinées*, une poudre obtenue avec des Éponges torréfiées en vases clos, jusqu'à ce qu'elles eussent acquis une coloration brune. Cette poudre était prescrite contre le goître et la scrofule ; elle entrait dans la composition de la *Poudre de Sancy*. Comme elle doit ses propriétés à l'iode contenu dans l'Éponge, il est important de ne pas pousser la calcination trop loin, sous peine de volatiliser l'iode.

SUBSTANCES FOURNIES PAR LES VÉGÉTAUX

CRYPTOGAMES

CHAMPIGNONS

Ergot de Seigle (fig. 112.)

L'Ergot de Seigle est le mycélium scléroïde d'un Champignon Thécasporé endothèque, dont le développement a été surtout étudié par Tulasne, qui l'a appelé *Claviceps purpurea*.

L'évolution de ce *Claviceps* présente trois phases successives, auxquelles on avait donné des noms différents, parce qu'on supposait que chacune d'elles se rapportait à un Champignon particulier : 1° la SPHACÉLIE (*Sphacelia segetum*, Lév.; *Spermogonie* de Tulasne); 2° l'ERGOT (*Sclerotium clavus*, DC.; *Spermaedia clavus*, Fries.); 3° la SPHÉRIE (*Sphæria* [*Cordiceps*] *purpurea*, Fr.; *Claviceps purpurea*, Tul.).

A l'origine, l'Ergot se présente sous forme d'un mucus jaunâtre et sucré, appelé *Miel de Seigle*, mais doué d'une odeur de Champignon bien prononcée. Ce mucus apparaît çà et là, au voisinage des ovaires; sa présence attire les Fourmis, le *Rhagonycha melaneura*, Fabr., et quelques autres Insectes, mais non pas les Abeilles. Il ne contient pas d'huile, ni d'amidon et sa dissolution aqueuse précipite abondamment la liqueur de Fehling; mis sous cloche, au-dessus de l'acide sulfurique, il se transforme en une masse cristalline.

Au bout de quelques jours, ce mucus disparaît et l'on trouve à sa place, autour de l'ovaire, une substance nouvelle, qui fut longtemps prise pour un Champignon spécial : *Sphacelia segetum*, Lév.

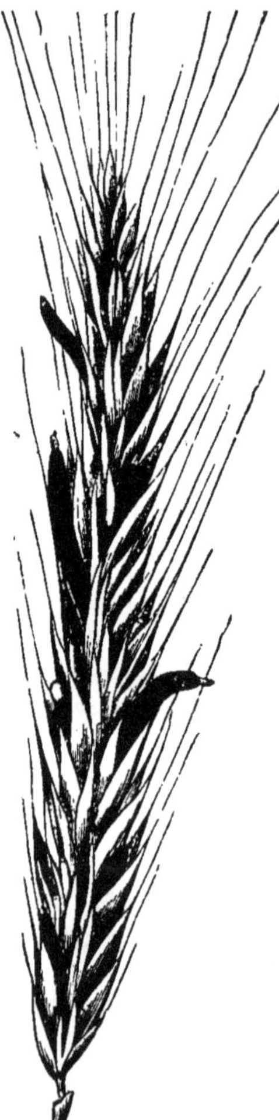

F.G. 112. — Épi de Seigle portant des Ergots.

La **Sphacélie** ou **Spermogonie** (fig. 113) est constituée par une masse fongueuse, blanche, tendre, marquée de nombreux sillons et creusée de cavités sinueuses, qui s'ouvrent toutes à l'extérieur. Sa surface, tant à l'extérieur qu'à l'intérieur des cavités, est entièrement tapissée de cellules linéaires, portant à leur extrémité une innombrable quantité de corpuscules (fig. 114) ellipsoïdes-

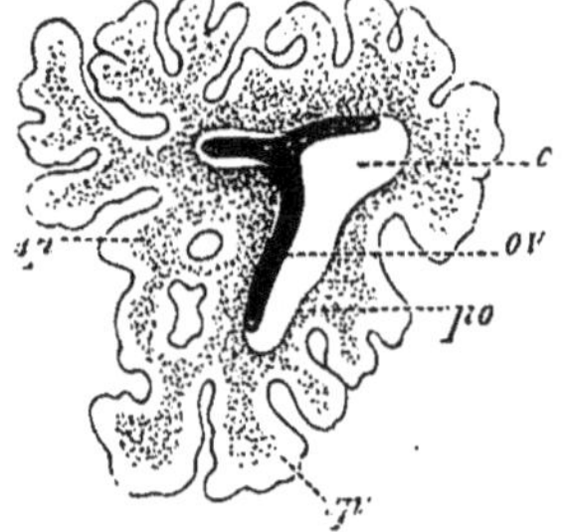

FIG. 113. — Coupe transversale d'un jeune ovaire, avec la Spermogonie qui l'entoure *.

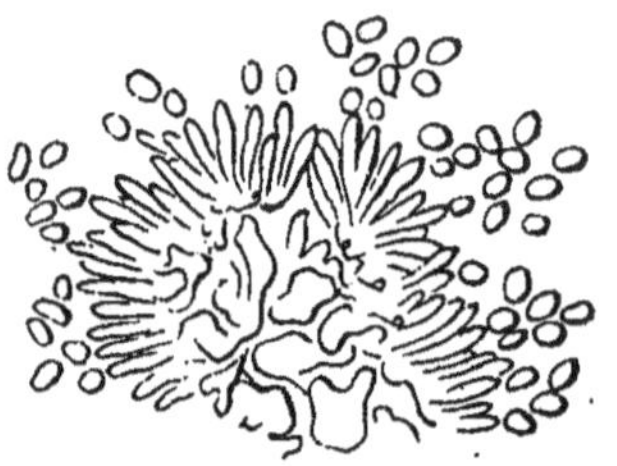

FIG. 114. — Portion de Spermogonie très grossie, pour montrer les conidies (d'après Sachs).

* *ov*, l'ovaire atrophié et contracté ; *c*, cavité ovarienne ; *po*, paroi ovarienne désorganisée ; *sp*, Spermogonie (30/1).

obtus, que Tulasne regarde comme des *Spermaties*, mais qui sont capables de germer et qu'il convient de nommer des *Conidies*.

La Sphacélie se développe autour de l'ovaire jeune, s'identifie avec le parenchyme blanc, qui en forme la paroi externe et se substitue à lui, tandis que la cavité ovarienne s'oblitère presque entièrement.

Dans le Seigle (fig. 115), elle respecte, en général, le sommet velu de l'ovaire.

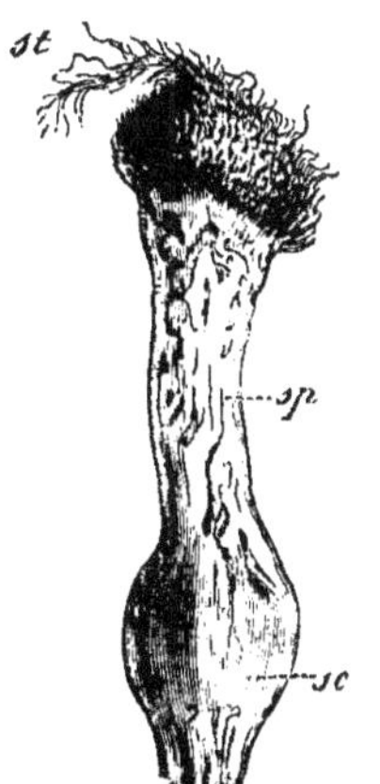

FIG. 115. — Pistil de Seigle presque entièrement modifié par le parasite, et montrant : 1° le sommet velu de l'ovaire, surmonté par le *Stigmate (st)*; 2° la *Sphacélie (sp)* déjà à demi sèche; 3° l'*Ergot* ou sclérote *(sc)*, qui s'est substitué à l'ovaire.

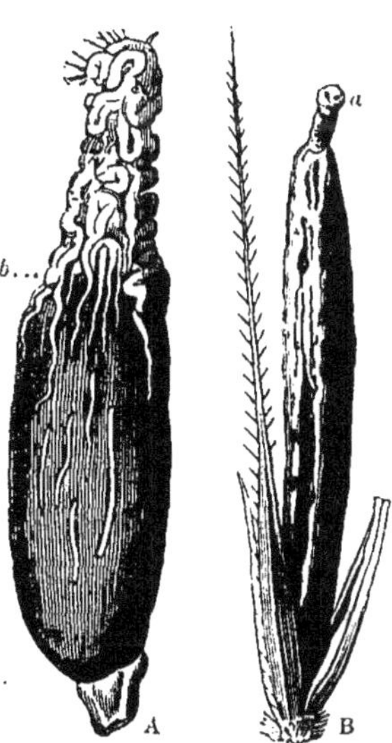

FIG. 116. — Ergot de Seigle, à deux états de développement; A, Ergot surmonté par la Sphacélie *(b)* encore pourvue de ses sinuosités et portant quelques restes des poils du sommet de l'ovaire; B, Ergot développé, sec, ridé et crevassé, surmonté par les restes de la Sphacélie *(a)*.

L'**Ergot** naît à la base de la Sphacélie et il est embrassé par elle. A mesure qu'il grandit, il la soulève peu à peu et finit par la porter toute entière à son sommet. Les résidus de la Sphacélie constituent une sorte de matière cérébriforme, blanchâtre, qui surmonte souvent l'Ergot à l'état frais, en même temps que les restes de l'ovaire encore reconnaissable aux poils de son sommet (fig. 116).

L'Ergot, une fois constitué, est un corps de longueur variable, formé par un parenchyme dense, blanc, sec et cassant, absolument dépourvu de fécule et qui est composé de cellules étroitement accolées (v. fig. 122, p. 205).

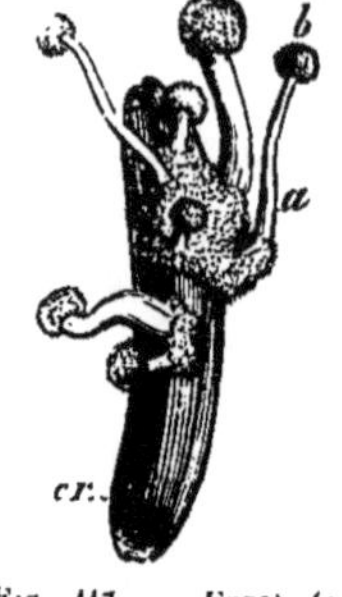

Fig. 117. — Ergot *(er)* après le développement du *Claviceps*, surtout constitué par une sphérie *(b)* supportée par un pédicelle *(a)*.

Placé dans la terre humide, l'Ergot produit à sa surface un certain nombre de corps sphériques, d'un rouge violacé, supportés chacun par un pédicelle plus ou moins allongé. Ces corps sont la forme ultime de la végétation du Champignon et ce sont eux que Tulasne appela *Claviceps purpurea* (fig. 117).

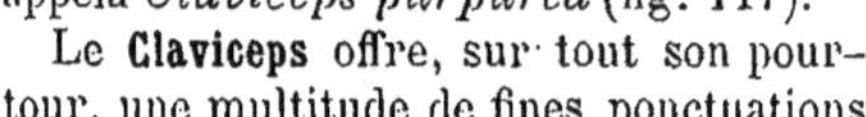

Le **Claviceps** offre, sur tout son pourtour, une multitude de fines ponctuations régulièrement espacées (fig. 118), qui sont les ouvertures

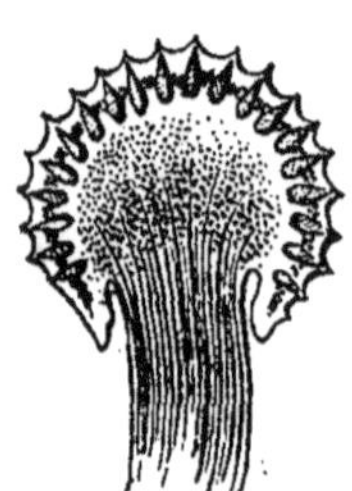
Fig. 118. — Coupe verticale d'un *Claviceps*.

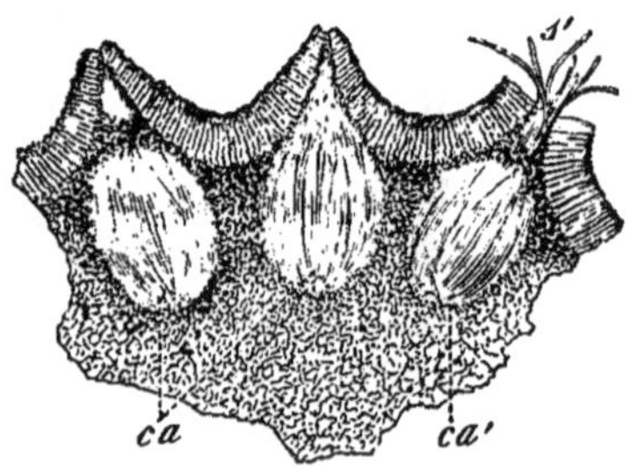

Fig. 119. — Portion fortement grossie de la coupe verticale d'un capitule de *Claviceps purpurea*, montrant trois conceptacles ascophores *(ca, ca')*, dont un *(ca')* émet des spores *(s')*.

(*ostioles*) d'autant de cavités (*conceptacles*) ovales-acuminées (fig. 118-119), à parois intimement soudées au parenchyme ambiant. L'intérieur de ces cavités est occupé par des thèques allongées, très amincies à la base et renfermant chacune huit spores filiformes très déliées (fig. 119-120).

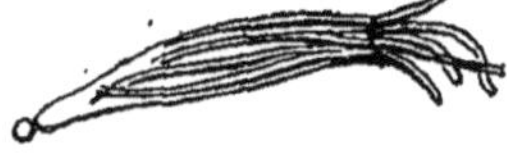
Fig. 120.—Thèque de *Claviceps* ouverte pour laisser sortir les spores filiformes.

La plupart des Graminées et beaucoup de Cypéracées peuvent produire des Ergots comparables à celui du Seigle. Les Graminées, sur lesquelles on a trouvé des Ergots, appartiennent aux genres : *Agropyrum*, *Alopecurus*, *Ammophila*. *Anthoxanthum*, *Arrhenatherum*, *Avena*, *Brachypodium*, *Calamagrostis*, *Dactylis*, *Glyceria*, *Hordeum*. *Lollum*, *Poa*, *Triticum*, *Ampelodesmos*, *Oriza*. La plupart de ces Ergots sont inusités ; les seuls que l'on emploie, en dehors de l'*Ergot de Seigle*, sont, en France, l'*Ergot du Blé*, en Algérie, l'*Ergot du Diss* (*Ampelodesmos tenax*) et, dans l'Inde, l'Ergot du Riz *(Oriza sativa)*.

Ergot de Seigle. — L'Ergot de Seigle (fig. 121) est long de 1 à 3 et même 5 centim., large de 2 à 4 millim., aminci à ses extrémités, obscurément carré ou triangulaire : l'une de ses faces porte, en général, une crevasse longitudinale et quelquefois une ou plusieurs crevasses transversales. Il est souvent couvert d'une mince pellicule grisâtre et surmonté, à l'état frais, d'une matière blanchâtre, molle et cérébriforme (fig. 116), constituée par les restes de la *Sphacélie desséchée*. Il casse net, quand on le ploie, et montre alors un contenu solide, compact, homogène, blanc au centre, violacé sur les bords.

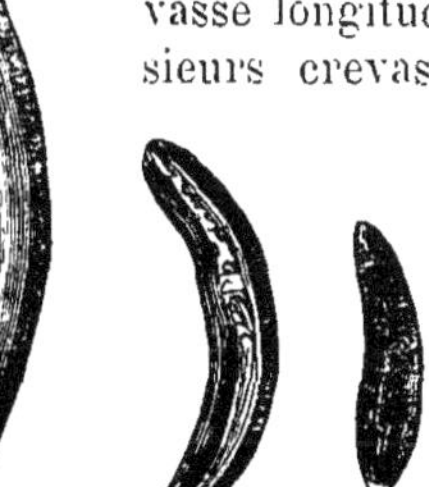

Fig. 121. — Ergot de Seigle.

« Le parenchyme blanc, sec et cassant, dont il est formé, se compose, presque en toutes ses parties, d'utricules globuleux, polyédriques, à parois assez épaisses, intimement unis les uns aux autres, mesurant de 5 à 8 millièmes de millimètres en diamètre et remplis d'une huile limpide, que l'iode colore faiblement. Les utricules superficiels sont seuls colorés et ont, vers l'extérieur, une paroi plus épaisse que du côté interne. C'est la teinte sombre, propre à ces parois, qui communique à la surface de l'*Ergot* la couleur qu'on lui connaît (Tulasne) » (fig. 122).

La substance qui colore la paroi des cellules de la couche

externe de l'Ergot, se dissout sensiblement dans l'eau et communique à ce liquide une teinte violacée plus ou moins intense

L'Ergot ne contient pas de fécule et la matière constitutive de ses parois cellulaires n'est pas de la cellulose. Il en résulte que l'iode ne la teint pas en bleu, même après un traitement par l'acide sulfurique.

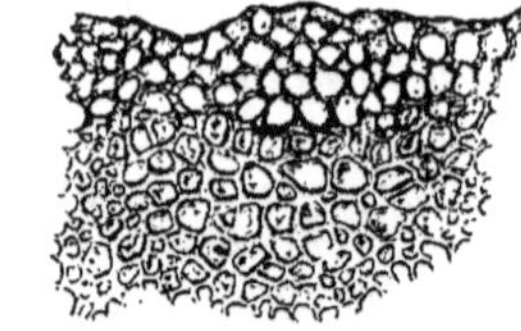

FIG. 122. — Coupe transversale d'un Ergot de Seigle.

L'huile contenue dans les cellules en assombrit les préparations et empêche d'en étudier la structure; aussi convient-il de traiter, au préalable, les coupes avec de l'éther ou du sulfure de carbone, qui dissolvent l'huile et rendent les préparations transparentes.

Comme l'examen histologique de l'Ergot montre que sa structure diffère beaucoup de celle du Blé; que les tissus de celui-ci sont translucides et bleuissent, d'ailleurs, par l'action de l'iode et de l'acide sulfurique, la présence de ce Champignon, dans une farine, est d'une facile détermination. Il suffit de traiter par l'éther les fragments de tissus, que l'examen microscopique montre les plus sombres, pour que ceux-ci s'éclaircissent et laissent apercevoir leur constitution spéciale.

L'Ergot récent a une odeur analogue à celle des Champignons; à l'état sec et en masse, il exhale une odeur forte et désagréable. Sa saveur est d'abord peu sensible; mais il détermine bientôt une astriction persistante à l'arrière-bouche. Lorsqu'on le conserve dans un lieu humide, il s'altère rapidement et dégage une odeur de poisson pourri. Cette odeur est due à la production d'une matière alcaline spéciale, nommée *Triméthylamine* (v. Vulvaire).

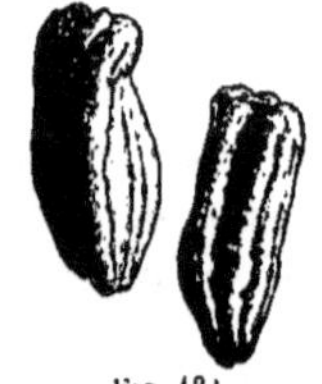

FIG 123. Ergot de Blé.

L'Ergot du Blé (fig. 123) est plus gros, plus dur et plus profondément sillonné, mais moins allongé que celui du Seigle. Il paraît se conserver mieux. Selon Leperdriel, il est moins toxique et fournit plus d'extrait aqueux. On peut l'employer aux mêmes doses (Depaul).

L'**Ergot du Diss** (fig. 124) est long de 3 à 9 centim., épais de 2 à 2,5 millim., un peu aplati, rarement cylindrique, généralement recourbé, appointi à l'un de ses bouts, mousse à l'autre bout, noirâtre, marron ou cendré au dehors, mais prenant une couleur fauve, quand il est altéré. Il est à peu près inodore; sa cassure est sèche, anguleuse, jaune sale; il donne une poudre jaune grisâtre sale. Lallemand y a trouvé : *huile*, 31 ; *ergotine*, 2,3 ; *fongine*, 50.

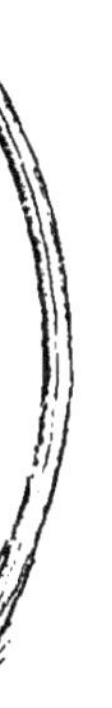

Fig. 124. — Ergot du Diss.

L'**Ergot d'avoine**, que l'on pourrait employer peut-être, est beaucoup plus petit que l'Ergot du Seigle et n'offre pas de stries prononcées.

L'**Ergot de Riz** a une longueur moyenne de 2 centim. et une épaisseur de 2 millim. Il peut varier de 1 à 3, 5 centim. de longueur, sur 1 à 4 millim. d'épaisseur. Il est généralement recourbé, appointi à l'une de ses extrémité, obtus à l'autre, et creusé de 2 sillons longitudinaux opposés, profonds, souvent accompagnés de 1-2 autres sillons moins accentués, occupant les faces latérales. Sa couleur est brune, mais semble grise le plus souvent, en raison de la présence, à sa surface, d'une efflorescence blanc-grisatre. Sa cassure est compacte et d'un gris rose enfumé. Les plus gros grains sont assez analogues à ceux de l'Ergot de Seigle ; les plus grêles ou les plus maigres, qui sont parfois les plus longs, ressemblent à ceux du Diss.

Ces diverses sortes d'Ergot paraissent avoir des propriétés analogues et peuvent être substituées les unes aux autres.

Composition chimique de l'Ergot de Seigle. — L'Ergot de Seigle a été l'objet de nombreuses analyses. Wiggers y a trouvé : *huile grasse*, 35 ; *substance grasse cristalline*, 1,05 ; *cérine*, 0,76 ; *ergotine*, 1,25 ; *osmazome*, 7,76 ; *mannite*, 1,55 ; *matières extractives*, 2,23 ; *albumine*, 1,46 ; *fongine*, 46,19 ; phosphate de potasse, 4,42 ; chaux, 0,29 ; silice, 0,14.

On a signalé, en outre, plusieurs autres principes : *formiate de Propylamine* (Winckler) ; *sucre*, *Triméthylamine*, *phosphate de magnésie*, *chlorure de calcium*, *formiate de potasse*, etc. (Manassewitz) ; *cholestérine*, *mycose*, *acide lactique* et *lactates ; acide Sclérotinique*, *Scléromucine*, des principes colorants (*Scléroxanthine*, *Sclérojodine Sclérérythrine*, Dragendorff). Au cours de cet article, nous aurons, en outre, à parler de l'*Ergotinine* de Tanret, des *acides Ergotinique* et *Sphacélinique* et de la *Cornutine* de Kobert.

Parmi les diverses substances que nous venons de citer, certaines ont (ou sont dites avoir) des propriétés importantes. Nous les examinerons rapidement. De cette étude résultera sans doute la conviction que, malgré les recherches les plus actives à cet effet, on n'est pas encore arrivé à déterminer la nature réelle du principe ou des principes actifs de l'Ergot.

La matière active la plus anciennement connue a reçu le nom d'*Ergotine*. Mais ce nom, d'abord donné à un extrait aqueux par Bonjean, puis à un extrait alcoolique, par Wiggers, enfin à un alcaloïde (?) par Wenzell et par Manassewitz, représente ainsi des substances très différentes.

L'Ergotine de Bonjean est une matière complexe, obtenue en traitant la poudre d'Ergot par l'eau, dans un appareil à déplacement. On évapore au bain-marie, on reprend par l'alcool, on décante et on évapore de nouveau. On obtient ainsi environ 15 0/0 d'un extrait mou, rouge brun foncé, très homogène, d'une odeur agréable de viande rôtie, de saveur amère et piquante. Cet extrait forme, avec l'eau, une dissolution limpide et transparente, d'un beau rouge.

Selon son auteur, l'Ergotine de Bonjean est un hémostatique puissant. G. Sée a montré que cette préparation possède les mêmes propriétés que l'Ergot.

L'Ergotine de Wiggers est obtenue en épuisant, avec l'alcool bouillant, la poudre d'Ergot débarrassée de l'huile qu'elle contient, par un traitement préalable avec l'éther. La liqueur alcoolique filtrée est ensuite distillée, pour en séparer l'alcool, et le résidu est additionné d'eau froide, qui précipite l'Ergotine.

Celle-ci se présente sous forme d'une poudre rouge brun, de saveur âcre et amère, sans action sur les réactifs colorés, infusible et brûlant à l'air avec une odeur nauséabonde, spéciale. Elle est soluble dans l'alcool, la potasse caustique et l'acide acétique concentré, insoluble dans l'eau, l'éther et les carbonates alcalins. L'acide azotique la décompose à chaud et se colore en jaune; l'acide sulfurique la dissout et prend une couleur rouge brun : la solution sulfurique, traitée par l'eau, précipite des flocons grisâtres.

Les propriétés de l'Ergotine de Wiggers sont mal connues. On l'a dite vénéneuse et hyposthénisante; mais ces propriétés sont niées par Bonjean. Toutefois, Parola dit que, à la dose de 5 décigr., elle ralentit notablement les battements du pouls.

L'Ergotine de Wenzell est soluble dans l'eau, a l'apparence d'un vernis et forme des sels amorphes, déliquescents. En préparant de l'Ergotine par la méthode de Wenzell, Manassewitz a obtenu une substance qui donne un *précipité blanc*, avec le bichlorure de mercure et avec l'acide gallique; un *précipité jaune*, avec l'acide phospho-molybdique; un *précipité blanc jaunâtre*, avec le bichlorure de platine. Manassewitz lui attribue la formule $C^{50}H^{52}A^{2}O^{8}$. Nous ignorons si ce composé a été étudié cliniquement.

Wenzell a retiré de l'Ergot un deuxième alcaloïde, qu'il appelle *Ecboline*.

L'Ergotine et l'Ecboline de Wenzell sont des principes solubles dans l'eau, faiblement amers et jouissant de propriétés différentes : l'Ergotine serait peu active, tandis que l'Ecboline posséderait à un haut degré les propriétés médicinales de l'Ergot. Flückiger rapporte que ces deux bases peuvent être séparées, à l'aide du chlorure mercurique, qui donne un composé insoluble avec l'Ecboline seule.

Les détails que nous avons donné ci-dessus, d'après le *Dictionnaire de Chimie* de Wurtz, à propos des réactions de l'Ergotine de Manassewitz, tendent à montrer que le principe obtenu par cet auteur comprenait à la fois l'Ergotine et l'Ecboline de Wenzell ou seulement cette dernière ; car, si Manassewitz a obtenu 0,12 0/0 d'*Ergotine*, Ganser a obtenu 0.04 d'*Ergotine* et 0.16 0/0 d'*Ecboline*. Selon

Wenzell, ces deux alcaloïdes sont combinés, dans l'Ergot, à un acide volatil (*Ac. Sclérotique*).

Dragendorff rapporte l'action de l'Ergot aux principes suivants, qu'il dit avoir obtenus à l'état pur :

1° *Acide Sclérotique* ou *Sclérotinique* ($C^{12}H^{19}AzO^{9}$?) : matière gris brunâtre, hygroscopique, mais non déliquescente, inodore, insipide, faiblement acide et combinée, dans l'Ergot, à de la chaux, à de la soude ou à de la potasse. Cet acide est soluble dans l'eau et l'Ergot en contient de 4 à 4,5 0/0. Il diffère évidemment de l'acide Sclérotique de Wenzell. Dragendorff lui attribue surtout l'activité de l'Ergot.

2° *Scléromucine :* substance colloïde, gommeuse, inodore et insipide, peu hygroscopique. Elle se dissout quand on traite l'Ergot par l'eau et est précipitée de la liqueur, par addition d'alcool faible. Après dessiccation, elle se gonfle dans l'eau, sans s'y dissoudre sensiblement. Elle semble ne pas contenir d'azote. Son action paraît être analogue à celle de l'acide sclérotique ; mais ce dernier doit lui être préféré.

Selon Dragendorff, l'Ergot en contient 2 à 3 0/0.

3° Un alcaloïde amer, la *Picrosclérotine*.

4° Divers *principes colorants*, d'importance secondaire au point de vue thérapeutique, mais qui ajoutent leur action à celle des substances précédentes. Dragendorf y a signalé, entre autres principes de ce genre : une matière jaune (*Scléroxanthine*) et son anhydride (*Scléro-crystalline*) ; une substance rouge, voisine de la purpurine (*Sclérérythrine*) et qui est, sans doute, celle que sépare de l'Ergot l'alcool ammoniacal ; une matière d'un bleu très foncé, quand on la dissout dans la soude et dans l'acide sulfurique (*Sclérojodine*).

Tanret a extrait de l'Ergot un alcaloïde, qu'il appelle *Ergotinine*.

L'Ergotinine ($C^{35}H^{40}Az^{4}O^{6}$) est un principe incolore, cristallisable en aiguilles soyeuses, pouvant se combiner avec les acides, soluble dans l'alcool et dans l'éther. L'Ergotinine se présente sous deux formes : cristallisée et amorphe. Cette dernière forme est obtenue en quantité plus considérable que la première, et elle résulte d'une modification de la forme cristalline. La liqueur éthérée, dans laquelle cristallise l'Ergotinine, n'en fournit que 0,30 par kilogr. d'Ergot, tandis que cette liqueur évaporée, après séparation des cristaux, laisse 0,70 d'Ergotinine amorphe par kilogr. d'Ergot.

L'Ergotinine cristallisée se transforme rapidement en Ergotinine amorphe, sous l'influence de la lumière, surtout quand elle est en solution alcoolique. Cette dissolution, d'abord incolore, vire rapidement au jaune, au vert et au brun; finalement, elle ne contient plus que de la résine. Au reste, ces deux formes paraissent avoir les mêmes propriétés.

La solution d'Ergotinine est très fluorescente et très altérable.

Enfin, Kobert a retiré du Seigle ergoté trois principes actifs, que ce chimiste appelle : *Acide Ergotinique*, *Acide Sphacélique* et *Cornutine*.

L'*Acide Ergotinique* est un corps azoté, amorphe, très hygrométrique, correspondant à peu près à l'acide Sclérotique de Dragendorff et, comme lui, précipité de ses dissolutions par l'acétate de plomb ammoniacal.

Cet acide existe dans l'Ergotine de Bonjean. Il n'agit pas sur l'utérus, abaisse la pression du sang, et, à dose toxique, amène la mort en paralysant les centres nerveux respiratoires.

L'*Acide Sphacélinique* est un corps résineux, non azoté, soluble dans l'alcool, insoluble dans l'eau, difficilement soluble dans les huiles grasses, l'éther et le chloroforme.

Il forme la base de la résine d'Ergot ou Ergotine de Wiggers. Kobert lui attribue les cas de gangrène observés dans les épidémies d'ergotisme.

La *Cornutine* est un alcaloïde, que Tanret croit être de l'ergotine altérée. Au reste, Kobert dit que ces deux substances paraissent capables de se transformer l'une dans l'autre.

En dehors des principes ci-dessus, il existe, dans l'Ergot, des matières d'ordre secondaire, mais qu'il importe de décrire :

Le *Sucre d'Ergot* ou *Mycose* est très voisin du sucre de Canne et ne diffère de la Tréhalose, que par un pouvoir dextrogyre moindre.

La *Mycose* ($C^{12}H^{22}O^{11}, 2H^2O$) cristallise en octaèdres rhombiques; elle est très soluble dans l'eau, peu soluble dans l'alcool bouillant, insoluble dans l'éther, soluble sans altération dans l'acide sulfurique concentré. Ses cristaux fondent à 100° et se transforment, par refroidissement, en une masse vitreuse. A 130°, elle perd son eau de cristallisation (2 H^2O) ; à 210°, elle fond de nouveau, brunit et répand une odeur de caramel. Chauffée avec de la soude et du sulfate de cuivre, elle réduit à peine le cuivre, même après une longue ébullition. Elle est fermentescible et l'acide sulfurique étendu bouillant, la transforme en glucose. L'Ergot en contient 1 millième.

Le *Formiate de propylamine* semble ne point préexister dans l'Ergot frais; mais on le trouve dans l'Ergot altéré et sa présence paraît due à la décomposition des matières albuminoïdes. On admet aussi qu'il est produit par la réaction des alcalis, sur ces mêmes matières et l'on explique ainsi l'odeur de Hareng, qui se développe, lorsqu'on traite l'Ergot par la potasse caustique. L'odeur qui se dégage alors a été mise à profit, pour déceler l'existence du Seigle ergoté, dans la farine de Blé.

L'*Huile grasse*, dont l'Ergot contient une si forte proportion (30 0/0), est un liquide verdâtre, mais d'un rouge pourpre par transparence. On la décrit d'ordinaire comme une matière jaunâtre ou même incolore, ce qui tient sans doute au mode de préparation employé.

Cette huile est essentiellement formée d'oléine et de palmitine, mais contient une faible proportion d'acides gras volatils, surtout d'acides acétique et butyrique, combinés à la glycérine. Douée d'une saveur légèrement âcre, elle est saponifiable par les alcalis et soluble dans l'éther, le sulfure de carbone, etc.

L'huile d'Ergot paraît susceptible de s'oxyder rapidement, dans l'Ergot, surtout dans la poudre, et c'est à son oxydation, que l'on rapporte le point de départ de la décomposition des substances actives du Seigle ergoté. Aussi a-t-on observé que là poudre d'Ergot, privée d'huile par l'éther, se conserve pendant très longtemps.

La proportion si considérable d'huile contenue dans l'Ergot donne un moyen de déterminer la présence de ce Champignon dans la farine de Blé. On sait, en effet (v. *Farine*), que cette dernière contient très peu de matière grasse (environ 1 à 3 0/0). Si donc la farine suspecte fournit, avec le sulfure de carbone, une proportion d'huile supérieure de beaucoup à celle que l'on retire d'un poids égal de bonne farine, on pourra croire à l'existence de l'Ergot dans la farine examinée.

Les propriétés de l'huile d'Ergot ont été fortement contestées. Celle que l'on en extrait, par expression à froid, est inoffensive, dit-on, tandis que l'huile obtenue à l'aide de l'éther, possède une certaine activité. Au reste, les auteurs sont loin d'être d'accord sur sa valeur thérapeutique. Ainsi, Wright dit que, à la dose de 20 à 30 gouttes, dans un véhicule approprié, elle agit comme l'Ergot. Selon d'autres, administrée à des Cobayes et à des Chiens, à la dose de 0,6 à 2 grammes, tantôt elle accélère beaucoup la respiration et la circulation, tantôt elle amène une certaine faiblesse, avec lenteur ou intermittence du pouls, paralysie générale, analgésie et mort en quelques heures. Cette différence, dans l'action de l'huile, tient évidemment à la nature des principes qu'elle a dissous. Nous verrons plus loin, que des différences de même ordre ont été observées dans les expériences faites avec l'Ergot ou ses préparations.

Enfin, Ganser attribue à l'huile des propriétés irritantes, lorsqu'elle est prise, à la dose de 6 grammes, tandis que Flückiger lui refuse des propriétés toxiques. Flückiger pense que les effets observés sont exclusivement dus à la résine, dont l'huile contiendrait environ 7 0/0.

Quant à la *Résine de l'Ergot*, elle constitue évidemment la majeure partie de l'Ergotine de Wiggers. Ce que nous avons dit de la transformation de l'Ergotinine de Tanret en résine, semble montrer que les propriétés de cette dernière substance sont dues à de l'Ergotinine incomplètement modifiée.

Matière colorante. Lorsqu'on traite le Seigle ergoté, soit par les acides minéraux, soit par l'alcool ou par l'eau additionnée d'un peu d'ammoniaque, ces liquides en enlèvent une matière colorante rouge, que l'acétate de plomb précipite de sa dissolution alcoolique préalablement neutralisée. Cette matière est insoluble dans la benzine, dans l'alcool et dans l'éther. Sa facile solubilité dans l'alcool ammoniacal et la coloration qui se produit alors sont des indices précieux, qui permettent de constater l'existence de la poudre d'Ergot dans une farine. Lors donc qu'une farine prendra une coloration rouge, sous l'action de l'alcool ammoniacal, il suffira d'examiner cette farine au microscope, pour y rechercher les cellules de l'Ergot et de la traiter ensuite, par le sulfure de carbone, pour y doser l'huile.

Bien que l'Ergot et ses préparations soient d'un usage presque journalier, les propriétés physiologiques de cet agent sont encore assez mal connues. Cela tient, sans doute, aux différences dans la qualité de l'Ergot ou à la diversité de composition des principes expérimentés, soit en raison du procédé employé pour les obtenir, soit à cause des altérations que la plupart de ces principes subissent avec le temps

Les quelques expériences faites par Dragendorff, avec son acide Sclérotique, concordent assez avec celles de Haudelin, qui s'est servi de l'extrait aqueux.

D'un autre côté, il paraît certain que l'extrait aqueux, bien préparé, possède toutes les propriétés de l'Ergot et peut remplacer avantageusement les divers principes, que l'on a successivement vantés, sous les noms d'*Ecboline*, d'*Ergotine*, d'*Ergotinine*, d'*acide Sclérotique* et de *Sclérromucine*, de *Cornutine*, et d'*acides Ergotinique* et *Sphacélique*.

Les injections hypodermiques, faites avec l'Ergotine de Bonjean, surtout avec l'Ergotine d'Yvon, ont donné les meilleurs résultats contre les hémorrhagies et même, selon Vidal, contre le prolapsus rectal.

Employé à faible dose, l'Ergot agit vivement sur l'utérus gravide, dont il favorise les contractions. A dose élevée, il dilate la pupille, ralentit la circulation, produit des vertiges, de l'assoupissement, etc... Il peut déterminer la mort,

Mêlé accidentellement au pain, il amène des accidents graves, connus sous le nom d'*Ergotisme*. Tantôt alors les symptômes observés se bornent à des vertiges, des spasmes, des convulsions *(Ergotisme convulsif)*; tantôt et plus souvent, il survient un engourdissement des pieds et des mains, qui se flétrissent, perdent le sentiment et le mouvement et se séparent du corps, par gangrène sèche *(Ergotisme gangréneux)*.

Les préparations de l'Ergot les plus employés sont : la *Poudre*, que l'on prescrit à la dose de 1 à 3 grammes, à prendre en 2 ou 3 fois et à intervalles de 10 à 15 minutes ; l'*Extrait aqueux (Ergotine de Bonjean*), qui est donné à la dose de 0,1 à 0,5, à l'intérieur, ou injecté sous la peau, à la dose de 0,1 à 0,3 [1].

1 Extrait aqueux, 2 gr. Eau distillée, 10 gr. Glycérine, 10 gr. Chaque gramme de cette solution contient 1 décigr. d'extrait et peut être injecté d'un coup avec la seringue Pravaz.

La *Teinture alcoolique* (Alcool,10 ; Ergot,1) est rarement prescrite : on en donne de 10 à 30 gouttes. C'est une préparation énergique.

Ergotine Yvon. — On emploie, sous ce nom, en injection hypodermique, une dissolution qui donne d'excellents résultats. Voici comment on la prépare à l'Hôtel-Dieu de Lyon :

Ergot moulu. . . .	1 kilogramme.
Acide tartrique. . .	1 gramme.
Eau distillée. . . .	Q. S.
Carbonate de chaux. .	2 grammes.
Alcool à 93°. . . .	Q. S (environ 700 grammes).
Eau de Laurier-cerise.	300 grammes.
Noir animal très lavé.	50 grammes.
Acide Salicylique. .	1 gr. 50.

On lessive l'Ergot avec 3 kil. d'eau distillée, à laquelle on a ajouté 1 gramme d'acide tartrique ; après 12 h. de contact, on laisse couler goutte à goutte, puis on verse de nouveau, sur l'Ergot, 3 kil. d'eau distillée. Pendant cette deuxième opération, le liquide obtenu de la première est évaporé doucement jusqu'à consistance sirupeuse, en ayant le soin d'enlever le coagulum qui s'est formé ; l'on opère ensuite de la même manière, avec le liquide provenant de la deuxième opération. Les deux liqueurs étant mélangées, on réduit le tout à 600 grammes, puis on ajoute le carbonate de chaux, qui précipite l'acide tartrique et, au bout d'un moment, on y ajoute l'alcool en suffisante quantité, pour obtenir un liquide ayant un degré alcoolique de 70°. On agite, on filtre, et l'on chauffe la liqueur filtrée, pour en soustraire l'alcool ; puis on ajoute l'eau de Laurier-cerise (300 grammes) et Q. S. d'eau distillée, pour obtenir un kil. de liqueur : celle-ci est décolorée avec le noir animal. On filtre, on ajoute l'acide salicylique, on laisse déposer dans un endroit frais et l'on filtre enfin, pour la dernière fois.

Pour la bonne réussite de l'opération, il faut avoir soin de laver préalablement, à l'eau chaude, tous les instruments, appareils et filtres.

Pachyma Cocos

On trouve depuis quelques années, dans les collections d s drogues d'origine indienne, une substance appelée dans l'Inde, *Indian Bread*, *Tuckahoo* et *Fuh ling*. Porter Smith *(Chinese Materia Medica)* dit qu'on l'exporte de Chine, pour l'Inde, sous le nom de *Chob-China*. Fries a reconnu que cette substance est constituée par le mycélium condensé d'un Champignon inconnu, qu'il a nommé *Pachyma Cocos*.

Le Pachyma Cocos se présente sous forme de masses tubéreuses, pouvant atteindre la grosseur des deux poings, arrondies ou oblongues, mais irrégulières et diversement bosselées, noires, ou brun noirâtre foncé à la surface, qui est souvent chagrinée, blanches à l'intérieur, avec une teinte rougeâtre ou rosée, au voisinage de la périphérie. Dans les échantillons provenant d'individus jeunes et sains, la couche extérieure est en continuité étroite avec la portion centrale. Chez ceux qui proviennent de Champignons plus âgés, la couche extérieure se détache par places et constitue une sorte de membrane noire, comme feutrée, qui rappelle à l'esprit l'enveloppe des *Lycoperdon*.

On dit généralement que ce Champignon se développe entre le bois et l'écorce des racines de plusieurs arbres, dont il désorganise les éléments et qu'il forme des masses denses de mycélium, mêlé au tissu ligneux altéré : le tout serait recouvert par la portion corticale de la racine. L'examen des échantillons que possède la Faculté de Lyon ne semble pas justifier cette croyance. Voici la descripton de ces échantillons :

Les uns sont traversés par une racine ayant au plus un centimètre de diamètre, et dont le lieu d'émergence est très variable. Cette racine émet de rares radicelles, dont quelques unes font saillie à l'extérieur du Pachyma. Parfois, elle disparaît entièrement dans la masse : l'échantillon ne présente alors qu'un seul point d'adhérence, avec le végétal nourricier et rappelle ainsi le développement d'une Pomme de terre, à l'extrémité du rameau qui l'a produite.

D'autres se sont accrus sur le côté d'une grosse racine et en ont englobé le périderme, qui a été plus ou moins dissocié, par l'interposition du mycélium entre quelques-unes de ses couches ; ou bien, ils se sont simplement appliqués sur une partie du pourtour de la racine et se sont moulés sur elle d'une manière si étroite, qu'en les détachant on a arraché en même temps le périderme sous-jacent.

Aucun des échantillons examinés n'offre de traces d'une écorce recouvrante. Il semble donc que le Pachyma se développe et se nourrit aux dépens du périderme des racines, qu'il englobe complètement, quand elles sont petites, ou auxquelles il se fixe seulement par un point restreint de leur surface, lorsqu'elles sont très grosses.

Holmes rapporte que ce Champignon se rencontre habituellement dans les plantations de Sapins. La constitution du bois des racines, qui traversent certains de nos échantillons, et celle des écorces englobées dans la masse de l'un d'entre eux montrent l'exactitude de ce renseignement. Toutefois, il semble que les racines existant à l'intérieur de quelques autres appartiennent à des végétaux différents.

Examiné sur une section transversale (?) le Pachyma Cocos nous a paru composé surtout d'éléments tubuleux, agencés d'une manière inextricable ; la nature de ces éléments ne peut guère être déterminée que vers la périphérie du Champignon, où ils se montrent sous forme de tubes brunâtres, brisés à leur extrémité libre. L'iode n'y décèle pas la moindre trace d'amidon. En aucune de ses parties, la masse ne nous a offert d'une façon précise, une organisation analogue à celle de la Truffe.

Le Pachyma renferme une quantité considérable de pectine, qui, dans les coupes traitées par l'alcool, se présente sous forme d'une matière mamelonnée, translucide, occupant la presque totalité de la préparation.

On l'emploie dans les affections fébriles et dyspeptiques. Selon Holmes, on le mêle avec la farine de Riz et on en fait de petits gâteaux carrés, qui se vendent à Hankow, comme aliment.

Cette substance est, paraît-il, substituée parfois aux rhizomes du *Smilax China* (Squine), auxquels elle ressemble (?), dit-on, et dont on la distingue par l'absence d'amidon.

Les différences sont autrement plus considérables. La Squine n'est jamais (à notre connaissance) colorée en noir au dehors ; son tissu intérieur rosé, compact et de consistance ligneuse, ne peut, en aucune façon, être comparé au tissu blanc crayeux du Pachyma. Ce dernier se rapproche davantage, par ses caractères extérieurs, de certaines sortes de Jalap ; mais il n'offre jamais de sections longitudinales, et sa structure interne l'en différencie aisément.

Polypore du Mélèze

Ce Champignon, improprement appelé *Agaric blanc*, est fourni par le *Polyporus officinalis*, Fries, qui croît sur le tronc des vieux Mélèzes, dans la Circassie, dans la Carinthie et dans les Alpes. A l'état normal, il se présente sous forme d'un corps conique arrondi, que recouvre une sorte d'écorce dure et ligneuse, marquée de nombreuses lignes circulaires (fig. 125). Avant de le livrer au commerce, on le débarrasse de cette écorce et l'on met à nu sa substance intérieure, qui est spongieuse, molle et légère.

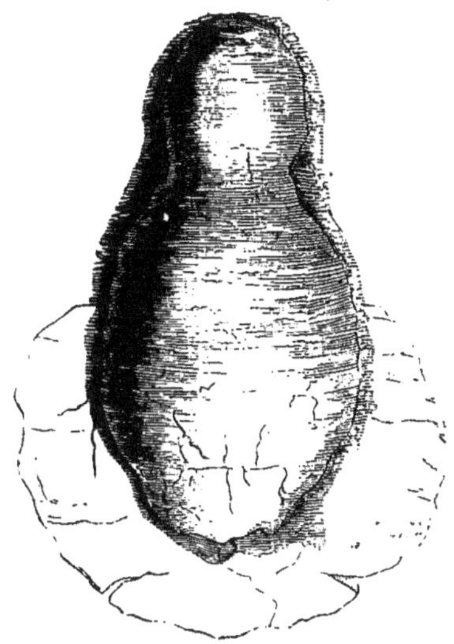

Fig. 125. — Polypore de Mélèze

L'Agaric blanc du commerce se montre en fragments légers, secs, spongieux, couverts d'une poussière crayeuse. Celle de ses faces, qui se rapporte à la face inférieure du Polypore, est toujours criblée d'une infinité de pertuis très déliés, correspondant aux ouvertures des tubes de l'hyménium. Sa saveur, d'abord douceâtre, devient ensuite amère et très âcre; sa poussière est irritante; on le pulvérise en le râpant sur un tamis de crin. Il contient environ 72 0/0 d'une matière résineuse particulière. G. Fleury en a retiré une résine amère, faiblement purgative, soluble dans l'alcool absolu et dans l'éther, ainsi qu'un acide cristallisable, fusible à 147°, qu'il nomme *Acide Agaricique* ($C^{16}H^{28}O^{5}$).

L'Agaric blanc a été recommandé contre les sueurs nocturnes des phtisiques; mais il ne semble pas avoir donné de bons résultats. Il est réputé drastique; cependant, Gubler dit l'avoir employé à la dose de 4 grammes, sans obtenir des effets purgatifs. Nous devons ajouter, toutefois, que, selon Rossbach, il détermine de la diarrhée et des vomissements, à la dose de 1 à 3 grammes. Ses propriétés physiologiques ne sont pas autrement connues.

Amadou

Cette substance est fournie par le Polypore amadouvier (*Polyporus igniarius*, Fries) et par le Polypore ongulé ou Agaric du Chêne. (*Pol. fomentarius*, Fries).

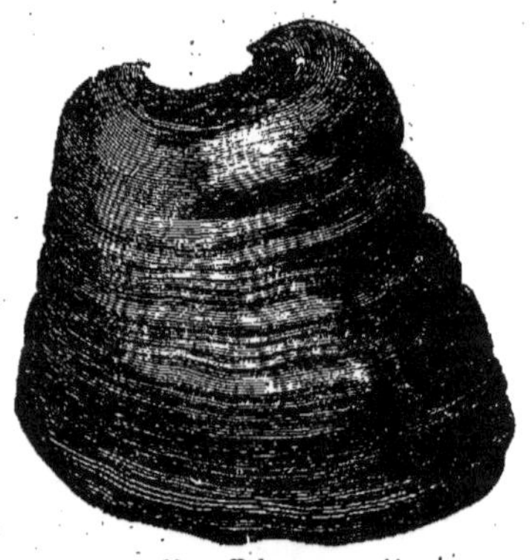
Fig. 126. — Polypore ongulé.

Le premier croît sur les Saules, les Frênes, les Cerisiers, les Pommiers; le second sur les Hêtres, les Chênes, les Tilleuls, etc.

Le Pol. amadouvier est mou et élastique dans sa jeunesse; son chapeau est obtus, blanc ferrugineux; ses pores ont une couleur cannelle.

Le Pol. ongulé (fig. 126) est formé d'une écorce brune, très dure, marquée d'impressions circulaires; cette écorce recouvre une substance rougeâtre, fibreuse, un peu ligneuse. Il a la forme d'un sabot de Cheval et peut devenir très grand. On l'emploie de préférence pour la préparation de l'amadou.

Pour préparer l'amadou, on enlève l'écorce du Champignon et l'on en coupe le parenchyme en tranches, que l'on fait tremper dans l'eau ; l'on bat ensuite ces tranches avec des maillets, jusqu'à ce qu'elles soient devenues souples et très moelleuses. Quand l'amadou est destiné à la combustion, on le trempe dans une solution de nitrate de potasse. En médecine, il sert à arrêter les hémorragies capillaires et comme coussin, au-dessus des parties que l'on veut comprimer.

Amadou du Xylostroma. — Dans le Valais (Suisse), on emploie comme amadou, surtout pour les pansements, le tissu spongieux du *Xylostroma giganteum*, Tode, Champignon qui se développe dans les fentes du vieux bois et sous l'écorce des arbres morts, sous forme de rubans ayant une longueur de plusieurs mètres. Cette sorte d'Amadou se présente comme une membrane molle, résistante, mais pouvant être déchirée, épaisse d'environ 1 centimètre. Sa face externe, de couleur jaune chamois très clair, offre des stries longitudinales parallèles, très fines, et porte quelques débris d'une écorce brunâtre molle. Sa face interne est d'un blanc et un peu jaunâtre, douce au toucher et comme cotonneuse. Cette face adhère aisément au doigt mouillé. La souplesse de cette sorte d'amadou doit le rendre très précieux pour les usages chirurgicaux.

On emploie parfois aussi, comme amadou, le tissu feutré constituant le péridium du *Lycoperdon giganteum*.

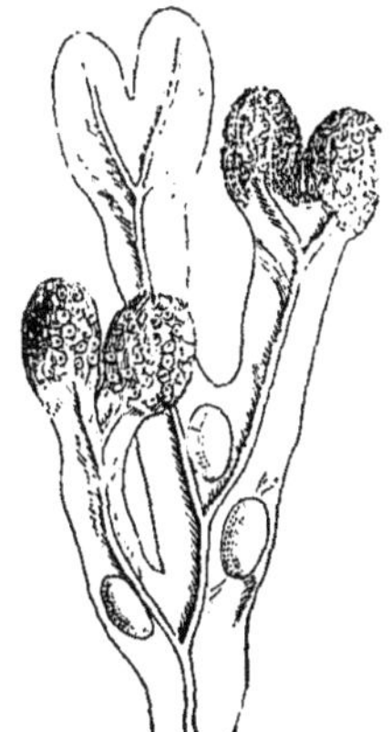

FIG 127. — *Fucus vesiculosus*.

ALGUES

Varechs

Les Algues les plus importantes, au moins dans nos contrées, sont connues sous les noms de *Varechs* ou de *Goémons*. On les emploie comme engrais au voisinage des côtes, et c'est de leurs cendres que l'on retire l'iode.

L'une des plus communes est le **Varech vésiculeux** (*Fucus vesiculosus*, L. ; fig. 127). Ce Fucus adhère aux rochers, par une rhizine, et se présente sous forme d'une fronde membraneuse, ramifiée, entière, étroite, dont le parenchyme est occupé par un certain nombre de vésicules pleines d'air. Sa couleur est brun verdâtre et son odeur désagréable. L'extrémité des frondes offre des renflements tuberculeux, percés chacun d'une ouverture étroite, qui est l'ostiole d'un conceptacle.

Autrefois, on calcinait

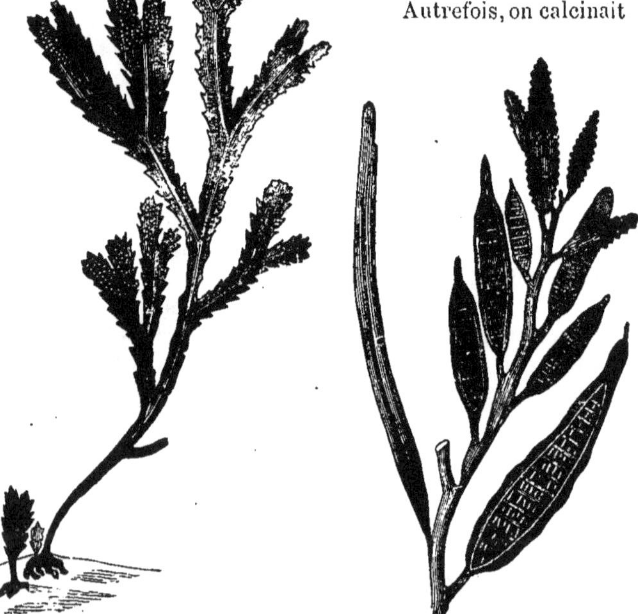

Fig. 128. — *Fuscus serratus.* Fig. 129. — *Fucus siliquosus.*

le F. *vesiculosus* en vase clos, pour obtenir l'*Éthiops végétal*, charbon d'odeur hépatique, employé contre les maladies du système lymphatique. Dans ces derniers temps, Duchesne-Duparc a préconisé ce Fucus contre l'obésité ; il l'administre en poudre ou en infusion.

On pourrait, sans doute, lui substituer les *Fucus serratus*

L. (fig. 128) et *siliquosus* L. (fig. 129), ainsi que le *Polysiphonia atrorubescens*, Grev., petite Algue de la famille des Rytiphlées. Cette dernière contient beaucoup d'iode; elle entrait jadis dans la *Poudre de Sency*, que l'on préconisait contre le goitre.

Laminaire digitée

Cette Algue (*Laminaria Houstoni*, Edmonston; *Lam. digitata*, Lamx.; fig. 130) est récoltée sur les côtes de la Manche, pour les pétioles de ses frondes, qui sont employés en chirurgie comme agent dilatateur.

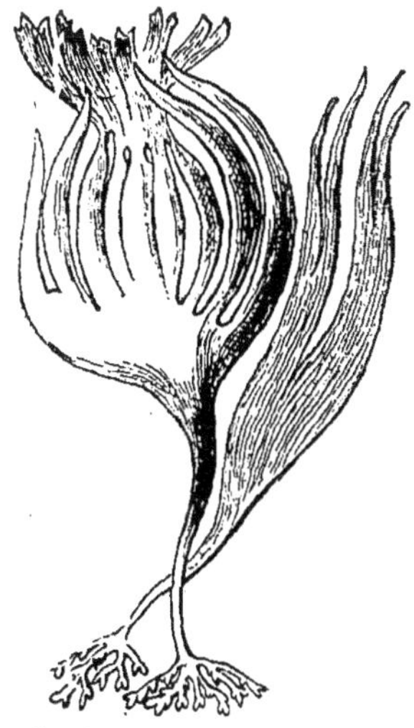

FIG. 130. — *Laminaria digitata.*

Les pétioles de la Laminaire se trouvent, dans le commerce, sous forme de cylindres irréguliers, d'un brun noirâtre, grossièrement ridés et rugueux, longs de 20 à 25 centim. Leur volume varie depuis celui d'une paille de Blé à celui d'une plume d'Oie. Sous cet état, ils sont impropres au service et il convient de les racler soigneusement, au préalable, ou mieux de les faire tourner. L'idée première de faire façonner au tour les cylindres de Laminaire nous semble avoir été émise par Hepp, pharmacien en chef des Hospices civils de Strasbourg. Ce pharmacien avait ainsi obtenu de petits mandrins légèrement cylindro-coniques, grisâtres et d'aspect corné, qui se gonflaient beaucoup dans l'eau.

La Laminaire sert avec avantage à la dilatation des canaux fistuleux. On recommande de la faire tremper pendant quelques minutes, dans l'eau tiède, où elle se ramollit un peu et où elle perd de sa rigidité. La dilatation de la Laminaire, au contact de l'eau, est due à ce que les parois cellulaires de ce pétiole, très contractées en l'état de sécheresse, s'épaississent beaucoup par imbibition et doublent de volume. La rigidité relative qu'elle conserve provient de ce que les cellules intérieures sont plus rapidement dilatables que celles de la périphérie.

Selon Gaultier de Claubry, la Laminaire digitée est l'une des Algues qui renferment le plus d'iode. Sa fronde desséchée se recouvre d'une efflorescence sucrée, que produisent aussi d'autres Fucacées : *Lam. saccharina*, Lamx., *Lam. bulbosa*, *Fucus vesiculosus*, *F. siliquosus*, etc. Cette matière sucrée, que l'on avait d'abord prise pour du sucre cristallisable, puis pour de la mannite, paraît être analogue à la *Phycite*, que Lamy a retirée du *Protococcus vulgaris* et qui est identique avec l'*Érythrite* ($C^4 H^{10} O^4$), matière sucrée tirée des Lichens par Stenhouse.

La Phycite cristallise en prismes droits à base carrée, solubles dans l'eau et dans l'alcool absolu bouillant, fusibles à 120° et partiellement décomposables à 300°, en dégageant une odeur de caramel. La solution de Phycite n'est pas fermentescible.

Mousse de Corse

La substance employée sous ce nom est un mélange confus de Sertulaires et d'Algues d'espèces diverses, parmi lesquelles prédomine ordinairement le *Gigartina Helminthocorton*, Lamx. (*Fucus Helminthocorton*, La Tourr. ; *Sphaerococcus Helminthocorton*, Ag. ; *Ceramium Helminthocorton*, Roth.; *Plocaria Helminthocorton*, Endl.)

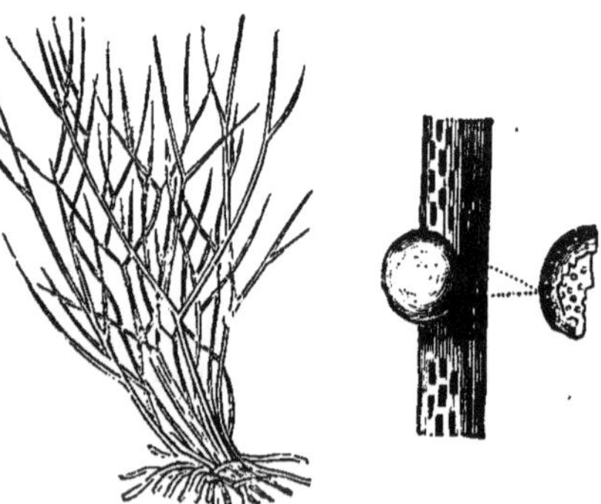

Fig. 131. — *Gigartina Helminthocorton.*

Parmi les Algues les plus communes dans la Mousse de

Corse, se trouvent : le *Grateloupia filicina*, Ag.; le *Gelidium corneum*, Lamx. ; l'*Acrocarpus crinalis*, Kütz.; le *Corallina officinalis*, L., etc. Ces plantes constituent même, parfois, la majeure partie de la Mousse de Corse.

Le *Gig. Helminthocorton* (fig. 131) est une Algue du groupe de Choristosporées et de la famille des Sphaerococcoïdées. Elle se présente sous forme de touffes serrées, composées de filaments grêles, cylindriques, de consistance cornée, offrant de nombreuses divisions dichotomes, fort entrecroisées. Ces filaments sont d'un gris rougeâtre sale au dehors, blancs en dedans, longs de 1 à 2 centimètres, épais de 1/4 à 1/3 de millimètre, finement striés en travers et pourvus de tubercules latéraux, sessiles, semi-sphériques, contenant des spores.

Prise en masse, la Mousse de Corse a l'odeur spéciale des plantes marines et une saveur salée désagréable.

On la prescrit comme anthelminthique, sous forme d'infusion, de poudre, de sirop, de gelée,

Bouvier y a trouvé : *gélatine*, 60,2 ; *squelette végétal*, 11 ; *sulfate de chaux*, 11,2; *sel marin*, 9,2 ; *carbonate de chaux*, 7,5 ; *fer*, *magnésie*, *silice*, *phosphate de chaux*, 1,7. Selon O. Debeaux, la gélatine signalée par Bouvier ne proviendrait pas de la Gigartine et serait due à la présence d'Algues gélatineuses *(Gelidium)*, dans la Mousse de Corse. Il est certain que certaines Algues contiennent plus de gélatine que d'autres, mais on ne saurait douter qu'il en existe dans la Gigartine. Toutefois, le Codex prescrit d'ajouter de la colle de Poisson, dans la *Gelée de Mousse de Corse*.

La Mousse de Corse du commerce contient beaucoup de saletés, des débris calcaires de diverse nature et, de plus, elle est toujours plus ou moins humide, ce qui tient à l'habitude qu'ont les marchands de la conserver à la cave ou dans des endroits frais. C'est là une pratique vicieuse, qui détermine la destruction d'une partie de la gélatine et donne à la masse son odeur désagréable. Les pharmaciens doivent la débarrasser soigneusement de toutes les matières étrangères et la préserver de l'humidité.

Coralline blanche

Cette substance est actuellement inusitée, bien qu'elle soit encore mentionnée dans les Traités de Matière médicale. Elle est constituée par le *Corallina officinalis*, L. (fig. 132), plante haute de 4 à 5 centimètres, composée de tiges rameuses, articulées, disposées en une touffe blanc verdâtre, blanchissant à la lumière. Les tiges et rameaux sont formés d'articles comprimés, cunéiformes (fig. 133), encroûtés de

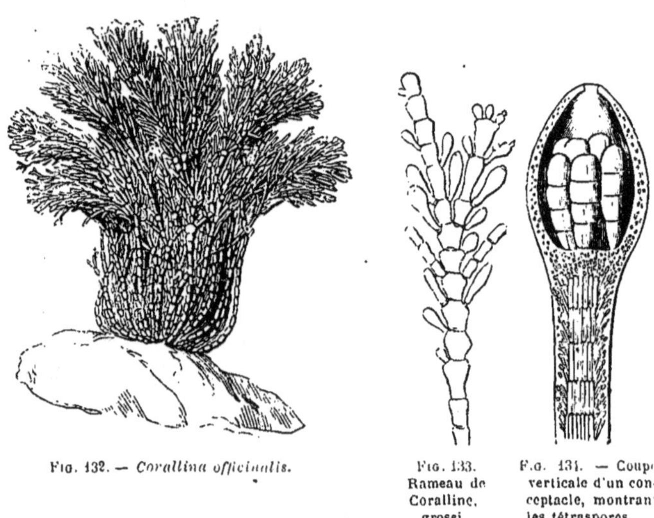

Fig. 132. — *Corallina officinalis*.

Fig. 133. Rameau de Coralline, grossi.

Fig. 134. — Coupe verticale d'un conceptacle, montrant les tétraspores.

calcaire. Ces articles portent, vers leur sommet, des conceptacles ovoïdes, pédicellés, pourvus d'un ostiole à leur extrémité supérieure et dont la cavité renferme un certain nombre de sporanges allongés (*Tétraspores*, fig. 134), contenant quatre spores superposées.

La Coralline est un anthelminthique faible.

Carrageen ou Carragaën

Le Carrageen, aussi appelé *Fucus crispus*, *Mousse perlée*, *Mousse d'Irlande*, est constitué par les frondes d'une Floridée, le *Chondrus crispus*, Lyngb. (*Fucus crispus*, L. ; *F. polymorphus*, Lamx. ; *F. ceramioides*, Gm. ; *Sphaerococcus crispus*, Ag.). Le Carrageen se montre, dans le commerce, sous formes de lames sèches, cornées ou cartilagineuses, semi-translucides, de couleur blanc jaunâtre. Simples à la base, ces frondes se divisent, par dichotomie, en expansions membraneuses, larges ou étroites, dont les divisions ultimes, souvent cunéiformes, sont plus ou moins segmentées et crispées sur les bords. La face supérieure des divisions offre parfois des capsules hémisphériques, sessiles, formées par les appareils de reproduction.

Le Carrageen est constitué par un tissu cellulaire, dense et serré au voisinage des faces, lâche et à mailles relativement grandes dans la portion centrale. Celle-ci est formée de cellules ovales-allongées, d'autant plus grandes qu'elles sont plus intérieures, pourvues de parois épaisses et à cavité remplie d'une matière mucilagineuse, contenant de nombreux granules, que l'iode brunit. La partie mucilagineuse est colorée en violet, par l'action successive de l'acide sulfurique et de l'iode. Des tranches minces de la fronde, traitées par la potasse, puis lavées, se colorent en bleu, quand on les laisse, pendant vingt-quatre heures, dans une solution d'iodure de potassium iodée. L'observation microscopique doit être faite en employant la glycérine, l'alcool ou l'huile, car, au contact de l'eau, les parois cellulaires se gonflent beaucoup et la section se transforme en une masse gélatineuse, d'apparence amorphe (Flückiger).

Le *Fucus crispus* habite les côtes septentrionales de l'Atlantique, depuis les Açores jusqu'en Islande et en Norvège ; on le trouve aussi sur les rivages de l'Amérique du Nord. Il présente beaucoup de variétés, basées sur l'aspect ou le nombre des divisions du thalle et sur la largeur relative de ce dernier. L'une d'elles a même été regardée comme appartenant à un autre genre : c'est le *Chondrus mamillo-*

sus, Grev. (*Gigartina mamillosa*, Goods. et Wood. ; *Mastocarpus* [*Sphaerococcus*, Agd.] *mamillosus*, Kütz.). Elle se distingue par ses frondes canaliculées, dont les divisions portent, sur leurs faces et leurs bords, des mamelons brièvement pédonculés, constitués par des capsules.

On trouve mêlées au Carrageen les frondes de plusieurs autres Algues : *Furcellaria fastigiata*, Lamx., *Ceramium rubrum*, Agd., *Sphaerococcus canaliculatus*, Agd., et celles du *Gigartina acicularis*, Lamx. Selon Dalmon, cette dernière Algue est moins soluble que le Carrageen, dans l'eau bouillante. On la recueille sur les côtes de France et d'Espagne.

Le Carrageen a une odeur faible, un peu marine, une saveur saline, mucilagineuse. Il se gonfle beaucoup dans l'eau, s'y dissout presque complètement, par l'ébullition, et fournit 5 à 6 fois son poids d'une gelée insipide, très consistante, employée en Irlande et dans les pays pauvres des mers du Nord, pour la nourriture du peuple. Toutefois, selon Flückiger, une livre de gelée de Carrageen ne contient qu'une demi-once de matière solide sèche. Le décocté et la gelée de Carrageen sont usités comme analeptiques. Son mucilage sert à coller le papier et à épaissir les couleurs, dans la teinture du calicot. Il fait la base des *Cataplasmes de Lelièvre*, qui sont formés par de la ouate imprégnée de ce mucilage, puis desséchée et fortement comprimée. Enfin, il constitue la *Bandoline* des coiffeurs et, selon Dorvault, il est employée par les brasseurs, pour donner du corps et de l'onctuosité à la bière.

Mousse de Ceylan

Cette substance, aussi appelée *Mousse de Jafna*, *Fucus lichénoïde*, *Lichen de Ceylan amylacé*, est produite par le *Gracilaria lichenoides*, Grev. (*Sphaerococcus lichenoides*, Agd.; *Plocaria candida*, Nees), Algue du groupe des Floridées, qui croît sur les côtes de Ceylan et des îles de l'archipel Indien.

Elle se présente en filaments presque blancs, cylindriques, gros comme un fil à coudre, longs de 15 à 20 centimètres, pourvus de rameaux dichotomes, le plus souvent alternes, parfois pédalés. Vue à la loupe, elle offre une surface inégale et comme nerveuse ou réticulée. Elle est inaltérable à l'air, craque sous la dent, a une saveur légèrement salée et saumâtre, se gonfle à peine dans l'eau froide et bleuit par l'iode. Par une décoction prolongée, elle laisse un résidu qui peut être mangé comme légume, et fournit une gelée consistante, essentiellement formée par une substance, que Payen a appelée *Gélose*.

La Gélose est une matière amorphe, qui se gonfle dans l'eau froide, se dissout dans l'eau bouillante et se prend, par le refroidissement, en une gelée contenant environ cinq cents fois son poids d'eau : elle forme donc, à poids égal, dix fois plus de gelée que la meilleure gélatine animale. Soluble dans les acides chlorhydrique et sulfurique concentrés, elle est insoluble dans les acides étendus, dans les solutions alcalines faibles et dans l'ammoniure de cuivre.

Examinée au microscope, la Mousse de Ceylan se montre formée par une zone corticale, à cellules très petites, enveloppant une portion intérieure lâche, composée de grandes cellules vides.

Les cellules corticales sont remplies de grains d'amidon globuleux, étroitement pressés les uns contre les autres et ayant de 1 à 3 millièmes de millimètre. Les cellules de la portion interne contiennent seulement quelques grains d'amidon.

Les parois cellulaires épaisses se montrent nettement stratifiées, quand on les humecte avec de l'acide chromique ; l'iodure de potassium iodé les colore en brun foncé.

L'analyse de la Mousse de Ceylan, faite par O'Shaughnessy, a donné les résultats suivants : *gelée*, *54,5; amidon, 15; fibres ligneuses, 18; mucilage, 4 sels ; inorganiques*, *7,5*. Selon Flückiger, le mucilage est soluble dans l'eau froide, d'où l'acétate neutre de plomb le précipite ; avec l'acide azotique bouillant, il donne de l'acide oxalique et de l'acide mucique.

On a jadis pensé que le *Gracilaria lichenoides* forme la base des *Nids d'Hirondelles*. Nous avons déjà montré que cette opinion est erronée. On sait, d'ailleurs, que la Gélose diffère essentiellement du principe gélatineux des nids qu'on a appelé *Cubilose* (V. Nids d'Hirondelles, p. 63).

La Mousse de Ceylan sert à l'alimentation, dans les îles de l'archipel Indien, dans l'Inde et en Chine. On l'a recommandée comme analeptique. On peut lui substituer, sans inconvénient, le *Gracilaria confervoides*, Grev. (*Sphaerococcus confervoides*, Agd), plante de l'Atlantique et de la Méditerranée, assez abondante sur les côtes de Bretagne. La Pharmacopée de l'Inde, ainsi que Bentley et Redwood (*Materia medica*) disent que la Mousse de Ceylan du commerce contient autant de *Gracilaria confervoides* que de *Gracilaria lichenoides*. Flückiger affirme, cependant, que les échantillons du *G. confervoides*, qu'il a pu examiner, diffèrent beaucoup du *G. lichenoides* et ne contiennent pas d'amidon.

Agar-Agar

Le nom d'Agar-Agar est employé presque indifféremment, pour désigner, soit des Algues gélatineuses exotiques, soit la matière glutineuse retirée de ces Algues.

Pereira avait cru que cette substance provient du *Gracilaria lichenoides* et la regardait comme étant la même chose que la *Mousse de Ceylan*.

Les auteurs de l'*Officine* (10e édition) disent, page 305 : l'*Agar-Agar* ou *Aja-Aja*, *Thao* ou *Algue de Java* (*Gelidium corneum*, *Fucus spinosus*, L.) est un Fucus blanc, qui se récolte à Singapore... ... On en fait une gelée ou glu compacte, appelé *Tjintiow*, importée en Europe, sous le nom de *Collé de poisson du Bengale*, *Gélatine* ou *Colle de Chine* ou *du Japon*. — On lit, d'autre part, à la page 1353 du même ouvrage : l'*Agar-Agar* ou Colle du Japon.

Il paraît que la *Mousse de Ceylan* a été vendue en Angleterre, sous ce nom et sous celui d'*Agar-Agar*.

Dans les laboratoires français, où l'on s'occupe de l'étude des microbes, on emploie, sous le nom d'*Agar-Agar*, une substance que nous aurons à décrire, sous la rubrique de *Colle du Japon*.

Bentley et Redwood disent que l'Agar-Agar et la Mousse de Ceylan sont des substances différentes. Le profeseeur Archer a reconnu, en effet, que la Mousse de Ceylan reçue à Liverpool est constituée par le *Gigartina spinosa* et ne contient aucune espèce de *Plocaria*. D'un autre côté, L. Marchand rapporte que, dans les pays d'origine, le nom d'Agar-Agar, employé surtout pour désigner l'*Euchcuma spinosa*, s'applique néanmoins à d'autres Algues Ainsi, dans l'Inde, on le donne à trois autres espèces d'*Eucheuma : Sphaerococcus serra*, Ku'z. ; *S. gelatinosus*, Ag. ; *Gigartina horrida*, Harv., tandis que, à Timo, l'Agar-Agar est fourni par l'*Hypnea divaricata*. Enfin, Bentley et Trimen disent que la Mousse de Ceylan est l'*Agar-Agar Carang* des Malais.

La confusion relative à la nature de l'Agar-Agar est donc très considérable.

Holmes attribue l'Agar-Agar au seul *Eucheuma spinosum (Gigartina spinosa, Fucus spinosus ;* L.). Il dit que cette Algue a été employée sous forme de gélatine, pour l'apprêt des étoffes de soie et d'autres tissus.

La Faculté de Lyon possède un échantillon d'Agar-Agar provenant de Java, et étiqueté *Eucheuma spinosa*.

Cette substance se présente sous forme de petits amas de filaments rameux, diversement emmêlés, de couleur blonde, avec une légère efflorescence blanche, irrégulièrement distribuée. Ces filaments sont de consistance cornée, cassants, mais non fragiles, à peu près inodores et de saveur légèrement salée. Ils se ramollissent sous la dent, mais restent cartilagineux et tenaces. Placés dans l'eau froide, ils se gonflent beaucoup en quelques heures, et acquièrent un volume au moins quinze fois plus grand. En cet état, la matière examinée est blanche, translucide, rameuse et formée de matériaux de trois sortes : — 1° les uns allongés, terminés par des extrémités aiguës et offrant un petit nombre de rameaux, mais garnis, sur toute leur surface, d'une énorme quantité de prolongements plus ou moins longs, appointis et comme épineux ; — 2° les autres plus courts, plus ramassés, plus rameux, à extrémités obtuses, rarement appointies, et dont la surface est garnie de diverticulums courts, coniques ou claviformes, offrant parfois l'aspect de massues à tête garnie de pointes saillantes. — La 3e sorte se compose de débris de rameaux irrégulièrement épaissis par places, non toruleux, striés en long et offrant, soit à leur extrémité, soit latéralement, des sortes de renflements à faces déprimées, garnies d'aspérités épineuses, courtes; les renflements latéraux sont rattachés à la tige par un pédicule relativement très délié.

Ces trois formes d'Agar-Agar proviennent évidemment de plantes différentes, dont l'une est, sans doute, l'*E. spinosum*, qui produit la 1re sorte, tandis que la seconde est peut-être l'*E. horridum* ; quant à la 3e, il semble difficile de la rapporter à un type défini.

Quoi qu'il en soit, ces Algues paraissent devoir se conserver pendant très longtemps au contact de l'eau froide, qui n'attaque aucune de leurs parties ; dans les mêmes conditions, le Carrageen tend, au contraire, à se dissocier. Soumises à l'ébullition, après avoir subi un long séjour dans l'eau froide, elles ne se dissolvent pas sensiblement et donnent un décocté à peine gélatineux.

Il semble donc que l'Agar-Agar ne peut servir à la préparation d'une gelée et qu'il doit être utilisé directement dans l'alimentation, après qu'il a été ramolli, au préalable, dans l'eau.

Colle du Japon

Depuis quelques années, on importe de la Cochinchine, en France, sous les noms de *Gélose*, de *Mousse du Japon*, *de Colle du Japon*, une substance préparée avec le *Gelidium spiniforme*, Lamx., plante que les Annamites appellent *Rau-Cau* et que l'on emploie, dans la médecine chinoise, sous le nom de *Haï-Thao* (G. Pennetier).

La Gélose est, sans doute, la matière que L. Marchand a proposé d'appeler *Phycocolle*, que les Anglais nomment *Japanese Isinglass* (ICHTYOCOLLE JAPONAISE) et les Chinois *Tjintiow*.

Cette substance, surtout employée dans l'industrie, n'avait guère sollicité l'attention du monde savant, lorsque Ch. Ménier (1879) montra qu'elle sert à préparer la *Gelée de groseilles artificielle*. Hanbury, qui l'avait décrite, en 1876, sous les noms de *Gélose brute* et de *Japanese Isinglass*, en avait signalé deux formes ou sortes :

1° Des *baguettes* irrégulièrement comprimées, longues de 11 pouces, larges de 1 pouce à 1 pouce 1/2, pleines de cavités, très légères (chacune pèse 11 gr., 472), assez flexibles, mais faciles à rompre, inodores et insipides. Dans l'eau froide, elles augmentent beaucoup de volume et se transforment en une barre spongieuse, quadrangulaire, à côtés concaves, large de un pouce et demi. Elles se dissolvent dans l'eau bouillante, qui se prend en gelée par le refroidissement.

2° Des *bandes* longues et ridées, d'environ 1/8 de pouce de diamètre. Mises dans l'eau, ces bandes augmentent rapidement de volume, et se montrent alors irrégulièrement rectangulaires. Cette substance est généralement plus blanche que la précédente, plus facilement soluble, plus propre et plus claire : c'est un article plus soigneusement fabriqué.

Quant à l'origine de la Gélose brute, et à sa préparation, Hanbury déclare qu'il ne les connaît pas. Il pense qu'elle doit provenir du *Gelidium corneum* et de quelques autres Algues gélatineuses : *Laurencia papillosa*, Grev. ; *Laminaria saccharina*, Lamx. ; *Porphyra vulgaris*, Ag., et d'une espèce de *Gracilaria*, qui est peut-être le *G. crassa*, Harv.

Ch. Ménier dit y avoir trouvé des débris de *Gelidium corneum*, de *Gloiopeltis*, de *Gracilaria*, de *Ceramium*, de *Laurencia*, etc.

En examinant les deux sortes décrites par Hanbury, L. Marchand y a signalé la présence d'un assez grand nombre d'Algues, dont la détermination, d'ailleurs malaisée, n'a pas toujours été faite d'une manière absolue. Voici les noms qu'il donne : *Streblonema ; Scytosiphon lomentarius*, J. Ag. ; *Sporacanthus cristatus*, Kütz. ; *Ceramium ciliatum* (?), Ag. ; *Centroceras clavulatum*, Ag. ; *Endocladia vernicata*, Ag. ; *Gloiopeltis tenax* (?), Turn. ; *Gelidium polycladum*, *Kütz.; Nitophyllum* (?) ; *Polysiphonia tapinocarpa*, Suring. ; *Polysiphonia fragilis*, Suring. ; *Polysiphonia parasitica* (?), Grev. ; *Melobesia* (?) ; Diatomées et surtout l'*Arachnodiscus ornatus*, Ehr.

L. Marchand n'a dénommé que les plantes suffisamment reconnaissables. Il dit en avoir rencontré beaucoup d'autres, dans la Colle du Japon ; mais elles étaient trop endommagées, pour être déterminées. Il pense que les deux formes de Colle du Japon sont fabriquées avec les mêmes matières ; mais il lui a paru que le *Gelidium* domine dans la forme en lanières et le *Gloiopeltis*, dans la forme en baguettes. Il est disposé à admettre, avec Hanbury et Ch. Ménier, que les Japonais emploient, à la fabrication du *Japonese Isinglass*, toutes les Algues de leur littoral, susceptibles de se transformer en Gélose. Il croit, enfin, que les Chinois et les Japonais récoltent celles des Algues de leur littoral *(Gelidium, Gloiopeltis, Endocladia)*, qui fournissent le plus de mucilage, mais ne s'inquiètent pas si d'autres, moins gélatineuses ou parasites des premières, ont été récoltées en même temps; d'où la supériorité ou l'infériorité des produits, selon que les Algues récoltées sont plus ou moins pures.

Il existe, dans le musée de la Faculté de Lyon, trois sortes de *Japanese Isinglass* provenant de la Collection faite à Londres par M. Chantre.

1° La *première*, qui correspond sans doute à la sorte en baguettes de Hanbury, se présente en prismes carrés, ayant 27 centimètres de long sur environ 3 centimètres de côté. Sous ce volume (243 cent. cubes), ces prismes ne pèsent que 7gr,50. Ces prismes ont des arêtes saillantes; leurs bases sont très déprimées; leurs faces planes sont voussées, ou déprimées et toujours très irrégulièrement bombées, ridées ou crispées. Leur surface est un peu luisante et d'un blanc grisâtre ou jaunâtre par places, surtout dans ses parties plus saillantes; leur cassure est blanche, fibreuse, avec un éclat gras et une structure caverneuse, irrégulière. Mise dans la bouche, cette Colle du Japon se ramollit, sans se dissoudre, devient cartilagineuse et laisse un goût fade, très légèrement saumâtre.

L'extrémité de l'un de ces prismes étant mise dans l'eau, on voit, après quelques heures, que la face du fragment correspondant à la base primitive s'est élargie de près d'un centimètre et est devenue presque plane, tandis que la face de section s'est rétrécie, de sorte que le fragment, au lieu de rester prismatique, a pris l'aspect d'une pyramide tronquée. Sa substance, normalement rigide et parcheminée, offre une consistance molle, mais cartilagineuse; comprimée, elle s'affaisse extrêmement, pour reprendre ensuite son volume primitif. Elle se montre composée de feuillets plus ou moins soudés.

La Colle du Japon en prismes ne se comporte donc pas comme la gelatine extraite du Carrageen, qui quintuple de volume dans l'eau, comme le montrent les cataplasmes de Lelièvre. Elle se dissout en majeure partie dans l'eau bouillante et laisse un résidu jaunâtre, qui s'attache aux bords du vase. Le liquide se prend en gelée, par le refroidissement.

2° La *seconde sorte* est en paquets prismatiques, longs de 33 centimètres ayant de 7 à 9 centimètres de côté, de couleur générale grisâtre, avec une teinte jaune-brun pâle par places. Ces paquets pèsent 120 grammes et sont serrés à chaque bout, par un tortillon en paille de Riz (?).

Ils sont composés de sortes de bandes irrégulièrement plissées et ridées, les unes plates ou mieux déprimées, les autres subtriangulaires. Les premières ont 5 à 6 millimètres de largeur, sur environ 2 millimètres d'épaisseur; les secondes n'ont guère que 3 millimètres de côté. Ces bandes sont transparentes, d'un blanc un peu grisâtre, pourvues d'un éclat gras, très élastiques, mais assez fragiles. Laissées dans l'eau, pendant douze heures, elles se gonflent et se présentent sous deux formes:

a) — Celles qui étaient aplaties, tantôt sont devenues prismatiques, mais avec prédominance de deux faces opposées, beaucoup plus larges que les faces latérales, qui sont à peu près planes, et tantôt les faces latérales se sont réfléchies en une sorte de sinus ou de V, que débordent les côtés des deux autres faces, lesquelles semblent ailées. La matière incluse paraît formée par une sorte de parenchyme lacuneux.

b) — Les bandes triangulaires présentent, au contraire, une nervure médiane nettement définie. De celle-ci, partent quatre lames opposées deux à deux, qui courent parallèlement dans toute la longueur du thallus.

Les paquets de ces bandes sont donc constitués par des Algues de deux espèces différentes, au moins. Les bandes se comportent, d'ailleurs, dans l'eau froide, comme les gros prismes carrés, c'est-à-dire, se gonflent modérément, sans se dissoudre : l'action de l'eau se borne à leur restituer leur forme. Bouillies avec de l'eau, elles se dissolvent presque intégralement, et laissent un léger résidu jaunâtre. Le soluté se prend en gelée par refroidissement.

3° La troisième sorte est étiquetée *Gélatine du Japon lourde.* Elle est constituée par des paquets composés de filaments cylindriques, analogues au vermicelle fin, ayant moins de 1 millimètre de diamètre, semi-translucides et de couleur blanc grisâtre. Ces paquets sont disposés en une espèce d'écheveau, dont le milieu est serré par un certain nombre de tours du même filament. Chaque écheveau pèse environ 25 grammes; il est long de 12 centimètres, large de 3; il a 1 centimètre d'épaisseur; ses extrémités sont arrondies sur tranche, comme si le fil avait été enroulé sur une mince plaque tournant entre deux plans

Les fils qui composent ces écheveaux sont libres, non accolés entre eux, résistants, cartilagineux, mais cassent quand on les ploie brusquement. Ils sont inodores; leur saveur est légèrement salée; ils se ramollissent, mais ne fondent pas dans la bouche; mis dans l'eau froide, ils deviennent hyalins et élastiques, mais se brisent, quand la traction est un peu forte. Dans l'eau bouillante, ils doublent de volume, sans se dissoudre sensiblement.

Ces fils n'offrent pas d'organisation définie; examinés sur une section transversale, ils se montrent composés par une substance creusée de cavités et offrant l'aspect d'une matière cérébrale, à circonvolutions très nombreuses. Cette substance absorbe vivement l'encre de fuchsine. Il ne semble pas qu'elle ait été décrite.

A moins qu'on ne l'utilise comme aliment, après l'avoir ramollie par ébullition, on ne voit pas trop à quoi elle pourrait servir dans l'industrie, puisqu'elle ne se dissout pas sensiblement dans l'eau bouillante.

Nous avons dit, au début de cet article, que la Gélose ou *Phycocolle* de L. Marchand est sans doute la même matière que le *Haï-Thao* des Chinois et des apprêteurs français. Toutefois, tandis que L. Marchand la montre composée par un assemblage d'Algues, *cette substance est*, selon Girardin, *sans aucune apparence d'organisation* et constituée essentiellement par un principe immédiat non azoté, insipide, inodore, ayant beaucoup d'analogie avec la gomme adragante et la cérasine. Girardin dit qu'on l'extrait d'Algues marines, très abondantes dans les Indes, en Cochinchine et à l'île Maurice, où elle sert à l'apprêt des soies et des gazes et pour la fabrication de colles, de vernis, de papiers, etc. La description qu'il donne de la matière, qu'il nomme *Haï-Thao, Ly-Cho ou Gomme marine*, est insuffisante, d'ailleurs, et ne permet pas de la reconnaître. Quoi qu'il en soit, voici ce que G. Pennetier nous apprend des propriétés de l'Haï-Thao.

L'Haï-Thao est en baguettes grisâtres, translucides, chagrinées, longues de 30 à 35 centimètres. Il est inaltérable à l'air. Si on le met tremper dans l'eau, pendant douze heures, et qu'on le fasse bouillir ensuite, pendant un quart d'heure, il se dissout et la dissolution se prend, par le refroidissement, en une gelée, qui retient cent fois son poids d'eau. La dissolution reste fluide, si on la passe, tandis qu'elle est chaude, et qu'on l'agite jusqu'à ce qu'elle soit froide. Sous cet état, le Thao est utilisé pour l'apprêt des étoffes, surtout des soieries, qui prennent plus de brillant, un toucher plus doux et *plus de main*, tout en restant souples. L'apprêt est plus moelleux et a plus de corps, si on l'additionne de glycérine; plus onctueux, si on y ajoute du talc. Mêlé à la gomme adragante, il rend les étoffes moins susceptibles de se froisser. Enfin, *il est sans action sur le permanganate de potasse*, et se combine très bien avec le sulfate de cuivre, ainsi qu'avec les chlorates d'aniline et de potasse.

Ces propriétés donnent au Thao une importance considérable et l'on s'en sert, avec avantage, pour l'impression des étoffes, qui doivent être teintes sur une seule face. Malheureusement, ces qualités paraissent être détournées de leur pratique honnête et c'est sans doute à l'emploi du Thao qu'est due l'existence, dans le commerce, d'étoffes de soie *chargées* de matières minérales, qui en déterminent l'usure rapide.

Chacun sait combien duraient jadis les robes de soie de nos mères, et combien, au contraire, s'usent rapidement aujourd'hui les robes de nos femmes ou de nos filles. Le *chargement* de la soie s'effectue, dit-on, sur une grande échelle et nous avons entendu rapporter fréquement que des teinturiers, auxquels on livre un poids déterminé de soie, peuvent en rendre un poids plus considérable, bien qu'ils en puissent garder une certaine quantité devers eux. Si le chargement des étoffes ne les rendait pas moins résistantes, l'emploi du Thao n'aurait que des avantages; car, cette substance n'étant soluble qu'à une haute température, les apprêts faits avec elle ne se ramollissent pas à l'humidité, et résistent au brouillard, ainsi qu'à la pluie.

Le Thao est utilisé aussi pour la cuisine, pour la confiserie et pour la préparation de la baudruche à battre l'or.

LICHENS

Lichen d'Islande

Le Lichen d'Islande (*Cetraria islandica*, Achar., fig. 135) est une plante de l'ordre des Lichens Hyménothalamés. Il habite le nord de l'Europe, surtout la Suède, et se trouve

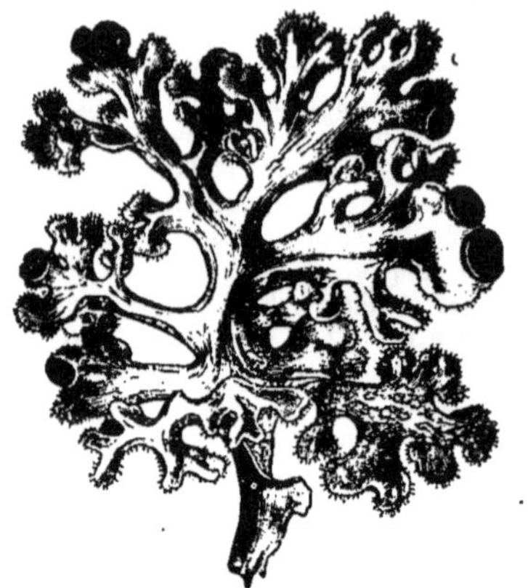

FIG. 135. — Lichen d'Islande.

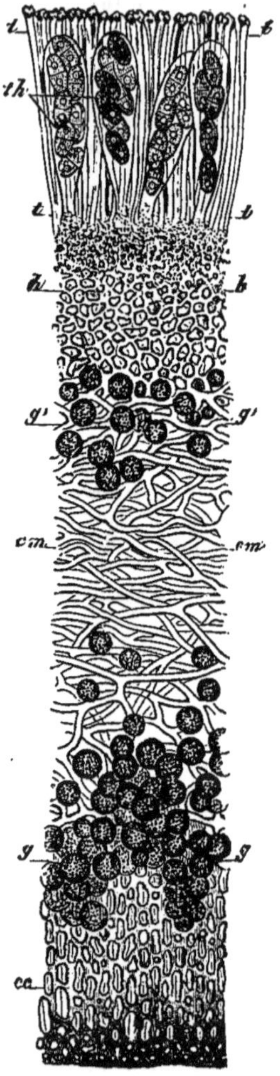

FIG. 136. — Coupe transversale du *Parmelia Aipolia*, d'après Tulasne.

aussi abondamment, sur les montagnes de l'Auvergne, dans les Vosges, les Alpes, les Pyrénées, etc.

Il est formé d'expansions foliacées, coriaces, rameuses, irrégulières, laciniées et souvent ciliées sur les bords, de couleur fauve ou brun verdâtre en dessus, plus pâle en dessous. A l'état sec, il est inodore ; mais, quand on le brise, il dégage une odeur de Varech. Il se ramollit dans l'eau, devient cartilagineux et possède alors une saveur amère faible,

Sa constitution anatomique diffère à peine de celle du *Parmelia Aipolia* (fig. 136). Comme dans les Lichens les plus élevés en organisation, le thallus se compose d'un tissu central, lâche *(hypha)*, improprement appelé *Couche mé-*

dullaire(cm) et qui est formé de cellules tubuleuses, irrégulières, ramifiées, pourvues de parois épaisses. Ces tubes sont diversement entrecroisés et interceptent de nombreux espaces remplis d'air. Au milieu de ce tissu, plus souvent sur ses bords *(g, g')*, se voient d'autres cellules ordinairement arrondies et colorées en vert par de la chlorophylle. Ces cellules sont appelées *Gonidies* et leur ensemble a reçu le nom de *tissu Gonimique* ou *Gonidique*. En apparence libres, elles sont, en réalité, portées directement sur les tubes de la couche médullaire, ou disposées en chapelets issus de cellules renflées *(Cellules d'insertion)*, qui naissent d'une prolifération latérale de ces filaments. Les gonidies résistent à l'action de l'acide sulfurique concentré et à celle de la potasse caustique bouillante. Traitées par la potasse et mises ensuite, pendant vingt-quatre heures, dans une solution d'iodure de potassium iodé, elles se colorent en violet.

De chaque côté de la zone médiane, se trouve un tissu formé de cellules très serrées les unes contre les autres *(cc)*, ne laissant entre elles aucun méat et qui ne paraissent contenir aucune substance particulière. En dehors de cette dernière couche, se voit une zone corticale mince, constituée par des éléments étroitement serrés, que l'iode colorée en brun.

La zone corticale se sépare des tissus sous-jacents, sous forme d'une membrane cohérente, quand on l'humecte avec de l'acide chlorhydrique ou avec de l'acide sulfurique concentrés. Si la section transversale a traversé une apothécie, la partie supérieure de la coupe montre, au dessus du tissu cortical, une couche formée de cellules tubuleuses, dressées perpendiculairement à la surface du thallus et qui sont de deux sortes : les unes *(Paraphyses, t)* plus nombreuses, très étroites, subcylindriques et contenant du protoplasma ; les autres *(Thèques, th)* renflées en massues, beaucoup plus grandes et en nombre moindre, contenant, à la fois du protoplasma et des spores ovales-arrondies. Ces deux sortes de cellules sont portées sur un tissu spécial, appelé *Hypothecium (h)* ; leur ensemble a reçu le nom d'*Hyménium*.

Le Lichen d'Islande comprend un grand nombre de formes pouvant être rapportées à deux variétés : α *Platyna*, Fries, à thalle large, ondulé; β *Crispa*, Fries, à thalle étroit, crispé, presque complètement roulé en gouttière.

Traité par l'eau bouillante, le Lichen d'Islande lui cède environ 70 0/0 d'une substance amorphe, appelée *Lichénine* ou *Amidon de Lichen*. On y a trouvé aussi : 3 0/0 d'un principe amer, nommé *Cétrarin*, *Cétrarine* et *Acide Cétrarique ;* un peu de sucre ; 1 0/0 d'un acide gras, de saveur très âcre *(Acide Lichenstéarique);* un acide découvert par Pfaff, qui le nomma *Acide Lichénique* et qui paraît être de l'*Acide Fumarique ;* de l'*acide oxalique*, etc. Il fournit 1 à 2 0/0 de cendres, surtout formées par du silicate de potasse et de chaux.

La LICHÉNINE ($C^6H^{10}O^5$) est une substance insipide, blanche, dure, cassante, peu soluble dans l'eau froide ; l'eau bouillante la dissout et se prend en gelée, par le refroidissement. Une ébullition prolongée lui enlève cette propriété et la transforme en une matière gommeuse *(dextrine ?)*. Les acides étendus et bouillants la saccharifient. Aussi Stentenberg, en traitant le Lichen d'Islande par l'acide sulfurique ou par l'acide chlorydrique dilués, en a-t-il retiré 72 0/0 de glucose pouvant être convertie en alcool.

La dissolution de la Lichénine dans l'eau prend, avec l'iode, une teinte rougeâtre ou bleuâtre. Si, après avoir traité du Lichen par l'alcool additionné d'un peu de carbonate de potasse, on le fait bouillir dans 50 à 100 parties d'eau et que l'on précipite le décocté avec de l'alcool, la *Lichénine* ainsi obtenue, et soigneusement lavée au préalable, avec de l'eau, *est colorée en bleu intense*, par la poudre d'iode. Flückiger, qui indique cette réaction, recommande d'*agir sur la Lichénine encore humide*.

Selon Berg, la Lichénine obtenue par ce procédé serait un mélange de *Lichénine* et d'une *substance isomère*, *soluble à froid* dans l'eau. C'est cette dernière substance, et non la Lichénine, que l'iode colore en bleu (Flückiger).

Traitée par l'acide azotique, la Lichénine ne donne que des traces insignifiantes d'acide mucique. Elle ne contient pas de matières inorganiques et ne laisse pas de résidu à la combustion.

C'est à la Lichénine, que le Lichen d'Islande doit ses propriétés nutritives.

L'ACIDE CÉTRARIQUE ($C^{18}H^{16}O^{8}$) se présente sous forme d'aiguilles cristallines, très ténues, d'un blanc éclatant, de saveur amère, inaltérables à l'air, à peine solubles dans l'eau, un peu plus dans l'éther, très solubles dans l'alcool bouillant. Il brunit, quand on le fait bouillir avec de l'eau ; sa dissolution alcoolique prend aussi une teinte brune. L'acide sulfurique le colore d'abord en jaune, puis en rouge ; la masse, d'abord glutineuse, finit par se dissoudre, et cette solution, étant additionnée d'eau, laisse précipiter une matière de nature ulmique (?). L'acide chlorhydrique le dissout un peu et colore le résidu en bleu foncé ; l'acide sulfurique dissout ce résidu, en prenant une couleur rouge : l'eau ajoutée à la solution sulfurique en précipite le composé *bleu*.

Les sels alcalins de l'acide Cétrarique sont jaunes, solubles dans l'eau et dans l'alcool et doués d'un amertume insupportable. Le perchlorure de fer précipite en rouge foncé la solution alcoolique de cétrarate acide de potasse, et colore en rouge de sang la liqueur qui surnage.

La CHLOROPHYLLE contenue dans les gonidies des Lichens y existe en très faible quantité. Elle n'est pas soluble dans l'acide chlorhydrique et c'est pourquoi Knop et Schnedermann lui donnent un nom particulier : *Thallochlor*.

L'ACIDE LICHENSTÉARIQUE ($C^{14}A^{24}O^{3}$) est une substance inodore, de saveur âcre, insoluble dans l'eau, soluble dans l'alcool, fusible à 120° et se transformant alors en une huile limpide, qui, par le refroidissement, se concrète en tables cristallines rhombiques.

Le Lichen d'Islande est prescrit comme analeptique ou comme tonique, selon que le principe amer en a été enlevé ou non. Ce principe en est extrait, par macération préalable du Lichen, dans une eau faiblement alcaline. Leuchs recommande d'en filtrer le décocté sur du charbon, pour le débarrasser de son amertume.

On administre le Lichen sous forme de décocté, de gelée, de pâte, de pastilles, etc.

Dans le nord de l'Europe, on réduit le Lichen en une

poudre, qui est mêlée à la farine des Céréales. Avec ce mélange, on fait un pain appelé, en Scandinavie, *Mosi*, *Mossa*, *Mus* et, en Islande, *Grout*. L'époque où on le récolte paraît avoir une certaine importance. On dit, en effet, que, au printemps, il a des propriétés purgatives : c'est pourquoi Borrich l'a nommé *Muscus catharticus*.

Lichens peu usités

Lichen pulmonaire. Ce Lichen, aussi appelé *Pulmonaire de Chêne* (*Sticta* [*Lobaria*, D, C.] *pulmonaria*, Ach.; *Lichen pulmonarius*, L., fig. 137), est formé par des expansions membraneuses, rugueuses,

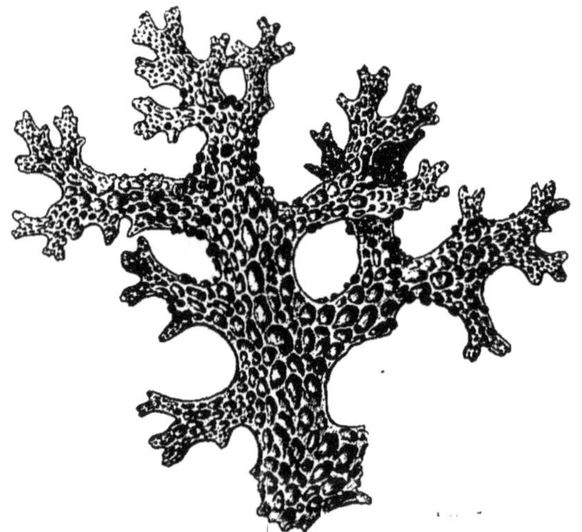

FIG. 137. — Lichen pulmonaire.

roussâtres, dont la face supérieure est creusée de concavités séparées par des arêtes réticulées, d'un vert fauve ou roussâtre. A ces concavités correspondent, sur la face inférieure, des bosses saillantes, blanches et glabres, entre lesquelles se voient des espaces creux, bruns et velus. La présence des concavités de la face supérieure donne au Lichen pulmonaire un aspect qui rappelle de loin celui d'un poumon creusé de cavernes; c'est ce qui lui a valu son nom et sans doute aussi son emploi contre la phtisie.

Ce Lichen n'est plus usité en médecine; on en retire une couleur carmélite belle et solide. Il est amer, mucilagineux, et contient un acide particulier (*Ac. Stictinique)*, analogue au Cétrarin.

Tripe de roche. — Dans les régions arctiques, on emploie dans l'alimentation, sous ce nom, diverses espèces de Lichens, principalement le *Gyrophora pustalata*, Ach., et le *G. Vellea*, Hoffm. Ces Lichens croissent sur les rochers des montagnes subalpines, depuis le Devonshire jusqu'en Écosse. Le premier est aisément reconnu à son thallus foliacé, pustuleux, en forme de coupe et d'apparence farineuse, attaché seulement par un point central. Il fournit aussi une belle couleur brune.

Le **Lichen pyxidé** (*Lichen pyxidatus*, L.; *Seyphophorus, pyxidatus*, DC.; *Cenomyce pyxidata*, Ach.) a été proposé comme succédané du Lichen d'Islande. Il est moins gélatineux, moins amer et plus désagréable. Il se compose d'un thalle membraneux, supportant des sortes d'entonnoirs d'un blanc verdâtre, parfois superposés.

Le **Lichen des murailles** (*L. parietinus*, *L. Parmelia parietina*, Ach.) a une saveur amère, mucilagineuse et a été employé comme fébrifuge. Il croît sur les arbres et sur les vieux murs, où il se distingue aisément, par son thallus orbiculaire, lobé, vert, jaune doré ou gris, suivant l'âge. Il contient un acide *(Ac. Chrysophanique)*, cristallisable en aiguilles jaunâtres, peu solubles dans l'eau, solubles dans l'alcool et dans l'éther, et dont la solution est colorée en rouge foncé, par les alcalis, ce qui permet d'en reconnaître de très petites quantités.

Le Lichen des murailles est usité dans la teinture en jaune.

Manne céleste. — On observe fréquemment, sur le sol des provinces voisines du Caucase et quelquefois aussi en Algérie (Bugeaud, Yousouf), une grande quantité de petits corps aplatis ou sphériques, mamelonnés, durs, légers, gris terreux, de saveur mucilagineuse, blancs et comme farineux à l'intérieur. Ces corps sont constitués par le *Lecanora esculenta*, Eversm. (*Lich. esculentus*, Pallas) et servent de nourriture aux habitants; ils couvrent le sol sur une épaisseur variable, qui peut atteindre 5 à 6 pouces. Ils apparaissent, en général, à la suite d'une forte pluie et presque périodiquement. Ils croissent à terre, puis sont emportés par le vent et retombent en pluie (Bugeaud). Leur forme sphérique est accidentelle, quoique à peu près constante, et leur centre présente souvent un fragment de la roche (calcaire ou quartzeuse), sur laquelle ils étaient d'abord attachés (Haidingen). C'est là, sans doute, la *Manne tombée du ciel*, dont les Hébreux se nourrirent pendant leur exode.

On rapporte aussi la *Manne des Hébreux* à l'exsudation que la piqûre du *Coccus manniparus*, Ehr., produit, en juin et juillet, sur le *Tamarix gallica*, var. *mannifera*, Ehr. (voir p. 181). C'est une substance mielleuse, contenant : sucre de canne, 55 ; sucre interverti, 25 ; matières analogues à la dextrine, 20.

Orseille et Tournesol en pains

Les substances tinctoriales, appelées *Orseille* et *Tournesol en pains*, sont produites par des Lichens appartenant aux genres *Roccella*, *Variolaria* et *Lecanora*. Bien que ces substances n'intéressent pas directement la médecine, nous en dirons quelques mots, parce qu'elles sont mentionnées dans la plupart des traités de Matière médicale.

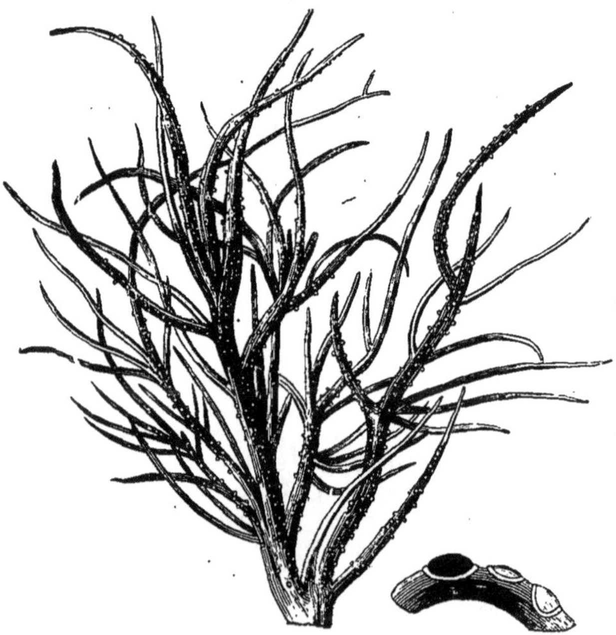

FIG. 138. — Orseille des Canaries.

Les Lichens producteurs de l'Orseille et du Tournesol ont

reçu, par extension, le nom général d'*Orseilles*. On les divise en deux groupes : les Orseilles de mer, fournies par le genre *Roccella ;* les Orseilles de terre, qui proviennent des genres *Variolaria* et *Lecanora*.

1° Les **Orseilles de mer**, appelées aussi *Orseilles des îles* et *Orseilles d'herbes*, sont formées de filaments arrondis ou d'expansions membraneuses, réunies en petites touffes frutescentes, ayant l'aspect d'arbrisseaux en miniature. On les récolte sur les côtes des îles méditerranéennes, des Canaries, de Madagascar, etc. Elles sont désignées par le nom du pays d'origine.

L'*Orseille des Canaries*, fournie par la *Roccella tinctoria*, DC, est en touffes de 5 à 7 centimètres de hauteur (fig. 138) composées de filaments coriaces, blancs ou bruns et parsemés de points blancs. C'est la plus estimée.

L'*Orseille du Cap-Vert* est fauve d'un côté, noirâtre sur l'autre, blanche en dedans ; elle provient aussi du *R. tinctoria*.

L'*Orseille de Madère* ressemble à la précédente ; elle est composée par un mélange de *R. tinctoria* et de *R. fuciformis*.

L'*Orseille de Madagascar*, qui est formée de rameaux membraneux, gris cendré, est due au *R. fuciformis*.

L'*Orseille d'Angola* est gris verdâtre ou brunâtre et rappelle la précédente.

Les *Orseilles de la Réunion* et *de l'Inde* sont composées de *R. fuciformis* et de *R. Montagnei*, espèce qui vit sur divers arbres.

L'*Orseille de Mogador* est fournie par le *R. phycopsis* et l'*Orseille de Valparaiso*, par le *R. flaccida*.

2° Les **Orseilles de terre** sont des Lichens crustacés ou membraneux, que l'on enlève, par raclage, des rochers de l'Auvergne, des Pyrénées, de la Suède et de la Norvège. Elles sont d'ordinaire blanches ou grises.

L'*Orseille de Suède* est produite par le *Lecanora tartarea*. Elle est croûtes larges, d'un gris noir en dehors, noir en dedans. Selon le traitement auquel elle est soumise, elle fournit : en Hollande, le *Tournesol ;* en Angleterre, une pâte violacée, appelée *Cudbear;* en Allemagne, la même pâte qu'on nomme *Persio.*

L'*Orseille* ou *Parelle d'Auvergne*, est en croûtes moins épaisses et moins blanches, que celles de la suivante. Elle est produite par le *Variolaria orcina*, Ach.

L'*Orseille des Pyrénées* est en croûtes petites, irrégulières, d'un blanc grisâtre, dues au *Var. dealbata*, DC.

L'*Orseille de Norvège* ressemble à une feuille morte racornie, noire d'un côté, blanc grisâtre de l'autre. Elle est due au *Lichen pustulatus.*

L'Orseille est préparée de la manière suivante :

On arrose les Lichens producteurs, avec de l'urine, au contact de l'air; puis on y ajoute de la chaux et, de temps en temps, de nouvelle urine. Il se produit ainsi une pâte rouge violet foncé, solide, d'odeur désagréable et pleine de débris : c'est là l'**Orseille**, dont le principe colorant, appelé *Orcéine*, est un corps incristallisable, d'un beau rouge, peu soluble dans l'eau, moins encore dans l'alcool et à peine soluble dans l'éther.

Tournesol en pains. — Si l'on remplace la chaux par un carbonate alcalin, on obtient une pâte colorée en bleu. Cette pâte, additionnée de craie, pour lui donner de la consistance, est divisée en petits parallélipipèdes, qu'on fait sécher et qu'on emploie, sous le nom de *Tournesol en pains.*

La matière colorante ne préexiste pas, dans les Lichens producteurs de l'Orseille et du Tournesol ; elle résulte de la transformation d'un principe spécial, sous l'influence de l'air et de l'ammoniaque.

« Ainsi, dans les *Variolaria dealbata*, *V. orcina* et *Lecanora artarea*, la Lécanorine ou Acide Lécanorique, qui y préexiste et qui a été découverte par Schunck, se transforme en *Orcine*, quand on la fait bouillir avec de l'eau ou qu'on la soumet à la distillation sèche. Par l'action simultanée de l'oxygène de l'air et de l'ammoniaque, l'Orcine donne de l'Orcéine, ou matière tinctoriale de l'Orseille; dans le *Roccella tinctoria*, l'*Érythrine*, découverte par Kane, se change, sous l'influence de l'air et de l'ammoniaque, en *Amarythrine* ou *Amer d'Érythrine*, qui, par un contact prolongé, devient de la *Télérythrine*, puis de l'*Orcéine*.

La *Roccelline* ou *Acide Roccellique*, qui existe aussi dans le *Roccella tinctoria*, absorbe de l'oxygène et forme, suivant R. Kane, l'*Acide Érythroléique*. Ces substances, tenues en dissolution par l'excès d'ammoniaque, constituent l'Orseille » (Dorvault).

Lorsque la chaux est remplacée par la potasse, l'Orcine se transforme non plus en Orcéine, mais bien en une série de matières colorantes, dont la plus importante, azotée comme l'orcéine, a été appelée *Azolitmine*. Ce sont ces matières qui, normalement rouges, se colorent en bleu, sous l'action des bases alcalines.

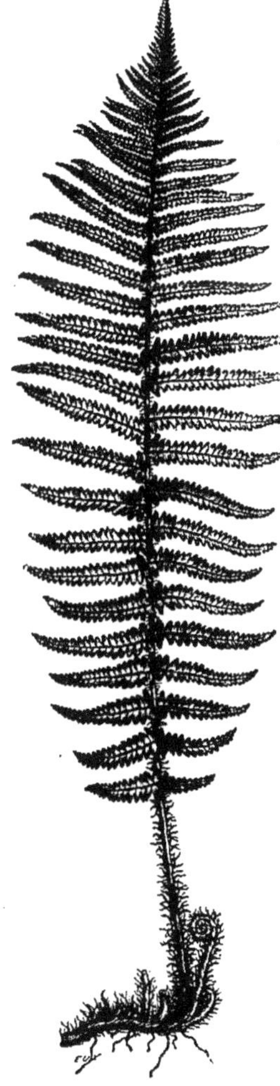

Fig. 139. — *Polysticum Filix-mas.*

FOUGÈRES

Les Fougères fournissent, à la médecine, un certain nombre de plantes utiles, soit par elles-mêmes, soit par leurs produits. La plus importante est la Fougère mâle.

Fougère mâle

La Fougère mâle (*Polysticum* [*Nephrodium*, Rich.; *Aspidium*, Sw.; *Lastraea*, Presl.] *Filix-mas*, DC) offre les caractères suivants (fig. 139): — Sores arrondis, à indusium réniforme, disposés sur deux rangs parallèles (fig. 140), assez gros et d'un gris violacé; frondes bipinnées, à pinnules longues, rapprochées les unes des autres, pinnatifides, à divisions dentées, obtuses, con-

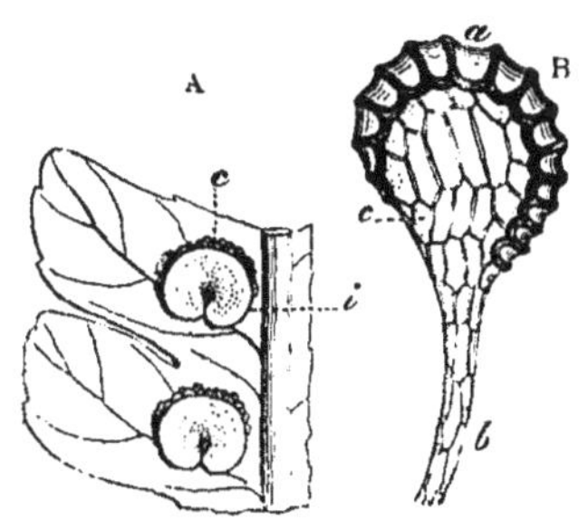

Fig. 140 — Portion de fronde (A) et sporange (B) du *Polysticum Filix-mas**.

* A. *c*, sores; *i*, *indusium* réniforme, qui recouvre incomplètement les sporanges (5/1). B *a*, anneau; *b*, pédicule; *c*, cellules constituant la paroi du sporange, dans les portions dépourvues d'anneau (100/1).

fluentes par la base et inclinées vers le sommet; pétiole brun foncé, couvert, surtout à la base, de poils scarieux et d'un brun roussâtre; rhizome plus ou moins gros, noirâtre, garni de tubercules allongés, constitués par la base persistante des frondes et offrant, dans leurs intervalles, une grande quantité de lames laciniées, rousses, soyeuses, entremêlées de racines noirâtres. La partie supérieure du rhizome porte toujours des frondes non étalées et circinées.

Considéré en lui-même, le rhizome est formé d'un parenchyme central vert-pistache, entouré par un cercle de faisceaux assez irréguliers, dans l'intervalle ou en dehors desquels s'en montrent d'autres plus petits, qui se rendent aux frondes. La coupe transversale a un aspect irrégulier, essentiellement variable, et qui dépend de la position des frondes, ou de la hauteur à laquelle on les a coupées (fig. 141). Dans

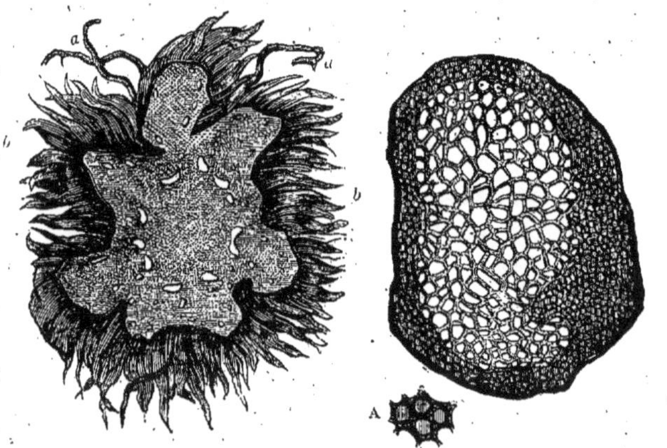

FIG. 141. — Coupe transversale d'un rhizome de Fougère mâle (gr. nat.; *a*, *a*, racines; *b*, écailles.

FIG. 142. — Coupe transversale d'un faisceau pris dans une fronde de Fougère mâle. — A. Tissu extérieur plus grossi.

celles-ci, les faisceaux sont plus régulièrement disposés en cercle et leur section est, en général, arrondie ou réniforme.

Les faisceaux (fig. 142) sont formés par une enveloppe de fibres noirâtres, ponctuées, épaisses, disposées autour d'une couche de cellules courtes, assez minces, étroitement accolées, offrant l'aspect d'un tissu réticulé, à mailles petites et inégales (fig. 142, A). Cette couche est surtout épaisse vers le côté interne du faisceau et souvent elle s'enfonce comme un coin, dans la portion vasculaire ; elle s'amincit sur les côtés, pour devenir plus étroite encore vers le bord externe, où elle est parfois réduite à une faible lame. Le centre du faisceau est occupé par un amas de vaisseaux rayés, à canal très large (fig. 143).

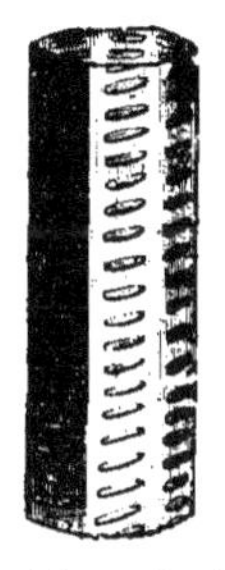

Fig. 143. — Portion de vaisseau (scalariforme) du rhizome de Fougère mâle.

La partie ancienne du rhizome est rougeâtre et doit être rejetée ; il en est ainsi, le plus souvent, des rhizomes du commerce.

Les cellules du parenchyme contiennent de l'amidon, des gouttes d'huile et des granulations verdâtres ou brunâtres, constituées par du tannin. Les parties vertes offrent de nombreux espaces intercellulaires, occupés par des glandes pédonculées, qui naissent sur les parois des cellules situées au pourtour de ces espaces. Après leur complet développement, et lorsque le parenchyme ambiant renferme de l'amidon, ces glandes exsudent un liquide verdâtre ; celui-ci se solidifie en cristaux aciculaires, quand on conserve pendant quelque temps, dans la glycérine, des coupes minces du rhizome.

La nature de ces cristaux semble encore peu connue. Flückiger les croit formés par de l'*Acide Filicique*, mélangé avec de la chlorophylle et de l'huile essentielle.

L'analyse de la Fougère mâle a été faite surtout par Bock et Luck, qui y ont trouvé environ 5 à 6 0/0 d'une huile grasse, verte, des traces d'huile volatile, de la résine, du tannin (*Acides Tannaspidique* et *Ptéritannique*, de Luck), et un sucre cristallisable, que Bock croit être du sucre de Canne.

Le principe actif de la Fougère mâle, appelé *Aspidine* par Pavesi, paraît être la même chose que la substance cristalline, dont Peschier a signalé le dépôt au sein de l'extrait éthéré et que Luck appelle *Acide Filicique*.

L'Acide Filicique ($C^{26}H^{36}O^{9}$, Luck; $C^{14}H^{18}O^{5}$, Grabowski) est une poudre cristalline, jaune clair fusible à 161°, insoluble dans l'eau et dans l'alcool ordinaire, peu soluble dans l'alcool fort, plus soluble dans l'éther, les huiles grasses, l'essence de térébenthine et le sulfure de carbone. Fondu avec de la potasse, il donne du *Butyrate de potasse* et de la *Phloroglucine*. Buchheim le regarde comme le principe actif de la plante.

Le TANNIN du rhizome de Fougère mâle est appelé, par Malin, *Ac. Filicitannique*. Malin a montré que cet acide ressemble à de l'acide quinotannique et peut être décomposé, par l'acide sulfurique dilué bouillant, en sucre et en *Rouge de Fougère* ($C^{26}H^{18}O^{12}$), qui est analogue au Rouge Cinchonique. Traité par la potasse fondue, il donne de l'*Acide Pyrocatéchique* et de la *Phloroglucine*.

La portion liquide verte de l'extrait éthéré paraît surtout formée par un glycéride, la *Filixoline*. La saponification de cette matière a fourni, à Luck, deux acides : l'un volatil (*Ac. Filosmylique*), l'autre fixe (*Ac. Filixolinique*).

Enfin, Schoonbroodt a trouvé, dans le rhizome de Fougère (frais), des acides volatils de la série grasse et un acide fixe, accompagné d'une huile d'odeur désagréable. Le rhizome sec ne donne pas les mêmes produits et ne fournit pas de traces de l'huile essentielle, que l'éther enlève en petite quantité du rhizome frais.

La Fougère mâle est administrée sous forme de poudre, de décocté, d'extrait alcoolique et surtout d'*extrait éthéré*.

Cette dernière préparation, qui a été préconisée par Peschier, de Genève, est de beaucoup la meilleure.

Telle qu'on la trouve généralement en France, cette matière, connue sous le nom d'*Huile éthérée de Fougère mâle*, a été préparée avec le rhizome sec. Elle est épaisse, noire ou brune, d'une odeur et d'une saveur très désagréables et d'une inertie à peu près complète. Celle que l'on retire de Genève est, au contraire, le plus souvent verte et d'une grande efficacité.

Hepp, le savant si modeste et si distingué, qui dirigeait la pharmacie des hospices civils de Strasbourg, avant 1870, préparait l'huile éthérée de la manière suivante : Les rhizomes *frais* et la base des frondes sont dépouillés avec soin de toutes leurs parties colorées, de manière à ne conserver que la portion centrale *verte*. Celle-ci est desséchée avec soin, pulvérisée, puis épuisée par l'éther d'une densité de 0,720, dans un appareil à déplacement. Les liqueurs obtenues sont distillées, pour en retirer l'éther ; le résidu de la distillation est évaporé au bain-marie et fournit un extrait oléagineux, semi-fluide, *d'une belle couleur VERTE*. Cette huile est un médicament ténifuge dont l'effet est certain : — 100 grammes de poudre fournissent 11^{gr},3 d'extrait oléo-résineux.

On est persuadé, en France, que l'huile éthérée de Fougère mâle n'a d'action que sur le Bothriocéphale, et l'on s'explique ainsi pourquoi elle ne réussit pas contre le Ténia ordinaire. Cette opinion tient à la mauvaise qualité du médicament obtenu avec le rhizome du commerce, ce rhizome étant, en général, vieux, coloré de brun intérieurement et devenu complètement inerte. A l'hôpital civil de Strasbourg, l'huile éthérée a *toujours* réussi contre le Ténia, aussi bien que contre le Bothriocéphale.

On employait autrefois, comme succédanées de la Fougère mâle, la **Fougère femelle** (*Athyrium Filix-femina*, Roth) et la **Fougère impériale** ou **Grande Fougère** (*Pteris aquilina*, L.). Ces plantes, ainsi que l'*Aspidium Oreopteris*, Sw. et l'*Asp. spinulosum*, Sw., sont parfois substituées à la Fougère mâle. Elles s'en distinguent aisément, par la section transversale de la base des frondes, qui, chez la Fougère mâle, présente ordinairement *huit* faisceaux, tandis que les autres en ont seulement *deux*.

Aux États-Unis, la Fougère mâle est remplacée par les *Aspidium marginale* et *A. Goldieanum*, Hook.

Polypode et Calaguala

On employait jadis, et l'on trouve encore dans les collections de Matière médicale, le rhizome du Polypode commun et un autre rhizome connu sous le nom de Calaguala. Ces substances ne sont plus usitées. L'on verra que la dernière, du moins la sorte préconisée par Ruiz, ne se trouve plus dans le commerce, et qu'on lui substitue d'autres rhizomes d'origines diverses. Nous ne ferons que les mentionner.

Polypode commun ou **Polypode de Chêne** (*Polypodium vulgare* L.; fig. 144). — Sores arrondis, non indusiés, placés à l'extrémité de la nervure secondaire la plus courte, sur deux rangées parallèles à la nervure moyenne du lobe qui les porte; feuilles pinnatiséquées, à divisions alternes, obtuses, sous-dentées; rhizome gros comme un tuyau de plume, aplati, tuberculeux sur une face et spinescent sur l'autre. Les tubercules qu'offre ce rhizome sont des restes de pétioles et les épines proviennent de la base des radicelles coupées.

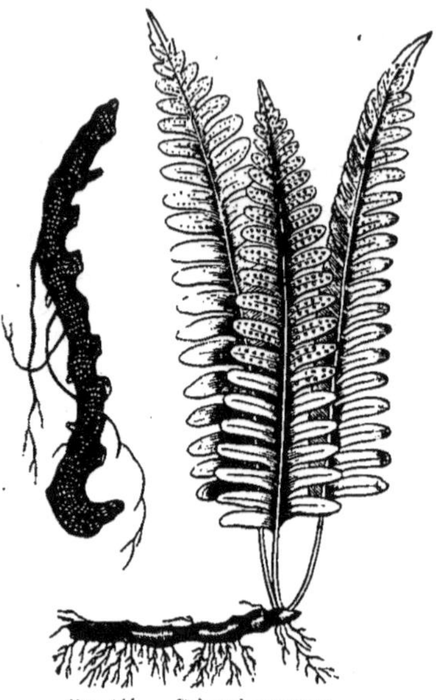

Fig. 144. — Polypode commun.

Le Polypode commun a une saveur d'abord douceâtre et sucrée, puis âcre, nauséeuse, et une odeur désagréable. Il est brun au dehors, vert au dedans. On l'employait comme laxatif et apéritif. Ce rhizome paraît être inerte et n'est plus usité.

Calaguala (*Pol. Calaguala*, Ruiz). — Le rhizome de cette

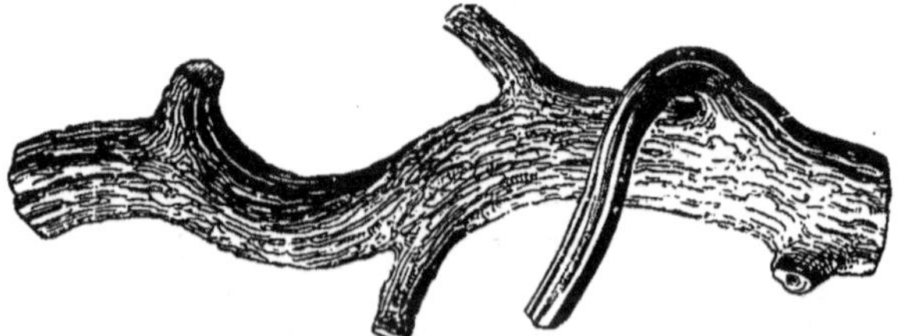

Fig. 145. — Souche de Calaguala.

plante est préconisé contre la syphilis constitutionnelle et le rhumatisme chronique. S'il faut en croire la description qu'en donne Guibourt, d'après Ruiz, on ne le trouve pas dans le commerce et, même au Pérou, on lui substitue le rhizome du *Polypodium crassifolium*, L. et celui de l'*Acrostichum Huacsaro*, Ruiz. La substance que l'on donne généralement, sous le nom de Calaguala, est une souche flexueuse (fig. 145) ressemblant assez à celle du Polypode, mais plus grosse et dont l'origine est inconnue. On admet généralement que le Calaguala du commerce est fourni par l'*Aspidium coriaceum*, Sw. (*Polypodium adiantif.*, Forst.), plante de Maurice, du Cap, de l'Amérique équatoriale, de l'Australie, etc.

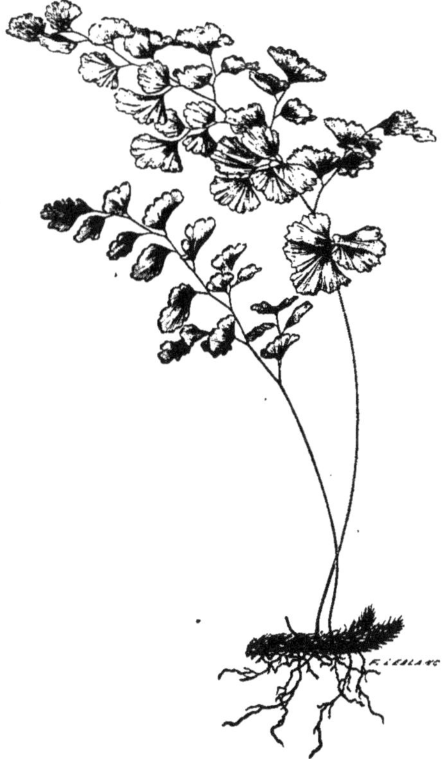
Fig. 145 — Capillaire de Montpellier.

Capillaires

On donnait jadis le nom de *Capillaires* à des plantes appartenant aux genres *Adiantum* et *Asplenium*, plantes que l'on supposait béchiques et qui ne sont plus guère employées en médecine. Celles qui proviennent des *Adiantum* sont de beaucoup les plus aromatiques et les plus estimées. Trois espèces de Capillaires sont surtout usitées en France :

1° **Capillaire de Montpellier** (*Ad. Capillus Veneris*, L.; fig. 146). — Plante du midi de la France, pourvue de frondes à pétioles grêles, hauts de 20 à 30 centimètres, portant des rameaux faibles, écartés, alternes, garnies de folioles pétiolulées, cunéiformes, 2-3-lobées et à nervures flabellées, divergentes, dichotomes.

2° **Capillaire du Canada** (*Ad. pedatum*, L.; fig. 147). — Frondes à pétiole glabre, brun rougeâtre, haut de 30 à 40 centimètres, à divisions pédalées, portant des rameaux alternes, pourvus de folioles distiques, oblongues, d'un beau vert, douces au toucher, incisées sur la marge intérieure seulement et qui représentent une moitié de feuille, à nervures secondaires subdivisées par des dichotomies successives.

3° **Capillaire du Mexique** (*Ad. tenerum*, Swartz). — Frondes à pétiole noir, luisant, haut de 60 à 100 centimètres, branchu, très ramifié, portant des folioles trapéziformes ou rhomboïdales, alternes, incisées-lobées, d'un vert sombre, fermes, avec des nervures très fines, divergentes et dichotomes à leur extrémité.

Les folioles se détachent aisément et, sur la plante sèche, il est rare qu'elles adhèrent aux divisions du pétiole.

De ces trois Capillaires, le plus estimé est le Capillaire du Canada, dont l'odeur est agréable et la saveur douce, un peu styptique. Il entre dans l'*Elixir de Garus* et fait la base du *Sirop de Capillaire*.

Selon Guibourt, le Capillaire du Mexique est aussi estimé que le précédent.

Quant au Capillaire de Montpellier, il a une odeur faible et moins agréable.

Ces Capillaires sont mucilagineux et un peu astringents. Le sirop de Capillaire des boutiques, en France comme en Angleterre, est du sirop simple, coloré artificiellement et aromatisé avec de l'eau de fleurs d'Oranger.

Les Fougères appelées : **Capillaire noir** (*Asplenium Adiantum nigrum*, L.), **Polytric des Officines** (*Aspl. Trichomanes*, L.), **Sauve-Vie** ou **Rue des Murailles** (*Aspl. Ruta muraria*, L.), et le **Cétérach** ou **Doradille** (*Ceterach officinarum*, L.), ne sont absolument plus usitées en médecine.

Leur étude est du ressort exclusif de l'Histoire naturelle et nous nous contentons de les mentionner.

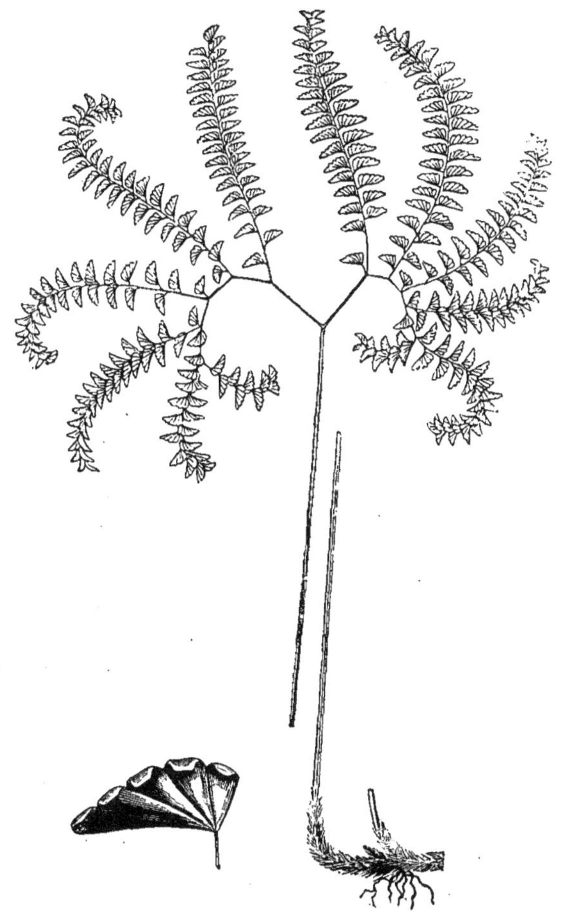

FIG. 147. — Capillaire du Canada.

Scolopendre

La Scolopendre (*Scolopendrium officinale*, Smith, fig. 148) n'est plus guère employée que dans les hôpitaux militaires. Elle est remarquable par ses frondes pétiolées, entières, longues, vertes, luisantes, cordées à la base, parcourues par une nervure médiane saillante, de laquelle naissent des nervures secondaires fines, parallèles, presque perpendiculaires à la nervure médiane.

La face postérieure de ces frondes porte un double rang de sores linéaires, placés au-dessus de nervures secondaires géminées et qui se distinguent comme des lignes brunes, parallèles, très nombreuses.

La Scolopendre a une odeur faible de Capillaire ; elle est réputée béchique et entre dans la composition du *Sirop de Rhubarbe composé*, ainsi que dans celle des *Espèces pectorales* des hôpitaux militaires.

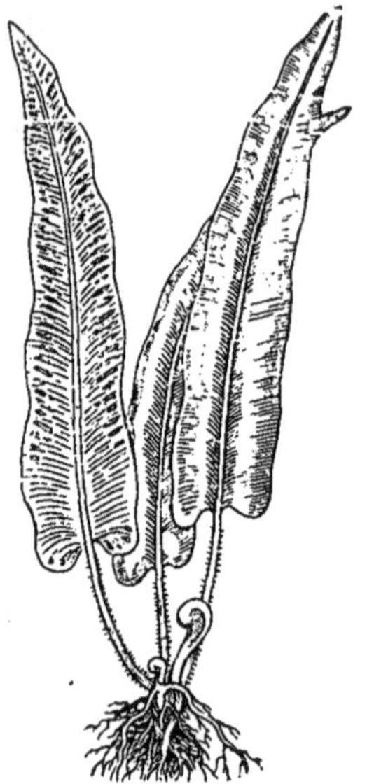

Fig. 148. — Scolopendre.

Écailles ou Poils des Fougères

On emploie actuellement, comme hémostatiques, les écailles scarieuses et laciniées, qui existent abondamment sur les rhizomes et à la base des frondes de Fougères des genres

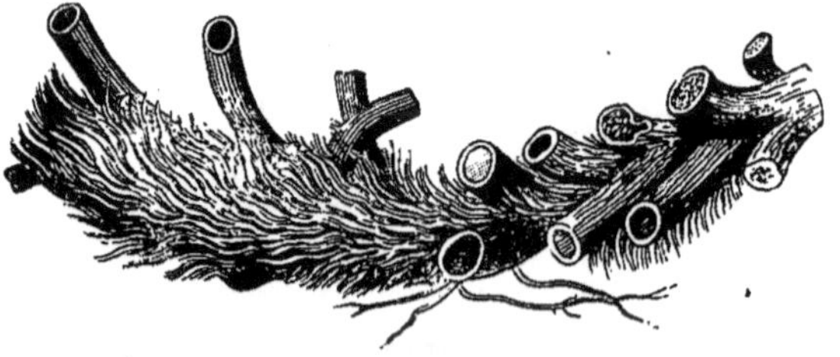

Fig. 149. — Rhizome de Calaguala couvert de poils scarieux, rappelant ceux des *Cibotium*.

Cibotium et *Balantium*. Ces écailles, ordinairement confondues, dans le commerce, sous la désignation de *Penghawar-Djambi*, reçoivent, selon la plante qui les produit et selon le lieu d'origine, les noms de *Penghawar-Djambi*, de *Pulu*, et de *Pakoë-Kidang*. La figure 149 donne une idée de la disposition des poils qui couvrent ces Fougères.

Penghawar-Djambi. — Cette substance était jadis importée avec le rhizome et appelée alors *Baromez* ou *Agneau de Scythie*. Elle se présentait sous forme de souches revêtues de poils jaune d'or et on lui attribuait des propriétés merveilleuses. Actuellement, on la retire de Sumatra et elle est exclusivement formée de poils jaune d'or, moniliformes, longs de 2 à 3 centimètres. Elle est fournie par le *Cibotium Baromez*, Smith.

Pulu. — Le Pulu est constitué par des poils mous, rubanés, élastiques, à cloisons transversales distantes de 1 millième de millimètre environ. Il est produit par le *Cibotium glaucum*, Hook. et Arn., des îles Sandwich, et, sans doute aussi, par plusieurs espèces voisines : *Cibotium Menziezii*, Hook. et *C. Chamissoi*, Kaulf.

Pakoë-Kidang. — Cette substance, fournie par le *Balantium chrysotrichum*, Hassk., de Java, est actuellement exportée, par les Hollandais, sous le nom de *Penghawar-Djambi ;* on la substitue à ce dernier, aujourd'hui.

Le Pakoë-Kidang est composé de poils rubanés, longs d'environ 5 centimètres, variant du jaune clair au brun foncé, ordinairement isolés, rarement réunis plusieurs ensemble. On les expédie sous forme de pelotes, mais non emmêlés. Ils sont composés d'articles moniliformes, séparés par des cloisons répondant à autant d'étranglements ou de nœuds, qu'entourent de minces gaines irrégulièrement dentelées ; leurs parois sont minces et déprimées. Ils sont terminés par une pointe obtuse, ordinairement rompue. Au milieu d'eux, s'en trouvent d'autres, raides, rameux, subcylindriques, plus rares.

Les poils du Pakoë-Kidang ne contiennent que de l'air, avec quelques gouttelettes d'huile ou d'essence. Jetés dans l'eau, ils flottent d'abord, mais s'humectent rapidement et tombent au fond. Cette facilité d'imbibition les rend donc précieux, pour combattre les hémorragies, car, en absorbant le sérum, ils permettent au caillot de se produire.

LYCOPODIACÉES

Lycopode

Cette substance est produite par le Lycopode officinal ou Pied-de-Loup (*Lycopodium clavatum*, L., fig. 150), plante

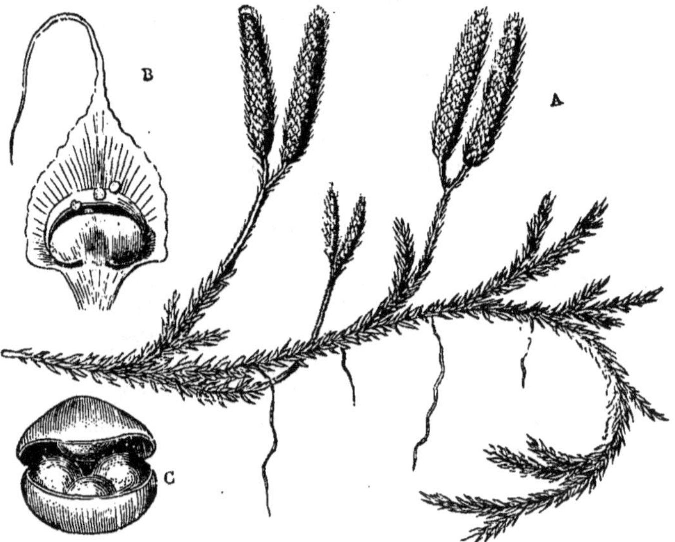

FIG. 150. — *Lycopodium clavatum*, et organes reproducteurs des Lycopodiacées, d'après Guibourt *.

rampante, d'où naissent des rameaux redressés, terminés par des épis géminés. Ces épis sont formés d'écailles acuminées, dont la base élargie porte, à son aisselle, des capsules bivales, réniformes (B), appelées *microsporanges*. La poussière jaune qui s'en échappe, au moment de la

* A), Rameau fructifère du *Lycopodium clavatum*. — B, Microsporange. — C, Macrosporange.

déhiscence des capsules, est utilisée en médecine sous le nom de *Lycopode*.

Le **Lycopode** est une poudre jaune clair, fine, légère, inodore et insipide, brûlant avec lenteur, quand on la chauffe peu à peu, mais brûlant avec explosion, quand on la projette dans une flamme. Il se mouille difficilement, flotte sur l'eau et ne s'y enfonce qu'après ébullition. Son poids spécifique est de 1,062.

Selon Guibourt, il renferme de la cire, de la fécule, du sucre, une matière azotée nommée *Pollénine*, etc. On y a trouvé aussi 47 0/0 d'une huile grasse, non solidifiable à -15°. Sthenhouse y a signalé la présence de bases volatiles, mais en faible proportion. Il laisse 4 0/0 de cendres non alcalines.

Le Lycopode est souvent falsifié avec le pollen de plusieurs plantes (*Conifères*, *Typha*, *Noisetier*, etc.) ou à l'aide de diverses substances, soit organiques (*Sciure de bois*, *Amidon*, *Dextrine*, *Léiocome)*, soit inorganiques (*Talc*, *Fleur de soufre*, *Gypse*, etc.) Ces falsifications sont aisément dévoilées, quand on connaît les propriétés et la structure de cette substance.

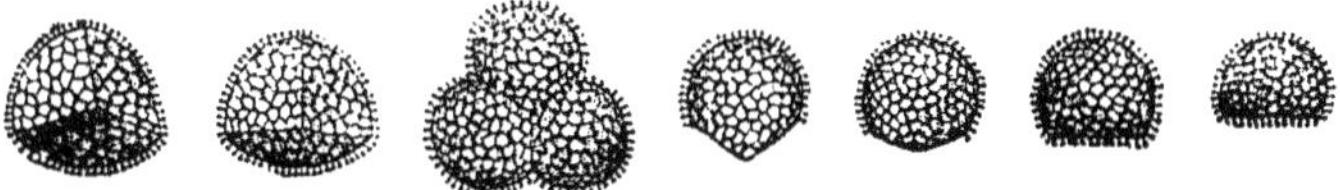

Fig. 151. — Lycopode.

Examiné au microscope, le Lycopode se montre sous forme de tétraèdres, à base sphérique, couverts d'une enveloppe dense, granuleuse, réticulée et ciliée (fig. 151), au-dessous de laquelle se voit une deuxième membrane jaune, mince, mais résistante, inattaquable par l'eau et par la potasse caustique bouillantes ; l'acide sulfurique la pénètre, sans la détruire, et rend les grains transparents.

Le *Pollen des Conifères* est formé, tantôt de deux cellules très inégales, réunies sous une même enveloppe (*Cupressus*, (fig. 152), tantôt de trois portions bien distinctes (*Abiétinées*, fig. 153), savoir : une médiane *(a)*, transparente, incolore, deux latérales *(e)*, ovoïdes ou subarrondies, opaques, jaunes, réticulées et reliées par la portion moyenne, qui est interposée entre elles, comme un pont (fig. 153, 154).

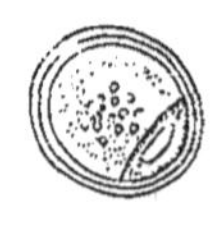

FIG. 152. — Pollen de Cyprès.

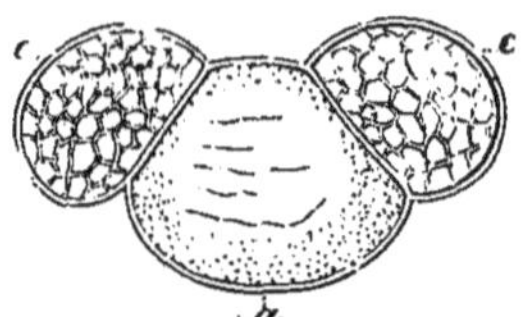

FIG. 153 — Pollen du *Picea vulgaris*.

Mis dans l'eau, le pollen des Conifères se comporte diversement : chez les *Taxus* et les *Cupressus* (fig. 155) la plus grande des deux cellules émet un

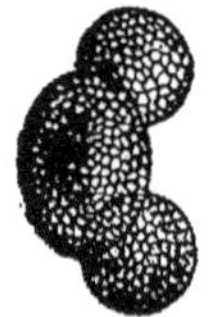

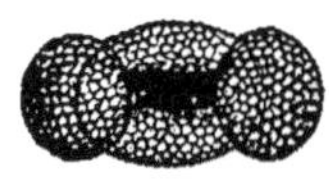

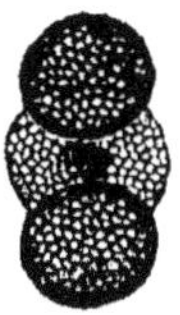

FIG. 154. — Pollen de Pin.

boyau pollinique ; chez les *Pinus*, *Abies* et *Picea* (fig. 156), la cellule moyenne se cloisonne et se divise en plusieurs cellules, dont la terminale, seule, émet un boyau pollinique.

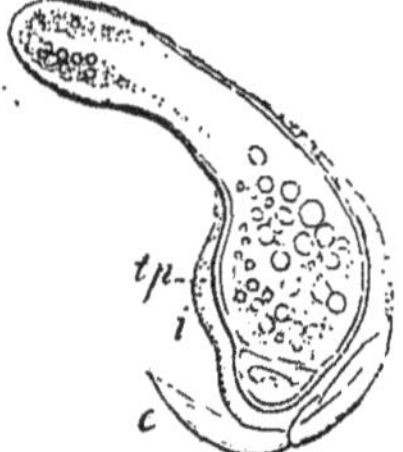

FIG. 155. — Pollen de Cyprès, émettant le boyau pollinique.

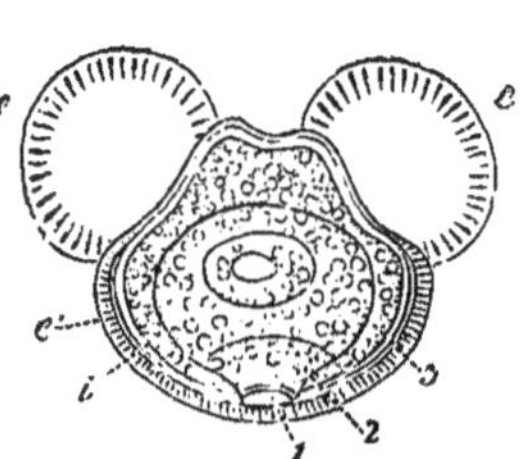

FIG. 156. — Pollen du *Picea vulgaris*, après le cloisonnement de la cellule moyenne, et au moment de l'émission du boyau pollinique.

La germination des granules du Lycopode est très différente. De Bary avait vu que ces microspores émettent un prothalle, mais sans pouvoir y découvrir autre chose qu'un développement rudimentaire. Frankhauser a montré que les microspores du *Lycopodium annotinum* produisent un prothalle, sur lequel naissent à la fois des archégones et des anthéridies, c'est-à-dire, des appareils mâles et femelles.

La falsification du Lycopode, par le pollen des Abiétinées, paraît fréquente à Lyon. Nous l'avons trouvée dans nos visites chez plusieurs herboristes. Ce faux Lycopode a une teinte verdâtre, tandis que le Lycopode est jaune.

Le *pollen des Typha* (fig. 157) sert rarement à falsifier le Lycopode, au moins dans le nord de la France. Il est possible qu'on l'emploie à cet usage dans le Midi, où les *Typha* sont très communs ; mais sa distinction est aisée : ce pollen est jaune foncé, non mobile, à peine inflammable, et formé de 4 grains arrondis et soudés, soit nus, soit encore inclus dans la cellule-mère.

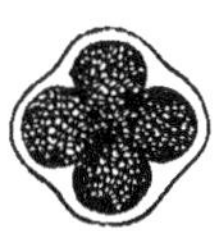
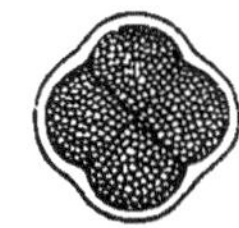
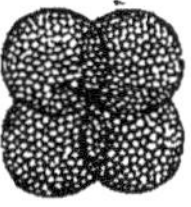

Fig. 157. — Pollen de *Typha*.

Le *pollen du Noisetier* montre, sous une membrane extérieure mince, un noyau presque sphérique, à 3 ombilics (G. Planchon).

L'existence des *matières inorganiques* est déterminée en agitant le Lycopode avec de l'eau et mieux encore avec du sulfure de carbone : le Lycopode surnage ; les matières inorganiques se précipitent.

Le Lycopode contenant des substances étrangères inorganiques donne, d'ailleurs, par incinération, un poids de cendres supérieur à 4 0/0. S'il était additionné de *fleur de soufre*, il dégagerait de l'acide sulfureux, pendant la combustion.

En traitant, par l'eau froide, le Lycopode contenant de l'*amidon*, celui-ci se précipitera et sera décelé, dans le dépôt, au moyen de l'eau iodée. Le *léiocome* et la *dextrine* se dissoudront alors et, en jetant le tout sur un filtre taré, il sera aisé de déterminer, par différence, le poids de dextrine ou de léiocome frauduleusement ajoutés. Le liquide filtré est coloré en rouge vineux par l'iode ; il donne un précipité floconneux, par addition d'alcool, et réduit la liqueur cupro-potassique, si le lycopode contenait de la dextrine.

Le Lycopode est exclusivement réservé à l'usage externe. Il est employé avec avantage, pour combattre l'inflammation qui se produit, chez les jeunes enfants, dans l'aine, dans le creux axillaire et dans tous les plis de la peau, en général. On le préfère, avec raison, aux fécules de Blé et de Riz, qui se mouillent, fermentent rapidement et deviennent une cause d'irritation.

La *poudre de vieux bois*, qu'on lui substitue quelquefois, ne saurait le remplacer, parce qu'elle se laisse trop vite pénétrer par l'eau.

Il est naturel d'admettre qu'une pommade faite avec 1 partie de Lycopode et 5 parties de vaseline rendrait de grands services, contre les excoriations.

En pharmacie, le Lycopode sert à enrouler les pilules.

PHANÉROGAMES

MONOCOTYLÉDONES

ORCHIDÉES

Salep

Cette substance, jadis retirée de l'Anatolie et de la Perse, est maintenant récoltée en France, en Allemagne, en Grèce, en Turquie, etc. Elle est constituée par les bulbes desséchés de la plupart des végétaux de la division des Ophrydées ; tels sont les ORCHIS : BOUFFON (*Orchis Morio*, L.). MALE (*O. mascula*, L.,), MILITAIRE (*O. militaris*, Jacq.), BRUN (*O. fusca*, Jacq.), A DEUX FEUILLES (*Platanthera* [*Orchis*, L.] *bifolia*, Rich.), A FEUILLES LARGES (*O. latifo-

lia, L.), PYRAMIDAL (*Anacamptis* [*Orchis*, L.] *pyramidalis*, Rich., fig. 158), ORCHIS TACHÉ (*Or. maculata*, L.); le LOROGLOSSE A ODEUR DE BOUC (*Loroglossum* [*Satyrium*, L.] *hircinum*, Rich.); quelques OPHRYS : ARAIGNÉE (*Ophrys* [*Orchis*, All.] *Arachnites*, Lam.), ABEILLE (*Oph. apifera*, Huds.), HOMME PENDU (*Aceras* [*Ophrys*, L.] *anthropophora*, R. Br.), etc.

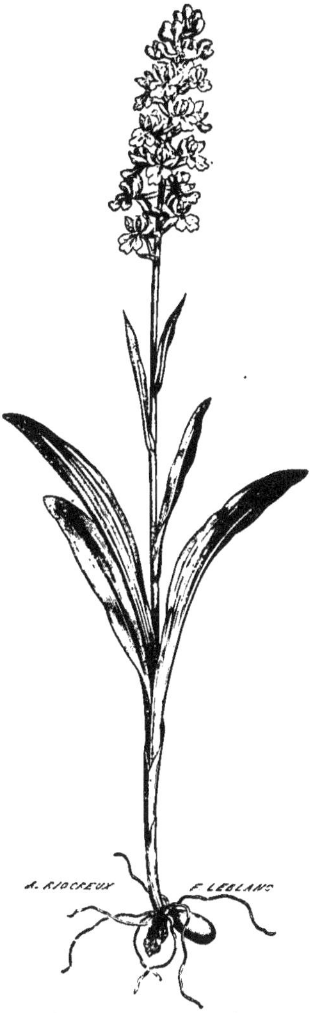

Fig. 158. — Orchis pyramidal.

Le bulbe de ces Orchidées (fig. 158) est ovoïde, arrondi ou palmé (voy. fig. 159, 160, 161). On le récolte aussitôt après que la végétation extérieure de la plante est terminée. On trouve alors deux bulbes à la base du végétal, l'un ridé et flétri, l'autre gros et ferme : ce dernier est recueilli, plongé dans l'eau bouillante, jusqu'à ce que son tissu se ramollisse et puis séché à l'étuve ou au soleil.

Le Salep ainsi préparé se présente sous forme de tubercules ovoïdes ou oblongs, parfois appointis à l'une de leurs extrémités, longs de 1 à 3 centimètres, souvent traversés par un fil et disposés en chapelets. Ces tubercules sont durs et cornés, grisâtres ou brunâtres, plus ou moins ridés et contractés, demitranslucides ; leur odeur est faible et leur saveur mucilagineuse.

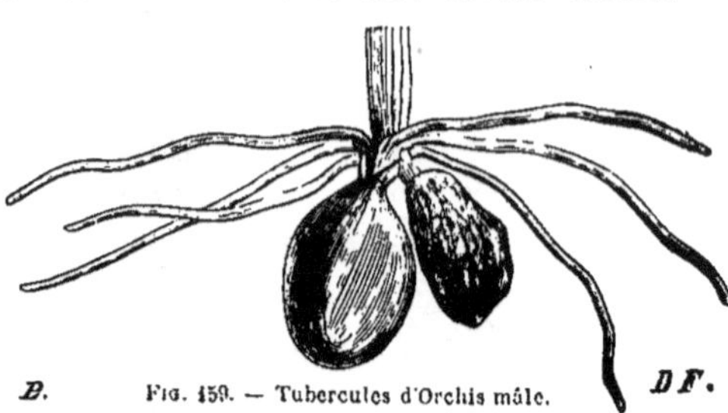

Fig. 159. — Tubercules d'Orchis mâle.

Le Salep est principalement constitué par une sorte de mucilage azoté, dont la proportion, selon Dragendorff, atteint 48 0/0. Ce mucilage se dissout dans l'eau froide, que l'iode colore en bleu ; il forme, avec l'acétate neutre de plomb, un mélange limpide comme la gomme arabique ; l'ammoniaque y produit un abondant précipité. Le mucilage de Salep, précipité par l'alcool, puis desséché, se colore en violet ou en bleu, quand on l'humecte avec une solution d'iode ou d'iodure de potassium iodé. Il se dissout dans le soluté ammoniacal d'oxyde de cuivre. Bouilli avec de l'acide azotique, il donne de l'acide oxalique, mais non de l'acide mucique ; il se rapproche donc de la cellulose, plutôt que de la gomme arabique.

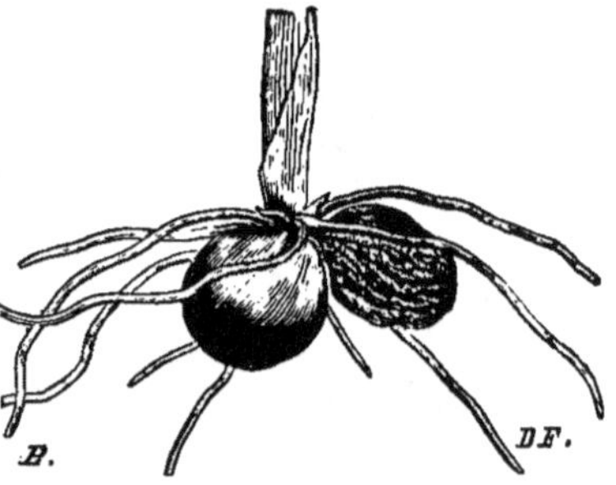

Fig. 160. — Tubercules de l'Anacampte pyramidal.

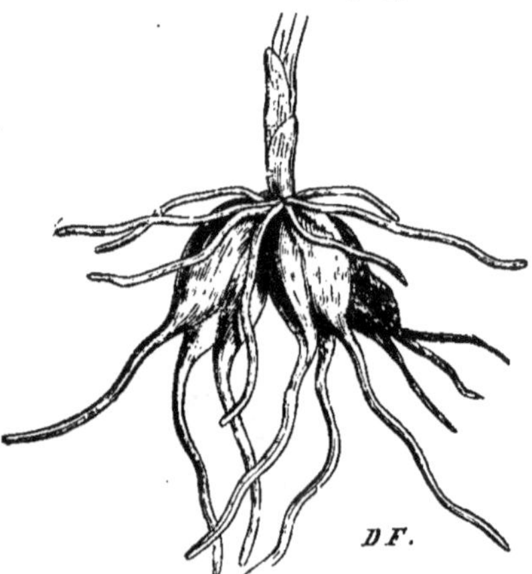

Fig. 161. — Tubercules d'Orchis taché. ♀

Selon Flückiger, auquel nous empruntons les renseignements qui précèdent, une section transversale du bulbe frais y montre l'existence de grandes cellules remplies d'un mucilage homogène et distinctes des autres cellules, qui contiennent de l'amidon et des raphides. Comme la paroi des cellules à mucilage n'offre pas de traces de stratification, on peut en induire que ce mucilage n'est pas dû à une métamorphose de la paroi. Par ses réactions, qui le rapprochent de l'amidon et de la cellulose, ce mucilage semble donc provenir de l'une de ces matières; mais aucune recherche directe ne paraît avoir porté la lumière sur sa nature et sur son origine.

Quant à la substance mucilagineuse totale, que l'eau bouillante enlève aux bulbes secs, elle doit provenir à la fois du mucilage préexistant et de la modification que subissent l'amidon et la paroi des cellules, sous l'influence de la chaleur, à laquelle on soumet les bulbes frais, pour les dessécher.

Le Salep est employé comme analeptique et reconstituant (?), chez les malades atteints de phtisie. Comme les bulbes secs sont durs et cornés et ne peuvent être soumis au pilon, on les ramollit au préalable, par une immersion dans l'eau froide, quand on veut les pulvériser. Ces bulbes se gonflent alors, reprennent presque leur forme naturelle et se laissent écraser facilement. La poudre de Salep, étant délayée dans de l'eau froide, et soumise ensuite à une ébullition prolongée, forme une gelée, qui, sucrée et aromatisée, constitue un aliment agréable, bien que peu usité aujourd'hui.

La gelée de Salep est rendue plus dense, par addition de magnésie ou de borax. Cette propriété a été utilisée par Brande, pour l'examen des falsifications de la poudre. Avec : Salep pulvérisé, 0,84; magnésie calcinée, 0,12; eau, 150, on obtient, par ébullition, une gelée qui acquiert une *très grande dureté* par le refroidissement. Il n'en est pas ainsi, selon Baudrimont, quand la poudre de Salep est additionnée de substances étrangères : *albumine*, *gommes arabique* et *adragante*, *amidon*, *ichthyocolle*, *mucilage de coings*, *fécules*.

Comme le Salep renferme normalement de l'amidon, l'emploi de l'iode ne donne pas de renseignements utiles. Pour déterminer l'existence de matières amylacées, dans la poudre, il suffit d'examiner cette poudre au microscope et de se reporter au tableau des diverses fécules (v. FARINES).

L'amidon du Salep est constitué par des grains elliptiques subarrondis, ou parfois un peu triangulaires, à hile non apparent et dépourvus de couches concentriques. Les gros grains, dont la grosseur se rapproche assez de ceux du Sagou, sont toujours accompagnés de raphides et d'un grand nombre de très petits grains sphériques.

Racine d'Eulophia

On vend, dans les bazars indiens, sous le nom de *Salib misri*, une sorte de Salep fort estimé des Hindous, qui l'achètent à des prix extravagants. Ce Salep est fourni par diverses espèces d'*Eulophia*, notamment par les *E. campestris*, Lindl. et *E. herbacea*, Lindl. L'échantillon de *Salib misri*, que possède la Faculté de Lyon, est formé de tubercules analogues à ceux du Salep de France, mais plus longs.

Salep Royal. — Dans l'article consacré par Holmes à l'*E. campestris*, dans son catalogue, ce savant mentionne une sorte de Salep, qu'il nomme *Royal Salep* et *Badshah Saleb*. Ce prétendu Salep est long de 3 à 4 centimètres et pèse de 15 à 47 grammes. Il est dur, pesant, corné en dehors, plus mou en dedans, subarrondi, mais ridé en long, pointu à un bout, souvent pourvu, à l'autre, d'une cicatrice circulaire, tantôt blanchâtre et opaque, tantôt brunâtre et translucide. Il se gonfle dans l'eau. Coupé en travers, il se montre composé d'une tunique épaisse, circonscrivant une cavité, qui contient un bourgeon foliacé. Ce bulbe a une saveur d'abord mucilagineuse et faiblement sucrée, puis amère et âcre ; il ne renferme pas d'amidon. Lindley l'attribue, avec doute, à une Tulipe de l'Afghanistan. On ne le trouve pas dans le commerce français.

Salep d'Australie

On emploie, comme Salep, en Australie, les bulbes d'une Néottiée, le *Microtis media*.

Ces bulbes, dont la grandeur varie depuis celle d'une petite vesce jusqu'à celle d'un gros grain de Maïs, sont subsphériques ou ovoïdes, bruns, plus ou moins ridés et marqués, à leur sommet, d'une cicatrice déprimée, arrondie, indice du point d'attache de la tige.

Valériane d'Amérique

Sous le nom d'*American Valerian*, on emploie, aux États-Unis, comme un stimulant nerveux, la racine du *Cypripedium pubescens*, Willd., que l'on appelle vulgairement *Mocassin Plant* et *Ladies' Slipper*.

Cette racine se compose d'un corps central grisâtre, tortueux, duquel partent de très nombreuses radicelles, grises ou brun rougeâtre, onduleuses, dégageant une odeur désagréable, qui rappelle un peu celle de l'Ipécacuanha en masse, plutôt que celle de la Valériane. Elle est estimée à l'égal de la Valériane. On en extrait un principe, appelé *Cypripedin*, que l'on obtient en précipitant, avec de l'eau, la teinture concentrée de la racine. La plante fraîche détermine parfois des symptômes d'empoisonnement analogues à ceux que produit le principe irritant du *Rhus toxicodendron*.

La racine de Cypripedium se trouve quelquefois mêlée avec celle de la Serpentaire de Virginie.

Vanille

La Vanille est un fruit siliquiforme, lisse, plus ou moins ridé longitudinalement, brun foncé, long de 15 à 20 centimètres épais de 6 à 12 millimètres, atténué à ses extrémités. Ce fruit s'ouvre en trois valves (fig. 162) portant chacune un placenta médian ; il renferme un nombre considérable de graines, très petites, globuleuses, lisses, noires, plongées dans un suc épais et brunâtre.

On récolte la Vanille avant sa maturité complète et on la fait sécher d'abord au soleil, puis à l'ombre ; on l'enduit ensuite avec une légère couche d'huile.

La production de la Vanille du commerce a été longtemps rapportée au *Vanilla aromatica*, Swartz (*Epidendrum Vanilla*, L.), plante du Brésil, qui, selon Martius, fournit la *vraie Vanille*. Actuellement, on l'attribue au *V. planifolia*, Andr. (*V. claviculata*, Sw.; *V. viridiflora*, Bl.; *V. sylvestris* (?) et *V. sativa*, Schied.; *Myrobroma fragrans*, Salisb.). Il est probable que d'autres espèces concourent à cette production, mais fournissent des sortes de qualité inférieure.

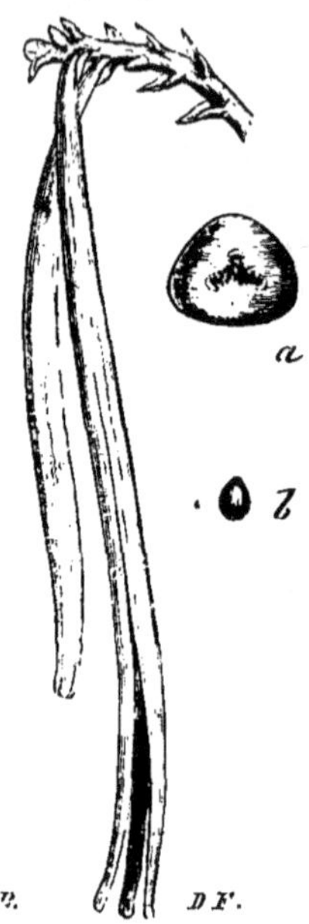

Fig. 162. — Fruit du Vanillier

Voici, d'après Pereira, le nom des espèces qui paraissent en fournir :

1° Le *V. planifolia*, Andrews, qui produit probablement la meilleure Vanille du Mexique. A cette espèce appartiennent sans doute les *V. sativa* et *sylvestris* de Schiede. Elle croît dans les régions chaudes et humides du Mexique, de la Colombie et de la Guyane. On la cultive aux Antilles, ainsi qu'aux îles de la Réunion et Maurice. La Vanille de la Réunion paraît ne le céder en rien, comme qualité, à la meilleure Vanille du Mexique.

Cette espèce fournit la majeure partie de la bonne Vanille employée en Europe. Dans les serres chaudes de la France et de la Belgique, elle donne des fruits très odorants.

2° Le *V. guianensis*, Splitberger, qui croît à Surinam et paraît fournir la *Vanille de la Guayra* et la *Vanille grosse* de la Guyane.

3° Le *V. palmarum*, Lindl., qui croît à Bahia et fournit une grosse Vanille de qualité inférieure.

4° Le *V. pompona*, Schiede, qui produit la *Baynilla pompona* des Mexicains, la *Bova* de quelques auteurs, le *Vanillon* du commerce français.

Voici, selon Moquin-Tandon, les caractères du Vanillier officinal (*Vanilla aromatica*, Swartz, *Epidendrum Vanilla*, L.).

« Tige sarmenteuse, pouvant s'élever à des hauteurs considérables, en s'accrochant aux arbres voisins, de l'épaisseur du doigt, cylindrique, noueuse, verte. Feuilles alternes, distantes, sessiles, ovales-oblongues, aiguës, entières, légèrement ondulées sur les bords, lisses, luisantes, épaisses, charnues, un peu coriaces. Inflorescence en grappes axillaires, pédonculées et pauciflores. Fleurs grandes, odorantes. Calice articulé avec l'ovaire, d'un vert jaunâtre extérieurement, blanc intérieurement, composé de 6 sépales : 3 extérieurs égaux et réguliers ; 3 intérieurs, dont 2 plans, ondulés sur les bords, le troisième roulé en cornet et soudé avec la columelle. Columelle dressée, sans appendices latéraux. Anthère terminale, operculée, biloculée, mais trivalve. »

On trouve, selon Guibourt, trois sortes de Vanille dans le commerce :

1° La **Vanille leg** ou **lec** (*Vanilla sativa*, Schiede ; fig. 163) qui est brun rougeâtre foncé, un peu molle et visqueuse,

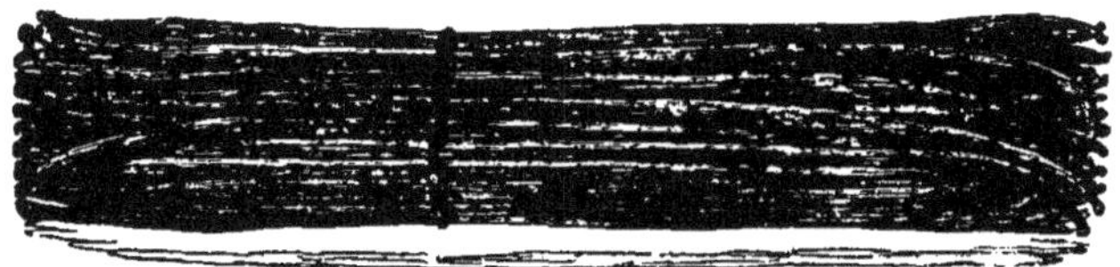

Fig. 163. — Paquet de Vanille, tel qu'on l'importe.

douée d'une odeur suave, analogue à celle du baume du Pérou. Elle est presque toujours couverte de petits cristaux blancs, appelés *Givre* et prend alors le nom de *Vanille givrée*.

Cette variété est la plus estimée.

2° La **Vanille simarona** (*Vanilla sylvestris*, Schiede) est plus petite, plus sèche, rougeâtre et ne se givre pas.

3° Le **Vanillon** ou **Vanille pompona** (*Vanilla pompona*, Schiede) paraît être une Vanille trop mûre; elle est presque noire, molle, visqueuse, large de 14 à 21 millimètres, presque toujours ouverte et d'odeur moins agréable; elle présente souvent un goût de fermenté. Elle vient de l'Amérique méridionale.

La Vanille ne contient pas d'huile essentielle. Elle doit son odeur à une substance particulière, que Gobley découvrit et nomma *Vanilline*.

La VANILLINE se trouve, soit à l'état cristallin dans l'intérieur et à la surface du fruit, soit à l'état de dissolution dans la matière brune et visqueuse, qui entoure les graines. On l'obtient en traitant, par du bisulfite de soude, la teinture éthérée de Vanille préalablement distillée, pour en retirer l'éther; puis, reprenant le liquide par l'acide sulfurique, qui met la Vanilline en liberté ; on en extrait cette dernière au moyen de l'éther. La meilleure Vanille en fournit 2,75 0/0.

La Vanilline se présente en aiguilles cristallines, fusibles à 81°, à peine solubles dans l'eau froide, plus solubles dans l'eau bouillante, solubles dans l'alcool et dans l'éther. La solution aqueuse de Vanilline rougit la teinture de tournesol ; elle est colorée en violet par le chlorure ferrique. Cette substance diffère par son point de fusion : 1° de la *Coumarine*, qui fond à 68°; 2° de l'*acide Benzoïque*, qui fond à 120°, et 3° de l'*acide Cinnamique*, qui fond à 129° (Vée).

Tiemann et Haarmann (de Berlin) ont réussi à la préparer artificiellement, en traitant, par l'émulsine, un principe découvert par Hartig dans le cambium du Mélèze (d'où son nom primitif de *Laricine*) et retrouvé depuis dans l'aubier des Pins : ce principe est appelé actuellement *Coniférine*. Sous l'action de l'émulsine, la Coniférine se dédouble en sucre et en une autre substance *(Alcool Coniférylique*, $C^{10} H^{12} O^3$), qui, soumise à l'action du bichromate de potasse et de l'acide sulfurique, se transforme en Vanilline ($C^8 H^8 O^3$).

La Vanilline artificielle est préparée en grande quantité à Minden (Prusse); son odeur est exquise; mais, en raison de son prix très élevé, cette substance ne paraît pas devoir se substituer à la Vanille.

Tieman a signalé, en outre, dans la Vanille, l'existence d'un acide particulier (*ac. Vanillique*).

Enfin, Leutner y a trouvé : *matières grasses et cireuses*, 11,8 0/0 ; *résine*, 4 0/0 ; *sucre et gomme*, 16,5 0/0.

La Vanille est un stimulant aromatique, qui paraît agir sur le système nerveux ; on l'a regardée comme aphrodisiaque ;

elle a été employée aussi contre l'hystérie, l'impotence, etc. On lui a attribué les accidents cholériformes, consécutifs à l'ingestion d'une grande quantité de glace à la Vanille.

On l'administre sous forme de poudre (*Sucre vanillé :* Vanille, 1 ; sucre, 9), ou de teinture alcoolique (1,5); à la dose de 25 à 50 gouttes. Le Sucre vanillé doit être donné à la dose de 3 à 10 grammes, ce qui correspond à 0,3 à 1,0 de Vanille.

La Vanille n'est guère usitée que comme arome.

Feuilles de Faham ou Faam

Ces feuilles sont longues de 8 à 16 centimètres, larges de 7 à 14 millimètres, entières, coriaces, rectinerviées ; leur odeur est très agréable et leur saveur très parfumée. Gobley y a trouvé de la *Coumarine* ($C^{18}H^{5}O^{4}$). Elles viennent des îles Mascareignes et sont dues à l'*Angræcum fragrans*, Pet. Th.

On les emploie en infusion, comme excitantes.

Les feuilles de l'*Aceras anthropophora*, R. Br., étant soumises à une légère fermentation, jouissent de propriétés analogues à celles de Faham. Elles renferment aussi de la Coumarine et sont réputées sudorifiques.

AROIDÉES

Racine d'Arum

On désigne généralement, sous le nom de *racine d'Arum*, le tubercule du *Gouet* ou *Pied-de-veau (Arum vulgare*, Lamck ; *A. maculatum*, L.), plante commune dans presque toute l'Europe centrale, et qui offre les caractères suivants : feuilles pétiolées, sagittées, souvent tachées de noir, entières, radicales; spadice pourpre, renflé en massue ; spathe d'un vert jaunâtre ; baies rouge écarlate, polyspermes. Le tubercule est jaunâtre en dehors, blanc en dedans ; il renferme un suc âcre et caustique ; la torréfaction et la fermentation détruisent son âcreté.

La RACINE D'ARUM, du commerce, est blanche en dedans,

blanche ou d'un blanc jaunâtre par places au dehors, ovoïde, grosse comme une petite noix; sa saveur est âcre, son odeur nulle. On l'employait comme purgative et hydragogue.

On lui substitue généralement le tubercule de la **Serpentaire commune** *(Dracunculus vulgaris*, Schott. Ce tubercule est plus gros, et coupé en rondelles plates ou hémisphériques, blanches au dedans, pouvant avoir 5 et 8 centimètres de diamètre. Il est moins actif que le précédent.

Arrow-root de Portland. — On vend, en Angleterre, la fécule de l'*Arum vulgare*, sous les noms de *Portland Sago* et de *Portland Arrow-root.* Les granules constitutifs de cet Arrow-root se rapprochent assez, par leur forme, de ceux de la fécule de Manioc. Ils ne diffèrent de ceux du *Tacca pinnatifida*, que par un diamètre moindre et qui varie de 0mm,005 à 0mm,02. Ceux du *Tacca* ont de 0,01 à 0,04.

Racine du Dracontium

On emploie, aux États-Unis, sous le nom de *Skunk Cabbage*, comme antispasmodique et expectorant, dans l'asthme, la racine du *Symplocarpus* [*Pothos*, Sims.] *fœtidus*, Bartl. *(Dracontium fœtidum*, Big.).

Cette racine exhale une forte odeur alliacée, quand elle est fraîche, d'où son nom. Elle est inscrite, sous celui de *Dracontium*, sur la liste secondaire de la Pharmacopée des États-Unis. Elle se compose d'une souche grosse comme un œuf de Poule, rugueuse, brun sombre en dehors, blanc jaunâtre amylacé en dedans, pourvue d'un grand nombre de radicelles, grosses comme une plume d'Oie, d'un gris jaunâtre en dehors, blanches en dedans, inodores, de saveur d'abord douce, puis âcre. A dose élevée, cette racine produit des nausées, des vomissements et même des vertiges. Elle doit être renouvelée tous les ans, car elle perd ses propriétés avec l'âge.

Acore vrai

L'Acore vrai *(Acorus Calamus*, L.; fig. 164) est le type de la tribu des Acoroïdées. Il diffère des Aroïdées proprement dites : par ses feuilles *alternes*, *distiques*, *équitantes*, ondulées sur les bords, étroites, ensiformes, à nervures parallèles ; par sa tige comprimée et par ses fleurs *hermaphrodites*, qui sont composées d'un périanthe à six divisions, de six étamines et d'un ovaire triloculaire, polysperme. Comme dans les Aroïdées, les fleurs sont portées sur un spadice ; la spathe est ensiforme.

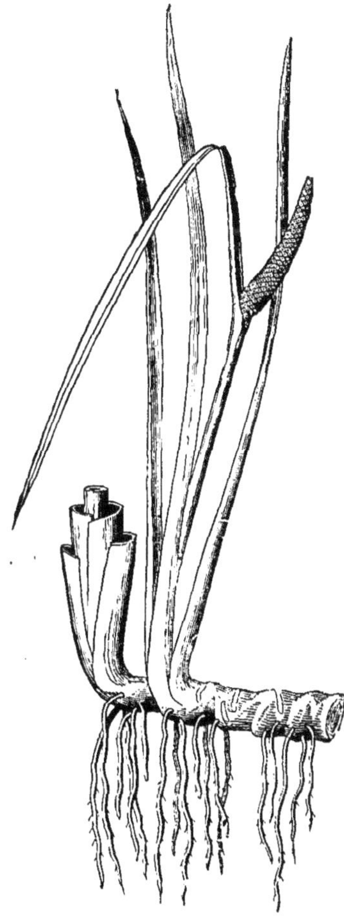

Fig. 164. — *Acorus Calamus.*

L'Acore vrai paraît originaire de l'Asie centrale et méridionale. On le trouve de la mer Noire au Japon et du sud de la Sibérie, jusque dans l'Inde. Il existe aussi en Amérique. Importé en Europe, vers le milieu du XVIe siècle, il s'est naturalisé en France, en Allemagne, en Russie, et même en Écosse et en Scandinavie. Il habite le bord des cours d'eau, des lacs et des marais.

Le rhizome de l'Acore (Racine d'Acore vrai, de Guibourt) est généralement appelé *Calamus aromaticus*. Ce rhizome se présente sous forme de morceaux un peu tortueux, plus ou moins ridés, recouverts par un épiderme fauve rougeâtre ou orangé. Il est aplati en dessous, où se voient des sortes de ponctuations arrondies (indices des racines tombées), un peu bombé à la face supérieure, qui porte des sortes de cicatrices triangulaires, très allongées transversalement, et semi-annulaires, laissées par la chute des feuilles. Il a une odeur aromatique, agréable, une saveur piquante, un peu amère. Sa section offre deux zones constituées par un parenchyme lacuneux et séparées par une ligne fine, due à la gaine protectrice du corps central *(Kernscheide)*. La zone externe ou corticale est formée de cellules contenant, les unes de l'amidon, les autres de l'huile volatile, et traversée par quelques faisceaux issus des faisceaux de la couche centrale. Celle-ci est constituée par du parenchyme, au sein duquel se montrent des faisceaux fibro-vasculaires, rares vers le centre, nombreux et rapprochés vers la périphérie. La section offre une teinte générale rougeâtre ou rosée, plus foncée dans l'écorce, plus claire dans la portion centrale. L'écorce est plus riche en cellules à huile essentielle. Celles-ci occupent d'ordinaire le sommet des lacunes ou mieux le point de contact de 2 ou 3 de ces espaces. L'iode colore le tout en bleu.

L'Acore vrai contient une huile volatile, de la résine et un principe amer *(Acorine* de Faust).

L'Acorine paraît être un glucoside non azoté. C'est une substance semi-liquide, brunâtre, soluble dans l'alcool et dans l'éther, mais insoluble dans l'eau et dans la benzine. Elle est réputée un fébrifuge à peu près aussi efficace que la salicine.

L'Essence est neutre, jaunâtre, dextrogyre et douée d'une odeur agréable. Kubatow la dit formée par deux hydrocarbures : l'un ($C^{10} H^{16}$) bout à 195° et fournit un composé cristallin, avec l'acide chlorhydrique ; l'autre bout entre 255 et 258°, et ne donne pas de composé cristallin, avec ce même acide (Flückiger).

Le rhizome de l'Iris faux Acore (*Iris pseudo-Acorus*, L.), que l'on substitue à l'Acore vrai, s'en distingue : 1° par l'absence des empreintes triangulaires ; 2° par l'action de l'iode, qui ne le colore pas en bleu ; 3° par la teinte vert foncé, que lui communiquent les sels de fer ; 4° par sa couleur sombre, sa saveur astringente et son défaut d'arome.

L'Acore est un stimulant énergique, parfois employé dans les cas de faiblesse atonique de la digestion. Il sert fréquemment en addition dans les bains, comme aromate (500 à 2,000 gr.). En infusion dans l'eau, on le prescrit à la dose de 15 grammes par jour.

Quelques auteurs pensent que cette plante est le *Calamus aromaticus* des anciens. Mais cette opinion est basée sur de simples probabilités, aucun renseignement précis ne permettant de se prononcer à cet égard : Royle croit que le *Calamus aromaticus* des anciens pourrait être un *Andropogon*. Guibourt l'attribue à une Gentianée de l'Inde.

CYPÉRACÉES

Cette famille ne renferme guère de plantes réellement utiles, comme médicament.

Holmes dit que le rhizome du *Cyperus hexastachys*, Rottb, est usité, dans l'Inde, contre le choléra, sous le nom de *Mootha*, et que celui du *C. pertenuis*, appelé *Nagur Mootha*, est employé, par les dames de l'Inde, pour nettoyer et parfumer leurs cheveux.

Souchets

On trouve, dans les droguiers, sous le nom de Souchets, deux rhizomes et un tubercule, fournis par des *Cyperus*.

Le tubercule du **Souchet comestible** (*C. esculentus*, L.) est ovoïde, de la grosseur d'une olive, marqué d'anneaux circulaires, jaune au dehors, blanc au dedans, et doué d'une saveur sucrée huileuse, rappelant celle de la noisette.

Les deux autres sont : le **Souchet long**, produit par le *Cyperus longus*, L. et le **Souchet rond**, produit par le *Cyp. rotundus*, L.

Le premier est noirâtre, gros comme une plume de Cygne, renflé de distance en distance, rougeâtre à l'intérieur, de saveur astringente et amère, un peu aromatique; il a une faible odeur de violette.

Le second est formé de tubercules ovoïdes, unis par des prolongements radiciformes ligneux. Ces tubercules sont noirs au dehors et marqués d'anneaux circulaires; blancs, spongieux et comme subéreux à l'intérieur; leur saveur est un peu aromatique et leur odeur assez douce.

Ces trois souchets sont excitants et peut-être aphrodisiaques.

Laiche des sables

Les rhizomes de la Laiche des sables *(Carex arenaria*, L.) ont été employés, sous le nom de *Salsepareille d'Allemagne*, comme succédanés de la Salsepareille, à laquelle ils ne ressemblent en rien. Ces rhizomes sont rouges au dehors, blancs au dedans, d'une saveur douce, un peu désagréable. Ils ont la grosseur du gros Chiendent; leurs nœuds ne sont point proéminents et sont couverts de débris d'écailles foliacées [1].

Les autres plantes de la famille des Cypéracées n'offrent aucun intérêt, au point de vue de la matière médicale.

GRAMINÉES

Cette famille est surtout intéressante, par les produits qu'elle fournit à l'alimentation de l'Homme et des Herbivores. Ceux que l'on utilise en médecine sont peu nombreux. Nous les passerons en revue, avant d'entreprendre l'étude du plus important de ses produits, c'est-à-dire, de la *Farine de Blé*, des altérations de cette substance et de ses falsifications.

Amidon

L'amidon ($C^6 H^{10} O^5$, fig. 165, 166) est une matière blan-

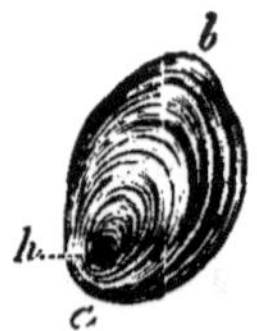

Fig. 165. — Amidon de Pomme de terre, à couches excentriques *(a b)* — *h*. hile.

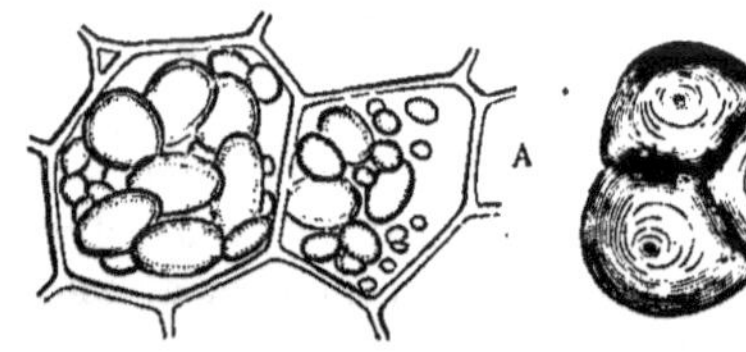

Fig. 166. — A. Deux cellules de Pomme de terre contenant des grains de fécule libres. — B. Trois grains de fécule de Pomme de terre agrégés.

che, pulvérulente, inodore, de saveur d'abord nulle ou

[1] Pour la constitution du *Carex arenaria*, V. Gros chiendent, page 281.

fade, puis douceâtre, enfin acide, si le contact avec la salive est assez prolongé. Considéré isolément, chacun de ses grains est formé de couches d'épaisseur inégale, emboîtées les unes dans les autres, parfois d'apparence testacée ou empilée, mais, en général, concentriques, par rapport à une dépression punctiforme ou linéaire, appelée *Hile* (fig. 165, *h*). La formation de ces couches semble due à l'inégale répartition de matériaux d'inégale densité, qui se déposent dans le grain, pendant la période d'accroissement; elle doit être attribuée à des causes analogues à celles qui président à l'épaississement des cellules.

L'amidon est coloré en bleu, par l'iode, en violet par le chloro-iodure de zinc, qui le gonfle et amène sa déchirure. Il est insoluble dans l'eau froide et dans l'alcool. A une température comprise entre 55° et 85°, selon la dimension des grains, l'eau le gonfle et le transforme en *Empois*. La potasse, la soude, les acides forts le dissolvent; la diastase, les acides étendus le dédoublent en *dextrine* et *dextrose* ou *glucose*, puis en *maltose*, selon la formule :

$$3\,\underset{\text{Amidon.}}{C^6H^{10}O^5} + H^2O = 2\,\underset{\text{Dextrine.}}{C^6H^{10}O^5} + \underset{\text{Glucose.}}{C^6H^{12}O^6}$$

$$\text{et } 2\,\underset{\text{Glucose.}}{C^6H^{12}O^6} - H^2O = \underset{\text{Maltose.}}{C^{12}H^{22}O^{11}}$$

L'amidon naît dans le protoplasma, où il est produit par la chlorophylle, au sein de laquelle il se montre, sous forme de grains très petits ; ces grains sont produits pendant le jour et partiellement résorbés pendant la nuit. On a supposé qu'il est d'abord dissous dans le protoplasma. Cette opinion ne semble pas fondée, car le protoplasma ne bleuit jamais, sous l'action de l'iode. Ce n'est donc pas à l'état d'amidon qu'il existe, avant sa condensation. Selon Schimper et Meyer, il est fabriqué par les chloroplastides ou trophoblastes verts et naît, soit à leur surface, soit dans leur intérieur. — *A la surface*, on voit d'abord apparaître un noyau *(Hile)*, qui est repoussé au fur et à mesure que la matière amylacée se forme. Celle ci se dispose autour du hile, en couches concentriques. — *Dans l'intérieur*, c'est le noyau qui reste en place et l'amidon l'entoure de couches de plus en plus nombreuses, jusqu'à déterminer parfois la rupture du trophoblaste. L'amidon ainsi produit quitte les feuilles, pour aller se reformer en d'autres points. Il se transformerait alors, sous l'influence d'un *ferment* (?), en un principe soluble *(Dextrose* ou *Glucose)*, qui se diffuse dans la plante. Arrivé au contact des trophoblastes incolores, contenus dans les cellules d'emmagasinement, l'amidon serait repris par ces trophoblastes et reformé, par un procédé analogue à celui qui avait présidé à sa production.

Les trophoblastes producteurs de l'amidon sont donc de deux sortes : les uns le créent *(Troph. verts)*, les autres le reforment *(Troph. incolores)*; les uns et les autres ont, d'ailleurs, la propriété de le dissoudre, pour permettre sa diffusion et sa répartition dans les points où il doit être utilisé.

Nobbe a montré que la potasse est nécessaire à sa production. Toutefois, il semble que cette base préside surtout à la formation du glucose, et que la chaux est plutôt l'un des agents producteurs de l'amidon. Comme la chlorophylle ne se produit que pendant le jour et que ce principe est détruit par l'action d'un froid intense, longtemps continué, il est à croire que trois agents (potasse ou chaux, lumière, chaleur) concourent à la production de l'amidon. Est-il dû à une simple déshydratation du glucose ($C^6 H^{12} O^6 - H^2O = C^6 H^{10} O^5$) ? Naît-il de la réaction des agents sus-mentionnés sur les principes carbonés, dont le carbone se sépare, pour se combiner avec les éléments de l'eau? On ne le sait. Il se peut néanmoins qu'il résulte d'une réaction de ce genre, car, on a : $6\ CO^2 + 5\ H^2\ O = C^6\ H^{10}\ O^5 + 12\ O$. L'on sait, en effet, que, si l'amidon se forme pendant le jour, c'est aussi pendant le jour que la plante dégage de l'oxygène et absorbe de l'acide carbonique. Cette double origine de l'amidon est d'ailleurs concordante avec l'observation physiologique et avec les fonctions différentes des trophoblastes verts, qui fabriquent l'amidon et des trophoblastes incolores qui le reconstituent.

Naegeli admet que l'amidon est composé de deux substances : 1° la *Granulose*, soluble dans la salive, entre 38° et 47°, ainsi que dans une dissolution de sel marin chauffée à 60° et additionnée d'acide chlorhydrique; la granulose est colorée en bleu par l'iode; 2° l'*Amylo-cellulose*, insoluble dans les dissolvants précités et qui, après l'action de ces agents, reste sous forme d'un squelette offrant l'organisation apparente du grain primitif, mais n'ayant que 2 à 6 0/0 du poids de ce grain; l'amylo-cellulose est colorée en rouge cuivreux par l'iode.

C'est sans doute la granulose qui se dissout en partie dans l'eau, quand on a broyé l'amidon au préalable, et qui se présente sous forme d'une gelée granuleuse, quand on traite l'amidon par le chloro-iodure de zinc. C'est l'amylo-cellulose désagrégée, qui reste sous forme de pellicules après ébullition de l'amidon dans l'eau. Cette substance paraît avoir son maximum de densité à la surface du grain. Sous l'influence de la dessiccation à l'air ou sous l'action d'un liquide hygrométrique (*glycérine, alcool, sirop de sucre*), elle se déchire en des points constants ou variables, appelés *Hile*. Quand la déchirure est irrégulière (*Fève*), les couches internes prennent une coloration intense, sous l'action de la glycérine iodée, tandis que la face extérieure du grain est peu colorée et semble bleu pâle.

L'opinion de Naegeli a été généralement adoptée. Flückiger a montré, cependant, que l'amylo-cellulose se dissout à peine dans le réactif de

Schweitzer et que la granulose ne peut être séparée de l'amylo-cellulose, quand on emploie des dissolvants incapables de saccharifier l'amidon. Il est donc à croire que les résultats obtenus par Naegeli sont dus à l'influence des ferments employés. Comme la solubilité du résidu s'amoindrit au fur et à mesure du progrès de la dissolution, Flückiger en conclut que l'amidon est modifié par l'ébullition.

Musculus adopte cette manière de voir. Il montre aussi, expérimentalement, que la matière amylacée peut subir une modification inverse et devenir plus soluble, en passant de l'etat colloïde à l'état cristalloïde. Cette substance modifiée, qu'il appelle *Amidon soluble*, est le même corps que l'*Amylo-dextrine* de W. Naegeli.

Par une série d'opérations qu'il serait trop long de décrire, Musculus a obtenu une poudre blanche, peu soluble dans l'eau froide, mais qui se dissout dans l'eau à 50-60° et ne se précipite pas par le refroidissement. La dissolution de cet amidon soluble est colorée en rouge par l'iode, si on la concentre; en l'évaporant, elle devient violette, puis bleue; desséchée en présence d'un excès d'iode, elle prend une couleur rouge ou jaune. En ajoutant de l'eau, on repasse par la même gamme de couleurs, mais il faut chauffer un peu, pour que la dissolution soit complète et que la couleur rouge pur reparaisse.

Selon Musculus, l'amidon soluble se présente sous forme de granules, dont la production offre beaucoup d'analogie avec celle des cristaux. Cette analogie a été confirmée par W. Naegeli, qui montre que les granules sont constitués par des disques formés de cristaux radiés. Ces cristaux ont été obtenus isolés, par Naegeli et par Musculus, en les précipitant de leur dissolution, au moyen de l'alcool. Très solubles dans l'eau froide, lorsqu'ils sont fraîchement précipités, ils perdent peu à peu leur solubilité, au fur et à mesure que se prolonge leur contact avec l'alcool. Si on les dessèche, ils deviennent à peu près insolubles et ne se dissolvent que dans l'eau à 50-60°.

Musculus a montré que la substance amylacée de l'amidon naturel se comporte de la même manière. Si l'on chauffe, jusqu'à l'ébullition, de l'amidon délayé dans l'eau, il s'en dissout une certaine quantité. Traitée par l'alcool, la solution fournit un précipité granuleux *(Granulose)* un peu moins soluble à froid que l'amidon cristallisable, mais soluble dans l'eau bouillante, et que l'iode colore en bleu. Si l'on maintient le précipité au contact de l'alcool, sa solubilité diminue progressivement; si on le dessèche, il ne se dissout qu'en partie dans l'eau bouillante. La diastase et la salive le saccharifient, lorsqu'il est sec. La portion insoluble est colorée en jaune ou en rouge par l'iode et elle ne prend la couleur bleue, que si on la traite par l'acide sulfurique concentré.

La dessiccation transforme donc la granulose en amylo-cellulose. Mais si l'on dissout l'amylo-cellulose, dans une lessive de soude caustique, l'alcool ajouté à la dissolution y détermine un précipité gélatineux, qui, lavé à l'alcool, offre toutes les propriétés de la granulose : ce précipité se change partiellement en amylo-cellulose, si on le dessèche.

La granulose et l'amylo-cellulose peuvent donc se transformer l'une dans l'autre.

Tout porte à croire que ces modifications d'une même substance sont effectuées par la nature, et que les états soluble, demi-soluble insoluble, offerts par la matière amylacée, sont sous la dépendance du dégré d'hydratation. Il semble aussi que, avant de se transformer en glucose, l'amidon doit subir la modification qui le rend soluble, car c'est en cet état que les ferments l'attaquent le mieux. C'est sans doute encore, sous la forme soluble, qu'il se trouve au moment de sa production dans les trophoblastes. Lorsqu'il se dépose autour du noyau ou qu'il est attiré par lui, on peut supposer qu'il passe à l'état cristallin, pour se transformer ensuite en cellulose par déshydratation. Ainsi semble corroborée l'assimilation que nous avons faite, entre la formation des couches d'accroissement dans l'amidon et dans la paroi des cellules [1]. Chez ces deux substances, d'ailleurs, on trouve une sorte d'état cristallin, que nous avons signalé, d'après Musculus et Naegeli, dans l'amidon, et que l'observation montre dans les couches ligneuses, sous forme de stries linéaires, diversement agencées.

La dissolution de l'amidon n'est peut-être pas toujours opérée ainsi. Flückiger a fait voir que divers sels facilitent cette dissolution. Parmi ceux qu'il cite, se trouve le chlorure de calcium. Or, il est à croire que ce sel existe communément dans les végétaux, et l'on sait que la chaux semble aussi nécessaire que la potasse, pour la production du sucre dans les Betteraves. C'est donc, en partie du moins, à la présence du chlorure de calcium, et peut-être aussi à des réactions encore inconnues, qui se produisent à certaines périodes de la vie des plantes, qu'est due la dissolution et le transport de l'amidon. Flückiger cite aussi l'iodure et le bromure de potassium, comme favorisant cette dissolution. Ces sels, à peu près exclusivement réservés aux plantes marines, doivent permettre le transport de la matière amylacée et son dépôt ultérieur dans les cellules. Le transport de l'amidon serait donc favorisé par le chlorure de calcium, dans les végétaux terrestres, et par l'iodure de potassium, dans les végétaux marins.

Les grains d'amidon ont des dimensions variables, selon leur âge et selon la plante qui les produit. Ils sont, d'ordinaire, contenus dans des cellules spéciales et, tantôt libres, tantôt plus ou moins agglomérés, parfois irrégulièrement répartis au milieu des formations aleuriques, ou encore englobés dans la masse du protoplasma cellulaire, qui leur forme une sorte de gangue. Van Tieghem a montré, chez les Floridées, l'existence d'une grande quantité d'un amidon, en grains simples ou composés et formés de couches concentriques, mais qui ne bleuit pas par l'iode et prend, avec ce réactif, une teinte rouge acajou plus ou moins foncée. Cet amidon des Floridées doit être considéré comme la forme persistante d'un état transitoire chez les autres plantes. Musculus nous a cité l'exemple d'un Riz du Japon, dont l'amidon est

[1] V. *Cours élémentaire de botanique*, 2e éd. t. I., p. 12.

également coloré en rouge par l'iode, et il dit que le suc laiteux, emmagasiné dans le grain du Blé, avant la maturation, offre une réaction identique.

L'Amidon est extrait principalement du Blé, du Maïs, du Riz et de la Pomme de terre. Dans les pays tropicaux, celui que l'on retire de plusieurs autres plantes sert à la préparation de divers produits utilisés pour l'alimentation, sous les noms de *Sagou*, *d'Arow-root* et de *Tapioca*. Ces produits seront étudiés avec les végétaux qui les fournissent. Bien que l'Amidon du Riz et celui du Maïs, parfois même la fécule de Pomme de terre, soient substitués à l'Amidon de Blé, dans le commerce, nous exposerons seulement ici le caractère de ce dernier, réservant l'examen des autres au chapitre relatif à la falsification de la Farine de Froment.

Amidon de Blé. L'Amidon de Blé (fig. 167) se présente en grains d'aspect variable, selon la position qu'ils occupent. Discoïdes et lenticulaires, quand ils sont posés à plat, ils paraissent elliptiques et plus ou moins appointis à leurs extrémités, quand ils sont placés sur champ. Leur grandeur varie entre 0mm,00370 et 0mm,03330 ; leur diamètre moyen est de 0mm,01850. Leurs caractères seront définis avec soin, à l'article *Farine de Blé*.

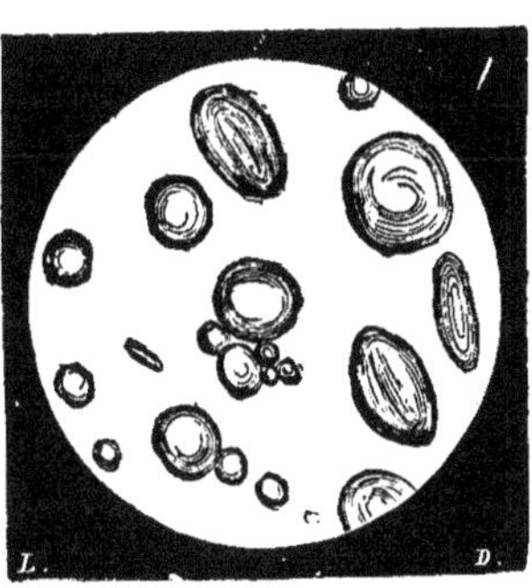

Fig. 167. — Amidon du Blé.

Cet amidon a un poids spécifique de 1,529 (Grassi). Il est extrait des Blés avariés, que l'on moud grossièrement et que l'on met fermenter, pendant 15 à 20 jours, dans de l'eau à 15 ou 18°. Après ce temps, on jette le tout sur un tamis, on laisse reposer, on décante l'eau, puis on enlève la couche supérieure, qui est formée de gluten altéré et de son. L'amidon restant est lavé avec soin et passé à travers un tamis très fin; quand il s'est déposé, on décante l'eau et on le fait sécher rapidement. L'amidon ainsi préparé se présente sous forme de prismes irrégulièrement quadrangulaires : c'est l'*Amidon en aiguilles* du commerce.

Sous cet état, qui est regardé comme un cachet de pureté, l'amidon est doux au toucher, se brise sous le moindre effort, se réduit facilement en poudre et fait entendre un léger bruit, lorsqu'on le comprime dans les mains. Il se divise aisément dans l'eau froide, où il se résout en une matière pulvérulente.

Quand l'amidon de Blé est délayé dans une faible quantité d'eau et soumis à l'action de la chaleur, ses granules augmentent de trente fois leur volume, adhèrent les uns aux autres et forment une masse de consistance gélatineuse, appelée *Empois*.

Si l'on ajoute de l'eau à cet empois, il se transforme en un liquide blanchâtre opalescent, tenant en suspension des sortes de téguments gonflés et irréguliers, que l'iode décèle immédiatement. Par une ébullition prolongée, il ne laisse que de légers flocons bleuis par l'iode. A la température sèche de 160° et dans l'eau chauffée à 150°, il se transforme en un corps isomère, soluble dans l'eau *(Dextrine)*. La diastase le convertit d'abord en dextrine, puis en glucose.

Falsifications. — On remplace fréquemment, aujourd'hui, l'amidon de Blé par l'*amidon de Riz* et aussi, dit-on, par celui du *Maïs*, ou par un mélange de ces amidons et de *fécule de Pomme de terre*.

La forme si différente de ces divers amidons permet de les distinguer aisément, quand on les soumet à un examen microscopique attentif (V. FARINES). En dehors de ce caractère de forme, la détermination ne semble pas facile à établir.

Il nous a paru que l'amidon de Riz se différencie de l'amidon de Blé, par la forme de pyramides un peu courbes et tronquées, offerte par ses *aiguilles*. Son empois est plus clair et s'épaissit plus lentement que celui du Blé. Nous n'avons jamais rencontré d'amidon de Maïs, dans le commerce.

Le procédé ci-dessous, ne donne pas d'indications suffisamment précises.

Selon Mayet, si à 50 centigrammes d'amidon on ajoute 15 gouttes d'une solution faite avec teinture d'iode 5 gouttes, eau distillée 50 grammes, le mélange offre les colorations suivantes :

a) *L'amidon de Blé* se colore rapidement en rose ;

b) *L'amidon de Maïs* prend une teinte lie de vin ;

c) *L'amidon de Riz* prend une légère teinte rose, très fugace ;

d) La *fécule de Pomme de terre* se colore d'abord en bleu, puis en violet foncé.

L'Amidon est assez souvent falsifié par addition *d'eau*, de *craie*, de *plâtre* (albâtre gypseux).

Comme l'amidon du commerce ne contient guère que 12 0/0 d'eau, il suffira, pour constater l'excès d'eau, de dessécher à l'étuve un poids déterminé de l'amidon suspect. Cette fraude est, d'ailleurs, peu rationnelle, un excès d'eau devant amener une détérioration rapide de l'amidon.

L'addition de substances minérales sera dévoilée par la densité. Il suffit, pour cela, comme l'a indiqué Pressoir, de peser successivement une même boite remplie d'amidon pur et ensuite, d'amidon falsifié. Pressoir a vu que, sous le même volume, l'amidon pur pesant 13gr,40, l'amidon contenant 10 0/0 de plâtre pèse 13gr,90, et que l'amidon qui en contient 50 0/0 pèse 15gr,95.

Comme on sait que l'amidon ne laisse que 1 à 2 0/0 de cendres, le moyen le plus simple consiste à incinérer la poudre suspecte et à prendre le poids du résidu. Celui-ci aura beaucoup augmenté, si l'amidon était additionné de substances minérales. L'analyse des cendre permettra de déterminer la nature de ces dernières.

Chiendent

Le Chiendent du commerce français est de deux sortes :

Le *Petit Chiendent*, fourni par le Froment rampant ; le *Gros Chiendent*, produit par le Chiendent Pied-de-Poule.

Le **Petit Chiendent** est constitué par les stolons souterrains du *Triticum repens*, L. (*Agropyrum repens*, P. Beauv. ; *Braconnotia officinarum*, Godr.).

Il se présente sous forme de paquets composés de fragments de longueur variable, ordinairement repliés plusieurs fois sur eux-mêmes. Ces fragments sont de couleur jaune paille, luisants, grêles, épais de 1 à 2 millimètres; ils sont pourvus de nœuds circulaires espacés de 2 à 4 centimètres, et portent des débris d'écailles membraneuses, incolores, ainsi que des traces de très petites racines. A l'état frais, ce rhizome est à peu près cylindrique; en se desséchant, il se raccornit beaucoup et devient anguleux.

Examiné sur une section transversale, le petit Chiendent se montre composé comme suit :

1° Une *couche épidermique*, recouverte par une cuticule assez épaisse, et formée de trois assises de cellules étroitement unies, quadrilatères ou subarrondies, munies de parois épaisses, colorées.

2° Une *zone parenchymateuse*, proportionnellement développée, à cellules irrégulières, minces : les extérieures et les plus intérieures plus petites que celles de la portion moyenne, qui sont relativement très grandes. Sur le pourtour de ce parenchyme, au voisinage de la couche épidermique, se voient un petit nombre de faisceaux vasculaires très espacés et disposés en cercle. Le parenchyme lui-même contient quelques cellules à raphides.

3° Une *Kernscheide* ou *couche protectrice*, à cellules plus petites que celles du parenchyme ambiant et plus grandes que les fibres ligneuses voisines. La paroi de ces cellulles est très mince du côté de l'écorce, très épaisse du côté du bois et va s'amincissant sur les côtés, de dedans en dehors. Ces cellules ont l'aspect d'un U très déprimé et à branches effilées.

4° Une *couche ligneuse*, proportionnellement mince, formée de fibres à parois épaisses et au milieu de laquelle se voient des faisceaux fibro-vasculaires disposés en un double cercle, les extérieurs beaucoup plus petits que les intérieurs, qui sont saillants vers la moelle. Ces faisceaux se composent : de *vaisseaux* à lumen elliptique ou arrondi ; d'un amas de *tissu libérien* à cellules fines, allongées, avec de très minces parois ; enfin, d'un *prosenchyme*, dont les éléments, pourvus de parois très épaisses et d'un lumen étroit, sont beaucoup plus petits que les fibres de la portion voisine de la Kernscheide.

5° Une *moelle*, presque entièrement résorbée et formée de cellules polyédriques, grandes, à paroi très mince.

Le petit Chiendent ne contient pas d'amidon, de résine, ni de pectine ; il laisse 4,5 0/0 de cendres. H. Müller y a trouvé 3 0/0 de sucre et 7 à 8 0/0 d'une substance gommeuse, amorphe (*Triticine*).

La TRITICINE ($C^{12} H^{22} O^{11}$) est un corps neutre, insoluble dans l'alcool et dans l'éther, très soluble dans l'eau, fusible à 150° ; à 169°, elle se transforme en une masse brune, sucrée, soluble dans l'alcool. Sa solution aqueuse fournit de la *lévulose*, par ébullition avec un acide ou avec la diastase ; mais la levure de bière ne fait pas fermenter la Triticine. Avec l'acide azotique, elle donne de l'acide oxalique.

Le petit Chiendent renferme aussi des malates acides.

Sa décoction est souvent prescrite contre les catarrhes vésicaux.

On peut substituer à ce rhizome ceux de l'*Agropyrum acutum*, R. et S., de l'*A. pungens*, R. et S., et de l'*A. junceum*, P. Beauv., que l'on considère souvent comme de simples variétés de *l'A. repens*.

Gros Chiendent ou **Chiendent Pied-de-Poule.** — Cette sorte est le rhizome du *Cynodon Dactylon*, Pers. (*Panicum Dactylon*, L. ; *Digitaria Dactylon*, Scop. ; *D. stolonifera*, Schrad., *Dactylon officinale*, Vill.), herbe du sud de l'Europe et du nord de l'Afrique.

Le gros Chiendent est, comme le petit Chiendent, en paquets formés de fragments cylindriques, plus ou moins larges, repliés sur eux-mêmes, noueux, avec un épiderme jaune, dur, vernissé. Les nœuds de ce rhizome, plus rapprochés que ceux du petit Chiendent, portent des débris de feuilles écailleuses, ainsi que d'assez nombreuses radicelles. Il a une épaisseur de 3 à 4 millimètres. Sa cassure est blanche, farineuse à l'intérieur, avec un vide central, et bordée en dehors par un tissu mince, jaune, résistant.

Examiné sur une section transversale, il se montre composé des éléments ci-après :

1° Une *couche épidermique*, formée de deux rangs de cellules à parois épaisses, jaunes : les plus extérieures petites, tétragonales, tangentielles, bordées par une cuticule peu développée ; les intérieures plus grandes, subarrondies, ponctuées.

2° Une *couche corticale*, peu épaisse, à cellules grandes, ponctuées, polyédriques-arrondies, minces, remplies d'amidon.

3° Une *couche ligneuse*, constituée par des fibres jaunes, petites, à lumen très fin, avec une paroi très épaisse, canaliculée. Ces fibres sont très serrées les unes contre les autres et disposées sur 8 à 10 rangées. La couche ligneuse renferme un certain nombre de très petits faisceaux formés de 2 à 3 vaisseaux, à section ordinairement ovale et d'un petit amas de tissu cambial. La présence de ces faisceaux détermine une poussée de la zone ligneuse, qui fait alors une saillie arrondie dans le parenchyme cortical.

4° Une *moelle*, à cellules grandes, ponctuées, gorgées d'amidon. La moelle est parcourue par d'assez nombreux faisceaux fibro-vasculaires, dont ceux qui sont les plus rapprochés de la zone ligneuse se relient à cette dernière par des fibres. Une *lacune* occupe le centre de la moelle; elle est bordée par des cellules affaissées ou brisées.

Flückiger dit que le gros Chiendent se rapproche du rhizome du *Carex Arenaria*, par l'épaisseur de son tissu ligneux et par son parenchyme amylacé.

On peut établir une analogie, plutôt apparente que réelle, entre ces deux rhizomes, qui diffèrent par leur couleur (*rouge* dans le Carex) et surtout par leur constitution. En effet, le *Carex arenaria* offre, au-dessous d'un tissu jaune, formé de 8 à 10 rangées de cellules à parois assez épaisses, une zone corticale fortement developpée et creusée de grandes lacunes, auxquelles nous n'avons pas trouvé la régularité indiquée par Otto Berg. Le parenchyme est séparé du bois, par une *Kernscheide* à cellules jaunes, quadrilatères, allongées radialement. Le bois est proportionnellement mince, par rapport à la partie centrale médullaire, qui est occupée par de *très nombreux* faisceaux.

Dans le gros Chiendent, nous n'avons pu voir de Kernscheide nettement définie.

Le gros Chiendent a les mêmes propriétés que le petit Chiendent, ou du moins il sert aux mêmes usages. On y a signalé l'existence d'un principe (*Cynodine* de Semmola), qui paraît identique ou analogue à l'*Asparagine*.

Canne de Provence

On emploie parfois le rhizome de l'*Arundo Donax*, L., comme anti-laiteux et diurétique, sous le nom de *Racine de Canne de Provence*.

Ce rhizome peut atteindre la grosseur du poignet. Il se présente en fragments longs de 10 à 20 centimètres, marqués d'un grand nombre d'anneaux blanchâtres, linéaires, très rapprochés, dont les intervalles sont garnis d'un épiderme dur, jaune, luisant. La face inférieure du rhizome offre de nombreuses traces de radicelles coupées. La surface de section de ces fragments est d'un blanc jaunâtre, assez dure, mais d'apparence spongieuse, ce qui est dû aux nombreux faisceaux, qui parcourent le rhizome, et dont les extrémités coupées font autant de petites saillies distinctes.

La racine de Canne de Provence est souvent expédiée sous forme de rouelles, d'un blanc jaunâtre, à faces fibreuses, et offrant, au moins sur une partie de leur pourtour, un bord garni d'un épiderme jaune luisant.

Ce rhizome est à peu près insipide et inodore ; toutefois, Chevallier en a extrait une matière résineuse, d'odeur vanillée. C'est sans doute cette matière, qui donne une saveur aromatique, agréable, aux tisanes faites avec la Canne de Provence.

On lui substitue parfois la souche du *Roseau à balais* (*Arundo Phragmites*, L.), plante surtout commune dans le midi de la France, sur le bord des étangs et des cours d'eau. Cette souche est en tronçons creux, flexibles, celluleux, souvent traversés par des nœuds pleins, offrant extérieurement des restes d'écailles et de racines. Elle est inodore et à peu près insipide.

Sucre de Canne

Le sucre de Canne fut d'abord retiré exclusivement de la Canne à sucre (*Saccharum officinarum*, L.). On l'extrait actuellement aussi de la Betterave (*Beta vulgaris*, L.), qui en produit de très grandes quantités, de plusieurs Érables, surtout de l'*Acer saccharinum*, Wang., d'un assez grand nombre de Palmiers, principalement du *Phœnix sylvestris*, Roxb., de quelques Graminées, en particulier du Maïs sucré et du Sorgho sucré (*Sorghum saccharatum*, Pers.). Le sucre d'Érable est employé dans le nord de l'Amérique ; celui des Palmiers, appelé *Jaggery*, dans l'Inde, sert de base au *vin de Palme* et à l'*Arak*. Le Maïs sucré est cultivé dans la Louisiane, sous le nom de *Sugar Corn;* on prétend que son rendement est presque égal à celui de la Canne à sucre. Quant au Sorgho, sa culture n'a pas donné de résultats satisfaisants, à cause de la difficulté d'extraction du sucre, bien que les sommités de cette plante puissent servir à l'alimentation du bétail et ses tiges à la fabrication du papier et de l'alcool.

La Canne à sucre croît spontanément sur les bords de l'Euphrate.

On en cultive plusieurs variétés : 1° la *Créole*, originaire de l'Inde ; 2° la *Canne de Batavia*, originaire de Java et qui sert principalement à la fabrication du rhum ; 3° la *Canne d'Otahiti*, que Bougainville porta à l'île de France et qui est maintenant la plus répandue.

Le sommet de la plante renferme moins de sucre que le reste de la tige; aussi le coupe-t-on, avant la floraison, pour servir de bouture. Les divers procédés d'extraction du sucre se trouvent décrits longuement dans les traités de chimie ; nous croyons devoir les passer sous silence.

Selon Payen, qui a étudié avec soin la structure de la Canne à sucre, les cellules épidermiques ont des parois très épaisses, canaliculées, et recouvertes par une cuticule protégée elle-même par une sorte de cire nommée *Cérosie.* Cette cire se présente, à la surface des tiges, sous forme de baguettes ou de bâtonnets, de longueur inégale, dirigés perpendiculairement à la paroi des cellules, pressés les uns contre les autres et diversement incurvés à leur extrémité libre (fig. 168). Le sucre n'occupe que les cellules de la région médullaire et celle-ci est séparée de la région corticale par une double rangée de faisceaux fibro-vasculaires. Dans l'espace compris entre ces faisceaux et l'axe de la tige se trouvent d'autres faisceaux, d'autant plus pauvres en fibres ligneuses, qu'ils sont plus rapprochés du centre.

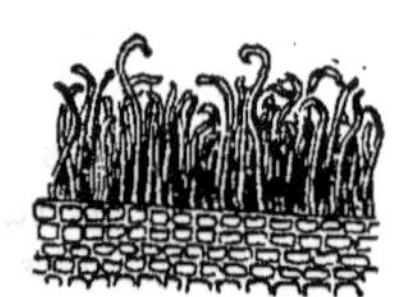

FIG. 168. — Cire en baguettes diversement incurvées au sommet et produites par l'épiderme de la Canne à sucre.

Le SUCRE ($C^{12} H^{22} O^{11}$) se dissout en toutes proportions dans l'eau bouillante ; l'eau froide en dissout le double de son poids. Il est soluble dans l'alcool chaud, mais insoluble à froid dans ce liquide. Au feu, il fond, se boursoufle, brunit et se transforme en *Caramel ;* il brûle avec une flamme blanche et laisse un charbon volumineux, qui renferme un peu de carbonate et de phosphate de chaux. On le falsifie avec du glucose ; cette fraude est décelée par la potasse, qui, à chaud, brunit le glucose et non le sucre de Canne. Il cristallise en prismes rhomboïdaux, à sommets dièdres.

La Cérosie ($C^{24} H^{48} O$, Avequin) se trouve aussi à la base des feuilles. Elle abonde surtout sur la *Canne violette.* On peut l'obtenir par le grattage des tiges, ou l'extraire des écumes du *vesou* non additionné de chaux. En la dissolvant dans l'alcool bouillant et laissant refroidir, on l'obtient en fines lamelles nacrées, très légères, qui ne graissent pas le papier, fondent à 82° et brûlent avec une belle flamme blanche. Elle est insoluble dans l'eau et dans l'alcool froid, soluble dans l'alcool bouillant, peu soluble dans l'éther, difficilement saponifiable et assez dure, pour pouvoir être pulvérisée dans un mortier.

Produits des Andropogon

Schœnanthe officinal. — On employait autrefois, sous ce nom et sous ceux *Fœnum Camelorum*, de *Juncus odoratus*, etc., la touffe des feuilles radicales de l'*Andropogon laniger*, Desf. (*A. Olivieri*, Boiss.), plante très commune dans toutes les régions chaudes et sèches du nord de l'Afrique, d'où elle s'étend, à travers l'Arabie, jusqu'au Thibet et dans le nord de l'Inde. Ses feuilles ont une odeur aromatique, analogue à celle du bois de Rhodes.

Le Schananthe était réputé stimulant, vulnéraire, diurétique et emménagogue; il entrait dans la composition de la *Thériaque* et de l'*Électuaire Mithridate.*

Racine de Vettiver ou **Vétiver.** — Cette drogue, que les Malais appellent *Vittie-vayer* et les Anglo-Indiens *Kus-Kus*, est la racine de l'*A. muricatus*, Retz., grande herbe qui croît abondamment dans les terres humides du sud de l'Inde.

Elle se présente en paquets (fig. 169) formés de racines très fibreuses, grêles, dures, ligneuses, de couleur jaune pâle, et dont les radicelles, très nombreuses, sont emmêlées d'une

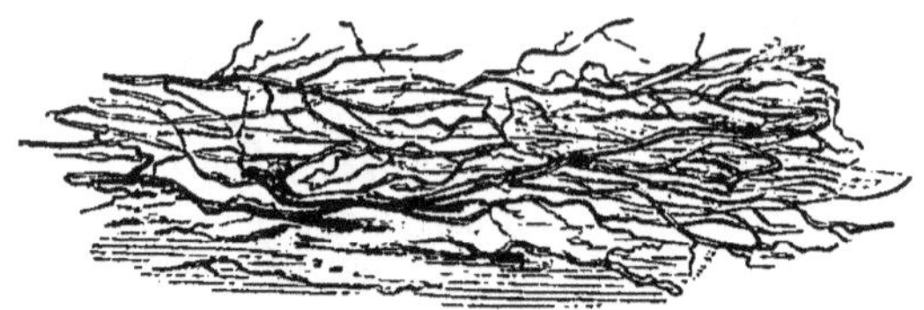

FIG. 169. — Racine de Vétiver.

façon inextricable. Le Vétiver possède une saveur amère, aromatique et une odeur forte, tenace, rappelant celle de la myrrhe. On l'emploie, en médecine, à divers usages, mais surtout comme stimulant. Il sert principalement à parfumer le linge et les appartements. Dans l'Inde, on en fait des paniers et surtout des stores, qui ont l'avantage d'être odorants, en même temps qu'ils mettent à l'abri de la lumière. On y a trouvé une résine, une matière extractive amère et une huile essentielle employée en parfumerie.

Essences d'Andropogon. — Il existe, dans le commerce, sous le nom général d'*Essences d'Andropogon*, des essences retirées des feuilles de divers Andropogons de l'Inde, surtout des *A. Schœnanthus*, *A. citratus*, *A. Nardus*.

1° L'*A. Schœnantus*, L. (*A. pachnodes*, Trin.; *A. Martini*, Roxb.; *A. Calamus aromaticus*, Royl.) est une plante du nord et du centre de l'Inde, à feuilles arrondies ou légèrement cordées à la base. Elle fournit, par distillation, une essence appelée en Angleterre : *Rosa Oil*, *Oil of Ginger Grass*, *Oil of Geranium*, *Grass Oil of Nimar or Nemaur*. C'est l'*Idris-Yaghi* des Arabes et des Turcs, le *Rusa-Ka-tel* des Hindous, qui est aussi exporté de Bombay, sous les noms de *Rosa*, *Rosé* ou *Roshé*, *Rowsah*. Les Européens la désignent fréquemment, sous les noms d'*Essence de Geranium* et d'*Essence de Palmarosa*.

L'ESSENCE DE PALMAROSA varie du jaune verdâtre pâle au brun jaunâtre; elle a l'odeur de l'essence du *Geranium*

Radula, Ait., et sert à falsifier l'essence de Roses, dans les pays producteurs de cette dernière huile volatile. Avant d'en opérer le mélange, on agite l'essence de Palmarosa avec de l'eau additionnée de jus de citron, puis on l'expose à l'air et au soleil : elle acquiert ainsi l'odeur pénétrante qui lui est propre et prend une couleur jaune paille. Les différences optiques et chimiques, existant alors entre les deux essences, sont trop faibles, pour qu'on puisse reconnaître l'existence d'une petite quantité d'essence de Géranium, dans l'essence de Roses.

2° L'*A. Nardus*, L. (*A. flexuosus* et *A. coloratus*, Nees; *A. Martini*, Thwaites (!); *A. Iwarancusa*, Roxb., pars?) est une herbe cultivée à Ceylan et à Singapore, où elle atteint une hauteur de 1m,80 et davantage. Bentley et Trimen (*Medicinal plants*, t. IV), en ont donné une très belle figure. Elle se distingue des espèces voisines par sa couleur roussâtre, ses feuilles étroites et ses épis courts. On en extrait, par distillation, une essence d'un jaune verdâtre clair, offrant une odeur comparable à celle d'un mélange d'essence de Citron et de Rose. Cette essence est connue, dans le commerce anglais, sous le nom de *Citronelle Oil*. On dit qu'elle est parfois vendue, en France, comme essence de Mélisse officinale.

L'Essence de Citronelle est formée, selon Gladstone, surtout par une huile oxygénée (*Citronellol*), que la distillation fractionnée sépare en deux parties : l'une bouillant entre 190 et 202°, l'autre entre 202 et 205°. Le poids spécifique de la première est de 0,8741; celui de la seconde est de 0,8749 à + 20°. Elles ont pour composition : $C^{10}H^{16}O$. Whright appelle *Citronellol* une portion d'essence bouillant à 210°, et dont la composition serait : $C^{10}H^{18}O$; une ébullition prolongée lui ferait perdre H^2O (Flückiger).

3° L'*A. citratus*, DC. (*A. Schœnanthus*, Wallich; *Lemon Grass*, *Sireh of Java*, des Anglais) est une plante à feuilles glauques, connue seulement à l'état de culture et cultivée, comme la précédente, à Ceylan et à Singapore, pour son huile volatile, qui est très estimée.

Cette essence est appellée, dit-on, ESSENCE DE VERVEINE, en France. Elle a une couleur brun doré foncée et possède une odeur analogue à celle de la Verveine Citronelle (*Lippia citriodora*), d'où les noms de *Oil of Verbena*, *Lemon Grass Oil*, *Indian Melissa Oil*, que lui ont donné les Anglais.

Selon Flückiger, les essences de *A. citratus* et *A. Nardus* donnent des composés solides, quand on les agite avec une solution saturée de bisulfite de soude.

Nous avons dit que l'essence d'Andropogon sert à falsifier l'essence de Roses. Dans l'article consacré à cette dernière, nous ferons connaître les procédés employés pour déterminer (?) cette falsification.

Orge mondé et orge perlé

On vend dans les pharmacies, sous ces noms, les fruits des divers *Hordeum* cultivés dans nos champs. L'étude de ces fruits n'offre aucun intérêt, bien que Hanbury et Flückiger aient cru devoir lui consacrer un assez long article. Leur constitution sera étudiée à l'article **Farine**, en même temps que celle des fruits d'autres Graminées plus ou moins usitées.

L'**Orge mondé** est le caryopse de l'Orge (*H. vulgare*, L.) simplement débarrassé de ses glumes.

L'**Orge perlé** est le même caryopse, dont on a séparé l'enveloppe, à l'aide d'une mouture grossière et qui est alors plus ou moins arrondi.

Gruau d'avoine

On appelle ainsi le fruit décortiqué de l'Avoine (*Avena sativa*, L.). Le Gruau d'Avoine se présente sous forme de grains allongés, presque linéaires, ordinairement tronqués à leurs extrémités, qui sont alors blanchâtres ; le reste de leur surface est d'un brun clair, sauf dans les points où l'enveloppe a été entamée par la meule et qui offrent une teinte plus pâle.

Le Gruau d'Avoine est réputé émollient ou adoucissant et diurétique ; on en fait, par décoction, une tisane (20 : 1000) et des potages analeptiques. Cette substance est rapidement attaquée par les Insectes et doit être renouvelée tous les ans.

FRUITS ET FARINES DES GRAMINÉES ALIMENTAIRES

Les Graminées, dont les fruits servent à l'alimentation de l'homme, ont reçu le nom de *Céréales.* Les Céréales les plus usitées, du moins en Europe, sont le *Blé* ou *Froment*, le *Seigle*, l'*Orge*, l'*Avoine* et le *Maïs*. Il convient d'y joindre le *Riz*, si fort usité dans l'Inde et en Chine, le *Millet* ou *Dokhn* des nations africaines, le *Sorgho* ou *Doura* des Arabes et, enfin, le *Sarrasin*, quoique cette plante appartienne à une autre famille.

La composition relative de ces divers fruits, sauf celle du Sorgho, a été donnée par Girardin, dans le tableau ci-après :

NOMS DES FRUITS	EAU	AMIDON	MATIÈRES AZOTÉES	MATIÈRES GRASSES	MATIÈRES MINÉRALES	DEXTRINE ET MATIÈRES SUCRÉES	CELLULOSE	AZOTE SUR 100 PARTIES
Blé (moyenne).	14,00	59,70	14,00	1,2	1,6	7,2	1,7	2,15
Seigle.	16,60	57,50	9,00	2,0	1,9	10,0	3,0	1,38
Orge d'hiver.	13,40	54,90	13,40	2,8	4,5	8,8	2,6	2,06
Avoine.	14,00	53,60	11,90	5,5	3,0	7,9	4,1	1,83
Maïs.	17,70	58,40	12,80	7,0	1,1	1,5	1,5	1,97
Riz (moyenne).	14,71	77,748	6,435	0,487	0,68	»	0,5	0,99
Millet.	15,86	»	11,07	2,93	3,05	»	»	2,70
Sarrasin.	18,00	»	6,84	1,51	1,75	»	»	1,05

Les fruits de ces diverses plantes sont habituellement réduits en une poudre appelée *Farine*, poudre qui sert à la préparation de bouillies, de galettes et surtout de *Pain*.

Il ressort du tableau précédent, que le Blé est, de tous ces fruits, celui qui contient le plus de matières nutritives. Sa composition justifie donc la préférence que lui donnent tous les peuples civilisés.

Toutefois, l'histoire du Blé appartient à la Botanique et celle du Pain ne semble pas du ressort de la Matière médicale. Mais nous estimons que cette dernière science ne peut se désintéresser de l'étude des farines et spécialement de la farine de Blé. Nous traiterons d'autant plus volontiers cette question, que les auteurs qui s'en sont occupés, jusqu'à ce jour, nous paraissent ne l'avoir pas envisagée sous toutes ses faces. Dans la deuxième édition de notre *Histoire naturelle médicale*, une partie de ce travail avait été faite. Mais les renseignements donnés étaient incomplets et nécessitaient de nouvelles recherches; surtout il fallait, à cette étude, un plan mieux conçu. C'est ce que nous avons essayé de faire ici. Nous ferons connaître : 1° les caractères de la farine de Blé; 2° les altérations qu'elle subit, soit sous l'influence des agents atmosphériques ou autres, soit par addition de matières étrangères, qui préexistaient dans le Blé ou qui lui sont ajoutées frauduleusement; 3° enfin, les moyens de déterminer ces altérations et ces additions.

FARINE DE BLÉ

Le *Blé* ou *Froment* [1] appartient au genre *Triticum*, L. Les espèces le plus communément cultivées, du moins en France, sont le Froment ordinaire (*T. sativum*, L.), auquel on rapporte, comme variétés, le gros Blé (*T. turgidum*, L.). le Blé d'hiver (*T. hybernum*, L.) et le Blé d'été (*T. æstivum*, L.); le Blé de miracle (*T. compositum*, L.);

1 Selon Girardin, le mot *Blé* vient du celtique *Blead* (moisson) ; le mot *Froment* vient de *Ffurment*, mot celtique, qui dérive de *Ffeur* (gerbe). Les mots *Blead* et *Ffurment* se retrouvent presque textuellement dans le patois méridional, qui appelle le Blé : *Blat* et *Fourment*. Selon Varron, *Triticum* dérive de *tritum* (battu), d'où vient *tritura* (battage du Blé).

le Blé dur (*T. durum*, Desf.); la Grande Épeautre (*T. Spelta*, L.) et la Petite Épeautre ou Locular (*T. monococcum*, L.).

Ces diverses espèces, qui sans doute proviennent d'un même type originel, ont produit, entre les mains de l'homme, un très grand nombre de variétés ou races (1,700, selon Lagasca), qui diffèrent entre elles par des caractères souvent difficiles à constater. Considérées au point de vue des propriétés économiques et alimentaires de leurs fruits, toutes ces variétés sont réparties en trois groupes : les *Blés durs*, les *Blés demi-durs*, les *Blés tendres*.

Les **Blés durs**, surtout cultivés dans les pays chauds (Amérique du sud, Asie, Afrique, Sicile, etc.), sont durs, comme cornés, semi-translucides, et pèsent 80 à 82 kilogrammes à l'hectolitre. Ils donnent 82 à 83 0/0 d'une farine jaune grisâtre, plus riche en gluten que celle des autres groupes.

Les **Blés demi-durs**, assez généralement appelés *Blés mitadins*, *Blés glacés*, sont cultivés, en France, dans le midi et dans une partie de l'est. Ils sont opaques, blancs et farineux au centre, cornés et translucides à la périphérie. Ils pèsent 78 à 80 kilogrammes à l'hectolitre et rendent 77 à 78 0/0 de farine. Par la mouture, on en sépare la partie centrale, qui fournit la *farine* dite de *gruaux blancs* : le résidu, constitué par la couche externe du grain, donne une farine grise, riche en gluten, utilisée par les vermicelliers.

Les **Blés tendres** ou **Blés blancs**, principalement cultivés dans le nord de la France, en Angleterre, en Russie, fournissent un grain à cassure blanche, farineuse. Ces grains s'écrasent aisément sous la dent; ils sont plus légers que ceux des groupes précédents, ne pèsent que 75 kilogrammes à l'hectolitre et donnent 72 à 73 0/0 d'une farine blanche et douce. Ils sont préférés par les amidonniers, à cause de la facilité avec laquelle ils se désagrègent.

Ces diverses sortes de Blés, étant soumises au moulin, produisent une poudre, que le blutage sépare en deux parties : le *Son*, qui est presque exclusivement constitué par les enveloppes, plus ou moins divisées par la meule; la *Farine*, qui comprend toutes les autres parties du grain et qui se compose principalement de deux principes essentiels : l'*Amidon*, déjà étudié (v. p. 271) et sur les caractères duquel nous aurons à revenir ; le *Gluten* ou portion alimentaire azotée de la farine.

Le SON, qui forme la presque totalité des *issues* (18-20 0/0), comprend à la fois la totalité des enveloppes, les téguments séminaux et une certaine quantité d'amidon. Poggiale a trouvé que le Son d'une farine blutée à 20 0/0 offre la composition suivante :

EAU	AMIDON	SUCRE, DEXTRINE ET MAT. CONGÉNÈRES	LIGNEUX	MATIÈRES AZOTÉES	MATIÈRES GRASSES	MATIÈRES MINÉRALES
12,699	21,692	9,618	34,575	12,998	2,877	5,514

La richesse apparente du Son en matières azotées a porté divers chimistes à conseiller d'en laisser la majeure partie dans la farine. Mais Mège-Mouriès a montré que le pain, ainsi composé, est lourd, souvent aigre et même laxatif, propriétés dues à une matière azotée soluble, la *Céréaline*, qui fluidifie le gluten et l'amidon, rend le pain grisâtre, gluant et l'empêche de lever.

Le GLUTEN, séparé de l'amidon par le lavage, retient une certaine quantité d'albumine végétale et se présente sous forme d'une matière molle, collante, élastique, insoluble dans l'eau. Épuisé par l'alcool bouillant, celui ci en dissout une partie et laisse un résidu fibreux, grisâtre, appelé *Fibrine végétale*. La liqueur alcoolique dépose, par refroidissement, une substance (*Caséine végétale*) dont les propriétés rappellent le caséum du lait ; l'alcool privé de caséine étant concentré, il s'en sépare une matière pultacée, voisine de l'albumine (*Glutine*, de Dumas et Cahours), en même temps qu'une *Matière grasse*, dont le point de fusion se rapproche de celui des substances butyreuses, et que l'on dissout aisément avec l'éther. Le Gluten est aussi partiellement soluble dans les alcalis et dans les acides faibles. A l'air humide, il se putréfie rapidement et dégage alors une odeur de vieux fromage. Sa proportion varie avec l'espèce de froment et la nature de la farine.

Outre l'amidon et le gluten, la farine de Blé contient de la dextrine, du glucose, des matières grasses, des principes albuminoïdes solubles dans l'eau, etc.

La proportion relative de ces divers principes varie, selon la nature du grain employé. C'est ce que montre le tableau suivant :

EAU	GLUTEN SEC DES BLÉS		AMIDON	DEXTRINE	GLUCOSE	SON	CENDRES DES BLÉS		
	TENDRES ET DEMI-DURS	DURS					TENDRES	DEMI-DURS	DURS
10 à 18	9 à 13	14 à 17	60 à 72	4 à 8	2 à 4,5	1,2 à 2,3	0,8 à 0,9	1,7	1,4 à 3

Nous verrons plus loin que ces proportions varient surtout avec la qualité de la Farine.

Caractères de la Farine de Blé

Les différences que nous avons signalées, dans les caractères des trois sortes générales de Blé, se retrouvent naturellement dans les Farines qu'on en retire, et l'on conçoit que ces dernières se différencient, par leur couleur, leur finesse, leur pouvoir d'hydratation, etc., aussi bien que par la proportion relative de leurs principes.

La FARINE DE BLÉ TENDRE est pesante, sèche, douce au toucher, de couleur blanc jaunâtre ; elle a une odeur *sui generis*, une saveur agréable, devenant sucrée et rappelant celle de la noisette.

Comprimée dans la main, elle ne coule pas, se pelotonne et adhère un peu aux doigts. Pressée avec une feuille de papier, elle offre une surface unie, de couleur uniforme, et dépourvue de ponctuations grises, jaunes, rouges ou brunes.

Pétrie avec le tiers de son poids d'eau, elle forme une *pâte homogène, élastique, non collante,* LONGUE, pouvant, sans se déchirer, être étalée en plaques minces. Cette pâte, malaxée sous un filet d'eau, laisse de 27 à 33 0/0 de gluten humide, correspondant à 9 à 11 0/0 de gluten sec.

La FARINE DE BLÉ DUR est plus grise, plus sèche, plus rude au toucher que la précédente; elle se pelotonne moins dans la main et adhère à peine aux doigts. Pressée avec une feuille de papier, elle offre une face unie, sans ponctuations. Son odeur et sa saveur sont les mêmes que celles de la Farine de Blé tendre. La dureté plus grande de ses parties constitutives la rend moins apte à s'hydrater rapidement, mais elle absorbe plus d'eau et donne plus de pain. La pâte qu'elle fournit avec l'eau est plus consistante, plus élastique. Elle contient en moyenne 42 0/0 de gluten humide, correspondant à 14 0/0 de gluten sec.

La FARINE DE BLÉ DEMI-DUR tient le milieu entre les deux précédentes, lorsqu'elle comprend toutes les parties du grain, sauf le Son. Nous avons dit que la portion centrale du grain, séparée par la mouture, donne la *Farine* dite *de Gruaux*.

Les Blés tendres et les Blés durs ne fournissent que deux sortes de Farines : *Farine de première qualité, Farine de qualité inférieure.*

Les Blés demi-durs en fournissent quatre sortes :

1° *Farine première,* ou *de première qualité* ou *de première blancheur;* elle provient de la première mouture ou du premier blutage et est mêlée avec le produit de la mouture des premiers gruaux. Elle offre tous les caractères de la Farine de Blé tendre, que nous avons décrite ci-dessus, et sert à faire le *pain blanc,* ainsi que les pâtisseries.

2° *Farine deuxième* ou *de deuxième qualité.* — Elle provient de la mouture des 2es et 3es gruaux et des Blés de 2e qualité. Elle est d'un blanc mat, plus sèche et moins douce au toucher que la précédente, se pelotonne à peine ou point dans la main, et s'en échappe assez facilement, à moins qu'elle ne soit humide. Elle fournit le *pain de ménage,* qui est moins blanc et moins levé que le pain blanc.

3° *Farine de troisième qualité* ou *de qualité infé-*

rieure. — Elle provient du remoulage des résidus et des Sons des Farines de 1re et 2e qualité. On y ajoute souvent des Farines d'Orge ou de Seigle, et même la Farine obtenue des criblures. Elle produit un *pain bis*, lourd, peu agréable à manger. Cette farine est d'un blanc grisâtre, plus dure et plus sèche que les précédentes.

4° *Farine quatrième* ou *basse Farine.* — Elle provient de la mouture des résidus et des issues des diverses fabrications et contient des farines de toutes sortes, principalement celle des graines étrangères. Elle est souvent amère et se gâte rapidement. Elle renferme peu de gluten et sert à faire la colle de pâte, ainsi qu'un pain brun, employé pour les chevaux, dans le Nord.

On fabrique aussi des farines de qualité inférieure, avec des Blés avariés et très maigres.

Les Farines provenant de Blés avariés produisent un pain plus ou moins coloré, peu levé, de goût médiocre, parfois amer ou même salé, si le Blé qui a fourni la Farine a été mouillé par l'eau de mer.

Celles qui proviennent des Blés maigres contiennent plus de son, moins de gluten, et la majeure partie de leur amidon a un diamètre inférieur à celui de l'amidon ordinaire. Ces Farines sont ordinairement sèches, grises ou rosées, et donnent une pâte courte.

Conservation des Farines

On a vu, par le tableau de la page 292, que la Farine ordinaire contient de 10 à 18 0/0 d'eau.

Cette eau a deux origines : 1° celle qui préexistait dans le Blé ; 2° celle qui a été absorbée dans l'atmosphère.

La Farine contenant 18 0/0 d'eau est de conservation difficile, surtout en raison de l'hygroscopicité de cette substance et de la rapidité avec laquelle elle s'altère. On ne saurait donc prendre trop de précautions, pour la mettre à l'abri de l'humidité, surtout lorsqu'il s'agit de l'approvisionnement d'une place forte.

Nous conseillons les moyens suivants :

1° Soumettre la Farine à l'action de l'air chaud, jusqu'à ce qu'elle ait perdu l'eau en excès. Il faut, toutefois, que la température ne dépasse pas 30 à 40° ; au-dessus de cette température, on voit la Farine se pelotonner, par l'action de l'eau sur l'amidon, sous l'influence de la chaleur.

2° L'excès d'eau étant enlevé, placer la Farine dans des sacs empilés, entre lesquels l'air peut aisément circuler, et que l'on met dans des magasins secs, aérés, qui doivent être fermés pendant les temps de pluie et de brouillard, ou lorsque soufflent des vents humides.

Si la Farine à conserver doit forcément être mise dans des casemates, on conçoit que sa préservation contre l'humidité est plus difficile. Consulté à ce sujet par l'Administration de la Guerre, nous avons conseillé de placer la Farine desséchée et encore chaude, dans des caisses en tôle galvanisée, à joints emboutis, et fermées hermétiquement à l'aide d'un vernis.

Comme il arrive trop souvent, en ces circonstances, notre réponse tomba entre les mains d'une personne dont le *siège était fait*. Un procédé plus simple et plus *économique* (?) fut donc adopté. Nous avons eu plus tard à examiner des Farines conservées par ce procédé économique et qui nous avaient été adressées par ordre du Ministre de la Guerre. C'est le résultat de cet examen que nous consignons ici, sous la rubrique suivante :

Farines avariées

Abandonnée à elle-même, dans un local humide, ou exposée

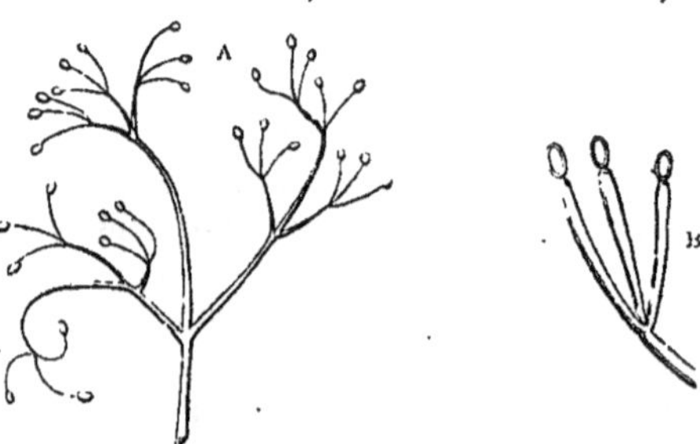

FIG. 170. — A. *Botrytis grisea* — B. Terminaison trichotomique du *Botrytis*.

aux intempéries, la Farine attire l'humidité de l'air, s'échauffe

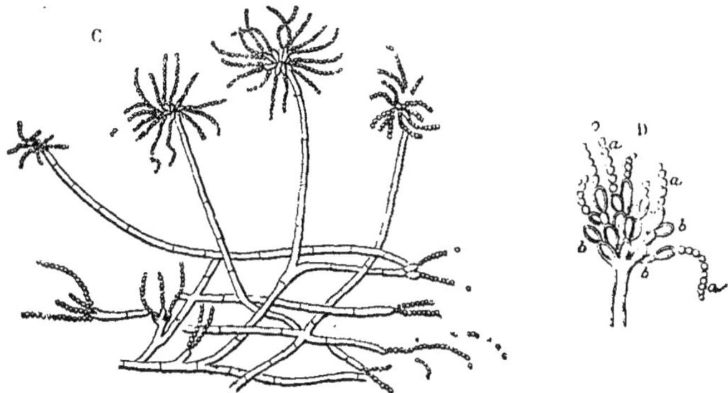

FIG. 171. — C. *Penicillium glaucum*. — D. Pinceau de spores grossi

fermente et se pelotonne en masses (*Marrons*) de grosseur variable, mais d'autant plus développées, que l'humidité est

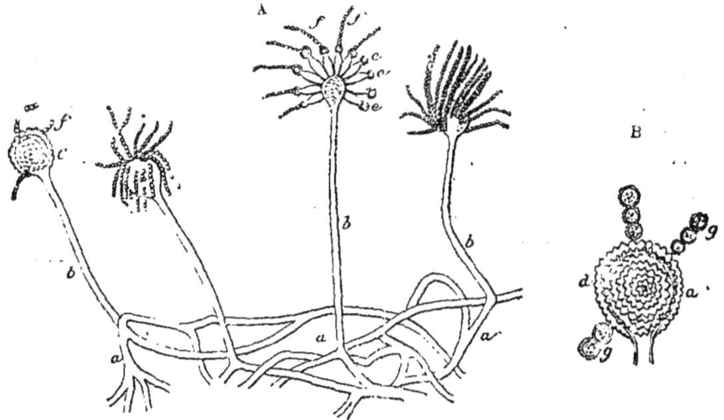

FIG. 172. — *Aspergillus glaucus* *.

plus grande, la température plus élevée et que l'action de ces agents se continue plus longtemps.

* A. *aa*, mycélium ; *bb*, tiges ; *e*, support des spores ; *f*, spores en chapelet. B. Tête grossie *gg*, spores vert bleuâtre.

Les Marrons, d'abord mous et peu cohérents, durcissent ordinairement à la surface, en cédant une partie de leur eau à la Farine ambiante, tandis que leur centre est le siège de fermentations variables.

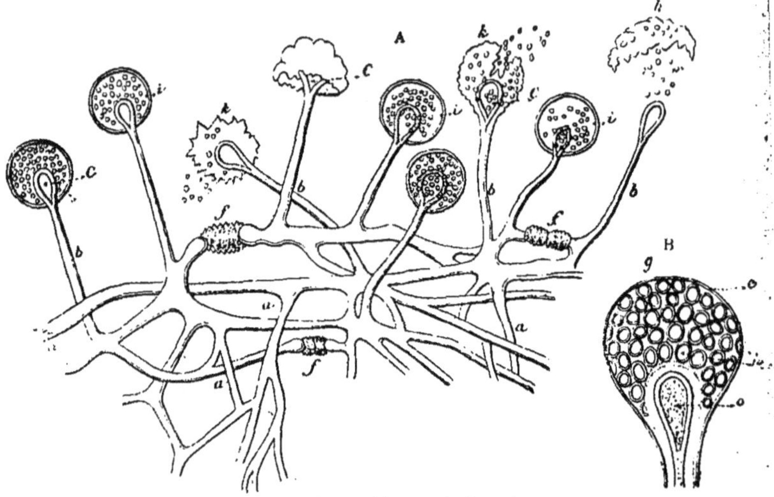

FIG. 173. — *Rhizopus nigricans* *.

Une Farine pourvue de Marrons est dite *avariée*.

Elle possède alors une odeur de moisi, souvent accompagnée d'une odeur acétique ou même, parfois, putride.

Le *moisi* est dû au développement de Champignons ; l'*odeur acétique* à la transformaion successive de l'amidon en dextrine, sucre, alcool, acide acétique ; l'*odeur putride* provient de la destruction des matières azotées : gluten, albumine.

Une farine ainsi avariée, outre le goût de moisi qu'elle possède d'ordinaire, a une saveur d'abord douceâtre, puis rapidement acide, avec une sensation d'amertume et d'âcreté persistantes, que l'on perçoit surtout à l'arrière-bouche.

* A. *aa* mycélium filamenteux; *bb*, tiges ou hyphes; *cc*, ampoule attachée au sporange, *h*, spore; *ff*, azygospores et zygospores formées par conjugation. B. Sporange grossi.

Ces sortes de Farines, et surtout les Marrons qu'elles renferment, contiennent toujours des organismes inférieurs, soit des *Bactéries* de diverses sortes, soit des *Conidies*, ou appareils de multiplication de Champignons, du groupe des Mucorinés ou autres, dont la forme sporifère ne se montre que dans le pain fabriqué avec ces Farines (fig. 170 à 176).

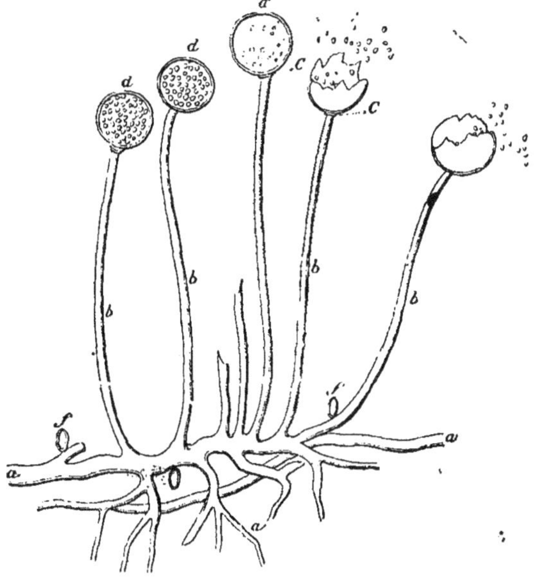

Fig. 174. — *Mucor Mucedo* *.

Pour déterminer l'existence de ces parasites, il suffit de traiter les farines avec une solution faible de potasse, qui rend l'amidon transparent : les Bactéries et le mycélium conidifère se distinguent aisément. Leur présence a pour résultat d'augmenter la proportion des matières solubles, en même temps qu'elle amène la destruction du gluten. Aussi, la pâte fabriquée avec de telles farines est-elle plus molle, plus

* *aa*, mycélium; *bb*, tiges ou hyphes; *c*, columelle; *d*, sporanges.

gluante, peu ou point élastique : cette pâte s'étire à peine, se déchire facilement et s'attache aux doigts.

Les farines ainsi altérées se distinguent, non seulement par leur saveur, leur odeur et la présence de marrons, mais

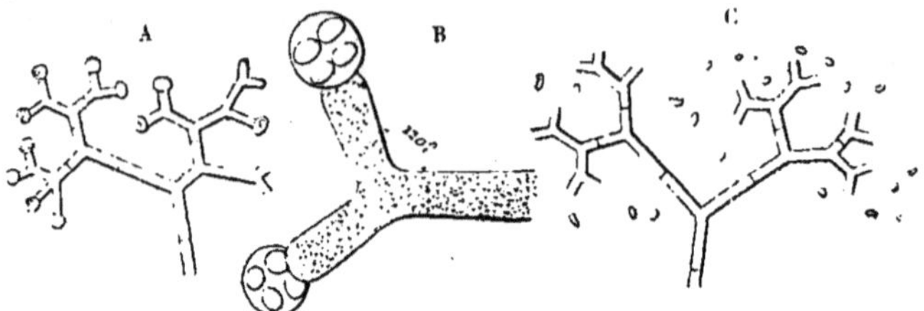

FIG. 175. — Tige de *Thamnidium*. — A. Extrémité portant des thèques. — B. Portion grossie. — C. Extrémité après la rupture des thèques.

encore par leur coloration d'un blanc terne, parfois rosé ou même rougeâtre. Elles fournissent un pain mal levé, de saveur désagréable, d'abord douceâtre, puis âcre et amère. Ce pain est rapidement envahi par diverses productions crypto-

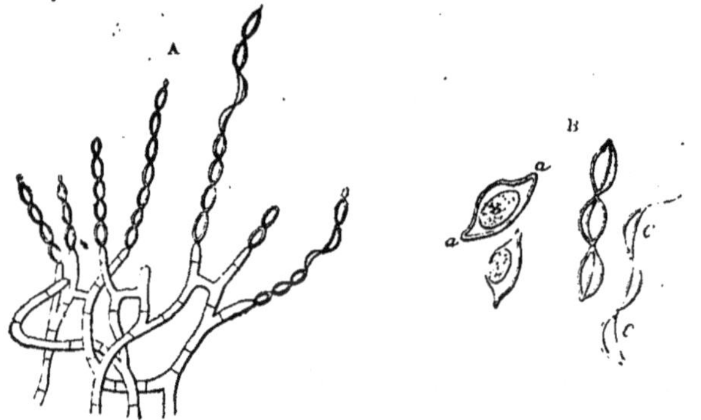

FIG. 176. — A. Extrémité du mycélium de l'*Oidium aureum*. — B Spores grossies

gamiques, et son introduction dans le tube digestif peut amener de graves accidents.

L'altération de la farine et surtout de son gluten peut être déterminée par d'autres causes. Telle est celle qui est due à la trop grande accélération de la meule, pendant la mouture.

La meule s'échauffe alors et amène la désagrégation partielle du gluten, tandis qu'une partie de l'amidon se transforme en dextrine.

Cette altération se traduit par une odeur spéciale, dite d'*échauffé*.

Un séjour trop longtemps continué, dans un lieu mal clos, permet, en outre, l'envahissement de la farine par divers animaux (Souris, Ténébrions, etc.), dont la présence, les déjections, les résidus ou dépouilles déterminent des avaries de plusieurs sortes, sensiblement vermineuses.

Présence de matières étrangères dans les farines

Les farines contiennent habituellement diverses matières étrangères, soit accidentelles, et qui préexistaient dans le Blé, soit ajoutées frauduleusement. Ces matières sont de deux sortes : *inorganiques*, *organiques*.

I. — Matières inorganiques

Quand elles sont accidentelles, ces matières sont constituées, soit par de la silice provenant d'une meule neuve, soit par de la terre, des cailloux brisés, que le lavage et le criblage préalables du Blé n'ont pas enlevés. Une farine contenant une notable quantité de ces substances fournit un pain graveleux et désagréable. La présence de la silice est d'ailleurs rare, car on rejette d'habitude la première farine obtenue avec une meule neuve.

Les matières inorganiques ajoutées frauduleusement ont pour but :

1° De modifier la qualité de la farine. Telles sont : les *cendres*, l'*alun*, le *sulfate de cuivre*, les *carbonates de potasse*, *de soude*, *de magnésie*.

2° D'en augmenter le poids. Telles sont : le *sable*, la *craie*, le *plâtre*, les *os calcinés*, etc.

La présence de ces substances est décelée par les moyens suivants :

a) L'incinération de la farine suspecte donnera un résidu supérieur à celui que laisse une farine de même qualité. Ce résidu varie entre : 0,8 à 1,2, pour le Blé tendre; 1,2 à 1,7, pour le Blé demi-dur; 1,4 à 3,0, pour le Blé dur.

Ces proportions seront peu dépassées, si l'addition avait pour but de modifier la qualité; elles seront dépassées de beaucoup, au contraire, si la fraude portait sur l'augmentation du poids.

b) En délayant la farine suspecte, dans du chloroforme, et versant ensuite le mélange dans un tube à essai, la farine surnagera, tandis que la matière inorganique, s'il en existe, tombera au fond.

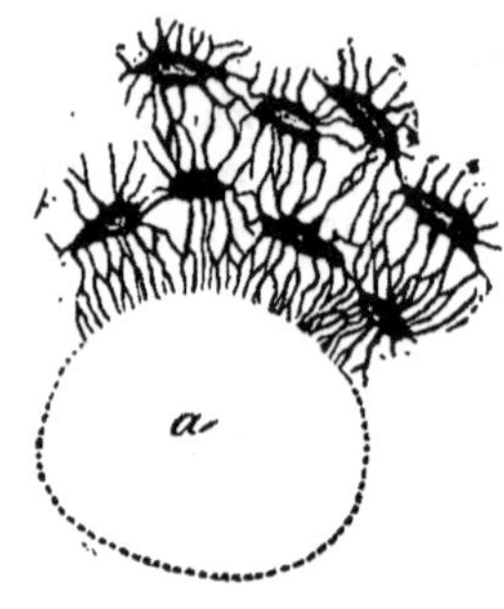

Fig. 177. — Tissu osseux ; *a)* canal de Heavers.

La constatation de présence une fois faite, il suffit de déterminer la nature de la substance étrangère, par les procédés ordinaires de l'analyse chimique. L'examen microscopique pourra quelquefois donner des renseignements utiles, pour un certain nombre de substances et surtout pour les os calcinés (fig. 177).

II. — Matières organiques

La présence de ces matières peut, avons-nous dit, être accidentelle ou frauduleuse.

1° *Matières organiques accidentelles*

Leur existence est due à un défaut de criblage ou à un criblage défectueux, ou enfin à ce que le Blé n'a pas été lavé.

Le défaut de criblage introduit, dans la farine, les semences des plantes qui croissent habituellement dans les champs de Blé : *Pavot*, *Nielle*, *Fausse Roquette*, *Ivraie*, *Adonis automnal*. *Vesces (des moissons*, *voyageuse*, *jaune*, *velue*, *à 4 graines*, *Ers*, *etc.)*, *Renoncule des champs*, *Pied-d'Alouette*, *Moutarde blanche*, *Moutarde sauvage*, *Gesse anguleuse* et *Gesse Aphaca*, *Avoine*, *Caille-lait*, *Luzerne*. *Camomille*. *Rougelle*. *Muscari*. *Ail des Vignes*, *Coronille scorpioïde*, *Cephalaria syriaca*, etc. A ces semences il convient d'ajouter les diverses espèces d'*Ergot*.

Le défaut de lavage peut y introduire les sporules des Champignons connus sous les noms de *Carie*, de *Rouille*, de *Charbon*.

Parmi ces diverses substances, nous étudierons les plus importantes :

Ivraie. — L'Ivraie (*Lolium temulentum*, L.) mêlée aux Cé-

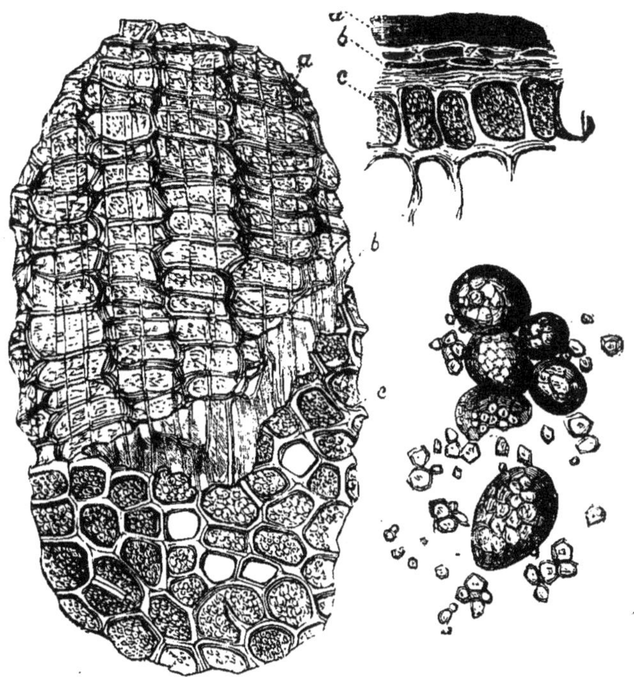

Fig. 178. — Sections transversale et verticale de la partie externe du caryopse de l'Ivraie, d'après Hassall (200/1).

réales détermine des vomissements, des vertiges et de l'ivresse.

* *a*, enveloppe externe ; *b*, enveloppe interne ; *c*, cellules de la graine.

Sa FARINE est d'un blanc grisâtre clair, très douce au toucher, sèche, et possède une odeur de farine de Blé. L'enveloppe des grains (fig. 178) se compose de trois membranes : l'*externe*, formée d'une seule assise de cellules, à parois épaisses, à long axe transversal et 2 ou 3 fois aussi longues que larges; la *moyenne*, composée de deux couches de cellules à direction longitudinale; l'*interne*, constituée par une série simple de cellules ayant une structure identique à celle que présente la même couche dans les Céréales et rappelant surtout celles du Blé, mais plus petites et plus allongées radialement.

On reconnaît sa présence, dans la farine du Blé, en traitant le mélange par l'alcool à 35°, qui prend une couleur verdâtre, ainsi qu'une saveur astringente, désagréable et nauséeuse. Cette liqueur évaporée laisse un résidu jaune verdâtre.

L'AMIDON DE L'IVRAIE (fig. 179) est en grains très petits, polyédriques, libres ou agglomérés, assez souvent inclus dans la membrane cellulaire et constituant alors des masses ovales arrondies, pouvant être : tantôt colorées uniformément par l'iode, de manière à figurer de très gros grains de fécule; tantôt granuleuses, mais à granulations mal définies ; tantôt, enfin, formées de grains polyédriques distincts.

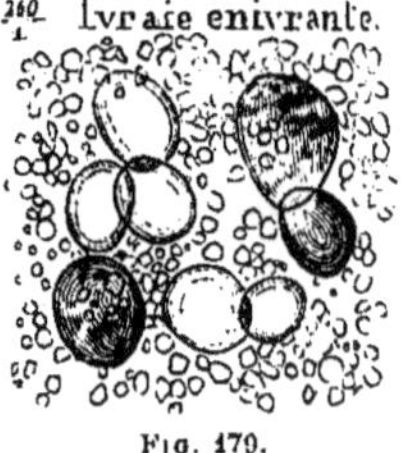

FIG. 179.

Cette série de formations semble montrer que l'amidon apparait d'abord sous l'état d'une matière amorphe, uniformément répandue dans la masse protoplasmique et qui se différencie peu à peu. L'Alpiste offre quelque chose d'analogue.

Les grains d'Amidon de l'Ivraie ont une grandeur maximum de $0^{mm},00740$ et un diamètre minimum de $0^{mm},00185$. Leur diamètre moyen oscille entre $0^{mm},00185$ et $0^{mm},00370$.

En Allemagne, on emploie les fruits de l'Ivraie comme stupéfiants. Selon Filhol et Baillet, ils renferment une matière molle, jaune orangé, neutre et incristallisable, insoluble dans l'eau, soluble dans l'alcool, l'éther, le sulfure de carbone, etc. Cette matière détermine des tremblements généraux, sans narcotisme, et est très vénéneuse. Le résidu laissé par l'éther, étant traité par l'eau, fournit une matière extractive narcotique. Filhol et Baillet disent que le *L. linicola*, Sonder est au moins aussi actif que l'Ivraie enivrante. Le *L. perenne*, L., l'est à peine; le *L. Italicum*, A. Br., ne l'est pas du tout.

Nielle. — La farine de Nielle *(Agrostemma Githago*, L.) est grisâtre, rude, sèche, d'odeur et de saveur âcres, irritantes. Elle communique à la farine de Blé des propriétés malfaisantes, et il suffit qu'il y en existe 1/50, pour donner à la bouillie, faite avec ce mélange, une saveur âcre, accompagnée de chaleur et d'irritation.

Une *Farine niellée*, traitée par l'éther, donne à ce liquide une teinte jaune, dont l'intensité est en rapport avec la quantité de Nielle. La liqueur éthérée laisse, par évaporation spontanée, une huile jaune foncé, âcre, offrant une saveur désagréable de cuir gras.

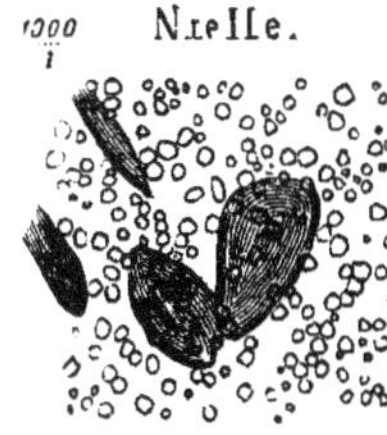

Fig. 180.

L'Amidon de Nielle (fig. 180) est en grains *polyédriques*, d'une extrême ténuité, libres ou réunis en masses parfois arrondies, plus souvent elliptiques allongées ou même subfusiformes et de grandeur variable. Les grains isolés mesurent rarement 0mm,00250; le plus souvent ils ont à peine 0mm,00185 ou même 0mm,00100.

Adonide d'Automne. — Les semences de l'Adonide d'Automne *(Adonis autumnalis*, L.) se trouvent rarement mêlées au Blé.

La farine de ces semences est de couleur brun jaunâtre, rude, pelotonnée, huileuse, d'odeur désagréable, avec une arrière-odeur d'huile rance.

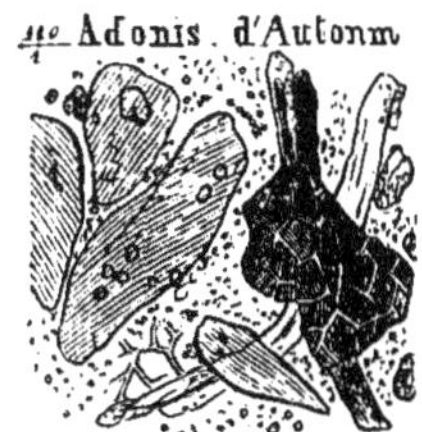

Fig. 181.

L'examen microscopique y montre (fig. 181): 1° des *cellules à minces parois et à contenu vert bleu*, de grandeur et de forme variables, généralement allongées ou fusiformes, parfois arrondies; 2° des fragments d'un tissu à mailles tantôt grandes, régulières, à parois assez minces, ponctuées, peu colorées et à contenu granuleux, jaune-brun verdâtre, tantôt moins grandes, à parois épaisses, jaunes, canaliculées et à contenu jaune rougeâtre; 3° des cellules pierreuses, jaune brun, très nombreuses. libres ou réunies en amas, à parois très épaisses, canaliculées, à lumen arrondi ou étoilé; 4° des vaisseaux réticulés; 5° des grains de fécule assez rares, très petits, polyédriques, plus rarement ovales ou naviculaires et dont le diamètre varie de 0mm,00100 à 0mm,00650. Le diamètre de la plupart de ces grains est de 0mm,00370.

Rougelle ou **Blé de Vache**. — La poudre des semences de Rougelle (*Melampyrum arvense*, L.) passe pour donner à la farine des propriétés malfaisantes.

Les semences de Mélampyre (fig. 182) sont elliptiques, longues de 3 à 4 millimètres, et munies, à leur base, d'une callosité blanchâtre (arille de la chalaze) ou dépourvues de callosité : celle-ci est alors remplacée par une dépression subarrondie. Ces semences sont cornées, un peu translucides, et fauves ou bien colorées en gris brun ou noir brunâtre, convexes un peu anguleuses sur l'une de leurs faces, marquées sur l'autre d'un sillon simple ou double. Le plus souvent ce sillon est remplacé par une dépression naviculaire, longitudinale, plus ou moins profonde.

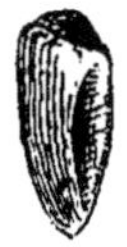

Fig. 182. — Semence de *Melampyrum arvense*, grossie.

Une section transversale de l'une de ces semences la montre composée des éléments ci-après (fig. 183).

1° Un *épiderme* (A, B : *a*), recouvert d'une très mince cuticule, et formé de cellules étroites, allongées radialement, à parois minces en dedans, plus épaisses en dehors et sur les faces latérales.

L'épiderme, vu par sa face externe, se présente sous forme d'un tissu à cellules ovales ou subarrondies, sans méats, avec des parois épaisses et séparées nettement les unes des autres par une mince couche de matière intercellulaire. Ce tissu rappelle assez bien à l'esprit l'aspect de la *couche* dite *à gluten*, que l'on trouve dans les caryopses des Graminées. Mais ses éléments sont plus petits, moins égaux entre eux, pourvus de parois plus épaisses et nettement distinctes les unes des autres.

2° Un *parenchyme* de consistance cornée (A, B : *b*), constitué par l'albumen et composé de cellules polyédriques, presque régulières. à parois épaisses, fortement ponctuées. Celles de ces cellules qui bordent l'épiderme sont assez petites; le diamètre des autres augmente rapidement, pour diminuer ensuite, au voisinage de l'embryon, où leur dimension est à peine supérieure à celle des cellules les plus extérieures.

3° Une *couche épidermique interne* (*c*), formée par une série simple de cellules remplies d'une matière colorée.

4° L'embryon (*d*), constitué par un tissu parenchymateux, à cellules très petites, irrégulières polyédriques. Aux points où l'embryon avoisine la paroi, l'albumen est remplacé par du collenchyme (*e*).

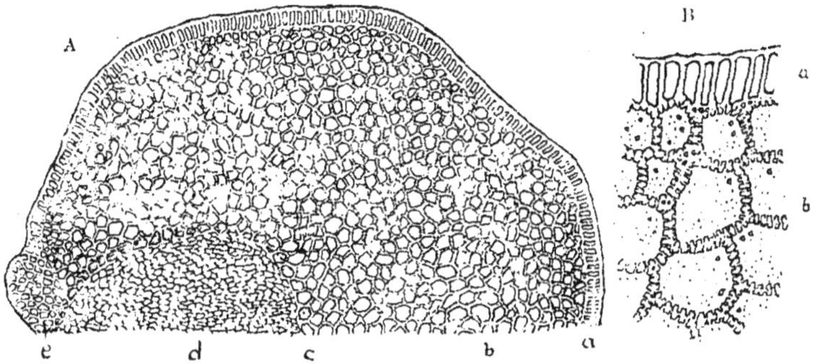

Fig. 183. — A. Coupe transversale d'une semence de *Melampyrum arvense*. B. Portion de l'épiderme (*a*), et de l'albumen (*b*), grossie.

La faible quantité de semences de Mélampyre que nous avons pu nous procurer ne nous a pas permis d'en faire de la farine. Il nous est donc impossible de la décrire. Toutefois, les semences de Mélampyre, quand elles se trouvent assez abondamment mêlées au Blé, communiquent à sa farine et ensuite au pain une saveur désagréable et des propriétés nuisibles, d'où la nécessité de constater la présence de ce Mélampyre dans la farine de Blé. Dizé a indiqué, à cet effet, le procédé suivant, qui donne de bons résultats, selon Chevallier et Baudrimont :

On fait avec la farine suspecte et de l'acide acétique étendu de 2 fois son volume d'eau, une pâte très molle, que l'on chauffe doucement, dans une cuillère en argent, jusqu'à ce qu'elle se détache de la cuiller. Si l'on coupe alors cette pâte en travers, on voit que sa section est d'un rouge violacé, d'autant plus intense, que la farine contenait plus de Mélampyre. Cette coloration ne se développe pas, avec la farine de Blé pure.

Fausse Roquette. — Les semences de la Fausse Roquette (*Bunias Erucago*, L.), ne peuvent, en raison de leur petitesse relative, se trouver mêlées au Blé passé au crible. Leur poudre communique à la farine de Blé cette saveur particulière, qu'on distingue sous la désignation de *cruciférée* et qui est spéciale aux plantes de la famille des Crucifères.

La farine de la Fausse Roquette est jaune verdâtre, sèche, huileuse, d'odeur d'huile rance.

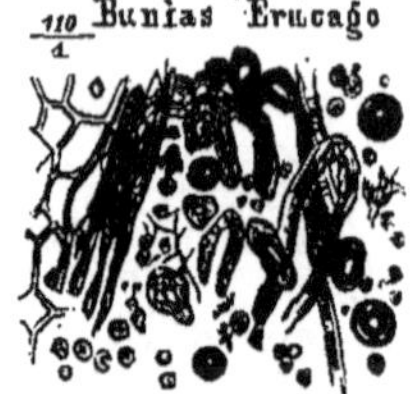

Fig. 184.

L'examen microscopique y montre (fig. 184) 1° une absence complète de fécule ; 2° de nombreux petits sphéroïdes jaunes, granuleux, à contenu divisé en fragments polyédriques et semblant constitués par de l'aleurone ; 3° des amas de cellules pierreuses de deux sortes : les unes, très grandes, allongées, à parois relativement minces, canaliculées, souvent en fer à cheval et semblant ouvertes à l'une de leurs extrémités ; les autres, beaucoup plus petites, plus épaisses, ovales arrondies, à lumen arrondi ou étoilé ; 4° quelques vaisseaux finement rayés ou réticulés ; 5° des fragments du tissu de l'embryon, formés de cellules de deux sortes : les unes à mailles très allongées, les autres très grandes, polygonales ; 6° beaucoup de gouttelettes huileuses de grandeur variable.

Moutardes. — Les semences des Moutardes blanche et des Champs (*Sinapis alba*, L. ; *Sin. arvensis*, L.), surtout celles de la dernière, que les boulangers appellent *Chicotin*, donnent au pain un goût âcre et brûlant.

La *Farine de Moutarde blanche* a une couleur jaune clair (fig. 185), une saveur piquante et une odeur cruciférée.

Elle est constituée : 1° par les cellules de l'embryon, qui sont minces, polygonales, subarrondies et remplies de matières grasses ; 2° par les cellules de l'épisperme, qui forment trois couches distinctes : l'*externe* (fig. 186) à cellules hexagonales, peu épaisses, contenant chacune une masse ovoïde ou arrondie, de nature mucilagineuse, semblant rattachée à la paroi au moyen d'une sorte de funicule tortueux ; la *moyenne* (fig. 187) formée de très petites cellules anguleuses, remplies d'un pigment coloré ; l'*interne*, à cellules polyédriques arrondies, plus grandes et à contenu granuleux.

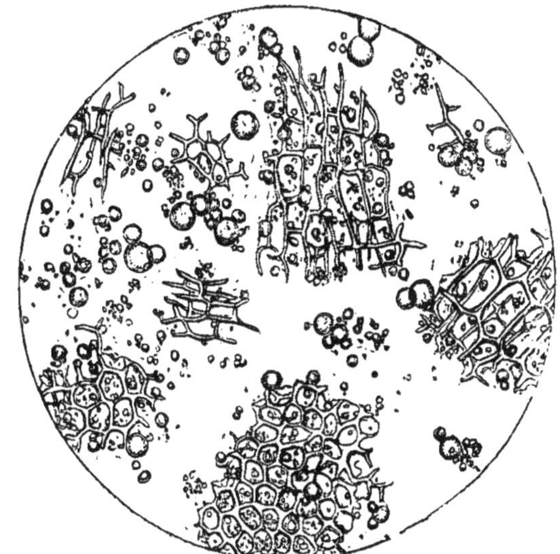

Fig. 185. — Poudre de Moutarde blanche, d'après Hassall (200/1).

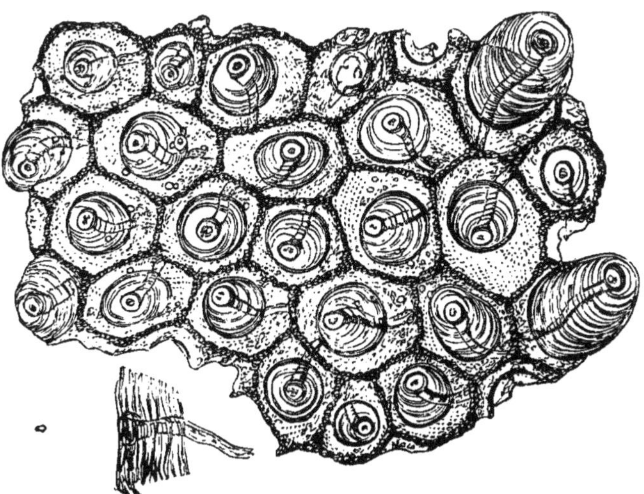

Fig. 186. — Membrane externe de la Moutarde blanche, d'après Hassall (230/1).

La MOUTARDE DES CHAMPS est composée des mêmes éléments ; mais les cellules à mucilage ou de la couche externe sont plus petites, plus délicates et leur contenu semble formé par l'agglomération d'éléments polyédriques.

La MOUTARDE NOIRE contient quelques grains de fécule polyédriques ou arrondis, mesurant, en moy., $0^{mm},00555$. La farine de ces semences renferme beaucoup de gouttes d'huile et d'amas aleuriques jaunes. La poudre de Moutarde noire ne se trouve jamais dans la farine de Blé.

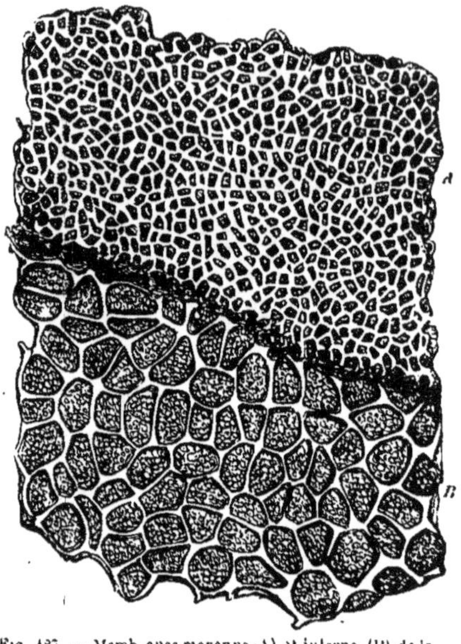

FIG. 187. — Membranes moyenne (A) et interne (B) de la Moutarde blanche, d'après Hassall (220/1)

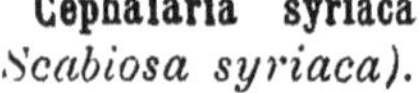

Cephalaria syriaca (*Scabiosa syriaca*). — Le fruit de cette plante, qui est commune en Orient, se trouve, paraît-il, assez fréquemment mêlé au Blé d'Egypte. On le désigne, dans le commerce, sous le nom de *Graine de datte*.

Ce fruit, dont la grosseur est à peu près égale à celle du Blé, ne peut guère en être séparé par le criblage et, si l'on n'est prévenu de la possibilité de sa présence, il est assez difficile de l'en distinguer à un examen superficiel. Comme sa poudre donne au pain une grande amertume, il est indispensable d'apprendre à le connaître.

Le fruit du *Cephalaria* (fig. 188) est tantôt entouré de son involucre seulement, et tantôt ce dernier est, en outre, embrassé par une bractée scarieuse, qui l'enveloppe presque en entier. Cette bractée, étroite à la base, s'élargit rapidement jusqu'au sommet du fruit, où elle se contracte en une pointe acuminée, presque aussi longue que la portion élargie.

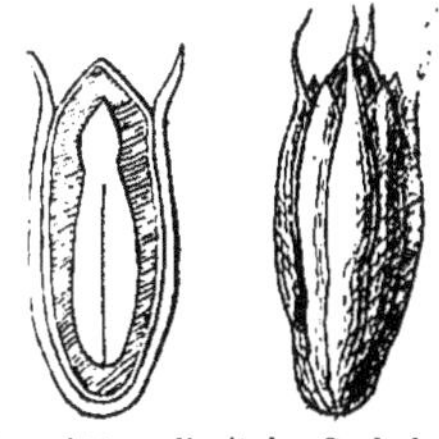

FIG. 188. — Fruit du *Cephalaria syriaca*, revêtu de son involucre et coupé verticalement.

L'involucre est scarieux, subtétragone, un peu aplati, pourvu de 4 côtes saillantes, dont deux médianes, deux marginales, toutes ciliées et terminées chacune par une dent aussi longue que celles du calice. Entre chacune de ces côtes principales, s'en voit une secondaire, moins développée, que termine une dent plus courte que celle des côtes principales. L'involucre est donc pourvu de 8 dents inégales : 4 grandes, 4 petites. La base de l'involucre est un peu oblique, blanchâtre, renflée et comme charnue.

Débarassé de son involucre, le fruit se présente comme un corps elliptique, rétréci à la base et surmonté par le calice, dont les dents convergent en une pointe apicale. Ce fruit est de couleur vert jaunâtre et garni de côtes correspondant à celles de l'involucre. Sa longueur, calice compris, est d'environ 6 à 7 millimètres. Sa section transversale est elliptique.

Une coupe passant par l'involucre, le péricarpe et la graine (fig. 189) montre que ces diverses parties sont composées des éléments ci-après :

1° Un *Involucre* (A) comprenant : α) une rangée (*a*) de 1 à 2 séries de cellules polyédriques, jaune verdâtre, à parois épaisses et à lumen très fin ; — β) une sorte de *collenchyme* formé de 3 à 4 séries de cellules scléreuses (fig. 189-190 : *b*), polyédriques, incolores, très épaisses, à lumen diversiforme, parfois linéaire, séparées les unes des autres par une ligne de matière intercellulaire. Au sein de ce tissu, se voient, par places, de petits amas composés de fibres fines et de quelques vaisseaux (?) à peine plus grands que les cellules ambiantes ; — γ) les éléments sous-jacents (fig. 189-190 : *c*) s'élargissent peu à peu, tandis que leurs parois s'amincissent, au fur et à mesure qu'on se rapproche de la face interne de l'involucre. Au voisinage de cette face, les cellules ont un diamètre 4 à 5 fois plus grand, et leur ensemble peut être considéré comme un *parenchyme* ; — δ) la face interne de l'involucre est bornée par 2 séries de cellules (*d*) quadrilatères allongées, les extérieures plus grandes, toutes à grand diamètre tangentiel. Cette portion se montre comme une zone sombre, brunâtre, difficile à bien voir, à cause du contenu granuleux (?), brun (?), de ces cellules, dont les parois sont, d'ailleurs, assez épaisses et jaunâtres.

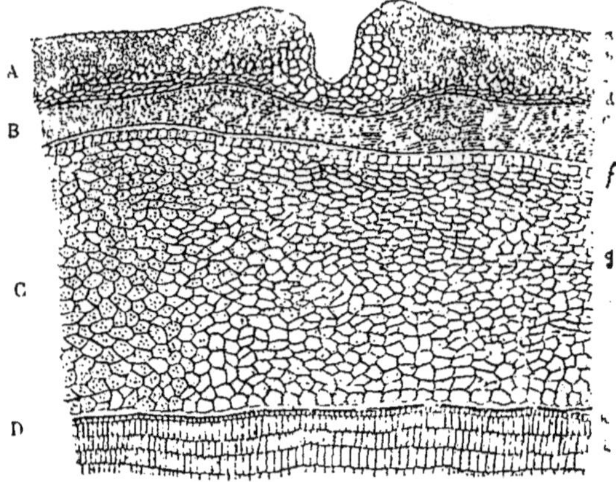

FIG. 189. — Coupe transversale d'un fruit de *Cephalaria syriaca*.

2° Un *Péricarpe* (B), étroitement juxtaposé à l'involucre et formé : — α) d'une couche épidermique composée de cellules quadrilatères, à parois antéro-postérieures plus épaisses que les parois latérales : la paroi extérieure est recouverte d'une mince cuticule ; — β) d'un parenchyme (*e*) constitué par des cellules très petites, à minces parois, allongées tangentiellement et comme affaissées : au sein de ce parenchyme se montrent de petits amas de vaisseaux et de tissu cambial ; — γ) d'une sorte d'épiderme interne, à cellules tangentielles allongées, bordées par une fine cuticule.

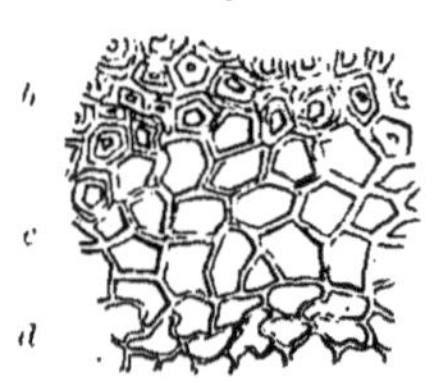

FIG. 190. — Portion de l'involucre du *Cephalaria*, plus grossie.

3° Un *Périsperme* (C), à section elliptique-fusiforme, aminci vers les extrémités de l'ellipse et qui se renfle graduellement, jusqu'au milieu de chaque face correspondant à la grande côte médiane de l'involucre. Ce périsperme se compose : — α) d'un épiderme (*f*) à cellules aplaties, laissant passer la lumière polarisée et recouvertes par une épaisse cuticule ; cet épiderme, vu de face, se montre formé d'éléments polyédriques, irréguliers, à paroi peu épaisse ; — β) d'une série simple ou double de cellules à minces parois et à grand diamètre ordinairement tangentiel ; — γ) d'un parenchyme (*g*) à cellules polyédriques, irrégulières, plus grandes vers le centre de la section et qui se rapetissent au voisinage de la face interne de l'albumen, où elles constituent une sorte d'épiderme à éléments tangentiels. Ce parenchyme éteint la lumière polarisée.

4° Un *Embryon* (D) à cotylédons charnus, très grands, plans-convexes. Ces cotylédons sont formés : — α) d'un épiderme (*h*), à cellules minces, quadrilatères-subarrondies, un peu bombées en dehors et recouvertes d'une mince cuticule ; — β) d'un parenchyme (*i*) à *cellules presque toutes radiales* et ovales-irrégulières ou subpolyédriques arrondies : les deux premières séries des cellules de la face interne (plane) des cotylédons sont franchement disposées en palissade. Ces cellules contiennent de nombreuses gouttelettes d'huile très petites et de fines granulations protoplasmiques ; on n'y trouve pas d'amidon.

Les fruits de *Cephalaria* ont une saveur d'abord douceâtre, devenant peu à peu très âmère et qui laisse une sensation d'âcreté à l'arrière-bouche.

La poudre obtenue de ces fruits et de leur enveloppe est grise, douce et grasse au toucher, pelotonnée et comme hygrométrique. Un gramme de cette poudre, séchée à 100° et traitée par le sulfure de carbone, abandonne à ce dissolvant 0,211 de matière grasse, c'est-à-dire, 21,10 pour 100.

Examinée au microscope, cette poudre se montre composée de poils plus ou moins brisés, que la lumière polarisée pénètre vivement, et de débris de cellules ou de fragments de tissu cellulaire, à contenu granuleux, coloré en jaune par l'iode. Les éléments de ce tissu sont plus petits que ceux du péricarpe du Blé et ne laissent point passer la lumière polarisée. Beaucoup de gouttelettes d'huile se voient au milieu des débris des différents tissus.

Coronilla scorpioides. — Cette plante croît assez communément dans le midi de la France, et ses semences se trouvent parfois mêlées au Blé incomplètement criblé. Les graines de Coronille sont d'un brun noirâtre, à peu près cylindriques, arrondies à leurs extrémités et, tantôt à peu près rectilignes, tantôt un peu arquées ; elles ont une longueur d'environ 5 millimètres. Selon l'abbé Magnen, curé à Caussargues (Gard), les paysans des environs de Nîmes disent que la poudre de ces fruits, mêlée à la farine, communique au pain une grande amertume, d'où le nom d'*Amarello*, qu'ils donnent à la plante. Ces graines ont, en effet, une saveur très amère et persistante. La petite quantité qu'a bien voulu nous en envoyer M. Planchon, directeur du Jardin des plantes de Montpellier, ne nous a pas permis d'en faire de la farine.

Ail des Vignes. — Muscari. — On trouve parfois, mêlés au Blé, les bulbilles de l'Ail des Vignes (*Allium vineale*, L.). et les semences du Muscari (*Muscari comosum*, L.). Il convient de les séparer avec soin, car 1/300 de ces semences communique au pain une saveur amère, avec un arrière goût âcre et alliacé.

Les graines de Muscari sont noires, rugueuses, arrondies-anguleuses, avec un hile plus ou moins saillant en une pointe blanche au sommet. Elles ont une saveur d'abord douceâtre, puis âcre et qui devient peu à peu amère. Le goût alliacé ne se développe que très lentement.

Ergot. — La poudre d'Ergot donne à la farine de Blé des propriétés vénéneuses, et sa présence doit y être recherchée, par tous les moyens propres à la déceler, lorsqu'une farine a causé des accidents ou quand sa coloration, son odeur, sa saveur âcre et strangulante portent à croire qu'elle en contient.

La poudre d'Ergot est huileuse au toucher et d'un gris noirâtre ; elle possède une saveur âcre et une odeur particulière, qui passe rapidement à celle du poisson pourri. Voici les procédés employés pour la découvrir :

1° Selon Elsner et Wettstein, une farine contenant 1 0/0 d'Ergot prend une *teinte rosée*, quand on la mouille. Si on la traite alors par le potasse caustique, il s'en dégage une *odeur de saumure*, due à la mise en liberté de la triméthylamine;

2° Traitée par une eau alcaline, elle fournit une liqueur violacée, que les acides font passer au rose rougeâtre; l'addition d'un alcali rétablit la coloration violacée (Laneau).

3° Jacoby a proposé le procédé suivant : traiter à deux reprises 10 grammes de farine avec 30 grammes d'alcool bouillant, pour en séparer la matière grasse; exprimer le résidu, puis l'agiter avec 10 grammes d'alcool à 90° et laisser déposer. Le liquide décanté est alors additionné de 10 à 20 gouttes d'acide sulfurique dilué, puis vivement agité : il prend alors une coloration rouge. d'autant plus intense. que la farine contenait plus d'Ergot. Avec une farine pure. il ne se produit pas de coloration.

4° Une farine contenant de l'Ergot fournit une quantité d'huile bien supérieure à celle qui existe dans la farine pure. Sachant que cette dernière ne contient que 0.4 0/0 d'huile, selon les auteurs (1,06, selon Ballan[1]), tandis que l'Ergot en contient 30 0/0, il suffit de traiter la farine suspecte avec du sulfure de carbone, puis de faire évaporer ce dernier : le poids du résidu oléagineux indique la proportion relative de l'Ergot.

On pourra, aussi, comme contre-épreuve, s'assurer des propriétés toxiques de ce résidu, qui a entrainé la majeure partie de la résine (v. p. 200 à 214, l'article *Ergot*).

5° Böttcher recommande le moyen suivant, qui semble très expéditif : placer, dans un tube à essai, un mélange à volumes égaux de farine et d'éther acétique et y ajouter un peu d'acide oxalique; chauffer jusqu'à l'ébullition. Le liquide de-

1 Selon Ballan *(Sur la panification)*, le dosage de la matière grasse doit être effectué directement : la dessication, soit immédiate, soit après addition d'un peu d'eau, déterminerait une diminution dans le rendement. Il en est de même, si l'on opère sur des pâtons chauffés à l'étuve pendant des temps variables, ou sur du son, soit normal, soit additionné d'eau et desséché à l'étuve. Le tableau suivant fait connaître les résultats obtenus par Ballan :

MATIÈRES ÉPUISÉES PAR L'ÉTHER		MATIÈRE GRASSE pour 100
Farine normale		1,06
— chauffée à l'étuve		0,96
— additionnée d'eau, puis séchée à l'étuve		0,30
Pâtons chauffés pendant des temps variables.	premier lot	0,90
	deuxième lot	0,90
	troisième lot	0,40
	quatrième lot	0,40
Son normal		4,70
Petit Son mouillé (Son, 20; Eau. 10), puis desséché		4,30

vient rouge. en se refroidissant, si la farine contient de l'Ergot.

Examen microscopique de la Farine ergotée. — Les résultats obtenus, à l'aide des procédés précédents, doivent toujours être contrôlés par l'examen microscopique.

Pour que cette recherche soit profitable, il faut se rappeler que :

α) L'Ergot est composé de cellules étroitement unies (fig. 191), flexueuses, allongées dans le sens de l'axe, et à parois assez épaisses, *incolores*, quand elles appartiennent à la portion moyenne de l'Ergot, d'un *noir violacé*, quand elles proviennent de sa périphérie;

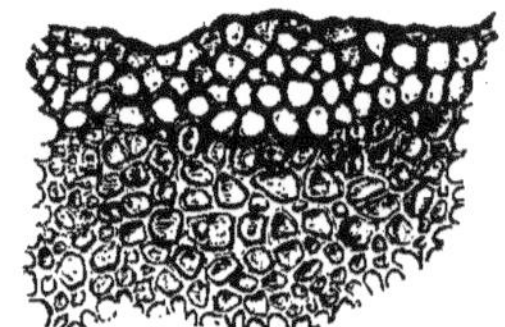

FIG. 191. — Coupe transversale de l'Ergot de Seigle.

β) Examinées sur une section transversale, ces cellules offrent l'apparence d'un fin réseau, à mailles subarrondies ou polygonales, remplies d'une *matière huileuse* et à parois peu épaisses, incolores ou colorées, selon la portion de l'Ergot dont elles proviennent;

γ) Sur une section longitudinale ou oblique, les mailles sont irrégulières, longues ou courtes et plus ou moins flexueuses.

δ) Ce tissu *n'est pas coloré en bleu*, par l'action successive de l'iode et de l'acide sulfurique, qui colorent le tissu cellulaire de toutes les plantes, sauf celui des Champignons.

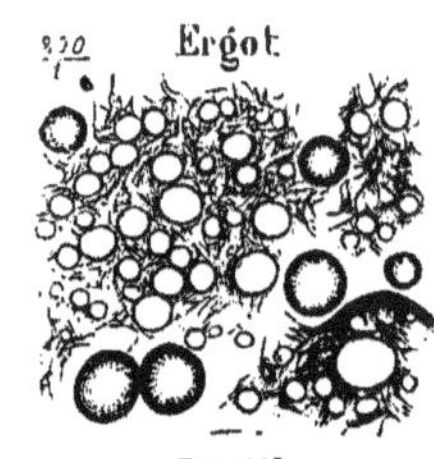

FIG. 192.

Dans la recherche de l'Ergot, il faudra se borner à l'examen des débris cellulaires, contenus dans la farine et dont l'ensemble prend le nom général de *Son*. Nous dirons, plus loin, comment on arrive à séparer cette matière. La préparation microscopique une fois effectuée, on reconnaîtra aisément les débris de l'Ergot : 1° à la présence, dans ses cellules, d'une matière grasse (fig. 192) que l'éther fera disparaître ; 2° à l'absence d'amidon ; 3° à l'étroitesse des mailles cellulaires, dont les parois sont lisses, dépourvues de formations à leur face interne et ne sont pas colorées en bleu, par l'iode et l'acide sulfurique.

Le tissu cellulaire de la 3e couche du Blé s'en distinguera : 1° par ses parois plus épaisses ; 2° par son contenu granuleux, que l'iode colore en jaune ; 3° par la dimension plus grande de ses éléments ; 4° par leur propriété de laisser passer la lumière polarisée (v. plus bas, l'article *Blé*).

Spores d'Urédinées. — La farine contenant des spores d'Urédinées ou d'Ustilaginées a des propriétés désagréables, souvent délétères. On détermine la présence de ces spores, par l'examen microscopique.

La Rouille (*Uredo Rubigo vera*, DC. ; fig. 193) est l'une des phases du cycle de végétation d'un Champignon du groupe des Urédinées, le *Puccinia graminis*, dont le développement, sur l'Épine-vinette, produit l'*Æcidiolum exanthematum*, sur la face supérieure des feuilles, et l'*Æcidium Berberidis*, sur leur face inférieure. Les spores de cet *Æcidium*, en germant sur les feuilles du Blé, produisent la maladie des Céréales connue, pendant l'été, sous le nom de *Rouille orangée*, et appelée *Rouille noire*, pendant l'automne. De ces deux sortes de Rouille, la plus abondante est la Rouille orangée (*Uredo linearis*). Mais, vers la fin de l'été, la Rouille noire (*Puccinia graminis*) commence à se montrer parmi les filaments sporifères de l'*Uredo*.

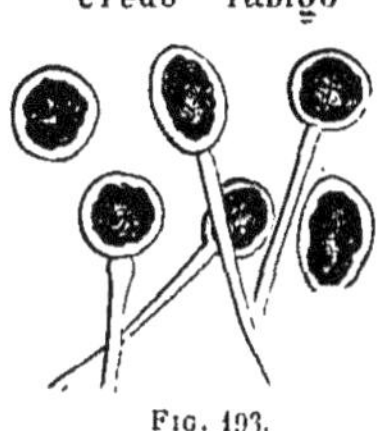

Fig. 193.

Le Blé peut donc présenter les spores de ces deux états :

1° Les spores de la *Rouille* sont d'abord arrondies, puis ovales et parfois accompagnées d'un pédicelle, plus souvent isolées ; elles se distinguent par leur contenu rougeâtre et leur membrane verruqueuse.

2° Les spores de la *Puccinie* ou *Rouille noire* sont généralement formées par l'assemblage de 2 spores superposées, unies par une base large et dont la supérieure est ordinairement arrondie, tandis que l'inférieure, atténuée en bas, est attachée à un pédicelle plus ou moins long : leur membrane est épaisse, *brune*, fortement cutinisée.

La CARIE *(Tilletia Caries*, fig. 194) est constituée par le développement d'une matière noire, fétide, rappelant l'odeur de poisson pourri, et qui se substitue à l'ovule du Blé, sans altérer l'ovaire.

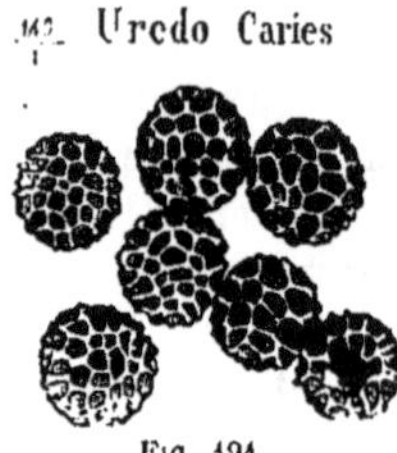

FIG. 194

Les spores de la Carie sont sphériques, pourvues d'une exospore brune, tantôt lisse *(T. lævis)*, tantôt couverte de crêtes réticulées *(T. Caries)*; elles sont parfois munies d'un pédicelle court.

Le CHARBON *(Ustilago segetum)* se développe sur toutes les parties de la fleur ou seulement sur l'un de leurs organes. Il envahit l'ovaire ou le fait avorter, en attaquant le péricarpe, les enveloppes florales et même l'épillet tout entier.

D'abord formé par un thalle rameux et pelotonné, il se gélifie ensuite, tandis que ses cellules se transforment en autant des spores noirâtres, qui absorbent peu à peu la matière gélatineuse ambiante et finissent par constituer une poussière charbonneuse. Ces spores peuvent être : LISSES *(U. Carbo)* sur le Blé (fig. 195), l'Avoine, l'Orge ; HÉRISSÉES DE POINTES *(U. Maydis)* sur le Maïs ; RÉTICULÉES *(U. destruens)* sur le Millet, sur le Seigle *(U. Secalis)*, etc. Elles sont extrêmement petites, d'un noir fuligineux et dépourvues de pédicelle.

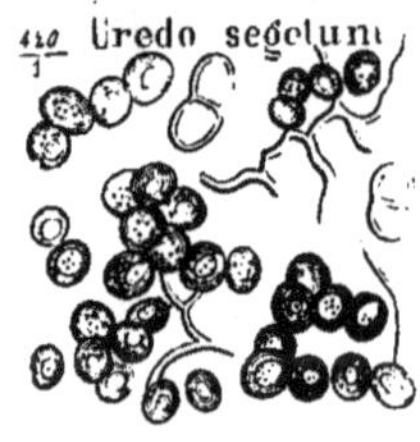

FIG. 195.

2° Addition frauduleuse de substances organiques

Les substances de nature organique, ajoutées frauduleusement à la farine de Blé, sont fournies :

α) Par d'autres Céréales : *Orge*, *Avoine*, *Seigle*, *Maïs*, etc.

β) Par des Légumineuses : *Haricots*, *Féverolles*, *Pois*, etc.

γ) Par de la *Fécule de Pommes de terre*, etc.

Ces substances ont pour résultat, lorsqu'elles ont été ajoutées en trop grande quantité, soit de dénaturer le gluten, soit d'en diminuer la proportion relative et de fournir alors un pain de qualité inférieure.

A. — Addition de farines des Céréales ordinaires.

Avant d'entreprendre l'étude des falsifications de cette catégorie, il convient d'exposer la structure des enveloppes et du périsperme du Blé. Cet exposé eût dû, semble-t-il, être mis au début du présent chapitre, et surtout avant l'article *Farine d'Ivraie*. Il nous a paru plus convenable de le placer ici, afin de faciliter la comparaison entre la constitution du Blé et celle des fruits des Céréales les plus communément employées.

Blé. — Le Blé se compose essentiellement d'un périsperme abondant, à l'une des extrémités duquel est niché l'embryon, et qui est entouré par une enveloppe composée des parties suivantes (fig. 196) :

1º Une *couche épidermique* formée de deux séries de cellules, dont la rangée *interne* comprend des cellules quadrilatères un peu allongées, tandis que la rangée *externe* offre des cellules un peu plus petites, subarrondies, que recouvre une cuticule peu développée. Vues de face, ces dernières cellules se montrent fort allongées et pourvues de parois latérales, à canalicules nombreux, peu espacés, de sorte que ces parois ont l'aspect d'un chapelet à grains elliptiques ou arrondis; leurs cloisons transversales sont minces et ondulées.

2º Une *couche parenchymateuse*, constituée par deux séries de cellules allongées tangentiellement et à parois plus ou moins déchiquetées, assez minces, criblées de ponctuations.

3º Une *couche de cellules allongées* aussi tangentiellement, plus déprimées, plus aplaties, à parois plus épaisses et pourvues d'une cavité très étroite.

La 4º *couche* ou *couche interne* appartient à la graine. Elle est formée par une seule rangée de cellules à peu près carrées, à paroi épaisse, principalement sur la face voisine de la 3º couche, où elle

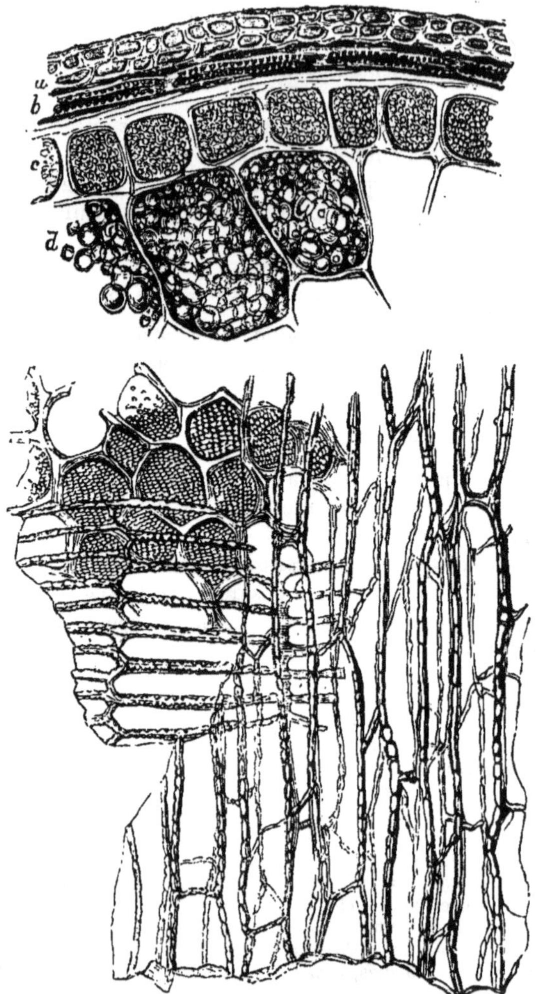

FIG. 196. — Testa et substance du fruit de Blé ; sections transversale et verticale. Grossissement, 200 diamètres *.

* *aa*, Membrane externe; *bb*, membrane moyenne; *cc*, membrane interne ou surface propre de la graine (Hassall).

semble constituée par la superposition de zones analogues à celles de la cuticule. Cette paroi est hyaline et laisse passer la lumière polarisée, qui lui communique un éclat vitreux. Vue de face, cette couche se présente sous forme d'un réseau à mailles polygonales, presque semblables et subrégulières. Ces cellules renferment une substance granuleuse, jaune brunâtre, subopaque, formée par du gluten, avec des gouttelettes de matière grasse. H. Baillon dit que cette couche est contituée par les restes du nucelle.

Les cellules sous-jacentes appartiennent à la portion amylacée du périsperme. Celles qui sont immédiatement juxtaposées à la 4e couche n'ont guère qu'une fois et demie le diamètre des cellules de cette dernière. Leur volume augmente rapidement; elles constituent alors un tissu à mailles polygonales, sans méats, et à parois peu ou point ponctuées, presque d'égale épaisseur. Elles contiennent de l'amidon, avec des granules de matière protéique. Assez généralement, l'amidon contenu dans les cellules périphériques est en grains plus petits que ceux des cellules intérieures.

Amidon du Blé (fig. 197). — Cet amidon a une forme lenticulaire ; il offre, vers son milieu, un point arrondi, peu distinct, improprement appelé *Hile*. Quand on l'observe au microscope, il présente des aspects variables avec sa position. Lenticulaire, quand il repose sur l'une de ses faces, il semble elliptique, quand il est posé obliquement ; parfois il est placé sur champ et il se présente sous forme de lentilles biconvexes, à bords appointis ; un léger mouvement imprimé au liquide, qui baigne les grains, suffit pour mettre ceux-ci en marche et pour les montrer sous leurs diverses positions. Selon qu'ils sont posés sur champ ou plus ou moins inclinés sur leur tranche, on voit leur bord aminci se montrer sous forme d'une ligne, tantôt droite, très fine, et qui figure un axe interposé entre les extrémités de la lentille, tantôt plus ou moins oblique et simulant un hile très allongé.

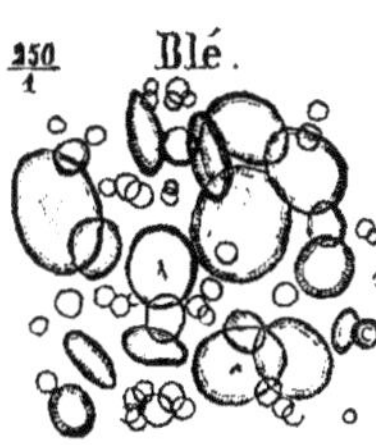

Fig. 197.

Ces grains sont de grandeur variable : les plus petits ont de 0mm,00370 à 0mm,00555 ; les plus gros peuvent atteindre 0mm,03330; le plus grand nombre a un diamètre voisin de 0mm,01850.

Orge. — L'Orge a une organisation analogue à celle du Blé. Elle s'en distingue par les caractères suivants (fig. 198) :

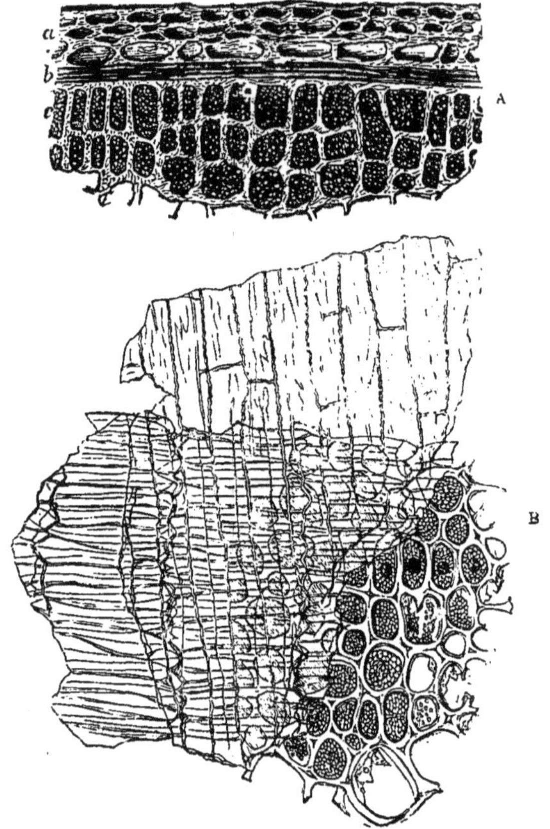

Fig. 198. — A. Section transversale de la partie externe du caryopse de l'Orge ; B. Coupe longitudinale du testa et de l'enveloppe de l'Orge. Grossissement, 200 diamètres (Hassall) *.

La *1re couche* est formée par 2 à 3 rangées de cellules irrégulières, carrées ou subpentagonales-arrondies, à parois relativement épaisses.

* *aa*, membrane externe ; *bb*, membrane moyenne ; *c*, membrane interne.

dans les plus extérieures, plus minces dans les rangées internes. La paroi externe des cellules de la rangée extérieure est plus épaisse, comme cuticularisée et laisse passer la lumière polarisée.

Entre la 1re et la 2e couches, Hassall a dessiné une série simple de cellules ovales ou quadrilatères arrondies, appartenant à la 1re couche, mais beaucoup plus grandes que les autres, toujours tangentielles, avec des parois plus épaisses. O. Berg les figure avec des parois plus minces.

La *2e couche* comprend 3-4 rangées de cellules fortement déprimées, allongées tangentiellement, peu épaisses ou irrégulièrement épaissies, ponctuées et qui interceptent plus ou moins la lumière polarisée.

La *3e couche* se compose de *deux à trois* (plus rarement 4-5) *rangées* de cellules quadrilatères, subarrondies, parfois un peu radiales, à parois épaisses, inégales, laissant passer la lumière polarisée et remplies d'une matière granuleuse, brunâtre *(gluten)*.

Comme dans le Blé, les cellules du périsperme voisines de la 3e couche sont plus petites que les cellules sous-jacentes et contiennent des grains d'amidon généralement plus petits.

Considérées superficiellement, les cellules épidermiques du péricarpe se distinguent par leurs parois latérales *ondulées*, non en chapelet. Ces cellules sont subquadrilatères, très allongées et séparées par des cloisons plus minces, ondulées, horizontales ou obliques. Beaucoup d'entre elles offrent des *productions annulaires* épaissies, qui semblent s'être développées à la place des cloisons séparatrices.

FARINE D'ORGE. — Cette farine est d'un gris jaunâtre, douce au toucher, se pelotonne aisément et acquiert assez vite une odeur de rance. Elle laisse 2,38 0/0 de cendres et 3.5 0/0 de gluten sec (Proust). Selon Baudrimont, ce prétendu gluten est constitué par du son. Un mélange de farine d'Orge et de farine de Blé fournit un gluten désagrégé, sec, non visqueux, brun rougeâtre sale, paraissant formé de filaments vermiculés entremêlés et tordus sur eux-mêmes (Villain).

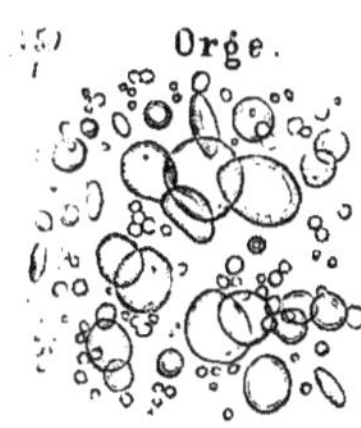

FIG. 199.

Les débris de l'enveloppe (fig. 198), se distinguent aisément des débris de celle du Blé, par la forme des cellules qui la composent.

L'AMIDON DE L'ORGE (fig. 199) ressemble à celui du Blé. Il en diffère par son contour moins régulier, sa surface *souvent bosselée*, et par son diamètre ordinairement moindre. Ce diamètre varie de 0mm,00185 à 0mm,02590; le diamètre moyen est de 0mm,01480.

Le hile est punctiforme. Vu sur tranche ou en position oblique, l'amidon de l'Orge offre rarement les contours nets et arrondis de l'amidon du Blé ; la ligne indicatrice de son bord aminci est aussi moins apparente.

L'amidon d'Orge résiste mieux que celui du Blé à l'action de l'eau bouillante. Il laisse un résidu dense, composé de grains semi-lunaires, réniformes ou circulaires, ces derniers étant entr'ouverts et coupés jusqu'au centre.

Seigle. — La constitution du Seigle (fig. 200) est assez analogue à celle du Blé.

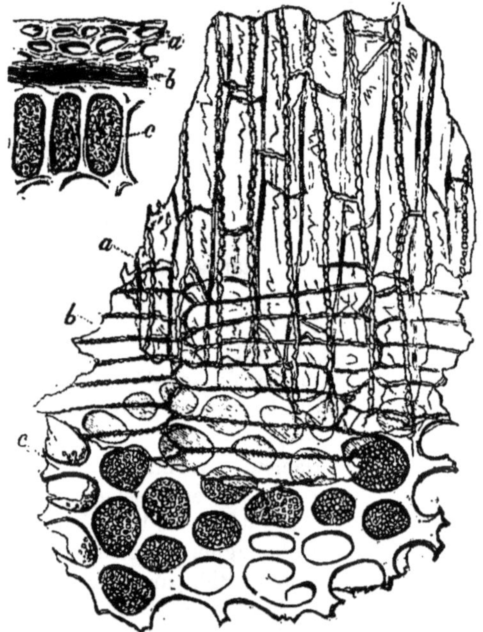

Fig. 200. — Sections transversale et verticale de la partie externe du caryopse du Seigle *.

Les cellules de la *1re couche* sont plus grandes, disposées en 2 ou 3 séries, ovales, allongées, à grand axe tangentiel, mais non complète-

* *aa*, membrane externe ; *bb*, membrane moyenne ; *cc*, membrane interne.

ment rectilignes et plus ou moins incurvées en divers sens. Leur paroi, assez épaisse et jaunâtre, ne laisse pas passer la lumière polarisée.

La *2e couche* est formée de cellules brunes, étroites, allongées tangentiellement, pressées les unes contre les autres, très comprimées et à lumen très étroit. Elles éteignent la lumière polarisée.

La *3e couche* comprend une série simple de cellules quadrilatères, allongées radialement, un peu plus étroites que celles du Blé et remplies de la matière granuleuse brune, ordinaire. Leurs parois latérales sont assez épaisses, mais beaucoup moins, toutefois, que la paroi externe, qui est très épaisse et cuticularisée. Les parois de ces cellules laissent passer la lumière polarisée.

Les cellules épidermiques ressemblent assez à celles du Blé. Elles en diffèrent, néanmoins, par leurs parois, qui sont plus épaisses et creusées de ponctuations plus espacées, ce qui leur donne l'aspect d'un chapelet à grains ovales-allongés (v. fig. 196 et 200).

FARINE DE SEIGLE. — Cette farine est d'un blanc grisâtre, un peu teintée de jaune, d'abord douce au toucher, puis un peu rude et sèche; au bout de quelque temps, elle acquiert une odeur de rance assez désagreable. Selon Einhof. elle ne contient que 9,48 0/0 de gluten humide. Ce gluten est jaune et flexible; il devient brun, corné, à l'état sec, et possède une cassure vitreuse. Le gluten d'un mélange de farine de Blé et de farine de Seigle est visqueux, noirâtre, sans homogénéité, se désagrège, adhère aux doigts et s'étale, sur une soucoupe, plus facilement que celui du Blé pur (Villain).

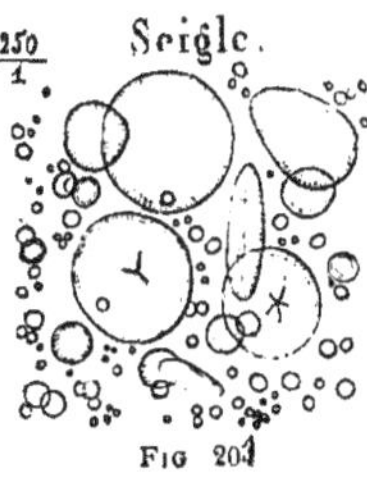

FIG 201

On reconnaît la farine de Seigle, par la forme de son amidon et par la structure de son enveloppe, dont on trouve toujours des débris.

L'AMIDON DU SEIGLE (fig. 201) se différencie nettement de celui du Blé. Il est en grains discoïdes et bombés irrégulièrement; quand on les voit sur tranche, les bosselures dont ils sont pourvus les rendent moins régulièrement fusiformes que ceux du Blé. Ces grains offrent souvent, *non toujours*, une déchirure centrale à 3 ou 5 rayons, ce qui fait dire qu'ils ont un *hile étoilé*. Enfin leur diamètre varie de

$0^{mm},00430$ à $0^{mm},04625$; le diamètre moyen est de $0^{mm},02220$. Ils sont donc plus grands que ceux du Blé. Soumis à l'action de l'eau bouillante, ils laissent un résidu plus considérable que ceux du Blé.

La falsification de la farine de Blé par celle du Seigle est fréquente et, comme on le voit, la distinction de l'amidon du Seigle, d'avec celui du Blé, n'est pas toujours facile.

Cailletet a indiqué le procédé suivant pour déceler cette fraude :

On agite 20 grammes de farine, avec deux fois son volume d'éther, et l'on sépare la liqueur éthérée. Celle-ci, évaporée dans une capsule de porcelaine, laisse un résidu solide, gras, que l'on traite par *un* centimètre cube d'un mélange fait avec : Acide azotique, *un* volume; Eau, *un* volume; Acide sulfurique, *deux* volumes. Sous l'action de ce réactif, le résidu gras prend une coloration variable : *rouge cerise*, s'il provient du Seigle; *jaune*, s'il provient du Blé.

Si la farine examinée contient du Seigle, la coloration sera en rapport avec la proportion relative des deux farines et d'autant plus rapprochée du rouge cerise, que la quantité du Seigle sera plus grande.

En général, on opère sur 40 ou 60 grammes de farine, et l'on ajoute au résidu gras autant de centimètres cubes de liqueur acide, que l'on a pris de fois 20 grammes de farine : avec 40 ou 60 grammes, on emploiera donc 2 à 3 centimètres cubes de liqueur acide.

Avoine. — La FARINE D'AVOINE est grise, hygrométrique, douce au toucher, souvent pelotonnée, presque inodore ou d'une odeur très faible de rance. Elle se compose de très petits grains d'amidon et de débris de l'enveloppe.

L'enveloppe de l'Avoine (fig. 202) se compose des éléments ci après :

Une *couche extérieure (a)* formée de deux séries de cellules aplaties, longitudinales, larges, bien distinctes, à parois assez fines, ondulées, offrant en divers points, surtout vers la partie supérieure, un filament *(poil)* simple, long, aigu; 2° une *couche moyenne (b)*, à cellules assez mal définies, disposées sur une seule rangée et à peine plus longues que larges; 3° une *tunique interne* (c), à cellules plus petites que celles du Blé et formant une couche simple.

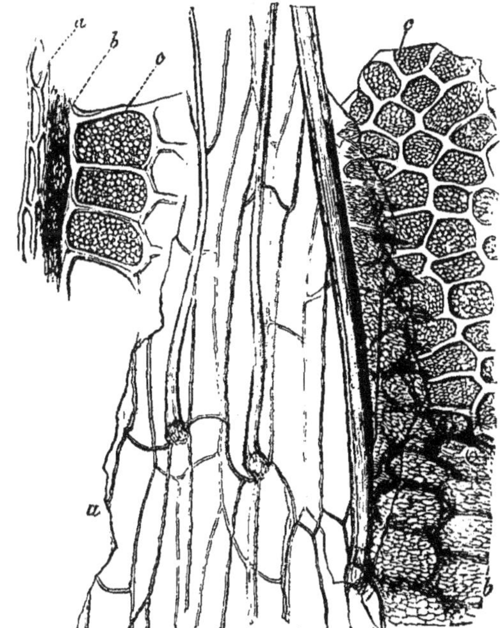

Fig. 202. — Sections transversale et verticale de la partie externe du caryopse de l'Avoine.

Un mélange de Blé et d'Avoine fournit un gluten jaune noirâtre, parsemé de petits points blancs (Villain).

L'Amidon d'Avoine (fig. 203) est en grains généralement polyédriques, anguleux, très petits, libres ou agglomérés en masses, soit ovoïdes, soit irrégulièrement arrondies, pouvant atteindre un diamètre de $0^{mm},05000$. Les grains mesurent de $0^{mm},00370$ à $0^{mm},00925$; mais cette dernière grandeur est très rare et

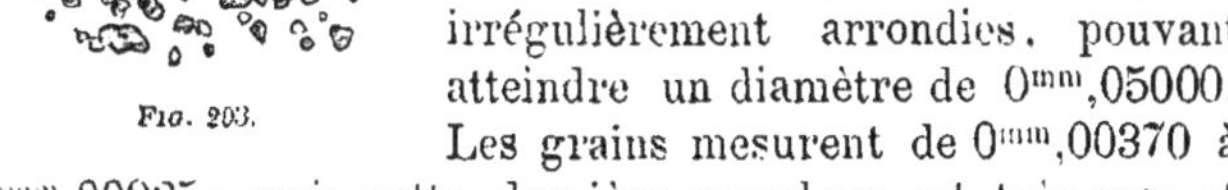

Fig. 203.

le diamètre le plus fréquent oscille entre 0mm,00450 et 0mm,00555.

Riz. — La FARINE DE RIZ est une poudre d'un blanc éclatant, sèche, douce au toucher, à peu près inodore. Cette farine ne semble guère être mêlée à celle du Blé. Elle contient de fins débris de l'enveloppe du grain. La surface du grain est coupée par des cannelures longitudinales et transversales, laissant entre elles des espaces carrés et montrant çà et là des ouvertures de forme irrégulière, qui sont des stomates.

Selon Hassall, l'enveloppe du Riz (fig. 204) est formée de fibres étroites et courtes, cassantes, longitudinales et transversales, au-dessous desquelles se voit une fine membrane de cellules anguleuses à long axe transversal.

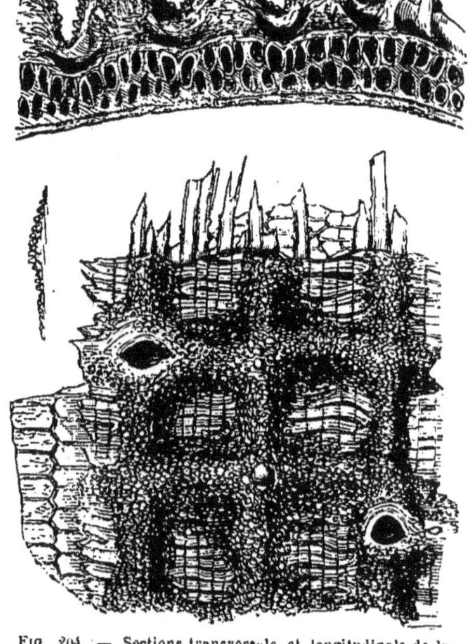

FIG. 204. — Sections transversale et longitudinale de la portion externe du caryopse du Riz, d'après Hassall.

Le décocté de farine de Riz laisse déposer de légers flocons formés de membranes et de granules d'une grande ténuité, maintenus en suspension par un empois assez muqueux.

D'après van Bastelaer, le macéré de 20 grammes de farine de Riz pure, dans 100 grammes d'eau, ne fournit aucun précipité, quand on l'additionne de son volume d'une solution saturée d'acide picrique. Le Maïs, le Sarrasin, les Légumineuses, fournissent alors un précipité de plus en plus abondant.

L'AMIDON DE RIZ (fig. 205) est en grains polyédriques, anguleux, réguliers ou irréguliers, pentagonaux, carrés ou rhombiques, le plus souvent pourvus d'un hile punctiforme. Ces grains sont très petits : les plus grands atteignent à peine $0^{mm},00740$, les plus petits n'ont que $0^{mm},00185$; le diamètre moyen du plus grand nombre est de $0^{mm},00370$.

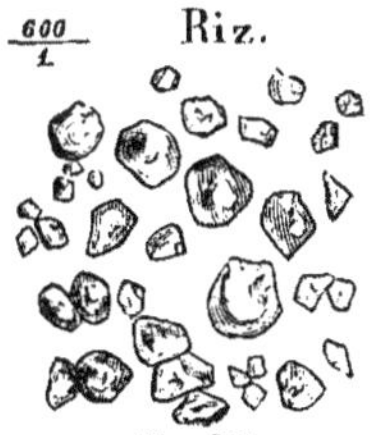

600/1 Riz.

FIG. 205.

Maïs. — Le Maïs offre la constitution suivante (fig. 206) :

La *couche extérieure* (A, *a*), relativement très développée, se compose de 7 ou 8 séries de cellules tangentielles très comprimées, à paroi épaisse, ponctuée et à lumen étroit, presque linéaire. Cette couche se laisse vivement traverser par la lumière polarisée.

La *couche moyenne* est proportionnellement mince ; elle se montre comme une zone sombre, interceptant la lumière polarisée et se compose de cellules denses, très étroites, irrégulières, très allongées tangentiellement ; ces cellules semblent contenir une matière brune.

La *couche interne* (A, *b*), est formée par une seule série de cellules quadrilatères-subarrondies et un peu radiales ; leurs parois sont minces latéralement, un peu plus épaisses en arrière, beaucoup plus épaisses en avant, où elles semblent cuticularisées. Ces parois laissent passer la lumière polarisée.

Les cellules de cette couche ont un contenu brun, granuleux ; par leurs formes radiales, elles se rapprochent beaucoup des cellules correspondantes du Seigle.

Le Maïs se distingue de ce dernier par la constitution de sa couche extérieure et par la forme de son amidon.

Le *périsperme* sous-jacent se compose de cellules grandes, irrégulières, hexagonales-allongées et remplies de granules amylacés, séparés les uns des autres par une gangue protoplasmique, qui donne, à chaque cellule, l'aspect d'une masse cellulaire réticulée, à mailles très fines

Vues par leur face supérieure (B), les cellules de la couche externe se montrent sous forme de quadrilatères irréguliers, très allongés, appointis à leurs extrémités ou terminés par des cloisons obliques. La paroi de ces cellules est épaisse, coupée carrément par de larges ponctuations, qui la divisent en segments espacés, de sorte qu'elle semble constituée par une série de bâtonnets, que relie une étroite bande de matière cellulosique.

Bien qu'offrant une organisation analogue à celle des cellules correspondantes du péricarpe du Blé et du Seigle, ces cellules en diffèrent par une paroi plus épaisse, à segments plus espacés et coupés carrément à leurs extrémités. Nous avons dit que, dans le Blé et le Seigle, les segments de la paroi offrent des extrémités arrondies.

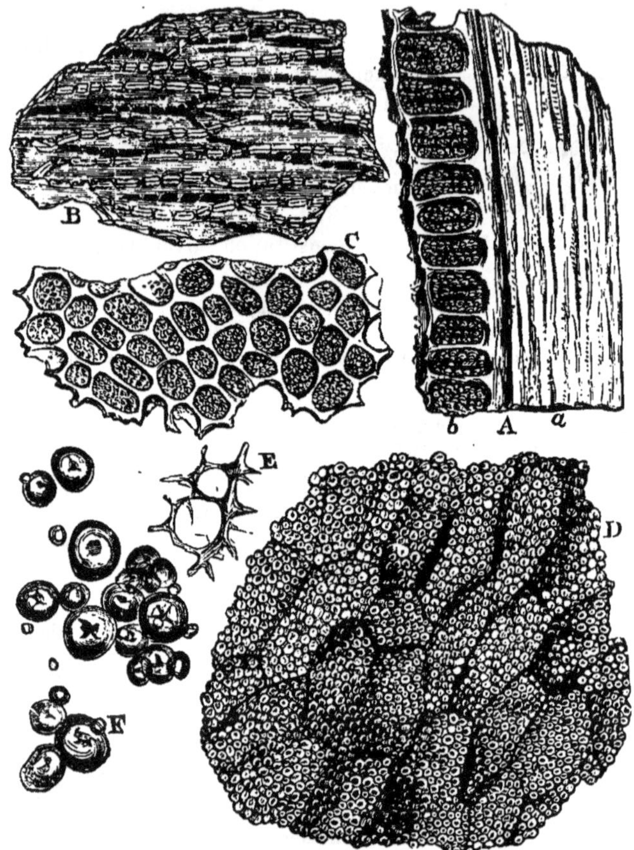

Fig. 206. — Sections verticale et transversale du caryopse du Maïs, d'après Hassall.

La Farine de Maïs est jaune pâle ou jaune doré selon la

* A. Coupe transversale du testa (Grossissement, 100 diamètres). — B. Aspect longitudinal des cellules de la tunique externe du testa (Gross., 200 diam.). — C. Cellules de la surface du grain (Gross., 200 diam.). — D. Cellules de la substance du grain (Gross., 100 diam.). — E. Blastème (Gross., 500 diam.) — F. Grains de fécule (Gross., 500 diam.).

variété de Maïs qui l'a fournie. Elle est rude, sèche et acquiert rapidement une odeur de rance, due à l'huile qu'elle contient dans la proportion de 3 à 4 0/0. Elle produit une pâte mal liée, qui, malaxée sous un filet d'eau, au-dessus d'un tamis, ne fournit pas de gluten, se délite et laisse un résidu formé par une abondante proportion d'un son jaunâtre, dont les alcalis caustiques exagèrent la couleur. Aussi, la farine de Maïs, soumise à leur action, prend-elle une coloration *jaune serin* intense. Cette coloration se produit également, bien qu'avec une moindre intensité, lorsque cette farine est mêlée avec celle du Blé.

La teinture d'iode donne à son décocté une teinte *lie de vin*.

L'Amidon de Maïs (fig. 207) est en grains arrondis ou polyédriques, surtout pentagonaux, avec la face supérieure un peu bombée ou ondulée ; il offre assez souvent un hile punctiforme ou d'apparence étoilée. Les grains polyédriques proviennent de la zone cornée du caryopse, tandis que les grains arrondis en occupent la zone farineuse. Ces derniers sont tantôt homogènes, tantôt pourvus d'un petit cercle ou d'une ligne claire, qui occupe leur centre.

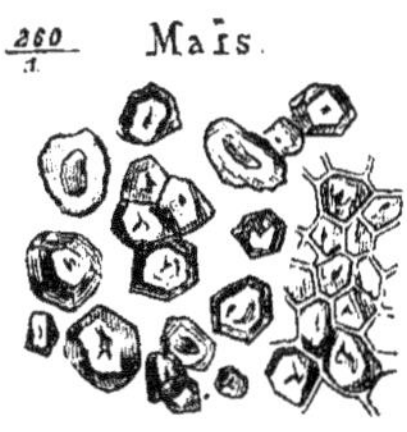

Fig. 207.

Les grains sont de grandeur à peu près égale : les plus grands ont 0mm,01665 ; les plus petits 0mm,00555; la plupart des grains ont un diamètre variant de 0mm,01295 à 0mm,01480.

L'amidon de Maïs sert, dit-on, en Angleterre, pour falsifier l'amidon de Blé et porte aussi le nom d'*Amidon anglais*, comme celui du Riz.

B. — Addition de farines d'autres Céréales

Les Farines des fruits de l'Alpiste, du Millet blanc et du Sorgho sont, paraît-il, assez rarement mêlées à celle du Blé. Mais elles servent à l'alimentation de divers peuples et méritent d'être mentionnées.

7° **Farine d'Alpiste** (*Phalaris Canariensis*, L.). — Cette farine est blanc grisâtre, avec une nuance jaune, douce au toucher, se pelotonne aisément dans la main et acquiert assez vite une odeur peu agréable de farine rance. Elle contient une notable proportion de gluten et est employée surtout pour le collage des tissus fins (mousselines, batistes, etc).

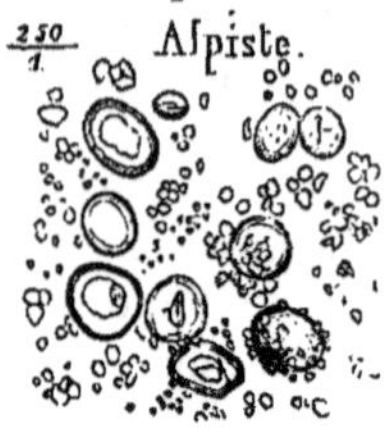

Fig 208.

L'Amidon d'Alpiste (fig 208) est en grains très ténus, polyédriques, libres ou réunis en masses ovoïdes, soit homogènes, soit granuleuses et comme formées alors d'éléments polyédriques un peu confus. Leur diamètre varie de 0mm,00090 à 0mm,00370; leur diamètre moyen est de 0mm,00185 à 0mm,00280.

8° **Farine de Millet blanc** (*Panicum Miliaceum*, L.). — Cette farine est d'un gris blanc jaunâtre, tirant un peu sur le nankin, sèche et rude au toucher, un peu hygrométrique, se pelotonne facilement et exhale bientôt une faible odeur d'huile rance. Mêlée avec des farines d'Orge, de Maïs et de Sarrasin, elle fournit un pain de qualité inférieure, usité dans quelques localités, sous le nom de *Mestura*.

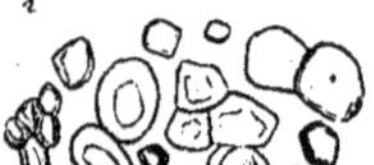

Fig. 209.

L'Amidon de Millet (fig. 209) est en grains polyédriques, à angles émoussés ou arrondis et parfois pourvus d'un hile punctiforme. Leur diamètre varie de 0mm,00555 à 0mm,01295; la plupart ont environ 0mm,00650.

9° **Farine de Sorgho** (*Sorghum vulgare*, Pers.). — Cette farine est de couleur café au lait clair, douce au toucher et hygrométrique, avec tendance à se pelotonner; elle dégage rapidement une forte odeur d'huile rance.

Le Sorgho est employé dans l'alimentation de beaucoup de peuples, sous le nom de *Dura* ou de *Doura*. En France, on l'appelle *Gros Millet* ou *Grand Millet d'Inde*. Il a été parfois importé d'Égypte, pour servir à la falsification des farines.

Le Sorgho offre trois enveloppes, dont on retrouve les débris dans la farine : 1° une *extérieure*, formee de 3 à 4 assises de cellules à parois épaisses, finement ponctuées, assez petites et allongées tangentiellement; 2° une *moyenne*, composée de plusieurs assises de cellules à minces parois et remplies de grains de fécule petits, anguleux; 3° enfin la *tunique interne* est constituée par une assise de très petites cellules polyédriques.

L'Amidon de Sorgho (fig. 210) est en grains arrondis, irréguliers, pourvus d'un hile le plus souvent punctiforme, rarement sub linéaire. Selon Hassall, le hile serait étoilé et la fécule serait plus anguleuse que celle du Maïs. Nous avons trouvé des caractères inverses. La grandeur varie de 0mm,00740 à 0mm,01665; le diamètre moyen parait être de 0mm,01200.

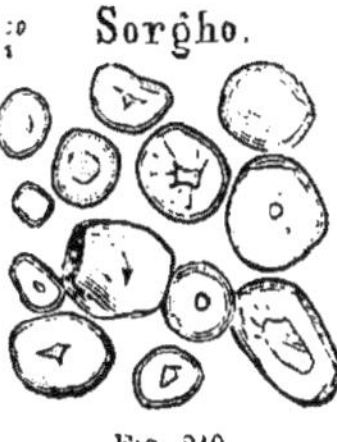

Fig. 210.

Le **Sorgho sucré, Gros Mil, Millet de Cafrerie** (*Holcus saccharatus*), qui est parfois cultivé pour le sucre retiré de sa tige, produit des graines, dont la farine sert à faire des galettes et même du pain.

11° **Farine de Sarrasin** ou **Blé noir** (*Fagopyrum vulgare*, Nees). — Farine grisâtre, rude et sèche au toucher, de saveur un peu âcre, d'odeur de farine de Blé échauffée; elle ne se pelotonne pas, contient toujours des débris plus ou moins fins de la pellicule noirâtre du fruit et fournit 2,4 0/0 de cendres.

Selon G. Pennetier, l'épisperme est formé d'une couche de cellules à contours sinueux, auxquelles adhèrent les cellules superficielles de l'albumen, qui sont remplies d'une matière protéique, colorée en violet par la cochenille. Les cellules du mésocarpe sont très épaisses et fibreuses; celles de l'épicarpe sont brunes et allongées.

La Farine de Sarrasin est très employée, dans les pays de production, soit seule pour faire des galettes, soit mêlée à la farine de Blé et fournissant alors un pain nutritif, mais très médiocre. Mêlée à la farine de Blé, elle en colore le gluten, qui devient gris noirâtre à l'état humide et presque noir à l'état sec.

L'AMIDON DE SARRASIN (fig. 211) est en grains polyédriques arrondis, à facettes souvent pentagonales, et soit libres, soit groupés en amas parfois pentagonaux, autour d'un grain central. La plupart des grains sont pourvus d'un hile punctiforme, plus ou moins grand, quelquefois étoilé. Leur diamètre varie de 0mm,00185 à 0mm,00740 ; le plus souvent ce diamètre est d'environ 0mm,00450.

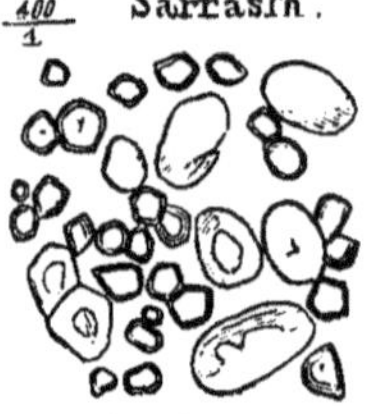

FIG. 211.

C. — Addition de farines de Légumineuses

Les semences des Légumineuses alimentaires sont riches en principes alibiles *(matières albuminoïdes, amidon, phosphates*, etc.) et sont, par conséquent, très nutritives. Girardin leur attribue la composition suivante :

NOMS DES SEMENCES	PRINCIPES						
	MATIÈRE AZOTÉE OU LÉGUMINE	AMIDON DEXTRINE SUCRE	MATIÈRES GRASSES	CELLULOSE	MATIÈRES MINÉRALES	EAU	AZOTE pour 100
Féverolles.	30,80	48,30	1,90	3,00	3,50	12,50	5,59
Fèves de marais décortiquées et desséchées vertes.	20,05	55,85	2,00	1,50	3,35	8,40	5,28
Vesces.	27,30	48,90	2,70	3,50	3,00	14,00	4,95
Haricots flageollets desséchés	27,00	60,00	2,60	2,00	3,30	5,10	5,90
Haricots blancs ordinaires. . .	25,50	55,70	2,80	2,90	3,20	9,90	4,63
Pois verts décortiqués, concass.	25,40	58,50	2,00	1,90	2,50	9,70	4.61
Lentilles.	25,20	56,00	2,60	2,40	2,30	11,50	4,57
Fèves de marais ordinaires. . .	24,40	51,50	1,50	3,00	3,60	16,00	4,43
Pois jaunes, arrivés à maturité.	23,80	59,70	2,10	3,50	2,10	9,80	4,31

Outre les principes ci-dessus mentionnés, Girardin signale dans ces graines l'existence d'un extrait amer. Il dit que les Lentilles contiennent du tannin et une huile verte, visqueuse ; que les Pois-chiches renferment une matière résiniforme et qu'on trouve de l'asparagine dans les Vesces.

La digestion des graines des Légumineuses est parfois difficile et la présence de leur poudre, dans la farine de Blé, offre de grands inconvénients, lorsqu'on l'y ajoute en proportion un peu forte.

Le mélange de la farine des Légumineuses avec celle du Blé a peu d'importance, quand la proportion de la substance ajoutée ne dépasse pas 5 0/0. Au-dessus de cette limite, la farine additionnée acquiert un goût spécial, souvent désagréable, et perd la propriété de se pelotonner dans la main. Elle fournit alors une pâte grasse, sans liant, comme savonneuse, et produit un pain de mauvaise qualité. Le gluten se délite dans la main, quand on veut l'extraire par le lavage de la pâte et la majeure partie de ce gluten passe à travers le tamis, avec la fécule.

Plusieurs moyens généraux ont été indiqués, pour déceler la présence d'une farine de Légumineuses.

L'un des plus anciens consiste à délayer la farine suspecte dans de l'eau bouillante : il se dégage alors une odeur caractéristique de Haricots, de Pois, etc., selon la nature de la substance ajoutée.

L'incinération de la farine suspecte laisse un résidu contenant des phosphates tribasiques, dont la dissolution fournit un précipité jaune, avec l'azotate d'argent. Au reste, la cendre obtenue du Blé est sèche et non déliquescente à l'air, tandis que celle qui provient des Légumineuses est alcaline et attire l'humidité de l'air, ce qui est dû à la présence des phosphates tribasiques. L'addition de 12 0/0 de farine de Féverolles suffit à rendre la cendre déliquescente.

Le poids du résidu de l'incinération ne donne de renseignements, que si l'on peut faire des dosages comparatifs avec une farine *pure*, de même sorte que la farine suspecte. On sait que, si les Haricots fournissent plus de 3 0/0 de cendres, il existe des Blés durs qui en fournissent presque autant.

La précipitation et le dosage de la Légumine ne prouvent pas grand'chose : Filhol a montré, en effet, que certaines variétés de Blé renferment une matière analogue, et Biot (de Namur) a vu que la farine d'Épeautre, essayée par le procédé de Martens, fournit des réactions identiques à celles de la Légumine.

Le procédé indiqué par Donny, pour la détermination des Féverolles et des Vesces, ne s'applique qu'à un petit nombre de semences et, d'ailleurs, Biot (de Namur) a constaté qu'un blé du Caucase, le *Kubanka*, se comporte comme la Féverolle, quand on soumet sa farine aux réactions du procédé de Donny.

D'autre part, si la présence de farine de Légumineuses, dans la farine du Blé, en rend le gluten mal lié et d'une extraction difficile, on voit que la même chose arrive, lors qu'on opère avec des farines avariées.

La constatation d'existence de phosphates tribasiques, dans les cendres d'une farine suspecte, et la propriété que possèdent ces cendres d'attirer l'humidité de l'air sont donc les seuls moyens d'analyse efficaces, pour déterminer la présence des farines de Légumineuses.

De tous les procédés indiqués, pour atteindre ce résultat, un seul possède un caractère d'infaillibilité indéniable : l'emploi du microscope.

Mais les recherches de ce genre exigent une longue pratique et nécessitent une connaissance absolue des éléments constitutifs des semences des Légumineuses. Parmi ces éléments, le plus important et, néanmoins, celui qui a été le moins bien décrit peut-être, c'est l'*Amidon*.

L'étude des téguments a, sans contredit, beaucoup d'importance. Malheureusement, elle a été faite pour un très petit nombre de graines, et nous-même, bien que nous ayons réduit beaucoup d'entre elles en poudre, pour en décrire les farines, nous n'en avons examiné sérieusement que deux : la *Féverolle* et le *Haricot*. Il convient de dire, toutefois, que les farines de ces graines sont à peu près les seules que l'on mêle frauduleusement à la farine de Blé.

Quant au tissu cellulaire des cotylédons, auquel on a donné le nom de *Tissu réticulé*, il diffère du tissu correspondant du périsperme du Blé, par des caractères spéciaux, qu'il est nécessaire de connaître et que nous établirons, mais qui ne sont guère empruntés à la *forme* et à la *disposition* relative de ces cellules.

Moitessier a proposé l'emploi de la lumière polarisée, pour la détermination de ce tissu. Il est certain que le prétendu tissu réticulé des Légumineuses (fig. 212) *éteint* la lumière polarisée, tandis que cette lumière traverse la 3e couche *(réticulée)* du Blé. Mais il existe une telle différence, dans la dimension des cellules de ces deux sortes de tissus et dans l'épaisseur relative, comme dans la constitution de leurs parois, qu'il est impossible de les confondre, lorsqu'on les examine sous un même grossissement.

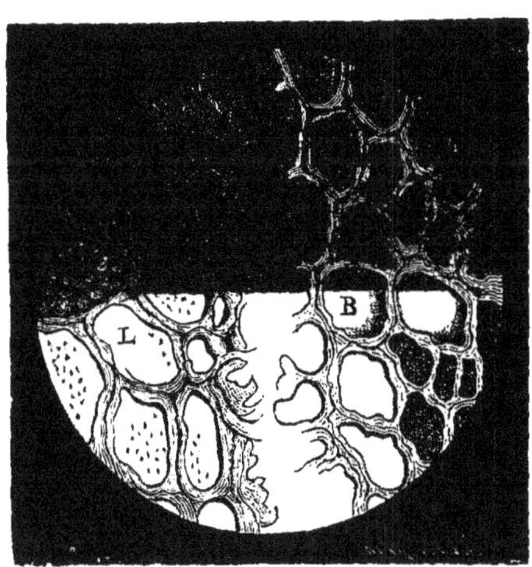

Fig. 212. — L. Tissu réticulé des Légumineuses. B. Troisième enveloppe du Blé.

Nous ajouterons que le tissu amylifère du Blé se comporte, à la lumière polarisée, à peu près de la même façon que le tissu amylifère des Légumineuses.

Féveroles ou **Petites Fèves** *(Faba vulgaris)*. La Farine de Féveroles est d'un gris jaunâtre, rude et sèche au toucher, un peu hygrométrique, avec une saveur de Haricots crus, désagréable. Elle donne à la farine de Blé une couleur grise, surtout manifeste dans la pâte. Celle-ci fournit un gluten rosé et laisse, sur le tamis, un son d'un brun rosâtre.

Examinée sur une section transversale, la Féverole offre les éléments ci-après (fig. 213).

1° Une série simple de cellules épidermiques en palissade (A, *a*; B) obconiques, à paroi épaisse, translucide, prenant, à la lumière polarisée, des irisations très belles; ces cellules sont plus élargies en haut (vers l'extérieur) rétrécies vers leurs tiers interne et finement ponctuées; leur cavité est étroite, presque linéaire et remplie, surtout vers leur portion ponctuée, d'un pigment brun-jaunâtre foncé.

Vues par leur face externe, elles se présentent comme un tissu à cellules polyédriques, hexagonales, étroitement accolées, à parois très épaisses et à cavité petite, brune (C).

2° Une série simple de cellules de renforcement (A, *b*; D), à peu près aussi longues que les précédentes, élargies en dehors et en dedans à leurs extrémités de façon à offrir la forme d'un T double, resserrées en leur milieu et ne contractant d'adhérence avec leurs voisines, que par le bout de leurs branches. Cette forme singulière fait qu'elles

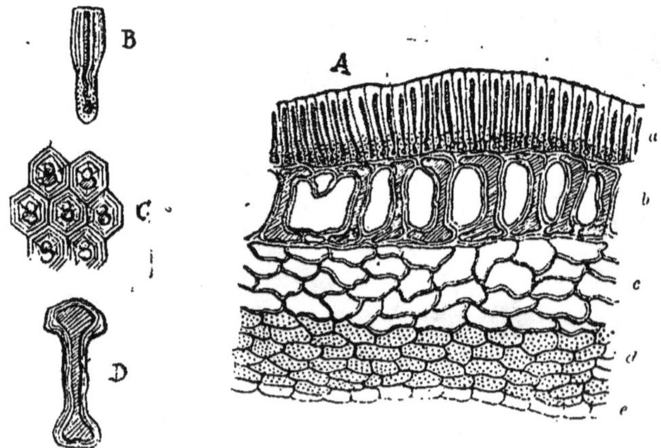

Fig. 213. — Coupe transversale de l'épisperme de la Féverole.

interceptent des méats très larges et d'aspect variable, selon le point où elles sont atteintes par la section transversale. Le plus souvent, en effet, la couche examinée semble formée de trois séries de cellules : — α) une série de cellules ovales tangentielles *(Branches supérieures du T)*; — β) une série de cellules alternativement dissemblables : les unes étroites, allongées radialement *(Tronc du T)*, les autres quadrilatères arrondies *(Méats)*; — γ une série de cellules ovales, tangentielles *(Branches inférieures du* ⊥).

3° Une couche parenchymateuse (*c*), composée de cellules à minces parois, grandes, lâchement reliées entre elles, interceptant de nombreux méats, et à contenu incolore;

4° Une couche parenchymateuse (*d*), formée de cellules plus petites que les précédentes, irrégulières, et à contenu granuleux, offrant une couleur brun jaunâtre; cette coloration semble affecter également leur paroi; elle est analogue à celle qui existe dans la couche des cellules épidermiques extérieures.

5° Une série simple *(e)* de cellules ovales, tangentielles, constituant la couche épidermique intérieure de l'épisperme.

6° Les cotylédons sont bornés, en dehors, par une série simple de cellules proportionnellement très petites, quadrilatères-arrondies, mais assez irrégulières, composées d'une cavité subarrondie et d'une paroi un peu épaisse, légèrement bombée en dehors.

7° Le parenchyme cotylédonaire est formé de cellules plus grandes, polygonales, irrégulières. D'abord assez petites, elles augmentent rapidement de volume. Ce tissu, improprement appelé *(Tissu réticulé)*, offre de nombrenx et étroits méats triangulaires; les parois des cellules sont relativement minces, ponctuées, assez uniformes.

L'Amidon des Féveroles (fig. 214) est déprimé, subarrondi ou ovalaire, parfois réniforme, avec un hile en fente, rarement visible, quand on examine une farine un peu hydratée, plus apparent et traversé lui-même de fentes secondaires, quand on a soumis la farine à une dessiccation préalable, ou lorsque l'amidon est plongé, soit dans de l'alcool fort, soit dans de la glycérine. Le diamètre des grains varie de 0mm,04225 à 0mm,00925; la dimension moyenne est d'environ de 0mm,02800 de longueur, sur 0mm,01942 de largeur.

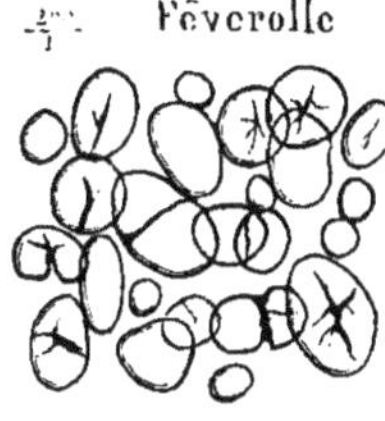

Fig. 214.

Grosses Fèves. — La Farine de grosses Fèves est gris jaune très clair, un peu hygrométrique, douce, sèche, puis rude au toucher, avec une saveur et une odeur qui rappellent l'odeur spéciale et la saveur âcre des Haricots crus. Mêlée à la farine de Blé, elle lui communique les mêmes propriétés que celles des Féveroles. Ce mélange paraît utile, s'il ne dépasse pas 5 0/0; au-dessus de cette proportion, le pain contracte un goût désagréable.

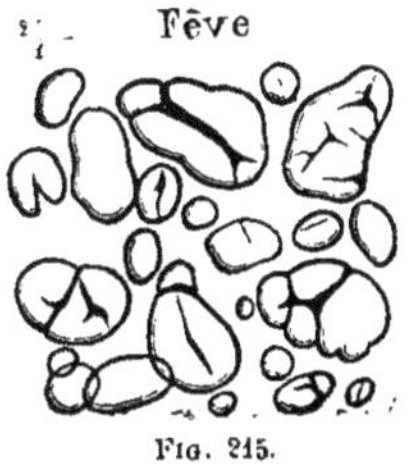

Fig. 215.

Les Fèves offrent la même constitution que les Féveroles; mais l'Amidon est un peu différent.

L'Amidon de Fèves (fig. 215) est en grains irréguliers, arrondis, ovoïdes, ovales-elliptiques, ou réniformes, souvent fissurés en travers, surtout vers le bord, plus rarement dans le sens de la longueur; ils ont un hile en fente parfois fissurée. Quelques grains atteignent une longueur de 0mm,06660; mais les grains de cette dimension sont très rares. Les plus grands ont d'ordinaire 0mm,04810 de long, sur 0mm,03050 de large; les plus petits ont de 0mm,00925 de large, sur 0mm,01570 de long. Les diamètres moyens sont de $\frac{0,02315}{0,03145}$.

Haricots *(Phaseolus vulgaris*, L.). — La Farine de Haricots varie du blanc grisâtre au café au lait très clair. Elle est sèche, rude, avec une saveur et une odeur désagréables particulières, dites *de Haricots*. Son mélange à la farine de Blé fournit une pâte, qui se désagrège et glisse ou *coule* entre les doigts, quand on la malaxe sous un filet d'eau, pour en extraire le gluten. Celui-ci s'en sépare très difficilement et disparaît presque en entier, lorsque la proportion de farine de Haricots atteint 50 0/0. Le gluten humide, si on a pu l'obtenir, s'aplatit moins que celui du Blé; il est blond jaunâtre, à l'état sec.

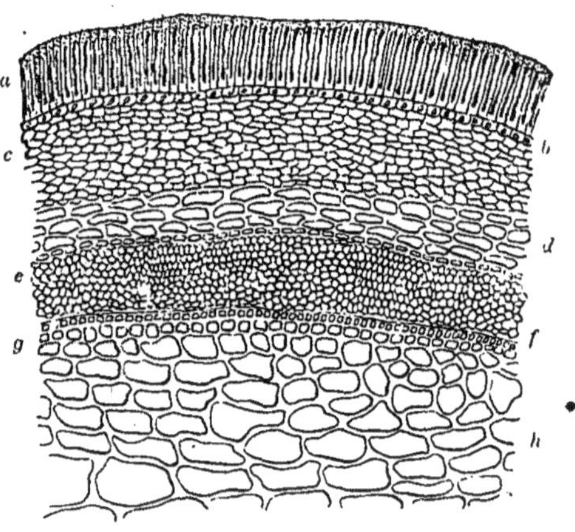

Fig. 216. — Coupe transversale de l'épisperme et d'une portion de cotylédon de Haricot frais.

La section transversale d'un Haricot le montre composé comme suit (fig. 216) :

1° Une série simple de cellules en palissade *(a)*, incolores, à parois épaisses, surtout latéralement et à cavité étroite, irrégulière.

2° Une série simple de cellules de renforcement (b), carrées ou un peu radiales, à parois assez épaisses et à lumen triangulaire, carré ou ovale arrondi ;

3° Une couche de tissu parenchymateux (c), à cellules assez petites, irrégulières et à parois peu épaisses ;

4° Une couche (d), composée de 2 ou 3 rangées de cellules ovales, à grand axe tangentiel, à parois assez minces et plus ou moins affaissées.

N. B. — Le dessin qui se rapporte à la structure du Haricot a été fait d'après une coupe pratiquée sur une graine fraiche; c'est pourquoi les cellules de la couche n° 4 y sont montrées avec un contour ferme et non affaissées, comme on le voit sur le Haricot sec.

5° Une couche de parenchyme (e), formée de cellules très petites, dont le calibre diminue au fur et à mesure qu'elles se rapprochent des cotylédons ;

6° Une série simple de cellules (f), quadrilatères, plus grandes que les cellules de la couche n° 5 et qui constituent l'épiderme interne de l'enveloppe de la graine.

7° L'épiderme des cotylédons (g), composé de cellules carrées ou subarrondies, plus grandes que celles de l'épiderme interne de l'épisperme (v. n° 6), bombées en dehors et recouvertes par une mince cuticule.

8° Le parenchyme cotylédonaire (h) se compose de cellules d'abord à peine plus grandes que celles de la couche épidermique n° 7, mais qui grandissent rapidement, pour se rappetisser au voisinage de la face interne des cotylédons, tout en restant plus grandes que celles qui sont voisines de la face externe.

Ces cellules sont polygonales ou irrégulièrement arrondies, munies de parois minces, souvent couvertes de formations saillantes, qui leur donnent un aspect déchiqueté ; entre elles, se montrent de petits méats triangulaires. Ce parenchyme ne laisse pas passer la lumière polarisée. Il est parcouru par quelques faisceaux, à peine plus grands que les cellules ambiantes et qui sont formés d'éléments très fins, à paroi très mince.

9° La face interne des cotylédons est bordée par un épiderme à cellules allongées tangentiellement et recouvertes par une cuticule assez épaisse.

Comme chez la Féverole, la membrane épispermique, vue par sa face externe, se montre formée de petites cellules polygonales, étroitement accolées et dont l'ensemble figure un réseau à mailles à peu près régulières, translucides, avec un point central peu ou point coloré.

L'Amidon de Haricots (fig. 217) est en grains souvent réniformes, parfois ovales ou subarrondis ; quelques-uns sont presque cylindriques, avec des extrémités arrondies. Leur hile, rarement visible, a la forme d'une fente plus ou moins courbée, quelquefois coupée de fissures transversales. Quand on les voit encore inclus dans la cellule-mère, ils sont fréquemment mêlés de grains d'aleurone très petits, ayant l'aspect de cellules pierreuses.

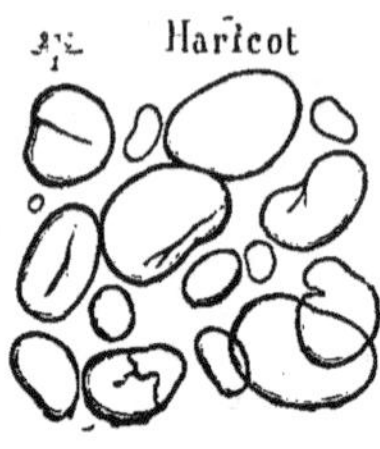

Fig. 217.

La grosseur de ces grains varie de $0^{mm},01110$, en tous sens, à $\frac{0,03145}{0,05180}$. La dimension moyenne est de $\frac{0,02405}{0,03515}$, ce qui est une forme ovale arrondie; mais beaucoup de grains sont plus allongés $\frac{0,02950}{0,04255}$.

Les farines des autres Légumineuses sont moins fréquemment mêlées à la farine de Blé. Nous les étudierons plus rapidement.

Pois cultivé *(Pisum sativum,* L.). — Farine blanc jaunâtre ou verdâtre, un peu hygrométrique, d'abord assez douce, puis rude au toucher, avec une odeur de Légumineuse assez franche, non désagréable. Son mélange avec la farine de Blé fournit une pâte verdâtre, d'odeur et de saveur prononcées, de laquelle on obtient facilement un gluten verdâtre à l'état humide, vert foncé à l'état sec. L'eau de lavage a la saveur des Légumineuses.

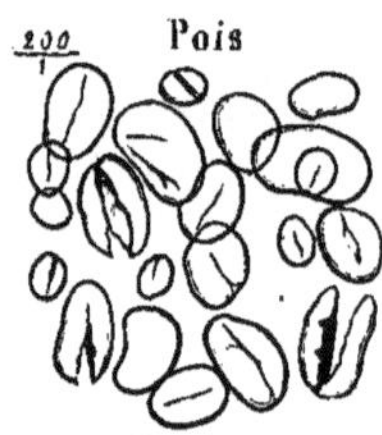

Fig. 218.

L'Amidon de Pois (fig. 218) est en grains irréguliers, le plus souvent réniformes, parfois fissurés sur les bords et souvent pourvus d'un hile linéaire, ondulé. Ces grains sont quelquefois proportionnellement très allongés; leurs diamètres peuvent être alors de $\frac{0,03140}{0,05345}$; mais, le plus ordinairement, ils sont ovales-réniformes et leur grandeur varie de $\frac{0,00740}{0,01110}$ à $\frac{0,03330}{0,03700}$. La grandeur moyenne varie de $\frac{0,02220}{0,02590}$ à $\frac{0,02775}{0,03330}$.

Pois-Chiches *(Cicer arietinum,* L.). — Farine blanc jaunâtre, presque nankin, pelotonnée, hygrométrique, d'abord douce au toucher, puis rude, avec une odeur de Légumineuses non désagréable, un peu sauvage.

L'AMIDON DE POIS-CHICHES (fig. 219) est en grains généralement ovales-arrondis, rarement réniformes, parfois ronds, assez souvent marqués d'un hile linéaire. Ces grains ordinairement moins gros et plus réguliers que ceux de la Vesce cultivée (v. plus loin); leur grandeur varie de $\frac{0,01110}{0,01480}$ à $\frac{0,02035}{0,02775}$; la grandeur moyenne est d'environ $\frac{0,01665}{0,02220}$.

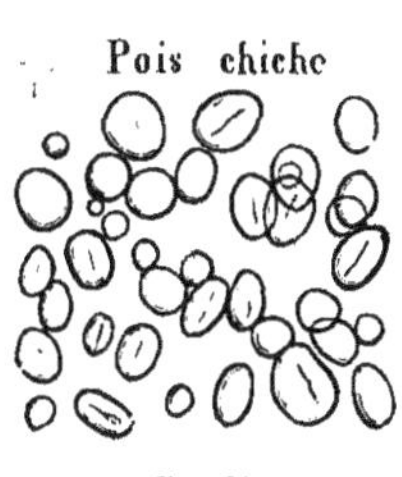

FIG. 219.

Lentilles (*Ervum Lens*, L.). — FARINE jaune grisâtre, sèche, assez rude au toucher, d'odeur de Légumineuses assez faible. Le mélange de cette farine avec celle du Blé fournit une pâte qui laisse sur le tamis un son brun jaunâtre; le gluten humide s'étale légèrement; il est jaune brun à l'état sec.

L'AMIDON DE LENTILLES (fig. 220) est ovale ou réniforme : dans ce dernier cas, les grains placés sur leur bord arrondi (dorsal) offrent deux gibbosités séparées par la dépression médiane, qui figure le hile du rein. Leur hile est linéaire, parfois ondulé, quelquefois fissuré ou étoilé. Ces grains sont petits, relativement à ceux de la plupart des autres Légumineuses. Leur grandeur maximum reste comprise entre $\frac{0,02220}{0,03330}$ et $\frac{0,02590}{0,03515}$; la moyenne oscille entre $\frac{0,01480}{0,02590}$ et $\frac{0,01665}{0,02775}$.

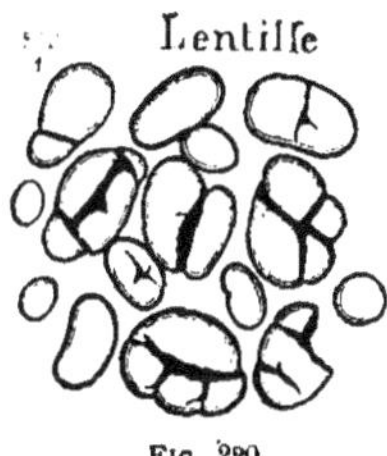

FIG. 220.

Vesce cultivée (*Vicia sativa*, L.). — FARINE jaune pâle, un peu rude, légèrement hygrométrique, d'odeur de Haricot très marquée. Mêlée à la farine de Blé, elle donne une pâte d'odeur de Légumineuses prononcée, de couleur grise, fournit un gluten de couleur noir verdâtre à l'état sec et laisse, sur le tamis, un son brun grisâtre.

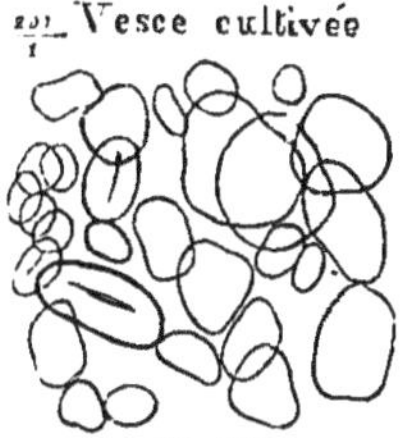

FIG. 221.

L'AMIDON DE VESCE CULTIVÉE (fig. 221) est en grains ovoïdes, ovales-arrondis ou elliptiques, rarement réniformes, parfois appointis d'un côté; leur hile est linéaire et flexueux, mais rarement apparent. Le diamètre des plus petits est de 0mm,00555; les plus gros peuvent avoir 0mm,05180 de long, sur 0mm,03330 de large; quelques-uns sont presque circulaires. Le diamètre moyen varie de $\frac{0,01665}{0,02220}$ à $\frac{0,01850}{0,02775}$.

La **Vesce des moissons** (*Vicia angustifolia*, Roth), lorsqu'elle existe dans la farine de Blé, communique, dit-on, à cette dernière une saveur de Légumineuses, avec une âcreté plus ou moins prononcée et une teinte jaunâtre. Nous n'avons pu nous en procurer, pour en étudier la farine.

Gesse cultivée (*Lathyrus sativus*, L.). — FARINE jaune-serin très clair, sèche, rude, à odeur de Légumineuse faible.

L'AMIDON DE GESSE (fig. 222) est en grains irrégulièrement arrondis, parfois très longs et pouvant atteindre alors 0mm,06475, mais généralement ovales peu allongés, avec un hile linéaire, rarement visible. Cet amidon est parfois aussi grand que la fécule de Pomme de terre. Les plus gros grains peuvent atteindre 0mm,04625 de large sur 0mm,06475 de long; les grains de grandeur moyenne varient de 0mm,02775 à 0mm,03330 de large sur 0mm,03700 de long.

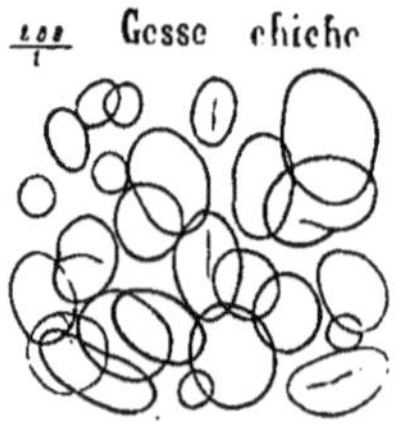

FIG. 222.

Gesse Chiche (*Lathyrus Cicera*, L.).— FARINE jaune clair, un peu plus grise que celle de la Gesse cultivée, sèche, rude, avec une odeur de Légumineuse faible.

L'AMIDON DE GESSE CHICHE (fig. 223) est en grains arrondis ou ovales; quelques-uns sont proportionnellement très longs; leur hile est linéaire et rarement bien défini. Les plus longs peuvent avoir 0mm,02950 de large, sur 0mm,05180 de long, tandis que les grains arrondis atteignent parfois 0mm,04440 de large, sur 0mm,04625 de long. Les plus petits n'ont guère, en tous sens, que de 0mm,00925 à 0mm,01850.

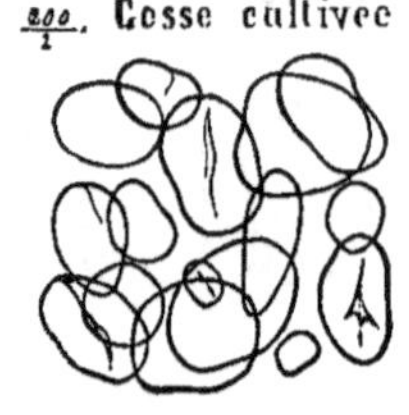

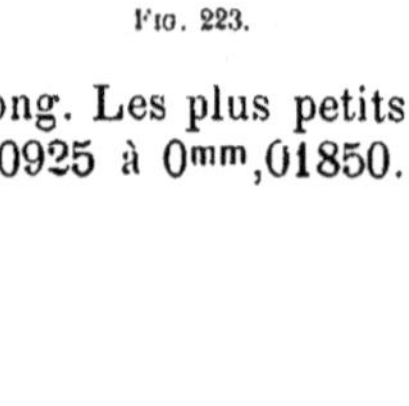

FIG. 223.

La grandeur moyenne est de $0^{mm},02590$ de large, sur $0^{mm},02950$ de long.

Gesse Aphaca *(Lath. Aphaca*, L.). — FARINE jaune gris clair, sèche, rude, avec une odeur de Légumineuse et une arrière-odeur de *vert*.

Fig. Gesse Aphaca

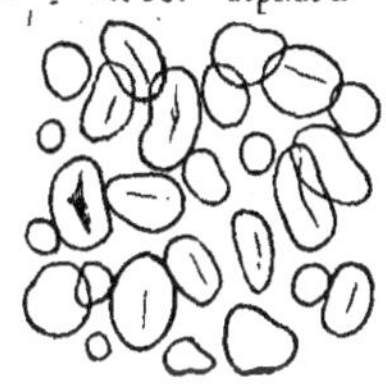

Fig. 224.

L'AMIDON DE GESSE APHACA (fig. 224) est en grains généralement ovales ou subarrondis, parfois réniformes, souvent pourvus d'un hile linéaire simple ou fissuré. Ils sont assez uniformes. Leur grandeur varie de $\frac{0,01480}{0,01850}$ à $\frac{0,03515}{0,04625}$. La grandeur moyenne est de $\frac{0,02035}{0,02590}$ à $\frac{0,02590}{0,02950}$.

D. — Addition de fécule de Pommes de terre, etc.

Fécule de Pommes de terre (fig. 225-226). — Cette fécule se présente sous forme d'une poudre blanche, éclatante, composée de grains en général beaucoup plus grands que ceux du Blé. Les plus petits sont presque globuleux et mesurent de $\frac{0,00555}{0,00740}$ à 0.01480, en tous sens; les autres sont d'ordinaire trigones-allongés; mais ils peuvent être aussi ovoïdes, étranglés, gibbeux, parfois presque carrés. Leur grandeur peut atteindre $\frac{0,04995}{0,05735}$ ou $\frac{0,03700}{0,03475}$; la moyenne oscille entre $\frac{0,02590}{0,01225}$ et $\frac{0,02590}{0,03515}$. Ils présentent toujours un hile situé au voisinage de l'extrémité étroite du grain (fig. 226). Autour de ce hile, se voient des lignes courbes successivement emboîtées les unes par les autres, très serrées entre le hile et la petite extrémité, beaucoup plus espacées de l'autre côté et d'autant plus larges qu'elles sont plus éloignées du hile. En d'autres termes, ces grains rappellent assez bien à l'esprit l'aspect d'une écaille d'Huître (fig. 226).

Fig. Pomme de terre

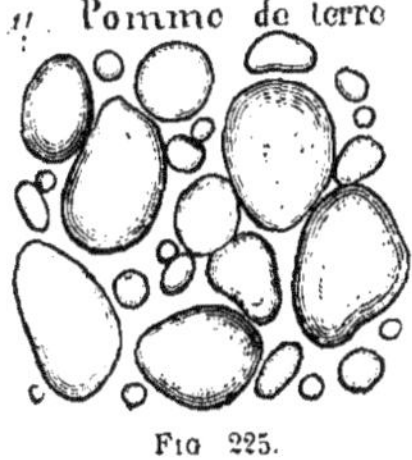

Fig. 225.

La fécule de Pommes de terre est insoluble dans l'eau

froide, mais elle s'y dissout en partie, après une forte trituration; on obtient ainsi un liquide que l'iode colore en bleu; la liqueur obtenue, avec l'amidon de Blé, se colore alors en jaune ou en rouge pâle. La fécule forme, avec l'eau bouillante, un empois moins consistant que celui de l'amidon de Blé.

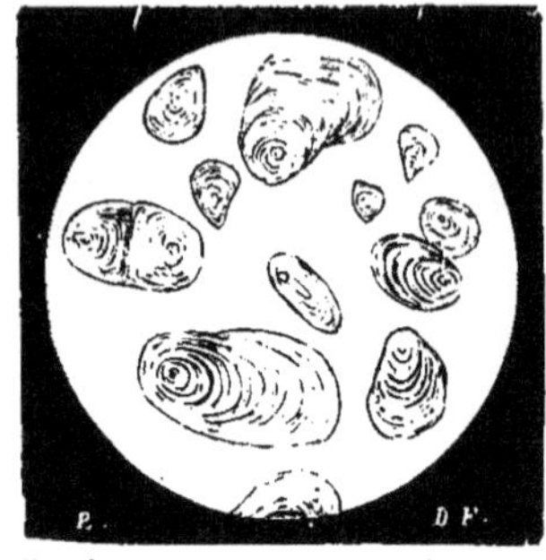

FIG. 2?6. — Fécule de Pomme de terre.

On mêlait jadis cette fécule à la farine de Blé; mais, depuis l'apparition de la maladie des Pommes de terre, son prix s'est tellement accru, que ce mélange n'offre plus d'avantage aux sophistiqueurs.

Le meilleur moyen de reconnaître cette fraude est de traiter le mélange sur le porte-objet, avec une solution de potasse caustique à 2 0/0, qui gonfle la fécule, sans attaquer les grains d'amidon, et permet ainsi de différencier aisément la première, par un simple examen microscopique.

Farine de Châtaignes. — Cette farine, lorsqu'elle est mêlée à celle du Blé, fournit un pain lourd et indigeste. Sa fécule est d'ordinaire contenue dans les cellules du parenchyme, qui ont un diamètre de $0^{mm},05$ à $0^{mm},08$. Les grains ont le plus souvent la forme d'un pépin de raisin; leur diamètre varie entre $0^{mm},002$ et $0^{mm},025$; rarement il atteint $0^{mm},03$. Ils n'offrent pas de hile distinct, ni de couches concentriques et, sous le polariscope, on ne voit une croix noire, que lorsque le champ du microscope est tout à fait obscur (Pennetier).

Examen d'une farine

L'étude précédente a montré la constitution anatomique du Blé et de la plupart des semences, dont la farine peut être mêlée à celle du Blé. Nous avons fait connaître les caractères de ces diverses farines, soit pures, soit mélangées. Il reste, maintenant, à indiquer la marche à suivre, pour procéder à l'examen ou, comme on dit, à l'*analyse* d'une farine.

Avant toute chose, il faut en déterminer avec soin, les propriétés physiques et organoleptiques et comparer ces propriétés à celles que possède une farine de bonne qualité. On ne doit pas oublier que ces qualités varient avec la nature du Blé et qu'il ne faut comparer, autant que possible, que des farines similaires.

Si la farine examinée s'attache très fortement aux doigts, surtout si elle offre des marrons, alors même que son odeur et sa saveur n'y indiquent pas d'altération marquée, il faudra supposer qu'elle est humide et en doser l'eau d'hydratation.

Pour cela, on en placera un poids déterminé (10 gr.), dans une étuve, dont la température sera progressivement, *mais lentement*, élevée à 100° . Cette farine sera mise ensuite dans un bain d'huile et chauffée, jusqu'à ce qu'elle cesse de perdre de son poids, ce qu'il est facile de déterminer, par des pesées successives, suffisamment espacées : on s'arrêtera, quand la dernière pesée sera sensiblement égale à la précédente.

Il convient de rejeter toute farine contenant plus de 18 0/0 d'eau.

Si, pour accepter ou refuser une farine, il suffisait de savoir si elle est bonne ou mauvaise, un essai de panification permettrait d'en constater la valeur économique.

Mais, le plus souvent, la farine soumise à l'expert a été examinée à ce point de vue. On sait, d'ailleurs, que certaines farines, incontestablement pures, donnent un pain mal levé, quand elles proviennent de Blés de qualité inférieure, ou qui ont été mouillés par l'eau de mer, ou quand ces farines ont subi un commencement de fermentation, ou encore lorsqu'elles ont été échauffées pendant la mouture.

On demande alors : 1° si la farine a été falsifiée et quel est l'agent de la falsification ; 2° si elle est altérée et quelle est la nature de cette altération.

Au début de ce chapitre, nous avons décrit les caractères d'une farine altérée et exposé les moyens employés, pour y déceler la présence d'organismes inférieurs.

D'autre part, en parlant des substances, dont la poudre peut se trouver accidentellement dans la farine, nous avons indiqué les procédés à suivre, pour en constater l'existence et en déterminer la nature.

Nous ne reviendrons pas sur ce sujet. Nous rappellerons seulement quelques préceptes qu'il est bon de ne pas oublier.

Si la farine provient de Blés maigres, elle fournit moins de gluten et elle contient proportionnellement trop de son. L'excès de celui-ci est constaté : 1° par l'aspect grisâtre de la farine et l'abondance de particules jaunâtres, grises ou rosées, qu'on y découvre à la loupe ; 2° par le dosage direct.

Si la farine est avariée, le gluten en est plus ou moins altéré et s'y trouve en moindre quantité, tandis que les principes solubles, soit de nature azotée *(Albuminoïdes)*, soit de nature carbonée *(Glucose, Dextrine)* ont subi une augmentation considérable, due à la destruction partielle du gluten ou à la décomposition de l'amidon.

En dehors de ces modifications, toutes physico-chimiques, un examen attentif ne montre, dans la farine, aucun élément d'origine frauduleuse.

La farine est donc ou médiocre ou mauvaise ; elle n'est pas adultérée.

Les substances de nature organique, frauduleusement ajoutée à une farine, sont fournies, soit par des Céréales (*Seigle, Orge, Maïs*, etc.), soit par des Légumineuses (*Haricots, Féverolles*, etc.).

La présence des Céréales est difficilement constatée par des moyens rapides.

Nous avons dit que l'existence des Légumineuses est décelée, en délayant la farine suspecte, avec de l'eau chaude : il se dégage alors une odeur *sui generis*, caractéristique.

Lorsqu'une farine est supposée adultérée, soit en raison de son aspect, soit à cause de ses propriétés organoleptiques, quatre moyens doivent être employés conjointement, pour déterminer la nature de la substance étrangère qu'elle renferme.

1° L'incinération, qui permet de déterminer le poids des

matières inorganiques qu'elle contient et la nature de ces matières ;

2° Le dosage du gluten et l'appréciation de ses qualités ;

3° La détermination de la nature de l'amidon ;

4° La détermination des éléments du son.

1° Dosage des cendres. — Le poids des matières minérales, laissées par l'incinération d'une farine, varie avec la nature des semences employées à la fabrication de cette farine. Nous avons déjà montré que le poids des cendres obtenues diffère beaucoup, selon la qualité du Blé. Le tableau suivant donne les résultats de l'incinération de diverses farines et de semences de Légumineuses.

POIDS DES CENDRES OBTENUES														
Avec 100 gr. de farine desséchée à 100° (LOUVET)							Avec 100 gr. de semences (GIRARDIN)							
BLÉ TENDRE	ORGE	AVOINE	SEIGLE	RIZ	MAÏS	FÉCULE DE POMME DE TERRE	FÉVEROLLES	FÈVE DE MARAIS ORDINAIRE	VESCES	HARICOTS BLANCS ORDINAIRES	HARIC. FLAGEOLETS DESSÉCHÉS	POIS VERTS DÉCORTIQUÉS	POIS JAUNES MÛRS	LENTILLES
0,90	2,38	2,00	1,00	0,42	1,36	1,60	3,5	3,6	3,0	3,2	3,3	2,5	2,1	2,3

Comme la plupart des Céréales et toutes les semences de Légumineuses laissent un poids de cendres supérieur à celui de 0,8 à 0,9, que fournit la farine de Blé tendre, il est évident que l'on devra regarder, comme très suspecte, toute farine de Blé tendre, qui laissera un poids de cendres supérieur à 1 0/0.

De même, on pourra soupçonner de falsification une farine de Blé demi-dur, quand elle fournira un poids de cendres plus élevé que 1,7 0/0.

Enfin, nous avons dit que le poids des cendres des Blés durs varie entre 1,4 et 3 0/0.

Si la farine examinée provient d'un Blé dur, le poids des cendres ne donnera donc pas de renseignements sérieux, s'il n'est pas supérieur à 3 0/0, à moins qu'on ne puisse faire un essai comparatif, avec une farine pure provenant d'un Blé de même origine.

On devra s'assurer, d'ailleurs, si la cendre obtenue est ou n'est pas alcaline, est ou n'est pas hygrométrique, et si elle contient ou ne contient pas de phosphates tribasiques. On a vu que les cendres des Légumineuses sont alcalines et hygrométriques, qu'elles renferment des phosphates tribasiques et que ces propriétés sont admises comme caractéristiques.

D'autre part, Crace-Calvert a reconnu qu'il existe des différences souvent considérables, dans la proportion relative des substances minérales, contenues dans les cendres des Céréales. C'est ce que montre le tableau suivant :

NOMS DES CÉRÉALES	POTASSE	SOUDE	CHAUX	MAGNÉSIE	OXYDE DE FER	ACIDES		SILICE	CHLORE	TOTAL
						PHOSPHORIQUE	SULFURIQUE			
Blé.	237	99	28	120	7	500	3	12	»	998
Orge.	136	81	26	75	15	390	1	273	traces	997
Avoine. . . .	262	»	60	100	40	433	105	27	3	999
Seigle. . . .	220	116	49	103	13	495	9	4	»	1069

Il ressort de ce tableau, qu'une augmentation notable, dans la teneur en silice, permet de présumer que la farine examinée contient de l'Orge, et qu'une augmentation dans la teneur en chaux, en fer, en acide sulfurique porte à y soupçonner l'existence de l'Avoine.

Mais ces données ne sont utiles, qu'à la condition de servir de complément à la détermination d'autres éléments mieux définis et plus caractéristiques.

2° **Dosage du Gluten.** — On fait, avec 20 grammes de farine et 10 grammes d'eau, une pâte dont on note soigneusement les caractères (v. p. 293), et que l'on met ensuite sous cloche, pendant deux heures environ, à la température ordinaire. Après ce temps, on malaxe cette pâte, sous un très mince filet d'eau, au-dessus d'un tamis de soie légèrement incliné et placé dans une terrine. Le lavage de la pâte doit être continué, tant que l'eau qui s'échappe des mains n'est pas absolument claire.

Ces résultats étant obtenus, la pâte a été séparée en ses éléments : 1° le *Gluten*, qui est resté dans les mains, si la farine était de bonne qualité ; 2° l'*Amidon*, qui a passé, avec l'eau, à travers les mailles du tamis et que l'on retrouve dans la terrine ; 3° le *Son*, dont la partie la plus grossière est restée sur le tamis, tandis que la portion la plus fine a traversé le tamis, avec l'amidon.

Le Gluten provenant d'une farine de bonne qualité est une substance d'un blanc grisâtre, comme perlée, molle, tenace, très élastique et d'une odeur fade. La quantité d'eau, qu'il contient, à l'état frais, varie selon qu'on l'a plus ou moins comprimé ; il est préférable de le peser à l'état sec. Il faut donc le mettre dans une étuve, dont la température est portée peu à peu à 115 ou 120° et l'y maintenir jusqu'à ce que, par deux pesées successives, on se soit assuré qu'il a perdu toute son eau d'hydratation.

Le Gluten sec est d'un blond jaunâtre, de texture feuilletée, dur, comme corné, cassant ; sa cassure est brillante ; il est translucide en lames minces. Il forme, d'ordinaire, environ le tiers du poids du Gluten humide ; mais ce rapport est soumis à de nombreuses variations, surtout quand on examine des farines altérées ou falsifiées.

On a vu que la quantité de Gluten est variable, selon la nature du Blé. Nous rappellerons seulement qu'elle est de 9 à 13 0/0, pour les Blés tendres et demi-durs ; de 14 à 17 0/0, pour les Blés durs.

Une bonne farine de Blé tendre, 1re qualité, en fournit 10 à 11 0/0.

Les farines de qualité inférieure en donnent de 8 à 9 0/0.

L'addition, à la farine de Blé, de farines d'autres céréales ou de Légumineuses, altère plus ou moins le gluten, soit dans ses propriétés, soit dans sa coloration.

On doit à Villain un certain nombre d'expériences faites avec des mélanges, *à parties égales*, de farine de Blé et de farines de Légumineuses ou de Céréales diverses. Les résultats obtenus ne semblent pas fournir de renseignements utiles, la mise en pratique d'une telle falsification étant à peu près impossible. Un travail du même genre a été fait au laboratoire de la Faculté de Lyon, mais avec des mélanges à 1/5. Nous en ferons connaître les résultats, après avoir rapporté ceux qui ont été obtenus par Villain.

Voici un résumé des expériences de Villain :

Avec un mélange de farine de Blé et de *farine de Pois*, le gluten est facile à obtenir ; la pâte faite avec ce mélange a une couleur verdâtre, une odeur et une saveur prononcées ; l'eau de lavage de cette pâte a le goût de Légumineuses. Le gluten humide est verdâtre, même avec un mélange à 3 0/0 ; il est vert, à 5 0/0 ; à l'état sec, il est vert foncé.

Avec un mélange de farine de Blé et de *farine de Haricots*, le gluten est obtenu très difficilement. La pâte, faite avec ce mélange, glisse entre les mains et se désagrège ; si la farine contient 50 0/0 de Haricots, le gluten ne peut être obtenu. Ce gluten, humide, s'aplatit moins que celui du Blé ; à l'état sec, il est blond jaunâtre.

Le mélange de farine de Blé et de *farine de Lentilles* fournit une pâte qui laisse, sur le tamis, un son brun jaunâtre. Le gluten humide s'étale légèrement ; sec, il est jaune brun.

Avec un mélange de farine de Blé et de *farine de Vesces*, la pâte a une couleur grise et une odeur spéciale de Légumineuses, rappelant celle des amandes amères. Elle laisse, sur le tamis, un son brun grisâtre. Le gluten sec est d'un noir verdâtre.

La pâte faite avec un mélange de farine de Blé et de *farine de Fèverolles* a également une couleur grise; elle abandonne un son brun rosâtre et fournit un gluten à teinte rosée.

Avec un mélange de Blé et de *Seigle*, le gluten est visqueux, noirâtre, non homogène; il se désagrège, pendant le lavage de la pâte, adhère aux doigts, est plus mou que celui du Blé et s'étale facilement.

Avec un mélange de Blé et d'*Orge*, le gluten est désagrégé, sec, mou, visqueux, brun rougeâtre sale et formé de filaments vermiculés, tordus sur eux-mêmes.

Avec un mélange de Blé et d'*Avoine*, le gluten est jaune noirâtre et parsemé de points blancs.

Le mélange de Blé et de *Maïs* donne un gluten jaunâtre, non visqueux, ferme et qui ne s'étale pas.

Le gluten d'un mélange de Blé et de *Sarrasin* s'obtient aisément ; il est très homogène et gris noirâtre, à l'état humide; à l'état sec, il est d'un noir assez foncé.

Les recherches ci-dessus, faites, pour la plupart, avec des mélanges à 50 0/0 ne donnent, comme nous l'avons dit, que des renseignements à peu près inutiles. Il est évident que personne n'osera jamais vendre des farines aussi fortement falsifiées. Les mélanges à 20 0/0 sont, au contraire, pratiqués communément. C'est avec des farines ainsi additionnées (*farine de Blé* 16; *farine étrangère* 4), que l'un de nos meilleurs élèves, M. Plaquet, a fait, sous notre direction, les expériences très intéressantes, dont nous allons exposer les résultats.

Ces expériences ont été faites après vingt-quatre heures d'hydratation de la pâte.

Pour l'extraction du gluten, on a procédé de la manière suivante:

La pâte étant placée dans nn nouet de mousseline est soumise à la lixiviation, sous un très mince filet d'eau, et exprimée continuellement, afin d'en chasser l'amidon. On la malaxe ensuite directement, avec les doigts, et l'on continue l'opération, jusqu'à ce que l'iode n'indique plus la présence de l'amidon, dans l'eau qui a servi au lavage.

Il est nécessaire d'opérer ainsi, car, le plus souvent, la pâte se désagrège et le gluten s'échappe des doigts, quelle que soit la qualité de la farine de Froment employée.

Le gluten ainsi obtenu a été pesé après un séjour de 3 heures, dans une étuve à 100°.

Orge. — Pâte courte, non homogène, grisâtre, mal liée. L'extraction du gluten est difficile, la pâte se désagrège et le gluten tombe sur le tamis ; si on le recueille, il se présente sous l'aspect d'une masse assez élastique, d'une couleur gris de fer.

Le poids est exactement de 2 grammes, 37.

Seigle. — Pâte dure, courte, non homogène, mal liée. blanche.

L'extraction du gluten est assez facile, la plus grande partie reste dans les doigts. Après lixiviation, jusqu'à réaction négative de l'eau iodée, et agglomération, on obtient un gluten grisâtre, élastique, homogène, dont le poids est de 1 gr., 20.

Maïs blanc. — Pâte courte, non homogène, blanc-grisâtre, mal liée.

La pâte se désagrège, quand elle est soumise à la lixiviation, sous un mince filet d'eau ; le gluten s'échappe des doigts et tombe sur le tamis, d'où il est difficile de le retirer : il se présente alors sous forme de débris pulvérulents. Si l'on recueille ces débris et qu'on les place dans un vase à décantation, il se forme, au bout de peu de temps, trois couches : une inférieure, dense, d'une couleur blanche, constituée par des cellules de l'amidon de Maïs ; la seconde, grisâtre, constituée par du gluten pulvérulent ; enfin, la troisième, peu dense, neigeuse, nageant facilement dans le liquide et constituée par des débris de cellules végétales.

Maïs jaune. — Pâte longue, jaunâtre, molle, homogène, bien liée.

L'extraction du gluten est assez facile ; cependant une partie s'échappe des doigts et tombe sur le tamis. Par agglomération des débris, on obtient une masse jaunâtre, élastique, très homogène, dont le poids est de 4 gr. 90.

Riz. — Pâte courte, non homogène, mal liée, blanche. L'extraction du gluten est assez facile et, après lixiviation, il reste une masse de gluten élastique, blanchâtre, dont le poids est de 6 gr. 10.

Alpiste. — Pâte courte, non homogène, très mal liée, blanc grisâtre, ayant une odeur caractéristique de macaroni.

L'extraction du gluten est impossible ; malgré les plus grandes précautions, le gluten est entraîné avec l'amidon, et s'échappe au travers des mailles du tamis. Il est donc pratiquement impossible de le recueillir et, par suite, de le doser.

Millet blanc. — Pâte courte, non homogène, dure, blanchâtre, peu liée, ayant une odeur caractéristique de macaroni.

L'extraction du gluten se fait difficilement : la pâte se désagrège et le gluten s'échappe sur le tamis. Si on le recueille et qu'on l'agglomère, il se présente sous forme d'une masse blanc jaunâtre, assez élastique.

Le poids de gluten est de 4 gr. 45.

Millet jaune. — Pâte courte, dure, peu homogène, blanchâtre, ayant une odeur caractéristique de macaroni.

L'extraction du gluten est difficile : il s'échappe des doigts et tombe sur le tamis. Par agglomération, il se présente sous forme d'une masse blanc grisâtre, peu élastique, dont le poids est de 4 gr. 200.

Sarrasin. — Pâte courte, dure, peu homogène, parsemée de points noirs, ce qui donne à la masse un aspect grisâtre.

L'extraction du gluten se fait assez facilement ; mais une grande partie reste dans les doigts. Après disparition complète de l'amidon, on obtient une masse assez élastique, gris clair, dont le poids est de 3 grammes.

Haricot. — Pâte courte, molle, assez homogène, blanc grisâtre, dégageant une odeur de Haricot.

L'extraction du gluten est difficile, car la pâte se liquéfie et le gluten est entraîné avec l'amidon. On ne peut le recueillir, bien que le tamis employé soit très fin.

Fève. — Pâte courte, dure, non homogène, mal liée : comme ci-dessus, l'extraction du gluten est difficile et on ne peut le doser, car il est entraîné avec l'amidon.

Vesce de printemps. — Pâte courte, non homogène, dure, mal liée, grisâtre, ayant une odeur de Légumineuse.

L'extraction du gluten est difficile ; il s'échappe du nouet et des doigts ; en le recueillant sur le tamis et par agglomération, on obtient une masse très mal liée, peu élastique, grisâtre et dont le poids est de 80 centigrammes.

Vesce de Narbonne. — Pâte assez longue, homogène, assez bien liée, mi-dure.

L'extraction du gluten est difficile, car il s'échappe des doigts et est entraîné avec l'amidon. Il est impossible de le recueillir et, par suite, de le doser.

Pesette. — Pâte dure, courte, non homogène, mal liée.

Cette pâte offre l'odeur mixte de Légumineuse et d'amande

amère ; cette dernière odeur se développe, lorsqu'on malaxe le gluten sous un filet d'eau et devient alors caractéristique. L'extraction du gluten est difficile : il s'échappe des doigts et on ne peut le recueillir.

GESSE. — Pâte assez longue, molle, homogène.

L'extraction du gluten est difficile ; la pâte, soumise à la lixiviation ménagée, se désagrège et le gluten, s'échappant des doigts, est entraîné avec l'amidon, mais reste sur les mailles du tamis. Si on l'agglomère, il se présente sous forme d'une masse gris jaunâtre, peu élastique, dont le poids est exactement de 1 gramme, 852.

GESSE JAROSSE. — Pâte courte, grisâtre, assez dure, non homogène et mal liée.

L'extraction du gluten est assez facile; cependant une partie s'échappe avec l'amidon et reste sur le tamis. En agglomérant cette masse, on obtient un gluten grisâtre, très peu élastique, d'un aspect granuleux et dont le poids est de 1 gr. 95.

POIS OLÉAGINEUX. — Pâte courte, molle, blanc jaunâtre, odeur de Haricot, peu homogène.

L'extraction du gluten est impossible, car le gluten s'échappe des doigts et est entraîné avec l'amidon. On ne peut donc pas le retenir et, par conséquent, le doser.

POIS CHICHE. — Pâte courte, dure, grisâtre, non homogène, mal liée.

L'extraction du gluten est difficile, car la pâte se désagrège et le gluten s'échappe avec l'amidon. Il passe à travers les mailles du tamis, bien que les mailles de ce dernier soient excessivement serrées; il est impossible de le recueillir et, par suite, de déterminer son poids.

LENTILLE LARGE BLONDE. — Pâte, courte, dure, non homogène, très mal liée, odeur de Légumineuse.

L'extraction du gluten est assez difficile, car il s'échappe facilement du nouet et des doigts et tombe sur le tamis.

Par agglomération, on obtient une masse blanc grisâtre, peu élastique, dont le poids est de 839 milligrammes.

LENTILLE PETITE, DITE A LA REINE. — Pâte dure, courte, non homogène, mal liée.

Pour l'extraction du gluten, même remarque que pour la Vesce de Narbonne.

Pomme de terre. — Pâte courte, molle, blanche, assez homogène. Extraction du gluten médiocrement facile.

Après lixiviation et agglomération, le gluten retenu sur le tamis se présente sous forme d'une masse assez élastique, blanc jaunâtre.

Poids du gluten : 3 gr. 40.

Châtaigne. — Pâte courte, non homogène, mal liée, de couleur grisâtre. La pâte se désagrège, quand on la soumet à la lixiviation, sous un mince filet d'eau : le gluten s'échappe, avec l'amidon, et tombe sur le tamis. Par agglomération des débris, on obtient une masse très peu élastique, et de couleur grisâtre, dont le poids est de 2 gr. 616.

Les modifications que nous venons de signaler sont d'une observation facile. Lorsque l'une ou l'autre se produit, on doit la noter soigneusement ; elle sera un indice précieux, pour déterminer la nature de la fraude.

3° **Détermination et dosage (?) de l'Amidon.** — On a vu que, pendant la séparation du gluten, l'amidon passe avec l'eau à travers les mailles du tamis.

Une fois le gluten obtenu, on décante une partie du liquide de lavage, on agite vivement la liqueur restante, pour mettre le dépôt en suspension ; puis, l'on verse le tout sur un entonnoir, dont la douille est munie d'un tampon de coton cardé et fermée avec un bouchon de liège.

Après quelques heures de repos, on sépare le liquide. Le dépôt amylacé offre alors, à sa surface, une couche plus ou moins épaisse, formée par des débris du tissu féculifère. Ces débris sont mêlés de très petits fragments des enveloppes des grains, de particules de gluten et de très fins granules d'amidon. On enlève cette couche, avec une spatule coudée, et on la met dans une soucoupe, pour l'examiner ultérieurement.

La portion restante du dépôt se compose essentiellement d'amidon et d'une quantité plus ou moins grande de gluten, si celui-ci s'est désagrégé pendant la préparation. On renverse l'entonnoir sur une assiette et on en fait tomber le contenu, avec précaution, de manière que les différentes couches de ce contenu restent distinctes.

Nous avons dit que les grains d'amidon ont des dimensions moyennes variables. Leur dépôt sera donc d'autant plus rapide qu'ils sont plus gros, d'autant plus lent, au contraire, qu'ils sont plus petits. Il en sera de même des débris du tissu cellulaire ; mais on conçoit que leur précipitation s'effectuera plus vite, s'ils renferment de la fécule.

Si le contenu de l'entonnoir était suffisamment dense et déshydraté, lorsqu'on l'a renversé sur une assiette, ce contenu aura la forme d'un cône. Nécessairement, ce cône étant composé de particules de diverses grosseurs, celles-ci se seront réparties en zones superposées, dont chacune renferme des éléments de grandeur à peu près uniforme : les plus gros en occupent le sommet, tandis que les plus petits se sont rassemblés à sa base.

Si l'on a présentes à l'esprit les dimensions relatives des diverses fécules, les notions acquises, par les résultats de l'incinération de la farine analysée et par le dosage du gluten, serviront à indiquer dans quelle partie du cône amylacé doit être recherchée la fécule de la substance ajoutée frauduleusement :

1° Si le poids des cendres et celui du gluten sont moindres que dans la farine de Blé, on soupçonnera la présence du *Riz* et on en recherchera la fécule vers la base du cône amylacé.

2° Si le poids des cendres et celui du gluten sont peu différents de ceux que fournit une farine ordinaire, mais si la farine est grisâtre et contient une assez forte proportion de son, on devra supposer qu'elle provient d'un *Blé maigre* et alors : — 1° chercher, à la base du cône, si les grains d'amidon de petite dimension ne sont pas trop nombreux ; au sommet, si les gros grains ne sont pas trop rares ; — 2° examiner, au microscope, la farine elle-même et déterminer, *en les comptant*, la proportion relative des gros et des petits grains.

On sait, en effet, que les Blés maigres contiennent beaucoup moins de gros grains que les Blés de bonne qualité.

3° Si le poids des cendres est à peu près égal à celui du Blé, mais si le gluten est de mauvaise qualité, on soupçonnera l'existence du *Seigle* et l'on recherchera son amidon vers le sommet du cône.

4° Si le poids des cendres est un peu plus élevé, tandis que celui du gluten est plus faible, on recherchera, vers le sommet du cône, la fécule de *Pommes de terre*.

5° Si le poids des cendres est supérieur à celui du Blé, quand on examine une farine de Blé tendre, ou au moins égal, lorsqu'on a affaire à une farine de Blé dur ou demi-dur et si, d'autre part, le gluten est autrement coloré, ou de mauvaise qualité, ou difficile à rassembler, on devra supposer que la farine a été additionnée : α) soit de *Maïs*, d'*Orge*, de *Légumineuses*, et rechercher leur amidon au sommet du cône ; β) soit d'*Avoine* et examiner successivement d'abord le dépôt du sommet, pour y déterminer la présence des cellules féculifères si caractéristiques, ensuite le dépôt de la base, pour y reconnaître les fins granules amylacés, dont la forme est si spéciale; γ) soit, enfin, du *Sarrasin* et en chercher les grains vers la base du cône.

6° Nous n'avons pas de renseignements sur la teneur en cendres des farines d'*Ivraie*, d'Alpiste, de Sorgho, et de Millet, ni sur les modifications que leur présence détermine dans les qualités ou la proportion du gluten.

La farine d'Ivraie ne se trouve d'ordinaire qu'en minime quantité dans celle du Blé, où sa présence est tout accidentelle.

Il n'en est pas de même des farines des trois autres semences, que l'on mêle parfois au Blé, paraît-il.

Si l'on suppose que la farine examinée a été additionnée de farine de l'une d'elles, on devra, pour l'*Alpiste* et l'*Ivraie*, chercher leurs cellules féculifères au sommet du cône; pour ces deux Graminées et pour les deux autres, chercher leurs fins granules amylacés dans les zones inférieures.

La notion de la grosseur relative des fécules ayant permis de préciser le point du cône où chacune d'elles doit être recherchée, il faut les distinguer les unes des autres.

On se rappellera pour cela :

1° Que l'amidon du *Blé* (fig. 227) est le plus souvent lenticulaire, avec une surface non bosselée et un hile punctiforme;

2° Que les grains d'amidon du *Seigle* (fig. 228) sont parfois bosselés et offrent le plus souvent un hile étoilé;

3° Que ceux de l'*Orge* (fig. 229) sont ordinairement bosselés, souvent irréguliers, avec un hile analogue à celui du Blé;

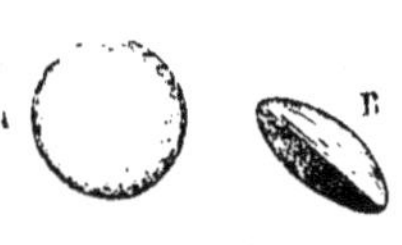

Fig. 227. Amidon de Blé.

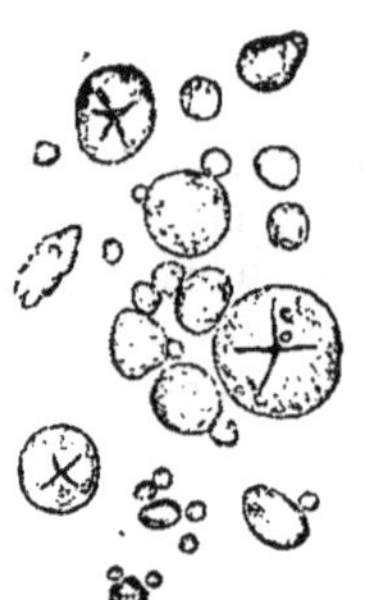

Fig. 228. Amidon de Seigle.

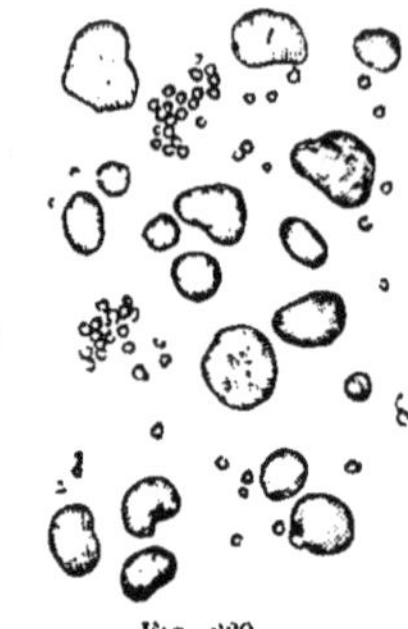

Fig 229. Amidon d Orge.

4° Que ceux du *Sorgho* sont ordinairement arrondis irrégulièrement et beaucoup plus petits que ceux du Blé;

5° Que ceux du *Maïs*, du *Riz*, de l'*Avoine*, du *Millet blanc*, du *Sarrasin*, de la

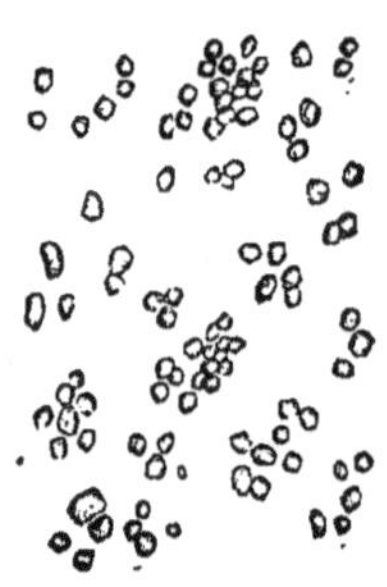

Fig. 230. — Amidon de Riz,

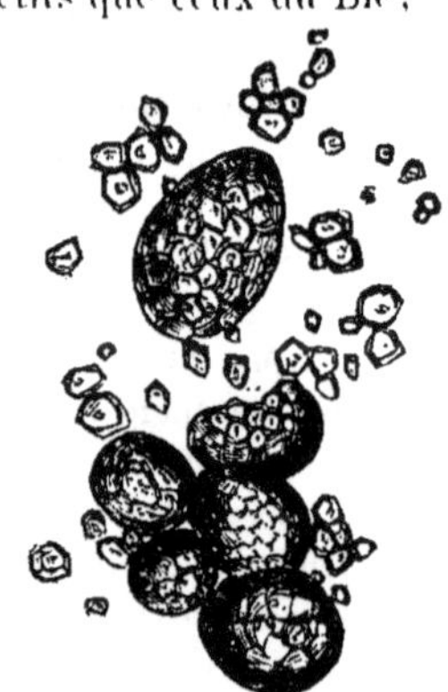

Fig. 231. — Amidon de l'Ivraie.

Nielle, de l'*Adonide* sont polyédriques et anguleux, mais allongés (*Avoine*) ou pentagonaux irréguliers [*Riz* (fig. 230),

Alpiste, *Ivraie* (fig. 231), *Nielle*, *Adonide*], ou pentagonaux à angles émoussés (*Maïs*, (fig. 232) *Millet*, *Sarrasin*).

6° Que ceux des *Légumineuses* (fig. 233) ne sont jamais ni lenticulaires, ni polyédriques, mais réniformes, ou subarrondis, ou subcylindriques et souvent plus ou moins irréguliers : que ces grains sont fréquemment pourvus d'un hile linéaire,

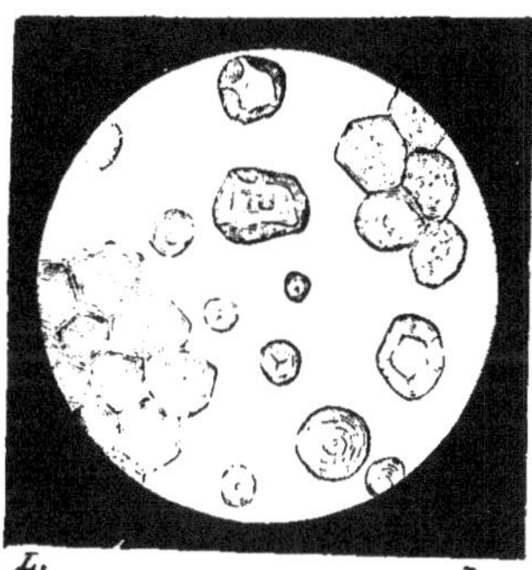

Fig. 232. — Amidon de Maïs.

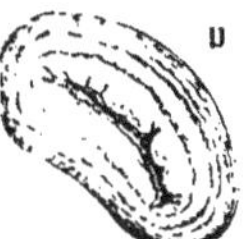

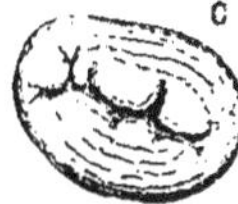

Fig. 233. — Amidon de Haricot.

simple ou déchiré sur ses bords, hile qui tend à s'élargir, par la dessiccation de l'amidon ou par leur immersion, soit dans l'alcool, soit dans la glycérine.

7° Que ceux de la Pomme de terre (fig. 234) sont ordinairement subtriangulaires aplatis, avec un hile excentrique et des zones imitant celles d'une écaille d'huître.

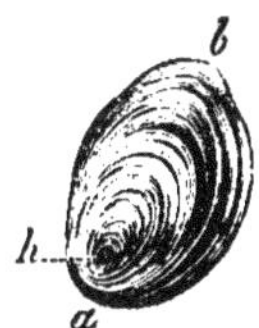

Fig. 234. — Amidon de Pomme de terre.

Lorsque, par ces constatations, on aura pu rattacher les grains à l'un ou à l'autre de ces groupes, on en mesurera un certain nombre de toutes dimensions et, en tenant compte des grandeurs *minima* et *maxima*, on en établira la moyenne. En se reportant alors aux mensurations que nous avons données, on arrivera à les déterminer.

Quand on aura acquis la preuve de l'existence d'une fraude et que la nature de cette fraude aura été reconnue, on opérera directement sur la farine.

Pour cela, après avoir soufflé légèrement sur la lame porte-objet, on y projette un peu de farine et, par de petits coups répétés, on en fait tomber l'excès. La faible portion restante est ensuite délayée, dans une goutte d'eau glycérinée; puis, la préparation est recouverte avec une mince lamelle de verre et on l'examine au microscope.

On détermine alors le nombre relatif des grains d'amidon du Blé et de ceux de la farine ajoutée. Il faut, dans ce dénombrement, agir avec la plus grande réserve et ne noter, comme granules étrangers, que ceux dont on est absolument sûr.

Si ces granules sont nombreux, il suffit de compter ceux que l'on voit immédiatement, sans faire mouvoir la préparation : on obtient ainsi la proportion aussi exacte que possible de la matière étrangère.

S'ils sont peu nombreux ou de nature douteuse, on comptera ceux qui existent dans la préparation tout entière, en ayant le soin de faire marcher le porte-objet dans le même sens, de manière à ce que toutes les parties de la préparation passent successivement sous les yeux. Comme on ne compte que les granules absolument authentiques, il est évident que l'on est loin de déterminer le nombre total des grains amylacés appartenant à la farine ajoutée : on ne peut alors apprécier, que par à peu près, la proportion de cette farine. Toutefois, si, dans la préparation totale, on trouve seulement 5 grains étrangers authentiques, on peut supposer qu'il y en existe au moins vingt fois davantage, la majeure partie des grains n'offrant jamais les caractères typiques de la fécule déterminée. Il faut, dans ce cas, se garder d'une affirmation trop absolue. On dira que la farine examinée PARAÎT contenir 5-10-15, etc., 0/0 de la substance étrangère, selon que le nombre de ces granules semblera moins ou plus considérable et leur proportion moins ou plus élevée. Ces sortes d'appréciations exigent, d'ailleurs, une longue pratique.

De toutes façons, comme les plus gros granules sont les mieux caractérisés, il convient d'en dessiner quelques-uns, à la chambre claire, et d'annexer ces figures au rapport.

Détermination et dosage du Son. — Quelle que soit sa finesse, une farine contient toujours des débris plus ou moins nombreux de tissu cellulaire.

Lorsqu'ils proviennent du parenchyme féculifère, ces débris sont généralement très ténus et ils passent, avec l'amidon, à travers les mailles du tamis, lors du lavage du gluten. Comme ils sont plus légers que l'amidon, ils se précipitent plus lentement. Ce sont eux qui, mêlés à de très petites parcelles de l'enveloppe du grain, forment, à la surface du dépôt amylacé, cette couche grisâtre que l'on en sépare avec une spatule. C'est donc cette matière qu'il faut examiner, pour y rechercher la présence du *tissu réticulé* des Légumineuses.

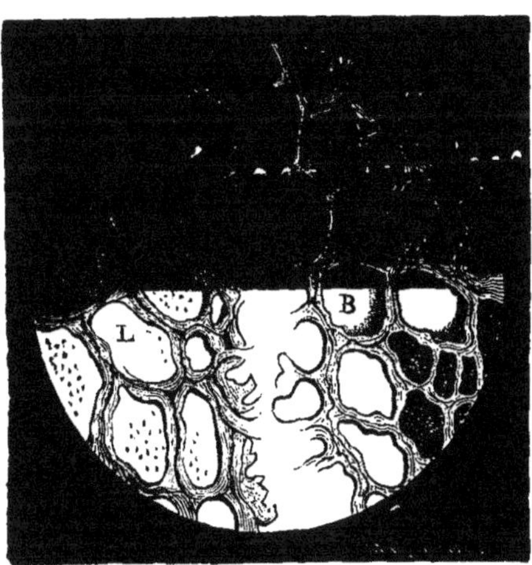

Fig. 235. — Aspect du tissu réticulé des Légumineuses (L), et du tissu de la 3e couche du Blé (B), dans la lumière polarisée.

Ce prétendu tissu réticulé (fig. 235) se distingue du tissu féculifère du Blé, par ses mailles polygonales irrégulières, à parois plus épaisses, *ponctuées*, souvent munies de formations saillantes à leur face interne, et par l'*existence de méats* ordinairement triangulaires. *Il éteint la lumière polarisée.* Les cellules en sont vides ou contiennent seulement quelques grains d'amidon.

Le tissu de la 3e couche du Blé, qui est celui dont la forme se rapproche le plus de celle du tissu réticulé, s'en différencie par des mailles plus petites, plus régulières, avec des parois beaucoup plus épaisses, *non ponctuées* et par l'*absence de méats. La lumière polarisée le traverse vivement.* Ses cellules sont vides ou renferment une matière granuleuse, jaune brunâtre.

Lorsque les débris proviennent des enveloppes, ils sont

d'ordinaire assez gros, pour ne pas traverser les mailles du tamis. On les recueille, après l'obtention du gluten, en raclant le tamis avec une carte, ou mieux, en renversant le tamis au-dessus d'une terrine et y faisant couler un filet d'eau, qui les entraîne. On laisse déposer, on décante et l'on verse le résidu sur un filtre taré, que l'on met à l'étuve. Après dessiccation, la différence du poids indique la quantité du Son.

Le dosage du Son effectué de cette manière, sur deux échantillons de farine préparée à la manutention militaire de Lyon, nous a donné les résultats suivants :

Blé tendre d'Irka.	Son sec.	0,80 0/0
Blé dur de Taganrock.	— —	2,175 0/0

Si l'on se reporte au tableau donné au début de ce travail, on verra que, selon les auteurs, le poids du Son varie entre 1, 2 et 2,30 0/0. Ces chiffres sont plus élevés que les nôtres; mais on doit les admettre comme limite supérieure. Toute farine fournissant une proportion de Son plus ou moins élevée devra donc être considérée comme douteuse. Il peut alors se présenter plusieurs problèmes, que les notions précédemment acquises permettront de résoudre approximativement.

1° Si le poids du Son a augmenté, en même temps que celui des cendres, tandis que la proportion du gluten est à peu près égale ou à peine inférieure à la moyenne ordinaire et si, d'autre part, l'examen microscopique ne montre, dans la farine, que les éléments du Blé, il peut se présenter deux cas :

α) Ou bien le volume moyen de l'amidon est normal et l'on a affaire à une *Farine incomplètement blutée;*

β) Ou bien le volume moyen est inférieur à celui de l'amidon ordinaire et l'on en conclura que la farine examinée provient de *Blés maigres* ou de la *Mouture de remoulages.*

2° Si le poids du Son est supérieur ou égal à la moyenne et si, d'autre part, le poids des cendres a augmenté, tandis que celui du gluten diminuait, on pourra soupçonner l'addition d'une farine de *Légumineuses*, ou de *Céréales (Orge*,

Avoine, Maïs). L'examen de l'amidon fournira un moyen de contrôler cette hypothèse.

3° Si le poids du Son est inférieur ou à peine égal à la moyenne et si celui des cendres et du gluten a diminué, on devra rechercher, dans la farine, la présence d'amidon de

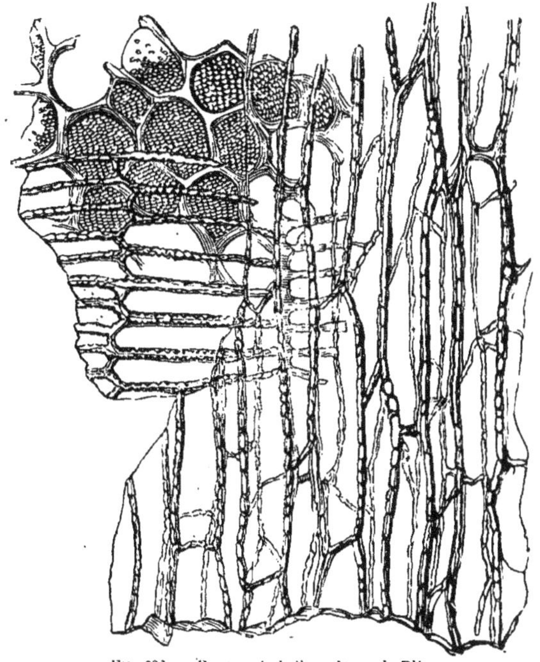

Fig. 236. — Fragments de l'enveloppe du Blé.

Riz, de *Châtaignes*, de *Pommes de terre*. Toutefois, si la farine examinée provient d'un Blé tendre, l'addition de *Fécule de Pommes de terre* déterminera une légère augmentation du poids des cendres.

4° Si le poids du Son est égal à la moyenne, tandis que le poids des cendres est à peine égal à celui que fournit une farine de Blé tendre, ou inférieur à celui que laisse une farine de Blé dur (selon que la farine examinée appartient à l'une ou à l'autre sorte), mais si le gluten est de mauvaise qualité, on devra soupçonner une addition de *Seigle*.

La détermination du poids du Son, combinée avec les résultats de la mise en œuvre des notions précédemment acquises, fournit donc des indices précieux. Toutefois, s'il y a doute sur la nature de l'amidon, cette détermination ne fait pas connaître le nom de la substance frauduleuse.

L'examen microscopique du Son, en faisant retrouver des fragments de l'enveloppe, surtout des débris de l'épiderme, que l'on comparera à celui du Blé (fig. 236) indiquera la présence :

1° Du *Seigle* (fig. 237), si les cellules épidermiques se montrent pourvues de parois rectilignes, creusées de ponctuations espacées, de sorte que ces parois semblent formées de grains de chapelet ovales allongés et si les cellules de la 3e couche, vues sur une section transversale de l'enveloppe, sont constituées par des rectangles irréguliers, allongés radialement.

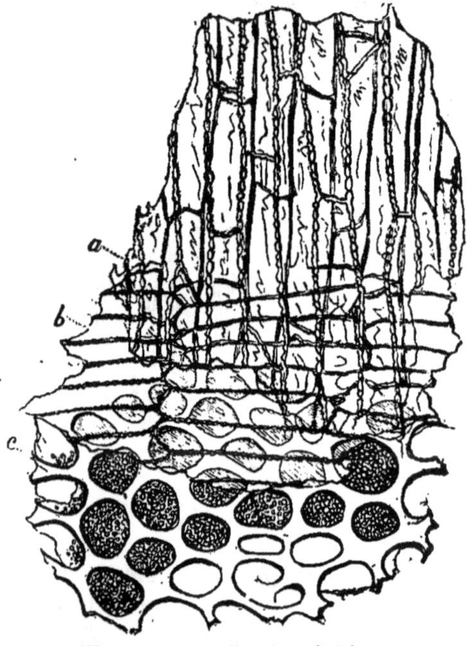

Fig. 237. — Fragments de l'enveloppe du Seigle. *a*, épiderme ; *b*, cellules de la 2e couche ; *c*, cellules de la 3e couche.

2° De l'*Orge* (fig. 238), si les cellules épidermiques, vues de face, ont des parois minces, ondulées, avec quelques formations annulaires dans leur cavité, et si la 3e couche, vue sur une section transversale, se montre composée de 2-3 séries de cellules irrégulièrement quadrilatères ou rectangulaires, de grandeur inégale.

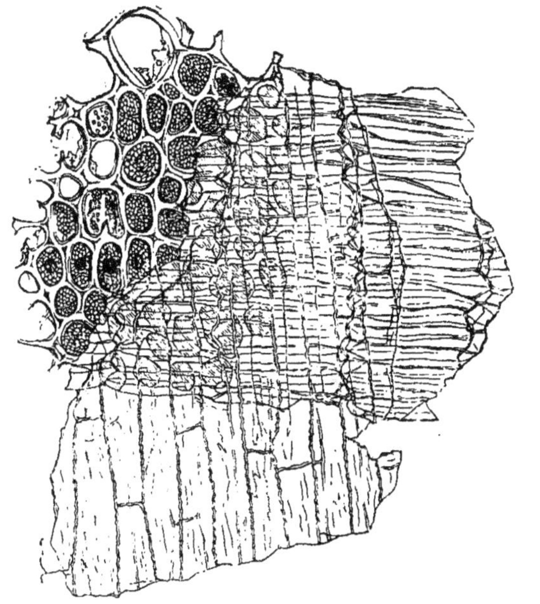

FIG. 238. — Fragments de l'enveloppe de l'Orge.

3° Du *Maïs* (fig. 239), si les cellules épidermiques, vues de face, ont des parois épaisses, creusées de ponctuations espacées et coupées carrément, ce qui les fait paraître formées de bâtonnets distincts. Les cellules de la 1re couche, vues sur une section transversale, se montreront composées de parois très épaisses, avec un lumen étroit ; elles seront disposées en 5-8 séries parallèles, étroitement accolées.

Il ne faut pas oublier que la potasse colore ces cellules en jaune serin intense et l'on devra soumettre la farine à l'action de ce réactif.

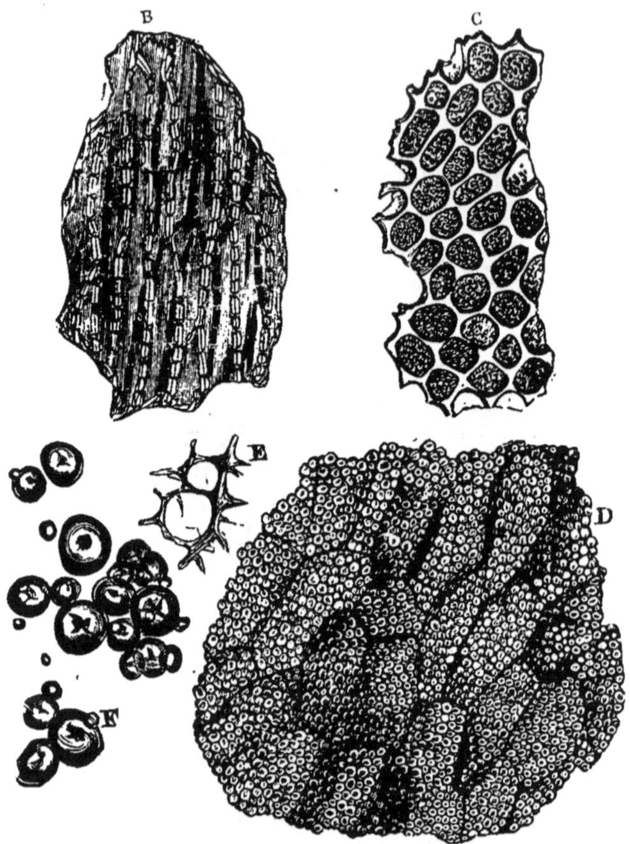

Fig. 239. — Fragments d'un caryopse de Maïs.

B, épiderme ; C, 3e couche ; D, cellules de l'albumen ; E, cellules du Blastème ; F, amidon

4° De la *Fève* ou de la *Féverole* (fig. 240), si l'épiderme, vu de face, se montre formé de *cellules polyédriques. étroites, épaisses, avec un point central brun* et si cet épiderme, vu sur une section transversale, est composé de cellules en palissade, très allongées et très épaisses, avec *une étroite cavité remplie d'un pigment brun.*

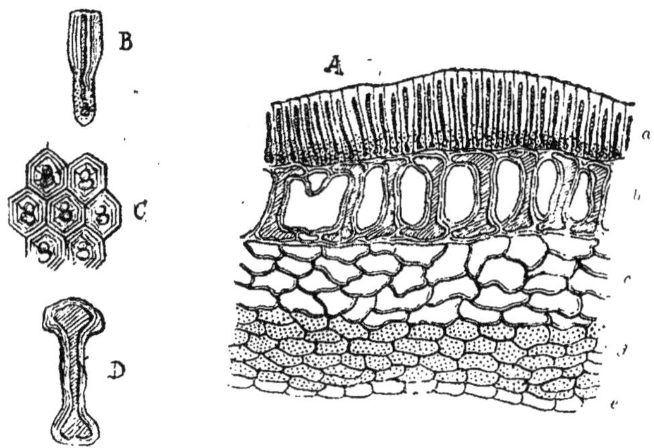

FIG. 240. — A. Coupe transversale de l'épisperme de la Fève. — B.-C. Cellules de l'épiderme grossies, vues de face (C) et en section horizontale (B). — D. Une cellule de la 3e couche grossie.

5° Des *Haricots* (fig. 241), si l'épiderme, vu de face, est formé de cellules polyédriques, épaisses, à *lumen clair et non brun* et si, vues sur une section transversale, ces cellules sont disposées en palissade, comme dans la Fève, mais moins longues et dépourvues du pigment brun, qui remplit leur cavité, chez cette dernière.

On ne devra pas oublier que l'épiderme de la Fève et des Lentilles contient du tannin; il conviendra donc, au besoin, de soumettre le Son à l'action des persels de fer.

Les Farines ordinaires du commerce sont rarement pures et leur teneur en Gluten, Cendres et Son varie souvent beaucoup, avec celui qui les livre, alors même que les Blés, qui ont servi à la fabriquer semblent avoir une même origine. Voici un tableau des dosages effectués sur 11 échantillons de Farines, provenant de fournitures à l'armée et dont plusieurs ont été refusées comme falsifiées.

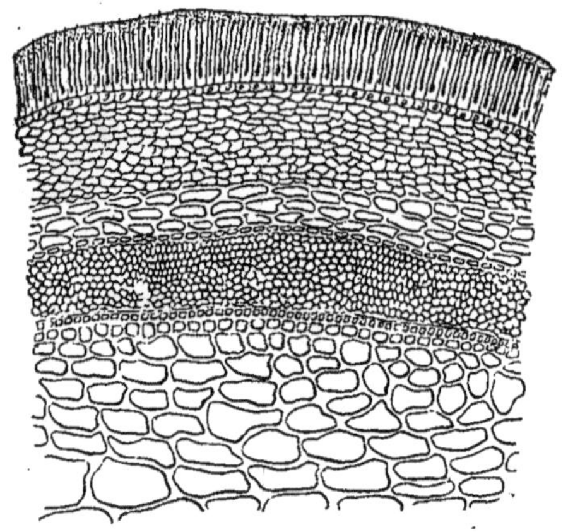

FIG. 241. — Section d'une graine de Haricot.

NOMS DES BLÉS AYANT FOURNI LA FARINE			POIDS DU GLUTEN pour 100 de farine		POIDS pour 100 de farine	
			frais	sec	cendres	son
FARINES BLUTÉES	à 20 %	tendre de Hongrie, n° 1.	24,60	9,70	0,78	2,25
		— — n° 2.	30,80	10,75	1,40	1,90
		— de Pologne, n° 1.	24,26	9,90	1,24	1,75
		— — n° 2.	36,67	12,27	0,80	1,67
		— indigène, n° 1.	25,65	8,80	1,00	1,00
		— — n° 2.	27,50	9,27	1,00	1,05
		— d'Irka, n° 1.	41,15	14,70	1,40	2,075
		— — n° 2.	31,50	11,20	1,10	7,79
	à 12 %	dur de Taganrock, n° 1.	36,35	14,15	1,50	3,35
		— — n° 2.	36,15	14,025	1,54	3,025
		— — n° 3.	44,95	16,77	1,40	1,50

Panification de la farine de Blé additionnée de farines étrangères[1]

On a vu que l'addition de farines étrangères, à la farine de Blé, altère plus ou moins le gluten, dont la quantité est alors sensiblement diminuée. On conçoit donc que le pain fabriqué avec de tels mélanges soit de qualité médiocre ou même de mauvaise qualité, surtout si la proportion de la matière étrangère est un peu élevée.

Nous ne croyons pas que, jusqu'à ce jour, il ait été fait une étude un peu générale des résultats obtenus par la panification de ces divers mélanges. Il nous paraît donc utile d'exposer les faits que nous avons observés. Peut-être ces faits seraient-ils mieux à leur place dans l'article relatif à chacune des farines étrangères. Nous pensons qu'il est préférable de les réunir en un chapitre spécial.

Épeautre. — La pâte a une belle couleur et beaucoup d'extensibilité; cette extensibilité paraît même supérieure à celle que possède la pâte de farine de Froment.

Le pain est un peu foncé, mais il est bien dégagé.

Il y a lieu de remarquer que la pâte, qui a une belle couleur légèrement jaune, identique à celle de la pâte de farine de Froment pure donne, par la cuisson, une mie d'un gris très foncé.

Cette farine paraît panifiable, même employée seule.

Orge. — Pâte très belle, élastique, d'une bonne odeur.

Le pain a un bel aspect; la mie est bien développée, et dégage une odeur agréable.

La farine d'Orge paraît panifiable, si on la mélange, dans la proportion de 30 à 40 0/0, avec des farines de Froment.

[1] Tous les essais de panification ont été faits avec : *Blé dur*, 45; *Blé tendre*, 45; *Farine étrangère*, 10, sous la direction de M. Mondiell., Officier principal, en chef à la manutention militaire de Lyon, par MM. les Officiers sous ses ordres. Leur concours bienveillant m'a permis de rendre ce travail plus complet. Je leur en adresse mes remerciements et transcris, presque sans y rien ajouter, les notices qu'ils m'ont adressées sur la panification de chaque mélange.

Un essai fait, avec une farine d'Orge vieille et non blutée, a donné les résultats suivants : le travail de la pâte se rapproche sensiblement de celui fait avec les farines ordinaires; mais le pain a un vilain aspect et une mauvaise odeur; la mie est grise et serrée.

Seigle. — Le travail de la pâte est identique à celui d'un mélange avec parties égales de farine de Blé dur et de farine de Blé tendre.

Le pain offre une mie serrée, un peu foncée et dégage une bonne odeur ; il a une saveur assez agréable, mais est un peu rude.

Le Seigle semble pouvoir entrer dans la fabrication du pain, dans une proportion de 30 0/0 environ.

Avoine. — Le pain n'est pas très levé, mais il a un bel aspect extérieur et une odeur agréable. La mie est suffisamment développée; elle a une couleur grise un peu foncée. Elle est un peu rude et a une saveur légèrement acide, ce qui peut tenir à ce que la farine employée avait plus d'un an.

L'Avoine semble pouvoir être employée à la panification, dans la proportion de 10 et même de 20 0/0. Nous pensons, toutefois, que la proportion à 20 0/0 ne doit pas donner un bon résultat.

Maïs blanc. — La pâte a un bel aspect, mais elle manque de corps. Le pain dégage une assez bonne odeur ; la mie est jaune et n'a pas de saveur spéciale bien définie.

Un mélange à parties égales de farine de Blé et de farine de Maïs donnerait, sans doute, un bon pain, mais produirait un rendement inférieur, à cause de sa faiblesse en gluten.

Un essai fait, avec une farine de Maïs vieille et sentant mauvais, a donné les résultats suivants :

La pâte a peu de corps et offre une couleur gris foncé. Le pain est d'un jaune foncé et dégage une mauvaise odeur.

Millet blanc. — Pâte gluante, de couleur jaune, sans corps, très pauvre en gluten.

Le pain a un assez bon aspect; mais la mie est jaune et compacte.

La farine de Millet blanc ne semble point être panifiable.

MILLET JAUNE. — La pâte a du corps : elle ne présente aucun signe particulier.

Le pain a un assez bel aspect extérieur; la mie est d'un jaune foncé et un peu compacte. Elle a une saveur non désagréable d'abord, mais laisse un arrière-goût sauvage, un peu âpre, avec une sensation de grossièreté.

La farine de Millet jaune ne semble pas pouvoir servir à la fabrication du pain, dans une proportion supérieure à 10 ou 15 0/0, au plus.

SARRASIN. — Pâte assez extensible et de couleur gris clair.

Le pain a un bel aspect extérieur ; la mie est un peu grise, mais elle est suffisamment développée et a une odeur agréable.

La farine de Sarrasin, mélangée en petite quantité (10-15 0/0) à la farine de Blé, donnerait un assez bon pain.

Un essai fait avec une farine altérée a donné un pain à mie serrée et noire.

HARICOTS. — Pâte très belle et bien extensible.

Pain de couleur franche et à mie développée.

La farine de Haricots peut, sans inconvénient apparent, être mêlée à la farine de Blé, pour la fabrication du pain, dans une proportion de 20 à 30 0/0.

N. B. Cette appréciation nous paraît exagérée. L'action désagrégeante exercée sur le gluten, par la farine de Haricots, ne saurait permettre d'en ajouter plus de 10 à 15 0/0.

FÈVES GROSSES. — Pâte élastique, d'aspect agréable, ne différant pas de celle que l'on obtient avec la farine de Froment pure.

Le pain est beau extérieurement ; il a une bonne odeur et une mie bien développée.

La farine de Fèves semble pouvoir être mélangée, dans une forte proportion (25-30 0/0), à la farine de Blé.

N. B. — Nous faisons les mêmes réserves que pour l'appréciation relative à l'emploi de la farine de Haricots.

Un essai fait avec de la farine de Féverolles vieilles a donné les résultats suivants :

Pâte gluante et sans corps ; pain mal levé, à mie serrée, de couleur grise, et d'odeur désagréable.

POIS ORDINAIRES. — Pâte gluante, jaune, manquant de gluten. Mie serrée, jaune, d'odeur assez agréable.

Cette farine semble pouvoir être mélangée à la farine de Blé, mais dans une faible proportion : environ 10 0,0.

Les POIS CASSÉS donnent une pâte peu extensible, de couleur jaune tirant sur le vert. Le pain a un assez bel aspect ; la mie est verdâtre et assez bien développée.

Le mélange à 10 0/0 de cette farine doit être considéré comme un maximum.

Un essai fait à 20 0/0, avec une farine de POIS MICHAUX vieille, a donné les résultats suivants :

Pâte gluante et sans corps, à cuisson plus longue qu'avec les pâtes ordinaires. Pain assez bien levé, mais pourvu d'yeux très petits ; mie à teinte gris jaunâtre, tirant un peu sur le jaune d'œuf.

Le pain a une odeur prononcée de vieux Pois et une saveur douçeâtre, avec arrière-goût de Légumineuse.

POIS-CHICHE. — Pâte grasse, sans corps, et d'une teinte terne.

Le pain a un assez vilain aspect et une couleur brun foncé ; à l'état chaud, il dégage une odeur peu agréable, qui ne rappelle en rien celle du pain ordinaire. La mie est brun grisâtre et possède une saveur peu agréable de Légumineuse, faiblement amère et acide.

La farine de Pois-chiche ne semble point panifiable.

Un essai fait avec une farine vieille a donné les résultats suivants :

Pâte grasse et d'une teinte foncée ; le pain est mal levé ; la mie est d'un jaune grisâtre, serré et dégage une forte odeur d'échauffé.

LENTILLES. — Pâte verdâtre, ayant peu de corps. Pain assez bien développé, à mie très brune, comme ardoisée.

Cette farine ne semble guère propre à la panification, surtout en raison de la couleur qu'elle communique à la mie et au peu de développement de cette dernière.

Un essai fait avec une farine vieille, a donné les résultats suivants : pâte grasse, sans corps, assez développée ; pain peu levé, à mie d'un gris brun ardoisé, dégageant une odeur prononcée de vieilles Lentilles ; saveur amère, assez développée, persistante, masquant toute autre sensation ; arrière-goût de Légumineuse, mais faible.

LUPIN BLANC. — Le travail de la pâte se rapproche beaucoup de celui de la farine de Pois ; peu d'extensibilité.

Pain d'une assez belle couleur, à mie serrée, dégageant une bonne odeur.

La farine de Lupin semble pouvoir être mêlée à celle du Blé, dans les proportions de 10 à 15 0/0. Mais l'amertume propre aux semences de Lupin communique au mélange une saveur amère, très désagréable.

PESETTE *(Vicia sativa)*. — L'odeur d'amandes amères émanant de la Pesette est perçue pendant le pétrissage et persiste dans le pain. Celui-ci a un bel aspect, mais offre une mie serrée, grisâtre.

La Pesette mêlée au Blé, dans la proportion de 10 0/0, ne semble pas nuire à la panification, mais doit communiquer au mélange une saveur peu agréable d'amandes amères.

Un essai fait avec une farine vieille, retirée d'une variété de Pesette, appelée VESCE DE PRINTEMPS, a donné les résultats ci-après :

Pâte marron foncé, gluante et sans extensibilité. Le pain n'est pas développé et a une odeur terreuse.

VESCE DE NARBONNE. — La pâte ne diffère en rien de celle que donne le mélange, à parties égales, de farines de Blé tendre et de Blé dur.

Après la cuisson, la mie est un peu serrée, mais elle a un bon aspect et une bonne odeur.

La farine de Vesce de Narbonne semble panifiable, si on la mélange à la farine de Froment, dans la proportion de 10 et même de 20 0/0.

GESSE BLANCHE. — Mêmes observations, que pour le Vesce de Narbonne.

GESSE CHICHE. — La pâte ne diffère pas de celle faite avec les farines ordinaires. L'aspect extérieur du pain ne laisse rien à désirer et son odeur est agréable. La mie est un peu serrée, mais d'une couleur franche.

Mélangée à la farine de Blé, dans la proportion de 10 et même de 20 0/0, la Gesse chiche donnerait un bon pain.

Fécule de Pomme de terre. — Cette fécule se lie bien à la farine de Blé ; dans la proportion de 20 0/0, elle fournit une pâte blanche, mais peu développée, en raison de l'absence de gluten dans la fécule.

Le pain a un très bel aspect, tant à l'intérieur qu'à l'extérieur, et dégage, surtout à l'état chaud, une odeur agréable ; il est peu levé. La mie est blanche et possède un reflet brillant.

Un essai fait, avec 50 0/0 de fécule, donne un pain à mie compacte, creusée d'un petit nombre de lacunes plus ou moins grandes, inégalement réparties. La mie est plus blanche que dans le pain à 10 0/0.

Le pain à 10 0/0 a une saveur non désagréable, un peu grossière, sans arrière-goût marqué, et une légère odeur de Pomme de terre.

Châtaigne. — Pâte grasse, sans corps et d'une couleur lie de vin.

Le pain est peu développé ; la mie est serrée et d'une couleur violette.

La farine de Châtaigne ne semble point panifiable. Le pain a une saveur assez agréable, douce, d'abord sucrée, puis laissant un arrière-goût de Châtaigne

L'étude précédente a montré que chacune des farines, qui peuvent se trouver mêlées à celle du Blé, possède des caractères suffisamment précis, pour qu'on puisse la déterminer. On a vu aussi que, parmi les éléments histologiques, dont nous avons signalé l'existence, nous avons surtout examiné les caractères de structure, de forme et de dimensions de l'amidon. Toutefois, ainsi présentées, les différences essentielles sont difficiles à saisir et la comparaison difficile à faire. Il nous a donc semblé qu'il serait utile de réunir, dans un tableau, les principaux caractères des fécules les plus importantes et d'en donner une figure. Pour atteindre ce résultat, il aurait fallu dessiner toutes les fécules à un même grossissement.

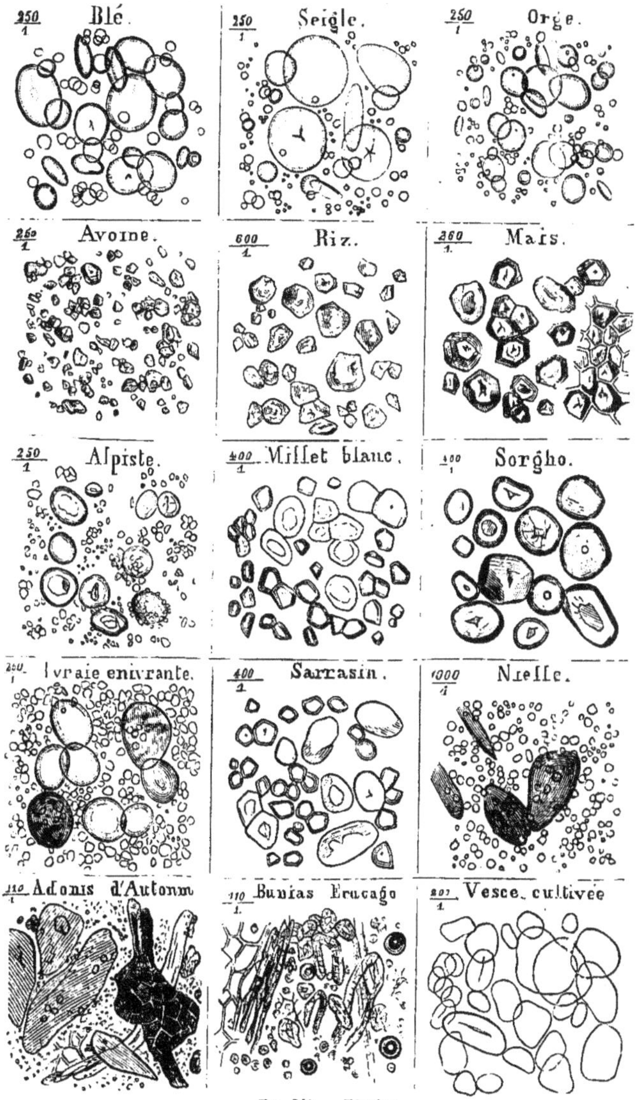

Fig. 242. — Fécules.

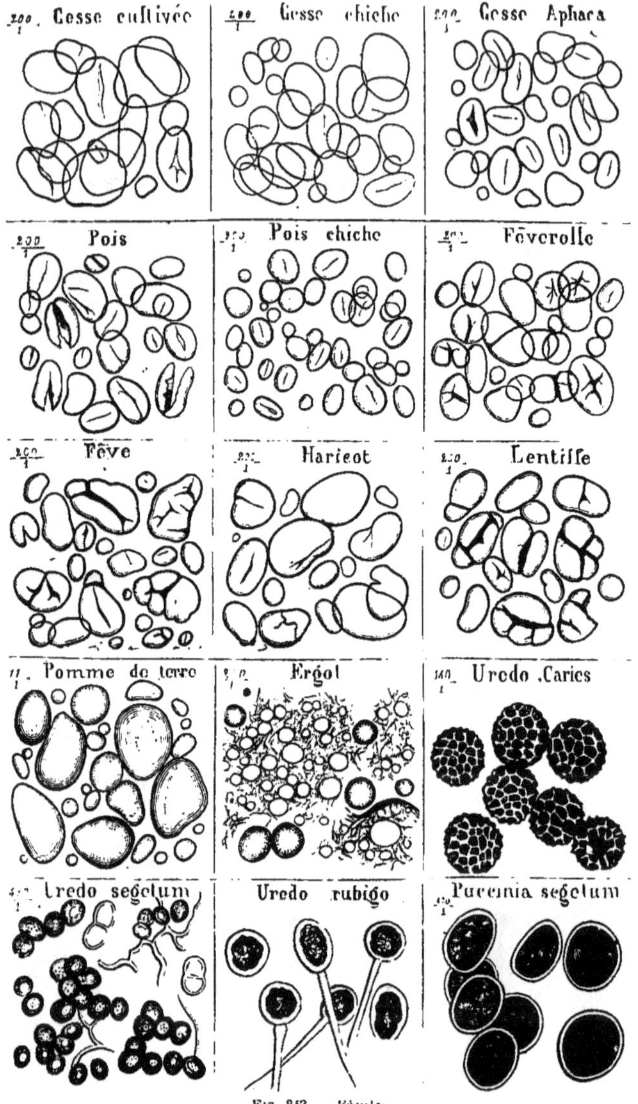

FIG. 243. — Fécules.

Tableau des principales Fécules[1]

Grains	Forme		Caractères	Fécule
Grains polyédriques.	anguleux..		allongés, libres ou agglomérés en masses ovoïdes, formées de grains polyédriques ; pas de hile visible ; varient de 0,00370 à 0,00925 ; moyenne 0,00500.	AVOINE.
		pentagonaux.	libres ; hile punctiforme ; varient de 0,00185 à 0,00740 ; moyenne 0,00370.	RIZ.
			libres ou en masses ovoïdes, homogènes ou granuleuses ; varient.. de 0,00090 à 0,00370 ; moyenne 0,00210.	ALPISTE.
			libres ou en masses ovoïdes, homogènes ou granuleuses ; varient.. de 0,00185 à 0,00740 ; moyenne 0,00275.	IVRAIE.
			libres ou en masses arrondies, elliptiques ou subfusiformes ; varient de 0,00100 à 0,00250 ; moyenne 0,00140.	NIELLE.
			libres, parfois ovales ou naviculaires, varient de 0,00100 à 0,00650 ; moyenne 0,00370 ; des *cellules à contenu vert-bleu*.	ADONIDE.
	arrondis, pentagonaux.		libres, un peu bombés, avec des stries concentriques ; hile punctiforme ou étoilé ; varient de 0,00555 à 0,01665 ; moyenne 0,01400.	MAÏS.
			ou à angles émoussés ; libres ; hile punctiforme ; varient de 0,00555 à 0,01295 ; moyenne 0,00650.	MILLET BLANC.
			libres, parfois agglomérés en petites masses pentagonales ; hile punctiforme ; parfois étoilé ; varient de 0,00185 à 0,00740 ; moyenne 0,00450.	SARRASIN.
Grains arrondis.	réguliers, lenticulaires		non bosselés ; hile punctiforme ; varient de 0,00370 à 0,03330 ; moyenne 0,01850.	BLÉ.
			souvent bosselés ; hile punctiforme ; varient de 0,00185 à 0,02590 ; moyenne 0,01480.	ORGE.
	irréguliers ;		bombés ou bosselés ; hile à 3-5 rayons ; varient de 0,00430 à 0,04625 ; moyenne 0,02220.	SEIGLE.
			hile punctiforme ou sublinéaire ; varient de 0,00740 à 0,01665 ; moyenne 0,01200.	SORGHO.
Grains ovales-arrondis,	rarement réniformes ; hile linéaire, flexueux..	simple ; le plus grand diamètre varie	de 0,00555 à 0,05180 ; moyenne 0,02250.	VESCE CULTIVÉE.
			de 0,0148) à 0,02775 ; moyenne 0,2220..	POIS-CHICHE.
		fissuré ; le plus grand diamètre varie	de 0,01850 à 0,04625 ; moyenne 0,02700.	GESSE APHACA.
			de 0,00925 à 0,04225 ; moyenne 0,0300.	FÉVEROLLE.
	très rarement réniformes ; parfois très allongés ; hile linéaire peu distinct ; grains..		irréguliers : longueur maximum 0,06475 ; moyenne 0,03700.	GESSE CULTIVÉE.
			réguliers, généralement subarrondis ; le grand diamètre varie de 0,00925 à 0,06180 ; moyenne 0,02950.	GESSE CHICHE.
Grains souvent réniformes,	irréguliers.		parfois très allongés et à bords souvent fissurés ; hile linéaire ondulé ; le grand diamètre varie de 0,01110 à 0,05345 ; moyenne 0,08000.	POIS.
			de forme variable ; parfois très allongés ; souvent fissurés en travers ; hile linéaire, fissuré ; longueur maximum 0,06660 ; le grand diamètre varie d'ordinaire de 0,00925 à 0,04905 ; moyenne 0,03145.	FÈVES.
	réguliers.		parfois ovales ou presque cylindriques ; hile en fente souvent fissuré, le grand diamètre varie de 0,01110 à 0,05180 : moyenne 0.03800.	HARICOTS.
			parfois ovales, plus souvent réniformes, à gibbosités très marquées ; hile linéaire, souvent fissuré ou étoilé ; longueur maximum 0,03515 ; moyenne 0,02650.	LENTILLES.
Grains généralement trigones-arrondis, avec un hile punctiforme et de nombreuses zones excentriques ; le grand diamètre varie de 0,00740 à 0,06475 ; moyenne 0,03900.				POMME DE TERRE.

[1] Dans les nombres indiquant les grandeurs relatives, l'unité est le millimètre.

Mais leurs dimensions respectives sont si différentes, que, pour rester dans le cadre imposé par le format de ce livre, les plus petites auraient été présentées comme de simples points. Nous avons cru préférable de présenter les fécules avec des grossissements variables, mais toujours suffisants, pour que leur forme pût être exactement indiquée, en ayant le soin de noter ce grossissement, à côté de la figure qui la représente. (V. p. 376-377, fig. 242-243.)

PALMIERS

Dattier

Le Dattier (*Phœnix dactylifera*, L.), est un arbre à tige nue, cylindrique, haute d'environ 16 à 20 mètres, marquée d'anneaux très rapprochés, indices des feuilles tombées; ses feuilles sont très grandes, pinnatiséquées ; ses fleurs dioïques; ses fruits ovoïdes allongés, gros comme le pouce, charnus, sucrés et connus sous le nom de *Dattes*.

Les DATTES (fig. 244) sont essentiellement constituées par un péricarpe charnu, solide, un peu translucide et comme gélatineux, contenant : *eau*, 43,6 ; *matières albuminoïdes* et *pectiques*, 2,9 ; *acide gallique* et *glucose*, 47,9 ; *inuline*, traces ; *matière grasse*, 0,4 ; *cellulose*, 1,9 ; *matières minérales*, 3,3 (Morin). La graine est formée par un épisperme membraneux, blanchâtre et par une amande composée en majeure partie par un périsperme corné, convexe d'un côté et pourvu d'un sillon longitudinal profond, qui occupe le côté opposé.

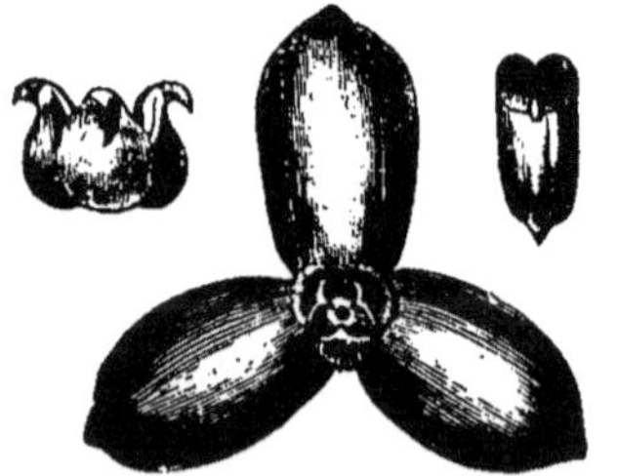
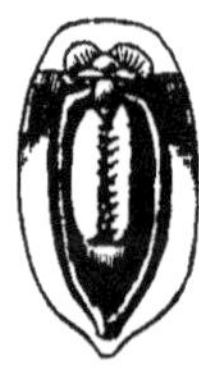

FIG. 244 — Fleurs femelles et fruits du Dattier.

Les Dattes fournissent un aliment précieux aux habitants

des oasis sahariennes. Les meilleures viennent par la voie de Tunis. On les emploie en médecine, comme analeptiques et émollientes. La proportion de sucre qu'elles renferment les rend propres à la fabrication de l'alcool.

Arec

L'Arec (*Areca Catechu*, L.) est un grand arbre, à feuilles pennées, qui croit dans l'Inde, à Ceylan, etc. Ses fruits renferment, sous un brou fibreux (fig. 245), une amande très dure,

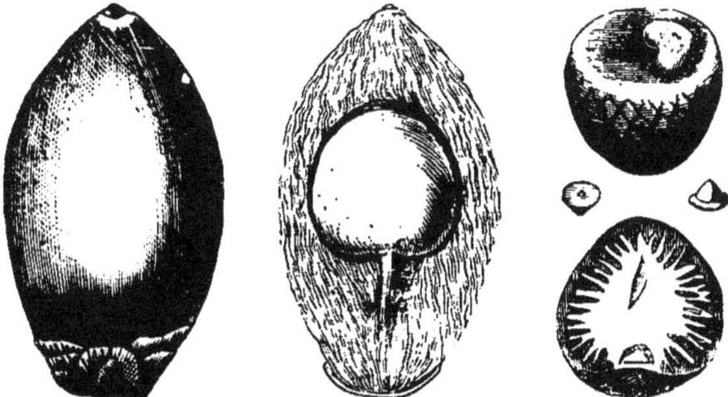

FIG. 245. — Fruit et semence de l'Arec entiers et coupés verticalement.

marbrée intérieurement de blanc et de brun. Cette amande étant coupée en tranches, saupoudrée de chaux et entourée d'une feuille de Bétel, constitue un masticatoire très usité dans l'Inde.

Les fruits de l'Arec, vulgairement appelés *Noix d'Arec*, servent à préparer une espèce de Cachou. Flückiger a trouvé, dans leur périsperme, environ 14 0/0 d'une ***huile*** grasse, concrète, cristalline à la température ordinaire, fusible à 39° et une ***matière tannique rouge***, amorphe, peu soluble dans l'eau, fournissant de la ***Pyrocatéchine*** par distillation sèche. La solution aqueuse de cette matière n'est pas précipitée par les sels ferreux ; si l'on y ajoute un alcali, elle se colore alors en violet et donne un abondant précipité noir pourpré. Traitée par un sel ferrique, elle se colore en vert, passe au brun par un excès de réactif et se teint en violet, si on y ajoute un alcali, tandis qu'il se fait un abondant précipité noirâtre.

Flückiger n'a pu retirer de la Catéchine des graines d'Arec. Il en conclut que l'extrait aqueux de ces graines diffère essentiellement des Cachous de l'*Acacia Catechu* et du *Nauclea*; il considère cette matière tannique, comme analogue au *Rouge de Ratanhia* et au *Rouge de Cinchona.*

La Noix d'Arec paraît efficace contre le Ténia et les Ascarides; on l'administre à la dose de 4-6 drachmes, dans du lait.

Le *Cachou de l'Arec* sera étudié, en même temps que le Cachou de l'Acacia.

Cocotier

Le Cocotier (*Cocos nucifera*, L.) est surtout cultivé pour son fruit, qui renferme, avant sa maturité, un liquide laiteux, doux et sucré. L'amande mûre est comestible et donne, par expression, la moitié de son poids d'une huile incolore, appelée *Huile de Coco.*

L'Huile de Coco est fluide au-dessus de 18°, solide au-dessous de cette température; elle devient alors blanche et opaque. Cette huile fournit des savons qui moussent beaucoup, mais sont très cassants; elle rancit très vite et, dès lors, ne peut servir qu'à l'éclairage. Elle est formée par un mélange de divers glycérides, dont l'acide gras (*ac. Cocinique* et *ac. Cocostéarique*) est peu connu et paraît être composé par de l'acide laurique additionné d'acides palmitique et myristique.

L'amande débarrassée de sa coque, concassée et séchée au soleil, est appelée *Coprah.* On l'exporte des colonies, sous forme de morceaux de grandeurs diverses, blancs, blancs-jaunâtres ou blancs-grisâtres et recouverts d'un mince tégument veiné, gris brun ou rouge brun. Le Coprah brûle au contact d'une allumette enflammée; il sert, en Europe, à la fabrication de l'Huile de Coco.

Palmier Avoira

Le Palmier Avoira (*Elaeis guineensis*, Jacq.) est un arbre originaire des côtes occidentales de l'Afrique tropicale. Il a été transporté au Brésil, à la Guyane et aux Antilles. Son fruit est une drupe, de la grosseur d'une noix. Ce fruit est formé par un sarcocarpe fibreux et huileux ; il contient une amande grasse, incluse dans un noyau très dur. On en retire deux sortes d'huile :

1° L'huile extraite de l'amande ; celle-ci est solide, blanche et analogue à l'huile de Coco.

2° L'huile obtenue du sarcocarpe ; on la désigne, selon sa consistance, sous les noms d'*Huile de Palme* ou de *Beurre de Palme*.

L'Huile de Palme est jaune et douée d'une odeur d'Iris ; elle possède une saveur douce et parfumée.

De consistance liquide, en Afrique, elle est solide dans nos climats, et de couleur rouge orangé. Elle fond entre 30° et 35° ; l'alcool la dissout complètement à froid ; à chaud, elle se dissout en plus grande quantité dans ce véhicule, mais se précipite en partie par le refroidissement ; elle est soluble en toute proportion dans l'éther, très facilement saponifiable et forme un savon jaune. Cette huile contient environ les deux tiers de son poids d'un acide particulier, l'*acide Palmitique* ($C^{32}H^{32}O^{4}$). Elle s'acidifie spontanément et devient presque entièrement acide au bout d'un certain temps ; la lumière et les corps oxydants la décolorent facilement.

On en connaît trois sortes commerciales : la sorte ordinaire, appelée *Huile de Lagor*, qui est de couleur jaune ; la *bonne moyenne*, qui est jaune vert, et l'*Huile de Cochin*, qui est jaune brun.

On falsifie l'huile de Palme avec des *résines*, du *suif*, des *matières grasses*, de la *cire jaune* ; parfois, on la fabrique de toutes pièces, à l'aide de ces substances, que l'on colore avec du *Curcuma* et qu'on aromatise avec de la *poudre d'Iris*. Ces falsifications sont déterminées : 1° par l'*éther acétique*, qui ne dissout que l'huile de Palme ; 2° par l'*alcool*, qui ne dissout que la résine; 3° par l'action d'un *alcali*, qui rougit le Curcuma et permet d'en constater la présence.

Selon Holmes, un partie de l'huile de Palme du commerce est fournie par l'*E. melanococca*, Gaertn.

Céroxyle des Andes et Carnauba

Le Céroxyle des Andes (*Iriartea* [*Ceroxylon*, H. B] *andicola*, Spreng.) produit une Cire, dite *Cera de Palma*, qui découle spontanément des feuilles et du tronc, à l'endroit des anneaux.

La Cire de Céroxyle se présente, à l'état brut, sous forme d'une poudre blanc grisâtre, qui recouvre l'épiderme du Palmier. Les Indiens raclent cet épiderme, font bouillir les raclures dans l'eau et séparent ainsi la cire de ses impuretés. Purifiée par un traitement à l'eau et à l'alcool bouillant, elle est d'un blanc jaunâtre sale, poreuse, friable, inodore, insipide et fusible à 72°. Les Indiens y ajoutent un peu de suif, pour la rendre moins fragile. Selon Boussingault, elle est formée d'une résine jaunâtre, un peu amère, soluble dans l'alcool froid, et d'une autre résine (*Céroxyline*), cristallisable et soluble seulement dans l'alcool bouillant.

On trouve au Brésil un autre Palmier, le **Carnauba** (*Corypha* [*Copernicia*, Mart.] *cerifera*, L., Arrud.), qui fournit une cire analogue à celle des Abeilles, selon Brandes, bien qu'elle soit d'un blanc jaunâtre, sèche, dure, fort cassante et à cassure lisse, luisante, non grenue.

La Cire de Carnauba est produite par les feuilles, d'où on la retire sous forme d'une poudre écailleuse, gris jaunâtre, que l'on fait fondre à une assez forte chaleur. La cire ainsi obtenue est mise en morceaux plus ou moins gros. Cette cire se laisse aisément pulvériser ; elle fond à 83°,5 et se dissout dans l'alcool bouillant et dans l'éther ; par le refroidissement, elle se prend en une masse cristalline.

Selon Bérard, la partie soluble dans l'alcool est de l'*acide Cérotique;* l'autre partie est l'éther d'un alcool analogue à l'*alcool Mélyssique*.

Sang-Dragon

Cette substance est fournie surtout par un Rotang, le *Calamus Draco*, Willd., plante remarquable, comme les autres Palmiers de ce genre, par la longueur presque indéfinie de sa tige, dont la grosseur est relativement très faible. Ses fruits sont ovoïdes, de la grosseur d'une noisette et garnis d'écailles nombreuses, imbriquées, épaisses, lisses et sillonnées, qui, à la maturité du fruit, se recouvrent d'une abondante résine rouge, très friable.

Suivant Rumphius, on recueille cette résine en secouant les fruits dans une toile rude, qui la laisse passer, sous forme d'une poussière, laquelle est fondue à une douce chaleur et roulée en globules. Ceux-ci sont enveloppés dans des feuilles de *Licuala spinosa*, Thunb. et constituent la *première sorte de Sang-Dragon*.

Ensuite, on concasse les fruits, on les fait bouillir dans l'eau, on recueille la résine qui surnage et l'on en fait des galettes : c'est la *deuxième sorte de Sang-Dragon*.

Enfin, le marc lui-même est mis en boules, grâce à la quantité de résine qu'il contient encore et constitue le *Sang-Dragon commun* ou *en masses*.

On trouve le Sang-Dragon sous quatre formes, dans le commerce : 1° en *baguettes;* 2° en *olives* ou en *globules ;* 3° en *galettes ;* 4° en *masses*. Les deux premières sortes, nommées *Sang-Dragon en roseau*, correspondent à la première sorte de Rumphius; la troisième correspond à la deuxième sorte ; la quatrième, à la troisième. Cette dernière sorte est d'un beau rouge et, sans les débris de fruit qu'elle renferme, elle serait presque aussi bonne que les autres. Elle est, d'ailleurs, supérieure à la sorte dite *en galettes*, qui contient peu de résine.

Le Sang-Dragon en baguettes est en bâtons longs de 30 à 50 centim., épais comme le doigt, entourés de feuilles de *Licuala*, qui sont fixées tout autour, au moyen d'une lanière très mince de tige de Rotang.

Le Sang-Dragon en globules est en boules de 18 à 20

millimètres d'épaisseur, enveloppées d'une feuille de Palmier et disposées en chapelet (Guibourt).

Hanbury et Flückiger ne décrivent que deux sortes de Sang-Dragon : 1° le SANG-DRAGON ROUGE ou SANG-DRAGON EN BATONS (*Read Dragon's Blood, Dragon's Blood in sticks*, des Anglais) ; 2° le SANG-DRAGON EN MASSES (*Lump Dragon's Blood*, des Anglais). La première est la 1re sorte de Rumphius ; la seconde est notre 4e sorte.

Le Sang-Dragon de bonne qualité est une résine d'un rouge brun foncé, opaque, fragile, à cassure luisante et rouge. Il prend une belle couleur vermillon, quand on le racle ou qu'on le pulvérise.

Guibourt dit que le Sang-Dragon est inodore ; il nous a toujours paru doué d'une odeur balsamique, faible sans doute, mais agréable, surtout quand on le frotte.

Le Sang-Dragon vient de Singapore et de Batavia. On en expédie beaucoup de Banjarmasin (Bornéo), à destination de ces ports et de la Chine.

Herberger a trouvé, dans un Sang-Dragon en globules, 90,7 0/0 d'une résine rouge, amorphe et acide, qu'il a nommée *Draconine*. Chauffé jusqu'à 210°, le Sang-Dragon abandonne de l'eau, qui rougit le tournesol et contient un peu d'acide benzoïque et d'acétone. Au-dessus de 210°, il se boursoufle et fournit, entre autres produits, un liquide oléagineux, rouge noirâtre, qui est un mélange d'*acide benzoïque*, de toluène, de métastyrol et d'un composé liquide donnant du benzoate, par l'action de la potasse.

Si l'on traite, par l'acétate de plomb, une solution faite avec *un* gramme de Sang-Dragon, dans *dix* grammes d'alcool à 33°, il se produit un précipité rouge briqueté, si la résine est pure. En évaporant à siccité un soluté de même espèce et reprenant par la potasse caustique, si la dissolution a lieu sans altération de couleur et si elle noircit par l'addition de quelques gouttes d'acide sulfurique, le Sang-Dragon est de bon aloi (*Pommier*, cité par Dorvault).

Le Sang-Dragon est souvent falsifié par des matières terreuses ou des résines ; projeté sur des charbons ardents, il exhale alors une odeur désagréable.

On trouve, dans le commerce, une falsification misérable du Sang-Dragon. Ce produit, facile à reconnaître, est pourtant vendu sous le nom de *Sang-Dragon en roseau*, bien qu'il soit enveloppé d'une feuille de Maïs et que le Rotang soit remplacé par une ficelle. Ce prétendu Sang-Dragon donne une poudre blanchâtre et possède une odeur de poix-résine très manifeste.

Les traités de Matière médicale mentionnent encore deux sortes de Sang-Dragon, que l'on ne trouve plus dans le commerce.

La première est fournie par le **Dragonnier** (*Dracæna Draco*. L.), arbre de la famille des Asparaginées et qui atteint des dimensions colossales.

Ce Sang-Dragon découle du tronc et se condense en larmes rouges. Il se présente sous forme de fragments durs, secs, lisses, d'un brun rouge ou d'un rouge de sang, à cassure presque terne et qui sont entourés de feuilles de la plante.

Cette sorte, nommée *Sang-Dragon des Canaries*, est sans doute le *Cinnabar* des anciens, que Dioscoride dit être exporté d'Afrique et que les Arabes retiraient de Socotora. Il existe, en effet, sur la côte orientale d'Afrique et dans l'Hadramant, une espèce de *Dracæna*, que l'on croit être le *D. Draco*, L. ou une espèce voisine. C'est probablement au *Sang-Dragon de Socotora*, que l'on doit rapporter le *Sang-Dragon en larmes*, qui vient de Bombay et de Zanzibar.

Ce Sang-Dragon est en larmes ou fragments, à peine longs de 25 millimètres, transparents et d'un rouge magnifique en lames minces. Il se distingue du Sang-Dragon vrai, en ce qu'il ne dégage pas d'acide benzoïque, lorsqu'on le chauffe.

La seconde sorte est fournie par un **Ptérocarpe**, le *Pterocarpus Draco*, L., grand arbre de l'Amérique méridionale et qui appartient à la famille des Légumineuses. « Ce Sang-Dragon suinte naturellement et par incision. Il se sèche en larmes rougeâtres. Le commerce l'apporte en morceaux longs de 30 centimètres, épais de 3 centimètres, cylindriques ou irréguliers, comprimés ; ces morceaux ne sont jamais enveloppés de feuilles ; ils contiennent souvent des corps étrangers » (Moquin-Tandon).

Ces deux dernières sortes de Sang-Dragon sont beaucoup moins estimées que le Sang-Dragon vrai. Celle du Dragonnier est rare ; celle du Ptérocarpe donne une teinture alcoolique, non précipitable par l'ammoniaque, qui précipite au contraire la teinture alcoolique du Sang-Dragon de *Calamus*.

Le Sang-Dragon du Ptérocarpe est une sorte de Kino (v. ce mot).

Le Sang-Dragon est un astringent puissant, actuellement à peu près inusité. On l'emploie comme hémostatique et dentifrice.

G. Planchon cite les arbres suivants, qui fournissent des résines analogues au Sang-Dragon : *Croton Draco*, Schlecht., du Mexique ; *Croton hibiscifolius*, Kunth, de la Nouvelle-Grenade ; *Dalbergia monetaria*, L., de la Guyane ; *Pterocarpus santalinus*, L. et *Pt. indicus*, Willd., de l'Inde. Ces résines ne viennent pas dans le commerce.

Sagous (fig. 246).

Le Sagou est une fécule fournie surtout par les *Sagus vinifera*, Pers., *Raphia pedunculata*, Pal. Beauv., *Sag. Rumphii*, Willd. On cite aussi, comme pouvant le produire, quelques autres Palmiers : l'*Areca oleracea*, L., le *Phœnix farinifera*, Roxb., l'*Arenga farinifera*, Labill. et deux Cycadées : les *Cycas revoluta*, Thunb. et *C. circinalis*, L.

On abat ces arbres, au moment où le spadice apparaît. Leur moelle est alors tellement gorgée de fécule qu'un seul pied de Sagoutier en fournit environ 300 à 400 kilogrammes. Cette moelle est écrasée et délayée dans l'eau ; puis on jette le tout sur un tamis, on laisse déposer et l'on décante. La fécule obtenue est desséchée à l'ombre, ou bien on la fait passer à travers un crible, quand elle a perdu assez d'eau, pour former une pâte ferme ; elle se réduit alors en granules, que l'on sèche d'abord au soleil et puis sur un feu très modéré.

Guibourt décrit trois espèces principales de Sagou.

1° Sagou ancien. — Globules arrondis, gris blanc ou

rosés, généralement sphériques, *tous isolés*, très durs, élastiques, difficiles à broyer et à pulvériser. Dans l'eau, ils doublent de volume, sans adhérer entre eux. La fécule de ce Sagou est presque toujours allongée et souvent coupée par un ou plusieurs plans inclinés ; son hile est dilaté ; elle est insoluble dans l'eau froide et laisse, à l'ébullition, un résidu considérable.

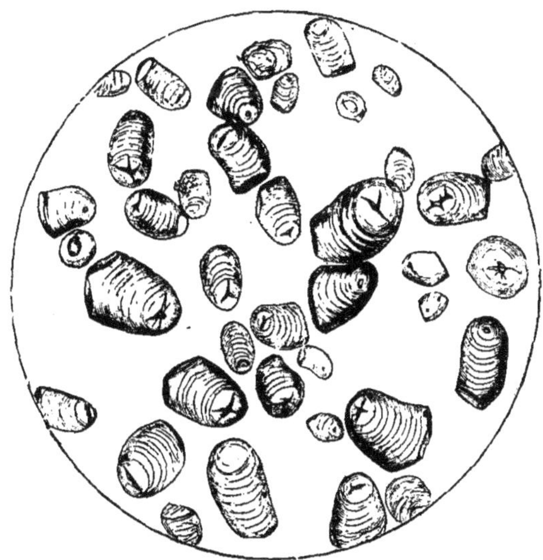

Fig. 246. — Fécule de Sagou.

2° Sagou rosé des Moluques. — Globules très petits, peu réguliers, souvent soudés plusieurs ensemble ; ils augmentent de plus du double de leur volume, dans l'eau froide. La fécule de cette sorte résiste moins à la coction, que celle de la première espèce, dont elle a, d'ailleurs, la forme.

3° Sagou-Tapioka. — Celui-ci est sous forme de petites masses tuberculeuses, irrégulières ; il se gonfle beaucoup dans l'eau et se prend en une masse pâteuse, blanche et opaque. Il est en partie soluble dans l'eau ; le résidu est composé de grains semblables à ceux du vrai Sagou et d'un grand nombre de téguments rompus et déchirés. Évidemment. ce Sagou a subi l'action du feu à l'état de pâte humide.

On fabrique, avec la fécule de Pommes de terre, un Sagou factice offrant la forme et les nuances du vrai Sagou. Ce Sagou est vendu par les épiciers, sous le nom de *Tapioca perlé ;* il ressemble à la fécule de *Tacca*, mais les grains tronqués sont un peu plus longs que dans cette dernière.

Le Sagou est plutôt un aliment qu'un médicament ; on l'emploie comme analeptique, cuit dans l'eau, dans le lait ou dans le bouillon.

COLCHICACÉES

Colchique d'automne

Le Colchique d'Automne (*Colchicum autumnale*, L.) fournit à la médecine deux substances fréquemment usitées : les *Bulbes* et les *Semences*. Les *Fleurs*, autrefois préconisées contre les rhumatismes, ne sont plus employées.

Bulbes de Colchique (fig. 247). — Ce bulbe est ovoïde, gros comme un marron, ridé, convexe d'un côté, qui porte vers le sommet une petite cicatrice, un peu aplati et creusé d'une rainure longitudinale de l'autre côté; il est gris jaunâtre au dehors, blanc et farineux à l'intérieur, inodore, de saveur âcre et mordicante.

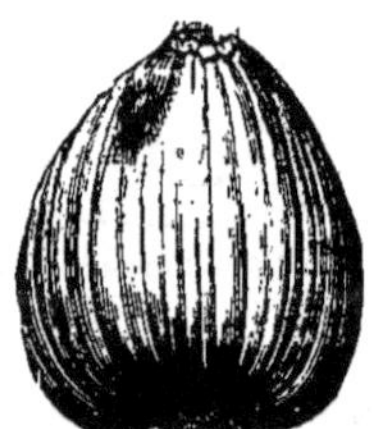
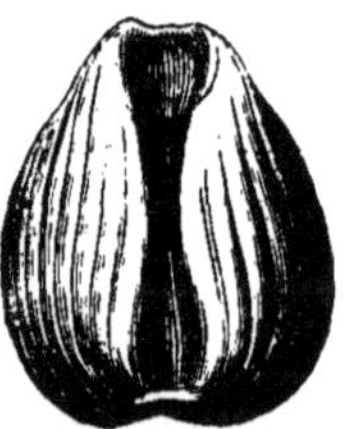

Fig. 247. — Bulbe de Colchique.

Le Bulbe de Colchique est récolté d'ordinaire, vers le mois de juillet, au moment de la destruction des feuilles. Toutefois, Schroff a montré qu'il est plus actif, quand on le recueille pendant la floraison de la plante, c'est-à-dire, en automne.

Les **Semences de Colchique** sont globuleuses, noirâtres, rugueuses. d'un diamètre variant entre 2 et 3 millimètres et pourvues d'une strophiole, qui les rend un peu pointues; leur saveur est âcre et amère; leur odeur nulle. A l'état frais, elles ont une couleur brun pâle, qui se fonce par la dessiccation. Une sorte de matière saccharine exsude alors à leur surface, ce qui les rend un peu gluantes et permet de les agglomérer, par la pression dans la main.

Ces semences sont dures et difficiles à pulvériser; elles sont formées par des téguments relativement minces, soudés à un albumen corné, sur l'un des côtés duquel se trouve un embryon petit, presque cylindrique, à radicule tournée vers le hile. On les préfère aux bulbes, pour les préparations officinales du Colchique *(vin, mellite, oxymellite, teinture)*; elles renferment plus de Colchicine. On les prescrit contre le rhumatisme, la goutte et comme diurétiques, dans quelques hydropisies passives. Oberlin en a retiré une huile verte, qui, donnée à des Lapins, à la dose de 7 et 10 grammes, les a tués en moins de 24 heures.

Ces deux substances doivent leur activité à un principe qu'on a appelé *Colchicine.*

La Colchicine ($C^{17}H^{19}AzO^5$) est un alcaloïde (?) amorphe ou cristallisé, fusible, soluble dans l'eau, l'alcool et l'éther. Elle est colorée par l'acide azotique en violet, puis en vert olive, ensuite en jaune. L'acide sulfurique la brunit. Ses sels sont précipités par le tannin et par le bichlorure de mercure. Elle est très vénéneuse, diminue et même abolit la sensibilité cutanée, agit lentement sur les muscles, qu'elle paralyse, sans crampes, ni secousses, et n'agit pas sur le cœur. Le professeur Oberlin a démontré que, sous l'influence des acides, la Colchicine se dédouble en une substance résineuse et en un corps nouveau cristallisable: la *Colchicéine.* Oberlin avait d'abord regardé la Colchicéine comme un toxique très violent; mais, dans une nouvelle série d'expériences, cette substance, administrée à la dose de 5, 10, 20 et 50 centigrammes, n'a pas déterminé d'accidents graves. Schroff la dit moins active que la Colchicine. Ludwig a confirmé les travaux d'Oberlin. Hübler, en complétant les travaux de ce dernier savant, a obtenu des résultats différents de ceux de Hess et

Geiger. Selon Hübler, la Colchicine et la Colchicéine sont isomériques. Comme, d'autre part, Maisch et Diehl ont obtenu des résultats discordants, il est à croire que la Colchicine n'a pas encore été isolée à l'état de composition définie.

Quoi qu'il en soit, la Colchicine est un poison, qui agit avec lenteur, mais qui tue tous les animaux, à quelque classe qu'ils appartiennent. Les plus sensibles à son action sont les Carnivores: un Chat est tué par 0,005; tandis qu'il faut une dose de 0,03 pour tuer un Lapin. La même dose (0,03) suffit pour tuer un Homme! De nombreuses recherches ont été faites sur ce principe, au point de vue toxicologique. Dannenberg a constaté qu'il résiste à la putréfaction; selon R. Schneider, il ne se colore pas avec le sucre et l'acide sulfurique. L'iodomercurate et l'iodocadmate de potasse et l'acide picrique déterminent, avec la Colchicine en solution acide, d'abondants précipités d'un blanc jaunâtre. L'eau phéniquée produit un trouble blanc, avec la solution non acide. Cette solution non acide, agitée avec du peroxyde de manganèse et de l'acide sulfurique, se colore en jaune intense, au bout de quelques heures et donne ensuite, avec le phospho-molybdate de soude, un précipité jaune, que l'ammoniaque redissout en partie, en se colorant en bleu intense.

On en décèle la présence dans les graines, par le procédé suivant, dû à Flückiger: traiter, avec de l'alcool très faible, environ 10 graines de Colchique *entières;* évaporer le liquide en consistance sirupeuse; ajouter de l'alcool fort, qui précipite les matières mucilagineuses; décanter, ajouter de l'eau à la liqueur et la chauffer, pour en chasser l'alcool. Le résidu prend une teinte jaune, par addition d'acides sulfurique ou azotique. Une solution faite avec : iodure de potassium, 50 grammes, chlorure mercurique, 13,5 grammes, eau, Q. S. pour *un* litre, détermine, dans ce résidu, un léger trouble, qui se change en un *abondant précipité jaune*, si l'on y ajoute une gouttelette d'un acide minéral.

A dose un peu élevée, le Colchique détermine des nausées, le ralentissement du pouls, des vomisssemnets bilieux; il se manifeste une sueur profuse ou une constriction de la gorge;

les urines augmentent et bientôt apparaissent des coliques suivies de déjections alvines.

Il semble diminuer la formation de l'acide urique. A dose élevée, il peut produire l'éruption menstruelle.

L'empoisonnement par le Colchique, son alcaloïde ou ses préparations, est combattu d'abord par un émétique, s'il ne s'est pas produit de vomissements ; on donne ensuite du tannin, comme antidote ; plus tard, on combat les accidents intestinaux, à l'aide de la glace et de l'opium et l'on oppose aux autres accidents, un traitement symptomatique approprié.

Le Colchique est surtout prescrit sous forme de *teinture* (10 à 40 gouttes par dose, 1-5 grammes par jour), de *vin* (1-5 gr. par jour) et d'oxymel (5-15 gr.). Il fait la base de préparations plus ou moins secrètes, vantées contre la goutte.

Les préparations de Colchique sont diversement supportées par les malades et leur emploi doit être surveillé.

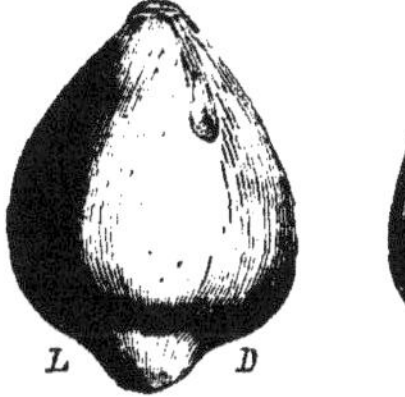
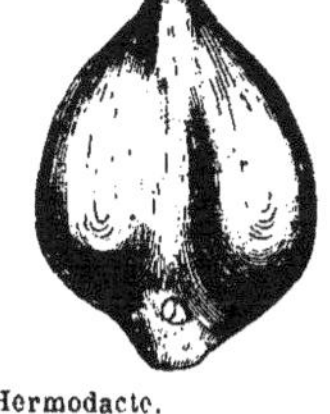

Fig. 248. — Hermodacte.

On employait autrefois, sous le nom d'**Hermodactes**, les bulbes du *Colchicum variegatum*. L. Ces bulbes (fig. 248) sont d'un blanc jaunâtre, non ridés, cordiformes, plus aplatis que ceux du Colchique, auquel il ressemblent d'ailleurs beaucoup. Leur saveur est douceâtre et mucilagineuse, puis un peu âcre. Ils sont moins actifs et inusités aujourd'hui.

Ellébore blanc

L'Ellébore blanc ou **Varaire** (*Veratrum album*, L.) est une plante de nos contrées, dont la souche est employée en médecine, sous le nom de *Racine d'Ellébore blanc*.

Dans le commerce, cette souche (fig. 249) se présente comme une sorte de cône de 3 à 5 centimètres de long, noir, surmonté d'un grand nombre de feuilles engainantes, coupées transversalement près de leur base, et garni de racines cylindriques, ridées, grêles, brunes ou brun jaunâtre ; parfois, au contraire, il est dépourvu de racines. Le rhizome et les racines sont blancs ou blanc rousseâtre à l'intérieur ; leur saveur, d'abord douceâtre et un peu amère, devient ensuite âcre et corrosive.

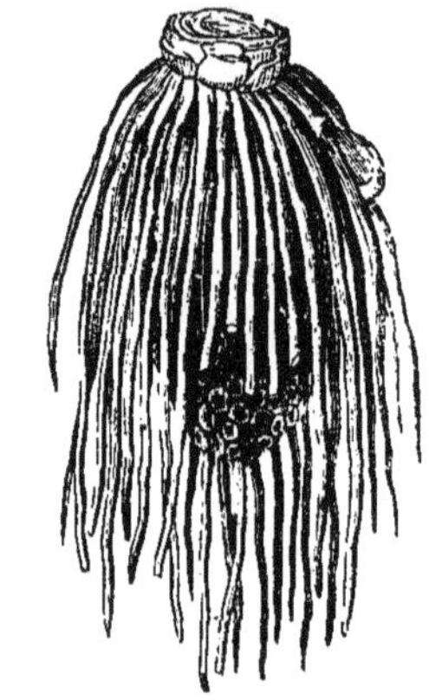

Fig. 249. — Racine d'Ellébore blanc.

La racine d'Ellébore blanc est un vomitif et un purgatif drastique très violents. Celle du *Veratrum nigrum*, L. paraît être aussi énergique et lui est fréquemment substituée.

La souche d'Ellébore blanc renferme du gallate de Vératrine et un alcali nouveau découvert par Simon *(Jervine :* $C^{30}H^{46}Az^2O^3$). Ce dernier est surtout caractérisé par la coloration d'abord jaune, puis verte, qu'il prend par addition d'acide sulfurique concentré.

Selon Chevalier, « la racine d'Ellébore blanc est parfois mélangée avec la *racine d'Asperge*, qui s'en rapproche beaucoup par ses caractères physiques ». Ces deux substances sont faciles à distinguer l'une de l'autre

Éllébore d'Amérique ou Ellébore des marais

Aux États-Unis et au Canada, on emploie sous ce nom, comme sédatif artériel; la souche du *Ver. viridé*, Aiton, qui ressemble extrêmement au *V. album*, celui-ci pouvant s'appeler tout aussi bien *V. viride*.

Le *V. viride* croît dans les contrées montueuses de l'Amérique du Nord, depuis le Canada, jusqu'à la Caroline. Longtemps confondu avec le *V. album*, il en a été distingué par Aiton. D'après Bischoff, il diffère du *V. album*, « par des fleurs plus grandes, presque campaniformes, verdâtres, à divisions aiguës et par les divisions du périanthe ondulées, munies d'un onglet épaissi vers l'intérieur. »

Selon Pereira, la plante entière a une saveur âcre et brûlante et la souche a une odeur désagréable, qui se perd par la dessiccation.

La souche du *V. viride* se présente, dans le commerce, sous forme de tronçons, coupés longitudinalement, encore couverts, à leur face supérieure, de feuilles engainantes, réduites à leur base et garnis de racines jaune verdâtre, ridées, épaisses de 2 à 3 millim., longues de 3 à 4 centim.

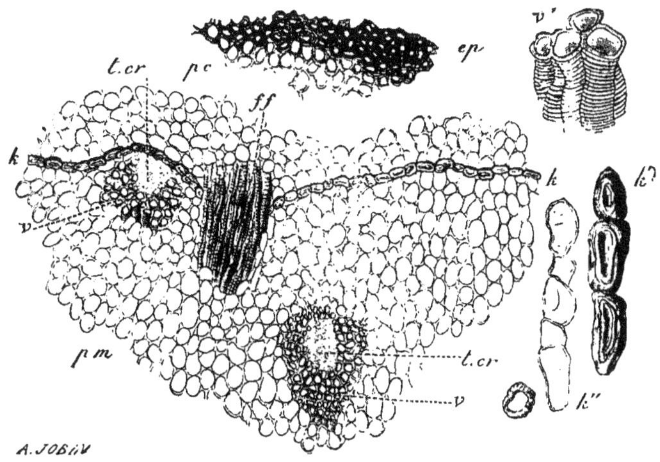

FIG. 250. — Coupe transversale d'une portion de la souche du *Veratrum viride**.

Vue sur une coupe transversale, la souche est nettement divisée en deux parties : une interne ou médullaire, parcourue par de nombreux faisceaux, presque tous perpendiculaires à la surface de l'écorce. Entre la moelle et l'écorce, se montre une zone jaunâtre, que les Allemands désignent sous le nom de *Kernscheide*, ce qui répond à peu près à la désignation française de *Couche protectrice du corps central.*

* *ep.* Épiderme, ou mieux couche cellulaire (subéreuse?) presque amorphe et très brune. — *pc.* Parenchyme cortical. — *k*, *k*. Kernscheide. — *ff.* Faisceau fibro-vasculaire. — *v*, *v*. Faisceau vasculaire. — *t. cr*, Tissu cribreux. — *pm.* Parenchyme médullaire. — *k'*, *k''*. Cellules isolées de la Kernscheide, et *v'*. Vaisseaux isolés plus grossis (190/1).

La moelle et l'écorce sont formées de cellules minces, ovales ou polyédriques, remplies de fécule ; les faisceaux ligneux se composent de vaisseaux rayés, entourant plus ou moins un amas de tissu cellulaire à éléments très fins et très minces, qui doivent être rapportés au tissu cribreux. Ces faisceaux renferment parfois, surtout dans l'écorce ou au voisinage de la *Kernscheide*, des fibres à paroi finement rayée en travers.

Les cellules de la Kernscheide sont carrées, arrondies ou ovales (fig. 250), pourvues de parois épaisses et jaunâtres ; elles sont disposées en une couche généralement simple, irrégulièrement circulaire.

La souche de l'Ellébore d'Amérique est à près inconnue dans le commerce européen. On lui a substitué celles de l'Ellébore blanc (*Veratrum album*, L.), de l'Ellébore vert (*Helleborus viridis*, L.) et de l'Ellébore noir (*H. niger*, L.) ; enfin, comme conséquence naturelle de la falsification habituelle de la souche de cette dernière plante, on a donné également, à sa place, la racine (SOUCHE) du faux Ellébore noir, qui est fournie par l'*Actæa spicata*, L.

La forme toute différente de la souche des *Helleborus* et *Actæa*, ainsi que la présence de faisceaux ligneux plus ou moins développés et disposés en cercle autour de la moelle, enfin l'absence de *Kernscheide*, dans ces souches, permettront de reconnaître immédiatement leur substitution à celle du *V. viride*.

Il n'en est pas ainsi, lorsque l'on vient à comparer, dans leur structure et leur aspect, les souches de l'Ellébore blanc et de l'Ellébore d'Amérique. Flückiger y a, paraît-il, cherché en vain des différences, à l'aide du microscope ; celles que le docteur Oulmont a signalées n'ont pas une assez grande valeur, pour servir de caractères.

L'étude longtemps continuée de la constitution histologique de ces deux souches et de leurs racines nous a permis de formuler les conclusions suivantes :

1° Les distinctions entre le *V. album* et le *V. viride*, quoique peu apparentes, au premier abord, sont néanmoins assez tranchées, pour empêcher de confondre ces deux substances.

2° La souche du *V. viride* est généralement formée d'un tissu plus compact et plus blanc que celui de la souche du *V. album* ; elle renferme moins de faisceaux, surtout dans sa portion corticale.

3° Les cellules de la *Kernscheide* ont des parois plus minces, dans le V. *viride*, que dans le *V. album* (fig. 250-251).

4° Les fibres du *V. viride* sont minces et leur cavité offre de fines cloisons transversales incomplètes; celles du *V. album* sont coupées de canaux espacés.

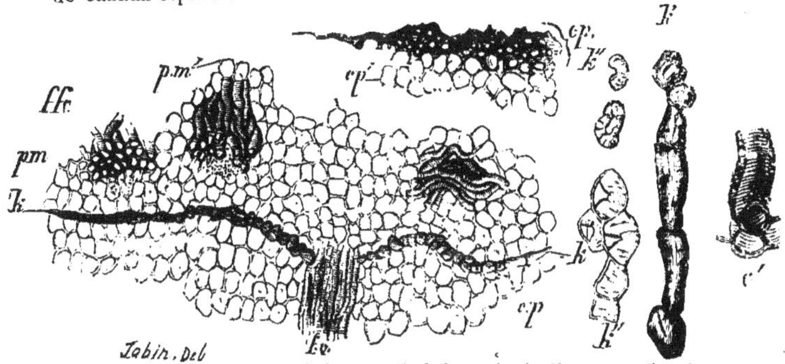

Fig. 251. — Coupe transversale d'une partie de la souche du *Veratrum album* *.

5° Les racines du *V. viride* ont une couleur jaune verdâtre clair ou jaune paille et une épaisseur qui varie de 2 à 3 millimètres; leur écorce est formée d'un tissu extérieur lâche, à lacunes linéaires, et d'une portion interne blanche, féculente, assez dense, qui, d'ordinaire, se sépare aisément du corps ligneux [1].

6° Les racines du *V. album* sont noires, brunes ou brun jaunâtre, épaisses de 3 à 5 millimètres; leur écorce est très développée, compacte, blanc grisâtre et difficilement séparable du corps ligneux.

7° Le corps ligneux du *V. viride* est blanc jaunâtre extérieurement, peu adhérent à l'écorce et épais d'environ 3 à 4 dixièmes de millimètre; celui du *V. album* est brun jaunâtre extérieurement, adhérent à l'écorce et épais d'environ 5 à 6 dixièmes de millimètre [2].

1 En comparant deux échantillons, l'un de *V. album*, l'autre de *V. viride*, provenant de la collection Chantre (de Londres), on reconnaît que les différences extérieures, signalées ci-dessus, ne sont pas aussi nettement tranchées que nous l'avons dit. Nous affirmons l'exactitude absolue des distinctions, que nous avons enregistrées, dans notre mémoire *(Sur la racine du Ver. viride et sur les racines qu'on lui substitue dans le commerce)*, publié il y a plus de 20 ans. Il se peut, toutefois, que les différences alors observées fussent dues à des questions d'âge ou à l'époque de la récolte des rhizomes.

2 Ces dimensions n'ont pas été déterminées d'une manière très rigoureuse, car en mesurant la section du corps ligneux, sur un certain nombre de dessins pris à la chambre claire, j'ai trouvé que la surface de section du *V. viride* est à celle du *V. album* comme 12 : 20, en moyenne.

* *k*. Kernscheide. — *k' k''*. Cellules de la Kernscheide isolées, pour montrer leurs diverses formes (90/1). — *ep*. Épiderme (?). — *ffc*. Faisceau fibro-vasculaire et tissu fibreux. — *fv*. Faisceau vasculaire. — *v'* Vaisseaux plus grossis (90/1). — *cp*, *cp'* Parenchyme cortical. — *pm*, *pm* Parenchyme medullaire.

8° Les fibres ligneuses des racines du *V. viride* ne sont pas nettement séparées par une zone de matière intercellulaire; leurs parois sont peu épaisses et leur cavité est proportionnellement très large. Ces fibres sont irrégulières (fig. 251, A).

9° Les fibres ligneuses des racines du *V. album* sont nettement séparées les unes des autres, par une zone mince et transparente de matière intercellulaire ; leurs parois sont épaisses, fréquemment canaliculées, marquées de stries concentriques d'épaississement et leur cavité, en général étroite, est arrondie ou étoilée, selon l'âge de la racine. Ces fibres sont assez régulières, arrondies ou polyédriques (fig. 251, B).

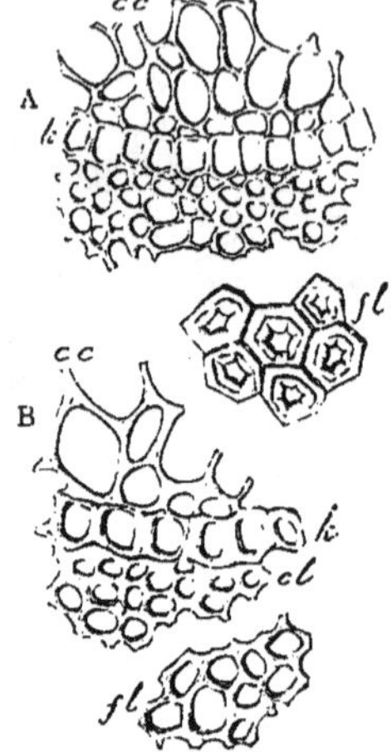

Fig. 251. — Portions plus grossies d'une coupe transversale de la souche du *V. viride* (A) et du *V. album* (B)*.

H. Worthington, qui a étudié la composition de la souche du *V. viride*, y a trouvé, entre autres substances : une *matière huileuse*, de l'*acide gallique* et un *alcaloïde* (?) analogue à la vératrine, insoluble dans l'eau, à peine soluble dans l'éther et entièrement soluble dans l'alcool absolu. Cette substance, étant exposée à la flamme, se liquéfie d'abord, puis se gonfle et brûle sans résidu ; elle a une saveur âcre, brûlante, persistante ; elle constitue un sternutatoire violent. La nature de cet alcaloïde n'est pas encore connue.

Oulmont a conclu de ses expériences comparatives, faites avec le *V. album*, la *Vératrine* et le *V. viride*, que la Vératrine n'est probablement pas le principe actif de ce dernier et que si, à certains égards, le *V. album* produit les mêmes effets que le *V. viride*, il y a cependant, entre ces deux substances, des différences assez tranchées. Selon Cutter, en effet, le *V. album* est un purgatif drastique, tandis que le *V. viride* purge rarement. Le principe signalé par Oulmont est une substance résinoïde extrêmement toxique et qui possède,

* *k*, Kernscheide. — *cc*, Cellules corticales. — *cl*, Couche ligneuse — *fl*, Fibres plus grossies.

d'ailleurs, les propriétés physiologiques de l'alcaloïde, si bien que, d'après Oulmont, la racine épuisée de vératrine se comporte, à l'intensité près, comme si elle était intacte (Gubler).

Les effets physiologiques de ce *Veratrum* sont les suivants : « diminution de la fréquence du pouls et de la respiration, faiblesse avec vertiges, nausées, vomissements et, alors, prostration générale, avec refroidissement, augmentation des sécrétions et surtout de la salive » (Reveil). Sous son influence, le pouls peut tomber de 140° à 30° par minute, sans que le système nerveux en souffre. Gubler attribue à l'action topique du *Veratrum*, sur l'appareil digestif, la sédation circulatoire et les phénomènes connexes ; il dit que leur degré est proportionnel à l'intensité des troubles gastro-intestinaux. Il préconise l'emploi de l'alcoolature préparée avec 2 parties de racine fraîche et 6 parties d'alcool rectifié, qu'il prescrit par 5 gouttes tous les quarts d'heure.

Cévadille

Le nom de *Cévadille*, tiré de l'espagnol *Cebada* (Orge), est employé pour désigner les fruits d'une plante bulbeuse du Mexique et de l'Amérique centrale, l'*Asagræa officinalis*, Lindl. (*Veratrum officinale*, Schlecht.; *Sabadilla officinarum*, Brandt; *Schœnocaulon officinale*, A. Gray, fig. 252).

Les fruits de la Cévadille sont des petites capsules à déhiscence septicide, longues de 10 à 15 millimètres, offrant à leur base les restes d'un calice bipartit, brièvement pédonculées et composées par 3 follicules papyracés, brun rougeâtre, s'ouvrant par leur suture ventrale. Ces fruits contiennent un petit nombre de graines noires, rugueuses, anguleuses et ensiformes, longues d'environ 6 millimètres, épaisses de 2 millimètres, et à sommet terminé en une sorte de bec.

Les semences de la Cévadille sont formées par un tégument épais, qui enveloppe un albumen huileux, dont la base est occupée par un petit embryon. Elles sont inodores, mais douées d'une saveur amère, très âcre; elles excitent la salivation et leur emploi à l'intérieur produit des effets d'irritation très intenses.

Ces semences sont infiniment plus actives que les rhizomes des *Veratrum album* et *V. viride*. Elles contiennent environ 3 0/0 de Vératrine, tandis que ces rhizomes n'en fournissent guère que 0,4 0/0.

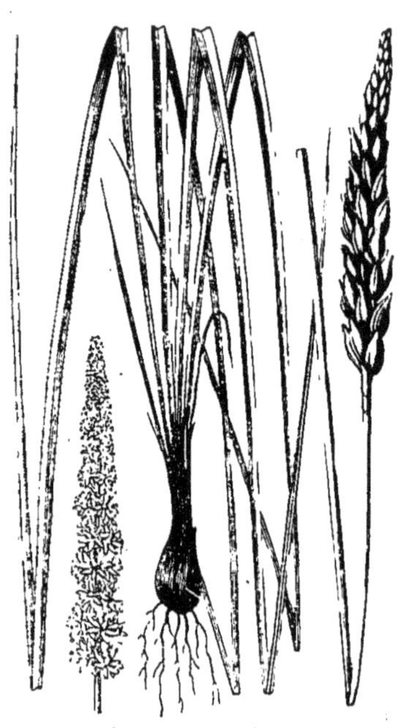

FIG. 252. — Cévadille.

Il ne faut les employer, même à l'extérieur, qu'avec une grande réserve. Leur poudre est fortement sternutatoire; elle était usitée jadis, contre la vermine, sous le nom de *Poudre de Capucin.*

La VÉRATRINE est une substance pulvérulente, blanche ou verdâtre, fusible à 115°, inodore, âcre et amère, insoluble dans l'eau, peu soluble dans l'éther, très soluble dans l'alcool. L'acide azotique concentré prend, à son contact, une teinte d'abord écarlate, puis jaune; l'acide sulfurique se colore en jaune, puis en rouge de sang et enfin en violet.

A l'intérieur et à dose très faible, elle purge violemment et produit une salivation abondante; à dose plus élevée, il y a prostration, abattement, diminution du pouls; enfin, à dose plus élevée encore, elle détermine des contractions musculaires, avec tétanos, trismus et asphyxie.

Elle irrite très fortement la muqueuse nasale et l'on ne peut la pulvériser, même avec précaution, sans éternuer violemment.

On l'a surtout préconisée contre le rhumatisme articulaire aigu.

LILIACÉES

Scille

La substance employée en médecine, sous le nom de *Scille*, de *Bulbe de Scille* et de *Squames de Scille*, est constituée par les écailles desséchées et coupées en lanières du bulbe de la **Scille maritime** (*Scilla maritima*, L.; *Urginea maritima*, Bak.; *Ornithogalum maritimum*, Lamk.; *Squilla maritima*, *Sq. Pancratium* et *Urginea Scilla*, Steinh; *Squilla littoralis*, *S. insularis*, *S. numidica*, Jord.; *Stellaris Scilla*, Mœnch). Cette plante habite les sables des bords de la mer, dans toute la région méditerranéenne, et s'étend le long des côtes occidentales de l'Océan, depuis la France jusqu'au Cap de Bonne-Espérance. Elle pénètre dans les terres à une assez grande distance de la mer. On la trouve, en effet, assez abondamment aux environs de Constantine (Algérie), où son bulbe atteint parfois la grosseur de la tête.

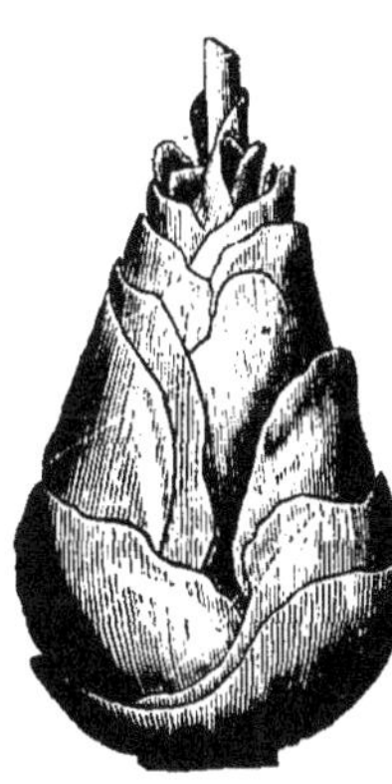

Fig. 253. — Bulbe de Scille.

Le bulbe de la Scille (fig. 253) est arrondi, formé de tuniques serrées, nombreuses : les extérieures sèches, minces, transparentes et inertes; les moyennes épaisses, charnues, à épiderme rosé et remplies d'un suc très amer, très âcre et même corrosif; les internes blanches, mucilagineuses, à peu près inertes. On le recueille au mois d'août et, après en avoir séparé les écailles extérieures, ainsi que la portion centrale, qui est inactive, on le découpe en tranches transversales, étroites, que l'on fait sécher au soleil.

La Scille, ainsi préparée, se présente, dans le commerce, sous forme de lanières de couleur rosée, semi-translucides, longues d'environ 5 centimètres, larges de 5 à 10 millimètres, flexibles ou cassantes, selon leur degré de dessiccation, à peu près inodores, d'une saveur âcre et amère.

Ces écailles offrent la structure ordinaire des organes de même catégorie. Au-dessous de l'épiderme pourvu de stomates, qui recouvre chacune de leurs faces, se trouve un parenchyme, dont les cellules polyédriques, très minces, renferment un suc mucilagineux, incolore ou rosé, que l'alcool coagule. Beaucoup de ces cellules contiennent de l'oxalate de chaux, sous forme de prismes carrés ou d'aiguilles très déliées *(raphides)*, groupées en faisceaux. Ce parenchyme est traversé par de nombreux faisceaux fibro-vasculaires, accompagnés de canaux à latex.

La Scille paraît être un poison cardiaque, comme la Digitale. A faible dose, c'est un diurétique puissant, mais dont l'emploi ne saurait être longtemps continué. Il est bon d'en suspendre l'usage pendant quelques jours, si l'on veut en obtenir de bons résultats, sous peine de voir se produire une inflammation rénale. Ce médicament ne peut donc pas être prescrit contre la néphrite aiguë; l'on doit aussi s'en abstenir, si l'intestin est susceptible et le supprimer, dès qu'il se montre de la diarrhée.

Les propriétés de la Scille ont été attribuées à l'action d'une substance, qui a été appelée *Scillitine* par les uns, *Skuléine* par d'autres, substance mal définie, que Mandet croit être double : la *Skuléine*, qui serait vénéneuse et la *Scillitine*, qui serait inoffensive. Selon quelques auteurs, la Scillitine est un extrait; selon d'autres, c'est un principe spécial, mais dont la composition n'est pas connue et que Marais dit être azoté.

La SCILLITINE a été obtenue, par Marais, sous forme d'une masse blanche ou légèrement jaunâtre, friable, de saveur d'abord très amère, puis nauséabonde et douceâtre; elle est insoluble dans l'eau et soluble dans l'alcool. Bley et Landerer disent l'avoir obtenue en aiguilles cristallines, mais devenant amorphes, sous l'influence d'une légère chaleur.

La Scillitine de Bley est très hygroscopique; elle est soluble dans l'eau, l'alcool, l'éther.

La Scillitine se dissout dans l'acide sulfurique, qu'elle colore en violet; l'eau ajoutée à la solution en précipite des flocons verts. L'acide azotique la dissout, avec coloration rouge vif très fugace. Insoluble dans l'acide chlorhydrique, elle se dissout dans les alcalis caustiques, en se décomposant et perdant son amertume. Elle se combine avec l'acide acétique. Le tannin la précipite en jaune pâle, le bichlorure de platine en jaune, le perchlorure de fer en jaune orange.

La Scillitine est toxique à la dose de 5 centigrammes et détermine une vive irritation gastro-intestinale. Elle produit la mort, en paralysant la contraction du cœur. Administrée par la méthode endermique, elle agit très rapidement.

On emploie la Scille, soit en *poudre* ou en *pilules* (0,02 à 0,2 par dose), soit sous forme d'*oxymel* (5 à 10 grammes), de *teinture* (10-20 gouttes), ou d'*extrait* (0.02 à 0,2).

La Scille possède des propriétés rubéfiantes énergiques, que l'on utilise parfois. En imbibant à plusieurs reprises du papier sans colle, avec le suc ou avec la teinture concentrée de Scille fraîche, on obtient le *Papier rubéfiant de Marletta*. Il est à croire que ces propriétés sont dues à un principe spécial. Toutefois, Schroff les a attribuées à l'irritation produite par les nombreuses raphides qui existent dans le parenchyme du bulbe. Flückiger adopte cette opinion et ajoute que le suc de l'*Agapanthus umbellatus*, L'Hérit., qui est très riche en cristaux aciculaires, produit des démangeaisons et de la rougeur. Il se peut que les raphides soient capables de déterminer des effets de ce genre; mais il nous semble difficile d'admettre que l'action irritante de la Scille soit due à ces aiguilles seulement.

Les bulbes de plantes voisines sont employées en place de Scille, dans les pays où elles croissent. Telles sont:

L'*Urginea* (*Scilla*) *altissima*, Bak. (*Ornithogalum altissimum*, L.), du sud de l'Afrique, qui est à peu près aussi actif;

L'*Urg. indica*, Kth. (*Scilla indica*, Roxb.), de l'Inde, de l'Abyssinie, du Sénégal, etc., qui est moins actif;

Le *Scilla indica*, Baker (*Ledebouria* (*Scilla*) *hyacinthina*, Roth), de l'Inde et de l'Abyssinie, regardé comme le meilleur succédané de la Scille, et dont le bulbe est écailleux;

Le *Drimia* (*Hyacinthus*, Poir.) *ciliaris*, Jacq., du Cap, dont le bulbe est émétique, expectorant et diurétique et dont le suc est tellement irritant, que les habitants appellent la plante *Jeukbol* (*Bulbe à gratter*).

Le *Crinum asiaticum*, var. *toxicarium*, Herbert (*C. toxicarium*, Roxb.), plante de l'Inde et de ses îles, cultivée pour son feuillage et ses belles fleurs blanches, dans l'Inde, où l'on emploie le bulbe comme émétique.

L'*Ornithogalum scilloides*, Jacq., du Cap, est cultivé au Wurtemberg, où il est usité, dit-on, en place de Scille.

Aloès

On désigne, sous ce nom, le suc retiré des feuilles de diverses plantes du genre *Aloe*, L., plantes qui sont presque toutes originaires des régions chaudes de l'Afrique.

L'Aloès paraît contenu dans des réservoirs spéciaux de la feuille et nous croyons devoir faire connaître la constitution anatomique de cette dernière.

Examinée sur une coupe transversale, la feuille de l'*Aloe soccotrina* se montre composée des éléments ci-après (fig. 254).

1° Une *couche épidermique (a)*, composée d'un seul rang de cellules quadrilatères arrondies, un peu bombées en dehors, recouvertes par une cuticule épaisse, offrant de nombreuses saillies.

2° Un *parenchyme (b)*, à cellules remplies de chlorophylle, dont les plus extérieures, appuyées à l'épiderme, sont ordinairement allongées radialement, tandis que les autres sont polyédriédriques et plus grandes : quelques-unes de ces cellules contiennent des raphides.

3° Une zone simple de *faisceaux libéro-ligneux (c à g)*, ovoïdes ou subarrondis, toujours distincts, séparés par un *tissu cellulaire* incolore, dont les éléments sont remplis du liquide mucilagineux dont nous parlerons ci-dessous :

4° Un *tissu cellulaire* incolore (*h*) qui occupe tout le centre de la feuille et s'interpose entre les faisceaux : ce tissu est formé de grandes cellules polyédriques, incolores, remplies d'un liquide mucilagineux et insipide, que l'acétate neutre de plomb précipite, mais qui n'est pas coagulé par la chaleur, même après addition d'acide azotique (Flückiger). Ce tissu pulpeux est, paraît-il, employé comme aliment, dans l'Inde, pendant les années de disette (Stewart, cité par Hanbury et Flückiger).

Les faisceaux examinés de dehors en dedans, présentent la constitution suivante :

α) Une série simple de cellules (*c*), allongées tangentiellement au faisceau sur la portion extérieure duquel elles forment un arc. Ces cellules, qui entourent ainsi la moitié externe du faisceau, sont superposées les unes aux autres, mais toujours séparées par une cloison et remplies d'une matière jaunâtre, brunissant à l'air;

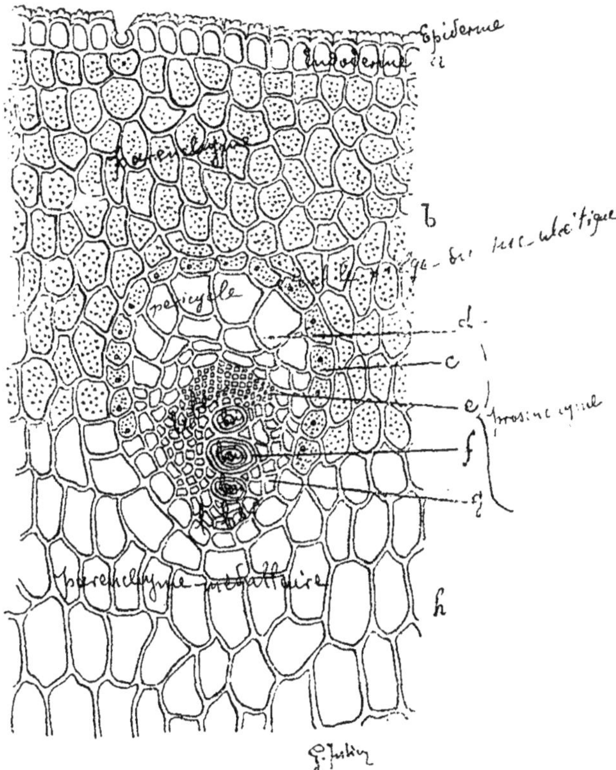

Fig. 254. — Coupe transversale d'une portion de la feuille de l'*Aloe soccotrina*, montrant un faisceau.

β) Un groupe de cellules de grandeur inégale : celles qui s'appuient à la couche extérieure *(d)*, sont très grandes, les autres sont de plus en plus petites. Ces cellules renferment un suc incolore, qui passe au violet, quand il est exposé à l'air, surtout sous l'influence de la chaleur, et encore plus vite sous l'action des vapeurs ammoniacales. Flückiger a donné à cette matière le nom de *substance chromogène*, nom que de Lanessan a appliqué au tissu qui la contient ;

γ) Un amas de ce tissu libérien (*e*), à très fins éléments, que nous appelons *tissu cribreux* et que les Allemands appellent *Kambium-strang ;*

δ) Deux ou trois vaisseaux (trachées, *f*) plus ou moins larges, entourés d'un tissu fibreux (*g*) formé d'éléments allongés, à mince paroi et à section polyédrique.

On pense que le principe actif de l'Aloès est renfermé dans le tissu chromogène et dans les cellules à contenu jaune, qui recouvrent la portion externe du faisceau.

On en extrait le suc de plusieurs manières :

1° Selon quelques voyageurs, les Hottentots font des incisions aux feuilles encore attachées à la plante ; le suc, qui en découle, est recueilli sur des feuilles étalées sur le sol.

2° On coupe les feuilles et on les place debout dans un tonneau, au fond duquel le suc se rassemble.

3° Les feuilles sont hachées, puis exprimées pour en tirer le suc ; celui-ci, étant dépuré par le repos, est mis au soleil dans des vases plats, où il se concentre.

4° A la Jamaïque, on coupe les feuilles en morceaux et on les met dans un panier, que l'on plonge pendant quelques minutes dans l'eau bouillante. Cette opération est continuée avec de nouvelles feuilles, jusqu'à ce que la solution soit assez chargée ; on laisse refroidir et déposer ; on décante et on évapore le liquide, puis on coule l'extrait dans des calebasses.

5° Aux Barbades, selon Hanbury et Flückiger, les feuilles sont récoltées en mars et en avril. On les met debout et la tranche de section en bas, dans une auge en forme de prisme triangulaire, d'au moins 1 mètre de long et ayant une profondeur de 30 à 40 centimètres. Cette auge est disposée selon un plan incliné, de manière que le liquide sorti des feuilles coule le long de la rigole formée par la réunion de ses parois et en gagne l'extrémité la plus déclive. Un trou percé à cette extrémité permet la sortie du suc, qui tombe dans un récipient placé au-dessous. La matière ainsi recueillie est évaporée ensuite, dans un vase en cuivre, dont le fond est occupé par une espèce de cuiller mobile, qui reçoit les impuretés au fur et à mesure de leur dépôt et permet de les séparer de la masse. Quand l'évaporation paraît suffisante, le résidu est versé dans des calebasses ou dans des boîtes, où il achève de se durcir.

6° Au Cap, selon Peter Mac Owan, on étend une peau de Chèvre dans un trou creusé dans le sol et, sur les bords de cette peau, on dispose les feuilles par séries successives, de telle manière que le suc se rassemble au milieu de la peau. Le suc ainsi recueilli est versé dans une bassine en fer et évaporé par ébullition.

7° A Natal, on coupe les feuilles en tranches obliques, que l'on expose au soleil pendant la plus forte chaleur. Le suc qui en découle est évaporé, par ébullition, dans des chaudières en fonte. On le remue constamment, pour en favoriser l'évaporation et empêcher qu'il ne brûle. Lorsqu'il est suffisamment épais, on le verse encore chaud dans des caisses en bois (Hanbury).

8° Dans quelques pays, on fait simplement bouillir les feuilles dans l'eau.

Les divers produits ainsi obtenus ont reçu le nom générique d'*Aloès*.

Les Aloès varient nécessairement, selon le procédé qui a servi à leur préparation : plusieurs sortes sont *translucides*, tandis que d'autres sont *opaques* et de couleur foncée, variant du noir au brun chocolat et au brun grisâtre. Ces dernières reçoivent assez généralement le nom commun d'*Aloès hépatique*. On les distingue, d'ailleurs, selon leur provenance.

Les différences existant entre les deux groupes d'Aloès *(opaques et translucides)* ont reçu diverses explications, qui ne sont pas toujours suffisamment justifiées. Ainsi l'observation montre que certains Aloès, importés sous un état semi-fluide, se séparent, par le repos, en deux parties : une supérieure, translucide, noirâtre; une inférieure, cristalline, comme boueuse et de couleur brun orangé. Abandonnées à l'évaporation spontanée, ces deux portions restent superposées et se présentent, selon le cas, avec les caractères de l'Aloès translucide ou de l'Aloès opaque. Quelques auteurs attribuent l'opacité de l'Aloès hépatique à ce que cet Aloès aurait été préparé sans l'intervention de la chaleur artificielle; ils rapportent cette opacité à la présence de nombreux cristaux d'Aloïne, dans la masse, ce que Stenhouse a d'ailleurs démontré. Il est vrai qu'en évaporant du suc d'Aloès à une chaleur artificielle, on obtient un extrait offrant les propriétés de l'Aloès succotrin ordinaire. D'autre part, Pereira ayant soumis à une température de 55° la portion boueuse et grenue de l'Aloès semi-fluide ci-dessus mentionné, cette portion devint transparente, rouge foncé et conserva ces caractères, après le refroidissement. La conclusion naturelle était que l'Aloès translucide doit sa transparence à une modification de l'Aloïne. Toutefois, le docteur Favre combat l'opinion que l'Aloès succotrin doit sa translucidité à l'intervention de la chaleur et conclut de sa controverse, que les deux sortes d'Aloès ne proviennent pas de la même plante. Cette manière de voir, sans doute trop absolue, semble justifiée jusqu'à un certain point, précisément par l'Aloès liquide. qui servit d'étude à Pereira, cet Aloès fournissant à la fois, par le repos, un Aloès translucide et un Aloès opaque, alors que la substance totale devait avoir subi le même traitement. Nous savons, d'autre part, que l'Aloès de Natal est préparé à chaud. Cet Aloès est cependant opaque.

L'examen comparatif des Aloès opaques et translucides montre que les premiers sont formés par une matière d'apparence féculente, encore peu connue, et surtout par une multitude de cristaux d'aloïne, tandis que, chez les seconds, l'aloïne est à l'état amorphe.

L'Aloès opaque est plus actif et plus estimé que l'Aloès translucide.

Les plantes, dont on extrait l'Aloès, sont assez nombreuses. Nous les ferons connaître, en décrivant les diverses sortes commerciales de cette substance.

ALOÈS SOCOTRIN OU SUCCOTRIN *(Aloès de Bombay, A. de Zanzibar, A. des Indes Orientales).* - On l'attribue généralement à l'*Aloe soccotrina*, Lamk.. plante à laquelle Bentley et Trimen rapportent, comme synonymes. les *A. per-*

foliata, var., L.; *A. vera*, Mill.; *A. officinalis*, Forsk.?; *A. purpurascens*, Haw.? Toutefois, H. Baillon le dit produit par l'*A. Perryi*, Bak., qui vit à Socotora, tandis que l'*A. soccotrina* habite l'Afrique australe. Il est à croire que cette sorte d'Aloès est fournie par diverses espèces croissant dans les pays voisins de Socotora et en particulier dans l'île et sur la côte de Zanzibar, ainsi que dans les contrées baignées par la mer Rouge,

L'Aloès succotrin offre les caractères suivants : couleur rougeâtre, variable de l'hyacinthe au grenat; cassure unie, glacée, conchoïdale; poudre jaune d'or; odeur agréable, vive, analogue à celle de la myrrhe. Cet Aloès est tantôt transparent, tantôt opaque et traversé seulement par des veines de matière translucide.

Ces deux variétés arrivent parfois séparées, sous les noms d'*Aloès socotrin* ou *translucide*, et d'*Aloès hépatique* ou *opaque*. Elles se distinguent par les caractères suivants:

Aloès translucide : couleur rouge hyacinthe, en masse ou en lames; transparence imparfaite, mais sensible dans des fragments assez épais; cassure lustrée; poudre jaune doré; odeur douce et agréable.

Aloès hépatique : couleur de foie pourprée, rougeâtre ou jaunâtre, soit en masse, soit en lames ; transparence à peu près nulle; cassure lustrée, mate ou cireuse; poudre jaune doré ; odeur douce et agréable, rappelant celle de la myrrhe et du safran.

Selon Pereira, l'*Aloès socotrin* arrive de Zanzibar et du royaume de Mélinda, tandis que l'*Aloès hépatique vrai* vient de l'Inde par Bombay. En réalité, tout l'Aloès hépatique vient des côtes orientales de l'Afrique et de la mer Rouge, par Zanzibar et Aden; mais les Arabes le transportent à Bombay, d'où il est expédié en Europe. Nous verrons qu'il en est de même pour d'autres drogues, telles que certaines qualités de myrrhe et d'encens.

Pereira dit que l'Aloès hépatique vrai est opaque, de couleur hépatique et possède une odeur analogue à celle de l'Aloès socotrin, mais un peu plus faible. Il est parfois encore mou ou même liquide et ne peut alors être distingué de l'Aloès socotrin opaque, qui arrive aussi quelquefois dans le même état. Il est expédié généralement dans des peaux de Gazelle contenues dans des tonneaux ou des caisses.

L'Aloès socotrin se dissout, par trituration, dans une faible quantité d'eau, en formant un liquide sirupeux, jaune foncé, qu'une plus grande quantité d'eau précipite en partie.

Sous la rubrique *Aloe socotrina*, Holmes mentionne deux autres sortes d'Aloès : l'*Aloès de Moka* et l'*Aloès de Zanzibar.*

L'Aloès de Zanzibar est importé dans une peau de Singe; il a une odeur semblable à celle de l'Aloès succotrin, mais moins agréable, une surface terne et un aspect plus résineux.

Le droguier de la Faculté de Lyon possède quatre échantillons d'Aloès de Zanzibar, dont deux sont inclus dans une peau de Singe. L'un est formé par une masse compacte, homogène, de couleur brun rougeâtre, hépatique, à cassure lisse, assez brillante et un peu translucide en lames minces; il a une odeur assez agréable et donne une poudre jaune d'or. L'autre est une masse d'un brun noirâtre, luisante, à cassure brillante et à poudre jaune. Cet Aloès offre quelques anfractuosités, dont les parois sont rougeâtres; il est formé de couches distinctes, d'une épaisseur inégale et irrégulière, disposées en zones concentriques et séparées les unes des autres, par une matière blanchâtre, très friable, de nature végétale (?).

Une 3e sorte, dépourvue d'enveloppe et étiquetée *Hépatique de Zanzibar extra-beau*, est évidemment un Aloès socotrin de qualité supérieure. Cet Aloès est d'un rouge brun clair, a une odeur douce de myrrhe, une cassure lustrée, un peu cireuse et donne une poudre jaune d'or.

Enfin la 4e sorte nous semble être plutôt un Aloès de Natal. Elle sera décrite plus loin.

L'Aloès de Moka parait être une sorte inférieure d'Aloès succotrin, contenant d'ordinaire 25 0/0 d'impuretés. Son odeur est intermédiaire entre celle de l'Aloès succotrin et celle de l'Aloès des Barbades. On peut en induire, selon Holmes, que cette sorte provient de l'*A. indica*, Royle, plante que Hanbury croit être une légère variété de l'*A. vulgaris*. Hanbury rapporte à l'*Aloès Moka* de quelques auteurs une sorte noire, fétide et de très mauvaise qualité, apportée de l'intérieur à Aden. Cette sorte est sans doute la même que l'*Aden* ou *Black Aloes* mentionné par Holmes, sous la rubrique *Aloe indica.*

Il est à croire qu'un certain nombre des Aloès expédiés de Bombay ont même provenance et que les dénominations *Aloès de Bombay* et *Aloès des Indes* ne sont le plus souvent que des termes commerciaux. Nous avons sous les yeux trois échantillons étiquetés *Aloès de Bombay*, dont deux sont noirs, tout bosselés et de mauvaise qualité; le 3e est formé par une masse informe, remplie de débris et couverte d'une poussière grise; sa cassure est noire, terne, irrégulière, sa poudre noirâtre, son odeur peu agréable.

Les sortes ci-dessus appartiennent évidemment à ce groupe d'Aloès de mauvaise qualité jadis appelés *Aloès caballin.*

Aloès de l'Inde. — Si les noms d'Aloès Bombay et d'Aloès des Indes sont habituellement inexacts, il est certain, néanmoins, que l'on fabrique de l'Aloès dans l'Inde.

Holmes en cite deux sortes : *Indian Aloes, donné par le docteur Royle; Aloes from Hadramant, donné par le docteur Vaughan,* Le Musée de la Faculté de Lyon en possède deux autres, dont l'une, au moins incontestable et de qualité supérieure, est étiquetée : *Aloès de Jefferabad (Aloe littoralis) donné par le docteur Dymock, sorte spéciale aux Indes : Bombay.*

Cet Aloès a été coulé sur une toile fine, dont sa face inférieure, de couleur gris brun, porte l'empreinte. Il est fragile, offre une cassure brun rougeâtre, brillante, conchoïdale, donne une poudre jaune d'or et possède une odeur faible de myrrhe.

La 2e sorte est étiquetée : *Aloès hépatique* et *Indian.* C'est un pain carré, aminci en forme de coin, sur l'un de ses côtés, de couleur brun rougeâtre, à faces ridées et crevassées; sa cassure est brillante, de couleur hépatique, sa poudre est jaune doré.

Les Aloès de l'Inde *vrais* ne viennent pas en France.

ALOÈS DES BARBADES OU DE LA JAMAÏQUE. — On expédie, sous ce nom, de la Jamaïque et de la Barbade, une sorte d'Aloès dont voici les caractères : couleur un peu hépatique, devenant noire à la longue; cassure terne, inégale et grenue; odeur assez forte et comme iodée; poudre d'un jaune rougeâtre sale, brunissant à la lumière. Cet Aloès est plus soluble dans l'eau que l'Aloès du Cap. Il est contenu dans de grandes calebasses et est fort estimé en Allemagne, ainsi qu'en Angleterre. Il est produit par l'*Aloe vulgaris*, Lamk. (*A. vera*, L.; *A. indica*, Royle; *A. barbadensis*, Mill.: *A. perfoliata*, var., Ait.; *A. elongata*, Murr.; *A. littoralis*, Kœn.), plante des côtes orientales et du nord de l'Afrique, peut-être de l'Inde, que l'on cultive en Espagne, en Sicile, en Grèce et surtout aux Antilles.

Pereira en mentionne deux variétés : l'une, de qualité supérieure, obtenue à froid; l'autre inférieure, obtenue par décoction; celle-ci se distingue de la première, par son odeur désagréable, que l'haleine exalte et par la couleur de sa poudre, qui est jaune olive terne.

Les Anglais nomment *Capey Barbados* une variété de cet Aloès, qui a une couleur noire, une cassure nette et luisante, à l'état récent, mais qui prend, au bout de quelques temps, les caractères de la sorte habituelle et acquiert une cassure mate.

Ces deux sortes s'émulsionnent aisément par l'eau; leur solution est colorée en rose violet, par le chlorure d'or ou par la teinture d'iode.

ALOÈS DE CURAÇAO. —Les Hollandais exportent de Curaçao un Aloès produit aussi par l'*A. vulgaris* et qui ne se distingue, dit-on, de la variété noire de l'Aloès des Barbades que par son odeur, comparée par Oudemans à celle de la sueur de nègre.

Le droguier de la Faculté de Lyon possède quatre échantillons de cet Aloès. Aucun ne ressemble à la description ci-dessus. Ils sont formés par des masses compactes, brun noirâtre, à cassure hépatique, terne et cireuse; leur poudre est de couleur brun doré et leur odeur un peu comparable à celle de l'Aloès du Cap. Dans l'un des échantillons, cette odeur est parfaitement iodée.

ALOÈS DU CAP. — L'Aloès du Cap est fourni principalement par les *Aloe ferox*, Mill.; *A. spicata*, L. F.; *A. linguæformis*, D. C. (*A. sulcata*, S.-Dyck); *A. africana*, Mill.; *A. perfoliata*, L.

Il paraît qu'on en retire aussi de l'*A. Commelyni*, *W.* (*A. nobilis*, et *A. supralævis*, Haw.; *A. mitræformis*, DC.) et des *A. plicatilis*, Mill.; *A. arborescens*, Mill.; *A. purpurascens*, Mill., auxquels H. Baillon ajoute l'*A. succotrina*, L.

Cet Aloès arrive, par voie anglaise, en Allemagne et en France, où il est fort estimé et où on le vend, sous le nom d'Aloès succotrin. Il a une couleur brun noirâtre, avec un reflet verdâtre. Vu en masses, il est opaque; en lames minces, il est transparent, avec une coloration rouge foncé. Sa cassure est brillante et vitreuse ; sa poudre jaune verdâtre ; son odeur forte, tenace, peu agréable; sa saveur très amère. Il est peu soluble dans l'eau.

On prépare à Algoa-Bay, avec l'*A. ferox*, un Aloès qui se présente en masses diversement ridées et bosselées, à cassure brillante, comme résineuse, et à poudre jaune verdâtre; son odeur est celle des Aloès du Cap.

De Mossel-Bay (Cap), on exporte un Aloès hépatique, à cassure brillante, mais un peu cireuse et qui donne une poudre jaune doré, un peu rougeâtre. Assez analogue à l'Aloès succotrin opaque, il en diffère par son odeur qui est celle de l'Aloès du Cap.

L'Aloès du Cap, soit translucide, soit opaque, est moins estimé en Angleterre, que les sortes de Socotora et des Barbades. On le préfère à ces dernières, sur le Continent européen.

Les Aloès de cette provenance et même ceux d'Algoa-Bay sont entièrement fragiles et se brisent au moindre contact, quand ils ont été conservés dans un lieu sec et chaud. La plupart de ces Aloès donnent une poudre jaune verdâtre.

ALOÈS DE NATAL. — On reçoit de Port-Natal une sorte d'Aloès hépatique, opaque, gris brun, à poudre jaune grisâtre, contenant une matière (*Nataloïne*) analogue à l'Aloïne, mais qui s'en distingue par des caractères particuliers.

Cet Aloès dégage une odeur désagréable de sueur. Flückiger dit qu'on doit le rejeter de l'usage médicinal.

Nous avons sous les yeux un Aloès étiqueté *hépatique de Zanzibar* et qui est formé par une masse compacte, fragile, ayant une couleur fleur de soufre un peu grise. Sa cassure est conchoïdale et il a une odeur prononcée de sueur. Nous rapportons cet échantillon à l'Aloès de Natal.

Aloès caballin. — On désignait jadis, sous ce nom, toutes les sortes d'Aloès impures et de mauvaise odeur. On les croyait exportées du Sénégal et de l'Espagne. Nous avons vu qu'on doit les attribuer au groupe des Aloès d'Aden ou de Bombay, appelés *Aloès noirs* (*Black Aloes*, des Anglais).

Les diverses sortes d'Aloès possèdent une odeur spéciale, due, paraît-il, à une *huile volatile*, qui y existe, d'ailleurs, en très faible quantité: E. et H. Smith n'en ont retiré que 28 grammes, de 181 kilogr. d'Aloès. Selon E. et H. Smith, cette essence est un liquide mobile, jaune pâle, bouillant entre 266° et 271° et dont le poids spécifique est de 0,863.

Smith et Stenhouse ont extrait de l'Aloès une substance (*Aloïne*) cristallisée en aiguilles prismatiques, le plus souvent groupées en étoiles, de couleur jaune soufre, d'une saveur d'abord sucrée, puis amère, peu soluble dans l'eau froide, très soluble dans l'eau bouillante et dans l'alcool.

L'Aloïne se dissout dans les alcalis. L'acide azotique bouillant la transforme en *acide Chrysammique* et l'acide sulfurique étendu la dédouble en glucose et *Rottlérine* (Rochleder). Le soluté azotique, traité par la potasse, donne un rouge splendide.

Chaque espèce d'Aloès paraît contenir un principe particulier, analogue à l'Aloïne.

La Socaloïne ($C^{15}H^{16}O^7$), qui provient de l'Aloès succotrin, est à peine colorée par l'acide azotique et n'est pas affectée par l'action successive des acides sulfurique et azotique. Elle cristallise en prismes aiguillés, groupés en touffes et se dissout assez bien dans l'alcool méthylique. Une partie de Socaloïne se dissout dans 9 parties d'éther acétique, dans 30 parties d'alcool dilué, dans 90 parties d'eau et dans 380 parties d'éther ordinaire (Flückiger).

La Barbaloïne ($C^{17}H^{20}O^7$), que l'on retire de l'Aloès des Barbades, devient rouge cramoisi par l'acide azotique et n'est pas affectée par l'action successive des acides sulfurique et azotique. C'est le principe que nous avons étudié sous le nom d'Aloïne.

La Nataloïne ($C^{16}H^{18}O^7$), extraite de l'Aloès de Natal, est en tables rectangulaires, à angles souvent tronqués. L'acide azotique la colore en rouge cramoisi et la transforme en acides picrique et oxalique; elle est colorée en bleu par l'action successive des acides sulfurique et azotique. Elle se dissout dans 60 parties d'alcool éthylique, 35 parties d'alcool méthylique, 50 parties d'éther acétique, 230 parties d'alcool absolu et 1236 parties d'éther (Flückiger).

Groves a trouvé un moyen facile d'extraire l'Aloïne cristallisée (v. l'Officine, de Dorvault, 10e éd., p. 247).

E. Robiquet a obtenu de l'Aloès un principe amorphe, qu'il nomme *Aloëtine* ($C^{16}H^{11}O^{10}$, F. Robiquet), et qui, dit il, est une véritable matière colorante.

L'aloïne de Groves, étant séchée avec soin, ne paraît pas susceptible de s'altérer; mais, si ses cristaux sont humides et placés dans un air moyennement chaud, elle s'oxyde rapidement et prend l'apparence de l'Aloès, d'où on l'a extraite. L'aloïne ne paraît purgative qu'après avoir subi cette altération; elle ne semble donc pas devoir remplacer, en thérapeutique, l'Aloès de bonne qualité, et sa préparation, comme médicament, n'a pas de raison d'être, au moins jusqu'à ce jour.

L'Aloès est un purgatif, dont l'action paraît s'exercer sur le gros intestin, qu'il irrite assez fortement, pour amener une distension des vaisseaux hémorrhoïdaux. Ses effets ne se montrent, chez l'homme, que cinq à six heures après l'ingestion et se caractérisent par l'évacuation d'une grande quantité de bile. C'est sans doute à une action de voisinage, que l'Aloès doit d'agir comme emménagogue et d'être un excitant génésique. On l'administre en poudre, en pilules, en teinture. Il entre dans un grand nombre de médicaments composés.

Selon Pereira, l'Aloès socotrin semble moins irritant que l'Aloès des Barbades.

SMILACÉES

Ce groupe ne fournit qu'une substance importante : la *Salsepareille*. Les autres n'offrent aucun intérêt; elles sont tombées en désuétude et ne sont même pas citées par beaucoup d'auteurs Anglais ou Allemands. Nous en dirons seulement quelques mots.

Turions ou **Pointes d'Asperges**. — Les pointes d'Asperges sont les jeunes pousses de l'*Asparagus officinalis*, L., plante d'Europe cultivée en grand, pour l'usage alimentaire. Ces turions sont formés par un axe riche en parenchyme. qui porte des feuilles courtes, triangulaires, écailleuses, étroitement apprimées.

Les turions d'Asperges sont employés surtout comme comestibles. Ils possèdent la propriété de ralentir les mouvements du cœur. Pour l'usage médicinal, on peut les remplacer par ceux de l'*A. scaber*. Brig. (*A. amarus*, DC.; *A. marinus*, Clus.), qui vit dans les régions maritimes du Midi. Le docteur Allen Dedrick attribue leur action à un principe de l'ordre des *Amides* nommé *Asparagine* ($C^4H^8Az^2O^3 + H^2O$). Mais, selon Falck et Jacobi, l'Asparagine n'exerce qu'une action très faible sur l'économie. On la trouve, d'ailleurs, très abondamment dans les racines de Guimauve, de Réglisse, etc., et l'on n'a jamais signalé, chez ces racines, les vertus sédatives des turions d'Asperge.

L'Asperge est aussi un diurétique, mais c'est un diurétique excitant, capable parfois d'irriter les reins et les voies urinaires, au point de produire l'effet inverse (Gubler).

Le **Rhizome d'Asperge**, improprement appelé *Racine d'Asperge*, est gros comme le pouce, écailleux, charnu, rameux. Il porte un grand nombre de racines fasciculées, grises au dehors, blanches au dedans, molles, glutineuses et d'une saveur douce.

A l'état sec, la racine d'Asperge se compose d'une souche presque horizontale, brunâtre, couverte d'écailles, à peu prés grosse comme le petit doigt et portant de nombreuses radicelles plus ou moins emmêlées, longues, ridées, flasques, d'un gris brunâtre.

La coupe transversale du rhizhome est ellipsoïde, brune, lacuneuse vers l'extérieur, ligneuse en dedans; celle des radicelles montre un méditullium ligneux, offrant 2 ou 3 cercles de vaisseaux et entouré par une écorce, dont le parenchyme est creusé de lacunes.

La racine d'Asperge faisait partie des *Cinq Racines apéritives.*

La **Racine de Petit-Houx** est le rhizome du Fragon ou Petit-Houx (*Ruscus aculeatus*, L.), plante des bois du midi et du centre de l'Europe. Ce rhizome, à l'état frais, est blanchâtre, gros comme le petit doigt, noueux, articulé, annelé, garni inférieurement de racines blanches et ligneuses.

A l'état sec, la racine de Petit-Houx a une légère odeur térébinthacée; sa saveur est douce et amère.

Elle se présente sous forme de tronçons longs de 5 à 10 centimètres, épais de 5-10 millimètres, d'un gris jaunâtre, marqués de nombreux anneaux frangés, très rapprochés. Leur face supérieure offre les impressions circulaires des tiges disparues; leur face inférieure porte des racines adventives grises, ridées, de 2-3 millimètres d'épaisseur, et dont la portion corticale, cornée, est plus épaisse que le méditullium ligneux.

C'est une des *Cinq Racines apéritives* des anciennes Pharmacopées.

Les **Fleurs du Muguet** (*Convallaria maialis*, L.) servaient autrefois à faire une eau distillée, réputée antispasmodique.

Ces fleurs sont blanches, urcéolées, disposées en grappe et douées d'une odeur suave. La poudre des fleurs et celle des racines sont sternutatoires.

Le Muguet contient deux glucosides offrant des propriétés bien différentes, la *Convallarine* et la *Convallamarine.*

La CONVALLARINE ($C^{34}H^{62}O^{11}$, Walz) est retirée de l'extrait alcoolique de la plante entière, préalablement desséchée et pulvérisée. Elle cristallise en prismes rectangulaires droits, à peu près insolubles dans l'eau, à laquelle ils communiquent pourtant une saveur désagréable. Les acides dilués, bouillants, la dédoublent en sucre et en *Convallarétine* ($C^{14}H^{26}O^{3}$) : cette dernière se présente en masses cristallines, solubles dans l'éther.

La Convallarine est un purgatif drastique, analogue à la scammonée. Elle existe surtout dans les feuilles et dans les rhizomes.

La CONVALLAMARINE est une substance amorphe, pulvérulente, de saveur amère, soluble dans l'eau, dans l'alcool, dans l'alcool méthylique et amylique, dans l'éther, le chloroforme. L'acide sulfurique concentré la dissout : la solution, d'abord jaune, puis rouge brunâtre, devient violette par addition d'eau. Les acides dilués, bouillants, dédoublent la Convallamarine en sucre et en *Convallamarétine*.

La Convallamarine existe surtout dans les fleurs du Muguet. Elle reste, mais en petite quantité, dans le résidu de la préparation de la Convallarine, lorsque celle-ci a été précipitée de l'extrait alcoolique, par l'eau. On l'extrait exclusivement de l'extrait aqueux. Elle possède une action cardiaque indéniable et se range parmi les poisons du cœur, à côté de la Digitale. On ne la prescrit guère à l'état pur.

Le Muguet est administré sous forme d'*extrait aqueux*, celui-ci étant à peu près dépourvu de Convallarine. On doit rejeter l'extrait alcoolique, riche, au contraire, en Convallarine et qui est un drastique puissant, comme on l'a vu plus haut.

Le **Rhizome de Sceau de Salomon** (*Polygonatum vulgare*, Desf.) est légèrement astringent et vomitif ; on l'a employé comme vulnéraire et aussi comme antigoutteux. Les baies de cette plante sont nauséuses, émétiques et purgatives.

La racine du *Ripogonum parviflorum*, R. Br., est employée comme succédané de la Salsepareille, dans la Nouvelle-Zélande.

C'est aux Smilacées qu'appartient le Dragonnier (*Dra-*

cæna Draco, L.), dont nous avons parlé, à propos du Sang-Dragon.

Salsepareilles

On nomme *Salsepareille*, dans le commerce, les racines de plusieurs *Smilax* fournies exclusivement par l'Amérique, quoique des plantes de même genre croissent aussi dans les régions chaudes de l'Asie et de l'Afrique et même dans la région méditerranéenne, en Europe.

Le nom de *Salsepareille* vient de l'espagnol *Zarza* (plante rampante épineuse) et *Parilla* (petite vigne).

Bien que les racines de ce nom soient entrées, depuis plusieurs siècles, dans la pratique médicale, l'origine de la plupart d'entre elles n'est pas encore bien connue. Sauf pour les sortes appelées *Vera-Cruz* et *Jamaïque vraie*, on ne sait pas davantage le nom spécifique du *Smilax*, qui produit une sorte déterminée de Salsepareille. Enfin, il est rare qu'une même sorte soit décrite, par les auteurs, avec une précision suffisante, pour qu'on ne puisse la confondre avec une sorte voisine. Aussi, le plus souvent, est-il difficile de rapporter une Salsepareille donnée à une sorte commerciale bien définie.

L'aspect extérieur, l'épaisseur relative de l'écorce et du bois, le mode d'emballage, etc., ne fournissent pas toujours des caractères assez tranchés. Cela se comprend d'autant mieux, que les Salsepareilles sont surtout désignées par le nom du port d'embarquement. Comme d'ailleurs, il existe, en Amérique, plus de cent espèces de *Smilax*, il est naturel de penser que chaque sorte commerciale est fournie par plusieurs espèces du même genre. On s'explique ainsi pourquoi l'on trouve, dans un même ballot, parfois aussi dans un même paquet, des racines offrant des caractères opposés. D'un autre côté, la plupart des différences observées, entre les diverses sortes, doivent tenir à diverses causes indépendantes de la nature de l'espèce productrice. Telles sont : l'âge des racines, l'époque de leur récolte, le terrain dans lequel elles ont poussé, les soins donnés à leur choix, au triage, à la dessiccation, à l'emballage, enfin la bonne ou la mauvaise foi des gens qui s'occupent de ce commerce.

Les racines des Salsepareilles sont tantôt dépourvues, tantôt pourvues de leur souche et, dans ce cas, encore munies de tronçons de tige.

Ces racines sont cylindriques, plus ou moins sillonnées, épaisses de 1mm,5 à 3 millim. : rarement leur diamètre transversal s'élève à 6 millim.; leur couleur varie du gris jaunâtre au rouge et au brun ; elles peuvent être nues ou garnies de radicelles.

Examinée sur une coupe transversale, la racine de Salsepareille, quelle que soit d'ailleurs son espèce, se montre composée de trois zones distinctes : une extérieure ou corticale, une médiane ou ligneuse, une centrale ou médullaire (fig. 255).

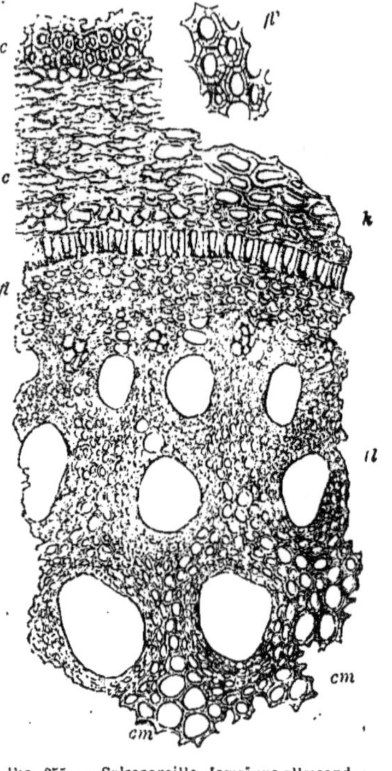

Fig. 255. — Salsepareille. Jamaïque allemande ; coupe transversale *.

1° La *zone corticale* est bornée en dehors, par une couche simple ou multiple de cellules jaunes ou brun jaunâtre, rarement arrondies, plus souvent allongées dans le sens du rayon, à lumen généralement excentrique et à parois surtout très épaisses du côté externe. Cette couche, que les botanistes allemands appellent *Épibléma*, semble pouvoir être rapportée à ce tissu protecteur du parenchyme cortical,

* c) Épibléma ou Collenchyme. — cc) Couche corticale. — k) Kernscheide. — fl) Fibres ligneuses. — v) Vaisseaux. — l) Tissu ligneux. — cm) Cellules médullaires pénétrant dans le bois et isolant presque un vaisseau. — fl') Fibres ligneuses grossies.

que l'on nomme le *Collenchyme* et que H. Baillon appelle le *sous-Epiderme.* Elle est d'ordinaire nue, et constitue seule la membrane extérieure de l'écorce; rarement elle est recouverte par les débris d'un suber, qui n'existe guère que dans le creux des rides, et par quelques cellules épidermiques assez grandes, renflées et épaissies en dehors, très minces sur les côtés.

Les cellules du parenchyme cortical sont tantôt arrondies ou ovales, gorgées de fécule et laissent entre elles de nombreux méats; tantôt plus ou moins déprimées, irrégulières et à peu près vides, ou contenant de l'amidon désagrégé. Leur dimension est plus grande, vers le milieu de l'écorce, qu'au voisinage de ses bords, soit interne, soit externe.

2° La *zone ligneuse* est séparée de l'écorce, par une couche simple de cellules jaunâtres, à parois tantôt uniformément épaissies, tantôt plus minces en dehors et alors plus épaisses en dedans ou sur les côtés. Ces cellules, dont l'ensemble constitue la *Kernscheide* [1] (Schleiden), sont, tantôt à peu près *carrées*, tantôt à peu près *rectangulaires* et alors à direction, soit *tangentielle*, soit *radiale;* quelquefois même elles sont cunéiformes. Leur forme n'est pas constante d'une manière absolue et parfois, sur une même coupe, quelques-unes sont carrées, d'autres tangentielles, d'autres enfin sensiblement radiales. Néanmoins, on constate, même alors, que l'une ou l'autre de ces formes prédomine et c'est ce qui permet de dire que, dans une Salsepareille donnée, les cellules de la Kernscheide sont radiales, carrées, etc. Aussi leur attribue-t-on une grande importance, au point de vue de la détermination des Salsepareilles.

Le bois proprement dit est formé de trois éléments: fibres, vaisseaux, amas de tissu cribreux.

Les fibres sont généralement épaisses, au voisinage de la Kernscheide; elles sont tantôt assez minces, tantôt épaisses et marquées de stries transversales ou circulaires; leur forme est arrondie ou ovale et alors ordinairement tangentielle, sauf au voisinage des vaisseaux.

Les vaisseaux sont irrégulièrement cylindriques, plus ou moins nombreux, toujours disposés en séries radiales.

Les amas de tissu cribreux sont arrondis ou ovoïdes allongés et situés dans l'intervalle des séries vasculaires; leurs éléments sont d'autant plus étroits, qu'ils sont plus extérieurs.

3° La *moelle* est constituée par des cellules arrondies, féculentes, laissant entre elles de nombreux méats. Elle renferme parfois quelques vaisseaux isolés ou réunis en un petit groupe; ces vaisseaux sont toujours entourés par une seule couche de fibres étroites et dont la section est à peu près linéaire.

[1] Ce mot, qui signifie *gaîne du noyau*, pourrait être traduit par la phrase : *enveloppe protectrice du corps ligneux.* Nous avons préféré le mot allemand, en raison de sa simplicité.

Le tissu ligneux et la moelle ont des dimensions relatives, qu'il importe de noter: ainsi, le rayon de la moelle peut être plus grand ou plus petit que celui du bois, ou bien ces deux parties peuvent être égales. Nous verrons plus loin, que les Salsepareilles Caraque et du Brésil se distinguent par la minceur de leur zone ligneuse, tandis que les Honduras, les Jamaïque, etc., ont cette même zone proportionnellement très épaisse.

La classification des Salsepareilles en groupes a été tentée par Pereira, Schleiden et Berg. Ces trois auteurs se sont basés sur les caractères extérieurs et sur la structure anatomique. Schleiden a pris, en outre, pour point de départ, la provenance de ces racines.

Hanbury les divise en *Salsepareilles farineuses* et *Salsepareilles non farineuses*. Cette division est commode, mais ne semble pas avoir grande valeur. Il arrive parfois, en effet, que, dans une même racine, certaines parties sont épaisses et féculentes, tandis que d'autres sont sèches et maigres.

Les Salsepareilles commerciales sont récoltées dans une zone, qui s'étend du Mexique inclus à la partie du Brésil arrosée par le fleuve des Amazones et ses affluents. A l'exemple de Schleiden, nous les diviserons en Salsepareilles du Mexique, du Centre-Amérique et du Sud-Amérique.

I. *Salsepareilles du Mexique*

VERA-CRUZ, DELLA CONTA OU DE TUSPAN. — Cette sorte est produite par le *Sm. medica*, Schlecht., plante des pentes orientales des Andes mexicaines. Elle est composée de racines retournées sur une souche épaisse, généralement pourvue de tronçons de tige. Les tiges sont subcylindriques, géniculées, un peu épineuses et peuvent avoir jusqu'à 60 centim. de long. Les racines sont repliées une fois sur elles-mêmes, noires ou gris jaunâtre, tachées de plaques d'argile, très profondément sillonnées, dures, rarement pleines, plus souvent sèches et chargées de radicelles ;

les plus belles qualités ont une écorce rosée. La zone ligneuse est blanche et souvent plus large que la moelle (fig. 256).

Cette sorte est fréquemment moisie et de mauvaise apparence ; elle arrive en bottes d'environ 1 mètre de long, disposées en balles de forme cubique, pesant de 75 à 100 kilogr. Les balles d'origine contiennent parfois jusqu'à 33 0/0 de tiges de *Smilax*, de plantes étrangères, de pierres, etc. C'est, de toutes les Salsepareilles du commerce, celle dont la récolte a été faite avec le plus de négligence et dont l'emballage est le plus frauduleux.

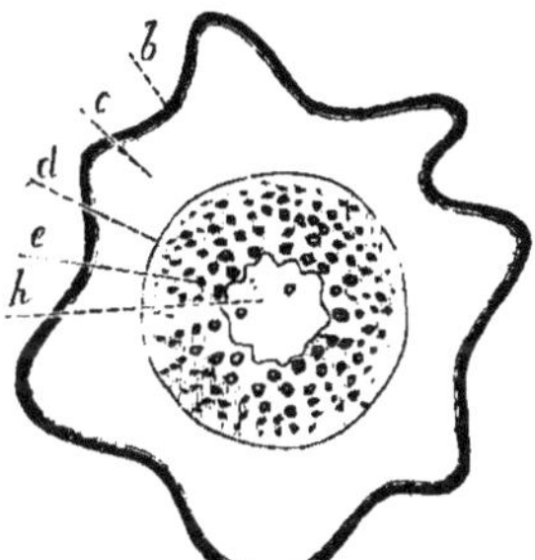

Fig. 256. — Section transversale de la Salsepareille de la Vera-Cruz *.

On la vend assez généralement, en France, sous le nom de *Salsepareille de Honduras*, bien qu'elle ne ressemble pas à la vraie Salsepareille de ce nom et qu'elle soit de qualité très inférieure.

La Salsepareille de Vera-Cruz offre la structure suivante :

Couche corticale externe formée de cellules affaissées, jaunâtres, déformées et recouvertes par un épibléma (fig. 257) composé de 3 ou 4 assisses de cellules brun rougeâtre, cunéiformes, très épaisses en dehors, minces

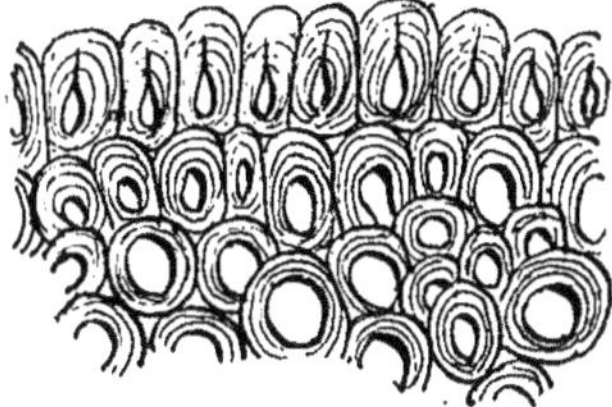

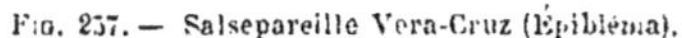

Fig. 257. — Salsepareille Vera-Cruz (Épibléma).

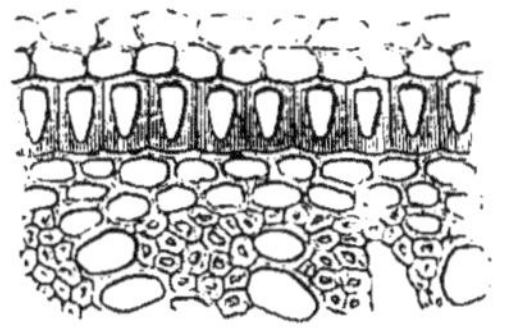

Fig. 258. — Portion d'une coupe de Salsepareille de la Vera-Cruz, montrant la Kernscheide et les tissus juxtaposés

en dedans, à lumen étroit, parfois garnies à leur face externe d'une sorte de *cuticule* (?) brune, informe. *Couche corticale interne* à cel-

* *b*, Zone corticale externe ; *c*, Zone corticale interne ; *d*, Kernscheide ; *e*, bois ; *h*, moelle.

lules grandes, irrégulièrement arrondies, minces, inégales, peu féculentes ou contenant de l'amidon à grains plus ou moins désagrégés. *Kernscheide* (fig. 258) à cellules radiales, rarement cunéiformes, beaucoup plus souvent rectangulaires, minces en dehors, épaisses en dedans et sur les côtés. *Fibres ligneuses* immédiatement appliquées contre la kernscheide, ovales, allongées tangentiellement, un peu épaisses et radiées ; *vaisseaux* assez nombreux. La zone ligneuse est, en général, plus large que la moelle. Les cellules médullaires sont arrondies, un peu irrégulières, féculentes et laissent entre elles quelques petits méats.

Six livres (3 kilogr.) de Salsepareille de Vera-Cruz ont fourni à Thubœuf 17 onces et 3 gros (546 gr.) d'extrait ; ce qui correspond à 18,2 0/0. Dorvault indique, pour la même Salsepareille, les rendements suivants : avec l'eau, 14 0/0 ; avec l'hydralcool, 12 0/0. En comparant ces nombres, même celui donné par Thubœuf, avec ceux du rendement de la Sals. Jamaïque anglaise (33 à 41 0/0), on verra combien notre *fausse Honduras* est inférieure à la Sals. Jamaïque rouge.

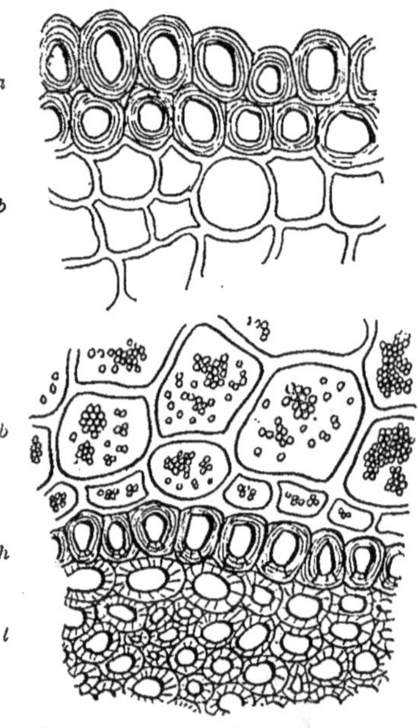

FIG. 259. — Salsepareille de Tampico *.

TAMPICO. — Cette Salsepareille est exportée du port de Tampico de Tamaulipas. Selon Schleiden, elle ressemble absolument aux meilleures Salsepareilles de Vera-Cruz ; elle est jaune vif, orange ou écarlate, dure et profondément sillonnée. O. Berg la représente, au contraire, avec une écorce épaisse, féculente et un corps ligneux peu développé.

* *a*, Épibléma ; *b*, *b*, parenchyme cortical ; *h*, Kernscheide ; *l*, bois.

Dans une coupe (fig. 259) fournie par Rodig, de Hambourg, on la voit pourvue d'une ou deux couches de cellules du collenchyme (*Épibléma*) recouvrant une écorce féculente à cellules minces, arrondies, un peu irrégulières. Les cellules de la kernscheide sont quadrilatères, un peu radiales, minces en dehors, épaisses en dedans, munies d'un *lumen* plus arrondi et proportionnellement plus large que celui des mêmes cellules dans la Salsepareille Vera-Cruz. Le bois est assez développé, par rapport à la moelle; celle-ci ne renferme pas de vaisseaux.

La Faculté de Lyon possède 2 échantillons d'une Salsepareille, dite de Tampico, achetée à Londres.

L'un et l'autre sont formés par un assemblage de racines, les unes épaisses, féculentes, finement sillonnées, les autres, plus nombreuses, maigres, sèches, fortement sillonnées. Chez toutes, la moelle est développée, le bois mince; l'écorce, mince ou épaisse, selon le cas, est brune ou rosée en dedans, brun jaunâtre ou brun grisâtre au dehors. Le diamètre de la moelle est supérieur à la moitié du diamètre total.

La structure de l'un des échantillons, qui paraît de qualité inférieure, est analogue à celle que présente la coupe fournie par Rodig.

Celle de l'autre échantillon se rapproche de la structure que nous indiquerons pour la Sals. Honduras : (v. plus loin, p. 426) :

1° par son *épibléma* formé de 4-5 séries de cellules modérément épaisses, à parois presque égales sur tout le pourtour, les extérieures plus grandes, les autres successivement plus petites et dont l'épaisseur diminue peu à peu, pour arriver à se confondre avec celles du parenchyme cortical : elles diffèrent de ces dernières, par un moindre diamètre et par l'absence complète d'amidon ;

2° par son *parenchyme* cortical, à cellules minces, grandes, irrégulières, très amylacées ;

3° par sa *kernscheide,* à cellules quadrilatères, parmi lesquelles quelques-unes seulement sont radiales ; ces cellules ont un lumen subarrondi et leur paroi antérieure est à peine plus mince que la postérieure.

Les *fibres* ligneuses juxtaposées à la kernscheide sont moins grandes que les cellules de cette dernière et pourvues de parois peu épaisses. Les vaisseaux sont assez nombreux ; la moelle est fortement amylacée.

Cette Salsepareille semble donc tenir le milieu, entre la Sals. Honduras ordinaire et la Sals. Tampico de Rodig ; par certains caractères de structure, elle rappelle la Sals. de Para : d'où la conclusion, que la sorte, dite de Tampico, provient de plusieurs espèces de *Smilax*,

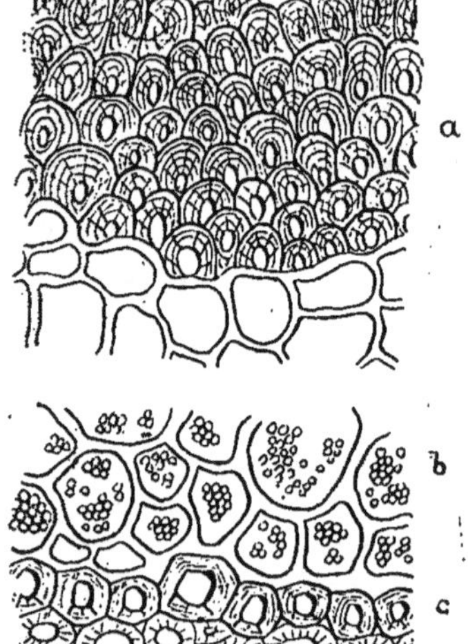

Fig. 260. — Salsepareille de Manzanilla

Manzanilla. — Suivant Berg, cette Salsepareille est exportée de la côte orientale du Mexique, sur une aussi grande échelle que la Salsepareille de Vera-Cruz.

Elle offre les caractères suivants : « Souche épaisse de 2 pouces, longue d'environ 1/2 pied, garnie de tronçons de tiges épineuses, obscurément hexagones, et de racines nombreuses, longues d'environ 4 pieds, épaisses de 3 à 4 lignes. Racines brun fauve, repliées en arrière sur leur souche et pourvues d'arêtes vives, mais irrégulières, avec des faces planes. Couche corticale farineuse, cornée, souvent mince, désagrégée et se séparant aisément du bois. Celui-ci est épais et présente de grands pores vasculaires. La moelle contient des vaisseaux isolés » (Berg).

Voici quelle est sa constitution histologique, d'après une préparation due à Rodig, de Hambourg (fig. 259) :

Cellules de l'*épiblema* disposées sur quatre ou cinq rangées concentriques; *cellules corticales*, minces, arrondies; *kernscheide* à cellules très épaisses en dedans, très minces en dehors, carrées, *parfois tangentielles* et à *lumen* tantôt grand, large, arrondi, tantôt, au contraire, assez peu développé; *fibres* ligneuses juxtaposées à la kernscheide, grandes, ovales arrondies. *Bois* épais; vaisseaux nombreux, très grands, les plus internes parfois entourés de cellules médullaires.

Berg représente les fibres ligneuses voisines de la Kernscheide comme étant très grandes, minces, tangentielles et les amas de tissu cribreux (*Kambiumstränge*, Schleiden) beaucoup plus développés que dans la Sals. Tampico et dans la Sals. Jamaïque allemande.

Cette Salsepareille semble inconnue dans le commerce français, du moins sous le nom de *Manzanilla*, et il nous a été impossible de nous la procurer. Suivant Berg, elle est de qualité inférieure.

Elle paraît constituer l'une des sortes de Salsepareilles *goutteuses*, que Pereira rapporte à la Salsepareille Caraque.

II. *Salsepareilles du Centre-Amérique*

Pereira rapporte à ce groupe la *Salsepareille Honduras*, une *sorte* qui vient *du Guatemala* à la Jamaïque, la *Salsepareille de Costa-Rica*, que l'on vend généralement sous le nom de *Salsepareille de Lima*, et celle que, dans le commerce, l'on appelle parfois *Salsepareille de Truxillo*.

Honduras. — Cette Salsepareille vient de Belize et autres ports de la baie de Honduras, par la Havane ou par New-York et aussi, selon Schleiden, de la côte orientale du Guatemala.

Elle est rapportée par Guibourt au *Smilax Sarsaparilla*, L.; mais Schleiden fait observer, avec raison, que cette plante croît seulement dans les parties méridionales des États-Unis et que sa racine n'est pas exportée. Aucun autre auteur ne mentionne l'espèce, qui produit cette sorte commerciale et nous devons avouer que nous ne savons rien à cet égard.

La Salsepareille de Honduras a des carectères extérieurs

variables. Elle est tantôt pourvue de souches avec tronçons de tiges, tantôt dépourvue de souches et disposée en bottes grosses ou petites, généralement en forme d'écheveau et liées par quelques tours circulaires de l'une des racines. Les racines sont gris brunâtre pâle ou brun rougeâtre, tantôt *grosses*, farineuses ou cornées, tantôt *maigres* et pourvues de quelques radicelles. L'écorce est parfois beaucoup plus épaisse que le bois (fig. 261), parfois à peine plus épaisse et souvent brunâtre pâle ou rougeâtre. Le bois est *un peu moins épais que la moelle;* celle-ci ne contient pas de vaisseaux ; elle a une fois ou une fois et demie l'épaisseur de la couche ligneuse.

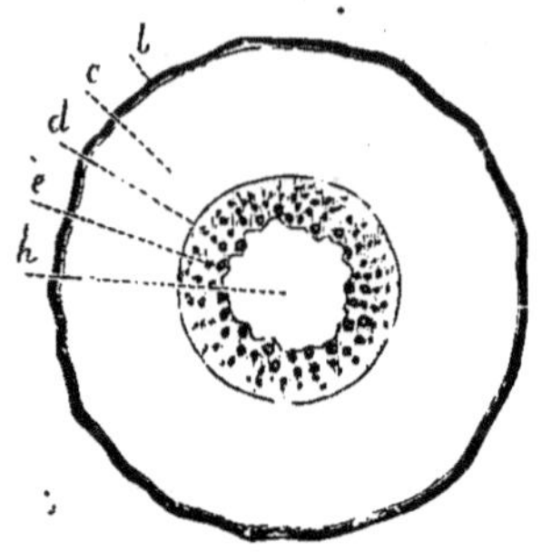

Fig. 261. — Section transversale d'une Salsepareille de Honduras.

Selon Pereira, cette Salsepareille donne une poudre mauve; son goût est d'abord amylacé, puis un peu âcre et cinq livres (1865 gr.) de racine de bonne qualité fournissent environ une livre (373 gr.) ou 20 0/0 d'extrait.

La Salsepareille Honduras présente la constitution suivante :

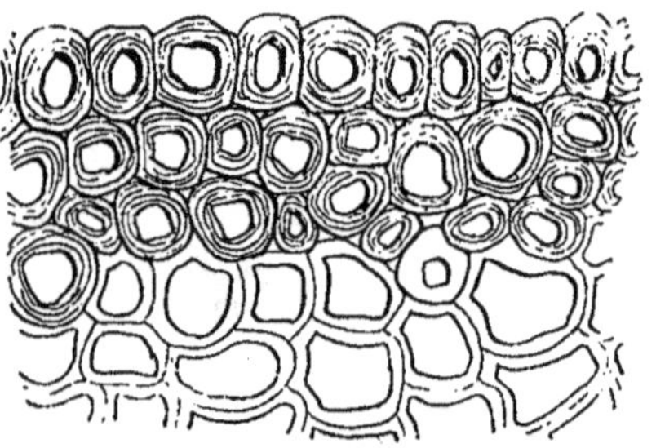
Fig. 262. — Salsepareille Honduras (Épibléma).

Epibléma (fig. 262) formé de deux ou trois rangées de cellules arrondies, un peu plus épaisses en dehors et recouvert quelquefois par les débris de la couche épidermique; *cellules corticales* larges, tantôt ovoïdes ou irrégulièrement arrondies, tantôt polygonales, remplies de grains de fécule isolés ou agglomérés et formant alors de petites masses amorphes, mamelonnées.

Cellules de la *Kernscheide* (fig. 263) quadrilatères, très peu tangentielles, à peu près carrées, peu épaisses, *plus minces en dehors;* quelques-unes sont un peu radiales ou cunéiformes.

Fibres ligneuses juxtaposées à la Kernscheide, minces, ovales, allongées tangentiellement ; elles deviennent plus petites, en se rapprochant du centre ; leur calibre est toujours beaucoup plus grand, leur paroi plus mince que dans la Jamaïque allemande et elle passent insensiblement à la forme arrondie des cellules médullaires, dans l'intervalle des grands vaisseaux intérieurs. Ces fibres ne nous ont montré, dans leur paroi, que des lignes transversales à peine apparentes ; la zone intercellulaire y est à peine marquée et les couches concentriques d'épaississement nous ont paru peu tranchées.

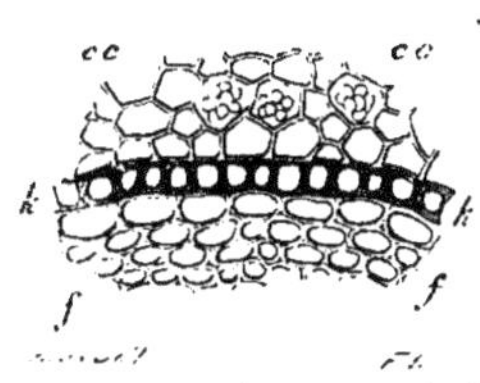

FIG. 263. — Honduras. Kernscheide et tissus juxtaposés.

Les *vaisseaux* sont nombreux et très grands ; il n'en existe pas dans la moelle. Les amas de tissu cribreux y sont plus développés que dans la Jamaïque allemande.

La *moelle* est formée de cellules très larges, arrondies et féculentes.

GUATEMALA. — Cette Salsepareille ne semble pas connue, en France, sous cette désignation. G. Planchon la rapporte à la sorte de Honduras. Mais Bentley et Trimen, Holmes, Hanbury en font une sorte spéciale. Nous n'avons jamais vu d'échantillon authentique de cette provenance. Nous empruntons à G. Planchon (dans Guibourt) la figure de la Kernscheide de cette sorte, qu'il nomme Salsepareille de Honduras ou de Guatemala (fig. 264).

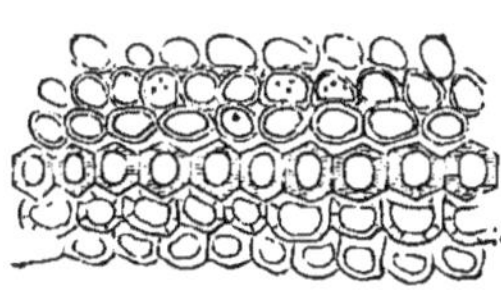
FIG. 264. — Guatemala. Kernscheide et tissus juxtaposés.

Holmes en parle de la manière suivante :

« Elle a été décrite et figurée par Pereira. Elle se rapproche en apparence de la Salsepareille Caraque, plus étroitement que d'aucune autre ; mais elle en diffère par sa couleur brillante, brun orangé et en ce qu'elle est privée de souche. Bentley l'a attribuée au *Sm. papyracea*, Poir.; mais Hanbury n'adopte pas cette opinion. C'est une Salsepareille farineuse. Mais, tandis que toutes les autres Salsepareilles farineuses ont une écorce épaisse et blanche, dans la majeure partie de la racine, celle-ci a une couleur brun clair au voisinage de la souche et varie excessivement en ses différentes parties. Elle est donc ordinairement distinguée, dans le commerce, par la manière dont elle est empaquetée et selon que la fraction est poudreuse ou non, quand on brise la racine. »

Selon Hanbury, elle ressemble assez à la Salsepareille Honduras et est emballée de la même façon ; mais elle est plus orangée. Maigres et ridées au voisinage du rhizome, les racines s'épanouissent graduellement, jusqu'à avoir 6 millim. de diamètre et acquièrent une écorce épaisse, blanche et amylacée à l'intérieur. Cette écorce se fend aisément en travers et se détache par places, en laissant à nu le méditullium ligneux.

Jamaïque anglaise. — Pereira rapporte que cette sorte est récoltée abondamment sur la côte de Mosquito, dans l'est du Honduras et à Saint-Juan de Nicaragua. Elle arrive en Angleterre, par voie de la Jamaïque ; quelquefois aussi elle vient du Guatemala. Celle de Mosquito est portée à Tuxillo, par les Indiens, et c'est à cela qu'elle doit sans doute le nom la *Salsepareille de Tuxillo*, qu'on lui donne parfois.

La Salsepareille Jamaïque vraie *(Salsepareille rouge barbue)* est attribuée par Pereira au *Smilax officinalis*, H. B. et Kunth.

Elle se présente sous forme de bottes longues d'environ 1 pied ou un peu plus, peu soignées et attachées lâchement. Elle offre les caractères suivants :

Racines longues, minces, *barbues*, c'est-à-dire garnies d'un grand nombre de petites radicelles. Ecorce assez mince, brune, tirant sur le rouge orangé en dehors, d'un brun rougeâtre intérieurement et peu amylacée. Bois proportionnellement très développé, souvent rougeâtre, surtout à sa face externe, qui a généralement une teinte brun rougeâtre. La moelle est féculente, blanche ou un peu rosée, d'ordinaire plus petite que le cercle ligneux, rarement plus grande.

Cette Salsepareille teint la salive. Sa saveur, d'abord à peine mucilagineuse, un peu amère, détermine bientôt une sensation d'âcreté assez persistante; sa poudre est brun rougeâtre pâle.

La description que donne Guibourt de sa *Salsepareille ligneuse* et les deux figures que l'on en trouve dans le *Traité... des drogues simples* de G. Planchon, nous portent à regarder la Salsepareille ligneuse de Guibourt, *comme une sorte de Jamaïque vraie*.

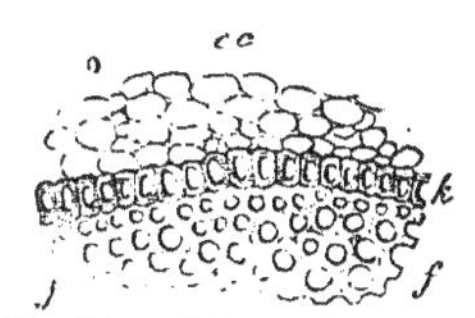

FIG. 265. — Salsepareille Jamaïque vraie.

La Salsepareille Jamaïque vraie présente la structure suivante (fig. 265) :

Epibléma formé de trois ou quatre rangées de cellules polyédriques arrondies, à peu près régulières, de couleur jaune clair ou jaune un peu brunâtre, plus épaisses en dehors, surtout dans la rangée la plus extérieure et parfois recouvertes par une couche simple de cellules épidermiques.

Les cellules du *parenchyme cortical* sont minces, ovales ou arrondies, lâchement unies entre elles ; elles contiennent un peu de fécule. Celles qui sont juxtaposées à la kernscheide sont quelquefois arrondies, un peu tangentielles et épaissies sur la portion interne de leur paroi, de sorte que la kernscheide semble alors formée de deux rangées de cellules.

Cellules de la *kernscheide* quadrilatères, un peu radiales, *également épaisses*, parfois, mais rarement, un peu plus minces en dehors.

Fibres ligneuses juxtaposées à la kernscheide épaisses, arrondies ou un peu ovales, tantôt aussi grandes, tantôt un peu plus petites que les cellules de la kernscheide; les fibres des couches les plus intérieures sont arrondies aussi, mais plus grandes.

Vaisseaux nombreux, séparés par des cloisons étroites, souvent obliques; quelques-uns sont épars dans la moelle.

Amas de *tissu cribreux* ovoïdes, arrondis, peu développés.

Moelle à cellules arrondies, constituant un tissu lâche et contenant un peu de fécule.

Nous avons vu plus haut que la Salsepareille rouge est récoltée probablement sur la côte de Mosquito. D'après le relevé officiel des importations de Salsepareille à la Jamaïque, pendant les années 1840 à 1845, la majeure partie venait de la Colombie. Pereira fait observer que ce fait est en accord avec les dires Humboldt, que l'on importe à la Jamaïque de la Salsepareille venant de Carthagène et de Mompox (Colombie), mais n'établit pas le pays où est récoltée cette sorte.

La Salsepareille rouge est de beaucoup la plus estimée.

Selon Pereira, 3 livres anglaises (= 1119 gr.) de cette racine, de moyenne qualité, fournissent environ 1 livre (373 gr.) d'extrait, soit 33 0/0. La même quantité d'une belle sorte en fournit jusqu'à 1 livre et 1/4 (466 gr.), soit 41 0/0. Selon Pope, l'écorce contient cinq fois plus de matière extractive que le bois.

Jamaïque allemande. — On vend en Allemagne, sous le nom de *rouge Jamaïque*, une Salsepareille que Berg dit exportée de la côte de Mosquito à la Jamaïque et dont la structure ne ressemble en rien à celle de la vraie Salsepareille Jamaïque.

Les racines de cette sorte sont dépourvues de souches, « longues, *lavées*, *jaune d'œuf ou rouge vermillon*, *profondément sillonnées*, épaisses de 1 à 2 1/2 lignes ; l'écorce est épaisse de 1 ligne, farineuse, rougeâtre pâle, huit fois plus épaisse que la zone ligneuse. La moelle est farineuse, large de 1/2 millimètre et traversée par un petit nombre de vaisseaux isolés » (Berg).

Schleiden la croit identique à la sorte de Tampico, mais ces deux sortes n'ont pas la même structure. Cette Salsepareille est nettement caractérisée par la forme des cellules de sa kernscheide, qui la distinguent, comme sorte, des Salsepareilles Vera-Cruz, Tampico et Jamaïque anglaise. Voici quelle est sa constitution (voy. fig. 255, p. 419) :

L'*épibléma* est formée par deux ou trois rangées de cellules arrondies, plus souvent ovales et cunéiformes, épaisses en dehors, de couleur jaune clair, jaune rougeâtre ou jaune brun, que recouvrent parfois les débris de la couche épidermique. Le parenchyme cortical est généralement affaissé et composé de cellules incolores ou jaunâtres ; toutefois, celles qui s'appuient à la kernscheide sont épaisses, résistantes, rarement régulières et intactes.

Les cellules de la *kernscheide* sont quadrilatères, très allongées radialement ; leurs parois sont inégales, peu apparentes et comme nulles en dehors, très épaisses en dedans et sur les côtés. Les parois latérales sont séparées des parois antérieure et postérieure, par une ligne net ement définie, qui part des angles de la cavité cellulaire. Il en résulte que *les parois de ces cellules semblent divisées en quatre parties : deux latérales saillantes, une extérieure très mince, une intérieure épaisse et comme déprimée*. Le *lumen* est linéaire ou présente la forme d'un triangle à base extérieure.

Les *fibres ligneuses* juxtaposées à la kernscheide sont souvent plus grandes que les cellules de cette dernière couche, ovales, arrondies ou quadrilatères, nettement distinctes les unes des autres, marquées de stries concentriques d'épaississement et coupées de canaux rayonnants, très fins et très nombreux. Leurs intervalles sont occupés par des méats. Elles sont très épaisses au voisinage des vaisseaux et pourvues alors d'un *lumen* très étroit.

Les *vaisseaux* sont disposés en séries rayonnantes et tantôt exactement superposés, tantôt séparés par des cloisons obliques. Les plus intérieurs sont parfois séparés du bois, par des cellules médullaires intercalées, mais toujours entourés d'une ou de plusieurs couches de fibres ligneuses. Quelques-uns sont épars dans la moelle.

La *moelle* est formée de cellules arrondies, constituant un tissu assez lâche. Les amas de *tissu cribreux* sont plus petits et plus rapprochés de la kernscheide, que dans la Salsepareille de Vera-Cruz.

Hepp regardait, avec raison, cette sorte, comme très inférieure à la *vraie Jamaïque anglaise*.

En comparant la coupe transversale que nous avons donnée de cette Salsepareille, avec celles que O. Berg a figurées, dans son *Anatomischer Atlas zur Pharmazeutischen Waarenkunde*, on voit que notre figure se rapproche beaucoup de celle du *Smilax sylvatica* (taf. IV, fig. 19), d'où il résulterait que la fausse Salsepareille rouge pourrait être attribuée au *S. sylvatica*. Toutefois, dans la figure que O. Berg donne de la coupe transversale de la Salsepareille rouge, les cellules de la Kernscheide ressemblent beaucoup à celle de la Salsepareille Vera-Cruz. On pourrait donc supposer que la fausse Salsepareille rouge provient de plusieurs espèces.

III. *Salsepareilles du Sud-Amérique*

Les divers États compris dans l'ancienne Colombie (Nouvelle-Grenade, Venezuela, Équateur) exportent de la Salsepareille.

Celle qui vient de la Nouvelle-Grenade est importée à la Jamaïque ou en Espagne, par Carthagène et Mompox, ou bien en Angleterre, par Sainte-Marthe et Savanille. Selon Humboldt et Bonpland, cette sorte provient du *Sm. officinalis* et est récoltée sur les bords de la Madeleine.

Pereira rapporte qu'il arrive parfois de la *Salsepareille de Guayaquil* en Angleterre; mais il ne sait si elle vient du Maynas ou du Centre-Amérique.

Enfin, de la Guayra, port de Caracas, on expédie, pour les États-Unis et l'Europe, une Salsepareille bien connue sous le nom de *Salsepareille Caraque*.

La Salsepareille de la Nouvelle-Grenade[1] paraît être la sorte que l'on connaît sous le nom de *Jamaïque rouge*. Celle de l'Équateur constitue probablement l'une des sortes, que l'on confond sous le nom commun de *Salsepareille du Pérou*. Le peu de renseignements que nous possédons à ce sujet nous empêche d'en dire davantage.

Caraque. — Cette Salsepareille arrive en bottes de grandeur variable, renfermant une ou plusieurs plantes avec souches et reliées lâchement avec une belle racine. Les racines sont épaisses de 3 à 7 millimètres, peu sillonnées, brun pâle ou brun rougeâtre; l'écorce est blanche ou blanc rosé, féculente et trois ou quatre fois plus épaisse que la couche ligneuse. Celle-ci est proportionnellement très mince; elle se présente comme une faible zone brunâtre, entourant une moelle très grande, blanche, farineuse (fig. 266).

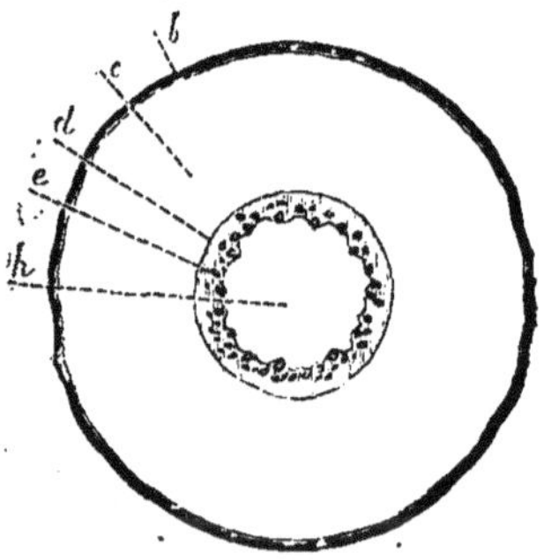

Fig. 266. — Section transversale d'une Salsepareille Caraque, d'après G. Planchon.

1 Berg la décrit comme suit : Racines encore munies de leur souche et de tronçons de tige courts, obscurément quadrangulaires; épaisses de 1 à 2 lignes, brun pâle, maigres, sillonnées, sinueuses, velues; écorce moyenne pulpeuse, brun-chocolat clair, épaisse depuis l'épaisseur du bois jusqu'à 1/4 de ligne; moelle blanche de 1/2 à 3/4 de ligne d'épaisseur; cellules de la Kernscheide carrées, parfois un peu radiales, peu épaisses à la partie interne.

Pereira confond cette Salsepareille, avec celle que les commerçants anglais appellent *Vera Cruz goutteuse;* aussi dit-il que les cellules de sa Kernscheide sont radiales.

Cette sorte est attribuée au *Sm. syphilitica*, H. B. et Kunth. Pereira la rapporte aussi au *Sm. officinalis;* cette opinion paraît un peu hasardée, si l'on songe que le *Sm. officinalis* produit aussi une Salsepareille à bois très épais (Sals. Jamaïque). Cette sorte offre la structure suivante :

Épiblèma (fig. 267) composé de deux ou trois rangées de cellules, dont l'épaisseur est assez faible, mais plus grande en dehors, surtout pour celles de la rangée externe; *cellules corticales* minces, arrondies, féculentes, laissant entre elles de nombreux méats.

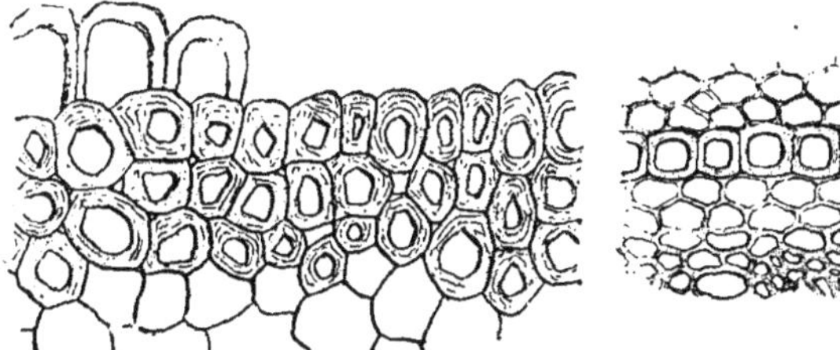

FIG. 267. — Salsepareille Caraque (Épiblèma).

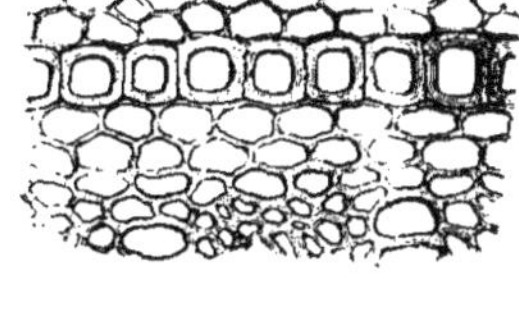

FIG. 268. — Salsepareille Caraque (Kernscheide), d'après G. Planchon.

Kernscheide (fig. 268) à cellules carrées ou un peu cunéiformes, rhombiques, tangentielles, rarement un peu radiales, plus épaisses en dedans.

Fibres ligneuses modérément épaisses, ovales-tangentielles près de la Kernscheide, à *lumen* large et à parois peu radiées, marquées de stries circulaires d'épaississement; *vaisseaux* fins et peu nombreux; on en trouve quelques-uns épars dans la moelle. *Moelle* féculente et formée de cellules arrondies.

O. Berg rattache à cette sorte la SALSEPAREILLE FIORETTA, d'Italie, dont les racines sont plus minces et rougeâtres extérieurement.

Il y rapporte également la SALSEPAREILLE DA COSTA, qui est en bottes de 2 à 2 1/2 pieds de long et d'environ 3 pouces d'épaisseur, formées de racines liées serré, coupées au couteau aux deux extrémités, très belles en dehors et remplies en dedans de pierres, de souches, etc.

La Salsepareille Caraque a d'abord été fort estimée, à cause de sa belle apparence; elle l'est, au contraire, fort peu maintenant. Thubœuf a retiré de 6 livres (3 kil.) de cette sorte, 15 onces 3 gros (470 gr.) d'extrait. Cette quantité (environ 16 0/0) n'est pas en rapport avec l'infériorité réelle de la Salsepareille Caraque; tout porte à croire que l'extrait obtenu renfermait beaucoup de fécule.

Para. — Cette Salsepareille, que l'on a appelée également *Salsepareille du Brésil, de Lisbonne, du Portugal*, etc., vient de Para et de Maranham. Elle est récoltée sur les bords du fleuve des Amazones et de ses affluents. Schleiden lui donne pour origine les *Smilax officinalis*, H., B.; *Sm. syphilitica*, H. B.; *Sm. papyracea*, Poiret et *Sm. cordato-ovata*, Persoon.

Selon Martius, la Salsepareille du Brésil est récoltée à toute époque; les Indiens la sèchent au feu, puis rassemblent les racines en bottes cylindriques, qu'ils entourent d'une liane et qu'ils exposent ensuite à la fumée, pour les préserver des insectes.

Cette sorte se présente donc en *bottes cylindriques, formées de racines sans souches, entourées d'une liane et coupées transversalement à leurs extrémités*. Ces bottes sont longues d'environ 1 mètre et épaisses de 20 à 30 centimètres. On y trouve deux sortes de racines: les unes minces, maigres, ligneuses, profondément sillonnées, barbues (*Sarza fina)*, que Pöppig attribue au *Sm. syphilitica;* les autres pleines, farineuses, un peu barbues, plus estimées (*Sarza gruesa)*, que Pöppig rapporte au *Sm. cordato-ovata*. Ces dernières sont cylindriques, ridées ou faiblement sillonnées et toujours placées à la superficie des bottes; leur écorce est féculente ou cornée, brunâtre pâle, presque aussi épaisse que la moelle et une fois

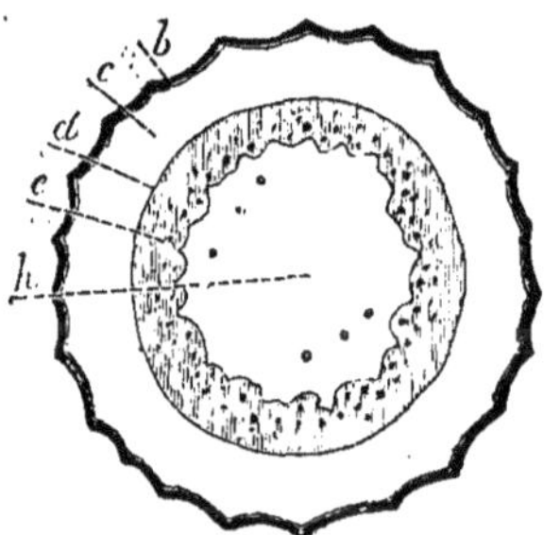

Fig. 269. — Section transversale d'une Salsepareille du Brésil, d'après G. Planchon.

et demie à trois fois plus épaisse que la couche ligneuse. Celle-ci est d'un gris brunâtre et se distingue nettement de la moelle, qui est blanche et farineuse (fig. 269). Toutes ces racines sont brun noirâtre au dehors et épaisses de 2 à 5 millimètres.

Examinées sur une coupe transversale, les grosses racines offrent la constitution suivante.

Épibléma (fig. 270) formé de deux (rarement trois) rangées de cellules irrégulièrement arrondies : les internes jaune clair, plus petites ; les externes jaune brun, plus grandes, plus épaisses en dehors et parfois recouvertes par les débris d'une sorte de cuticule amorphe, d'un brun noirâtre. *Cellules corticales* un peu épaisses, féculentes, ovoïdes-arrondies ; celles qui sont juxtaposées à la Kernscheide sont tangentielles, souvent plus grandes, mais plus minces que les fibres ligneuses situées de l'autre côté de cette couche.

Cellules de la *Kernscheide* (fig. 271) quadrilatères, un peu allongées radialement, parfois cunéiformes, grandes, peu épaisses, plus minces en dehors.

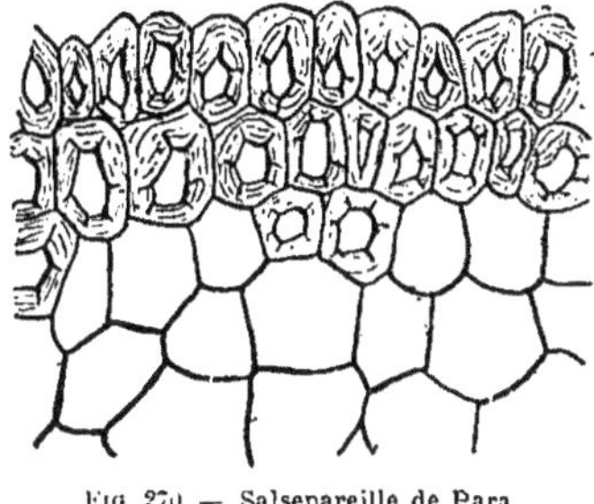

Fig. 270. — Salsepareille de Para (Épibléma).

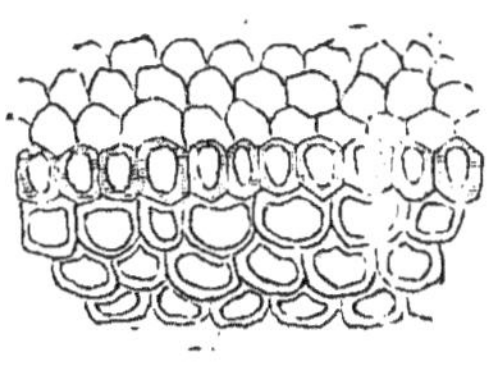

Fig. 271. — Salsepareille de Para. (Kernscheide), d'après G. Planchon.

Fibres ligneuses à lumen large et à parois minces, avec des zones d'épaississement peu distinctes ou nulles, faiblement striées transversalement ; les fibres juxtaposées à la Kernscheide sont tangentielles et souvent plus grandes que les cellules de cette dernière couche. *Vaisseaux* peu nombreux, souvent solitaires ou au nombre de deux ou trois rarement disposés en files radiales et formant des amas à éléments séparés par des cloisons obliques.

Cellules médullaires arrondies et remplies de fécule ; la moelle ne renferme pas de vaisseaux. G. Planchon en indique dans la figure que nous lui avons empruntée ; mais Berg n'y en signale aucun et nous n'y en avons pas vu.

Lima. — Cette Salsepareille se rapproche beaucoup, selon Pereira, de la vraie Salsepareille rouge Jamaïque. D'après Holmes, elle en diffère en ce qu'elle n'offre pas la teinte rouge brun, de la Sals. Jamaïque vraie. Son rhizome est ordinairement inclus dans le paquet. On la confond avec celle de Costa-Rica et probablement avec celle que Pereira appelle *Vera-Cruz maigre*. Cet auteur dit, d'ailleurs, qu'il ne voit pas de différence bien tranchée entre les sortes dites : *Jamaïque*, *Lima* et *Vera-Cruz maigre*. Berg paraît établir une distinction entre les Lima et les Costa-Rica. Comme l'on désigne, sous ce nom, des Salsepareilles importées de Sainte-Marthe, de Savanille et de Caracas, l'on comprend combien les Lima sont difficiles à distinguer des Costa-Rica et autres sortes voisines. Il est probable que le versant occidental des Andes ne produit pas de Salsepareilles et que les sortes importées par l'océan Pacifique ont été récoltées sur le versant oriental et sont fournies par le *Sm. officinalis*.

Voici, d'après Pereira, les caractères de cette sorte :

La Salsepareille Lima, y compris la Salsepareille Costa-Rica, est en bottes ou écheveaux d'environ 2 à 8 pieds de long, sur 6 à 9 pouces de diamètre et pourvus de souches dans leur intérieur. Sa couleur est brune ou brun grisâtre ; parfois on trouve, dans une bonne Salsepareille de Lima, quelques racines d'une couleur d'argile claire. Les tiges sont carrées et garnies d'épines peu nombreuses, excepté dans la variété à couleur d'argile. Comme qualité, la Salsepareille Lima se rapproche beaucoup de la Salsepareille Jamaïque, mais elle donne une moindre quantité d'extrait. Selon Berg, les cellules de la Kernscheide sont radiales, dans la Costa-Rica. Nous ne possédons pas d'échantillon authentique de cette sorte.

Guayaquil. — Cette sorte ne semble pas connue dans le commerce français ; Ciéza de Léon l'a mentionnée cependant, dès 1552. Selon Hanbury, elle est très estimée. Hanbury la décrit comme suit : Elle diffère beaucoup des autres sortes, est grossièrement empaquetée en grosses bottes et n'est pas disposée d'ordinaire en paquets distincts. Le rhizome et une partie de la tige sont souvent mêlés aux racines. La tige est ronde et non épineuse. La racine est épaisse, longue, d'apparence grossière et porte beaucoup de radicelles. L'écorce est sillonnée, assez épaisse, dépourvue d'amidon, dans les parties grêles de la racine, qui avoisinent le rhizome ; dans les portions épaisses, elle est plus lisse, amylacée et de couleur fauve ou jaune pâle à l'intérieur.

Il existe trois spécimens de cette Salsepareille au musée de la Faculté de Lyon.

1° Un bel échantillon composé de racines pleines, à peine sillonnées, gris rougeâtre et dont le diamètre varie de 1/2 à 5 millimètres. L'écorce est d'un brun clair, et a une épaisseur de $1^{mm},3$; le bois est mince (0,5 millim.), la moelle épaisse de 3 millimètres et blanche.

Sur une section transversale, la racine présente : un *épibléma* à 4-5 rangs de cellules subarrondies, peu épaisses; un *parenchyme cortical*, à cellules subarrondies, sans fécule, à parois presque aussi épaisses que celles des cellules de l'épibléma; ces cellules laissent entre elles de nombreux méats; *kernscheide* à cellules presque régulières, radiales, à paroi extérieure plus mince ; *fibres ligneuses* assez petites, à minces parois; *vaisseaux* peu nombreux ; *moelle* féculente.

2° Le 2e échantillon est étiqueté *sorte spéciale*. Il ressemble à de la Vera-Cruz enfumée, et se compose de racines à écorce tantôt sèche et papyracée, tantôt pleine ; ces deux formes se voient parfois sur la longueur d'une même racine. Ces racines sont, d'ailleurs, plus ou moins sillonnées en général. Chez les racines à écorce papyracée, le méditullium est noirâtre ou brun clair. L'écorce est d'ordinaire brun rosé, le bois aussi épais et la moelle blanche très développée. Il semble que, par son aspect, cette Salsepareille se rapproche de la sorte dite de Guatemala.

Elle offre la structure suivante :

Épibléma formé de 4-5 séries de cellules arrondies, peu épaisses ; *cellules corticales* plus ou moins affaissées et contenant peu de fécule. La couche immédiatement adossée à la kernscheide se compose de cellules épaisses, arrondies, plus petites que celles de cette dernière La *kernscheide* est formée de cellules moyennement épaisses, plus minces en dehors, radiales et à peu près de même grandenr. Le *bois* se compose de fibres peu épaisses, avec de nombreux vaisseaux. Enfin, la *moelle* est féculente et occupe les 2/6 du diamètre total.

3° Le 3e échantillon est une sorte brune, maigre, à écorce brun rosé clair, souvent papyracée; la moelle est blanche et son diamètre égale environ la moitié du diamètre total du bois et de la moelle. Cette Salsepareille est de fort mauvaise qualité ; elle offre une structure analogue à la sorte dite de Para.

Nous allons résumer, sous forme de tableau, les principaux caractères des Salsepareilles les plus importantes.

A l'exemple de Otto Berg, nous diviserons les Salsepareilles en deux groupes, selon la forme dominante des cellules de la Kernscheide :

I SALSEPAREILLES A KERNSCHEIDE FORMÉE DE CELLULES SURTOUT RADIALES :

1° Moelle parcourue par des vaisseaux : cellules de la Kernscheide à lumen linéaire ou triangulaire, pourvues de parois minces en dehors, très épaisses en dedans et sur les côtés ; ces cellules sont :

- *a)* coupées en 4 pans, par 4 lignes aboutissant à leurs angles ; parois latérales très saillantes, paroi postérieure semblant déprimée. Racines lavées, jaune d'œuf ou rouge-vermillon, recouvertes par un épibléma de 2 ou 3 rangées de cellules arrondies ou ovales. . . . . JAMAÏQUE ALLEMANDE.
- *b)* peu sensiblement coupées en 4 pans, moins minces en dehors que dans la sorte précédente. Racines non lavées, gris jaunâtre, recouvertes par un épibléma de 3 rangées de cellules cunéiformes. . . . . VERA-CRUZ.

2° Moelle non parcourue par des vaisseaux ; cellules de la Kernscheide à lumen large, subarrondi, pourvues de parois peu épaisses, plus épaisses en dedans qu'en dehors, et :

- *a)* peu radiales, presque carrées. Racines non coupées, jaune vif, orange ou écarlate, couvertes par un épibléma de une, rarement deux rangées de cellules; bois épais ; moelle étroite . . . . TAMPICO.
- *b)* radiales, souvent cunéiformes, plus grandes que dans la sorte précédente. Racines brun noirâtre, enfumées, en bottes cylindriques, entourées d'une liane, coupées à leurs extrémités et recouvertes d'un épibléma de deux, rarement trois rangées de cellules ; bois mince ; moelle large. . . . . . PARA.

II. SALSEPAREILLES A KERNSCHEIDE FORMÉE DE CELLULES SURTOUT CARRÉES :

1 souvent tangentielles, à lumen large, subarrondi ou un peu tangentiel, avec parois très épaisses en dedans, très minces en dehors. Racines brun fauve, épaisses de 3 à 4 lignes, recouvertes par un épibléma de 4 ou 5 rangées de cellules très épaisses en dehors ; bois assez épais ; moelle parcourue par des vaisseaux. . . . . MANZANILLA.

2° peu ou point tangentielles et peu épaisses, parois :

- A. plus épaisses en dedans, lumen surtout arrondi. Racines de 3 à 7 millimètres d'épaisseur, brun pâle ou brun rougeâtre, peu sillonnées, recouvertes par un épibléma de deux ou trois rangées de cellules peu épaisses; écorce blanche ou rosée, 3 à 4 fois plus épaisse que le bois, qui est très mince ; moelle très grande, parcourue par quelques vaisseaux. . . . . CARAQUE.
- B. également épaisses, ou plus épaisses latéralement :
  - *a)* à peu près carrées, peu tangentielles, quelquefois légèrement radiales, un peu plus minces en dehors qu'en dedans ; lumen carré ou un peu tangentiel.

Racines gris brun pâle, ou brun rouge, farineuses, ou cornées et maigres, recouvertes par un épibléma de 2 ou 3 rangées de cellules arrondies ; bois un peu moins épais que la moelle; moelle dépourvue de vaisseaux. . . . . HONDURAS.

b) carrées, un peu radiales, également épaisses, rarement plus minces en dehors; lumen un peu ovale. Racines minces, brunes ou rouge orange, teignant la salive, recouvertes par un épibléma de 3 ou 4 rangées de cellules polyédriques arrondies ; bois très développé, brun rouge en dehors, brun pâle en dedans, généralement plus épais que la moelle ; moelle blanche ou un peu rosée, parcourue par des vaisseaux. . . . . JAMAÏQUE ANGLAISE.

La Salsepareille renferme un principe (*Salseparine* ou *Smilacine :* $C^8H^{15}O^3$) neutre, blanc, cristallin, insoluble dans l'eau froide, mais qui, étant dissous à chaud, offre une saveur âcre et amère et communique à l'eau la propriété de mousser beaucoup par l'agitation.

Selon Cullerier, la Smilacine est supportée, à la dose de 30 centigrammes ; à celle de 50 centigrammes, elle produit de la pesanteur d'estomac et des nausées. Palotta dit qu'elle a des effets débilitants.

Quelques personnes attribuent une partie des propriétés de la Salsepareille à une huile brunâtre et odorante, que Tubœuf y a trouvée.

Dorvault, ayant distillé de la Salsepareille avec de l'eau, obtint un hydrolat très odorant, comme lactescent, d'une saveur nauséeuse, qui laissa déposer, par le repos, des flocons jaunâtres, formés d'une huile fixe, concrète, de Salseparine et d'huile volatile.

Gubler dit qu'à forte dose la Salsepareille produit des nausées, des vomissements, la prostration des forces, l'engourdissement, la répugnance au mouvement, le dégoût de toute nourriture. La diurèse et la diaphorèse sont des phénomènes secondaires, se rattachant à l'état nauséeux. A petite dose, répétée journellement, elle agit comme toutes les substances émétiques, provoque les sécrétions gastro-intestinales et celles des glandes annexes, ouvre l'appétit, accélère le cycle fonctionnel, détermine un renouvellement plus rapide de la masse sanguine et des tissus, amène la sudation, enfin abat l'éréthisme phlegmasique ou fébrile et établit, vers la muqueuse digestive, une révulsion favorable à la guérison des affections cutanées. Ces propriétés justifient l'emploi de la Salsepareille, contre les maladies diathésiques ou constitutionnelles.

On a généralement le tort de prescrire la Salsepareille en décoction ; la tisane ainsi obtenue est visqueuse, trouble, épaisse, peu sapide, surtout quand on la compare à l'infusé ou au macéré. Celui-ci est amer, âcre, odorant, limpide et doit être évidemment de beaucoup plus actif, tandis que le décocté a perdu, par la vaporisation, une grande partie de ses principes et a dissous beaucoup d'amidon.

La Salsepareille est parfois mêlée de racines étrangères. Telles sont :

1° La racine du *Smilax Japicanga*, Griseb., qui est fendue et vide à l'intérieur, avec une écorce gris rougeâtre, très mince et très ridée. — 2° La Salsepareille sauvage du Brésil (*Herreria Sarsaparilla*, Mart.) ordinairement fistuleuse et dont l'écorce est ratatinée. — 3° La racine de l'*Agave cubensis*, Jacq. — 4° Celle du *Carex arenaria*, L., ou Salsepareille d'Allemagne. — 5° Celle de l'*Aralia nudicaulis*, L., ou Salsepareille grise de Virginie ; — 6° enfin celle de l'*Hemidesmus indicus*, appelée *Nunnary-Vayr* et *Salsepareille grise de l'Inde* ou *de Madras*. Ces 4 dernières sortes de racines ne peuvent être confondues avec la Salsepareille.

Lorsqu'elle est coupée en morceaux, la Salsepareille peut être falsifiée, soit avec des racines épuisées et sans saveur, soit avec des fragments de tige, soit enfin avec la racine d'Arrête-Bœuf. Ces dernières fraudes sont évitées en n'achetant que de la racine entière.

Squine

La Squine est le rhizome du *Smilax China*, L., plante de la Chine, du Japon et de l'Inde orientale.

La Squine est en morceaux, tantôt un peu arrondis et tuberculeux, tantôt plats et allongés, rougeâtres à l'extérieur, « *dépourvus de tout vestige d'écailles ou d'anneaux*. A l'intérieur, *elle n'offre pas de fibres ligneuses apparentes* » (Guibourt). Son tissu est tantôt léger et spongieux, d'un blanc rosé, facile à couper, tantôt compact, très dur, brunâtre et comme résineux. Elle est inodore ; sa saveur est fade et résineuse.

La Squine a joui d'une grande célébrité, comme sudorifique ; mais elle est à peu près inusitée aujourd'hui. Elle entre dans les *Quatre bois sudorifiques*, avec le Gayac, la Salsepareille et le Sassafras.

Selon Roxburg, les racines des *Sm. glabra* et *Sm. lanceaefolia*, de l'Inde et du sud de la Chine, ne peuvent être distinguées de la vraie Squine. En diverses localités, on substitue à cette substance les rhizomes tuberculeux de divers autres *Smilax : S. Pseudo-China*, L. et *S. tamnoides*, L., des États-Unis ; *S. Balbisiana*, Kth., des Antilles ; *S. Japicanga*, Griseb., *S. Syringoides*, Griseb., *S. brasiliensis*, Spreng., de l'Amérique du Sud. On a vu (p. 214) que le *Pachyma Cocos* est, dit-on, substitué aussi à la Squine, bien que ces deux substances diffèrent beaucoup.

PARIDÉES

Racine de Trillium

Aux États-Unis, on emploie contre la ménorrhagie, ainsi qu'en applications extérieures, pour combattre les ulcères rebelles, la racine de *Trillium pendulum*, Willd., plante vénéneuse, dont les baies renferment un suc rouge, que l'alun bleuit.

La racine de Trillium est connue, en Amérique, sous les noms de *Beth Root*, *Wake Robin*, *Birt Root*, *Indian Balm*. *Lamb's Quarter*, *Ground Lily*. Elle ne figure pas sur la liste officielle de la Pharmacopée des États-Unis.

Elle est en fragments arrondis, à surface rugueuse, encore garnie de quelques radicelles très fines, gris noirâtre en dehors, blanchâtre en dedans, longue de 2 à 3 centimètres, épaisse de 1 à 2 centimètres ; son tissu est compact, son odeur faible et sa saveur très âcre. C'est un émétique puissant.

Elle contient un principe analogue à la Saponine.

Résines de Xanthorrhaea

La famille des Xérotidées, voisine des Smilacées, renferme plusieurs genres, dont le plus important est le genre *Xanthorrhaea*, d'Australie.

Le *X. arborea*, R. Br., fournit une résine balsamique, connue dans le commerce, sous le nom de *Gomme acroïdes* et de *Résine de Botany-Bay.*

Cette résine a une couleur jaune brillant à l'intérieur. et prend une coloration rougeâtre, quand elle est exposée à l'air et à la lumière. Elle diffère de la Gomme-gutte en ce qu'elle ne peut être émulsionnée par la salive. Elle a une saveur âcre. Récente, elle émet une odeur balsamique agréable, analogue à celle des bourgeons de Peuplier ; avec le temps, cette odeur disparait presque entièrement ; mais se dégage, quand on brûle ou qu'on pulvérise la résine.

La Gomme acroïdes contient de l'acide cinnamique, mêlé d'un peu d'acide benzoïque. Traitée par l'acide nitrique, elle fournit beaucoup d'acide picrique.

Les médecins australiens l'emploient contre les maladies de la poitrine. Les naturels la fondent avec de la terre et en préparent un mastic, employé pour assujettir leurs armes, calfater les pirogues, etc. Son nom d'*Acroïdes* dérive du nom de *Acroides resinifera* donné à la plante, par Sprengel.

Elle se dissout presque en entier, dans l'alcool à 40°, et laisse environ 0,07 d'une gomme analogue à la bassorine.

On attribue au *X. australis*, R. Br., une résine d'une couleur rouge grenat, que l'on trouve ordinairement en larmes, dans le commerce anglais, où on la désigne sous le nom de *Black-boy Gum*. Elle se présente parfois sous forme de croûtes mêlées d'écailles et de débris de feuilles. Souvent terne à la surface, de couleur brun foncé, et couverte par places d'une poussière rougeâtre, elle offre toujours une cassure vitreuse, qui est transparente et rouge vif, dans les lames minces. Elle contient de l'acide benzoïque et de l'acide cinnamique, mais n'exhale d'odeur agréable que sous l'action de la chaleur. Elle ne contient pas de gomme et se dissout intégralement dans l'alcool et dans les essences des *Eucalyptus*, sauf dans celle de l'*E. amygdalina*. Elle est insoluble dans l'essence de térébenthine.

AMARYLLIDÉES

Cette famille renferme quelques plantes vénéneuses : *Amaryllis Belladona*, L., du Mexique; *A. equestris*, Ait; *Hæmanthus toxicarius*, Ait, du Cap, etc.

Presque toutes ont des bulbes émétiques. Nous avons déjà cité le *Pancratium maritimum*, L., employé comme succédané de la Scille.

Narcisse des prés

Deux Narcisses de nos contrées sont parfois usités en médecine : le Narcisse des prés et le Narcisse des poètes. Ce dernier est préconisé comme émétique dans les campagnes.

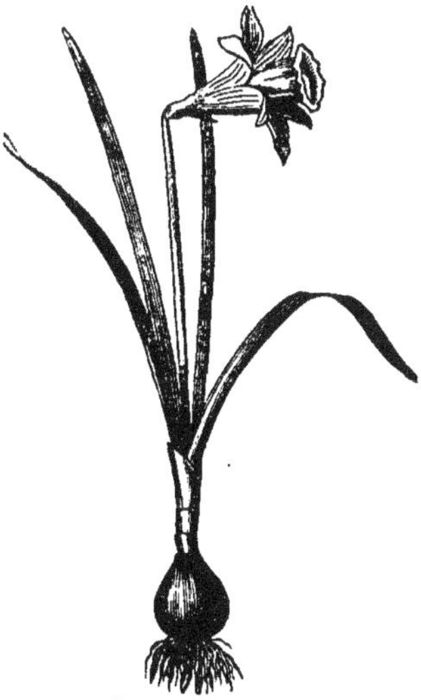

Fig. 272. — Narcisse des prés.

Le **Narcisse des prés** *(Narc. Pseudo-Narcissus*, L. ; **fig.** 272) aurait des propriétés analogues à celles de l'Ipéca, mais plus faibles. On en prescrit le bulbe et les fleurs, sous forme de poudre ou d'extrait. Jourdain y a signalé l'existence d'un principe particulier *(Narcitine)*, auquel on attribue son action.

La Narcitine est une substance blanche, aromatique, déliquescente, soluble dans l'eau, dans l'alcool et dans le vinaigre. S'il est vrai que le bulbe sec en contienne près de la moitié de son poids, on ne peut admettre que ce principe soit doué d'une grande activité, car le bulbe peut être administré jusqu'à la dose de 2 et 4 grammes. Il semble que les fleurs sont plus actives, puisque Michéa n'a pu donner leur poudre qu'à la dose initiale de 3 décigrammes, augmentée progressivement jusqu'à

15 décigrammes, dose qu'il ne faut pas dépasser, sous peine de voir survenir des vomissements.

La poudre et l'extrait de fleurs de Narcisse ont été préconisés contre diverses névroses.

Ainsi, Michéa prétend avoir guéri des épileptiques, par l'emploi de la poudre et Muynck (de Gand) dit en avoir obtenu de bons résultats, dans la coqueluche.

IRIDÉES

La famille des Iridées fournit deux substances utiles : le *Rhizome d'Iris* et le *Safran*.

Rhizome d'Iris

Le Rhizome d'Iris, improprement appelé *Racine d'Iris*, est produit principalement par l'Iris de Florence (*Iris florentina*, L.). Nous verrons qu'on l'attribue aussi à l'*I. pallida* et à l'*I. germanica*.

A l'état frais, le rhizome d'Iris (fig. 273) est gros comme le pouce, articulé, rameux, horizontal, d'un blanc jaunâtre extérieurement, charnu et blanchâtre intérieurement. Sur une coupe longitudinale, ce rhizome se montre divisé, par une ligne jaunâtre, en deux parties inégales : une inférieure, blanche, étroite, de laquelle naissent des racines cylindriques ; une supérieure, beaucoup plus grande, parsemée de faisceaux. La face supé-

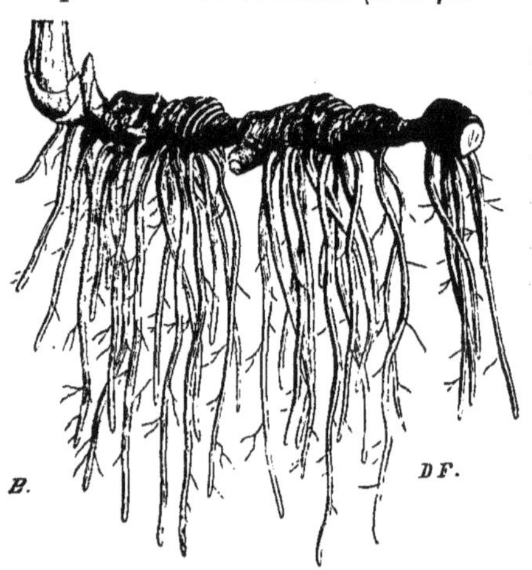

FIG. 273. — Rhizome d'Iris de Florence.

rieure porte des demi-anneaux, qui sont les restes des points d'attache des feuilles.

Dans le commerce, l'Iris de Florence est mondé de son écorce et ne présente plus, sur l'une de ses faces, que des ponctuations, seuls restes de l'insertion des fibres radicales. Il est alors en fragments blancs, aplatis, doués d'une odeur de violette et longs de près de 10 centimètres. Sa saveur est âcre et amère.

L'Iris doit son odeur à une huile essentielle, que l'on obtient en très petite quantité, par distillation avec l'eau; mais jamais à l'état de pureté. Cette essence est, en effet, toujours combinée (?) avec une matière demi-solide et cristalline, que l'on a nommée *Camphre d'Iris* et que l'on trouve flottant à la surface du liquide distillé. Selon Holmes, elle ressemble un peu à l'essence de fleurs de Sureau. Le Camphre d'Iris paraît n'être que de l'*Acide Myristique;* il en a la composition (C^{14} H^{28} O^2), selon Flückiger.

La racine d'Iris n'en fournit que 0,10 à 0,12 0/0. Dissoute dans environ quinze parties d'alcool, cette substance est vendue comme essence d'Iris ou de Violette.

L'Iris contient en outre de l'amidon, un peu de *tannin*, qui colore les persels de fer en vert, et une *résine* molle, brunâtre, de saveur âcre. C'est sans doute à cette résine qu'il doit ses propriétés purgatives.

L'Iris de Florence est cultivé en Provence et dans le département de l'Ain. Selon Hanbury, tout celui qui provient de Florence est produit par l'*I. germanica* et par l'*I. pallida*, lesquels sont cultivés aux environs de cette ville presque à l'exclusion de l'*I. florentina.* Cela se peut; cependant le rhizome de l'Iris commun nous a toujours paru moins odorant que celui de l'Iris de Florence.

Le rhizome d'Iris est employé sous forme de poudre, comme cosmétique, ou sert à la préparation des *Pois à cautère.* A l'état frais, il est violemment purgatif.

On vend, dans les bazars de l'Inde, les rhizomes non décortiqués d'un Iris *(I. nepalensis*, Wall.), que Hanbury croit être l'*I. germanica;* ce dernier est cultivé dans le Kashmir, d'après Hooker.

Il paraît que le rhizome d'Iris était jadis exporté aussi de l'Illyrie; peut-être en est-il encore de même aujourd'hui, car Trieste est un des ports d'importation de cette substance.

La culture de l'Iris ne semble pas très répandue en Europe, où on l'apporte surtout des pays mal ou peu cultivés. Selon Hanbury, Mogador en a expédié 456 quintaux, en 1872.

Nous avons vu que le rhizome de l'**Iris commun** ou **Flambe** *(I. germanica,* L.) est souvent substitué à celui de l'Iris de Florence. Ce rhizome, ainsi que celui de l'**Iris fétide** *(I. fœtidissima,* L.) et celui de l'**Iris jaune** *(I. Pseudo-Acorus,* L.), sont âcres et purgatifs.

Glaïeul-bleu

On emploie, en Amérique, le rhizome de l'*I. versicolor*, L., comme éméto-cathartique, sous le nom de *Blue Flag Root.*

Ce rhizome est à peu près de la grosseur du doigt; sa face inférieure porte de longues et nombreuses radicelles gris jaunâtre, un peu annelées; il a une odeur nauséeuse et une saveur très âcre. Il occasionne des nausées analogues à celles que donne le mal de mer et détermine la prostration des forces; à faible dose, il agit comme diurétique.

On le mélange ordinairement avec du Poivre de Cayenne ou tout autre stimulant. Quoique compris parmi les substances officinales de la Pharmacopée des États-Unis, il n'est guère employé que par les médecins irréguliers, dits *Eclectiques :* ceux-ci en préparent une sorte d'oléo-résine appelée *Iridine* ou *Irisine.* Cette préparation paraît avoir des effets comparables à ceux que déterminerait un mélange de pilules bleues, d'aloès et de rhubarbe.

L'Irisine est obtenue en précipitant, avec de l'eau, la teinture alcoolique du rhizome, et mêlant le précipité avec une égale quantité d'une poudre absorbante. A faible dose, elle paraît être un stimulant de tout le système glandulaire.

Safran

Ce mot qui dérive de l'arabe *Asfar* et, peut-être, du Chinois *Sa-fa-lang*, est employé pour désigner la portion supérieure rouge et stigmatifère du style du *Crocus sativus*, L., plante bulbeuse, originaire d'Orient et cultivée depuis longtemps en Europe.

Le style du *Crocus* est long de 8-10 centimètres, incolore dans sa partie inférieure, jaune dans sa portion moyenne. Il se divise, vers le sommet, en trois branches de couleur rouge, repliées en cornet, striées longitudinalement et à bord supérieur fimbrié (fig. 274). Chacune de ces branches s'élargit progressivement de la base au sommet et, quand on l'étale, elle offre un aspect flabelliforme. Séparées avec soin de la portion inférieure simple du style, puis desséchées sur des tamis de crin, ces branches stigmatiques constituent le *Safran* du commerce. On récolte le Safran en septembre et en octobre.

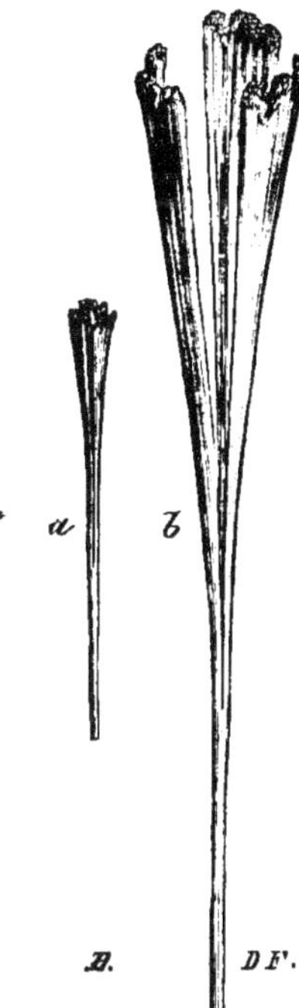

Fig. 274. — Stigmates de Safran, de grand. nat. (*a*) et grossis (*b*).

Cette substance n'étant composée que de l'extrémité des styles, on conçoit que son prix soit fort élevé ; selon Dumesnil, il faut, en effet, 14 à 16,000 fleurs, pour obtenir un kilog. de Safran frais, que la dessiccation réduit à 200 grammes environ.

Un bon Safran doit être formé de filaments longs, souples, élastiques, de couleur rouge orangé foncé, pur de tout mélange, bien sec, d'odeur forte, vive, pénétrante, caractéristique ; il colore la salive en jaune doré et produit une poudre rutilante. Son pouvoir colorant est très considérable : il suffit de 1 milligramme de cette substance, pour teindre en jaune 700 grammes d'eau.

Le Safran doit sa couleur à une matière spéciale, la *Safranine* ou *Polychroïte*, et son odeur à une huile volatile, dont il existe, environ 1 0/0 dans les styles, mais qui se produit aussi par la décomposition de la Polychroïte. Weiss en a extrait de la cire, un corps gras, des matières gommeuses, du sucre et des sels.

La Polychroïte pure est une substance déliquescente, visqueuse, rouge orangé, de saveur douceâtre, inodore, soluble dans l'eau et dans l'alcool absolu. Desséchée sur l'acide sulfurique, elle devient cassante et prend une belle coloration rubis (Flückiger). Weiss a montré que, sous l'action des acides dilués, elle se dédouble en *Crocine*, huile essentielle et sucre, selon la formule :

$$\underset{\text{Polychroïte.}}{C^{48}H^{60}O^{18}} + \underset{\text{Eau.}}{H^2O} = \underset{\text{Crocine.}}{2(C^{16}H^{18}O^6)} + \underset{\text{Essence.}}{C^{10}H^{14}O} + \underset{\text{Sucre.}}{C^6H^{12}O^6}$$

La Crocine est une poudre rouge, soluble dans l'alcool, d'où l'éther la précipite, à peine soluble dans l'eau, mais se dissolvant dans les solutions alcalines, dont elle est précipitée par les acides, sous forme de flocons rouge pourpre.

La Crocine et la Polychroïte colorent l'acide sulfurique d'abord en *bleu*, puis en *violet*, enfin en *brun*. Avec l'acide azotique, elles passent successivement du *vert* au *jaune* et au *brun*.

L'Huile essentielle retirée de la Polychroïte est un liquide jaune, très mobile, d'odeur de Safran. Elle bout entre 208° et 210° et se dissout dans l'alcool et dans l'éther; l'eau la décompose à la longue.

On connaît un grand nombre de sortes de Safran, que l'on désigne généralement selon le lieu de production.

Les meilleurs sont les suivants :

Le *Safran de Perse*, rouge pourpre, sans styles.

Le *Safran de Russie*, voisin du précédent.

Le *Safran d'Autriche*, brun pourpre, sans styles.

Le *Safran du Gâtinais*, qui renferme des débris jaunes du style.

Le *Safran de Bavière* ressemble à celui du Gâtinais.

Les *Safrans : turc, d'Angoulême, d'Avignon, d'Espagne, d'Italie* sont plus pâles, ou moins bien triés ou falsifiés et sont moins estimés.

Le Safran est habituellement conservé dans un lieu humide, où il absorbe de l'eau et augmente de poids, mais fermente et se détériore. Il convient, au contraire, de le tasser dans des boites en bois, que l'on met dans un local bien sec.

On le falsifie de plusieurs manières :

1° Avec des *corolles* et des *pétales de fleurs*, ou rouges ou colorées artificiellement : *Carthame*, *Souci*, *Grenadier*, *Saponaire*, etc.

Cette falsification est aisée à reconnaître, soit qu'on étale le Safran suspect, sur une feuille de papier et qu'on l'examine à la loupe, soit qu'on en projette une pincée dans l'eau tiède, qui restitue leur forme aux diverses substances étrangères, aussi bien qu'au Safran. Les corolles ou leurs parties seront reconnues à leur minceur relative et à ce qu'elles ont une largeur à peu près égale dans toute leur étendue.

2° Avec la *partie inférieure des styles du Safran*, colorés au moyen d'une teinture concentrée de Safran, à l'aide d'un décocté de bois de Campêche, etc. Ces styles ainsi colorés sont désignés, dans le commerce, sous le nom de *Féminelle*. On les reconnaît par les procédés ci-dessus et encore mieux en faisant l'essai comparatif du pouvoir colorant du Safran suspect et d'un Safran pur. On verra plus loin le procédé employé par Hepp, pour reconnaître la présence de Féminelle colorée par du Campêche.

3° Avec les *étamines* du Safran et celles du *Crocus vernus* (Bentley, Guibourt). Les étamines du 1er sont reconnues à leur filet jaune, court, surmonté d'une anthère sagittée ; celles du second ont des anthères arrondies.

4° Avec du *Safran épuisé*. Le mélange est moins odorant ; pressé entre les doigts, il les tache à peine ; il est terne et rouge pâle ; essayé par l'eau, il lui donne une teinte plus faible. L'acide sulfurique ne doit pas le colorer en bleu[1].

[1] On nous a soumis un Safran, contenant une assez forte proportion de styles, comme beaucoup de Safrans de bon aloi et qui ne différait de ceux-ci que par une odeur plus faible et par une teinte générale purpurine. Un examen attentif y a montré, en effet, la présence d'une grande quantité de stigmates de couleur pourpre, mêlés à du Safran ordinaire.

Ce Safran étant humecté tachait les doigts en rouge.

L'analyse qui en a été faite par le docteur Linossier, agrégé de notre Faculté, a montré que ce Safran avait été coloré avec du sulfo-conjugué de Roccelline. En plongeant successivement des écheveaux de laine dans une infusion de Safran adultéré et répétant la même opération avec une infusion

5° Avec les *stigmates du Crocus vernus*, qui sont inodores, orangés, plus courts et finement denticulés au sommet.

6° Avec des *fibres musculaires* desséchées, qui dégagent, par la combustion, une odeur caractéristique, et qui blanchissent dans l'eau.

7° Il arrive fréquemment que le Safran a été *mouillé* ou *imbibé d'huile*. Pressé entre deux feuilles de papier, il les tache ou les graisse, ce que ne fait pas le Safran pur et sec.

8° Parfois aussi l'on y ajoute du *miel*, soit *seul*, soit *additionné de sable* ou *de craie colorée en jaune orangé*. Cette falsification est décelée au moyen de l'eau, qui dissout le miel et laisse déposer le corps étranger. Il suffit de rechercher la présence de la glycose dans la solution et d'examiner le dépôt.

9° Il peut arriver aussi que la substance minérale soit ajoutée au Safran préalablement huilé. Le traitement par l'éther, qui dissout l'huile, mais non ou à peine la matière colorante, permet de reconnaître cette falsification.

10° Enfin, on mêle quelquefois, au Safran, du *sable*, du *plomb*, etc., pour augmenter son poids. En le soulevant avec les doigts écartés et le secouant au-dessus d'une feuille de papier, les corps étrangers se séparent et tombent.

11° E. Baudrimont rapporte que l'on mélange parfois, au Safran, les fleurs du *Lyperia crocea* (Scrofularinées). Cette falsification nous paraît impossible, les fleurs du *Lyperia* étant *noires*, à l'état sec. Il est vrai qu'elles ont une odeur de Safran et que, humectées d'eau, elles tachent les doigts en jaune.

Le Safran offre les mêmes colorations que la polychroïte,

de Safran pur, M. Linossier a pu obtenir une double gamme de coloration. La teinte du premier écheveau de la série du Safran adultéré était pourpre un peu orangé ; celle du dernier écheveau était à peine nankin.

Les teintes obtenues du Safran pur étaient normales ; le dernier écheveau avait encore une couleur serin intense. M. Linossier en a conclu que le Safran soumis à l'examen avait été épuisé, au préalable. La présence de styles dans ce Safran et, d'autre part, la constatation faite à la loupe, que cette substance contenait une assez forte quantité de stigmates pourvus de leur coloration habituelle, enfin l'odeur que dégageait la masse, nous portent à supposer que le Safran examiné était constitué par un mélange de Safran pur et de Safran épuisé au préalable, puis coloré artificiellement.

quand on le traite par les acides sulfurique ou azotique. Ces réactions doivent être employées, pour l'essai de cette substance, comme le prouve l'exemple suivant :

Il y a quelques années, on présenta, à l'hôpital civil de Strasbourg, un Safran absolument dépourvu des parties jaunes, que les meilleurs Safrans présentent toujours. Ce Safran étant traité par l'acide sulfurique, une bonne partie de ses filaments ne se colora pas en bleu. En faisant chauffer ces filaments avec de l'ammoniaque, Hepp les vit prendre la teinte jaune propre aux styles de Safran et reconnut qu'ils avaient été colorés en rouge. par le bois de Campêche. Après un triage attentif, on arriva à constater que les styles ainsi colorés étaient mêlés au Safran, dans la proportion de 40 0/0.

On ne doit jamais acheter du Safran en poudre, celui-ci pouvant être falsifié de toutes les façons. Le seul moyen de s'assurer alors de son efficacité est de faire l'essai de son pouvoir colorant ou encore de le traiter par l'acide sulfurique, sous le microscope : le safran seul sera coloré en bleu. Toutefois, il ne faut pas oublier que la coloration ainsi obtenue est fugace. L'on devra donc n'ajouter l'acide à la poudre, qu'au moment même où l'on fait l'examen microscopique.

Le Safran est employé dans le midi de l'Europe, comme condiment. Jadis usité, en médecine, comme emménagogue, et aussi comme antispamodique, il est aujourd'hui à peu près tombé en désuétude, ces propriétés lui ayant été vivement contestées. On lui attribue maintenant une action narcotique et sédative, action due sans doute à l'essence qu'il renferme. C'est peut-être à ce titre qu'il agit, dans le *Laudanum de Sydenham* et dans le *sirop de Delabarre*. Il entre, on ne sait pourquoi, dans le *Caustique safrané de Velpeau* (ou mieux *de Rust*), et dans divers emplâtres. On le prescrit habituellement sous forme de *Teinture*.

Nothnagel lui refuse toute valeur thérapeutique. Cette opinion peut sembler exagérée, du moins en ce qui concerne l'action du sirop Delabarre, dont les bons effets sont constatés depuis longtemps et qui atténue sensiblement les crises douloureuses de la première dentition.

AMOMÉES

Arrow-root

Les Amomées fournisssent quelques fécules alimentaires. connues sous le nom générique d'*Arrow-root.*

La plus répandue de ces fécules est tirée du *Maranta arundinacea*, L., plante originaire des Antilles et transportée par les Anglais dans la Guyane, dans l'Inde, dans leurs colonies africaines de Natal, de Sierra-Leone, etc.

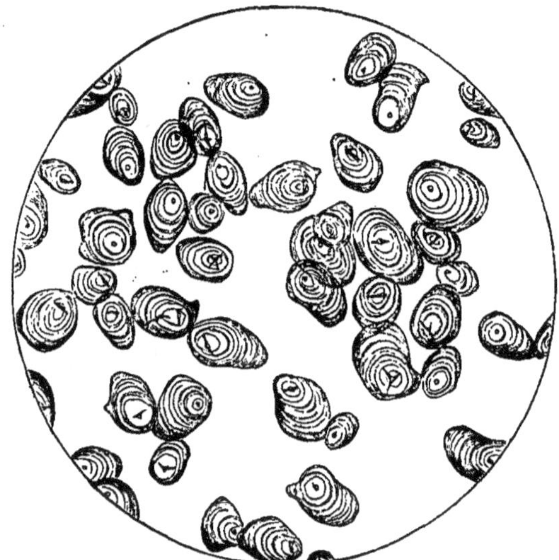

Fig. 275. — Arrow-root de Maranta (Hassall) 200/1.

Cette fécule est appelée, en France, **Arrow-root des Antilles**; les Anglais la désignent, selon le lieu d'origine, sous les noms de *Bermuda*, *Saint-Vincent's*, *Jamaica*, *African*, etc., *Arrow-root*. Elle est blanche, brillante, craque sous les doigts et donne à l'eau moins de consistance que l'amidon du Blé. Elle est généralement inodore, insipide et souvent agglomérée en morceaux irréguliers, qui se divisent à la moindre pression.

Ses granules (fig. 275) sont nacrés, transparents, égaux entre eux, souvent fissurés, et ovoïdes ou sphériques ou anguleux ou presque triangulaires, comme ceux de la Pomme de terre, mais plus petits, de la grandeur des plus gros grains d'amidon et de forme générale plus irrégulière. Leur hile est punctiforme et entouré de zones cencentriques.

Cet Arrow-root est préparé de la manière suivante :

On lave les rhizomes et on les débarrasse de leurs écailles, puis on les broie ou bien on les râpe ; la pulpe est ensuite lavée sur des tamis, pour en extraire l'amidon. Celui-ci se dépose au fond de l'eau de lavage ; on l'égoutte, et on le fait sécher à une douce chaleur. Les rhizomes en fournissent 1/6 de leur poids.

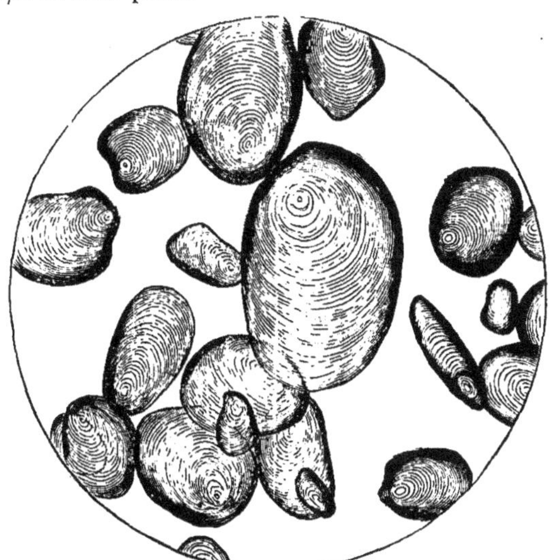

Fig. 276. — Fécule de Tolomane (Hassall) 225/1.

Les Rhizomes du *C. edulis*, Ker. fournissent une sorte d'Arrow-root, connue sous le nom de **Tous-les-Mois** ou **Tolo-**

mane, que l'on prépare surtout à Saint-Kitts, l'une des Antilles. Selon Hanbury, la plante productrice serait un *Canna* indéterminé. Holmes, ainsi que Bentley et Trimen, disent que c'est le *C. edulis*, non le *C. coccinea*, comme on l'avait pensé, le rhizome de cette dernière plante étant fibreux et non tubéreux.

La fécule de Tous-les-Mois (*Canna Starch*, des Anglais) est blanche, satinée, formée de grains diversiformes, irréguliers (fig. 276), très minces, sans hile visible, marqués de nombreuses lignes concentriques et beaucoup plus grands que ceux de la Pomme de terre.

L'**Arrow-root de Travancore**, produit par le *Curcuma rubescens*, Roxb., est formé de grains assez gros, ovoïdes, ellipsoïdes ou trigones arrondis, dépourvus de hile et de couches concentriques (fig. 277).

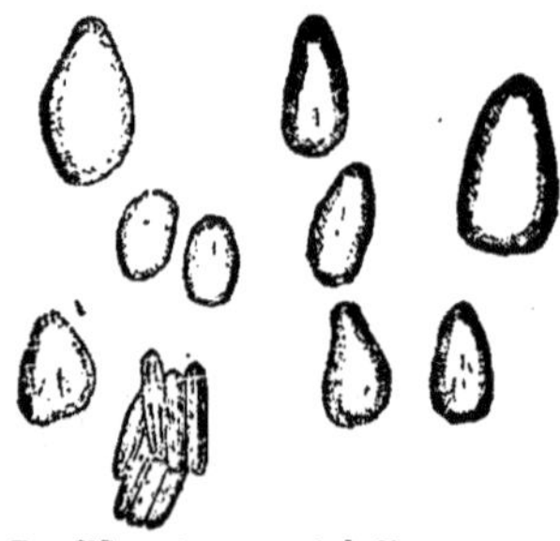

Fig. 277. — Arrow-root de Travancore.

L'**Arrow-root de l'Inde** ou **de Malabar**, retiré du *Curcuma angustifolia*, Roxb. et du *C. leucorrhiza*, Roxb., est composé de grains (fig. 278) ovoïdes ou elliptiques, plus grands, plus allongés que ceux de l'Arrow-root des Antilles et pourvus d'un hile plus petit, arrondi, situé à l'une des extrémités, qui est appointie; les zones d'accroissement sont unilatérales, plutôt que concentriques. Cette sorte est appelée par les Anglais *Curcuma Starch*, *East Indian Arrow-root*, *Tikor* ou *Tikhar*.

Enfin, l'**Arrow-root de Calcutta**, qui paraît être l'*Indian Arrow-root*, des Anglais, est fourni par le *Maranta indica*, Tussac, plante très voisine du *M. arundinacea* et qui en est peut-être une simple variété.

A ces diverses sortes d'Arrow-root, fournies par les Amomées, nous croyons devoir ajouter les suivantes :

Arrow-root de Tahiti ou **Fécule de Pea**. — Cette sorte est produite par la racine du Tavoulou (*Tacca pinnatifida*, L. ;

T. oceanica, Nutt.), plante de la famille des Taccacées. vivant aux îles Tahiti et Sandwich.

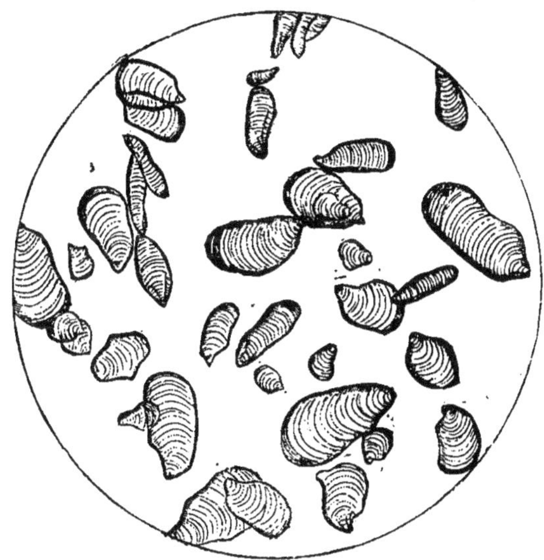

FIG. 278. — Arrow-root de l'Inde (Hassall) 240/1.

L'Arrow-root de Tahiti (fig. 279) est une fécule blanche, pulvérulente, insipide, ordinairement inodore, mais sentant parfois le moisi. Cette fécule est très analogue à celle du Sagou. Elle en diffère par ses grains plus courts, plus arrondis et souvent pourvus d'un hile étoilé ; leur diamètre varie de $0^{mm},01$ à $0^{mm},04$.

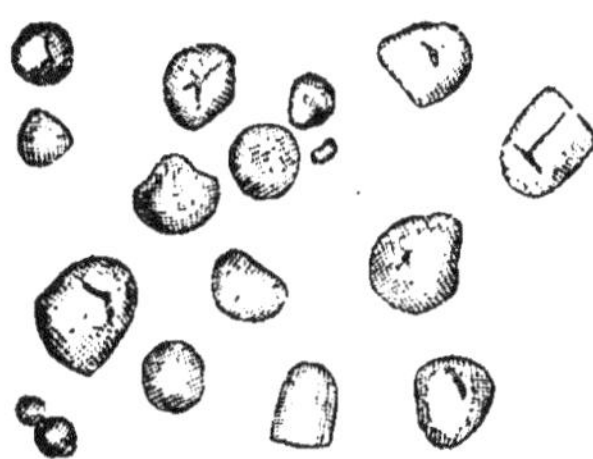

FIG. 279. — Arrow-root de Tahiti.

Dans le commerce anglais, cette fécule est appelée *Sandwich Island Arrow-root, Tacca Starch, Tahiti Arrow-root, Otaheite Salep.*

Au Chili, on emploie, comme Arrow-root, la fécule de

l'*Alstroemeria Lictu*, L., et de quelques autres espèces du même genre.

Galanga

On trouve dans le commerce sous le nom *Galanga*, trois sortes de rhizomes coupés en tronçons et qui se ressemblent assez.

1° Le GALANGA OFFICINAL ou GALANGA DE LA CHINE est produit par l'*Alpinia officinarum*, Hance, découvert par H. Fechter Hancè, dans l'île de Hainan (Chine). On en connaît deux variétés, le *Petit* et le *Moyen Galanga* (fig. 280-281). Il est formé de rhizomes cylindriques, ramifiés, brun rougeâtre et marqués de franges circulaires, de couleur jaune fauve ; leur tissu est uniformément fibreux, d'un fauve rougeâtre, et déborde, en général, dans les surfaces de section ; leur odeur est aromatique, leur saveur âcre et brûlante, leur poudre rougeâtre, colorant l'alcool et l'eau.

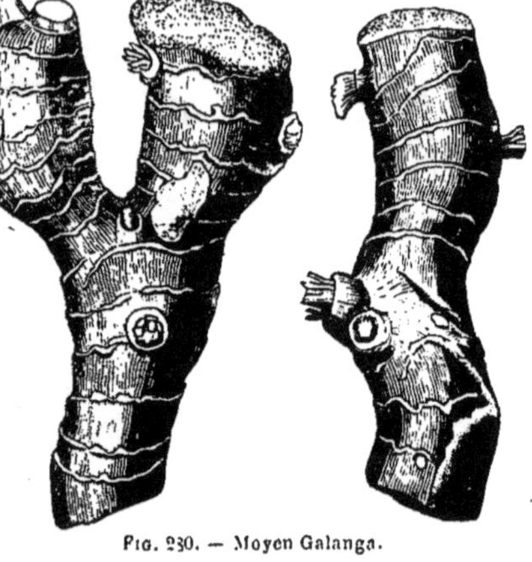

FIG. 280. — Moyen Galanga.

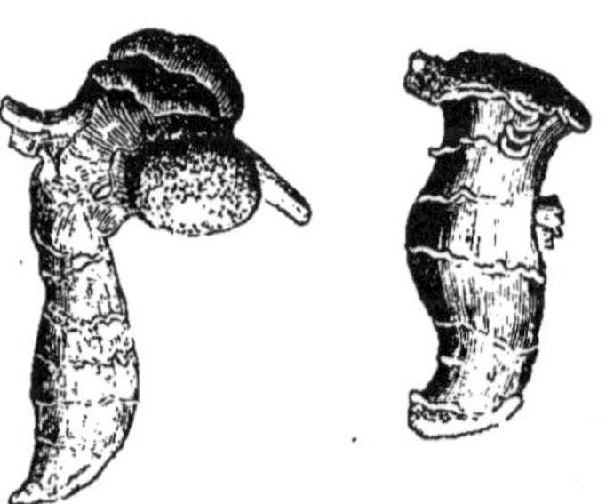

FIG. 281. — Petit Galanga.

2° Le GALANGA LÉGER diffère surtout du précédent, par sa plus grande légèreté. Son épiderme est *lisse*, *luisant*, d'un rouge jaunâtre ; ses articulations présentent des renflements tubéreux et il offre des articles finis, ovoïdes, longs d'environ 27 millimètres. On ne connait pas la plante qui le produit.

3° Le GRAND GALANGA (fig. 282) ressemble assez au Galanga léger ; il est plus gros que les deux autres sortes, rouge orangé, avec franges circulaires blanches, assez tendre et blanc grisâtre à l'intérieur ; sa poudre est presque blanche, son odeur moins aromatique et plus âcre, que celui du vrai Galanga. Il provoque l'éternuement ; pourtant sa saveur n'est point brûlante. Concassé et agité dans l'eau, *il laisse déposer de l'amidon*, ce que le vrai Galanga ne produit pas. On l'attribue au *Galanga major*, R. (*Maranta Galanga*, L.; *Alpinia Galanga*, Sw.), plante de Java. De ces trois sortes, la première seule est officinale.

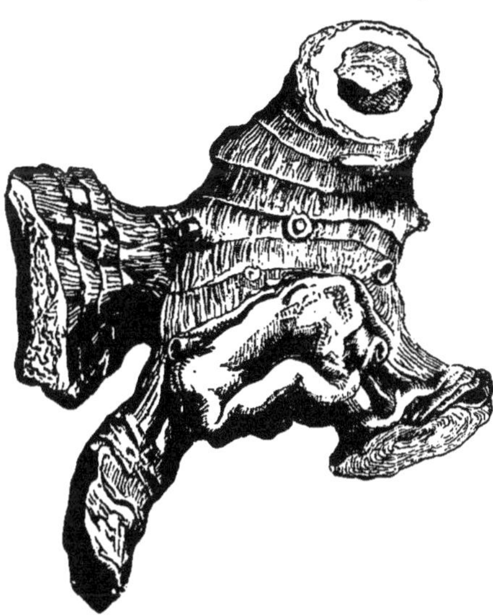
Fig. 282. — Grand Galanga.

Le Galanga doit son odeur à une huile essentielle. On ne connaît pas le principe qui lui donne sa saveur. Brandes en a extrait un corps neutre, insipide, inodore et cristallin, qu'il a nommé *Kaempféride*.

Gingembre

On connait, dans le commerce, sous le nom de *Gingembre*, deux sortes de rhizomes, l'un *gris*, l'autre *blanc*. L'une et l'autre sorte sont fournies par le *Zinziber officinale*, Roscoë, plante des contrées chaudes de l'Asie, actuellement cultivée dans la plupart des régions tropicales. Selon Pereira, ces deux sortes diffèrent surtout par des caractères dus à leur mode de préparation.

La première, appelée *Gingembre noir* ou *cortiqué (Ginger coated* des Anglais), est obtenue en triant et nettoyant les rhizomes, qui sont ensuite échaudés dans l'eau bouillante et séchés au soleil.

Pour la seconde sorte, les rhizomes sont choisis morceau par morceau, lavés et raclés, puis séchés au soleil et à l'air libre. Le Gingembre est dit alors *blanc* ou *décortiqué (Ginger uncoated*, des Anglais). Il offre une coloration chamois pâle, une surface striée et un peu fibreuse; il casse facilement; sa cassure est farineuse et montre de nombreuses fibres semblables à des soies.

Les rhizomes les plus foncés sont quelquefois blanchis. par un lavage dans une solution de chlorure de chaux ou par l'exposition aux vapeurs d'acide sulfureux. Ce traitement donne au Gingembre une couleur blanc de chaux, mais rend sa surface plus ou moins rugueuse. On l'appelle alors *Gingembre blanc lavé.*

Le Gingembre est en morceaux longs au plus de 10 centimètres et de forme palmée ou lobée; les marchands anglais les désignent sous le nom de *racines* ou de *mains (Races or Hands).* Les portions jeunes sont amylacées; les plus vieilles sont dures et résineuses.

Dans le commerce anglais, on connaît sept sortes de Gingembres, distinguées par leur qualité et leur provenance : 1° *G. de la Jamaïque*, sans épiderme; 2° *G. des Barbades*, avec épiderme; 3°-4° *G. du Malabar*, avec et sans épiderme; 5°-6° *G. du Bengale*, avec et sans épiderme; 7° *G. de Sierra-Leone*, avec épiderme.

Le Gingembre de la Jamaïque est le plus estimé. Celui qui vient du Malabar, et qu'on appelle souvent *Gingembre de Cochin*, lui ressemble, mais il a une teinte extérieure brun pâle. Une variété du Bengale, appelée *Gingembre de Calicut*, ressemble à la sorte de Cochin, mais ce Gingembre est plus dur et plus amylacé.

En France, on ne distingue guère les Gingembres par leur provenance et l'on n'en admet que deux sortes : le *gris*, le *blanc*.

Le **Gingembre gris** (fig. 283) est formé de morceaux longs de 3 à 5 centimètres, plats, articulés, couverts d'un épiderme

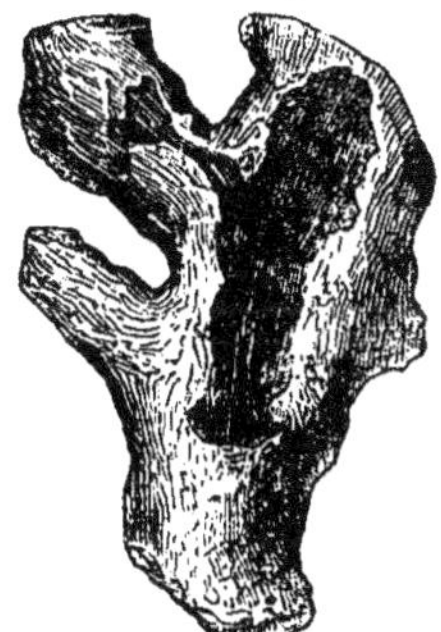

Fig. 283. — Gingembre gris.

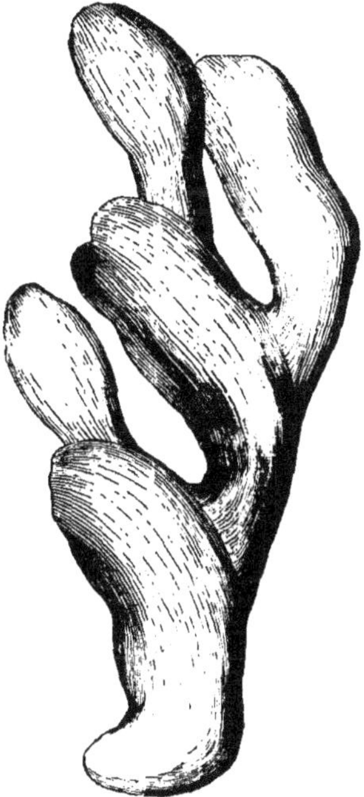

Fig. 284. — Gingembre blanc.

ridé, gris jaunâtre, *manquant sur les parties proéminentes du rhizome*, qui sont alors noirâtres. Il est blanc jaunâtre à l'intérieur ; sa saveur est brûlante, son odeur est forte et camphrée.

Le **Gingembre blanc** (fig. 284) est plus long, plus grêle, plus aplati et plus ramifié, ordinairement privé de son écorce fibreuse, jaunâtre et alors blanc à l'extérieur et à l'intérieur. Il est plus léger, plus tendre et plus fibreux que le précédent ; sa saveur est beaucoup plus brûlante, son odeur moins aromatique.

Sa surface est parfois couverte d'une mince couche de substance calcaire blanche (sulfate ou carbonate), attribuée à un badigeonnage avec de la chaux et qui est sans doute plutôt due à la persistance d'un peu de chaux provenant de l'hypochlorite employé au blanchissage du rhizome.

Le Gingembre contient une huile volatile jaune pâle, offrant l'odeur du rhizome, mais n'en ayant pas la saveur brûlante. Cette huile est difficilement soluble dans l'alcool et a une densité de 0,878. La saveur du rhizome est due à une résine, qui, fondue avec de la potasse, donne de la pyrocatéchine. Le Gingembre est un stimulant très actif.

Curcuma ou Terra merita

La substance employée, sous ce nom, est le rhizome du *Curcuma tinctoria*, Guib. (*C. longa*, L.).

On en connaît deux variétés, dont Rumphius avait fait deux espèces, sous les noms de *Curc. domestica major* et *Curc. domestica minor*. Ces deux variétés diffèrent seulement par quelques caractères peu importants.

Ce rhizome se compose d'une sorte de *souche* plus ou moins arrondie, de laquelle naissent des formations de deux sortes : les unes épaisses, fusiformes et de couleur jaune; les autres fibreuses et ramifiées, parfois renflées en tubercules incolores, amylacés. La souche constitue le *Cucurma rond* du commerce et les formations épaissies, le *Cucurma long*.

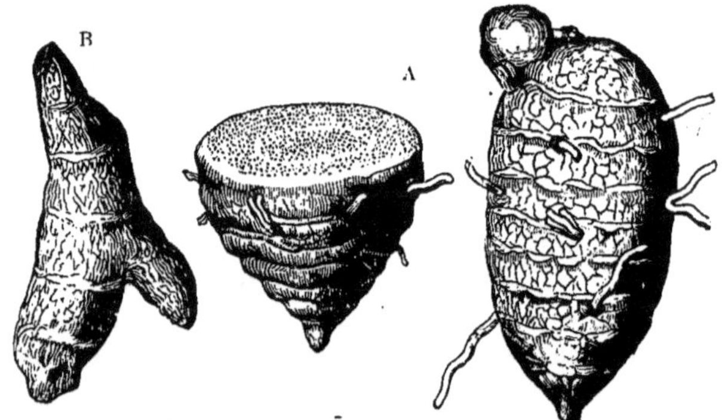

Fig. 285. — A. Curcuma rond. — B. Curcuma oblong.

Les **Curcuma rond** et **oblong** (fig. 285) sont jaunâtres à l'extérieur, compacts et d'un jaune brun à l'intérieur.

Le **Curcuma long** (fig. 286) est à peu près cylindrique, gris ou verdâtre au dehors, rarement jaune; sa cassure est compacte et de couleur rouge brun foncé.

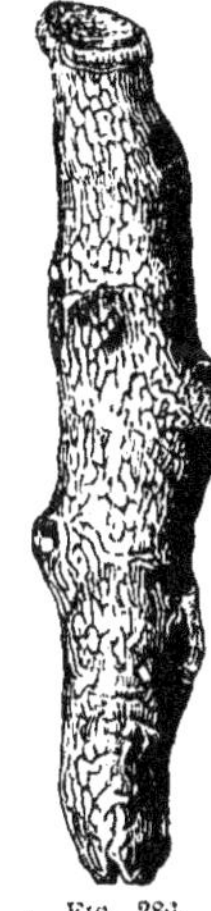
FIG. 286.
Curcuma long.

Ces deux sortes de Curcuma ont une odeur analogue à celle du Gingembre et une saveur aromatique, un peu amère.

On distingue, sur le marché anglais, plusieurs variétés de Curcuma dénommées selon leur provenance :

Le *C. de Chine*, qui est le plus estimé, mais que l'on trouve rarement en Europe. On en exporte, de l'île de Formose, une assez grande quantité, presque toute pour la Chine.

Le *C. de Madras*, belle sorte, ordinairement en gros morceaux, surtout formés de rhizomes ronds.

Le *C. du Bengale*, qui a une coloration plus foncée que celle des autres variétés et est recherché pour la teinture.

Le *C. de Java*, qui est couvert de poussière jaune et dont la cassure n'a pas une couleur brillante. Il est moins estimé. Flückiger le dit produit par le *C. longa*, var. B. *minor*, Hasskarl.

Curcuma de Cochin. On a apporté à Londres, sous ce nom, des fragments de rhizomes attribués à un *Curcuma*, dont l'espèce est inconnue. Ces fragments se présentent sous forme de morceaux, provenant de sections transversales ou longitudinales, à écorce brun foncé, et dont la portion interne est brun orangé foncé. Ce Curcuma paraît être employé exclusivement, dans le pays d'origine, à la production d'une sorte d'Arrow-root.

Les diverses variétés que nous venons d'énumérer, sont formées, soit par du Curcuma rond, soit par du Curcuma long, soit par les deux sortes à la fois.

Holmes met parmi les Curcuma, à cause de sa ressemblance avec les tubercules des plantes de ce genre, une substance qu'il nomme *Gingembre jaune de Pernambuco* et qui a été portée de Pernambuco, par le frère du R. E. Bower.

Cette substance est jaune en dedans et douée d'une odeur aromatique, ressemblant un peu à celle de la Zédoaire jaune.

Le Curcuma est stimulant et diurétique ; on l'emploie, dans l'Inde, comme assaisonnement. Il est principalement usité à cause de sa matière colorante, qui est de nature résineuse et nommée *Curcumine* ($C^{10}H^{10}O^{3}$, Daube ; $C^{4}H^{4}O$, Gazewsky).

La Curcumine est en lames minces, transparentes, de couleur cannelle ; elle donne une poudre jaune. Les acides sul-

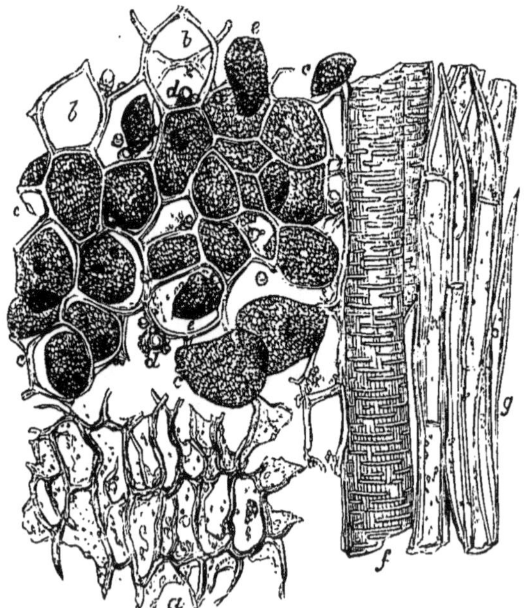

Fig. 287. — Coupe longitudinale d'un rhizome de Curcuma, d'après Hassall *.

furique, phosphorique et chlorhydrique la dissolvent avec une couleur cramoisie ; l'acide acétique la dissout et l'acide azotique la décompose. Les alcalis la dissolvent, avec une teinte brun rouge, qui passe au violet, par la dessiccation. La tein-

* *a*, Épiderme ; *b*, parenchyme contenant de la fécule *(c)*, des gouttelettes d'huile *(d)*, et des matières résineuses *(e)* ; *f*, vaisseaux rayés ; *g*, fibres ligneuses.

ture de Curcuma étant additionnée d'acide borique, puis évaporée, laisse un résidu orangé; le papier de curcuma prend une teinte orangée, dans un soluté alcoolique d'acide borique. Dans l'un et l'autre cas, la couleur passe au bleu, quand on ajoute une solution alcaline. Cette réaction est due à la *Rosocyanine* de Schlumberger, substance rose qui se produit par l'addition du borax à la Curcumine.

La poudre de Curcuma est souvent falsifiée. Quand on plonge un morceau de tissu de soie dans une infusion de Curcuma, la Curcumine se fixe sur l'étoffe et la liqueur se décolore, si la poudre essayée était pure ; dans le cas contraire, la liqueur reste colorée.

Cette poudre est fréquemment ajoutée à diverses substances, soit comme matière colorante, soit comme falsification. Nous empruntons à Hassall une figure de la section longitudinale du Curcuma (fig. 287), pour montrer la structure de ce rhizome et l'aspect de ses principaux éléments.

Zédoaire

On distinge trois substances de ce nom : 1° la ZÉDOAIRE RONDE, qui provient du *Curcuma aromatica*, Roscoë; 2° la ZÉDOAIRE LONGUE, fournie par le *Curcuma Zedoaria*, Roscoë; 3° la ZÉDOAIRE JAUNE, dont Rumphius a décrit la plante mère, sous le nom de *Tommon Bezaar*, et que l'on pourrait peut être appeler *Curc. Bezaar*. Cette plante est voisine du *C. tinctoria*, dont elle diffère par l'énorme grandeur de ses feuilles et par sa racine, qui a l'odeur de la Zédoaire, avec la couleur affaiblie du Curcuma.

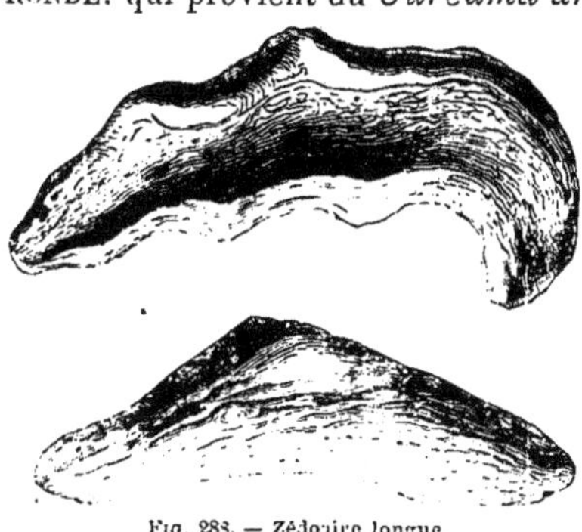

FIG. 288. — Zédoaire longue.

La **Zédoaire longue** (fig. 288) est sous forme de tubercules de la grosseur du petit doigt, allongés, cylindriques ou fusiformes, compactes, gris à l'extérieur et à l'intérieur. Elle a une odeur aromatique et une saveur amère, camphrée.

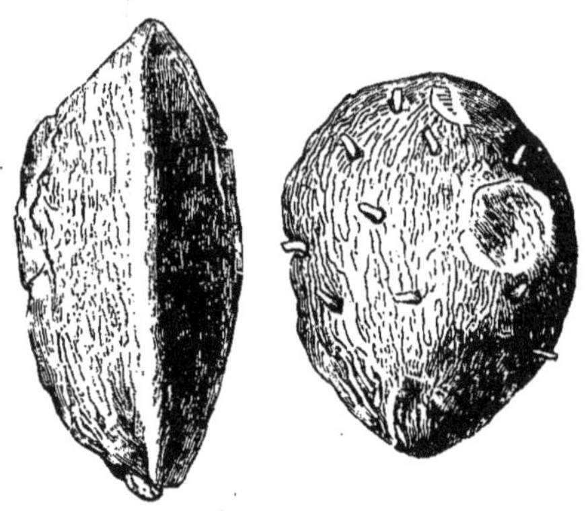
Fig. 289. — Zédoaire ronde.

La **Zédoaire ronde** (fig. 289) est en tubercules ovoïdes, entiers ou divisés par segments, garnis extérieurement de débris de radicelles et souvent pourvus d'anneaux circulaires peu marqués. Elle est compacte et lourde, grisâtre en dehors, plus ou moins blanche à l'intérieur; elle a l'odeur et la saveur de la sorte précédente.

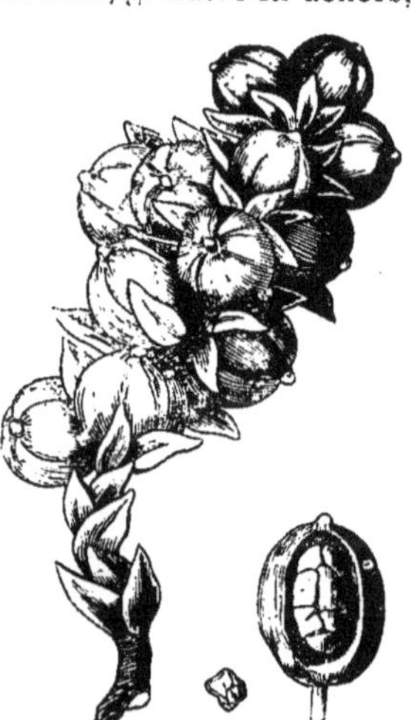
Fig. 290. — Amome en grappe.

Amome, Cardamomes et Maniguette

On trouve dans le commerce, sous les noms d'*Amome*, de *Cardamome* et de *Maniguette*, des fruits et des semences, sur l'origine botanique desquels on paraît ne pas être entièrement fixé. Nous en décrirons quelques-uns seulement.

L'Amome en grappe ou **Cardamome de Siam** (fig. 290) est produit par l'*Amomum Cardamomum*, L., plante vivant dans les clairières des forêts vierges des montagnes de Krewant, dans le Cambodge et le royaume de Siam. On l'exporte de Singapour et de Saïgon, surtout de la Chine.

Cette sorte est constituée par des fruits réunis en grappes ou isolés, de la grosseur d'une cerise, ronds, sub-trigones, paraissant formés de trois coques soudées, à parois fermes, minces, blanchâtres et à semences brunes, cunéiformes. Leur odeur est pénétrante, térébinthacée ; leur saveur âcre et piquante. Les graines sont consommées, en Cochinchine, par les riches, qui les mâchent après le repas, comme stomachiques.

Petit Cardamome ou **petit Cardamome du Malabar** (fig. 291). — Coque ovoïde un peu arrondie, à trois côtes et à trois loges, longue d'environ 1 centimètre, blanc jaunâtre, de consistance ferme ; semences brunâtres, irrégulières, d'odeur et de saveur très fortes, térébinthacées. C'est le Cardamome officinal. Il est produit par l'*Alpinia Cardamomum*, Roxb. (*Elettaria Cardamomum*, With.). Cette plante vit, à l'état sauvage, dans les forêts montagneuses du nord du Canara, du Coorg et du Wynaad, sur la côte du Malabar et dans les forêts d'Anamalai, de Cochin et de Travancore. On la cultive à l'ombre, soit dans les forêts où elle naît, soit après l'avoir transplantée. Les qualités inférieures sont consommées dans l'Inde ; les plus belles sont expédiées en Europe.

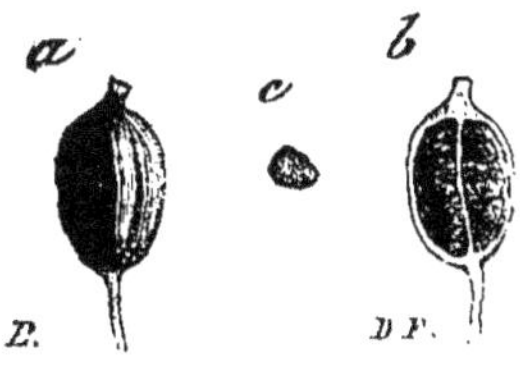

Fig. 291. — Petit Cardamome.

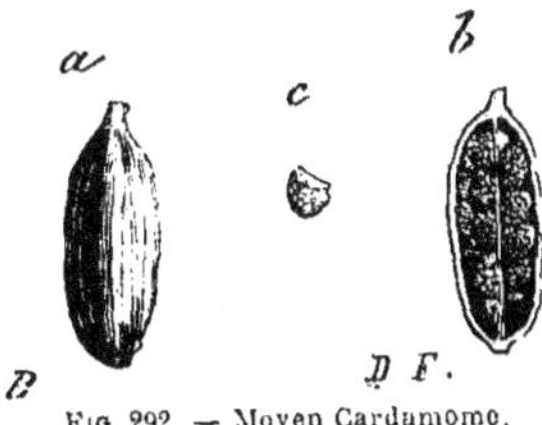

Fig. 292 — Moyen Cardamome.

Moyen Cardamome ou **long Cardamome du Malabar** (fig. 292). — Simple variété du précédent, plus allongé, blanc cendré ; semences rougeâtres, très aromatiques.

Grand Cardamome ou **Cardamome de Ceylan** (fig. 293). — Sa capsule peut avoir de 2 à 4 centimètres de long et 7 à 9 millimètres de large ; elle est gris brunâtre et rétrécie à ses deux extrémités. Les semences sont anguleuses, blanchâtres, irrégulières, de saveur et d'odeur plus faibles, que celles des sortes précédentes.

Il est produit par l'*Elettaria major*, Smith, que Flückiger et Holmes regardent comme une variété de l'*Elettaria Cardamomum*. Cette plante croît à l'état sauvage à Ceylan.

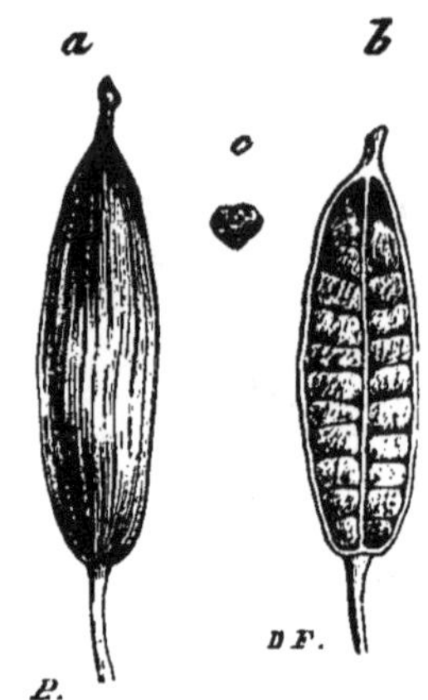

Fig. 293. — Cardamome de Ceylan.

Le **Cardamome ailé de Java** (fig. 294), fourni par l'*Amomum maximum*, Roxb., vient de l'Inde et de l'archipel Indien. Sa capsule est ovoïde-arrondie, brune, pourvue en haut de 9-10 côtes, qu'une immersion dans l'eau transforme en ailes étroites. On ne le trouve qu'accidentellement dans le commerce.

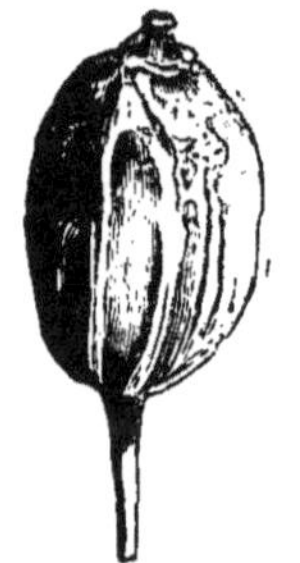
Fig. 294. — Cardamome ailé de Java.

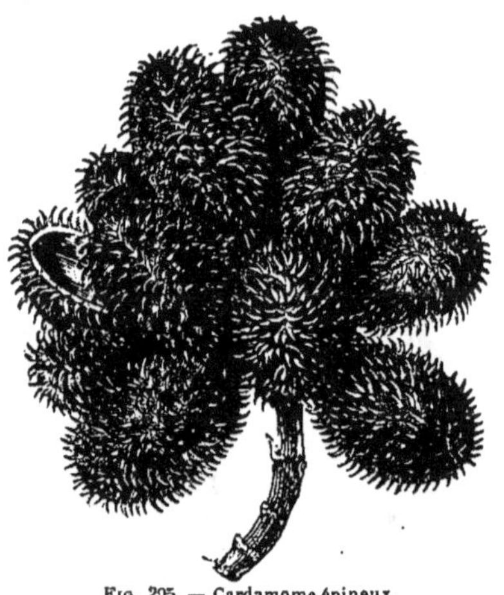
Fig. 295. — Cardamome épineux.

Cardamome épineux (*C. sauvage* ou *C. bâtard de Birma* ou *de Siam* (fig. 295). — Fruits en grappes arrondies, à péricarpe couvert d'épines charnues. Les graines sont importées encore adhérentes en une masse ovoïde trilobée : c'est l'ensemble des graines débarrassées du péricarpe. Ces graines diffèrent de celles du Cardamome du Malabar, par leur odeur et par leurs rugosités plus fines. On les exporte abondamment de Siam, surtout dans l'Inde et souvent à Londres. Ce Cardamome est produit par l'*Amomum xanthioides*, Wall. Il provient du Laos et du Cambodge.

Cardamome du Bengale. — Ces fruits sont connus, dans l'Inde, sous le nom de *Morung Elachi* (Flückiger) ou de *Buro Elachi* (I. Scott). Ils sont produits par l'*A. aromaticum*, Roxb. Ce Cardamome est ovoïde, subtriangulaire, arrondi en bas et ordinairement sans pédoncule ; il a environ 25 millimètres de long, et présente environ 9 côtes analogues à celles du Cardamome de Java. Il est grossièrement strié, brun foncé et contient des graines anguleuses, de saveur très aromatique, camphrée.

Cardamome du Népaul. — Il ne diffère du précédent, que par l'existence d'un pédoncule et par la présence d'un calice tubuleux, au moins aussi long que le fruit. Les fruits sont en grappes ovoïdes, longues de 8-10 centimètres et couvertes de bractées imbriquées, larges, tronquées, mais subulées au sommet. Ce Cardamome est fourni par l'*A. subulatum*, Roxb., que l'on cultive près de Darjiling (Népaul).

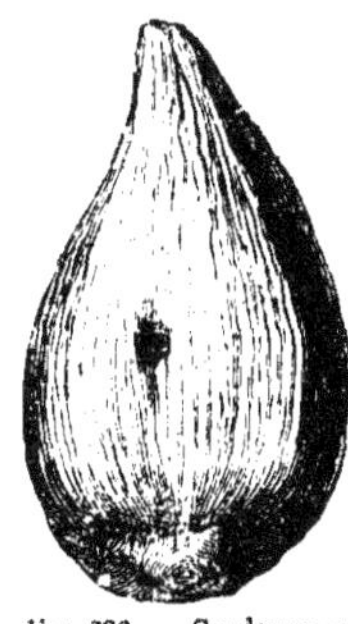

Fig. 296. — Cardamome de Korarima.

Cardamome du Korarima. — Cette sorte (fig. 296), connue jadis sous le nom de *Cardamomum majus*, a été attribuée, par Pereira, à l'*A. Korarima*. Le fruit a la forme et la taille d'une petite figue renversée ; il est percé d'un trou pour le passage d'un lien, qui a servi à le suspendre avec d'autres, pendant la dessiccation. Ses graines sont arrondies, anguleuses, douées d'une saveur aromatique agréable, analogue à celle du Cardamome du Malabar, mais non brûlante comme celle de la Maniguette. Les Gallas le nomment *Korarima* et les Arabes *Heil* et *Habhal habashi*. On l'exporte de Tumbi à Baro (Abyssinie) d'où il arrive à Massouah et, de là, dans l'Inde et en Arabie.

Plusieurs de ces fruits étaient autrefois fort employés en médecine, en raison de leurs propriétés stomachiques et sudorifiques. Ils sont inusités aujourd'hui et servent seulement en parfumerie ou comme condiment.

La **Maniguette** ou **Graine de Paradis** nous vient de la côte de Guinée; elle est constituée par des semences grosses comme celles du Fenugrec, anguleuses, rougeâtres, mais contenant une amande blanche, âcre et brûlante, très odorante. Elle est due à l'*Amomum Melegueta*, Rosc. (fig. 297). On en distingue deux variétés :

1° la MANIGUETTE D'ACRA, grosse, verruqueuse, avec une touffe conique de fibres entourant le hile; elle est rare et très estimée;

2° la MANIGUETTE DE SIERRA-LEONE ou DU CAP DES PALMES, moins grosse, avec une touffe de fibres très petite ou nulle: c'est la sorte commerciale.

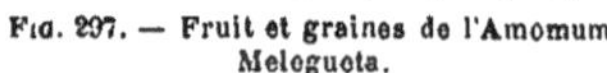

FIG. 297. — Fruit et graines de l'Amomum Melegueta.

La Maniguette et plusieurs de ses congénères servent à donner de la force au vinaigre. Selon Pöppig, les Péruviens emploient les feuilles odorantes des *Renealmia*, comme topique, contre les douleurs rhumatismales.

DICOTYLÉDONES

CONIFÈRES

Fruit du Genévrier

Le Genévrier commun (*Juniperus communis*, L.) est un arbrisseau de 2 à 6 mètres de hauteur, à rameaux diffus et à feuilles verticillées ternées, linéaires, très aiguës et piquantes; ses fleurs sont dioïques. Il croît dans les régions froides de l'hémisphère septentrional et sur les montagnes de l'Europe. Ses fruits, improprement appelés *Baies*, sont axillaires et n'atteignent leur maturité, que vers la fin de la seconde année. Ils se composent de trois carpelles entourés par trois à cinq verticilles de bractées imbriquées, dont les trois supérieures ou internes s'épaississent, deviennent charnues et se soudent, en laissant au sommet un petit espace triangulaire, formé par l'extrémité libre des écailles. D'abord verts et ovales, ces fruits deviennent sphériques, en mûrissant, et prennent une couleur bleu violacé. Ils sont alors gros comme un pois, brièvement pédicellés et couverts d'une poussière glauque. Ces fruits (fig. 298) sont constitués, par les écailles charnues, qui entourent trois carpelles étroitement accolés, libres en haut et soudés avec le sarcocarpe, vers la moitié inférieure de leur face externe. Ces carpelles offrent, sur une partie de leur périphérie, surtout à la portion dorsale, un certain nombre de petits sacs glandulaires, proéminents, qui, dans les vieux fruits, sont remplis d'une matière oléorésineuse, amorphe et incolore.

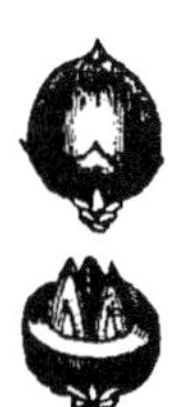

FIG. 298. — Baie de Genévrier.

Quant aux écailles, qui constituent la portion charnue du fruit, elles sont constituées essentiellement par un parenchyme formé de cellules minces, contenant une matière brun verdâtre, renfermant de la chlorophylle, de l'huile, et une matière cristalline soluble dans l'alcool. Ce parenchyme est occupé par de nombreuses lacunes oléo-résineuses; il est recouvert, en dehors, par deux séries de cellules cubiques ou tubulaires, remplies de granulations brunes et d'une matière résineuse. L'épiderme se compose de cellules claires, que tapisse extérieurement une cuticule incolore.

Les BAIES DE GENIÈVRE ont une odeur aromatique, une saveur amère, un peu épicée, thérébenthineuse et faiblement sucrée. Elles renferment : 1 à 2 0/0 d'*huile volatile*; 23 (Donath) à 33 0/0 (Trommsdorff) de *glucose*; de la *résine*, etc. Selon Donath, on y trouve aussi de petites quantités d'acides prussique, malique et acétique, ainsi qu'une très faible proportion d'une substance *(Junipérine)* incristallisable, soluble dans l'eau chaude.

Les fruits du Genévrier et l'essence qu'on en retire passent pour diurétiques. Leur emploi communique aux urines une odeur de violette ; on les prescrit en infusion ou en fumigations.

On en prépare un *extrait*, une *eau-de-vie*, une *essence*.

L'EXTRAIT doit être lisse, sucré, aromatique ; il constitue un excellent stomachique.

L'EAU-DE-VIE DE GENIÈVRE *(Gin* ou *Genièvre)* est fort usitée en Belgique, en Hollande, en Angleterre, dans le nord de la France, etc. On l'obtient en distillant de l'eau-de-vie de grains sur les baies du Genévrier, ou en mettant ces baies dans le moût en fermentation.

L'ESSENCE DE GENIÈVRE est obtenue par distillation des fruits ; sa proportion varie, selon qu'on opère avec les fruits verts ou avec les fruits mûrs. Trommsdorff a observé, en effet, que les baies non mûres en contiennent davantage et que l'essence se transforme partiellement en résine, à mesure que la maturité se produit. Le rendement varie aussi, selon qu'on a mis ou non les baies macérer avant la distillation : une macération préalable augmente ce rendement.

Cette essence est un liquide incolore ou jaune verdâtre, neutre au tournesol, d'une densité de 0,86 à 0,88. Elle distille entre 155° et 280°, et dévie à gauche la lumière polarisée. Elle se dissout dans 10-12 vol. d'alcool à 85°, dans 1/2 vol. d'alcool absolu et complètement dans l'éther. Elle ne dissout pas la fuchsine à froid, mais la réduit à chaud. L'acide sulfurique la trouble et la colore en jaune rouge foncé ; il se produit alors une élévation de température, avec dégagement de vapeurs. Le mélange, additionné d'alcool, passe au chamois ou au rose sale et reste trouble, même à chaud. Projeté dans l'essence, l'iode y détermine une élévation de température, avec explosion et production de vapeurs violacées. L'essence de Genièvre ne donne pas de camphre solide, sous l'influence du gaz chlorhydrique ; mais, par une longue exposition à l'air, elle laisse déposer des cristaux un peu solubles dans l'eau, très solubles dans l'éther et solubles dans l'alcool bouillant, d'où ils se précipitent à froid.

Cette essence est formée de deux hydrocarbures : l'un ($C^{10}H^{16}$) a une densité de 0,839, bout à 155° et se dissout à peine dans l'alcool à 85°; l'autre ($C^{20}H^{32}$) a une densité de 0,878, bout à 205° et est généralement plus coloré. Celui-ci domine dans les fruits mûrs; le premier est en plus grande proportion dans les fruits verts.

L'essence additionnée peu à peu d'iode *(essence iodée)* ne réagit pas sur l'amidon, possède l'odeur des baies de Genièvre et ne détruit, ni ne jaunit la peau; mais on trouve de l'iode dans l'urine, dans la salive et dans le mucus nasal des malades, qui en font usage *(Heller*, cité par *Dorvault)*.

Huile de Cade

Cette matière est fournie par le Genévrier Oxycèdre ou Cade *(Juniperus Oxycedrus*, L.), qui croît dans le midi de l'Europe. Le Cade se distingue surtout par ses fruits rouges, deux ou trois fois plus gros que ceux du Gevévrier commun. Les osselets contenus dans son fruit sont renflés à la base, comprimés supérieurement, tronqués au sommet et pourvus d'une petite pointe au milieu.

Le bois du Cade, brûlé dans un fourneau sans courant d'air, fournit un liquide noirâtre, fétide *(Huile de Cade)* et d'une saveur âcre, presque caustique.

L'HUILE DE CADE a été beaucoup préconisée contre les maladies de la peau; elle agit comme le goudron, mais avec plus d'énergie; elle paraît efficace contre plusieurs manifestations de la scrofulose, particulièrement contre les ophthalmies chroniques. Son emploi semble devoir être borné à l'usage externe. C'est un excellent parasiticide, mais qui a le défaut de sentir très mauvais et de noircir la peau. On lui substitue la matière huileuse, qui surnage le goudron ordinaire *(Huile empyreumatique)*, et plus souvent encore l'huile du goudron de houille.

Sabine

La Sabine *(Juniperus Sabina*, L., fig. 299), est un arbrisseau dioïque, à feuilles ovales, petites, pointues, convexes sur le dos, imbriquées sur quatre rangs, les plus jeunes opposées, non épineuses. Ses fruits sont pisiformes, charnus, d'un *bleu foncé* à la maturité et portés sur des *pédoncules recourbés*. Elle croit dans les lieux pierreux du midi de l'Europe.

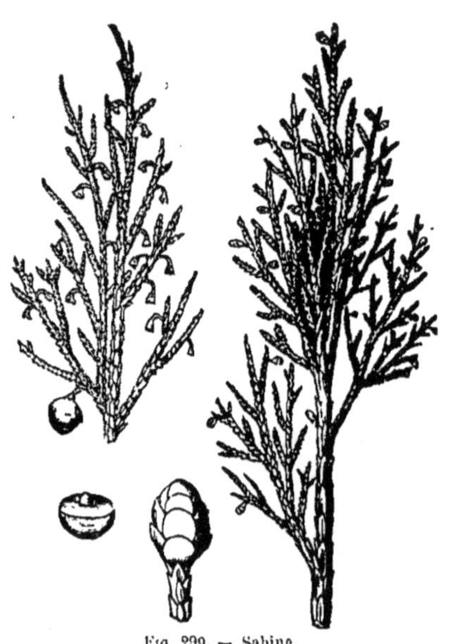

Fig. 299. — Sabine.

Guibourt (7e *édition)* en distingue deux formes ou variétés : 1° *mâle* ou à *feuilles de Cyprès*, haute de 3 à 4 mètres; 2° *femelle* ou à *feuilles de Tamarisc*, plus petite. C'est là une erreur, car ces deux formes existent sur le même végétal. La première, reconnaissable à ses feuilles plus longues, déjetées en dehors, se montre sur les rameaux déjà âgées; la seconde forme, constituée par de très jeunes rameaux, a ses feuilles étroitement appliquées les unes contres les autres, épaisses, concaves et arrondies sur le dos. Cette dernière est la seule médicinale.

Les FEUILLES DE SABINE sont toujours *munies*, *sur le dos*, *d'une vésicule résinifère elliptique*, dont la longueur varie avec celle de l'organe qui la porte. Elles sont d'un vert foncé, âcres, amères et douées d'une odeur spéciale, rappelant celle de certaines résines d'Ombellifères. Les feuilles des plantes ci-après lui sont fréquemment substituées.

Le *J. Phœnicea* L. se distingue de la Sabine, par ses fruits plus gros, *rouges ou luisants à la maturité*, ainsi que par ses feuilles *creusées d'un sillon sur le dos, dépourvues de vésicule résinifère* et, par suite, n'offrant pas l'odeur spéciale de la Sabine.

Les feuilles du *J. virginiana* sont souvent disposées sur trois rangs; leur *fossette résinifère est plus courte, parfois punctiforme ou même nulle.*

Les feuilles du Cyprès sont *pourvues, sur le dos, d'une carène saillante, bordée de chaque côté par un sillon.*

La Sabine doit son odeur à une huile volatile, inégalement répartie dans les divers organes de la plante : les bourgeons en contiennent 2 à 2,75 0/0 et les baies environ 10 0/0.

L'ESSENCE DE SABINE paraît avoir la même composition que l'essence de térébenthine ; mais elle ne donne pas de camphre, avec le gaz chlorhydrique. Elle dévie de 27° à droite la lumière polarisée.

La Sabine est réputée emménagogne et même abortive ; mais elle paraît déterminer l'hyperhémie de l'utérus, plutôt qu'exercer une action excito-motrice sur la fibre utérine, ce qui la distingue de la Rue (Fonssagrives). Hamelin l'a administrée sans succès à des Lapines, d'où semble découler la conclusion que, si la Sabine est d'un emploi dangereux, sa propriété abortive n'est pas suffisamment établie. On l'emploie en poudre, à l'extérieur, comme escharotique, contre les végétations syphilitiques. Donnée à l'intérieur, elle irrite fortement l'intestin, détermine de violentes coliques, des selles sanguinolentes, l'accélération du pouls, etc. On ne doit s'en servir qu'avec une extrême réserve et à la dose de 1 à 3 décigr., au plus.

Les meilleures préparations de Sabine sont évidemment l'alcoolature et l'huile volatile ; mais l'infusion de la plante fraîche est de beaucoup préférable. Toutefois, si la dessication des feuilles a été bien faite, la poudre qu'on en obtient possède une grande activité.

On prescrit surtout l'huile volatile (2 à 10 gouttes), dans une potion de 100 à 200 grammes.

Le **Cèdre rouge** *(Junip. virginiana*, L.) paraît avoir les mêmes propriétés que la Sabine. On l'emploie aux mêmes usages aux État-Unis; ses feuilles semblent être moins actives et fournissent moins d'essence.

Sandaraque

La Sandaraque est produite par le *Callitris quadrivalvis*, Rich. (*Thuya articulata*, Desf.), arbre des montagnes de l'Atlas, en Algérie et au Maroc. Cette résine est en larmes ovoïdes, d'un jaune pâle, fragiles, à cassure vitreuse, de saveur nulle et d'odeur faible, térébinthacée, plus prononcée à chaud. Leur surface est couverte d'une poussière blanchâtre; elles se ramollissent au-dessus de 100° et fondent, en se boursouflant, vers 145°. Leur densité est de 1,066. On y a signalé l'existence de trois résines.

On la mêle frauduleusement au Mastic, dont elle se distingue aisément.

La Sandaraque est en larmes plus allongées, que celles du Mastic et se réduit en poudre sous la dent. Elle est soluble dans l'alcool, à peine soluble dans l'éther et pas du tout dans l'essence de térébenthine, tandis que le Mastic se ramollit sous la dent et se dissout en entier dans l'éther et dans l'essence de térébenthine; l'alcool froid le dissout incomplètement.

Bourgeons de Sapin

Ces bourgeons, improprement dits *de Sapin*, sont fournis par le **Pin de Russie** ou **Pinasse** (*Pinus sylvestris*, L.), arbre pouvant atteindre jusqu'à 40 mètres de hauteur, et qui forme de grandes forêts dans le nord de l'Europe et de l'Asie. Le Pin Sylvestre habite aussi les montagnes de l'Europe centrale (Alpes, Vosges, Cévennes, Pyrénées, etc.). Il fournit la majeure partie du *Goudron* du commerce.

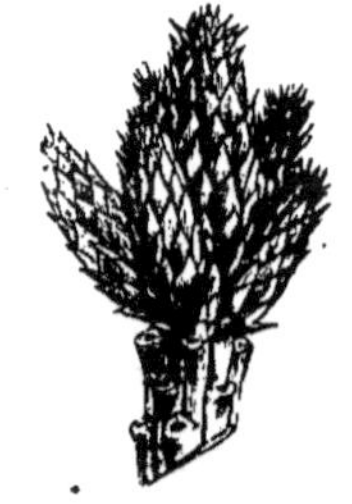
Fig. 300 — Bourgeons de Sapin.

Les bourgeons de Sapin (fig. 300) sont réunis au nombre de 5-6, dont un médian et terminal, plus gros. Ils sont coniques arrondis, revêtus d'écailles rougeâtres, agglutinées et gorgés d'une résine, qui exsude à leur surface, sous forme de larmes. Ils ont une odeur et une saveur résineuses, légèrement aromatiques, et sont employés en infusion, comme excitants, balsamiques et diurétiques.

En les faisant macérer dans de la bière, avec des feuilles de Cochléaria et des racines de Raifort, on obtient une bière antiscorbutique, dite *Sapinette*. C'est avec une bière peu différente, que Cook préserva toujours ses équipages du scorbut.

Les meilleurs bourgeons de Sapin viennent de Russie; ceux des Vosges sont moins aromatiques et plus facilemeut attaqués par les Insectes.

Sève de Pin maritime

Cette matière est extraite du *Pin maritime* ou *Pin de Bordeaux* (*Pinus maritima*, Lamk.; *Pinus Pinaster*, Soland.), grand arbre cultivé dans les Landes de Gascogne, mais originaire du sud-ouest de l'Europe, et qui fournit le liquide oléo-résineux, connu sous le nom de *Térébenthine de Bordeaux*.

En 1854, Lecoy, inspecteur des eaux et forêts, proposa contre les affections de poitrine, sous le nom de *Sève du Pin maritime*, le liquide qui découle des Pins soumis au procédé du docteur Boucherie, pour la conservation du bois. Ce liquide est lactescent, de saveur et d'odeur balsamiques et térébenthinées, non désagréables; selon V. Guibert, il « détermine, dans l'arrière-bouche et dans l'œsophage, une sensation de fraîcheur et même de froid, analogue à celle que l'on ressent par l'ingestion des limonades minérales; cette sensation persiste pendant près d'une demi-heure. »

A faible dose, la Sève du Pin maritime augmente l'appétit et facilite la digestion; à dose plus élévée, elle occasionne de la pesanteur à l'estomac. Elle a été préconisée contre la phthisie commençante; comme l'eau de goudron, elle a paru s'adresser principalement aux symptômes: douleur, toux, expectoration. Sous son l'influence et dès le début, la toux et l'expectoration diminuent. Kérédan l'administre dans les cas où la toux est sèche, l'expiration prolongée, la respiration rude; quand le malade présente une oppression caractéristique et surtout un crachement de sang. Kérédan dit qu'il n'est pas rare d'observer, en peu de jours, un amendement considérable des symptômes.

La sève des Conifères a été analysée par Hartig, qui l'obtint en décortiquant un arbre et raclant, avec un fragment de verre, la surface du bois mis à nu. Le liquide filtré donna de l'albumine, du sucre analogue au sucre de Canne, par sa composition et son pouvoir rotatoire, et des cristaux abondants d'un corps analogue à la salicine.

Écorce de Mélèze

On emploie depuis quelques années, en médecine, l'écorce du Mélèze (*Larix europæa*, DC., *Pinus Larix*, L., *Abies*

Larix, Lamk.; *Larix decidua*, Mill.), grand arbre, qui habite les régions montagneuses de l'Europe centrale et qui produit la *Térébenthine de Venise*.

L'écorce interne du Mélèze a été recommandée, en 1858, par Frizell (de Dublin), comme astringent et expectorant.

Elle se présente en morceaux aplatis ou enroulés, de couleur brun rougeâtre. Privée de sa couche subéreuse, cette écorce est rose clair en dehors, lisse ou brun rosé en dedans; son liber est un peu fibreux et blanchâtre. Elle a une cassure courte, une odeur balsamique, térébenthinée, agréable, et une saveur astringente très prononcée. Stenhouse y a trouvé une abondante proportion d'un tannin, qui donne, avec les sels de fer, un précipité vert olive. Il y a signalé aussi la présence d'un principe cristallisable, nommé *Larixine* ou *acide Larixinique* ($C^{10} H^{10} O^{5}$), voisin du pyrogallol et de la pyrocatéchine, mais qui préexiste dans l'écorce. La Larixine est partiellement entraînée par la distillation du liquide, dans lequel on a fait digérer l'écorce. Ses solutions sont colorées en pourpre, par le chlorure ferrique.

L'écorce du Mélèze est prescrite sous forme de teinture alcoolique, comme expectorant, dans la bronchite chronique. On la donne aussi contre les hémorragies internes.

Manne de Briançon. — Pendant les jours secs et chauds de l'été, les feuilles et les jeunes rameaux du Mélèze se recouvrent d'une matière sucrée, blanche, employé jadis, comme laxative.

Cette Manne se présente en petites larmes opaques, souvent oblongues et creusées en gouttières, incrustées sur les feuilles du Mélèze. Elle a une saveur douce et une odeur faible. Berthelot y a trouvé un sucre particulier, qu'il a nommé *Mélézitose*.

La Mélézitose ($C^{12} H^{22} O^{11}$) est en petits cristaux courts, durs et brillants, de saveur sucrée faible, fusibles à 140°, solubles dans l'eau, peu solubles dans l'alcool bouillant, presque insolubles dans l'alcool froid, insolubles dans l'éther. Ce corps offre les réactions générales du sucre de Canne, dont il diffère seulement par un pouvoir rotatoire un peu plus grand et en ce qu'il fermente moins facilement.

PRODUITS RÉSINEUX DES CONIFÈRES

On retire des Conifères un certain nombre de produits résineux, qui en découlent spontanément ou que l'on en obtient, à l'aide d'opérations spéciales. Les plus connus sont ceux que l'on désigne sous le nom de *Térébenthine*, nom que les anciens donnaient seulement à la résine du Térébinthe (*Pistacia Terebinthus*, L.). Aujourd'hui, on appelle *Térébenthine* tout produit végétal, coulant ou liquide, composé d'une résine et d'une huile volatile, sans acides benzoïque ou cinnamique. C'est ainsi que les baumes de Copahu, de la Mecque, etc., sont rangés parmi les Térébenthines.

H. von Mohl a publié, sur la répartition des matières résineuses dans les Conifères, une série d'articles, dont nous allons donner un résumé.

Dans l'écorce, les organes sécréteurs de la résine sont toujours des espaces intercellulaires, situés dans le parenchyme et environnés par une couche simple ou multiple de petites cellules étroitement unies, qui produisent la résine et la versent dans la cavité qu'elles entourent. Ces cavités sont de trois sortes : 1o des *canaux résinifères, verticaux*, rectilignes (un peu sinueux dans les tiges plus âgées), s'abouchant les uns dans les autres, situés en dehors du liber, dans la couche herbacée, souvent visibles à l'œil nu et disposés en un ou plusieurs cercles concentriques; 2o des *cavités isolées*, globuleuses ou lenticulaires, closes, situées aussi dans la couche herbacée et entremêlées aux canaux résinifères ou les remplaçant; elles se forment plus tard que les canaux et manquent dans certaines espèces; 3o des *canaux horizontaux*, à direction radiale, ne communiquant pas entre eux, situés dans la zone libérienne, devant une partie des rayons médullaires corticaux et plus larges que les grands rayons médullaires du bois, dont ils forment la continuation; ils manquent dans les *Abies sibirica*, *pectinata*, etc., qui sont dépourvus de canaux résineux, dans leurs rayons médullaires ligneux. Les canaux de cette troisième catégorie s'élargissent à mesure que l'arbre vieillit, tandis que ceux de la première tombent avec le périderme, par les progrès de l'âge.

Dans le bois, on trouve des canaux horizontaux et verticaux, sauf chez les *Abies pectina* et *sibirica*. Les *canaux horizontaux* occupent le centre des grands rayons médullaires et sont entourés de cellules sécrétantes à parois minces. Les *canaux verticaux* sont dispersés sans ordre, surtout dans les couches ligneuses moyennes et externes; ils sont plus grands que les canaux horizontaux. La grandeur et surtout le nombre des canaux verticaux sont en rapport avec l'abondance de l'écoulement résineux. H. Mohl a compté ces canaux, dans des sections égales, pratiquées sur le *Pinus nigricans*, qui les a très larges et fournit une énorme quantité de résine, et sur le *Picea excelsa*, qui les a fort étroits et donne fort peu de résine. Il a trouvé que leur nombre, dans le *Pinus*, est à celui des canaux du *Picea* : : 190 : 78. Dans les vieilles couches ligneuses, la résine pénètre la membrane des cellules, remplit par places la cavité des fibres et s'amasse dans les fissures du bois.

Comme H. Mohl, Schacht a soutenu que l'*Abies pectinata* ne renferme pas de canaux destinés à servir de réservoir pour la résine.

Un botaniste distingué de l'Allemagne, Dippel, a publié, sur l'histologie des Conifères, un travail très intéressant, dans lequel il parle des canaux résineux de l'*Abies pectinata* et de l'origine de la résine qui s'y trouve. Selon Dippel, les réservoirs de la résine sont constitués, dans cette espèce, soit par des cellules isolées, soit par des cellules réunies en groupes, soit enfin par de vrais canaux.

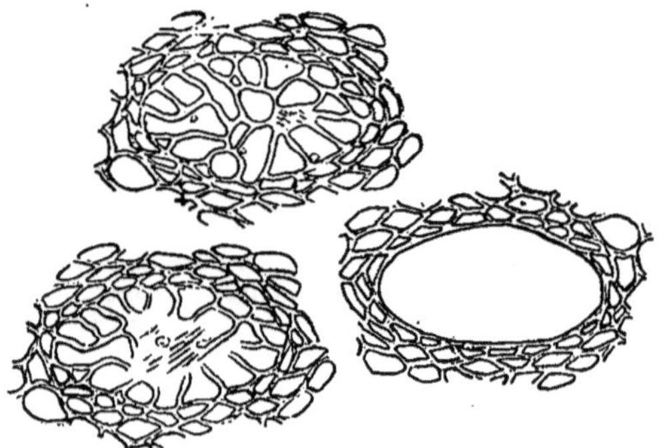

FIG. 301. — Canaux résineux du *Pinus sylvestris*.

Les *cellules isolées* se trouvent dans cette partie des couches de l'année, qui est formée de cellules larges et à minces parois, presque jamais dans celle qui se compose de cellules épaissies et aplaties, suivant une direction rayonnante.

Les *groupes de cellules* sont accompagnés d'un *parenchyme ligneux*, qui transporte de l'amidon et quelquefois aussi de la résine, dans un âge très avancé.

Les *canaux résineux* résultent de la résorption de parois cellulaires adossées ; ils sont entourés d'un *parenchyme*, qui transporte de l'amidon, et affectent, dans leur situation, des rapports remarquables avec les rayons médullaires (fig. 301).

Selon Dippel, la résine prend son origine dans le *parenchyme li-*

gneux et provient de la transformation de l'amidon, que les cellules renferment en hiver. Si la cellule se désorganise en même temps, c'est seulement dans les canaux résineux anciens et dans leur partie centrale. Le phénomène est secondaire; il est la conséquence et non la cause de la formation de la résine. Voici comment cette dernière se produit: L'amidon, que les cellules des rayons médullaires et du parenchyme ligneux renferment en grande quantité, pendant l'hiver, se détruit pendant la période de végétation, perd de l'oxygène et se transforme en eau et en essence de térébentine, d'après la formule :

$$5\ C^{12}H^{10}O^{10} = 3\ C^{20}H^{16} + 2\ HO + 48\ O.$$

Une partie de l'essence se transforme immédiatement en résine, par absorption d'oxygène :

$$2\ C^{20}H^{16} + 6\ O = C^{40}H^{30}O^{4} + 2\ HO;$$

l'autre partie est employée à dissoudre la résine, jusqu'à ce que (si cela arrive réellement) toute l'essence soit convertie en résine et que celle-ci ait atteint sa plus grande densité; après quoi elle n'augmente plus de quantité (extrait du *Bull. de la Société botanique de France*, t. XI, 1864; *Revue bibliographique*, B., p 55).

Selon Le Maout, les cavités lenticulaires, qui existent entre deux fibres juxtaposées, se remplissent de térébenthine; celle-ci pénètre dans l'intérieur de la cavité des fibres, qu'elle détruit peu à peu; il en résulte des dépôts résineux, qui forment des lacunes souvent considérables dans le bois des arbres verts.

Voici un tableau de la répartition des réservoirs résinifères, d'après les travaux de Ph. Van Tieghem :

Racines sans canaux sécréteurs. Canaux de la tige.	nuls.	*Taxus.*
	situés dans le parenchyme cortical.	seulement : *Cryptomeria, Podocarpus, Dacrydium, Taxodium, Cunninghamia, Tsuga.*
		et dans la moelle. . . . . *Gincko.*
Racines et parenchyme cortical de la tige pourvus de canaux.	Racine pourvue d'un seul canal central : *Cedrus, Abies, Pseudo-Larix.*	
	Racine et tige pourvues de plusieurs canaux situés dans. . . .	le bois des faisceaux de la racine et de la tige : *Pinus, Larix, Picea Pseudo-Tsuga.*
		le liber des faisceaux de la racine et de la tige : *Araucaria, Biola, Widdringtonia, Thuia Cupressus.*

Térébenthine du Mélèze

La Térébenthine du Mélèze, aussi appelée **Térébenthine de Venise,** vient de la Suisse, et surtout du Tyrol.

Pour l'obtenir, on pratique dans le tronc, au printemps, avec une tarière, des trous qui pénètrent jusqu'au centre du Mélèze. Ces trous sont ensuite fermés jusqu'en automne, époque à laquelle on les ouvre pour en retirer la térébenthine. Jadis les trous restaient ouverts et l'on y adaptait un canal, qui conduisait la matière dans un réservoir. Mais cette pratique épuisait l'arbre, en augmentant son rendement, et en rendait le bois moins bon.

La Térébenthine ainsi obtenue est filtrée ou mise reposer par grandes masses et ensuite décantée. C'est alors une substance semi-liquide, de couleur verdâtre ou jaune pâle, transparente, mais un peu nébuleuse, et légèrement fluorescente. Elle a une saveur aromatique, très âcre et très amère, une odeur particulière, forte, mais non désagréable.

Son amertume est peut-être due à de la *Pinipicrine* ($C^{22} H^{36} H^{11}$), principe qui existe dans l'écorce et dans les aiguilles du *Pinus sylvestris*.

La Térébenthine du Mélèze *n'est pas solidifiable par 1/16 de magnésie*. Elle est soluble dans l'acide acétique cristallisable, l'alcool amylique et l'acétone. Sa solution alcoolique est limpide et possède une réaction acide, qui se retrouve dans l'eau chaude, que l'on agite avec elle. Cette réaction, attribuée à de l'acide formique, est due peut-être aussi à de l'acide succinique. Étendue en couche mince, sur une feuille de papier, la Térébenthine du Mélèze conserve sa consistance et *ne se recouvre pas*, en quinze jours, d'*une pellicule sèche et cassante*. Elle dévie à droite la lumière polarisée; cette propriété est due à la résine qu'elle renferme.

C'est la Térébenthine la plus employée en pharmacie, en raison de la rareté de celle du Sapin. Elle renferme environ 15 à 20 0/0 d'une huile volatile ($C^{10} H^{16}$), qui bout à 157° et qui dévie à gauche la lumière polarisée, mais dont le pouvoir rotatoire est très faible : il n'est que de 5,24, pour l'essence retirée par la distillation avec de l'eau. Selon Unverdorben, sa résine contient les acides *Pinique*, *Sylvique*, *Succinique* et *Formique*, qui donnent à ses solutions alcoolique ou aqueuse une réaction acide. Cette résine est soluble dans 2 0/0 d'alcool à 75° ; elle dissout plus abondamment dans l'alcool concentré.

Térébenthine de Strasbourg

Cette Térébenthine, aussi appelée **Térébenthine d'Alsace** et

Térébenthine au citron, est produite par l'*Abies pectinata*, DC. *(Pinus Picea*, L.).

Elle forme, à la surface de l'écorce des jeunes tiges de l'arbre, des sortes de petites ampoules saillantes, que l'on crève avec un cornet en fer-blanc. Par la filtration au soleil ou par un long repos, elle devient transparente et constitue un liquide fluide, d'une odeur suave et citronnée, d'une saveur peu âcre et peu amère. Mise dans des vases non fermés, elle se colore en jaune et *se couvre d'une pellicule dure et cassante;* étendue en couche mince sur du papier, elle se dessèche complètement en quarante-huit heures. Enfin, l'alcool la dissout imparfaitement et *elle est solidifiée par 1/16 de magnésie calcinée.* Il est donc facile de la distinguer de la térébenthine du Mélèze.

Caillot a trouvé, dans la Térébenthine de Strasbourg, un peu d'*acide Succinique;* 10,85 d'une résine non saponifiable, soluble en toutes proportions dans l'alcool et facilement cristallisable, qu'il a nommée *Abiétine;* 46,39 d'une résine acide, saponifiable, soluble en toutes proportions dans l'alcool et qu'il a appelée *acide Abiétique;* 33,50 d'huile volatile, etc. Selon Flückiger, cette térébenthine contient 72,2 0/0 de matières résineuses *(acides Sylvique, Pinique*, etc.), avec 27, 8 0/0 d'essence bouillant à 163° et déviant de 8° à gauche la lumière polarisée [1].

La Térébenthine de Strasbourg est rare et fort chère. Elle vient des Vosges et des Alpes. C'est la Térébenthine officinale du *Codex*, pour la préparation des pilules solidifiées par la magnésie; mais la faible quantité qu'on en retire du Sapin argenté ne suffirait pas aux besoins de la thérapeutique. Aussi pensons-nous qu'on lui substitue d'ordinaire la Térébenthine du Pin maritime. Les appellations commerciales, consacrées par quelques auteurs, ont permis la confusion entre cette Té-

[1] Dans son *Histoire des Drogues*, Flückiger dit qu'il en a retiré, par distillation avec l'eau, 24 0/0 d'une essence, qui dévie à gauche la lumière polarisée. Après avoir été conservée pendant 2 ans et 1/2, cette essence s'était épaissie et déviait la lumière à droite. Le même auteur dit que l'essence retirée des cônes du Sapin est plus odorante et dévie la lumière polarisée de 51° à gauche.

rébenthine et celle du Mélèze, que l'on appelle improprement *Térébenthine de Strasbourg*, tandis que la Térébenthine du Pin argenté est parfois appelée *Tér. de Venise*, nom qui devrait être réservé exclusivement à la Térébenthine du Mélèze.

Baume du Canada

Cette Térébenthine est fournie par l'*Abies balsamea*, Mill. *(Pinus balsamea*, L.), arbre très voisin du Sapin argenté, et qui habite le nord de l'Amérique, depuis le Labrador et le Canada, jusqu'aux montagnes de la Virginie.

Le Baume du Canada est obtenu, soit en crevant les vésicules qui se forment sous l'écorce, soit en pratiquant des incisions à l'arbre. C'est une matière liquide, de couleur jaune paille, un peu verdâtre, transparente ou un peu nébuleuse; en vieillissant, elle prend une couleur jaune d'or et se recouvre d'une pellicule très sèche. Sa saveur est âcre, un peu amère et son odeur très suave.

Le *Baume du Canada* est solidifiable par 1/16 de magnésie, imparfaitement soluble dans l'alcool absolu, soluble dans le chloroforme, la benzine, l'éther et l'alcool amylique chauds. Ces dissolutions ont une réaction acide. Il dévie à droite la lumière polarisée, que son essence dévie à gauche, au contraire.

Cette essence est incolore et possède une odeur analogue à celle de l'essence de Térébenthine commune. Sa proportion varie avec les échantillons et avec le mode opératoire. Flückiger en a obtenu de 17 à 24 0/0. Il attribue au Baume du Canada la composition suivante : *Huile essentielle*, 24; *Résine soluble dans l'alcool bouillant*, 60; *Résine soluble seulement dans l'éther*, 16.

Gubler et Ricord emploient le baume du Canada, contre la blennorrhée et les catarrhes chroniques de la vessie.

Selon Hanbury, une partie du baume du Canada est fournie par le *Pinus Fraseri*, Pursh, des montagnes de la Pensylvanie, de la Virginie, etc.

L'*Abies canadensis*, Michx, passe pour produire une Térébenthine analogue, qui, purifiée, est officinale aux États-

Unis. Les feuilles de ce Sapin donnent, par distillation, une huile essentielle, très employée. Enfin, l'écorce de cet arbre est usitée dans le tannage.

Poix de Bourgogne

Cette substance, aussi appelée **Poix blanche**, est retirée de l'*Abies excelsa* DC. (*Pinus Abies*, L.), grand arbre du Nord et des montagnes de l'Europe centrale, d'où il s'étend, au sud, jusqu'aux Pyrénées. On la récolte principalement en Finlande; une petite quantité vient du Jura bernois et de l'Autriche. La production de cette Poix, dans le duché de Bade, jadis considérable, a beaucoup diminué, en raison de l'épuisement des arbres appartenant à des particuliers et par suite de la défense de récolter la résine, dans les forêts domaniales des États de Bade et de Wurtemberg; aussi, la majeure partie de celle qu'on en exporte paraît-elle y être fabriquée artificiellement.

La Poix de Bourgogne est obtenue par des incisions en forme de gouttières faites à l'arbre. D'abord incolore, demi-fluide et trouble, elle ne tarde pas à se solidifier, en coulant sur le tronc, se colore et prend une odeur assez forte, non désagréable. Détachée et fondue avec de l'eau, dans une chaudière, elle donne une résine opaque, solide et cassante à froid, d'*une couleur fauve assez foncée;* elle prend, avec le temps, la forme des vases qui la contiennent. Son odeur est assez forte, presque balsamique et sa saveur *douce, parfumée, non amère.*

La Poix de Bourgogne est une Térébenthine solide, contenant une petite quantité d'essence lévogyre. Elle se dissout dans l'acide acétique cristallisable, dans l'acétone, dans l'alcool absolu et même dans l'alcool à 75°. Sa solubilité diminue par la présence de l'eau, de l'essence et surtout par la formation d'*acide Abiétique* dans la résine

Elle adhère fortement à la peau, mais coule en dehors du point d'application; on obvie à cet inconvénient, en y ajoutant de la cire (*cire* 1 p., *poix* 3 p.) : c'est l'*Emplâtre de Poix de Bourgogne*, du Codex.

La Poix de Bourgogne vient de la Finlande, de la Forêt-Noire, du grand duché de Bade, de l'Autriche et de la Suisse.

On substitue souvent à la Poix de Bourgogne, une *Poix blanche factice*, que l'on prépare en ajoutant, soit à du galipot, soit à de la poix-résine, un peu de Térébenthine de Bordeaux ou d'essence de Térébenthine : on fond avec de l'eau et l'on brasse, pour opérer le mélange.

Le produit est presque blanc ou jaune pâle et très amer ; il a l'odeur forte de la Térébenthine de Bordeaux ; enfin, il est complètement soluble dans l'alcool, tandis que la Poix blanche véritable s'y dissout imparfaitement.

Flückiger rapporte que, dans les établissements du pays de Bade, où l'on fabrique la Poix de Bourgogne, le galipot de Bordeaux et la colophane d'Amérique sont employés à cette fabrication en quantités plus considérables que la résine récoltée dans le pays.

Selon Hanbury, la substance vendue comme Poix de Bourgogne, en Angleterre, est un mélange de colophane et d'huile de Palme ou de tout autre corps gras, qu'on agite avec de l'eau, pour le rendre opaque. Cette fausse Poix varie du jaune clair au brun jaunâtre et contient des cavités remplies d'air ou d'eau. En la traitant par l'acide acétique cristallisable, on en sépare la matière grasse, qui surnage.

La Poix blanche artificielle est moins irritante que la Poix blanche naturelle et ne peut lui être substituée.

Térébenthine de Bordeaux

Cette substance, aussi appelée **Térébenthine commune**, est obtenue du Pin maritime cultivé dans les Landes de Gascogne. Elle découle d'entailles pratiquées sur le tronc, avec une hache, et s'accumule dans un trou fait au pied de l'arbre. On la filtre, soit au soleil, dans des caisses percées de petits trous, soit dans des filtres de paille, après l'avoir fluidifiée par la chaleur, dans une chaudière.

Par le premier procédé, on obtient une Térébenthine plus odorante, dite *Térébenthine au soleil*.

La Térébenthine de Bordeaux est généralement colorée, trouble, épaisse, grenue, entièrement soluble dans l'alcool, *solidifiable par 1/32 de magnésie ;* son odeur est désagréable, sa saveur âcre, amère et nauséeuse. Elle se dessèche complètement en 24 heures, quand on l'expose à l'air en couche mince ; enfin, en vase clos, elle se sépare avec le temps en deux couches : une supérieure transparente et jaunâtre, une inférieure épaisse et comme cristalline. Sa propriété siccative montre qu'elle est très oxydable dans le sang ; aussi répond-elle mieux que d'autres à l'indication de guérir les flux muqueux et purulents des reins, de la vessie et de l'urèthre (Gubler).

Térébenthines d'Amérique

Les Américains du Nord emploient deux sortes de Térébenthines fournies, l'une par le Pin des marais *(Pinus palustris*, Mill. ; *P. australis*, Michx.), l'autre, par le Pin d'encens *(P. Tæda*, L.).

La première est connue sous le nom de **Térébenthine de Boston ;** la seconde est appelée **Térébenthine de la Caroline.** Confondues par Holmes et par Hanbury, dans un même article, ces deux résines sont distinguées par Bentley et Trimen, qui leur consacrent des chapitres distincts, bien que leurs différences ne soient pas indiquées. Ces deux sortes étaient surtout usitées en Angleterre, avant la guerre de la Sécession ; à cette époque, le blocus des ports du Sud rendit la Térébenthine américaine si rare, que les Anglais tirèrent leur Térébenthine des autres pays. Actuellement, cette substance leur vient surtout de France, selon Hanbury. D'autres auteurs (H. Baillon), disent qu'elle continue à être importée en Angleterre, en quantités énormes, et Bentley et Trimen rapportent qu'elle est seule inscrite dans les Pharmacopées de l'Angleterre, de l'Inde et des Etats-Unis.

La Térébenthine d'Amérique est extraite surtout du *Pinus australis*. Pour l'obtenir, les ouvriers font à l'arbre, pendant l'hiver, avec une petite hache, des sortes de creux en forme de poches appelées *Boxes*. Ces *boxes*, qui ne doivent pas atteindre le centre de l'arbre, ont une profondeur de dix centimètres au-dessous de la lèvre inférieure de la plaie et doivent contenir environ un litre de matière. Celle-ci en est enlevée à l'aide d'une cuiller et versée dans des barils. La Térébenthine ainsi recueillie est appelée *Dip;* celle qui découle la première dans le boxe est la meilleure et reçoit le nom de *Virgin Dip.* Celle qui découle spontanément et se concrète, sur le tronc, est désignée, par les Américains, sous le nom de *Scrape;* les droguistes anglais l'appellent *Common Frankincense* et *Gum Thus :* ce produit correspond à notre *Galipot.*

La Térébenthine d'Amérique est une substance visqueuse, de couleur jaunâtre, un peu opaque, mais devenant transparente quand on l'expose à l'air. Elle coule difficilement. Son odeur est agréable, mais forte ; sa saveur chaude et un peu amère. Conservée longtemps dans un vase, elle se sépare en 2 couches : la supérieure claire et fluorescente; l'inférieure trouble ou granuleuse. Selon Hanbury, cette dernière contient un grand nombre de cristaux d'acide abiétique, qui se dissolvent à chaud. Quand elle a été filtrée, cette Térébenthine est transparente et de couleur un peu ambrée. Elle dévie à gauche la lumière polarisée, tandis que son essence est dextrogyre.

On connaît quelques autres sortes de térébenthines : la **Térébenthine d'Allemagne,** que l'on obtient des *Pinus austriaca,* L.; *P. sylvestris,* L.; *P. rotundata,* L.; le **Baume de Riga ou des Carpathes,** qui est liquide, transparent et est obtenu des pousses du Pin Alviez (*Pinus Cembra,* L.) ; le **Baume de Hongrie,** fourni par le Pin Mugho (*Pinus Mugho* Mill.), qui donne, par la distillation, une sorte d'essence d'un jaune d'or et d'odeur agréable, nommée *Huile de Templin;* la **Térébenthine d'Amérique,** fournie par le Pin Weymouth (*Pinus Strobus,* L.), etc.

Galipot ou Barras

Cette substance est surtout retirée du Pin maritime. C'est la Térébenthine épaisse, qui découle des entailles de l'arbre, pendant l'arrière-saison et se concrète à la surface de l'écorce.

Le Galipot se présente sous forme de croûtes épaisses, solides, sèches, grenues, à demi opaques et d'un blanc jaunâtre. Il a l'odeur de la Térébenthine, une saveur amère et fournit, par la distillation, une essence connue sous le nom d'*Huile de raze*.

En Amérique et en Angleterre, on employait jadis comme encens, sous les noms de *Gum Thus* et de *Common Frankincense*, une sorte de Galipot provenant du *Pinus Tæda* et du *P. australis*. A l'état frais, cette résine est semi-opaque, jaune pâle, un peu molle et possède une odeur de Térébenthine. Elle est, d'ordinaire, salie par diverses impuretés : feuilles, bois, terre, etc. Elle durcit, avec le temps, devient sèche et cassante et acquiert une couleur plus foncée, avec une odeur plus douce. A chaud, elle émet une odeur agréable, d'où son usage comme encens. On ne l'emploie guère aujourd'hui, en Angleterre, que pour la confection de quelques emplâtres.

Produits de la distillation des Térébenthines

Les diverses Térébenthines, que nous venons de passer en revue, se dédoublent, par distillation, en deux produits distincts : 1° une substance liquide (*Essence de Térébenthine*), qui se volatilise et va se condenser dans des récipients appropriés ; 2° une substance solide à froid, qui reste dans la cucurbite et qu'on appelle *Colophane*.

Essence de Térébenthine et dérivés de cette essence, employés en médecine

Essence de Térébenthine. — Le liquide obtenu de la distillation de la Térébenthine est légèrement visqueux, ordinairement coloré : c'est l'*Essence de Térébenthine brute*. Cette essence est constituée surtout par du *Térébenthène*, bouillant à 156°. Elle contient aussi des carbures plus volatils, des produits plus fixes, formés par du Térébenthène oxydé, et une petite quantité de Cymène, résultant de l'action de l'oxygène atmosphérique sur l'essence. L'essence de Térébenthine offre assez ordinairement un pouvoir rotatoire inverse de celui de la Térébenthine qui l'a produite ; toutefois, la Térébenthine de Bordeaux et la Térébenthine de Strasbourg, qui sont lévogyres, fournissent une essence également lévogyre.

Récemment préparée, l'essence de Térébenthine est incolore et neutre au tournesol ; elle jaunit bientôt, s'épaissit et prend une réaction acide, due à la production d'acides acétique et formique. Les vieilles essences contiennent souvent, lorsqu'elles sont humides, des cristaux brillants, constitués par un hydrate de Térébenthène.

L'essence de Térébenthine dissout les corps gras, les matières résineuses ; elle est soluble dans l'alcool absolu ; l'alcool à 85° en dissout environ 1/10 de son poids. Distillée dans le vide, au bain-marie, en présence d'un carbonate alcalin, l'essence de Térébenthine fournit un liquide autrefois désigné sous le nom d'*Essence de Térébenthine rectifiée* et que l'on appelle actuellement le *Térébenthène.*

Le TÉRÉBENTHÈNE pur ($C^{10} H^{16}$) est un liquide incolore, mobile, d'odeur spéciale bien connue ; il brûle avec une flamme éclairante, fuligineuse, et bout à 156°,5 (Riban), ou entre 159°,5 et 163° (Berthelot). Riban l'a obtenu, par distillation fractionnée, en recueillant le liquide qui passe vers 156°,5.

A la température de 250°, le pouvoir rotatoire du Térébenthène est modifié et diminué. Comme le pouvoir rotatoire de l'essence de Citron ne diminue pas, par la surchauffe, une diminution de ce pouvoir, dans l'essence de Citron surchauffée, permettrait d'y reconnaître le mélange frauduleux d'essence de Térébenthine.

Au dessus de 300°, le Térébenthène commence à se décomposer, en dégageant des gaz. A la chaleur rouge, il se détruit complètement, en donnant de la *Benzine*, du *Toluène*, du *Cumolène*, du *Cymène* et de la *Naphtaline* (Berthelot).

Le Térébenthène absorbe l'oxygène de l'air, devient visqueux et se résinifie, tandis qu'il se dégage de l'acide carbonique et qu'il se produit de l'*acide acétique*, de l'*acide formique* et du *Cymène* ($C^{10} H^{14}$), en même temps que de l'eau. Une partie de l'oxygène absorbé est emmagasinée dans le liquide, qui devient un oxydant énergique, capable de transformer l'acide sulfureux en acide sulfurique, de suroxyder l'acide arsénieux, les protosels de fer, etc. Le carbure, alors désoxydé, reprend sa propriété oxydante, par une nouvelle aération.

Le Térébenthène dissout le soufre, le phosphore et se combine avec différents corps. Selon Kœhler et Schimpff, la dissolution du phosphore, dans le Térébenthène, constitue une véritable combinaison : il se formerait un acide *Térébenthophosphoreux*, complètement inoffensif et éliminable par les urines. C'est ainsi que l'on pourrait expliquer l'action favorable de l'essence de Térébenthine, dans l'empoisonnement par le phosphore, action que Personne rapportait à la propriété oxydante du Térébenthène. D'après cette dernière théorie, le Térébenthène fournit au sang l'oxygène, que le phosphore tend à lui soustraire et en permet ainsi l'hématose.

Le Térébenthène dissout l'iode et se colore en vert foncé. L'acide sulfurique agit vivement sur lui, avec production de chaleur ; l'acide nitrique s'y combine en dégageant d'abondantes vapeurs rutilantes. Un mélange de ces deux acides détermine une élévation de température capable d'enflammer le Térébenthène.

Traité par l'acide chlorhydrique gazeux, le Térébenthène s'y combine avec dégagement de chaleur et formation de deux monochlorhydrates isomériques, l'un liquide, l'autre solide. Ce dernier, étant convenablement purifié, se présente en cristaux pennés, blancs, mous comme de la cire, d'une odeur camphrée, insolubles dans l'eau, solubles dans l'alcool, l'éther et l'acide acétique cristallisable.

Ce monochlorhydrate solide, que l'on a nommé *Camphre artificiel*, a pour formule : $C^{10} H^{16}$, H Cl. Il a un pouvoir rotatoire de même sens que le Térébenthène, dont il provient, se sublime à une basse température et bout à 208°, en dégageant des vapeurs d'acide chlorhydrique.

Si l'on fait agir le gaz chlorhydrique, sur le Térébenthène dissous dans l'alcool, l'éther ou l'acide acétique cristallisable, on obtient un corps isomérique avec le *Bichlorhydrate de Citrène,* corps appelé *Bichlorhydrate de Térébenthène* et qui a pour formule : $C^{10} H^{16}$, 2 H Cl.

Ce bichlorhydrate ne nous intéresse que par ses dérivés.

Bouilli avec de la potasse alcoolique ou avec de l'alcool aiguisé d'acide chlorhydrique, il se change en *Terpinol* ($C^{10}H^{16}$, $2H^2O$) ; distillé sur la chaux, il donne un carbure liquide d'odeur citronnée ; traité par le potassium (Deville) ou par le sodium (Berthelot), il perd son acide chlorhydrique et se change en un carbure liquide ($C^{10}H^{16}$) possédant l'odeur du *Citrène :* Berthelot a nommé ce carbure *Terpilène.*

Terpine. — Lorsque le Térébenthène est abandonné au contact de l'eau, il s'y dépose des cristaux formés par du Térébenthène hydraté. Ces cristaux, que l'on appelle : *Hydrate d'essence de Térébenthine*, *Bi-hydrate de Térébenthène* et *Terpine*, se forment spontanément aussi dans les vieilles essences de Térébenthine exposées à l'air et à l'humidité. Comme ce mode de production est très lent, on emploie un procédé plus rapide, pour les obtenir.

Wiggers remarqua qu'il se dépose d'abondants cristaux d'hydrate, dans un mélange d'essence de Térébenthine, d'alcool et d'acide nitrique, mélange fort usité en Allemagne, pour la médecine vétérinaire. Il conseilla donc de préparer cet hydrate, avec un mélange de ce genre, mais dont la formule fut modifiée par Deville, comme suit :

Térébenthène récemment distillé, 4 litres ; *alcool à 80°*, 3 litres ; *acide nitrique ordinaire*, 1 litre, mêlez et agitez fréquemment : au bout d'un mois ou six semaines, surtout en été, il s'est produit environ 250 gr. de cristaux, dont la proportion augmente peu à peu et peut atteindre 1 kil. Pour obtenir un résultat plus rapide, Berthelot recommande de verser le mélange dans des vases plats. On ignore comment se produit la réaction.

Comme la Terpine se dépose dans l'essence de Térébenthine simplement hydratée, il semble que l'alcool, ni l'acide nitrique ne sont indispensables à sa production. Deville et Berthelot ont remplacé, en effet, l'alcool par l'esprit de bois, la benzine, l'éther, l'acétone, etc.

L'alcool agit peut-être comme dissolvant, peut-être comme agent d'hydratation. L'acide nitrique a une action fort obscure, mais sa présence paraît nécessaire, bien qu'il ne soit pas détruit par la réaction. Peut-être agit-il comme oxydant immédiat, à la condition de se régénérer aux dépens de l'oxygène emmagasiné par l'essence. On pourrait le supposer d'autant mieux et rapporter au seul oxygène la formation de la Terpine, qu'il s'en produit spontanément dans les vieilles essences et que, d'autre part, on obtient rapidement des cristaux d'hydrate, en traitant l'essence de Térébenthine par de l'eau oxygénée. La réaction commence immédiatement et, au bout d'une heure, on aperçoit déjà un commencement de cristallisation. En employant de l'eau fortement oxygénée, on obtient un résultat plus rapide et les expériences, faites par M. Jacquet, l'un de nos élèves de l'Hôtel-Dieu de Lyon, semblent montrer qu'on pourrait, en cinq ou six jours au plus, obtenir par ce moyen la totalité de la Terpine.

C'est sans doute en se basant sur des considérations ou des recherches de ce genre, que l'on est arrivé à proposer le procédé ci-après :

On met dans des flacons de Woulf, un mélange fait avec : *alcool* à 80°, 3 p. ; *essence de Térébenthine*, 4 p. ; *acide azotique* 1 p. ; l'appareil est exposé au soleil et, à l'aide d'un aspirateur, on le fait traverser par un courant d'air, pendant quatre jours. Après ce temps, on sépare, par décantation, la couche supérieure du mélange, on la lave et la liqueur de lavage est ajoutée au liquide, qui formait la couche inférieure, liquide que l'on a préalablement additionné d'eau. Au bout de quelques heures, le mélange laisse déposer une certaine quantité de cristaux. Dans ce procédé, si l'acide nitrique a été l'agent oxydant, il semble que son action a été beaucoup aidée par l'oxygène de l'air ; ainsi paraît justifiée la théorie émise ci-dessus.

Quoi qu'il en soit des causes de leur apparition, les cristaux de Terpine ainsi obtenus sont d'ordinaire colorés et plus ou moins souillés par des matières huileuses. On les en débarrasse, en les comprimant dans du papier à filtrer et on les purifie, par des cristallisations successives dans l'alcool, après avoir eu le soin de saturer, avec de la potasse, l'acide nitrique qu'ils pouvaient contenir.

La TERPINE ($C^{10}H^{16}, 2H^2O + H^2O$) se présente sous formes de prismes droits à base rhombe, limpides, souvent volumineux, plus ordinairement assez petits, d'une densité de 1,0994, solubles dans l'essence de térébenthine, l'éther, les huiles grasses ; l'alcool à 85° en dissout 14,9 0/0 ; ils se dissolvent dans 200 parties d'eau froide et dans 22 parties d'eau bouillante. Ces cristaux fondent mal dans la bouche, y déterminent la sensation d'un corps siliceux et provoquent tout d'abord une légère nausée.

La Terpine du commerce est fréquemment un peu grisâtre et possède une odeur térébenthinée-camphrée. Une Terpine à cristaux incolores et brillants, que nous avons sous les yeux, a une odeur benzinée, faible. La Terpine pure est inodore.

Traitée par l'acide sulfurique concentré, la Terpine se dissout avec une coloration rouge ; le liquide étendu d'eau laisse précipiter une matière résineuse verdâtre.

Cette dernière réaction a été mise à profit, pour la recherche de la Terpine, dans les urines des malades soumis à l'action de ce médicament. Voici comment l'on opère :

On agite 100 centimètres cubes d'urine, avec 40 centimètres cubes d'éther ; on sépare la liqueur éthérée et on la fait évaporer dans une capsule. Si l'on fait tomber alors, sur les bords de la capsule, une goutte d'acide sulfurique concentré, il se produit une coloration d'abord jaune, puis rose foncé. — G. Sée a remarqué, en outre, que la matière retirée de l'urine offre une odeur de Jacinthe et de citron et il est porté à admettre que la Terpine est éliminée en partie à l'état de Terpinol.

TERPINOL. — On a vu que, dans la purification de la Terpine, on a le soin de saturer l'acide nitrique par la potasse. L'observation montre, en effet, que, sous l'influence des acides faibles, la Terpine se transforme en Terpinol. Cette remarque a conduit à la préparation de ce nouveau composé.

Wiggers et List ont montré qu'en chauffant la Terpine, avec une solution étendue d'acide sulfurique ou d'acide chlorhydrique, la liqueur devient laiteuse et prend une odeur agréable. Cette liqueur distillée fournit la matière huileuse, à odeur de Jacinthe et de Muguet, que l'on a appelée *Terpinol.*

Le Terpinol est un liquide incolore, dont la composition, étudiée par Wiggers et List, puis reprise par Oppenheim, avait été rapportée à la formule $(C^{10} H^{16})^2, H^2 O$. Toutefois, Oppenheim pensait que ce liquide est une substance non homogène.

Tanret a montré, en effet, que le Terpinol de Wiggers et List est un mélange de divers éléments. Il a été amené à ne considérer, comme vrai Terpinol, que la portion de ce mélange qui bout entre 215° et 220° et dont la densité est 0,931. Il regarde cette portion comme un *monhydrate de Térébenthène*, ayant pour formule $C^{10} H^{16}, H^2 O$.

Un monhydrate de même nature, mais souillé d'eau, selon Tanret, avait été obtenu par Deville, en recueillant le liquide qui passe vers 220°, quand on distille le résidu de la préparation de la Terpine obtenue du mélange de l'essence de Térébenthine avec l'alcool nitrique.

Le Terpinol peut donc être retiré, soit de la Terpine, soit des résidus de la préparation de cette dernière.

Les auteurs attribuent au Terpinol une odeur de Jacinthe. Un spécimen de ce liquide, obtenu par le procédé de Wiggers et préparé par M. Jacquet, à l'Hôtel-Dieu de Lyon, offre une odeur citronnée-térébenthinée, d'ailleurs agréable. Ce Terpinol a une saveur chaude, fortement camphrée, amère et un peu piquante à la langue.

Effets physiologiques de l'essence de Térébenthine et de ses dérivés

Essence de Térébenthine. — L'essence de Térébenthine est fréquemment employée à l'extérieur, comme révulsif. On l'a recommandée à l'intérieur, dans les empoisonnements par le phosphore ; il faut alors employer une quantité d'essence cent fois plus grande, que celle du poison et l'administrer aussi vite que possible, pour qu'elle ait des effets utiles. Selon Rossbach, le temps maximum, au delà duquel l'administration de l'essence ne peut guère avoir d'effet utile, est de 2 heures, chez les animaux et de 11 heures au plus, chez l'homme. Si l'ingestion du phosphore a été faite depuis 24 h., l'essence de térébenthine devient inefficace. On a vu que son action est attribuée à l'oxygène emmagasiné, qu'elle renferme ; c'est pourquoi l'on recommande de se servir d'essence vieillie, qui est toujours très oxygénée, et non d'essence récemment rectifiée ou chimiquement pure.

On l'a administrée comme anthelminthique, et il est certain qu'elle a des propriétés vermifuges incontestables ; mais la vive irritation qu'elle détermine, sur la muqueuse gastro-intestinale, doit en faire proscrire l'usage, d'autant plus que la plupart des autres anthelminthiques sont mieux supportés, tout en possédant une activité au moins aussi grande.

Préconisée contre le catarrhe de la vessie, elle a donné des résultats favorables ; mais seulement à la condition que la dose en soit peu élevée. A haute dose (8 gr.), elle devient irritante et peut même provoquer de l'hématurie.

L'efficacité de l'essence de Térébenthine, contre les névralgies et principalement contre la sciatique, a été constatée par beaucoup d'observateurs ; mais la cause de cette efficacité est encore difficile à expliquer, à moins qu'on ne la rapporte à ce fait bien constaté, que l'essence diminue l'excitabilité du système nerveux central.

Les récentes observations cliniques, faites par Lépine et par G. Sée, avec la Terpine, permettent de comprendre l'action favorable de l'essence ingérée directement ou en inhalations, contre les catarrhes bronchiques, non fébriles, et contre les processus putrides des poumons. Les bons résultats obtenus, par l'emploi de l'essence, contre ces affections, trouvent leur explication dans le fait, observé par Rossbach, que l'inspiration d'air térébenthiné, diminue la sécrétion bronchique. Chez un animal trachéotomisé, Rossbach vit les vaisseaux de la muqueuse se contracter, tandis que cette membrane s'anémiait et devenait sèche ; cet état durait pendant un certain temps. On conçoit donc que l'essence doit avoir un effet plus utile, quand elle est inhalée, que lorsqu'elle est ingérée. Au reste, il semble démontré que les pulvérisations de vapeur d'eau mêlée d'essence réussissent mieux que celles que l'on pratique avec l'essence pure.

Injectée dans le sang, l'essence de Térébenthine lui fait subir des altérations prononcées, détermine des embolies des capillaires pulmonaires et produit des atélectasies étendues, tandis que 5 gr. d'essence introduits dans l'estomac provoquent, comme on l'a vu, des altérations gastro-intestinales, qui retentissent sur le système nerveux.

L'action de l'essence est donc très différente, selon le mode d'administration.

Quant à ses effets généraux, sur l'économie, l'observation montre que *l'essence de Térébentine fait diminuer l'excitabilité du système nerveux central, celle des appareils respiratoire et circulatoire et abaisse la température* (Rosbach).

L'essence de Térébenthine est administrée sous forme d'émulsion ou de capsules, à la dose de 0,3 à 1,0 par dose et de 5 gr. environ par jour.

On prescrit parfois, sous le nom de *Térébenthine cuite*, une préparation obtenue en faisant bouillir dans l'eau la

Térébenthine commune, jusqu'à ce qu'elle ait acquis une consistance pilulaire. Cette préparation, qui paraît devoir ses propriétés à la petite quantité d'essence qu'elle conserve, est employée contre le catarrhe de la vessie.

Terpine. — L'action fâcheuse, exercée sur l'appareil digestif, par l'essence de Térébenthine, a porté les médecins à rechercher un dérivé de cette substance, pouvant lui être substitué. Lépine, professeur de clinique médicale à la Faculté de Lyon, a, le premier, employé la Terpine dans les bronchites et dans quelques cas de néphrite chronique. Selon lui, la Terpine augmente, mais fluidifie la sécrétion bronchique : c'est un expectorant, en même temps qu'un modificateur de la sécrétion ; ses effets, sur le cœur, le système nerveux, le tube digestif, sont nuls. Son inconvénient serait la stimulation énergique, qu'elle exerce sur le rein ; mais, à dose faible, elle agit comme un diurétique puissant. Enfin, elle donne de bons résultats comme emménagogue et contre diverses affections nerveuses.

Injectée à la dose de 50 centigr., chez un Chien, elle a produit un peu d'albuminurie et d'hématurie. A la dose de 3 grammes, elle a déterminé, chez un autre Chien, l'accélération des mouvements respiratoires, de la fièvre, de l'albuminurie : l'animal est mort le 3e jour, après une hématurie abondante. A l'autopsie, on a trouvé les reins congestionnés, la muqueuse stomacale congestionnée et ulcérée ; les poumons étaient le siège d'hémorrhagies punctiformes.

Les faits énoncés par Lépine ont été contestés par Guelpa et par Dujardin-Beaumetz.

Selon Guelpa, la Terpine, même à doses élevées, n'exerce aucune action sur l'appareil respiratoire ; pour qu'elle produise des accidents graves, il faudrait en donner au moins 2 grammes, par kilogr. d'animal, c'est-à-dire, 50 grammes par animal pesant 25 kilogr. La Terpine produirait, au reste, des troubles digestifs, comme la Térébenthine.

En faisant connaître les propriétés de l'essence de Térébenthine, d'après Rossbach, nous avons indiqué la différence des effets produits, selon que l'on injecte l'essence ou qu'on l'introduit dans l'estomac. Il est donc à croire que les différences observées tiennent au mode d'intromission de la Terpine, celle-ci paraissant agir comme l'essence de térébenthine, quand on l'emploie en injection et à dose élevée, mais offrant les avantages de cette dernière, sans en avoir les inconvénients, quand on l'introduit dans l'estomac.

G. Sée, reprenant les recherches de Lépine, semble avoir mieux précisé le mode d'action de la Terpine, qu'il a surtout employée comme antisécrétoire. G. Sée a jugé la Terpine préférable au Terpinol, à cause de la saveur désagréable de ce dernier, qui ne peut être prescrit, pour cette raison, que sous forme de capsules ou associé au benzoate de soude. Il a administré la Terpine, soit en pilules de 1 décigr., soit en dissolution dans l'alcool (*Terpine*, 10 ; *alcool* à 85,150 ; *eau*, 100), qu'il fait prendre pendant le repas, aux doses de 2 pilules par repas' ou d'une cuillérée de solution. La dose, pour 24 heures, est d'abord de 60 centigr., que l'on augmente successivement, jusqu'à 90 centigr. et même 1 gr. 20.

Après avoir fait connaître les résultats obtenus contre la phthisie catarrhale, l'hémoptysie, les catarrhes bronchiques, G. Sée établit une comparaison entre les effets de la Terpine et de l'essence de Térébenthine. Ces effets sont les mêmes ; mais la Terpine est beaucoup plus active, surtout plus inoffensive, bien qu'elle agisse plus rapidement, et elle ne présente aucun des inconvénients de l'essence de Térébenthine.

« Introduites dans l'estomac, les capsules térébenthinées produisent un goût âcre de cuisson, la salivation, avec la sécheresse de la muqueuse buccale, de l'inappétence, avec des malaises, des nausées et même des vomissements, des coliques et souvent de la diarrhée. » Après l'ingestion des pilules de Terpine, aucun malade n'a accusé de sensation désagréable et il n'est survenu aucun trouble intestinal, même, quand le remède était continué pendant plusieurs semaines. La solution alcoolique a seule provoqué, mais rarement, un peu de répugnance.

Voici le résumé des conclusions de G. Sée :

La Terpine est un modificateur énergique de la muqueuse respiratoire et un antisécrétoire puissant.

1º Elle diminue et tarit rapidement l'expectoration purulente, dans les formes catarrhales de la phthisie.

2º Elle sera employée avec succès, dans les hémoptysies de la tuberculose commençante.

3º Elle amoindrit l'hypersécrétion bronchique, dans le traitement des catarrhes pulmonaires et dans les bronchites chroniques, indépendantes de l'asthme.

4º Son action prompte, sûre et exempte d'inconvénients physiologiques, doit la faire préférer aux diverses préparations térébenthinées, à celle du goudron et des bourgeons de Sapin ; elle présente même des avantages sur la créosote, à cause de son innocuité et de sa facile digestibilité.

Terpinol. — On a vu que les résultats obtenus par Lépine ont été contestés par Guelpa, qui a proposé de lui substituer le Terpinol. Cette substance, étudiée par Dujardin-Beaumetz, a donné lieu aux observations suivantes :

Le Terpinol peut être pris en capsules dosées à 10 centigr.

Il s'élimine principalement par la voie pulmonaire et communique à l'air expiré une odeur de Jacinthe, qui peut persister pendant 24 heures. Il provoque alors une sensation de chaleur et comme de constriction, avec une certaine hyperhémie à l'arrière-gorge, à l'entrée du larynx.

Employé contre la toux symptomatique du catarrhe bronchique simple, il paraît avoir agi favorablement.

Le Terpinol est inoffensif, même à doses élevées : les Lapines, les Cobayes et les Poules ont pu en absorber 6 grammes en un jour, sans aucune incommodité.

Il est à peu près sans action sur les organes génito-urinaires.

La haute compétence de Dujardin-Beaumetz doit rendre très circonspect, dans le jugement de la question. Il semble, toutefois, que l'innocuité de la Terpine, sa facile ingestion, sous forme pilulaire surtout, et le défaut d'inconvénients physiologiques, résultant de cette ingestion, doivent, jusqu'à preuve contraire, la faire préférer au Terpinol, à cause du goût désagréable de cet agent.

Colophane

Nous avons dit que la Térébenthine, distillée pour en séparer l'essence, laisse dans la cucurbite, comme résidu, une matière résineuse, appelée *Colophane*, *Brai sec*, *Arcanson*. Cette matière est connue, dans le commerce anglais, sous le nom de *Résine jaune (Yellow Rosin)*. Quand elle est privée d'eau, les Anglais la nomment *Résine transparente;* soumise à l'action de la chaleur, elle acquiert une couleur foncée : les Anglais l'appellent alors *Résine noire (Black Rosin)*. On l'obtient aussi, comme résidu, de la distillation du Galipot. La Colophane de cette provenance est appelée, par Holmes, *Colophane fausse (False Colophony)*.

La Colophane est une substance solide à froid, vitreuse, transparente, à peu près inodore, mais dégageant une odeur résineuse, quand on la broie. Elle a une cassure conchoïdale; sa poudre est blanche. Elle se ramollit à 70°, fond à 135°, en formant un liquide clair, qui brunit, quand la température est portée à 150°; elle se décompose peu à peu, à une chaleur plus élevée, en donnant de la *Colophonone*, du *Térébène*, une huile oxygénée visqueuse, des gaz *(acide Carbolique*, etc.) et une matière charbonneuse. Sa densité est de 1,07.

Elle est insoluble dans l'eau, soluble dans l'acétone, la benzine, l'éther, les huiles fixes et volatiles et dans 8 parties d'alcool à 88° : l'addition d'un alcali dans l'alcool augmente sa solubilité.

La Colophane a pour formule $C^{44} H^{62} O^4$. Mise en poudre grossière et agitée ensuite avec de l'alcool dilué, tiède, elle s'hydrate et se transforme en un corps cristallin, l'*acide Abiétique :* $C^{44} H^{64} O^5$ (Flückiger).

La Colophane n'est guère employée qu'à l'extérieur, sous

forme de poudre, comme hémostatique. Elle entre dans un certain nombre d'onguents. Traitée par les solutions alcalines bouillantes, elle fournit un *Savon de résine (Resin-Soaps*, des Anglais). Nous avons déjà dit qu'elle sert à la falsification de la Poix de Bourgogne. Mêlée, par fusion, avec 3 p. de Galipot, elle forme la substance connue sous les noms de *Poix-résine* et de *Résine jaune*. La Poix résine est souvent aussi obtenue en brassant, avec de l'eau, la Colophane fondue.

Poix noire

En brûlant, dans des fourneaux sans courant d'air, les filtres de paille qui ont servi à l'épuration de la térébenthine et les débris provenant des entailles, on obtient une matière résineuse noire, qui fond et coule, au moyen d'un conduit, dans une cuve à demi-pleine d'eau. Là, elle se sépare en deux parties, dont une liquide, qui surnage et qu'on appelle *Huile de Poix* ou *Pisselæon;* l'autre plus épaisse et demi-solide. Celle-ci est mise à bouillir dans une chaudière, jusqu'à ce qu'elle devienne cassante par le refroidissement : c'est alors la *Poix noire*. Elle doit être d'un beau noir, lisse, cassante à froid, mais facile à ramollir par la chaleur des mains et y adhérant beaucoup.

Elle a une odeur spéciale, désagréable et une saveur à peu près nulle; mais la saveur de sa dissolution alcoolique rappelle celle du Goudron. Elle se dissout dans les dissolvants du Goudron. L'alcool à 75° forme, avec elle, une dissolution brune à réaction acide et laisse un résidu faible, visqueux, de couleur foncée. Le perchlorure de fer la précipite en brun rosé. Enfin la potasse caustique la dissout, avec dégagement d'une odeur désagréable. Selon Völckel, celle que l'on retire du bois de Hêtre donne une huile volatile fétide, quand on la traite par la potasse caustique bouillante; si l'on acidule la dissolution, il s'en dégage des acides gras volatils.

La Poix noire est obtenue aussi, en soumettant à une nouvelle distillation le Goudron provenant de la distillation sèche du bois de Pin. Ce Goudron se dédouble alors en une matière liquide *(Huile de Poix)* et en un résidu qui durcit en se refroidissant *(Poix noire)*. Portée à une haute température, celle-ci peut donner de la paraffine, de l'anthracène et de la naphtaline.

La Poix noire a été prescrite en pilules. Elle entre dans la composition de quelques onguents et en particulier de l'*Onguent Basilicum*.

Goudron

Le Goudron est obtenu en plaçant dans un four conique, creusé en terre, le bois des arbres épuisés et réduits en copeaux. Le four étant rempli, on dispose, au-dessus, d'autre bois, que l'on arrange en cône et que l'on recouvre de gazon, puis on y met le feu par en haut. La combustion s'opère lentement ; la résine se charge d'huile et de fumée et coule jusqu'au bas du four, d'où elle sort par un canal, qui la conduit dans un réservoir extérieur.

Ce procédé exige un temps considérable (1 à 4 semaines, suivant la dimension du bûcher) et entraîne, d'ailleurs, la perte de tous les produits volatils. On tend à lui substituer le procédé de Hessel, qui consiste à opérer la combustion du bois dans des alambics en fer forgé, munis de condensateurs à réfrigérants. Par ce moyen, l'opération est plus rapide et l'on obtient d'une part du goudron qui reste dans la cucurbite. et, d'autre part, de l'acide pyroligneux avec de l'essence de térébenthine, qui passent dans les produits de condensation.

Le Goudron est une matière complexe, semi-liquide, de couleur brun noirâtre, de saveur forte et tenace, particulière, et de saveur amère. Il a souvent une apparence granuleuse. due à la présence de cristaux de *Pyrocatéchine,* dans sa masse. Il est toujours surmonté, après sa préparation, par un liquide brun, très fluide, appelé *Huile empyreumatique ;* ce liquide, fréquemment substitué à l'Huile de Cade, est réservé pour la médecine vétérinaire.

Le Goudron a toujours une réaction acide. Il se mélange facilement avec l'alcool, l'acide acétique cristallisable, l'éther, les huiles fixes et volatiles, la benzine, le chloroforme, l'alcool amylique et l'acétone. Il est soluble dans les solutions alcalines. L'eau le dissout à peine, mais se colore en jaune, acquiert l'odeur et la saveur du Goudron et prend une réaction acide. Cette dissolution est employée sous le nom d'*Eau de Goudron*.

L'Eau de Goudron était jadis préparée par macération (Goudron, 10; eau, 300). La liqueur ainsi obtenue était âcre, acide, peu colorée, d'une saveur désagréable. Magnes-Lahens a proposé de la faire avec du Goudron préalablement divisé dans du sable ou de la sciure de bois de Sapin. Ce *modus faciendi* a été adopté par le formulaire des Hôpitaux militaires et par le nouveau Codex, qui prescrit : *Goudron*, 5 ; *sciure*, 15 ; *eau*, 1,000. Cette formule très rationnelle permet de soustraire au Goudron tous ses principes solubles ; elle fournit une liqueur sapide, aromatique, térébenthinée, un peu âcre et qui est assez facilement supportée par les malades.

L'eau de Goudron contient surtout de la Pyrocatéchine, que l'on y reconnaît par divers moyens : 1° le perchlorure de fer lui donne une coloration *vert foncé*, passant bientôt au *noir*, mais qui devient *rouge*, par addition de potasse et enfin *violette ;* 2° le bichromate de potasse lui fait prendre une coloration brunâtre. Ces réactions sont caractéristiques.

Péraire a retiré du Goudron plusieurs produits, dont un liquide, incolore, très odorant, nommé *Résinéone* et qui paraît, dans certains cas, pouvoir remplacer le Goudron avec avantage.

En distillant le Goudron de bois, on en obtient : 1° de l'eau contenant de l'acide acétique et divers alcaloïdes ; 2° une huile plus légère que l'eau ; 3° une huile plus épaisse et plus dense que l'eau.

L'*Huile légère* bout de 70° à 250° ; de 70° à 100°, elle donne de l'*Acétate de méthyle*, de l'*Acétone*, de l'*Alcool méthylique*, un peu de *Benzine ;* de 100° à 150°, elle distille de l'*Oxyde de mésityle*, de la *Benzine*, du *Toluène*, du *Xylène ;* de 150° à 200°, elle fournit du *Cumène*, d'autres hydrocarbures, et divers principes oxygénés : *Phénol*, *Crésol*, etc.

L'*Huile lourde* renferme quelques hydrocarbures plus

légers que l'eau, de la *Créosote*, du *Capnomore* (?), du *Pyroxanthogène* (?).

Outre les hydrocarbures et les dérivés méthyliques ci-dessus, le Goudron parait renfermer : *Phénol, Crésol, Alcool phlorylique, Acide oxyphénique, Gaïol, Homopyrocatéchine, Créosol.* Le mélange de ces divers corps est, encore aujourd'hui, appelé CRÉOSOTE. C'est à la présence de l'acide oxyphénique, qu'est due la coloration bleue, offerte par le Goudron et par certains vinaigres de bois, sous l'influence de l'ammoniaque et du perchlorure de fer *(Dict. de chimie*, de Wurtz).

Bien qu'il soit moins fréquemment employé qu'autrefois, le Goudron est encore prescrit, soit à l'extérieur, sous forme de pommades, soit à l'intérieur, en capsules et en pilules. Il paraît devoir son activité surtout au phénol et à la créosote qu'il renferme et possède ainsi des propriétés antiseptiques manifestes. Il agit comme un irritant sur la peau et sur les muqueuses; son ingestion, à dose élevée, provoque de la gastro-entérite, et l'inflammation des reins; à trop forte dose, il peut déterminer la mort, au milieu des phénomènes de l'empoisonnement par le phénol (Rossbach). Il est recommandé contre les maladies de la peau, quand elles sont localisées et chroniques : *eczéma, psoriasis, prurigo.* Préconisé en inhalations contre la broncho-blennorrhée, il ne semble pas agir autrement que les baumes, les résines et les substances empyreumatiques.

On substitue souvent, au Goudron et à la Poix noire, la *Poix* et le *Goudron de houille.* Ces derniers produits ont une couleur noir verdâtre, vus en lame mince ; leur odeur est très désagréable et leur *réaction alcaline.* La Poix et le Goudron véritables, vus en lame mince, sont de couleur brun-rouge ; leur odeur est forte, mais assez aromatique, et leur *réaction est acide*, ce qui est dû à l'acide pyroligneux, dont le Goudron contient toujours une certaine quantité.

Le *Goudron de houille* ou *Coaltar* donne, par la distillation, nn grand nombre de produits solides, liquides ou gazeux, les uns neutres *(Benzine, Toluène, Naphtaline, Paranaphtaline,* etc.), les autres acides (*acides : Phénique, Rosolique,* etc.), ou enfin basiques *(Ammoniaque, Aniline, Quinoléine,* etc.). Il ne contient pas de paraffine. C'est à l'acide phénique qu'il doit sa puissance désinfectante et parasiticide. On l'emploie seul, ou mélangé au plâtre pulvérisé, ou enfin associé à la saponine *(Coaltar saponiné).*

On substitue également au Goudron véritable, le *Goudron minéral* et celui que, dans les fabriques d'acide pyroligneux, l'on retire de la distillation du bois. Celui-ci est moins résineux; il contient aussi moins d'essence et d'huiles fixes.

Le *Goudron minéral* est fourni par les bitumes naturels (asphalte, pétrole, naphte, etc.) et par la distillation des schistes bitumeux ou de la tourbe. Ce dernier renferme, selon Vohl : résidu d'asphalte ou cambouis, créosote, paraffine, acide phénique et *Turfol* ou *Huile de tourbe*, composée elle-même de plusieurs hydrocarbures (Dorvault).

L'Acide phénique *(Phénol, acide Carbolique:* C^6H^5, OH) est un corps solide, incolore, cristallisable en longues aiguilles rhomboïdales, transparentes. Il fond à 34° - 35° et bout à 187°-188°; il a une densité de 1,065, à la température de 18°. Il n'est pas déliquescent, lorsqu'il est pur (le Phénol ordinaire doit sa déliquescence à la présence du crésol); son odeur est analogue à celle de la créosote. Il coagule l'albumine, attaque et blanchit l'épiderme, s'oppose au développement des organismes inférieurs et empêche la putréfaction des substances animales. Il n'agit pas sur le tournesol, se dissout dans 20 p. d'eau et est soluble dans l'alcool, l'éther, l'acide acétique cristallisable.

Découvert par Runge, qui l'appela *acide Carbolique*, il fut préparé à l'état de pureté par Laurent, qui étudia ses propriétés et qui lui donna le nom d'*Hydrate de phényle* ou *acide Phénique* (de φαίνω, j'éclaire) à cause de son extraction des huiles de houille provenant de la préparation du gaz d'éclairage. Il est produit dans un assez grand nombre de réactions et le castoréum d'Amérique lui doit son odeur; mais on l'extrait à peu près exclusivement des huiles de houille distillant entre 150° et 200°.

Sa présence est décelée par plusieurs réactifs :

1° 1/3000 donne une coloration bleue, par le chlorure de chaux, un précipité brun, par l'acide sulfurique et le bichromate de potassium;

2° 1/2000 prend une coloration violette, par le perchlorure de fer;

3° 1/6000 est coloré en brun, par l'acide azotique;

4° 1/15500 fournit un précipité jaune, par l'eau de brome.

Le Phénol existe sous deux états, dans le commerce :

1° A *l'état cristallin;* il est alors incolore ou plus ou moins coloré en rouge, selon son degré de pureté : on doit le choisir incolore. Il exhale une odeur empyreumatique spéciale, a un goût piquant, fond à 25°-30°, bout à 180°; il se dissout dans 50 p. d'eau froide et en toutes proportions, dans l'éther, le chloroforme, le sulfure de carbone, la glycérine.

2° A *l'état liquide;* c'est un liquide brun rougeâtre, plus ou moins transparent, d'une odeur fortement empyreumatique. Il se dissout à peine dans l'eau, davantage dans l'alcool et surtout dans la soude caustique liquide, bouillante. On le réserve pour la médecine vétérinaire et pour les fosses d'aisance; il contient environ 50 0/0 d'acide phénique pur.

L'acide Phénique a été essayé contre des affections diverses, mais surtout comme désinfectant, pour l'usage externe et il fait la base du *pansement de Lister.*

Il a été prescrit, à l'intérieur, sans donner de résultats bien concluants; aux doses de 0,05 à 0,15 par jour; il semble que l'on pourrait aller jusqu'à 0,3 et même 0,5 par jour.

On l'a employé, en inhalation, contre les sécrétions putrides des muqueuses, dans la gangrène pulmonaire, dans la diphthérie, et en lotions contre le gale, le pytiriasis, etc. Mais l'action vénéneuse exercée par le Phénol et la facilité avec laquelle il est absorbé, *à travers la peau intacte,* doivent rendre très prudent et très réservé dans son emploi. On a constaté, en effet, des cas de mort provoqués par des badigeonnages faits sur la peau, avec une solution de Phénol. Cette substance pénètre rapidement dans la masse sanguine, quelle que soit la manière dont elle a été employée et se retrouve d'abord dans le sang, ensuite dans l'urine, sous forme de composés divers et, entre autres, à l'état d'*acide Phényl-sulfurique.* Selon Baumann, si l'on administre du sulfate de soude, en même temps que du Phénol, il se produit un *Phénol-sulfate,* qui n'est pas toxique.

L'action du Phénol ne semble pas être cumulative, car il est rapidement éliminé par les reins. A une dose non mortelle (0,5 à 2,0), on observe: vertiges, stupéfaction légère, bourdonnement d'oreilles, fourmillements, sentiment de faiblesse, avec sueur abondante, diminution du pouls, et abaissement de la température. La dose de 1-2 gr. peut devenir funeste, d'ailleurs, chez les femmes et les enfants. A dose élevée

(5-20 gr.), la mort est rapide; elle est précédée d'un sentiment d'ivresse, de perte de connaissance, d'affaiblissement du cœur et d'insuffisance de la respiration.

Créosote

La Créosote (de κρέας, chair; σώζω je conserve) a été retirée du goudron de bois de Hêtre, par Reichenbach. Elle a été l'objet d'un grand nombre de travaux. Sous le nom de Créosote, on trouve, dans le commerce, des liquides de nature et de composition différentes et qui se ressemblent seulement, par leur solubilité dans la potasse, leur point d'ébullition fixé vers 200° et leur propriété antiseptique.

Certaines Créosotes ne renferment guère que du phénol; d'autres contiennent du phénol et du *Crésylol*. Selon Hlasiwetz et Barth, la Créosote du goudron de Hêtre serait une combinaison de *Créosol* ($C^8H^{10}O^2$) avec un hydrogène carboné. Frisch la regarde comme une combinaison phénylée du créosol. Enfin, pour Nothnagel, c'est un mélange de *Gayacol* ($C^7H^8O^2$) et de Créosol. Ce dernier auteur dit que la *Créosote du goudron de Pin* est composée de Gayacol, de Créosol, de Crésol et de Phénol.

Purifiée par des distillations successives, la Créosote se présente sous forme d'un liquide huileux, incolore, de saveur brûlante, très caustique, d'odeur forte, désagréable. Elle a une densité de 1,037 à 1,040, bout à 203° et n'est pas solidifiée par un froid de — 27°. Peu soluble dans l'eau, très soluble dans l'alcool, l'éther, le sulfure de carbone, la potasse, etc., elle dissout le soufre, le phosphore, les résines, les matières grasses, etc. L'acide sulfurique la colore en pourpre.

Rust indique les moyens suivants, pour la distinguer de l'acide phénique et de la créosote du Goudron de houille :

1° — En mêlant 15 p. de phénol et 10 p. de collodion, on obtient une *masse gélatineuse*, tandis que 15 p. de créosote de Hêtre et 10 p. de collodion se mélangent en un *liquide transparent et fluide*.

2° — En traitant le perchlorure de fer par l'ammoniaque, jusqu'à ce qu'il se produise un précipité persistant, on obtient une liqueur que la créosote du goudron de houille colore en *bleu* ou en *violet*, tandis que la créosote du goudron de Hetre la colore d'abord en *vert*, puis en *brun*.

Selon Morson, le mélange de créosote et *d'acide phénique* est reconnu, en mélant parties égales de la créosote suspecte et de glycérine : si la créosote est pure, les deux liquides ne se mélangent pas ; si elle contient une assez forte proportion de phénol, les liquides se mêlent en une dissolution limpide.

L'addition d'*alcool* à la créosote en diminue la densité ; on reconnaît aussi cette fraude par la distillation : l'alcool passe le premier.

Si on l'a mélangée avec des *huiles fixes* ou *volatiles*, du *capnomor*, du *picamare*, de l'eupione, sa densité est affaiblie ; l'acide acétique, qui dissout la créosote et non les autres substances, permet de reconnaître ces dernières.

La Créosote est un antiseptique puissant et un caustique énergique. Elle attaque et détruit rapidement l'épiderme et coagule l'albumine. Selon Bucholz, une solution de Créosote au 1/1000 empêche le développement des Bactéries, et une solution au 1/100 détruit leur pouvoir reproducteur. Mais l'incertitude de composition des diverses créosotes et l'impossibilité de compter sur leurs effets font, le plus souvent, préférer le phénol à la créosote.

On l'a prescrite contre les vomissements, dans les cas de sténose du pylore, contre la diarrhée, dans la blennorrhée bronchique. La dose varie de 1/4 de goutte à 1 goutte, plusieurs fois par jour, soit en émulsion, soit dans des véhicules mucilagineux, des capsules, etc.

Bouchard et Gimbert la préconisent contre la phthisie pulmonaire et disent avoir guéri, par ce moyen, des cas de tuberculose commençante, en donnant la Créosote à la dose de 0,40 par jour.

La Créosote est employée contre la carie dentaire et l'on s'en est servi comme hémostatique.

Noir de fumée. — En brûlant les résidus des Conifères et recueillant la fumée dans une chambre, dont l'unique ouverture est fermée par une toile, on obtient une poudre noire, très fine, nommée *Noir de fumée*. Etant calciné en vase clos, le noir de fumée se débarrasse de l'huile empyreumatique qu'il contenait et forme un charbon très pur.

Dammar

La résine *Dammar* provient d'arbres appartenant à deux

familles différentes : les *Dammara orientalis* et *australis* (Conifères), le *Shorea robusta* (Diptérocarpées). Ce dernier arbre produit une résine communément appelée *Dammar de l'Inde* et que l'on substitue à celle des *Dammara*.

Le Dammar du Shorea est transparent, incolore ou jaune, inodore, insipide, soluble dans l'éther, la térébenthine et les huiles fixes. Cette résine est vendue surtout dans les bazars de l'Inde et n'est guère importée en Europe.

Les Résines fournies par les *Dammara* sont au nombre de 3 ou de 4.

1° Le Dammar des Indes (*Dammar Puti* et *Dammar Batu* de Guibourt) est produit par le *D. alba*, Rumph. (*D. orientalis*, Lamb.), arbre d'Amboine et des îles voisines. Cette résine découle des branches, sur lesquelles elle forme des stalactites plus ou moins grosses, d'abord incolores, puis d'un jaune foncé. Elle se présente, dans le commerce, en masses irrégulières, de grandeur variable, jaunâtres ou peu colorées, transparentes, à cassure vitreuse, conchoïdale, d'une densité de 1,04 à 1,09, friables et donnant une poudre blanche. Elle se ramollit à 73° (Dulk) et fond à 150°.

Complétement soluble dans l'acide sulfurique froid, d'où l'eau la précipite, elle se dissout dans les huiles et en partie seulement dans l'alcool absolu et dans l'éther.

L'alcool faible en extrait environ 1/3 d'une matière fusible à 50°, et capable de s'allier aux bases (*acide Dammarylique* : $C^{45}H^{37}O^{4}$). Le résidu, traité par l'alcool absolu, lui abandonne une substance (*anhydride Dammarylique*?) fusible à 60° et donnant, avec les bases, les mêmes sels que l'acide Dammarylique. Ce qui reste des traitements précédents cède à l'éther 1/7 du poids primitif de la résine; la matière dissoute (*Dammaryle* : $C^{40}H^{32}$?) est une poudre inodore, fusible à 190°. Enfin, le résidu laissé par l'éther étant soumis à l'action de l'essence de Térébenthine, celle-ci en sépare une substance verdâtre, fusible à 215° (*Hémihydrate de Dammaryle* : $C^{45}H^{36}$?).

2° Le Dammar austral ou Dammar de la Nouvelle-Zélande (*Kauri* ou *Kouri* des indigènes; *Australian Copal*, *Australian Dammar*, *Kauri resin*, *Kauri Gum*,

Cowdie Gum, des Anglais), est produit par le *D. australis*, Don *(Kauri Pine*, des Anglais), grand arbre de la Nouvelle Zélande, où il est récolté par les Maoris. Il découle du tronc, mais paraît être recueilli aussi dans le sol (*is a fossil resin*, Holmes).

Cette résine arrive en morceaux de grandeur variable et pouvant atteindre un poids de 8 kilogrammes ; elle est jaune pâle ou verdâtre, parfois opaline, transparente, sauf à l'extérieur, où elle offre une croûte opaque et terreuse, et parfois aussi au centre, qui est alors nébuleux. Elle est résistante, difficile à briser, avec une cassure brillante et glacée, sur laquelle la pointe d'un couteau glisse sans l'entamer ; sous la dent, elle se ramollit un peu et offre un goût térébenthiné ; inodore à froid, elle dégage une odeur de térébenthine et de Carvi, quand on la frotte, ou qu'on la pulvérise.

Le Dammar austral est soluble dans l'alcool bouillant et dans l'essence de Térébenthine ; il se dissout aisément dans l'essence d'Eucalyptus. Suivant Thomson, il est composé de deux résines : une acide *(Ac. Dammarique :* $C^{40} H^{30} O^{7}$); une neutre *(Dammarane :* $C^{40} H^{30} O^{6}$).

3° Le Dammar de la Nouvelle-Calédonie est analogue au précédent. Il est fourni par le *D. Moori*, L.

Dans son article *Résines de Dammara*, Guibourt parle d'un *Dammar aromatique*, dont on ne trouve aucune mention dans G. Planchon, dans Dorvault, ni dans le catalogue de Holmes.

Il est donc à croire que la présence de cette résine, dans le commerce, pendant un certain temps, a été en quelque sorte accidentelle. Nous n'en parlerons pas.

Succin

Le Succin *(Ambre jaune, Karabé)* est une résine fossile, dont l'origine est inconnue, mais que l'on suppose provenir d'une Conifère éteinte, à laquelle Gœppert a donné le nom de *Pinites succinifer*. On pense qu'il découlait du tronc de ces arbres à la manière du Dammar, du Copal, etc., et que, d'adord assez fluide pour empâter, dans sa substance, les Insectes, les fleurs et autres débris, que l'on voit dans sa masse, il a durci lentement, soit à la surface des végétaux qui le produisaient, soit dans le sol sur lequel il était tombé. On le rencontre d'ordinaire mêlé aux bois fossiles, que l'on trouve dans les lignites tertiaires; toutefois, il se montre fréquemment, du moins en apparence, loin de ce gisement et la sorte de Succin la plus estimée est pêchée avec des filets ou recueillie parmi les cailloux roulés, sur les plages de la Baltique, entre Memel et Dantzig.

Le Succin est en morceaux arrondis, de grandeur variable, mais généralement petits, et recouverts d'une croûte terne, assez dure. Débarrassé de cette croûte, il se montre formé par une substance solide, dure, cassante et à cassure conchoïdale, transparente, mais parfois opaque et blanchâtre. L'ambre jaune est ordinairement jaune ou un peu verdâtre, plus rarement brun. Insipide et inodore il exhale une odeur douce, quand il est réuni en masses, dans un vase clos, et quand on le frotte ou qu'on le pulvérise. Lorsqu'on le soumet à la flamme d'une bougie, il brûle en se boursouflant, mais sans couler; il répand alors une odeur aromatique forte.

Le Succin acquiert, par le frottement, la propriété d'attirer les corps légers. Cette propriété, qui est due à un dégagement d'électricité résineuse, a conduit les physiciens à désigner l'ensemble des phénomènes électriques, par un mot dérivé du nom grec du Succin (ἤλεκτρον).

Le Succin a une densité de 1,065 à 1,080. Il est insoluble dans l'eau; à peine soluble dans l'alcool, l'éther, le chloroforme, le sulfure de carbone, les huiles fixes et volatiles; l'essence de Cajeput ne le dissout pas, tandis qu'elle dissout le Copal, ce qui différencie ces deux substances. Un mélange d'alcool et d'essence de Térébenthine le dissout à chaud. Pulvérisé et traité par l'acide sulfurique, il s'y dissout, mais en est presque entièrement précipité par l'eau. Suivant Berzélius, il est en majeure partie constitué par une matière bitumeuse *(Bitume de Succin)*. Si on le fait bouillir avec de l'acide nitrique, ou avec de la soude caustique, il s'en sépare une substance blanche, analogue au Camphre des Laurinées

(Doepping) ou au Camphre de Bornéo (Berthelot et Buignet). Selon E. Baudrimont, il contient toujours du soufre.

Le Succin est surtout caractérisé par la présence de l'*acide Succinique* ($C^4 H^6 O^4$).

Chauffé dans une cornue, il fond, se boursoufle beaucoup et il s'en dégage de l'eau, de l'acide succinique, une matière oléagineuse appelée *Huile de Succin*, et de l'hydrogène carboné; si l'on continue à chauffer, le résidu entre en ébullition et produit beaucoup d'huile; enfin, en élevant encore la température, il se sublime une substance cireuse jaune, qui ne nous intéresse pas.

Les produits de cette distillation étaient jadis usités en médecine, savoir :

1° l'*Acide Succinique impur*, sous le nom de SEL VOLATIL DE SUCCIN;

2° l'*Eau*, qui contient de l'acide acétique, de l'acide succinique et de l'huile pyrogénée, était appelée ESPRIT VOLATIL DE SUCCIN;

3° enfin l'*Huile*, qui est formée par un mélange de diverses huiles pyrogénées, était nommée HUILE VOLATILE DE SUCCIN. Ces trois produits étaient réputés antispasmodiques.

En mélangeant 1 p. d'huile de Succin, 24 p. d'alcool à 90°, et 96 p. d'ammoniaque liquide, on obtient un liquide appelé *Eau de Luce*, *Alcoolé d'ammoniaque succiné*, etc., employé comme alexipharmaque, stimulant et antisepque.

Par addition d'acide nitrique, l'EAU DE LUCE donne un précipité résineux musqué, nommé *Musc artificiel*.

Le Succin est réputé antispasmodique; on l'emploie en fumigations ou en teinture. On en fait des objets d'ornement et les bonnes femmes regardent les colliers d'Ambre jaune comme propres à prévenir les convulsions dentaires. Fonssagrives, en mentionnant cette croyance, rappelle les expériences de A. Gérard, qui a arrêté des accès d'hystérie, etc., au moyen de colliers d'Ambre et l'observation de Trousseau et Pidoux, qui ont constaté la disparition d'accès d'asthme, sous l'action d'une ceinture d'Ambre jaune. Ces effets, qui seraient explicables par la production d'électricité, auraient besoin de confirmation.

MYRICÉES

Cire de Myrica

Le genre *Myrica*, L., renferme un certain nombre d'espèces, dont une, le *M. gale*, L., qui croît dans le nord de la France et en Hollande, porte des fruits couverts d'une mince couche cireuse. Le *M. cerifera*, L., le *M. pensylvanica*, Duh., de l'Amérique du Nord, et le *M. cordifolia*, L., du Cap, fournissent beaucoup plus de cire.

La **Cire de Myrica** est fournie principalement par le Laurier sauvage de la Louisane (*M. cerifera*). Les fruits de cet arbuste sont formés de petites drupes pisiformes, disposées en paquets serrés. Leur surface est couverte de corps arrondis, d'odeur et de saveur très poivrées, noirs, glanduleux, velus et qui sont les organes producteurs de la cire. Celle-ci en exsude de toutes parts et forme, à leur surface, une couche uniforme, blanche, brillante, mamelonnée.

La cire de Myrica est obtenue par ébullition des fruits dans l'eau; elle sert à faire des bougies. Cette cire est verte et cassante à l'état brut et douée d'une odeur balsamique.

Purifiée par plusieurs traitements à l'eau bouillante et à l'alcool froid, elle est d'un jaune verdâtre, translucide, aromatique, se ramollit entre les doigts et y adhère ; elle fond entre 47° et 49°, est incomplètement soluble dans l'alcool et se dissout dans 4 p. d'éther bouillant. Sa densité est de 1,005.

Elle est saponifiable, suivant Chevreul, et donne les acides stéarique, margarique et oléique, ainsi que de la glycérine. Selon Moore, les acides obtenus par la saponification seraient les acides *Palmitique* et *Laurique*. Cette cire serait donc un corps gras ordinaire.

En Amérique, on emploie l'**Écorce de la racine du Myrica cerifera**, comme médicament.

Cette écorce est en morceaux longs de 6 à 8 centimètres, épais, rugueux, d'un gris noirâtre en dehors, d'un gris rougeâtre en dedans, inodores, de saveur âcre, astringente. Sa poudre a une saveur piquante et âcre ; elle est usitée comme un stimulant et un astringent des membranes muqueuses. A forte dose, elle produit des vomissements accompagnés d'une sensation de brûlure. Son usage est suivi de constipation.

On emploie aussi, en Amérique, comme astringent et tonique, l'herbe du *Comptonia asplenifolia*, Gaertn.

PIPÉRACÉES

Poivre noir

Le Poivre noir est produit par le *Piper nigrum*, L. (*P. aromaticum*, Poir.; *P. trioicum*, Roxb.), arbuste sarmenteux, originaire de l'Inde, cultivé dans ce pays, dans les îles Malaises, aux Philipines, aux Mascareignes, aux Antilles, etc. On en recueille les baies, au fur et à mesure qu'elles arrivent à maturité, et on les fait sécher au soleil; elles se rident. noircissent et constituent alors le Poivre noir du commerce. Celui-ci (fig. 302) est sphérique, brun extérieurement, blanchâtre à l'intérieur, dur et corné vers la circonférence, farineux au centre; sa saveur est âcre, brûlante, poivrée, son odeur piquante et aromatique. On y a trouvé une huile concrète, verte, très âcre, une huile volatile d'odeur poivrée, du *Pipérin* ou *Pipérine*, etc.

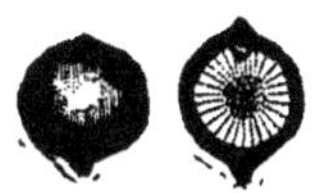

FIG. 302. — Poivre noir entier et coupé verticalement.

La PIPÉRINE ($C^{17} H^{19} Az O^3$) est un principe neutre, inodore, insipide, assez semblable à la narcotine, mais qui n'a pas d'action sur la lumière polarisée. Elle est insoluble dans l'eau froide, peu soluble dans l'eau bouillante et dans l'éther, soluble dans l'acide acétique et dans l'alcool, surtout à chaud. Elle cristallise en prismes unobliques, à 4 pans, incolores ou d'un blanc jaunâtre.

La Pipérine ne peut être regardée comme un alcaloïde. Elle est sans action sur le papier de tournesol et ne se combine pas directement avec les acides Plusieurs auteurs admettent qu'elle est constituée par une substance de nature saline.

En effet, la potasse alcoolique bouillante la dédouble en un acide particulier (*acide Pipérique* : $C^{12} H^{10} O^{4}$) et un alcaloïde nouveau (*Pipéridine* : $C^{5} H^{11} Az$). On a :

$$\underset{\text{Pipérine.}}{C^{17} H^{19} Az O^{3}} + \underset{\text{Eau.}}{H^{2} O} = \underset{\text{Ac. Pipérique.}}{C^{12} H^{10} O^{4}} + \underset{\text{Pipéridine.}}{C^{5} H^{11} Az}$$

ou
$$\underset{\text{Pipérine.}}{C^{17} H^{19} Az O^{3}} + \underset{\text{Potasse hydratée.}}{KHO} = \underset{\text{Pipérate de potasse.}}{C^{12} H^{9} KO^{4}} + \underset{\text{Pipéridine.}}{C^{5} H^{11} Az}$$

On l'a employée, ainsi que le Poivre, comme tonique, excitant, fébrifuge et stomachique. Sa solution alcoolique a une saveur poivrée ; l'acide sulfurique la colore en rouge de sang.

Le Poivre est à peu près inusité en médecine ; mais son emploi comme condiment et les falsifications nombreuses auxquelles il est soumis, surtout à l'état de poudre, nous font un devoir d'en étudier la structure et d'indiquer les moyens de déterminer les substances qu'on y mélange frauduleusement.

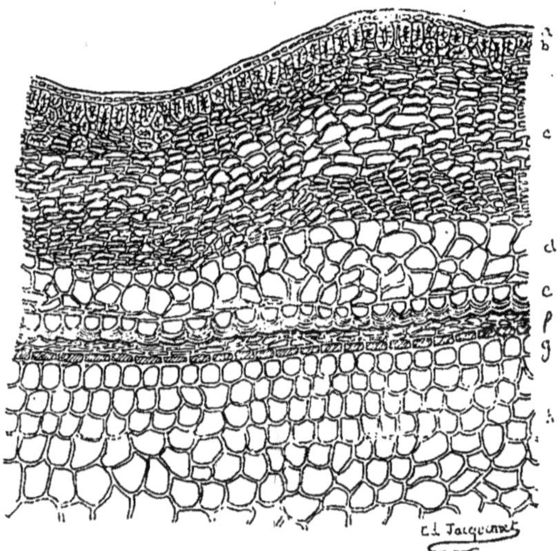

Fig. 303. — Poivre noir (section transversale).

Structure du Poivre. — Une section transversale de ce fruit le montre composé de la manière suivante (fig. 303) :

1° Une couche épidermique (a), à cellules quadrilatères subarrondies, recouvertes par une cuticule très épaisse.

2° Une couche de cellules pierreuses (b, et fig. 304), de couleur jaune brun et à parois canaliculées, très épaisses. Ces cellules sont de deux sortes : les unes, ovales ou arrondies et à cavité relativement grande ; les autres, de grandeur inégale, allongées radialement, souvent 2-3 fois plus longues que les premières et à cavité linéaire.

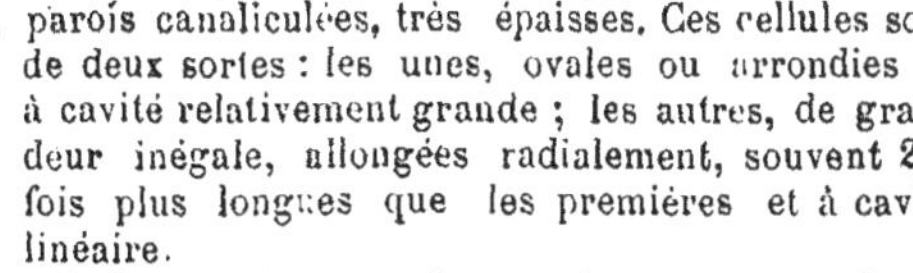

Fig. 304. — Cellules pierreuses grossies.

3° La couche sous-jacente (c) est composée de cellules de couleur blanc grisâtre, d'abord allongées tangentiellement, puis polyédriques irrégulières et d'autant plus volumineuses qu'elles sont plus éloignées des cellules extérieures ; leurs parois sont très minces ; elles contiennent de la fécule et des gouttes d'huile essentielle ; au voisinage de la couche suivante, elles deviennent presque carrées et leurs parois se sont épaissies.

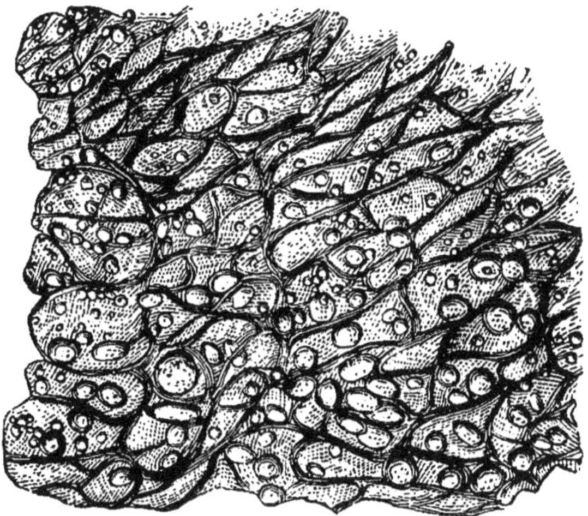

Fig. 305. — Tissu cellulaire de la 2e couche du Poivre, contenant de l'huile, (d'après Hassal 200/1).

Ce parenchyme est borné par une assise de plusieurs séries concentriques de cellules en forme de carré long, à parois jaunâtres, ponctuées, un peu épaisses et dont les éléments ont une direction tangentielle et une grandeur à peu près constante.

4° Cette assise est limitée intérieurement par une couche irrégulière de cellules (d) beaucoup plus grandes, arrondies, ou ovoïdes, ou irrégulières, remplies d'une matière oléagineuse jaunâtre (fig. 305). Ces cellules sont comme intercalées au sein de cellules très aplaties tangentiellement.

5o Au-dessous de cette couche, se voit une série de cellules jaune-brun clair, presque carrées, (fig. 303 et 306, e) mais un peu allongées radialement, à lumen très grand, triangulaire arrondi, à paroi externe presque nulle et dont les parois latérales s'épaississent progressivement, jusqu'à la paroi postérieure (interne), qui est très épaisse. Cette couche rappelle à l'esprit l'aspect de la *Kernscheide* de certaines Salsepareilles, surtout celle de la fausse Sals. Jamaïque rouge (*Jam. allemande*) ou mieux l'épibléma des Salsepareilles en général, avec cette différence qu'ici la portion épaisse est interne. Elle correspond à la couche épidermique interne du péricarpe.

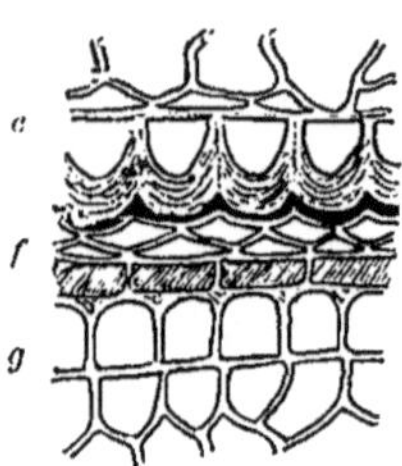

Fig. 306. — Portion des couches nos 5-6 et 7 du Poivre plus grossies.

6o La mince zone jaune brun-foncé, qui s'appuie sur la couche précédente, est formée de deux séries simples et superposées de cellules à minces parois (fig. 303 et 306, *f*) allongées tangentiellement, peu distinctes d'ordinaire et qui ne deviennent visibles qu'à l'aide d'un traitement approprié. Celles de la série extérieure sont très aplaties, comme fusiformes et vides ; celles de la série interne sont quadrilatères allongées et remplies d'une matière brunâtre. Ces deux séries correspondent à l'épisperme de la semence.

7o L'albumen, qui comprend la presque totalité de l'amande, est borné extérieurement par une couche épidermique (fig. 303 et 306, *g*) formée de cellules quadrilatères, moins grandes que les précédentes, bombées en dehors, épaisses en avant et sur les côtés, très minces en dedans. Au-dessous de cet épiderme, se voit l'albumen (*h*), qui est composé de cellules d'abord tangentielles, puis ovoïdes-arrondies, irrégulières, à parois peu épaisses et ponctuées, les unes remplies de fécule, les autres, moins nombreuses, contenant de l'huile essentielle et sans doute du Pipérin, car l'acide sulfurique concentré leur donne une coloration rougeâtre, analogue à celle que prend le Pipérin, sous l'action de cet acide.

Poudre de Poivre (fig. 307). — L'étude de la constitution histologique du Poivre permet de dire que la poudre de ce fruit doit être formée de cellules de plusieurs sortes :

1o Les unes grandes, jaunes ou jaune brun, arrondies, ovales ou allongées, à parois épaisses, canaliculées et à lumen large ou linéaire, selon que la cellule est arrondie ou allongée *(b, b; ee)*;

2o Les autres à parois épaisses sur trois de leurs faces, la quatrième face étant très mince et semblant manquer (*h*);

3° D'autres encore, à peu près carrées, plus rares, moins grandes et à parois moins épaisses, un peu allongées, rarement libres, le plus souvent réunies en lambeaux formés de quelques éléments à parois ponctuées (*d*);

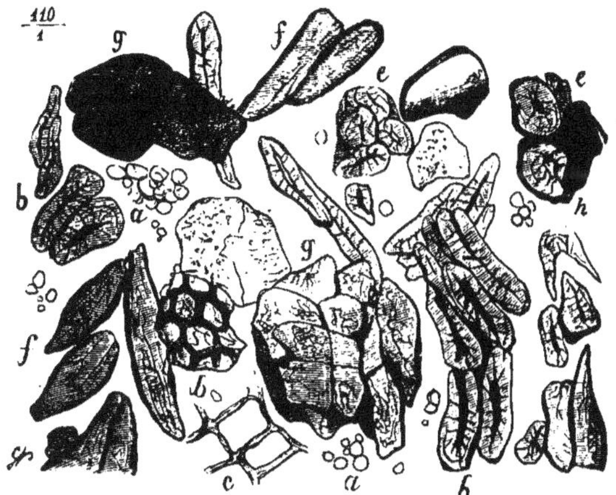

FIG. 307. — Poudre de Poivre noir.

4° Enfin, au milieu des débris ci-dessus, que leur coloration permet de reconnaître immédiatement, se voient des grains de fécule polyédriques, de 1 à 3 millièmes de millimètre de diamètre (*a*), libres ou inclus dans de grandes cellules ovales ou arrondies, blanc grisâtre ou brunes et quelques gouttes de matière huileuse (*f*, *g*).

Hassall signale, dans le Poivre, la présence de quelques vaisseaux spiraux. Nous n'avons pas vu de ces éléments, dans la coupe transversale de ce fruit, ni dans la poudre préparé par nous, et la figure 308, empruntée à cet auteur n'en montre aucun vestige. La poudre de Poivre, *pure*, du commerce contient parfois, néanmoins, quelques trachées à

* *a)* fécule, *b. b*; *ce)* cellules pierreuses; *c)* cellules de l'épisperme de la semence; *d)* épiderme du fruit; *f. f)* cellules du parenchyme du péricarpe; *g, g)* cellules du parenchyme de l'albumen; — *h)* cellules de l'épiderme interne du péricarpe.

spiricule épaisse, non déroulable. Ces trachées proviennent évidemment de débris du pédicelle.

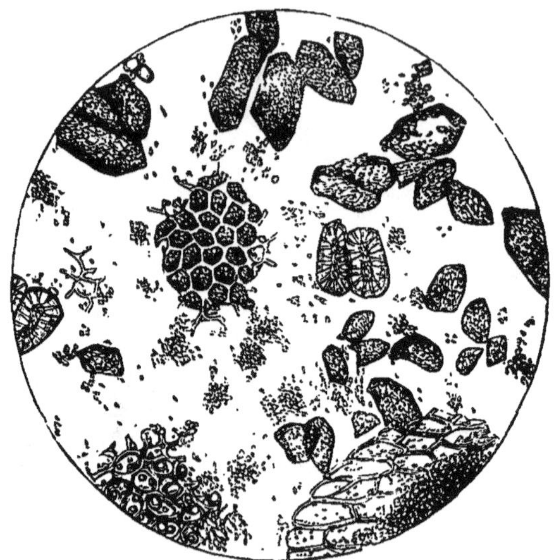

FIG. 308. — Poudre de Poivre noir pure, d'après Hassall (120/1).

Le Poivre est soumis à de nombreuses falsifications effectuées sur le fruit lui-même ou sur sa poudre. Les seules falsifications difficiles à reconnaître sont celles qui affectent cette dernière et qui sont constituées par l'addition de substances de toute nature.

L'examen microscopique de la poudre suspecte est le seul moyen pratique d'arriver à les déterminer.

La finesse des grains de fécule du Poivre permettra d'y reconnaître immédiatement l'addition de l'*amidon des Céréales* ou *des Légumineuses* et de la fécule de Pommes de terre. Si, parfois, les cellules féculifères du Poivre, colorées par l'iode, offrent l'apparence de l'amidon des Céréales, un examen attentif, avec un fort grossissement, suffit pour y montrer les amas de grains polyédriques qui les remplissent.

La *Maniguette* sera décelée par la présence de longues cellules fusiformes, transparentes et ponctuées.

L'addition du *Piment* y sera décelée par l'existence, dans la poudre, de débris du péricarpe, se montrant sous forme de pellicules rougeâtres, garnies de lignes sinueuses irrégulières.

La *Poudre de feuilles de Laurier* y sera reconnue par la présence de cellules allongées, remplies de matière verte, et par celle de fragments de faisceaux fibro-vasculaires.

Les *Grabeaux de Poivre* pulvérisés fournissent des amas cellulaires transparents, incolores, irréguliers, assez étendus, avec des fragments noirs ou brun jaunâtre et des cellules comme canaliculées (E. Baudrimont).

Enfin, la forme si différente des éléments observés permettra de reconnaître l'addition de ces résidus des féculeries, que l'on appelle *Fleurage*, et la poudre des tourteaux de Chènevis, de Faîne, etc., que l'on nomme, on ne sait pourquoi, *Épices d'Auvergne*.

On ajoute parfois au Poivre de la poudre de noyaux d'olives. Ces noyaux étant essentiellement constituées par des cellules pierreuses, peu différentes de celles du Poivre, leur poudre est assez difficile à déceler; toutefois, la présence de cette poudre augmente nécessairement beaucoup la proportion des cellules pierreuses. L'existence d'une grande quantité de ces éléments sera donc un indice de la falsification. La figure 308, empruntée à Hassall, indique la proportion relative des cellules pierreuses, dans la poudre de Poivre. Le Poivre ainsi additionné est nécessairement beaucoup moins âcre et moins odorant.

L'addition de matières terreuses sera déterminée par l'incinération et, au besoin, par l'analyse des cendres; on sait que le Poivre fournit seulement 4 à 5 0/0 de cendres.

Poivre blanc

Selon Clusius et Garcias *ab horto*, ce Poivre est produit par une plante différente de celle qui produit le Poivre noir. Guibourt rapporte qu'il existe, en effet, à l'École de pharmacie de Paris, des fruits tels que les figure Clusius; mais il est certain que la majeure partie du Poivre blanc du commerce est fournie par le *Piper nigrum*, dont les fruits très mûrs sont décortiqués par macération dans l'eau.

Le Poivre blanc est généralement en grains plus gros que ceux du Poivre noir, presque globuleux, d'un blanc grisâtre et pourvus, à leur base, d'une petite pointe moussse. Formé exclusivement par la semence dépouillée du péricarpe, ce fruit est nécessairement privé de la couche de cellules pierreuses, existant à la périphérie du Poivre noir. Les seules cellules à parois épaisses, que l'on peut trouver dans sa poudre sont donc exclusivement constituées par celles de la couche épidermique interne du péricarpe, si la macération ne les a pas enlevées. Les falsifications de sa poudre sont d'autant plus faciles à dévoiler; elles sont, d'ailleurs, les mêmes que celles de la poudre du Poivre noir.

Le meilleur Poivre blanc vient de Tellicherry, sur la côte de Malabar. Mais on le prépare surtout dans les établissements des Détroits, d'où on l'expédie principalement en Chine.

En Europe, on lui préfère, avec raison, le Poivre noir.

Poivre Cubèbe

Cette substance est le fruit du *Piper Cubeba*, L. fil. (*P. caudatum*, Houtt.; *Cubeba officinalis*, Miq.), arbuste grimpant, indigène des îles de l'Archipel Indien, principalement cultivé à Java et à Sumatra, soit dans des plantations spéciales, soit dans les plantations de Café : on le met au pied des arbres destinés à donner de l'ombre aux Caféiers. Il grimpe alors à une hauteur de 5-6 mètres, en formant de larges buissons (Hanbury). On en récolte les fruits un peu avant leur complète maturité.

D'abord sessiles et portés en grand nombre sur un rachis commun, ces fruits en sont éloignés progressivement ensuite, par l'élongation d'un pédicelle, qui se forme à leur base et qui acquiert une longueur environ deux fois plus grande que le diamètre du fruit (fig. 309), d'où leur nom de *Poivre à queue*.

Le Poivre Cubèbe se trouve dans le commerce, en grains plus gros que ceux du Poivre noir, sphériques, supportés par des pédicelles renflés, dont ils semblent la terminaison.

Au-dessous d'un péricarpe mince et ridé, on trouve une coque ligneuse, enfermant une semence brune à l'extérieur, pleine, blanche et huileuse à l'intérieur, de saveur forte, amère, aromatique.

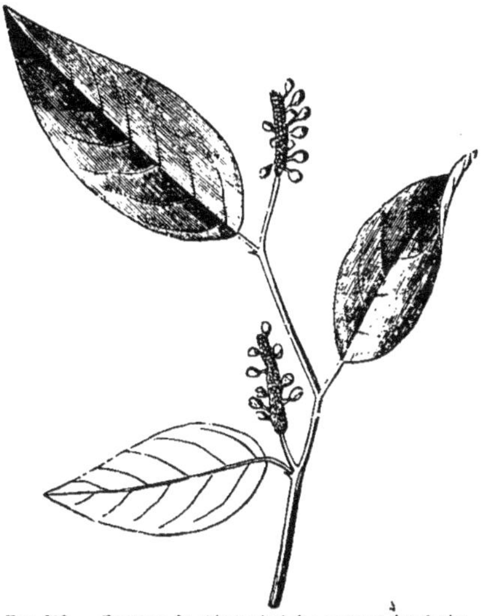

Renfermé dans un papier, le Poivre Cubèbe le tache assez rapidement; mis dans un bocal, il le recouvre, par places, d'une couche résineuse, jaune brunâtre.

FIG. 309. — Rameau de *Piper Cubeba* portant des fruits.

La constitution histologique du Poivre Cubèbe est assez différente de celle du Poivre noir. Les cellules pierreuses sont plus petites, cubiques et disposées en une couche discontinue. Le parenchyme du sarcocarpe est assez épais et formé de cellules petites, contenant de l'amidon, de l'huile et de petits amas cristallins de Cubébine. Parmi ces cellules, se voient des cellules à huile beaucoup plus grandes, ovales ou polyédriques, contenant parfois des amas concentriques de cristaux aciculaires de Cubébine. Sa portion la plus intérieure se compose de cellules d'abord aplaties tangentiellement et dont le diamètre transversal augmente progressivement, de sorte que les plus internes sont ovales ou surrabondies. Les cellules de l'endocarpe sont allongées radialement et pourvues de parois également épaisses : ces cellules sont beaucoup (5-6 fois) plus grandes que les cellules pierreuses de a zone externe. Cette couche est séparée de l'albumen par une zone étroite de cellules déprimées et à minces parois.

L'albumen est recouvert par un épiderme à cellules longentielles, peu épaisses ; cet albumen lui-même est formé de cellules polygonales irrégulières, contenant de l'amidon avec des gouttes d'huile et d'un grand nombre de grandes cellules ou lacunes à huile.

Le Poivre cubèbe contient, une huile volatile (6 à 15 0/0), une résine balsamique âcre et un principe particulier, appelé *Cubébine*. Schmidt y a signalé, en outre, 8 0/0 de gomme, une huile grasse, des malates de magnésie et de chaux.

L'HUILE VOLATILE DE CUBÈBE est un liquide visqueux, incolore ou jaune verdâtre, de saveur forte, camphrée, d'odeur spéciale. Elle est soluble dans 27 p. d'alcool ordinaire, dans 18 p. d'alcool obsolu, et en toutes proportions dans les dissolvants, des corps gras. Sa densité est de 0,92 à 0,93. Elle réagit vivement et détone, avec l'iode; le mélange chauffé passe du bleu verdâtre, au bleu et au violet. L'acide nitrique y détermine la formation d'un résine brun jaunâtre, que les alcalis dissolvent en partie, avec une coloration rouge. L'acide sulfurique la colore d'abord en jaune verdâtre, puis en orangé, enfin en brun rouge; cette teinte passe au rouge carmin, par la chaleur.

L'essence de Cubèbe est polymérique de l'essence de térébenthine et dévie à gauche la lumière polarisée. Elle paraît formée de deux hydrocarbures de densité -ifférente : l'un très réfringent, fluide, d'une densité de 0,915 et bouillant à 220°; l'autre moins réfringent, épais, d'une densité de 0,937 et bouillant à 250°. Par les temps froids, l'essence ancienne laisse déposer de larges octaèdres rhombiques d'une matière de saveur camphrée, et ayant l'odeur du Cubèbe : cette matière a été nommée *Camphre de Cubèbe*.

La CUBÉBINE est une substance neutre, insipide, inodore, cristallisant en petites aiguilles ou en écailles, insoluble dans l'eau froide, peu soluble dans l'eau chaude, soluble dans 30 p. d'éther. L'alcool bouillant la dissout, mais elle se précipite en grande partie à froid. On lui attribue la formule : $C^{33} H^{34} O^{10}$.

Elle semble dépourvue de propriétés thérapeutiques.

Bernatzick et Schmidt ont montré que le Cubèbe doit son efficacité à la matière résineuse, qui serait formée par un mélange d'*acide Cubébique* (1 0/0) et d'une résine indifférente (3 0/0 de la drogue). C'est l'acide cubébique qui paraît être le principe actif du Cubèbe. Quant à l'essence, elle a, selon Bernatzik, les propriétés de l'essence de térébenthine.

Quelques observateurs admettent qu'elle augmente la sécrétion urinaire.

Les meilleures préparations de Cubèbe sont donc celles qui sont privées d'essence et de matière grasse et qui contiennent la plus forte proportion de résine. Telles sont la *poudre* débarrassée d'essences et de principes solubles dans l'eau; l'*extrait alcoolique;* la *résine* purifiée.

Le Cubèbe est surtout prescrit, sous forme de poudre. On en prépare aussi un *extrait oléo-résineux*, assez souvent employé, comme le fruit lui-même, contre la blennorrhagie. Cet extrait est quelquefois préparé avec les Cubèbes entiers et ceux-ci sont ensuite versés dans le commerce; ils sont alors noirs, insipides et inodores.

Pereira rapporte, d'après Blume, que les fruits du *Cubeba canina*, Miq. (*Piper caninum*, Blume) sont mêlés au Cubèbe officinal. Nous empruntons à cet auteur les caractères distinctifs de ces deux substances :

C. officinalis. Baies beaucoup plus nombreuses, agglomérées, presque globuleuses, rarement acuminées; séchées, elles sont rugueuses, brun noirâtre et possèdent une saveur âcre, aromatique, presque amère; spermoderme brun grisâtre, oblong-globuleux, offrant environ 8 nervures longitudinales; pédicelle plus long que la baie.

C. canina. Baies moins nombreuses, plus espacées, ovées; séchées, elles sont remarquablement rostrées, noires, plus petites, rarement rugueuses, ayant un goût plus faible, presque anisé; spermoderme rougeâtre, presque luisant, sphérique, strié longitudinalement; pédicelle presque aussi long que la baie.

On exporte de l'Inde Hollandaise une sorte de Poivre Cubèbe gris cendré, d'odeur peu agréable et d'une saveur comparable à celle du Maïs; il produit une poudre d'un roux grisâtre, d'odeur térébinthacée. Grœnewegen attribue ce Poivre au *P. anisatum;* mais Pas et Favrot pensent que c'est le fruit trop mûr du *P. Cubeba*. Cette sorte doit être rejetée.

Flückiger rapporte avoir trouvé, dans le Cubèbe, des fruits plus volumineux, ridés, avec un pédicelle aplati, plus gros que celui du Cubèbe et environ deux fois plus long que le baie. Il les attribue au *P. crassipes*, Korthals *(Cubeba crassipes*, Miq.). Il cite aussi, comme très semblables au Cubèbe, les fruits du *P. Lowong*, Bl. *(Cubeba Lowong*, Miq.) de Java, et ceux du *P. ribesioides*, Wall. *(Cub. Wallichii*, Miq.).

Poivre noir de Guinée

Ce Poivre, aussi appelé **Cubèbe africain**, est fourni par le *Piper* (*Cubeba*, Miq.) *Clusii*, C. DC. Il est formé de baies assez analogues à celles du Cubèbe, mais plus petites, moins rugueuses, atténuées en un pédicelle grêle, ordinairement recourbé, et disposées autour d'un axe commun. D'abord rouges, elles passent au gris cendré, par dessiccation. Elles ont l'odeur et la saveur du Poivre. Stenhouse y a trouvé de la pipérine et non de la cubébine.

Importée jadis, sous le nom de *Poivre*, à Dieppe et à Rouen, puis sous celui de *Pimienta de rabo*, par les Portugais, cette drogue n'est plus guère connue en Europe. On l'emploie, comme condiment, sur la côte occidentale de l'Afrique, où croît le *P. Clusii*.

Jaborandi de Rio-de-Janeiro

Le nom de Jaborandi a été attribué à plusieurs plantes. dont la plus importante est le *Pilocarpus pennatifolius*, Lemaire (V. *Pilocarpus)*. Selon Pison, quatre plantes sont appelées *Jaborandi*, au Brésil : une fournie par le *Monnieria trifoliata*, L. (Rutacées), trois dues à des Pipéracées.

C. de Candolle ne cite, comme sortes de Jaborandi de Pison, que le *P. Jaborandi*, Well. *(Serronia Jaborandi*, Gaud.) et le *P. citrifolium*, Lam. *(Arthante trichostachya*, Miq.). Lindley dit qu'au Brésil on appelle Jaborandi, le *P. reticulatum*, L. *(Enckea reticulata*, Miq.) ; il rapporte que la racine de cette plante est aromatique, stimulante et est employée comme un sialagogue puissant. H. Baillon admet aussi, parmi les *Jaborandi*, le *P. reticulatum*, L., auxquels il ajoute les *P. nodulosum*, Link et *P. mollicomum*

(Arth. mollicoma, Miq.). Or le *P. reticulatum*, L. croît au Mexique et à la Jamaïque, selon C. de Candolle, qui ne le cite pas comme vivant au Brésil. Il est donc à croire que la plante de Lindley est le *P. ceanothifolium*, Kunth *(P. reticulatum*, Well., nec L.), qui croît au Brésil et aux Antilles. Ce dernier *Piper*, d'après C. de Candolle, est cultivé à Tahiti et il y aurait été porté d'Australie, où il ferait la base d'une liqueur enivrante. Ce serait donc à tort que Gubler attribue au *P. reticulatum*, L., la plante qu'il a étudiée, plante que H. Baillon a dit être le *P. Jaborandi*. Le *P. reticulatum*, L., a, d'ailleurs, des feuilles cordées, elliptiques-lancéolées et terminées par une pointe assez aiguë, ce qui ne correspond pas à la description ci-dessous, empruntée à Gubler.

Le Jaborandi est un arbrisseau pouvant dépasser beaucoup un mètre de hauteur, à tiges fasciculées à la base, simples et dénudées dans la moitié de leur longueur, cylindriques, très droites et articulées comme celles des Bambous, chargées en haut de feuilles alternes, brièvement pétiolées, ovales-lancéolées ou un peu obtuses, d'un vert foncé, entremêlées parfois de chatons de fleurs mâles.

Les feuilles du *P. Jaborandi* se distinguent de celles du *Pilocarpus*, par leur forme, par leur consistance et aussi par l'absence de ces glandes ou ponctuations pellucides, que l'on trouve dans celles du *Pilocarpus*. D'ailleurs, ces dernières sont pinnées, tandis que les feuilles du *Piper* sont simples.

La plante entière a une odeur aromatique ; mâchée, elle détermine une saveur très piquante, qui devient, pour ainsi dire, cuisante et amène une salivation des plus abondantes.

Les applications thérapeutiques faites par Gubler, avec son *Piper*, montrent que, très agresif pour les glandes buccales, il devient à peu près inerte une fois dans la circulation sanguine, tandis que le *Pilocarpus pennatifolius* manifeste une action diffusée d'une énergie incomparable. En tout cas, pour en obtenir des effets physiologiques évidents, il faudra employer des doses plus fortes des feuilles ou mieux de l'écorce des racines, qui paraît être le siège du principe actif.

Hardy a trouvé, dans le *P. Jaborandi*, une essence irritant les yeux, ainsi qu'un alcaloïde d'aspect cristallin et de couleur un peu jaunâtre.

Cet alcaloïde est peut-être celui que Parodi nomma *Jaborandine* et qu'il trouva dans un *Piper* du Paraguay : *P. Jaborandi villosa?* (Wurtz, *Dictionnaire, supplément*, p. 971). Parodi lui assigna la formule $C^{20} H^{16} Az^2 O^5$.

Il semble que le nom donné à ce principe fut l'origine d'une confusion non encore éclaircie. L'auteur de l'article *Jaborandine* du Dictionnaire de Wurtz, dit que Chastaing a obtenu cette substance au moyen de la Pilocarpine pure, dont elle serait un produit d'oxydation. Il se formerait en même temps un principe nouveau, la *Jaborine* ($C^{11} H^{16} Az^2$), qui possède les propriétés de l'Atropine. Nous pensons qu'il y a lieu d'être fort réservé, dans l'assimilation de la Jaborandine du Piper à celle qui provient de la Pilocarpine.

Quoi qu'il en soit, les propriétés de l'alcaloïde extrait, par Hardy, du *P. Jaborandi* ont été étudiées par Bochefontaine. D'après Bochefontaine, cet alcaloïde n'agit pas sur le cœur, il n'influence pas la contractilité musculaire et n'est pas convulsivant. Il paraît agir sur les nerfs mixtes, qui perdent le pouvoir de transmettre aux muscles les excitations mécaniques ou électriques et semble posséder le pouvoir paralysant d'emblée, ce qui le distingue du curare.

Selon Domingo Parodi, le *Piper* du Paraguay est un puissant sialagogue, en même temps qu'il détermine aussi une transpiration abondante. On prescrit la plante sous forme d'infusion, comme sudorifique, et en applications locales, contre la morsure des Serpents.

Poivre long

Cette substance est produite par le *Chavica (Piper*, C. D. C), *officinarum*, Miq. *(P. longum*, Rumph), plante des îles de la Sonde, des Philippines et de l'Inde.

Le Poivre long se compose de chatons cylindriques, secs, durs, grisâtres, tuberculeux, formés par de nombreuses baies étroitement serrées sur un axe commun et devenant rougeâtres par le lavage. Ces baies renferment chacune une petite semence rouge ou noire au dehors, blanche à l'intérieur, et d'une saveur très âcre, très brûlante, mais d'une odeur moins aromatique que celle du Poivre noir.

On le récolte avant la maturité complète. Sa composition paraît être la même que celle du Poivre ordinaire.

Il est consommé principalement, dans l'Inde anglaise, comme épice.

La racine aromatique du Poivre long est très employée par les Hindous, qui l'appellent *Pipli-mul.*

Le **Poivre de Roxburg** *(Chavica Roxburghii,* Miq.; *P. longum,* L., C. DC.), présente des baies subtétragonales, convexes au sommet. C'est le *Poivre long* des Anglais; il leur arrive de l'Inde.

Feuilles de Bétel

Ces feuilles sont produites par le *Chavica Betle,* Miq. *(Piper Betle,* L.), plante de l'Inde, des îles Malaises et des Philippines, introduite dans l'Amérique tropicale. Elles servent à envelopper le mélange de noix d'Arec et de chaux, qui sert de masticatoire aux habitants des îles de la Sonde et et que l'on connaît sous le nom de *Bétel.* Cette matière colore les dents et les excréments en rouge; par son astringence énergique, elle agit puissamment sur le tube digestif et permet de résister à l'action débilitante du climat.

Matico

On désigne sous ce nom, les feuilles du *P. angustifolium,* Ruiz et Pav. *(Artanthe elongata,* Miq.), arbuste des terres humides du Pérou, du Brésil et de l'ancienne Colombie.

On les expédie par la voie de Panama, en balles ou en sacs formant des masses presque sphériques, très comprimées, composées de tiges articulées, portant des feuilles lancéolées-acuminées, cordées et inégales à la base, brièvement pétiolées, un peu épaisses.

Les feuilles de Matico (fig. 310) sont longues de 7 à 13 centim., larges de 1 à 4 centim.; celles de la variété α, *cordulatum,* C. DC., peuvent atteindre 18 à 20 centim. de longueur. Ces feuilles sont crénelées sur les bords et offrent des faces réticulées : la face supérieure est de couleur brun verdâtre ; l'inférieure d'un vert pâle, légèrement pubescente, parsemée de points transparents et garnie de nervures réticulées, très saillantes. Leur face supérieure est pourvue de nervures déprimées, qui lui donnent une apparence marquetée; ces nervures sont, au contraire, saillantes et hérissées de poils, à la face inférieure.

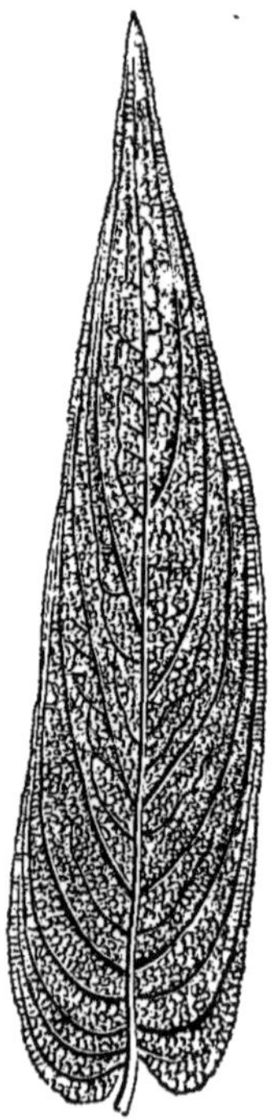
Fig. 310. — Feuille de Matico.

Les feuilles de Matico ont une odeur aromatique, herbacée, une saveur amère persistante, chaude, âcre, non styptique. Leurs propriétés balsamiques et excitantes paraissent dues à une huile volatile, dont elles contiennent d'ailleurs, une proportion assez faible.

L'Essence de Matico est légèrement dextrogyre (0°,7, selon Flückiger) ; elle est composée de deux matières, dont une distille entre 180° et 200°, tandis que l'autre s'épaissit. Flückiger rapporte que, pendant l'hiver, elle laisse déposer une sorte de camphre, en cristaux longs de plus de 1 centim. et fusibles à 103°. Cette essence est faiblement verdâtre et jaunit à la lumière.

Marcotte a signalé, dans les feuilles de Matico, la présence du tannin, d'une résine et d'un acide cristallisable, appelé *acide Artanthique*. Stell a montré qu'elles ne contiennent pas de Pipérine.

Le Matico a été préconisé comme vulnéraire et hémostatique, d'où le nom de *Yerba del soldado*, que lui donnent les Indiens. Trousseau et Guibert le placent parmi les stimulants. On l'emploie avec succès, sous forme de décoction, contre les écoulements chroniques : leucorrhées, gonorrhées, ménorrhagies, hémorrhoïdes, etc. On l'administre en poudre, en pilules, en infusion, en décoction, en extrait, en sirop, en teinture, etc.

On lui substitue parfois le *P. aduncum*, L. (*Art. adunca*, Miq.), plante de l'Amérique du Sud, apportée surtout de l'isthme de Panama.

Les feuilles de ce *Piper* sont plus larges, plus acuminées, moins rugueuses en dessus, à peine pubescentes en dessous et marquées d'un plus grand nombre de nervures parallèles ; le parenchyme interposé entre ces nervures est relativement lisse et presque glabre. Ces feuilles sont plus fibreuses et moins aisées à pulvériser que celles du Matico vrai, dont elles possèdent l'odeur, sans en avoir les propriétés styptiques.

Sous le nom de *Nhandi*, ou *Piper longum*, Pison mentionne le *P. aduncum*, à cause de l'action stimulante de sa racine et de ses feuilles. Ce Poivre est préconisé comme stimulant, au Brésil, où ses fruits sont usités en place de Cubèbe.

Selon Triana, le *P. lanceaefolium*, H. B. K. est employé comme Matico, à la Nouvelle-Grenade.

En Australie, le Dr Bancroft a administré avec succès, contre la gonorrhée et autres flux des muqueuses, le *Piper Novae Hollandiae* (*Australian Pepper*, des Anglais). Ce Poivre est un stimulant puissant des muqueuses. On ne l'a pas encore essayé, en Angleterre. Il peut, dit-on, être employé aux mêmes usages que le Kawa.

Poivre enivrant

Aux îles Sandwich et aux Fidji, on emploie, pour la préparation d'une liqueur enivrante, la racine de l'*Awa*, aussi appelé *Awa-irai*, *Kawa* et *Kawa-Kawa* (*Piper methysticum*, Forst. ; *Macropiper latifolium*, Miq. ; *M. methysticum*, Hook. et Arn.). Cette racine, d'abord mâchée et ensuite mêlée avec de l'eau, fournit une boisson qualifiée de *mortelle*, par Cuzent et que Holmes appelle *agent intoxicant*. Il paraît qu'en effet, l'abus de cette substance n'est pas sans danger et qu'il détermine des affections cutanées rebelles. On a vu que l'abus du Pulqué amène les mêmes accidents. Toutefois, O'Rorke dit que cette boisson produit un sentiment de bien-être et procure un sommeil calme.

La racine de l'Awa est un sudorifique puissant et Bouchardat la regarde comme l'un des meilleurs antigonorrhéiques. On y a trouvé deux principes : la *Méthysticine* ou *Kawahine*, qui paraît avoir les mêmes propriétés que le Pipérin, et la *Kawine*, matière résineuse, âcre, odorante, molle et incristallisable, que O'Rorke croit être le principe actif du Kawa.

La racine du *Piper Parthenium* est administrée, au Brésil, contre l'aménorrhée et la leucorrhée.

SALICINÉES

Écorce de Saule

On emploie, sous ce nom, l'écorce des diverses espèces de Saules. Toutefois on préfère, en France, celle du *Salix alba*, L.; en Angleterre, celle du *S. capraea*, L., et, en Allemagne, celle du *S. pentandra*, L.

Cette écorce se présente dans le commerce français, en fragments provenant de branches d'un assez petit diamètre, mais sans doute âgées de plus d'un an. Ils ont environ 3-4 centim. de long. et leur épaisseur varie de 1 à 2 millim.; leur face externe est grisâtre ou brun rosé, mate ou un peu luisante, faiblement ridée ou mieux striée en long; leur face interne, de couleur fauve rosée, est lisse ou peu striée. Leur cassure est fibreuse en dedans, parenchymateuse en dehors.

Les Saules sont si communs, que la falsification de leur écorce n'a pas de raison d'être ; il ne semble donc pas nécessaire d'en faire connaître la structure histologique.

L'écorce de Saule a une saveur astringente et amère, qui l'a fait employer comme fébrifuge, sous forme de décocté.

Elle contient du tannin et un principe particulier, appelé *Salicine*.

La SALICINE ($C^{13} H^{18} O^7$) cristallise en aiguilles ou en lames délicates, blanches, transparentes, d'un éclat satiné, inodores, inaltérables à l'air. Sous l'influence des acides étendus, la Salicine se dédouble en glucose et en *Saligénine*

($C^7 H^8 O^2$), substance que plusieurs corps oxydants transforment en hydrure de salicyle (*Acide Salicyleux* ou *Essence de Reine-des-prés* : $C^7 H^6 O^2$).

La Salicine se convertit en acide carbonique, en acide formique et en hydrure de salicyle, quand on la traite par un mélange de bichromate de potasse et d'acide sulfurique. L'acide sulfurique la colore en rouge de sang, ce qui permet de reconnaître sa présence au sein du sulfate de quinine.

Quoi qu'on en ait dit, la salicine est un fébrifuge dont l'action est faible, comparativement à celle de la quinine, mais que l'on peut employer à la dose de 1 à 3 grammes et qui réussit fréquemment.

Produits des Peupliers

Les arbres du genre Peuplier (*Populus*, L.), fournissent à la médecine peu de produits utiles. En France, on n'emploie guère que les bourgeons du Peuplier noir (*P. nigra*, L.) et parfois, mais seulement dans les campagnes, l'écorce du même arbre.

Les Bourgeons de Peuplier sont ovoïdes, allongés, pointus, formés d'écailles brunes, imbriquées, couvertes d'un enduit vernissé, glutineux et résineux. Ils entrent dans la préparation de l'*Onguent populeum*, sorte de Baume tranquille, dans lequel l'huile d'olive est remplacée par de l'axonge.

L'Écorce du Peuplier noir renferme de la Salicine et de la *Populine*, principe cristallin de saveur sucrée, qui, sous l'influence de l'acide azotique bouillant, se transforme en acides : oxalique, picrique et nitrobenzoïque; les acides étendus et bouillants transforment la Populine en acide benzoïque, *Salirétine* et glucose.

En Amérique, l'écorce du *P. tremuloides*, Michx, est usitée comme amer, tonique et fébrifuge. Cette écorce ressemble quelque peu à celle de l'Orme rouge. Elle s'en distingue par son amertume et surtout en ce qu'elle ne possède pas l'odeur de Fenugrec, que dégage l'écorce d'Orme.

Les Bourgeons du Peuplier Baumier (*P. balsami-*

fera, L.), que les Américains appellent *Tacamahac Poplar*, sont employés aux mêmes usages que ceux du Peuplier noir ; on les dit plus actifs.

BÉTULACÉES

Cette famille fournit un petit nombre de produits utilisés en médecine ou dans l'industrie.

Écorce de Bouleau

L'**Écorce du Bouleau blanc** blanc *(Betula alba*, L.) se présente en fragments aplatis ou cintrés, longs de 3 à 6 centim. et de largeur variable, blancs, fibreux et papyracés ou satinés à la face interne, qui offre des crevasses longitudinales linéaires ou elliptiques, grises ou brunes et de 1/2 centimètre à 1 centimètre de longueur. Leur face externe est couverte d'un périderme fibreux, rougeâtre ou noirâtre, tantôt rugueux, tantôt lisse et satiné par places.

Cette écorce et celle de l'Aulne commun *(Alnus glutinosa*, Gaertn.) renferment du tannin et peuvent être employées en décoction, comme astringentes.

La **Sève du Bouleau**, recueillie au printemps, contient une assez forte proportion de sucre. Les habitants des pays froids en obtiennent, par fermentation, une liqueur alcoolique, employée jadis contre la gravelle et la pierre, dans la médecine domestique.

Les **Feuilles du Bouleau** sont amères; on les a recommandées comme vermifuges et diurétiques.

Goudron de Bouleau. — Dans le gouvernement de Kostroma (Russie), on fabrique, avec l'éorce extérieure du Bouleau, un Goudron vert, qui sert à la préparation du *cuir de Russie* et qui donne à ces cuirs leur odeur spéciale et leur souplesse. Ce Goudron paraît dépourvu d'acides, d'alcaloïdes et d'hydrocarbures benziniques; selon Flückiger, il contient beaucoup de pyrocatéchine. Il fournit, par distillation, une huile légère, contenant 1/15 d'un phénol à odeur de cuir de Russie et une forte proportion de térébène. Les dernières portions, qui bouillent entre 250° et 300°, offrent des effets de dichroïsme remarquable ; elles sont d'un rouge magnifique, par transmission, et d'un vert foncé, par réflexion.

Le Goudron de Bouleau est rarement pur : sur les lieux de production, on le mélange avec du Goudron de Conifères.

L'Écorce du Bouleau doux *(Betula lenta,* Duroi) dégage, quand on la mâche, une saveur douce, accompagnée d'une odeur agréable, analogue à celle du *Gaultheria procumbens*, odeur due à la présence du salicylate de Méthyle ou *Essence de Gaulthérie.* Cette odeur se développe surtout dans l'infusion, qui est très agréable à boire et qui est usitée, en Amérique, comme légèrement stimulante et diaphorétique.

Cette écorce ressemble beaucoup à celle du *Prunus virginiana*, mais elle s'en distingue immédiatement par la saveur. On l'emploie aussi, comme tonique et astringente, contre la dysenterie et la diarrhée des enfants et parfois également contre la gravelle (Holmes).

LIQUIDAMBARACÉES

Baume Liquidambar

Ce baume est fourni par le *Liquidambar styraciflua*, L., grand arbre qui s'étend des États-Unis au Mexique et au Guatemala, où il est ordinairement appelé *Copalme.*

Le Baume Liquidambar *(Sweet Gum, Copalm Balsam,* des Américains) découle spontanément des fissures naturelles du tronc, ou bien il est obtenu à l'aide d'incisions. On le reçoit dans des vases, où il se sépare en deux parties : une supérieure, appelée *Liquidambar liquide ;* une inférieure, appelée *Liquidambar mou.*

Le **Liquidambar liquide** ou **Huile de Liquidambar** est une matière liquide, transparente, ambrée, douée d'une odeur forte, assez analogue à celle du Styrax, mais plus agréable, et d'une saveur âcre, aromatique, un peu amère. Il rougit le tournesol, ce qui est dû à la présence d'un acide, que Proctor dit être de l'*Acide Cinnamique* et non de l'acide benzoïque, comme on l'avait admis d'après Bonastre.

Le **Liquidambar mou ou Liquidambar blanc** est une substance de consistance molle, analogue à celle de la Poix de Bourgogne, opaque, blanchâtre, d'une odeur douce, agréable, d'une saveur parfumée, un peu âcre. Ce Liquidambar se solidifie à la longue, devient transparent, mais presque inodore et sert, dit-on, à falsifier le Baume de Tolu. Il s'en ditingue par son amertume et son goût âcre, rappelant la saveur du Styrax. Selon Hanbury, ce baume, d'abord opaque, jaune pâle et ayant la consistance du miel, devient transparent, ambré, et cassant, par exposition à l'air; il exhale une odeur térébenthineuse-balsamique, se ramollit dans la bouche, comme le Mastic, et n'a qu'un goût faible. Le même auteur dit posséder un échantillon provenant du Guatemala, et qui est une oléo-résine épaisse, fluide, transparente, de couleur brun doré.

Il paraît que le Liquidambar mou est parfois constitué par le suc qui a découlé du tronc, par des fissures naturelles et s'est épaissi à l'air.

Un spécimen de cette sorte de baume, donné par Guibourt, existe au Musée de la société de Pharmacie de la Grande Bretagne. Holmes, qui le mentionne, dit qu'il diffère du Liquidambar du commerce, qu'il a l'aspect de la Térébenthine de Chio et l'odeur du Styrax.

On emploie le Liquidambar, sous forme d'onguent, contre les ulcères indolents et les maladies cutanées. On en prépare un sirop usité, en Amérique, contre la diarrhée des enfants.

Deux autres Liquidambars donnent une résine analogue, mais qui ne vient pas en Europe.

L'un de ces arbres (*L. formosana*, Hance), habite Formose et le sud de la Chine; l'on en retire un suc qui paraît être employé par les Chinois. Selon Hanbury, c'est une matière térébenthineuse, sèche, dégageant une odeur agréable, quand on la chauffe.

Le second (*L. Altingia*, Bl. ; *Altingia excelsa*, Noronh.:

Rasamala, des Malais) est un grand arbre de l'Archipel Indien, de l'Inde et de l'Annam. Il fournit, par incision du tronc, une petite quantité d'une résine odorante, que l'on ne recueille pas à Java, selon de Vry. Dans le Burmah, d'après Waring, on en retire deux sortes de baumes : 1° l'un, obtenu par incision, qui est pellucide et jaune clair : 2° l'autre, qui est épais, foncé, opaque et d'odeur térébenthineuse ; on l'obtient en perforant la tige et appliquant le feu autour du tronc.

Styrax liquide

Cette substance est produite par le *Liquidambar orientalis*, Mill. (*Liq. imberbe*, Ait.; *Platanus orientalis*, Poc.), arbre qui forme de vastes forêts, dans le sud-ouest de l'Asie Mineure, notamment aux environs de l'ancienne Halicarnasse, ainsi que près de Marmoritza et d'Isgengak (en face de Rhodes) ; on le trouve aussi près d'Alexandrette.

Le procédé employé pour obtenir le Styrax paraît varier :

1° selon Petiver, on pile l'écorce de l'arbre, on la fait bouillir dans de l'eau de mer et l'on recueille le baume qui surnage ;

2° selon Maltass, on enlève à l'arbre l'écorce extérieure, que l'on rejette, puis on racle l'écorce interne avec un couteau. La sorte de râpure ainsi obtenue est tantôt soumise directement à la presse, puis traitée par l'eau bouillante (Maltass), tantôt mise d'abord à bouillir, pour en séparer la matière résineuse ; qui surnage, et soumise ensuite à la presse, dans des sacs en crin, afin d'en extraire le reste de la résine : le mélange de ces deux produits constitue le *Styrax liquide*.

Les résidus d'écorce, qui ont été soumis à la presse, forment des sortes de gâteaux odorants et feuilletés, que l'on trouve parfois dans le commerce, sous le nom de *Cortex Thymiamatis*.

Le Styrax liquide du commerce est une substance molle, tenace, terne, de couleur brun grisâtre, de saveur aromatique, sans âcreté, d'odeur forte, désagréable, bitumineuse. Il contient toujours de l'eau ; celle-ci est acide et rougit le tournesol. Quand on en sépare cette eau, à l'aide de la chaleur, il devient transparent, brun foncé et soluble dans l'alcool, le chloroforme, l'éther, l'acide acétique froid, le sulfure de carbone.

D'après Flückiger, le Styrax liquide contient environ 10 à 20 0/0 d'eau, 50 à 72 0/0 d'une matière soluble dans l'alcool et 13 à 18 0/0 d'impuretés diverses. La partie soluble dans l'alcool paraît formée de *Styrol*, de *Métastyrol*, d'*Acide Cinnamique*, de *Styracine* et d'une *résine* non encore étudiée.

Lorsque l'on conserve le Styrax pendant longtemps, il s'en sépare d'ordinaire une substance résineuse noire, qui le surmonte, et il se recouvre d'une efflorescence de styracine, ou d'acide cinnamique.

Le Styrol ($C^8 H^8$) est un liquide mobile, incolore, d'un poids spécifique de 0,924, bouillant à 146° et ayant une odeur analogue à celle du Styrax. Il est soluble dans l'alcool absolu, l'éther, les huiles; il absorbe l'oxygène de l'air et forme un acide de composition encore indéterminée. Simon l'obtint, en 1839, en distillant du Styrax avec de l'eau additionnée de carbonate de soude : le résidu contenait de la styracine et du cinnamate de soude. On peut l'obtenir en distillant le Styrax avec de l'eau et même, comme l'a montré Berthelot, en redistillant à sec le résidu de la distillation avec l'eau.

Soumis pendant longtemps à une température de 100°, il se transforme en un corps solide, incolore, transparent, appelé *Métastyrol*.

Le Métastyrol n'est qu'une forme modifiée du Styrol ; il est insoluble dans l'alcool et dans l'éther, possède un poids spécifique de 1,054 et peut être coupé avec un couteau. On l'obtient plus rapidement, en chauffant le Styrol à 200°. Le Styrax en contient, d'ailleurs, une certaine quantité, comme nous l'avons vu. Ce corps peut être ramené à sa forme liquide primitive, par l'action prolongée de la chaleur.

L'Acide Cinnamique ($C^9 H^8 O^2$) s'obtient facilement par le procédé de Simon, c'est-à-dire, en faisant bouillir du Styrax avec de l'eau additionnée de carbonate de soude. Par la décomposition du cinnamate de soude, on obtient de 6 à 12 et même 23 (Lowe) d'acide cinnamique, pour 100 de Styrax.

L'acide Cinnamique est un corps cristallin inodore, de saveur âcre, très soluble dans l'éther, dans l'alcool et dans l'eau chaude, moins soluble dans l'eau froide, fusible à 120°. Chauffé au rouge, il se décompose en styrol et acide carbonique.

La STYRACINE *(Cinnamate Cynnamylique* $\left.\begin{cases} C^9H^7O \\ C^9H^9 \end{cases}\right\} O)$ est une matière cristallisable en longs prismes rectangulaires disposés en touffes, mais pouvant se présenter sous forme d'un liquide huileux; à l'état pur, elle est insipide et inodore; la potasse, en solution concentrée, la décompose en acide cinnamique et en *Styrone* ($C^9H^{10}O$). Elle fut découverte par Bonastre, en 1827. Comme elle est insoluble dans l'eau et ne se volatilise qu'à une température supérieure à la chaleur rouge, on peut, au moyen de l'alcool, de la benzine ou de l'éther, l'extraire de la substance qui reste après la soustraction de la résine, du styrol et de l'acide cinnamique.

Le Styrax liquide est expédié des lieux de production à Smyrne, à Syra, à Alexandrie et à Constantinople, soit dans des barils, soit dans des peaux de Chèvre. Il vient généralement en Europe, par Marseille ou par Trieste. Selon Hanbury, on le consomme surtout en Chine et dans l'Inde.

On recommande généralement de le choisir, autant que possible, exempt d'impuretés; mais ceux qui ont habité les pays orientaux savent combien la pureté des matières de cette provenance est chose rare et difficile à obtenir. Le mieux est de purifier le Styrax, par un traitement à l'alcool bouillant, qui le dissout presque en entier et permet ainsi d'en séparer tous les corps étrangers.

Le Styrax a été proposé comme un succédané du Copahu, dont il semble ne pas laisser les dégoûts; il est réputé stimulant et expectorant et, par suite, utile contre les bronchites. Dans ces derniers temps, on l'a préconisé contre la gale, soit seul (*Styrax*, 30; *Huile d'olives*, 8), soit associé au baume du Pérou. Lehmann le préfère aux préparations mercurielles, pour détruire le Pou du pubis. Il aurait l'avantage de n'être pas irritant et de ne pas produire d'accidents généraux, tout en étant un parasiticide sûr.

En France, il n'entre plus guère que dans la composition de

l'*Emplâtre* et de l'*Onguent Styrax*, ainsi que dans celle de l'*Emplâtre mercuriel de Vigo.*

Guibourt a décrit, sous le nom de **Storax liquide pur** *(Huile de Buchuri, Huile de Storax de Landerer)*, un liquide épais, d'une transparence nébuleuse et d'une odeur de Styrax, qu'il regarde comme un Styrax de qualité supérieure. Ce Styrax, qu'il avait cru fourni par le *Styrax officinalis*, paraît devoir être attribué au *Liquidambar orientalis.* Le microscope y montre beaucoup de cristaux en aiguille ou en table, qu'il faut regarder comme formés de spicules de Styracine et de plaques rectangulaires d'acide Cinnamique.

JUGLANDÉES

Produits du Noyer commun

Le Noyer commun (*Juglans regia*, L.), grand arbre originaire de la Perse (?), est cultivé dans les régions montagneuses d'Europe, surtout dans les terrains calcaires, pour son fruit *(Noix)* à amande comestible et pour son bois, qui est utilisé dans l'ébénisterie,

Huile de Noix. — Dans les pays où croît le Noyer, on obtient, par expression des amandes, environ 25 0/0 d'une huile jaune verdâtre, de saveur douce, agréable, lorsqu'elle est récente, et qui est très employée dans l'économie domestique de ces pays. Cette huile a une densité de 0,928 à + 12° et se congèle à la température de -18°. Quand elle est fraîche, l'acide nitrique et surtout le nitrate mercurique lui font prendre une couleur rouge cerise.

Elle rancit et s'épaissit rapidement à l'air.

L'Écorce interne du Noyer est purgative.

En Amérique, on lui substitue celle du *J. cinerea*, Willd. et celle du *J. nigra*, L., qui sont plus actives et même vésicantes. Ces écorces déterminent des coliques et produisent une faiblesse intestinale; on les administre aux enfants, sous forme d'extrait, que l'on combine avec un anthelminthique.

Les Feuilles de Noyer et le Brou de noix ont été recommandés, soit comme anthelminthiques, soit contre la syphilis et surtout contre la scrofulose. Leur action est lente, mais durable. On les emploie à l'extérieur, sous forme de décocté, de collyre, etc. ; à l'intérieur, sous forme d'infusé, de sirop, de vin et d'extrait. Dans ces dernières années, on a annoncé plusieurs cas de guérison de la pustule maligne, par l'application de feuilles de Noyer fraîches.

Les *Feuilles de Noyer* sont composées, imparipinnées, formées de 7-9 folioles ovales, acuminées, presque opposées deux à deux, les supérieures un peu plus grandes que les inférieures; leur longueur varie de 6 à 10 centimètres. A l'état sec, ces feuilles sont coriaces. Il faut les choisir récentes; elles sont alors douées d'une odeur aromatique spéciale et d'une saveur amère, âpre.

Le *Brou de noix* est rarement employé à l'état sec ; il est formé par la portion charnue du péricarpe et se présente, dans le commerce, en morceaux irréguliers, convexo-concaves, de couleur noirâtre.

Les feuilles et le brou de noix paraissent renfermer les mêmes principes ; on y a trouvé une huile volatile, du tannin, qui précipite en vert les sels de fer, ainsi qu'un principe âcre, amer, que l'oxygène noircit et rend insoluble dans l'eau.

On a dit que la poudre des feuilles du *J. cinerea* est employée comme vésicante, aux États-Unis. Cependant les feuilles fraîches et pilées de cet arbre ne nous ont donné aucun résultat.

La graine des *Carya* est utilisée comme aliment; on mange celles du *C. alba*, Nutt., sous le nom de Noix Hickory et celles du *C. olivæformis*, qu'on appele Noix Pacanes.

CUPULIFÈRES

Écorce de Chêne

Cette écorce est fournie par le Chêne Rouvre *(Quercus Robur*, L.), arbre commun dans la majeure partie de l'Europe moyenne et dont il existe deux formes, que de Candolle regarde comme des sous-espèces; mais que, plusieurs auteurs élèvent à la dignité d'espèces: *Q. pedunculata*, Ehr.; *Q. sessiliflora:* Sm.

L'écorce de Chêne est récoltée sur les branches jeunes. Elle se présente en morceaux de longueur variable, rarement plats, plus souvent cintrés ou en forme de gouttière, épais d'environ 2 millimètres, et à cassure fibreuse. Leur face externe est lisse, luisante, de couleur gris blanchâtre, tachée de brun par places; leur face interne est striée en long, et d'un brun rougeâtre, tirant sur la teinte rouille.

Cette écorce, à peu près inodore à l'état sec, dégage une odeur de tan, lorsqu'on la mouille; elle a une saveur astringente et un peu amère.

Examinée sur une section transversale, elle se montre composée comme suit:

1° Une couche de *suber*, à cellules tabulaires, brunes, recouvrant une couche de jeunes cellules subéreuses *(Phellogène)*, incolores, remplies de protoplasma.

2° Une zone épaisse, formée par le *parenchyme cortical*, dont les cellules polygonales irrégulières constituent un tissu sans méats, au milieu duquel se voient des amas de cellules scléreuses, avec quelques groupes de fibres libériennes beaucoup plus petites, pourvues de parois très épaisses et d'un lumen capillaire.

3° Ce parenchyme est traversé par une ou deux zones de tissu subéreux, dont le développement ultérieur amènera la mortification et la chute des portions extérieures à ces zones.

4° Un *liber* constitué par un assemblage de cellules parenchymateuses et de fibres disposées en bandes concentriques alternatives, successivement emboîtées. Ces bandes sont disposées en faisceaux étroits, par l'intercalation de rayons médullaires, qui sont composés le plus souvent d'une seule rangée de cellules, dans l'épaisseur du liber, mais qui s'élargissent vers la périphérie, où, de linéaires ils deviennent cunéiformes.

La matière la plus importante de l'écorce de Chêne réside dans le parenchyme libérien. Cette matière est une sorte particulière de Tannin *(Acide Quercitannique)*, longtemps regardé comme analogue au tannin de la Noix de Galles, dont il a été distingué par Stenhouse.

L'Acide Quercitannique diffère de l'acide Gallotannique par les caractères suivants: 1° il donne de la pyrocatéchine et non du pyrogallol, par distillation sèche; 2° il ne fournit pas d'acide gallique, par oxydation; 3° il ne précipite pas la solution d'émétique ; 4° il précipite la solution de gélatine, comme l'acide gallo-tannique ; mais le précipité qu'il fournit est stable, tandis que celui qui est produit par l'acide gallo-tannique se décompose facilement.

L'écorce de Chêne devant à ce principe la propriété de tanner le cuir, divers procédés ont été proposés, pour déterminer la valeur relative de cette écorce, c'est-à-dire, pour y doser la proportion d'acide Quercitannique. Le plus simple paraît être celui de Neubauer. Ce procédé repose sur la proportion de permanganate de potasse, que peut décomposer l'extrait préparé avec un poids déterminé d'écorce de Chêne. Par ce moyen Neubauer a trouvé 7-10 0/0 d'acide Quercitannique dans les écorces de Chênes cultivés pour le tannage (Flückiger).

L'écorce de Chêne est surtout employée à l'extérieur, sous forme de décocté, comme astringent. Ce décocté peut être donné à l'intérieur, dans les cas d'empoisonnement, à défaut de tannin. Hors le cas de nécessité, il convient de s'en abstenir, à cause des troubles digestifs qu'il provoque.

L'écorce de Chêne ressemble un peu à celle du *Rhamnus Frangula ;* toutefois, cette dernière s'en distingue par la couleur rougeâtre que prend sa surface, lorsqu'on la racle.

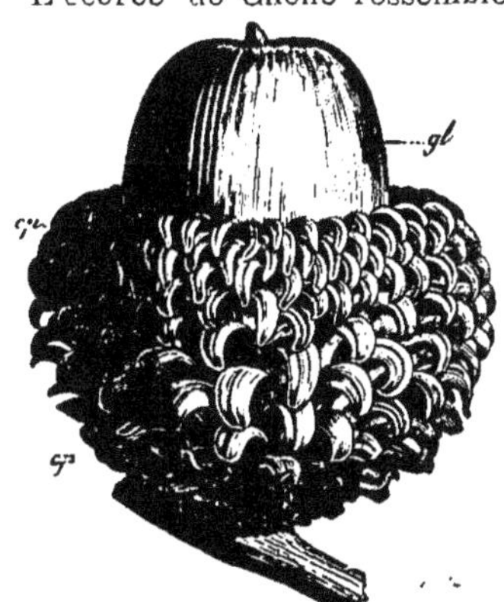

Fig. 311. — Gland du Chêne Vélani.

Les fruits du Chêne-liège (*Q. suber*, L.), du Chêne blanc (*Q. alba*, L.), du Chêne à glands doux (*Q. Ballota*, Desf.) de l'Yeuse (*Q. Ilex*, L.) sont comestibles et renferment un sucre particulier, appelé *Quercite* ($C^6H^{12}O^5$). Torréfiés et moulus, ces fruits constituent le *Café de glands doux.*

Nous avons déjà étudié (t. I., p. 241 et suiv.) les excroissances ou *Galles*, que l'on trouve sur leurs branches ou sur leurs feuilles.

Les cupules des fruits mûrs (*Vélanèdes*, fig. 311) du **Chêne Vélani** (*Q. Ægilops*, L) servent dans le tannage des cuirs et dans la teinture en noir. Les jeunes fruits du même arbre sont plus estimés, dit-on, et connus sous le nom de *Petit Vélani*.

Le **Quercitron** (*Q. tinctoria*, Mich.) contient un principe colorant, nommé *Quercitrin, Quercitrine* (Chevreul), ou *acide Quercitrique*. Ce principe, que l'on retrouve dans un grand nombre de plantes, est, selon Rigaud, un glucoside que les acides étendus dédoublent en glucose et en une autre substance jaune-citron, appelée *Quercitine*.

Manne de Chêne

Le *Q. Vallonea*, Kotschy, et le *Q. Persica*, Jaub. et Sp., laissent suinter, sous la piqûre d'un *Coccus* blanc, un liquide sucré, qui se solifie en petits grains. Les indigènes du Diarbékir récoltent cette sorte de manne, avant le lever du soleil, en la faisant tomber sur des toiles; ou bien, ils mettent dans de l'eau chaude les petits rameaux qui la portent, font ensuite évaporer cette dissolution en consistance sirupeuse et s'en servent comme sucre.

Hanbury rapporte avoir vu cette Manne, à Londres, à l'exposition de 1862, sous forme d'une masse molle, composée de larmes agglutinées, analogues à celles d'une Manne de Frêne de qualité inférieure et douées d'une saveur sucrée, agréable. Flückiger en décrit une autre sorte, qui est en masses compactes, grisâtres, saccharines, parfois assez dures, formées de matière sucrée et de débris de feuilles. Cette Manne a une odeur herbacée, une saveur sucrée, agréable.

Selon Flückiger, la Manne du Diarbékir contient 90 0/0 d'un sucre dextrogyre, mais pas d'amidon, ni de dextrine. Ludwig y a trouvé beaucoup de mucilage, un peu d'amidon, 48 0/0 de sucre, des traces de tannin et de chlorophylle, etc.

Huiles des Cupulifères

On retire, par expression, des amandes (*noisettes*) du Noisetier (*Corylus Avellana*, L.) et des Faines ou fruits du Hêtre (*Fagus sylvatica*, L.), une huile non siccative, employée dans l'alimentation et pour l'éclairage.

L'Huile de noisettes est épaisse et jaune pâle. Elle a une saveur douce, une odeur agréable, une densité de 0,924 ; elle se congèle à

— 14°. Cette huile n'est pas colorée par l'acide nitrique. Le ni.rate acide de mercure la solidifie et lui donne une teinte verdâtre, qui disparaît au bout d'une heure.

L'Huile de Faîne est épaisse, d'un jaune clair, inodore et de saveur douce. Elle a une densité de 0,922, et se congèle à 17°. L'acide nitrique lui donne une teinte rouge cerise; le nitrate acide de mercure la solidifie et la colore en rouge orange.

ULMACÉES

Écorces d'Orme

Les écorces des diverses espèces d'Ormes de nos contrées, surtout celle de l'Orme champêtre (*Ulmus campestris*, L.) ont été préconisées contre les maladies de la peau et comme antisyphilitiques, sous le nom d'*Écorce d'Orme pyramidal*.

L'**Écorce d'Orme pyramidal** se présente sous forme de fragments larges, aplatis, souples, fibreux, de couleur jaune rouille et marqués de stries, principalement sur leur face interne. Cette écorce est inodore, âpre et amère, peu ou point amylacée, et contient du mucilage, avec un peu de tannin. Elle est presque exclusivement constituée par du liber. Son emploi est tellement restreint, que nous croyons devoir nous dispenser d'en donner la structure anatomique.

L'Orme laisse exsuder, en été, une matière mucilagineuse, qui se convertit en une masse brune, insoluble, appelée *Ulmine*.

L'**Écorce d'Orme rouge** (*U. fulva*, Michx.) et celle de l'*U. americana*, L., arbres de l'Amérique du Nord, sont très mucilagineuses et servent à faire des cataplasmes, ainsi que des gelées nourrissantes.

L'écorce d'Orme rouge est formée exclusivement par le liber. Elle est en morceaux aplatis, souvent longs de 60 à 90 centimètres, larges de plusieurs pouces, épais de 1 à 2 millimètres, souples, fibreux, d'un brun rougeâtre clair, de saveur mucilagineuse et ayant l'odeur du Fenu-grec. Elle fournit un abondant mucilage, que l'alcool précipite en un dépôt fluide, transparent, incolore. L'iode et le perchlorure de fer ne n'altèrent pas ce mucilage; l'acétate de plomb le précipite.

Les Américains réduisent cette écorce en une sorte de farine, qu'ils emploient dans un grand nombre de maladies inflammatoires.

CANNABINÉES

Chanvre indien

Le Chanvre indien *(Cannabis indica,* Lamk.) est une forme ou variété de notre Chanvre commun *(C. sativa,* L.; fig. 312), variété qui est cultivée dans l'Inde, où elle acquiert des propriétés enivrantes, de beaucoup supérieures à celles de la plante de nos contrées. Cette dernière, toutefois, possède une activité incontestable : l'on sait, en effet, que toute la plante exhale une odeur forte, vireuse et désagréable, qui provoque des vertiges et de la céphalalgie.

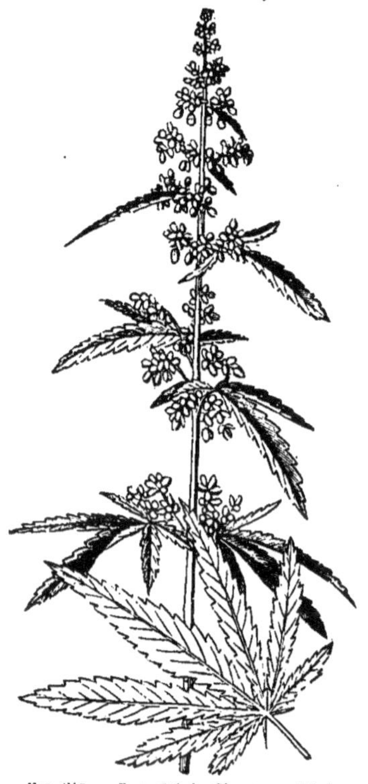

Fig. 312. — Sommité du Chanvre cultivé.

Le Chanvre indien est cultivé dans l'Inde, la Perse, etc. Celui qui croît sur les montagnes, à une altitude de 1.800 à 3.000 mètres, paraît doué de propriétés plus énergiques, que celui qui est cultivé dans la plaine. Le plus estimé vient des districts de Bogra et de Rájsháhi, au nord de Calcutta.

Il se présente sous deux formes, qui paraissent dues à l'état de la plante, quand on en fait la récolte :

1° Le *Bhang*, *Siddhi* ou *Sabzi*, des Hindous (*Hashish*, *Kif* ou *Quinnab* des Arabes) se compose de feuilles sèches, de quelques fruits et de pédoncules vert foncé, grossièrement brisés.

Le Bhang est peu sapide et possède une odeur particulière, non désagréable. On le fume seul ou mêlé au tabac, ou on en boit le macéré fait à l'eau froide ; plus souvent on le pulvérise et on en prépare, avec de la farine et d'autres substances, une pâte verte, appelée *Majun*.

2° Le *Ganja* ou *Gunjah* des Hindous, que les Arabes appellent aussi *Quinnab*, *Kif*, *Hashish*, et que les droguistes de Londres nomment *Ganza*, est constitué par les sommités fleuries ou fructifiées de la plante. Il se présente sous forme de paquets aplatis, ovoïdes ou oblongs, d'un vert grisâtre, et composés d'un axe principal portant de nombreux rameaux couverts de bractées, de fleurs et de fruits. Les rameaux sont généralement courts, diversement emmêlés, plus ou moins épaissis, glutineux et assez fragiles.

Cette substance est peu sapide ; elle possède une odeur, tantôt aromatique, tantôt à peu près nulle.

Hanbury rapporte (d'après Powell) que le Ganja est constitué par les petites pousses qui se développent sur la tige, après qu'on en a enlevé les feuilles destinées à la préparation du Bhang.

En faisant bouillir, avec du beurre, les sommités fraîches de la plante, les Arabes obtiennent une matière onguentiforme, verdâtre, de saveur âcre et nauséeuse. Cette préparation a été employée, il y a quelques années, en France, sous le nom de *Haschisch*. Additionnée de diverses substances (sucre, pistaches, aromates, etc.) et surtout de musc, elle forme une sorte d'électuaire, connu sous le nom de *Dawamesk*. Cet électuaire est parfois, dit-on, additionné de Cantharides, pour le rendre aphrodisiaque ; on prétend même y avoir trouvé de la Noix vomique.

Le Chanvre indien doit ses propriétés à deux substances : l'une résineuse, appelée *Cannabine* ou *Haschischine ;* l'autre de nature essentielle, que Personne a montrée être composée de deux principes : un liquide *(Cannabène)*, un solide *(Hydrure de Cannabène).*

La CANNABINE est une résine molle, verte ou brune, d'odeur nauséeuse et aromatique, de saveur poivrée, âcre et tenace, soluble dans l'alcool, l'éther, le sulfure de carbone, les huiles grasses et volatiles ; elle est insoluble dans l'eau, dans l'alcool affaibli, ainsi que dans la potasse et dans l'ammoniaque. Elle ne rougit pas le tournesol et fond à + 68°.

Elle est produite par des glandes en forme de tête pédiculée, qui donnent à la plante son toucher glutineux et qui sont réparties en grand nombre, sur les tiges et sur les feuilles.

Obtenue d'abord par T. et H. Smith, à l'aide d'un procédé long et compliqué, elle est maintenant retirée de la plante par la méthode de Gastinel. Ce procédé consiste à reprendre l'extrait alcoolique par l'eau, qui dissout les matières extractives et gommeuses et laisse la Cannabine, comme résidu.

Dans les pays orientaux, où la résine de Chanvre est très usitée, on la recueille par les moyens suivants :

1° On promène des lanières de cuir sur les plantes, ou bien des hommes revêtus de cuir marchent dans les champs de Chanvre ; lanières ou vêtements sont ensuite raclés, pour en enlever la résine ;

2° On pile le Chanvre et on l'exprime dans une toile grossière, qui retient la résine ;

3° On roule dans les mains, les sommités de la plante mûre, mais fraîche, et l'on racle ensuite les doigts, sur lesquels s'est attachée la résine ;

4° On agite des monceaux de *Bhang*, avec précaution, pour se mettre à l'abri de son action toxique, et l'on recueille la poussière qui s'en sépare.

La matière obtenue par ces divers moyens est roulée en boules ou réunie en masses irrégulières, plus ou moins volumineuses, appelées *Charas* ou *Churus*. Ces masses sont compactes, mais friables et de couleur brûnatre. Elles se montrent composées de résine en grains, agglutinant les poils de la plante et de substances terreuses ; leur saveur est faible et leur odeur ressemble à celle du Chanvre.

Le Charas est récolté exclusivement dans les pays de montagnes. On l'exporte surtout d'Yarkand et de Kashgar.

Les Orientaux le fument mêlé au tabac.

La Cannabine est, comme nous l'avons dit, le principe actif du Chanvre. Selon Personne, elle agit à la dose de 5 à 15 centigrammes ; à la dose de 1 gramme, elle détermine des symptômes très intenses et qui persistent pendant plusieurs jours, sans produire d'intoxication. On l'a préconisée dans une foule de maladies ; mais elle semble surtout utile contre les névroses.

L'Huile volatile du Chanvre a été obtenue par distillation de la plante fraîche avec de l'eau. Cette essence est plus légère que l'eau, possède une couleur ambrée et exhale une odeur de Chanvre étourdissante. Selon Personne, quand on la respire, on ressent un frémissement singulier, un besoin extraordinaire de locomotion, bientôt suivi d'abattement et quelquefois de syncope. Son action est, d'ailleurs, assez fugitive et semblable à celle que détermine une ivresse légère.

Soumise à une température de 12° à 15°, elle se sépare en deux parties : une liquide, incolore, d'une odeur très forte, bouillant entre 235° et 240°, et colorée en rouge foncé, par l'acide sulfurique : Personne l'a nommée *Cannabène* et lui attribue la formule $C^{18}H^{20}$; l'autre est solide et cristallise en petites écailles d'aspect gras : Personne l'appelle *Hydrure de Cannabène* et lui prête la formule $C^{18}H^{22}$.

C'est le Cannabène qui paraît être le principe actif de l'essence de Chanvre.

Selon Peltz, le Chanvre indien contient une petite quantité de Nicotine, que l'on retrouverait dans la résine et dans l'extrait des sommités de la plante. On obtient cet alcaloïde par distillation, en présence de la chaux et d'une lessive de potasse caustique.

Le Chanvre est surtout usité, dans les pays musulmans, comme agent enivrant. On le fume et sa fumée est fort agréable, paraît-il, ou bien l'on avale les préparations que nous avons mentionnées, soit seules, soit mêlées à divers ingrédients.

On ne sait pas exactement quel est le principe actif du Chanvre indien. Selon Personne, ce serait le Cannabène, et la résine n'agirait que par l'huile essentielle, dont elle conserve toujours une notable proportion. Flückiger admet, au contraire, mais sans preuves directes, que la résine est active par elle-même.

Quoi qu'il en soit, la nécessité d'agir sur de grandes masses de plantes fraîches, pour obtenir une quantité relativement faible d'essence, fait que cette dernière n'est pas employée en thérapeutique et que la majeure partie des expériences tentées avec le Chanvre ont été pratiquées, soit avec la plante, soit et plus souvent avec son extrait alcoolique (*résine*).

Selon Schroff, les sommités fleuries provoquent surtout des hallucinations et de la gaîté, tandis que l'extrait alcoolique et la préparation grasse, appelée Haschisch, produisent plutôt des effets narcotiques. « Le *Cannabis indica* agit autrement que l'opium ; il enivre sans faire « perdre la connaissance ; les hallucinations qu'il provoque ont un « caractère plus gai et s'accompagnent d'une tendance à rire, à exé- « cuter des mouvements musculaires plus vifs. Il fatigue aussi moins la « digestion, ne détermine pas de constipation et augmente la sécrétion « de l'urine » (Fronmuller, cité par Nothnagel et Rossbach). Il provoque souvent le sommeil, tantôt rapidement, tantôt après une période d'excitation plus ou moins longue.

D'après les observations de Fronmuller, son action hypnotique paraît évidente, quoique inférieure à celle de l'hydrate de chloral. Quant à ses applications, contre les affections du système nerveux, elles ont donné des résultats parfois contradictoires. Cependant Clouston dit en avoir obtenu des effets très favorables, dans la manie aiguë ou chronique, si on l'associe au bromure de potassium. Selon Fonssagrives, les feuilles, employées en cigarettes, jouissent d'une action palliative remarquable, contre l'asthme ; aussi cet auteur propose-t-il de les substituer au Datura.

Le *Cannabis indica* est surtout prescrit sous forme d'extrait alcoolique (0,1 à 0,3 et même 0,5 par jour), et de teinture (1 d'extrait, pour 9 d'alcool à 90°), que l'on donne à la dose de 5 à 30 gouttes. Cette dernière dose paraît beaucoup trop élevée.

L'usage habituel de la plante ou de ses préparations produit, à la longue, des troubles de la nutrition et très souvent aussi des troubles de l'intelligence.

Cônes de Houblon

On désigne, sous ce nom, les inflorescences femelles du Houblon commun (*Humulus Lupulus*, L.), plante dioïque, sarmenteuse et grimpante, que l'on trouve à l'état sauvage dans les haies et buissons de toute l'Europe, jusqu'en Scandinavie et dans la majeure partie de l'Asie tempérée.

Ces inflorescences (fig. 313) sont longues de 2 à 3 centimètres, larges de 15 à 20 millimètres, ovoïdes, un peu aplaties. Elles sont formées par un axe en zigzag, à saillies alternes et distiques, portant de grandes écailles vert jaunâtre, ovales-élargies et réticulées-veinées. Quelques-unes de ces écailles sont asymétriques à la base, qui offre une sorte de repli, dans la concavité duquel se loge un akène lenticulaire, de 2 millimètres de diamètre.

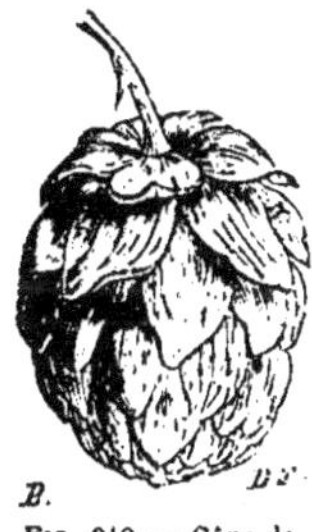

Fig. 313. — Cône de Houblon.

Les Cônes de Houblon récents ont une odeur forte, agréable, *sui generis*, une saveur amère, aromatique. Ils brunissent en vieillissant, et acquièrent alors une odeur de Valériane. Cette altération est au moins retardée par l'exposition des cônes à la vapeur d'acide sulfureux : les cônes offrant une odeur sulfureuse, ne doivent pas être employés en pharmacie.

Les cônes de Houblon sont prescrits, en médecine, sous forme d'infusion, comme amers et toniques. Ils entrent dans la fabrication de la bière, à laquelle ils communiquent leur arome et leur amertume, propriétés qu'ils doivent à une matière résineuse, découverte par Planche, décrite par Loiseleur-Deslongchamps et enfin étudiée expérimentalement par Ives, de New-York, qui l'appela *Lupulin.*

Le Lupulin se présente sous forme d'une poudre composée de grains de couleur jaune verdâtre, à l'état frais, et d'un jaune brun doré, à l'état sec. On l'obtient en froissant les cônes, avec les mains, au-dessus d'une feuille de papier et passant au tamis de soie la poussière ainsi séparée. Cette poudre est pénétrée peu à peu par l'eau, et immédiatement par l'alcool ou l'éther. La potasse et l'acide sulfurique ne l'attaquent pas. Elle brûle avec une flamme brillante. Triturée dans un mortier, elle peut se réduire en une masse molle. Flückiger y a trouvé 7,3 0/0 de cendres.

Le Lupulin est exclusivement constitué par des glandes. qui se développent sur les ovaires, les bractées, les feuilles, les stipules et même sur la tige du Houblon.

Il n'acquiert son complet développement, que sur l'ovaire et sur les écailles du cône. Sur divers points de ces organes, on voit (fig. 314) une cellule épidermique *(a)* faire saillie, s'allonger, puis se diviser transversalement *(b)*; la cellule inférieure se sépare de la portion épidermique, par une cloison, et constitue une sorte de pédicule à la cellule supérieure. Celle-ci se renfle, s'élargit, se remplit d'une matière granuleuse, et se divise en deux, puis en quatre parties, par la formation successive de cloisons perpendiculaires *(c)*. La cellule supérieure est donc divisée en quatre cellules, juxtaposées comme les segments d'une circonférence. Chacune de ces dernières se sectionne à son tour, par la production de cloisons nouvelles, dont la plupart sont parallèles au rayon : l'ensemble de ces cellules constitue une sorte de disque, d'abord plat, mais dont les bords se relèvent ensuite en une cupule. Celle-ci *(d)* est donc composée par une seule couche de cellules recouvertes par la cuticule, comme celles de l'épiderme, dont elles procèdent. Quand le Lupulin est arrivé à ce degré d'organisation, ses cellules sécrètent un liquide jaune, qui s'épanche dans la cavité de la cupule, entre la face externe des cellules et la cuticule qui les recouvre. La cuticule, ainsi soulevée peu à peu, finit par dépasser le bord supérieur de la cupule (*e*) et forme une sorte de cône intérieur, emboîté par la cupule. Le Lupulin est alors assez semblable à un gland.

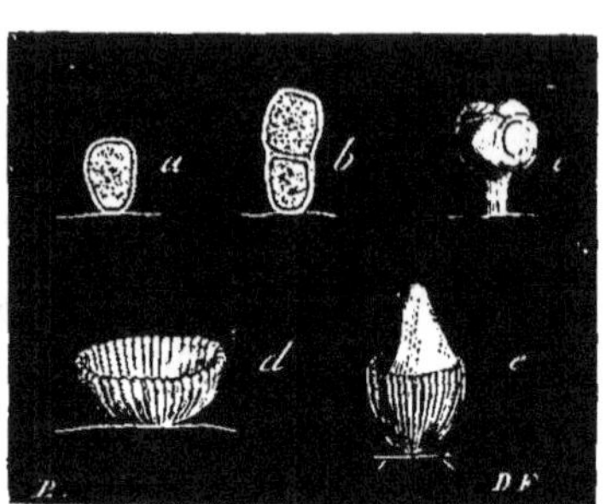

Fig. 314. — États successifs du développement du Lupulin.

En soumettant le Lupulin à l'analyse chimique, Personne y a rencontré : 1° de l'acide valérianique ; 2° une huile essentielle ($C^{23} H^{18} O^2$), qui est un mélange de *Valérol* et d'un hydrocarbure à odeur de Thym, isomère du *Bornéène* et de l'essence de térébenthine; 3° une matière amère, très instable et de nature azotée, la *Lupuline;* 4° une résine, qui forme environ les deux tiers du Lupulin ; 5° de la cire analogue par ses propriétés à la cérosie, etc.

Obtenue du Lupulin récent ou de cônes frais, l'ESSENCE est verte, plus légère que l'eau, neutre au tournesol, dépourvue de pouvoir rotatoire et l'acide sulfurique ne la colore pas (Flückiger). Quand on l'extrait des cônes déjà vieux, elle est plus épaisse, brun rougeâtre et d'une odeur valérianée.

Selon G. Pelletan, le principe amer du Lupulin serait la *Lupulite*, substance blanche ou jaunâtre et opaque, ou d'un rouge jaunâtre et transparente, incristallisable, inodore, d'une amertume semblable à celle du Houblon. La Lupulite est soluble dans l'eau et dans l'alcool, peu soluble dans l'éther ; elle n'attaque pas les couleurs végétales et est inaltérable par les acides, ainsi que par les alcalis étendus. D'après Liebig, elle ne contient pas d'azote et, par la distillation sèche, ne produit pas d'ammoniaque.

La Lupulite de Pelletan est sans doute la même substance, mais impure, que le principe extrait du Houblon par Lermer, qui le nomme *Acide amer du Houblon (Hopfenbittersaüre).* Ce principe cristallise en gros prismes rhombiques, cassants et peut s'allier aux bases, pour former des sels. Son composé cuivrique serait représenté par la formule : $Cu\,O,\ C^{32}\,H^{50}\,O^{7}$. Il est à peu près insoluble dans l'eau, mais soluble dans la plupart des autres dissolvants; sa dissolution alcoolique n'est pas précipitée par l'eau et possède la saveur amère, spéciale de la bière. Il existe en très petite quantité dans le Lupulin.

Griessmayer a retiré du Houblon un alcaloïde liquide et volatil, qu'il a nommé *Lupuline.* Cet alcaloïde a l'odeur de la Conicine ; il se colore en violet, quand on le traite par le chromate de potasse et l'acide sulfurique.

Wagner y a trouvé aussi un tannin, qu'il croit être de l'*Acide Morintannique,* et une matière colorante jaune, analogue au *Quercitrin.*

Nous ne parlerons que pour mémoire du prétendu alcaloïde retiré du Houblon et préconisé comme narcotique, sous le nom d'*Hopéine.* Cet alcaloïde parait n'être que de la morphine parfumée avec de l'essence de Houblon. Son introduction dans la thérapeutique, si ce qu'on en a dit est fondé, est à la fois une fraude commerciale et une action criminelle, à cause des propriétés funestes de la morphine, chez les enfants.

Le Lupulin agit comme tonique et peut-être aussi comme narcotique; il exerce une action sédative sur les organes de la génération ; aussi l'a-t-on préconisé contre les érections douloureuses et les spermatorrhées essentielles. Il est préférable au camphre, en raison de son innocuité. On l'emploie sous forme de saccharure, de teinture, de pilules, etc.

Il convient de le choisir aussi frais que possible et de le conserver à l'abri de l'air. On l'a falsifié avec diverses matières et surtout avec du sable. Les propriétés de cette substance permettent de la distinguer aisément. Un Lupulin fournissant plus de 7 à 8 0/0 de cendres devra être rejeté.

Le Houblon acquiert, en vieillissant, comme nous l'avons dit, une odeur désagréable. Cette odeur est due à la transformation du valérol en acide valérianique; aussi est-il indispensable de ne pas conserver les cônes au delà d'un an ou au plus deux ans, le valérol se transformant en acide valérianique, sous l'influence de l'oxygène de l'air.

MORÉES

Mûrier noir

Le Mûrier noir (*Morus nigra*, L.) est un arbre originaire de la Perse et cultivé dans presque toute l'Europe, où il fut importé pour servir à la nourriture des Vers à soie. On lui préfère actuellement le Mûrier blanc (*M. alba*, L.), pour cet usage.

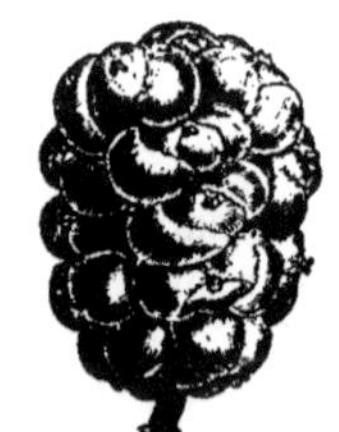

Fig. 315. — Fruit du Mûrier noir.

Le Mûrier noir fournit à la médecine l'*Écorce de la racine*, qui est âcre, amère, purgative et vermifuge, et ses fruits vulgairement appelés *Mûres noires* (fig. 315).

La **Mûre** est une sorose, longue de 2 à 3 centimètres, composée d'akènes groupés autour d'un axe commun allongé et entourés chacun par ses enveloppes florales, charnues et succulentes.

Ces fruits, d'abord rouges, deviennent noirâtres en mûrissant. Van Hees leur a trouvé la composition suivante: Glucose et sucre incristallisable, 9,19 0/0; acide Malique (?), 1,86; Matières pectiques, grasses, sels, gomme, 2,03; etc. Ils servent à la préparation d'un *sirop* légèrement astringent. En Grèce, on en obtient, par fermentation, une boisson alcoolique.

Figuier commun

Le Figuier commun *(Ficus Carica.* L.) est un arbre originaire du plateau central de l'Asie, d'où il s'étend dans l'Asie Mineure. On le cultive dans la plupart des régions tempérées des deux mondes, pour son fruit alimentaire, appelé *Figue* (fig. 316).

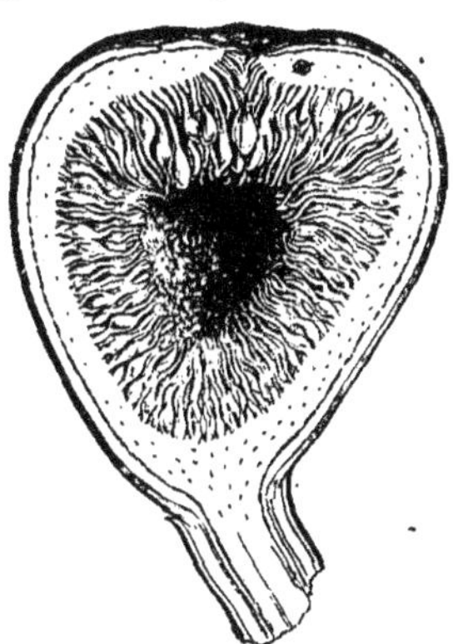

Fig. 316. — Figue coupée verticalement.

La **Figue** est un sycône pyriforme, formé par un réceptacle creux, contenant à la fois des fleurs mâles et des fleurs femelles, et offrant un étroit orifice à sa partie supérieure, au voisinage de laquelle se trouvent les fleurs mâles.

Dans le Figuier cultivé, les fleurs mâles sont peu abondantes et, comme la fécondation des fleurs femelles favorise beaucoup le développement ultérieur de la figue, les Arabes ont le soin d'attacher, sur les branches de leurs Figuiers, des rameaux coupés sur des Figuiers sauvages, dont les Figues contient beaucoup de fleurs mâles.

D'abord dur et gorgé d'un latex blanc, très âcre, le réceptacle se ramollit en mûrissant et se remplit d'une abondante matière sucrée, que Flückiger dit être du sucre de raisin, et dont, suivant lui, les Figues sèches contiennent jusqu'à 70 0/0.

Les Figues sont mangées, soit à l'état frais, soit après avoir été séchées au soleil.

On en trouve, dans le commerce, trois sortes principales : 1° les *Figues blanches* ou *marseillaises*, qui sont petites, parfumées et très sucrées; 2° les *Figues grasses*, qui sont très grosses, jaunâtres et visqueuses ; 3° les *Figues violettes*, qui sont moins grosses et de couleur violacée. Ces dernières se conservent bien et constituent l'espèce médicinale. On emploie quelquefois aussi la Figue grasse au même usage. Les unes et les autres, d'ailleurs, sont réputées béchiques. Réunies aux Dattes, auxRaisins secs et aux Jujubes, elles constituent les *Espèces* dites *des quatre fruits pectoraux*.

Getah-Lahoë

Cette substance, que l'on connaît aussi sous le nom de *Cire végétale de Sumatra*, est une sorte de cire produite par le *Ficus cerifera*, Blume, qui croît à Sumatra.

La Getah-Lahoë est gris noirâtre en dehors, rose tendre intérieurement, très poreuse et très fragile, ce qui la distingue de la gutta-percha, qui est au contraire très tenace. Elle peut être malaxée comme la cire d'Abeilles, conserve les impressions des ongles et devient douce et polie par le frottement. A l'état brut, la Getah-Lahoë contient une grande quantité d'eau ayant une odeur mielleuse, des parcelles de feuilles et de tiges, etc. Elle devient visqueuse à + 35°, sirupeuse entre 45 et 50°, liquide à 75°. Insoluble à froid dans l'alcool, elle s'y dissout lentement à chaud et s'en précipite, par le refroidissement, sous forme d'une poudre blanche, granuleuse, cristalline, qui fond à + 55°. L'éther, le chloroforme et l'essence de térébenthine la dissolvent.

Selon le docteur Bleekrode, auquel nous empruntons les détails ci-dessus, la Getah-Lahoë brûle avec une flamme longue, blanche, très fuligineuse. Si elle est exploitée convenablement, cette substance promet de devenir un produit important, pour la fabrication des bougies, même de celles où la *cire entre comme matière première*.

Racines de Contrayerva

On nomme *Contrayerva*, en Amérique, des plantes du genre *Dorstenia*, dont les racines sont réputées capables de combattre les effets du venin des Serpents. Telles sont : les *D. brasiliensis*, Lamk ; *D. Cayapia*, Vel-

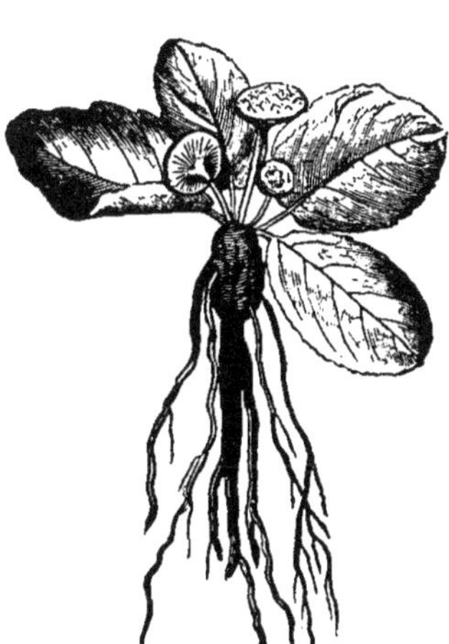

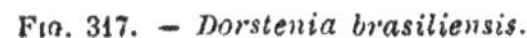

Fig. 317. — *Dorstenia brasiliensis*.

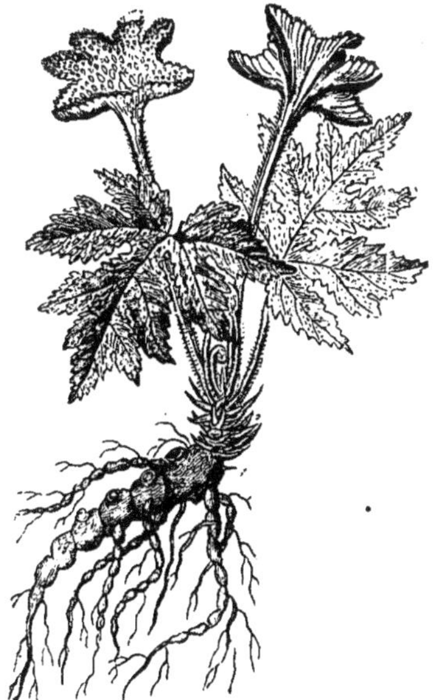

Fig. 318. — *Dorstenia Contrayerva*.

loz.; *D. multiformis*, Miq., qui croissent au Brésil; le *D. Contrayerva*, L., du Mexique; et le *D. Houstoni*, L., des Antilles, auquelon attribue la *racine de Drake*, vantée par Clusius comme alexipharmaque.

La plus usitée de ces racines et la seule officinale est celle du *D. brasiliensis (Caaapia* de Marcgraff). Cette racine (fig. 317) est renflée à sa base, et constitue une sorte de tubercule, qui se prolonge inférieurement en un axe grêle, recourbé à son extrémité et garni de quelques radicelles. Elle est fauve rougeâtre en dehors, blanche en dedans, douée d'une odeur aromatique faible et d'une saveur d'abord peu marquée, devenant âcre à la longue. Elle est usitée, au Brésil, comme stimulante, tonique et diaphorétique.

La racine du *D. Contrayerva* (fig. 318) est pivotante et divisée par des étranglements transversaux, qui lui donnent une forme articulée ; elle porte un certain nombre de racines secondaires, dont les plus développées sont également articulées. Elle est noirâtre au dehors, blanche au dedans, inodore et douée d'une saveur d'abord un peu astringente, puis un peu suave et légèrement âcre.

Boldo

Le Boldo ou *Boldu* des Chiliens est un petit arbre du Chili, que le P. Feuillée appelle *Boldo arbor olivifera*. C'est le *Peumus Boldus*, Mol. (*P. fragrans*, Pers.; *Ruizia fragrans*, R. et Pav.; *Boldoa fragrans*, C. Gay) espèce monotype, appartenant à la famille des *Monimiacées*. Meissner le rapporte à la famille des Laurinées, tribu des Perséacées, et le nomme *Boldu Chilanum*.

On emploie les feuilles de Boldo, au Chili, contre les affections hépatiques, comme condiment et comme digestif. Ces feuilles sont elliptiques ou ovales-elliptiques, obtuses, entières, coriaces, brun rougeâtre ou vert grisâtre et pourvues, en dessous, de nervures saillantes ; leur face supérieure offre des poils couchés, simples ou bifurqués et arqués ; à la face inférieure, ces poils sont étoilés ; ils donnent à la feuille un toucher rude.

Les feuilles de Boldo exhalent une odeur rappelant à la fois le parfum de la Mélisse et celui des fruits de Coriandre ; cette odeur est due à une huile essentielle, contenue dans de grosses cellules, analogues à celles des Magnoliacées, et que l'on trouve aussi dans l'écorce et la moelle des rameaux.

L'ESSENCE DE BOLDO est incolore, jaune ou verdâtre et très réfringente. Elle est colorée en rouge hyacinthe, par l'acide sulfurique ; en violet, par l'acide nitrique ; en rouge, par la potasse.

Bourgoin et Verne ont retiré du Boldo un alcaloïde qu'ils ont appelé *Boldine*.

La BOLDINE a une réaction alcaline et une saveur amère ; elle est à peine soluble dans l'eau, soluble dans le chloroforme, l'éther, l'alcool, la benzine, dans les alcalis caustiques. Les acides la dissolvent également, mais elle en est précipitée par l'ammoniaque et par l'iodo-mercurate de potassium. L'iode la précipite en marron. L'acide sulfurique et l'acide nitrique la colorent en rouge.

Le Boldo a été préconisé dans l'atonie de divers organes, lorsque les préparations de quinquina sont mal tolérées, et dans les maladies du foie Il paraît avoir été utile contre les rhumatismes, la gonorrhée, la dyspepsie, le catarrhe chronique. On le dit carminatif et balsamique. Il semble, toutefois, n'avoir guère que les propriétés des excitants diffusibles.

Produits des Atherosperma

A la famille des Monimiacées se rapporte encore le genre *Atherosperma*, dont presque toutes les plantes sont douées de propriétés aromatiques et habitent les îles des mers australes. Une seule, l'*A. sempervirens*, H. Bn. (*Laurelia sempervirens*, Tul.) habite le Chili, où son écorce est usitée dans les préparations culinaires, et où l'on emploie son fruit en place de muscade.

L'*A.* (*Laurelia* Cunn.) *Novae-Zelandiæ*, H. B., de la Nouvelle-Zélande, est un peu aromatique.

L'écorce de l'*A.* (*Dorypora*, Endl.) *Sassafras*, H. Bn., est utilisée, en Australie, comme stimulante, sudorifique et carminative ; son bois a une odeur de Fenouil.

La plus utile des espèces de ce genre est l'*A. moschata*, Labill., grand arbre de l'Australie et de la Tasmanie, et dont toutes les parties, surtout l'écorce, ont une saveur chaude, piquante et une odeur camphrée. On emploie ses feuilles en place du Thé, sous forme d'infusion, soit pure, soit coupée avec du lait.

L'ÉCORCE d'ATHEROSPERMA *(Australian Sassafras*, des Anglais) se présente sous forme de lames de 2 à 9 millimètres d'épaisseur, fragiles, glabres et brunes en dedans, rugueuses et blanc grisâtre au dehors, avec une cassure blanche. Cette écorce a une saveur amère, poivrée et camphrée, et une odeur rappelant à la fois celle du Camphre, de la Badiane, de la Muscade et de l'écorce de Winter. Son infusion est prescrite comme diaphorétique et diurétique; la décoction est un tonique et un antiscorbutique puissants. On l'a prescrite aussi contre l'asthme et autres affections pulmonaires. La teinture, faite avec *deux* onces d'écorce, pour *une* pinte d'alcool, est donnée à la dose de 30 à 60 gouttes. L'Huile essentielle extraite des feuilles est administrée à la dose de 1 à 3 gouttes, toutes les six à huit heures.

ARTOCARPÉES

Les Arbres de cette famille fournissent un suc lactescent qui, alibile dans l'Arbre à la Vache, constitue un poison redoutable, chez le Pohon Upas.

Arbre à la Vache

L'Arbre à la Vache *(Galactodendron utile*, H. B. K. ; *Brosimum Galactodendron*, Don ; *B. utile*, Endl. ; *Piratinera utilis*, H. Bn. ; *Palo de vaca*, des Hispano-Américains) laisse découler, par incisions, un latex assez analogue au lait de Vache, mais plus épais, légèrement acide, et qui, selon Boussingault, présente la composition suivante : *cire* et *matières saponifiables*, 35, 2; *substances sucrées et analogues*, 2, 8 ; *caséine et albumine*, 1, 7 ; *sels*, 0, 5 ; *eau*, 58.

Boussingault rapporte qu'on emploie ce latex comme aliment et qu'il en a consommé lui-même, pendant un mois, en le mêlant à du café ou à du chocolat. Toutefois, P. Marcoy dit que, d'abord sucrée, la saveur de ce lait devient bientôt amère et désagréable, et que son usage journalier amènerait de graves désordres dans l'économie. Selon Marcoy, les indigènes le goûtent, un peu par désœuvrement, un peu pour donner le change à leur soif et un peu pour montrer qu'on peut, sans danger, en absorber une petite quantité. Ils s'en servent comme astringent, contre la dysenterie et, mêlé à du noir de fumée, pour calfater leurs barques.

Antiar ou Upas Antiar

Les naturels des terres malaises appelent *Antiar*, *Pohon-Upas* et *Ipo*, un arbre longtemps cité comme la plante la plus vénéneuse et dont la réputation, sous ce rapport, était même supérieure à celle du Mancenillier.

Cet arbre, que Rhumphius nommait *Arbor toxicaria*, est l'*Antiaris toxicaria*, Lesch. Il croît dans les vallées fertiles des Moluques, des îles de la Sonde, etc., mais est surtout commun à Java, à Bornéo et à Sumatra. Toutes ses parties renferment un latex abondant, que l'on recueille à l'aide d'entailles faites au tronc et dont les qualités délétères sont plus redoutables, quand on l'absorbe par inoculation, que lorsqu'on l'ingère dans l'estomac.

Ce latex est blanc ou jaune, selon qu'on l'extrait des jeunes branches ou du tronc, mobile, d'une densité de 1,06, ne contient pas d'albumine et laisse, par évaporation, 37 0/0 de résidu solide. Additionné de diverses substances âcres et aromatiques, puis désséché à l'air, il constitue l'*Upas Antiar*, poison terrible, dont les Malais se servent pour empoisonner leurs armes.

L'Upas-Antiar est une matière brun rougeâtre, de consistance cireuse et pouvant être ramollie entre les doigts. Il a une saveur âcre, très amère, suivie d'une sensation d'engourdissement de la langue.

Pelletier et Caventou ont retiré de l'Upas-Antiar une matière cireuse, une résine et une substance toxique, appelée *Antiarine*. L'analyse de ce poison, reprise par Mulder, ensuite par Ludwig et de Vry, a montré que, traité par la benzine, il fournit une solution contenant du caoutchouc, des matières grasses et deux résines, dont l'une se dépose dans l'éther, sous forme de cristaux brillants, groupés en barbes de plume. Le résidu de la dissolution renferme l'Antiarine, que l'on en extrait au moyen de l'alcool absolu.

L'ANTIARINE, convenablement purifiée, est un corps neutre, de la nature des glucosides, que les acides étendus et bouillants dédoublent en une résine jaune et en un sucre analogue au glucose. Mulder lui attribue la formule $C^{14}H^{20}O^{5}, 2H^{2}O$. Elle cristallise en lamelles incolores et brillantes, solubles dans l'eau et dans l'alcool. Les acides chlorydrique et nitrique concentrés la dissolvent sans l'altérer ; l'acide sulfurique concentré la décompose à froid et se colore en jaune brun intense. Elle est inaltérable à l'air; les sels d'or et de platine ne la précipitent pas ; elle réduit le nitrate d'argent ammoniacal, surtout à chaud.

L'Antiarine, comme l'Upas-Antiar, est un poison du cœur, sur lequel elle exerce une action paralysante, analogue à celle de la digitaline, action qui paraît s'adresser principalement au myocarde. Elle détermine rapidement la mort, quand on l'injecte dans le sang : il suffit de 0 gr. 0005 à 0,001, pour tuer un Lapin en une à deux minutes et de 0,001 à 0,002, pour tuer un Chien. Pelikan et Dybkowski ont comparé l'activité des poisons du cœur, et reconnu que l'Antiar est le plus puissant. En exprimant par 100 le maximum, ils ont trouvé :

Pour l'Upas Antiar.	100
— l'extrait alcoolique du *Tanghinia venenifera*. . .	75
— l'extrait alcoolique de l'*Helleborus viridis*. . . .	50
— la Digitaline.	25

EUPHORBIACÉES

Produits des Euphorbes

Toutes les plantes du genre Euphorbe (*Euphorbia*, L.) contiennent un suc lactescent, ordinairement âcre et souvent caustique, surtout dans certains Euphorbes exotiques. Celui que l'on trouve dans les Euphorbes indigènes est doué aussi de propriétés énergiques ; mais, s'il tache la peau, il ne l'attaque pas, et son action irritante ne peut s'exercer que sur les muqueuses. Administré à l'intérieur, il agit comme un purgatif violent. Toutefois, la frayeur salutaire, inspirée de bonne heure aux enfants de nos contrées, les empêche de toucher aux Euphorbes, et l'on ne connaît guère d'exemple d'empoisonnement par ces végétaux.

Certains Euphorbes exotiques possèdent une activité bien plus redoutable : le suc de l'*Euphorbia cotinifolia* est employé, au Brésil, pour empoisonner les flèches et plusieurs tribus africaines se servent, pour le même usage, du suc des *E. virosa*, *E. heptagona*, et *E. cereiformis*.

A l'exception de l'Épurge *(E. Lathyris)*, dont les graines sont parfois utilisées comme purgatives, aucune de nos Euphorbes n'est utilisée en médecine. Parmi les Euphorbes d'autres pays, il en est quelques-unes qui sont, au contraire, assez fréquemment employées.

Ainsi, la racine de l'*E. Ipecacuanha* est usitée, en Amérique, comme succédané de l'Ipéca, sous les noms de *Wild Ipecac, Ipecac Spurge, American Ipecacuanha*. Elle doit ses propriétés à une résine contenue dans son écorce et est réputée émétique, expectorante et cathartique ; on l'emploie surtout, comme hydragogue, dans les affections hydropiques, à la dose de 10 à 15 grains.

La racine de l'*E. corollata* est également usitée comme émétique, aux États-Unis. On l'administre à la dose de 15 à 20 grains, et elle agit sans déterminer beaucoup de nausées ; mais son action est incertaine ; donnée avec du vinaigre, elle est purgative. Cet Euphorbe est inscrit sur la liste secondaire des plantes officinales de la Pharmacopée des États-Unis, où elle est connue sous les noms de *Large-Flowering Spurge*, de *Blooming Spurge* et de *Milk Weed*.

L'*E. parviflora* et l'*E. hirta*, de l'Inde, l'*E. linearis*, d'Amérique, l'*E canescens*, d'Espagne, sont employées contre la cachexie syphilitique.

La racine astringente et aromatique de l'*E. thymifolia* est administrée, dans l'Inde, comme vermifuge.

Le suc astringent et narcotique de l'*E. hypericifolia* est réputé, en Amérique, excellent contre la dysenterie.

Aucune de ces plantes n'a été, en Europe, l'objet de travaux importants. Il n'en est pas de même d'une espèce nouvelle d'*Euphorbia*, qui a été vantée, depuis quelques années, par le docteur Bancroft, contre l'asthme et dont les propriétés médicales ont été dernièrement étudiées en France : c'est l'Euphorbe pilulifère.

Cette plante n'est encore mentionnée que dans l'*Officine* de Dorvault et dans la matière médicale de Fonssagrives. Nous lui consacrerons un article général et traiterons ensuite de l'Epurge, ainsi que de la gomme-résine d'Euphorbe.

Euphorbe pilulifère

L'Euphorbe pilulifère (*E. pilulifera*. L.; *E. hirta*, Lamk.) est une plante annuelle, qui habite les régions tropicales du globe, surtout l'Amérique, l'Afrique occidentale et l'Inde, d'où elle s'étend, d'une part, à l'est, jusques en Chine, au Japon et aux Sandwich ; d'autre part, au sud, dans la plupart des îles de l'océan Indien et en Australie.

L'aire si considérable qu'elle occupe lui a valu les appellations suivantes : *Malnommée*, *Poil de Chat*, *Réveille-matin des jardins velu et dentelé*, *Herbe à Serpents*, *Euphorbe à fleurs en tête* (Descourtilz). Les Anglais la nomment *Pill Bearing Spurge;* les Allemands, *Pillen tragende Wolfsmilch ;* les Brésiliens, *Erva dos Cobres* et *Herba culobrina ;* les Caraïbes, *Caatia*, *Caacica* et *Coulri ;* les Cingalais, *Sudoo-boo-dada-Kiriya ;* les Anglo-Indiens, *Amaun Patcheh Arisee.*

L'*E. pilulifera* offre les caractères suivants : Racine pivotante ou peu fibreuse, ordinairement tortueuse, de couleur rouge brun et munie de nombreuses radicelles très fines. Tige menue, cylindrique, rougeâtre, haute de 30 à 40 centimètres, simple ou rameuse et garnie de poils jaunâtres, surtout abondants vers le sommet de la plante. Feuilles vertes (fig. 319), tachées de rouge, opposées, ovales-rhombiformes ou oblongues-lancéolées, un peu inéquilatérales à la base, longues de 5 à 6 centimètres, larges de 3 à 4 centimètres, légèrement velues et rugueuses, brièvement pétiolées et pourvues de stipules très petites, linéaires ou dentelées. Fleurs d'un blanc rougeâtre, nombreuses, très petites, portées sur des pédoncules solitaires, courts, naissant à l'aisselle des feuilles d'une manière alternative : sépales, quatre à cinq, pétaloïdes ; glandes orbiculaires, concaves, brièvement appendiculées ; styles courts, capités et bilobés ; fruit d'abord rouge, puis vert brunâtre, à trois coques carénées-comprimées, garnies de poils fauves ; graines rougeâtres, oblongues-tétragones, aiguës et pourvues d'une surface rugueuse, due à l'existence de petits mamelons distincts.

Cette plante peut être confondue avec l'*E. parviflora*, qui s'en distingue, par ses fleurs moins nombreuses sur les pédoncules, par ses glandes involucrales pourvues d'un appendice blanc, ovale-orbiculaire, et par ses graines garnies de petites papilles.

L'Euphorbe pilulifère est actuellement retiré d'Australie. Il semble avoir été récolté avant la fructification. Le spécimen qu'en possède la Faculté de Lyon ne contient pas de fruits : il est formé par un mélange de feuilles le plus souvent brisées, de sommités fleuries et de tiges pourvues ou dépourvues de racines.

La *Racine* est pivotante, grêle, toujours ondulée, parfois diversement coudée. Elle porte d'ordinaire de nombreuses radicelles déliées, rougeâtres ; rarement une ou deux de ces radicelles sont plus grosses que les autres : la plupart d'entre elles ont été brisées et leur point d'insertion, sur le corps de la racine, se montre seulement comme une saillie dure et spinescente.

La *Tige* se présente sous forme de fragments longs de 15 à 18 centimètres, au plus, et dont les plus gros ont à peine 4 millimètres d'épaisseur. Elle est lisse ou finement striée en long, d'un rouge brunâtre pâle, et garnie de rameaux alternes, presque toujours brisés au voisinage de leur point d'attache.

Les *Sommités* sont couvertes de poils courts, étalés, d'un blond jaunâtre. Elles portent quelques petites feuilles, avec des rudiments de fleurs très petites, brièvement pédicellées, et réunies en assez grand nombre à l'extrémité d'un court pédoncule commun, issu de l'aisselle d'une feuille.

Les *Feuilles* sont de grandeur variable et leur longueur est d'une appréciation difficile, la plupart d'entre elles étant brisées. Celles des sommités ont de 1 à 2 centimètres de long, sur 5 à 8 millimètres de large ; les plus grandes de celles que l'on rencontre, parmi les débris, paraissent avoir 4 centimètres de longueur, sur 2 centimètres de large. Ces feuilles (fig. 319) sont légèrement trapéziformes-lancéolées, finement dentées et inéquilatérales : vers la base de la feuille, le côté gauche est plus grand que le côté droit, tandis que, vers le sommet de la feuille, le côté droit est plus développé que le gauche, d'où l'aspect trapéziforme. Cette constitution spéciale est, naturellement, accompagnée d'une distribution particulière des nervures secondaires : *le côté gauche* offre, en effet, deux à trois nervures secondaires saillantes, issues de la base de la nervure médiane en des points très rapprochés et qui s'élèvent parallèlement au bord, jusqu'au voisinage de l'extrémité supérieure du limbe; de la base de la nervure médiane, naît, *sur le côté droit*, une seule nervure secondaire, qui suit étroitement l'extrême bord de la feuille; mais, à partir du quart ou du tiers inférieur du limbe, deux à trois nervures secondaires se détachent successivement de la nervure médiane et s'élèvent, en s'incurvant parallèlement au bord de la feuille; vers le tiers supérieur du côté gauche, une à deux nervures secondaires se détachent de la nervure médiane.

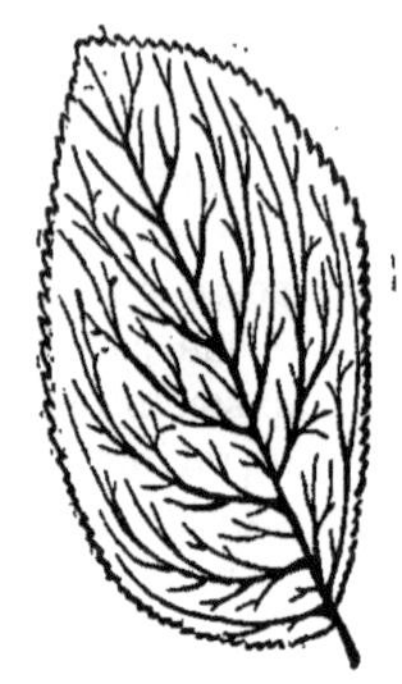

FIG. 319. — Feuille d'Euphorbe pilulifère.

Ces diverses nervures donnent naissance à des rameaux, qui se subdivisent eux-mêmes en nervilles (fig. 320) de plus en plus déliées et dont les divisions ultimes, diversement recourbées en crosse, finissent par embrasser de petits amas de parenchyme.

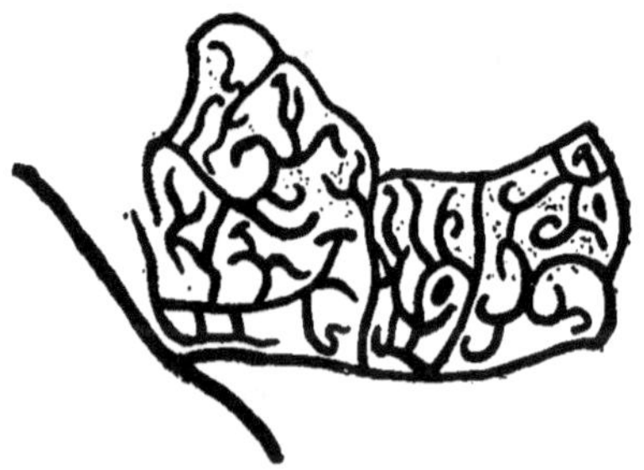

FIG. 320. — Portion de la face supérieure d'une feuille de l'Euphorbe pilulifère très grossie, pour montrer la division ultime des nervilles.

Comme, sur la face supérieure de la feuille, les nervures et leurs fines ramifications se dessinent en creux sur le parenchyme, celui ci forme une infinité de très petites saillies, qui donnent à cette face un aspect chagriné. Cette disposition singulière des nervures et de leurs divisions, jointe à la saillie concomitante du parenchyme interposé et à la *coloration brun rougeâtre* de la face supérieure, semble absolument caractéristique. L'on doit toujours chercher à en déterminer l'existence, même sur les débris de feuilles. Sur la face inférieure, qui est de *couleur vert jaunâtre* pâle, les nervures sont saillantes et les plus grosses d'entre elles, surtout la nervure médiane, sont garnies de poils droits, assez courts.

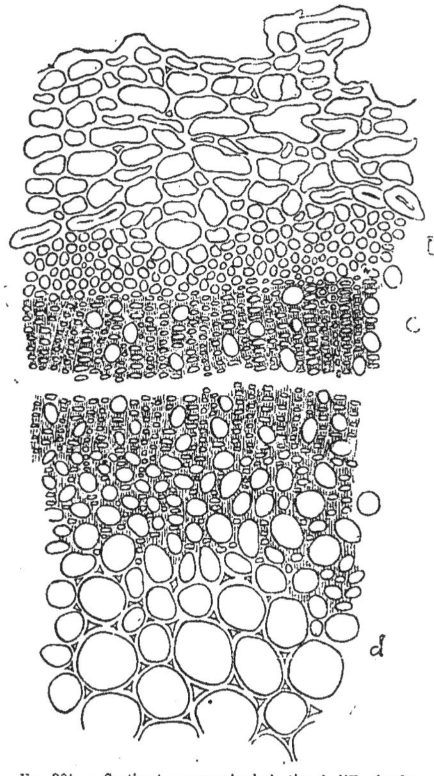

Fig. 321. — Section transversale de la tige de l'Euphorbe pilulifère.

Examinée sur une section transversale (fig. 321), la Tige de l'*E. pilulifera* se montre composée des éléments ci-après: *Écorce* très mince; *Bois* relativement développé; *Moelle* affaissée, laissant un vide assez grand au centre de l'axe, qui est fistuleux.

Écorce : **Périderme** affaissé, mal défini, formé de cellules brunâtres, irrégulières, aplaties et paraissant n'être que des cellules corticales en voie de destruction. **Couche corticale** *(a)* peu développée, à six ou huit rangs de cellules grandes, ovales, allongées tangentiellement, celles de la couche la plus intérieure à peine plus petites que les autres. **Liber** composé d'éléments de deux sortes : 1° *Fibres* disposées en une zone discontinue, immédiatement appuyée sur la couche corticale, et dont les éléments, groupés sur une, rarement deux rangées, sont épais, aplatis tangentiellement et pourvus d'un lumen linéaire; 2o *Parenchyme libérien*, formé de six à huit rangées de cellules (*b*) polyédriques irrégulières, beaucoup plus petites que les cellules corticales et pourvues de parois relativement épaisses.

Bois : Le bois (*c*) est composé d'éléments de trois sortes : 1o *Fibres ligneuses* disposées en faisceaux très étroits, rectilignes, ne comprenant guère que deux, trois ou quatre séries radiales de fibres. Ces dernières sont un peu plus grandes que les cellules du parenchyme libérien; leurs parois sont plus épaisses et leur cavité centrale est relativement développée. Elles se montrent comme une sorte de dentelle, à éléments polyédriques, inégaux. 2o *Rayons médullaires* le plus souvent rectilignes, formés d'une série simple de cellules à peine distinctes des fibres, mais dont le grand diamètre est tantôt radial, tantôt tangentiel; rarement ces cellules sont à peu près carrées. 3o *Vaisseaux* tous de même grandeur, sauf au voisinage de l'étui médullaire, où ils semblent plus petits et où ils sont constitués par des trachées déroulables. Ces vaisseaux sont beaucoup plus grands que les fibres ambiantes et répartis en séries linéaires radiales, ordinairement distinctes, plus rarement rapprochées en groupes bien définis. Ceux que l'on trouve dans le bois propre semblent être tous ponctués; quelques-uns de ceux qui occupent le voisinage des trachées offrent des ponctuations linéaires assez grandes, pour qu'on puisse les dire rayés. Examinées sur une coupe longitudinale, les fibres ligneuses se sont montrées assez longues, appointies à leurs extrémités et pourvues de quelques rares ponctuations.

Moelle : Comme on l'a vu, la moelle est toujours très réduite, et le canal médullaire est occupé par un espace vide. Les cellules de la moelle, qui bordent le canal, ne semblent pas être affaissées et la plupart contiennent des granules amylacés subarrondis ou ovales, mesurant de 1,5 à 2 et même 3 centièmes de millimètre. Les plus extérieures de ces cellules ont une cavité aussi grande que celle des trachées voisines; les plus intérieures sont beaucoup plus larges; toutes ont des parois très minces.

De l'examen ci-dessus ressortent comme caractères de la tige : 1o l'étroitesse de l'écorce, l'absence de suber propre, la présence de fibres libériennes immédiatement juxtaposées au parenchyme cortical et qui sont disposées en une zone concentrique discontinue, formée par une, rarement deux rangées de fibres; 2o la constitution du bois composé de fibres à parois assez peu épaisses, groupées en faisceaux rectilignes, très étroits, que séparent des rangées simples de cellules des rayons médullaires, à peine distinctes des fibres ligneuses. Quant à la distribution des vaisseaux, en séries généralement simples, on peut l'invoquer comme caractère, mais il ne semble pas qu'il faille lui donner une grande importance.

Examinée sur une coupe transversale, la *Racine* ne diffère de la tige que par un petit nombre de caractères, dont le plus important, sans contredit, est l'absence de moelle et, par suite, de vide central.

Le périderme est plus développé; les cellules corticales extérieures sont affaissées; les moyennes, plus grandes que les autres, mais plus petites, cependant, que les cellules correspondantes de la tige. Ces cellules sont toutes allongées tangentiellement et irrégulières. Le liber ne présente pas de fibres; il paraît formé exclusivement par des cellules irrégulières, un peu tangentielles, plus grandes et plus épaisses que celles du parenchyme libérien de la tige.

Le bois offre la même constitution que celui de la tige; mais les fibres et les cellules des rayons médullaires sont un peu plus grandes; ces dernières sont le plus souvent tangentielles. Quant aux vaisseaux, ils sont tous ponctués, généralement assez rapprochés les uns des autres et disposés en séries radiales; quelques-uns sont groupés en petits amas de trois ou quatre. Ceux qui occupent le centre de la racine sont plus petits que les autres.

Par sa structure spéciale, la racine de l'*E. pilulifera* paraît se différencier aisément des racines de la plupart des plantes employées en médecine. Celle de l'Ipécacuanha strié semble s'en rapprocher. Elle s'en distingue, par son écorce incomparablement plus épaisse, surtout par son bois dépourvu de rayons médullaires et de vaisseaux nettement définis.

Les caractères physiques et microscopiques des diverses parties, qui constituent l'ensemble de l'*E. pilulifera* du commerce, ne permettent donc pas de confondre cette drogue avec une autre. Si cette plante possède réellement les propriétés qu'on lui attribue, il sera facile de la distinguer des substances qu'on pourrait lui substituer.

Les propriétés médicinales de l'*E. pilulifera* étaient connues et utilisées depuis longtemps, par les naturels des divers pays où croît cette plante. Pison la vante comme alexipharmaque et dit qu'on l'emploie *intus et extra*.

Ainslie parle d'un Euphorbe, qu'il nomme *Pill Bearing Spurge*, et qui était usité contre les maladies aphtheuses.

Bancroft paraît être le premier qui en ait employé la teinture contre la bronchite chronique. Selon le Dr Matheson, de Queensland (Australie), elle réussit très bien contre l'asthme, soit spasmodique, soit compliqué de bronchites chroniques. Il la croit tonique, antispasmodique et légèrement narcotique.

Le Dr Marsset, qui a étudié dernièrement les propriétés de cet Euphorbe, a fait quelques recherches sur la nature de son principe actif. Selon le Dr Marsset, ce principe est soluble dans l'eau et dans l'alcool affaibli, insoluble ou à peu près, dans l'éther, le chloroforme, l'essence de térébenthine et le sulfure de carbone.

La solution aqueuse, obtenue par décoction de la plante, possède une couleur rouge brun, une saveur un peu styptique et une odeur rappelant celle de la Framboise.

Cette solution rougit le papier de tournesol, précipite l'albumine de ses dissolutions et colore les persels de fer en violet noir.

Elle ne fournit pas de précipité avec les réactifs, ordinaires des alcaloïdes. Évaporée à siccité, elle laisse un résidu sapide, aromatique, d'un brun rougeâtre foncé et offrant une cassure vitreuse.

Les recherches ci-dessus montrent que l'*Euphorbia pilulifera* contient du tannin ; mais elles ne fournissent aucun renseignement précis, au sujet de la nature du principe actif de cette plante. Il semble qu'on en peut inférer que ce principe n'est pas un alcaloïde ; mais rien ne démontre péremptoirement l'exactitude de cette opinion.

Le Dr Marsset est porté à conclure de ses expériences, que *le principe actif de l'Euphorbia agit sur les centres nerveux respiratoire et cardiaque, qu'il excite d'abord, puis déprime.*

Comme, selon le Dr Urueta, le venin des Serpents tue surtout par arrêt de la respiration, le Dr Marsset rapporte les effets alexipharmaques de l'*Euphorbia* à la propriété que possède cette plante d'accélérer d'abord les mouvements respiratoires et de s'opposer ainsi à l'action contraire du venin. Cette manière d'envisager les effets produits par l'*Euphorbia* semble purement hypothétique.

Administré à l'intérieur, l'*Euphorbia* provoque souvent un état nauséeux, avec douleur épigastrique, surtout quand on le donne sous forme de teinture ou d'extrait, c'est-à-dire, non dilué. L'irritation qui se produit alors paraît due à une action topique locale, plutôt qu'à un effet réflexe.

Le Dr Marsset conseille de prendre ce médicament à l'état de grande dilution et immédiatement avant le repas. Il pense que l'*Euphorbia* s'élimine par le foie et il admet que les effets de cette plante ne s'accumulent pas.

Les préparations ordinairement employées sont les suivantes :

1° *Décoction.* — Elle est faite avec 15 grammes de plante, pour

2 litres d'eau. On l'additionne de 50 à 60 grammes d'alcool, et on en fait prendre trois ou quatre verres à bordeaux par jour.

2° *Extrait :* 5 à 10 centigrammes par jour.

3° *Teinture alcoolique*, faite avec 1 partie de plante pour 5 parties d'alcool : on en donne 10 à 30 gouttes par jour.

N.-B. — L'extrait et la teinture doivent être administrés dans une potion.

4° *Sirop.* — Cette préparation contient d'ordinaire 5 centigrammes d'extrait par cuillère à bouche, et l'on en donne une ou deux cuillerées par jour, dans un verre d'eau. Il est évident que la dose d'extrait pourrait être portée à 5 centigrammes par cuillerée à café. Toutefois, on ne doit pas oublier que, à dose élevée, l'*Euphorbia* est un poison et que la prudence conseille de ne pas mettre un médicament actif entre les mains de malades trop souvent portés à en abuser, pour obtenir un soulagement plus rapide.

Gomme-résine d'Euphorbe

Cette gomme-résine était connue des anciens. Dioscoride dit qu'on la récolte sur le mont Atlas et signale son âcreté.

Toutefois, il ne semble pas qu'on eût une notion exacte de la plante qui la produit. On l'attribua à diverses espèces : 1° à l'*Euphorbia antiquorum*, L., de l'Inde, de l'Arabie et de l'Afrique ; 2° à l'*E. officinarum*, L., de l'Éthiopie ; 3° à l'*E. Canariensis*, L., des Canaries.

Jackson le premier, décrivit, la plante, au commencement de ce siècle ; mais les figures qu'il en donna la firent rapporter à l'*E. Canariensis*, quoique avec doute. L'examen des fragments de tige, mélangés à la gomme-résine du commerce, conduisit Berg à créer, pour la plante productrice, une espèce nouvelle qu'il nomma *E. resinifera*. La justesse de cette détermination a été démontrée par E. Cosson.

L'**Euphorbe résinifère** (*E. resinifera*, Berg ; *E. officinarum*, Jacks., *ex parte*, fig. 322) est une plante rameuse dès la base, pouvant atteindre 1 à 2 mètres de hauteur, et dont la tige cactiforme, *tétragone*, est garnie de coussinets non confluents, ovés-triangulaires, portant deux épines divergentes, juxtaposées par leur base.

Cette plante croît sur les montagnes voisines de la ville de Maroc. L'*E. Baumieriana*, Hook. fil. et Coss. (*E. officinarum*, Jacks, *ex parte*), qui en est très voisine, s'en distingue par ses épines non réfléchies en arc et par les glandes de l'involucre d'un rouge intense, non jaunâtres.

Selon Jakson, les Euphorbes ne donnent de suc *(latex)* que tous les quatre ans. Ce suc est contenu dans des cellules allongées, rameuses, épaisses, surtout développées au voisinage des fibres libériennes, d'où leurs rameaux s'étendent, d'une part, vers la moelle et, d'autre part, dans les couches extérieures de l'écorce. On l'obtient par des incisions faites, vers la fin de l'été, sur les branches de la plante.

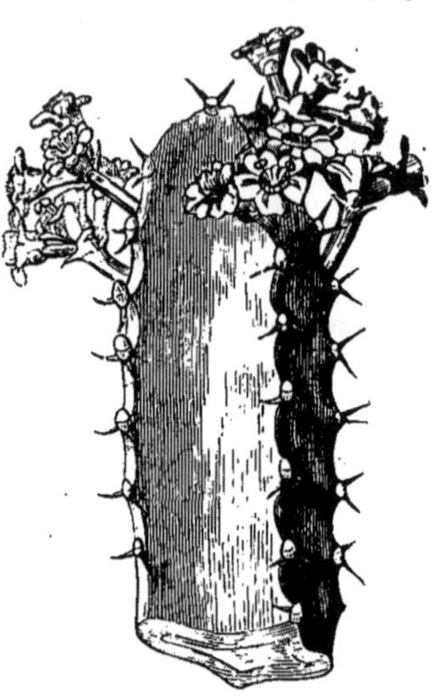

Fig. 322. — Euphorbe résinifère.

Blanc, opaque, visqueux, et doué d'une grande âcreté, au moment où il découle, le suc s'épaissit rapidement à l'air, durcit et se dessèche sur la tige, principalement sur les coussinets, dont les épines contribuent à l'arrêter. Ce latex conserve son âcreté en se desséchant, et l'on rapporte que les collecteurs sont obligés de se couvrir la bouche et les narines, pour les préserver de la poussière, qui se dégage pendant la récolte.

La gomme-résine d'Euphorbe, aussi appelée *Euphorbium*, se présente sous forme de larmes irrégulières, de 1 à 2 centimètres de diamètre, friables, jaunâtres, d'un aspect cireux, cassantes, légèrement translucides, d'ordinaire traversées par un ou deux canaux divergents, indiquant la place occupée par les épines, autour desquelles s'est concrété le suc. Parfois même les larmes offrent encore les restes de ces épines, qui sont plus ou moins saillantes. Enfin, beaucoup de larmes présentent des creux ou des gouttières, indices des parties saillantes de la tige, sur lesquelles était attachée la matière.

L'Euphorbium est inodore à froid ; quand on le chauffe, il dégage une odeur spéciale, désagréable, bien qu'un peu aromatique ; il a une saveur brûlante et corrosive. Quand on le pulvérise ou qu'on manie sa poudre sans précaution, il détermine des éternuements d'une extrême violence.

Longtemps regardé, comme une céro-résine, le suc de l'Euphorbe doit être considéré comme une gomme résine, quoique la gomme y soit remplacée par du mucilage.

Flückiger lui attribue la composition suivante :

Résine amorphe, 38 ; *Euphorbone*, 22 ; *mucilage*, 18 ; *malates* (surtout de *chaux* et de *soude*), 12 ; *composés minéraux*, 10.

La RÉSINE AMORPHE ($C^{20}H^{32}O^4$) est une substance neutre, soluble dans l'alcool à 70° et douée d'une saveur très âcre ; c'est à elle, selon Flückiger, que l'Euphorbium doit son âcreté.

L'EUPHORBONE ($C^{26}H^{44}O^2$) est une matière cristalline, inerte, quand elle a été convenablement purifiée, insoluble dans l'eau, soluble dans l'alcool bouillant, dans l'éther, la benzine, l'alcool amylique, le chloroforme, l'acétone, l'acide acétique froid. Elle exige 60 parties d'alcool à 83°, pour se dissoudre à froid. Une dissolution alcoolique d'Euphorbone étant abandonnée en couche mince, dans une capsule de porcelaine, puis additionnée d'un peu d'acide sulfurique, se colore en violet, quand on y fait tomber une goutte d'acide nitrique. Cette même coloration est produite lorsque, dans la solution sulfurique d'Euphorbone, on ajoute du bichromate ou du chlorate de potasse.

Le MUCILAGE est retiré du résidu du traitement de l'Euphorbium par l'alcool et l'éther ; il est précipité par l'acétate de plomb, le borate et le silicate de soude, ce qui n'a pas lieu avec la gomme arabique (Flückiger).

La Gomme-résine d'Euphorbe était jadis usitée comme éméto-cathartique ; mais son excessive âcreté et les accidents presque toujours funestes qu'elle provoque en ont fait, avec raison, rejeter l'emploi comme médicamment interne. La plupart des auteurs, admettent que, appliquée sur la peau, elle est presque aussi vésicante que les Cantharides. Nous pouvons affirmer qu'il n'en est rien, chez les adultes, et que c'est à peine si elle détermine quelques petites ulcérations. Combinée aux Cantharides, au contraire, elle augmente leur action ou, du moins, la continue, après que celles-ci ont produit la vésication. C'est sans doute à ce titre, qu'elle entre dans la composition de l'*Emplâtre de Janin* et de l'*Emplâtre de Lecomte*. Au reste, elle ne sert plus guère qu'en hippiatrique.

Épurge ou Catapuce

L'Épurge *(E. Lathyris*, L.) est un Euphorbe de nos contrées, dont on emploie parfois, comme purgatives, les semences et l'huile qu'on en retire. L'écorce de la racine possède des propriétés analogues et peut être prescrite à la dose de 10 à 15 décigrammes. Les semences d'Épurge ont, à notre connaissance, déterminé un empoisonnement et, à ce titre, il est indispensable d'en faire la description.

Les SEMENCES D'ÉPURGE sont longues de 6 millimètres, larges de 5 millimètres, ovoïdes-subbarrondies, un peu anguleuses, tronquées obliquement à leur base et surmontées, au sommet, d'une caroncule micropylaire. Leur surface est brune et rugueuse-réticulée. Elles contiennent un albumen épais, de saveur d'abord douce et huileuse, ensuite d'une âcreté très grande.

Ces semences ressemblent beaucoup à celles du *Médicinier sauvage* (v. ce mot), mais elles sont plus petites.

On en extrait, par expression ou par l'éther, de 35 à 40 0/0 d'une huile fauve claire, fluide, âcre et même caustique, ayant les propriétés de l'huile de Croton Tiglium, mais un peu affaiblies.

L'HUILE D'ÉPURGE a une densité de 0,92 ; elle se congèle à 11°, et n'est pas soluble dans l'alcool, ce qui la distingue de l'huile de Croton, à laquelle on a voulu la substituer. On peut l'administrer comme purgative, à la dose de 10 à 20 gouttes ; mais elle provoque souvent le vomissement. En raison de son âcreté, on ne doit la prescrire qu'à l'état de dilution, dans de l'huile et surtout en émulsion. Employée à l'extérieur, elle agit comme révulsif, mais avec beaucoup moins d'énergie que l'Huile de Croton.

Une ou deux graines d'Epurge suffisent, dit-on, pour amener une purgation violente.

L'huile d'Épurge n'est pas usitée en médecine.

Caoutchouc

Le Caouchouc est une substance de nature hydrocarbonée, qui existe en suspension dans le latex de beaucoup de végétaux des régions équatoriales, mais qui est fournie principalement par deux arbres de l'Amérique :

1° Le *Castilloa elastica*, Cav., dont l'aire s'étend, à travers l'Amérique centrale, depuis le sud du Mexique, jusqu'au Pérou ;

2° L'*Hevea guianensis*, Aubl. (*Jatropha* [*Siphonia*, Pers.] *elastica*, L. ; *Siph. Cahuchu*, W. ; *S. guianensis*, A. de Juss. ; *Pao-seringa*, des indigènes). Ce dernier arbre occupe toute la région nord-est de l'Amérique méridionale, surtout la Guyane et le Para.

Le mode d'obtention du Caoutchouc varie avec les localités, mais on le recueille généralement en dehors de l'époque des pluies.

Tantôt on applique sur l'arbre une sorte de coupe faite avec de l'argile molle et on en pique profondément le tronc, un peu au-dessus du point d'application de cette coupe ; tantôt on fait, vers la base du tronc, une entaille verticale, à laquelle se rattachent d'autres entailles, soit transversales, soit obliques ; tantôt enfin, comme au Nicaragua, on pratique sur le tronc, à partir de la base, une entaille en spirale continue, inclinée d'environ 45°. Si l'arbre est gros, on lui fait une seconde entaille, qui s'élève en une spirale inverse. Une gouttière de fer, ajustée au-dessous des entailles, conduit le suc dans des seaux.

Le suc ainsi obtenu étant passé au tamis, pour en séparer les impuretés, est ensuite coagulé de diverses manières :

1° On l'étend couche par couche, sur des moules de formes diverses, en ayant le soin de ne déposer une couche nouvelle que lorsque la précédente est sèche : la dessiccation se fait par la combustion de matières oléagineuses, qui dégagent une fumée abondante et donnent au Caoutchouc sa coloration brune.

2° On coagule au préalable le suc, à l'aide de la chaleur, ou au moyen d'une solution d'alun.

Au Nicaragua, la coa gulation du latex est obtenue au moyen du suc extrait de divers *Ipomæa*. Le caoutchouc se rassemble en une masse, qui flotte dans un liquide brun, d'odeur caséeuse. Cette masse, étant exprimée à la presse, est ensuite disposée en boules, que l'on fait sécher.

3° Anthoine a proposé de verser le suc sur un châssis en toile reposant sur du sable, qui enlèverait l'eau par imbibition. Nous ignorons si ce procédé est mis en pratique.

Selon Faraday, on obtient le Caoutchouc pur, en étendant le suc de quatre fois son volume d'eau et laissant au repos, pendant vingt-quatre heures. Au bout de ce temps, le Caoutchouc s'est séparé sous forme d'une crème blanchâtre, qui surnage le liquide. Cette crème est lavée successivement, jusqu'à ce que l'eau de lavage soit limpide. La masse est alors recueillie, exprimée pour en séparer l'eau et mise à sécher sur de la porcelaine dégourdie.

Le Caoutchouc pur ($C^4 H^7$) est blanc, inodore, insipide, mou, flexible, très élastique, plus léger que l'eau. Il brûle avec une flamme blanche, odorante, très fuligineuse.

Le Caoutchouc commun est une substance brun jaunâtre, d'une densité de 0,919 à 0,942, molle, flexible, et sensiblement perméable. Examiné au microscope et en lames minces, il se montre formé de cavités tubuleuses ou sphériques, anastomosées. Cette structure lui permet d'absorber les gaz et les liquides et de pouvoir servir de dialyseur, pour certains mélanges gazeux, lorsqu'il est en lames très minces. Graham a montré, en effet, que, si l'on fait passer une colonne d'air à travers une de ces lames, une moitié environ de l'azote est arrêtée, et que le gaz dialysé contient 41,6 0/0 d'oxygène, au lieu de 21 0/0, que l'air en renferme. L'on a constaté expérimentalement que le Caoutchouc peut absorber 25 0/0 de son poids d'eau et que, d'autre part, un ballon d'une épaisseur de 2 millimètres, étant rempli d'eau et exposé à l'air, perd 24 grammes d'eau par mètre carré, en vingt-quatre heures : le Caoutchouc vulcanisé n'en perd alors que 4 grammes.

Le Caoutchouc est insoluble dans l'eau et dans l'alcool, soluble dans l'éther, le sulfure de carbone, le pétrole, les huiles grasses et volatiles, etc. Les huiles de houille légères en dissolvent jusqu'à 30 0/0. Selon Gérard, le meilleur dissolvant du Caoutchouc est un mélange de 100 parties de sulfure de carbone et de 5 parties d'alcool absolu. Toutefois, quel que soit le véhicule employé, la dissolution est toujours partielle, le Caoutchouc étant formé de deux substances isomériques, mais de propriétés différentes : l'une semi-liquide, poisseuse, et facilement dissoute; l'autre solide, élastique et à peu près inattaquable par les divers agents. Celle-ci reste inaltérée et conserve la forme primitive, tandis que la première fournit, avec le dissolvant, un liquide limpide et incolore. Au reste, la partie indissoute est facile à désagréger et se mélange intimement à la solution, qui contient ainsi les deux parties du Caoutchouc.

Très élastique, comme on le sait, à la température ordinaire, le Caoutchouc durcit au-dessous de 10°; à 0°, il ressemble à du cuir et perd son élasticité. Sous l'action de la chaleur, il se ramollit vers 100°, devient visqueux à 145°, et fond entre 170 et 180°. Il se change alors en un liquide noirâtre, analogue à la mélasse et qui reste gluant et visqueux après le refroidissement. A la flamme d'une bougie, il brûle avec une flamme rouge, très fuligineuse. Soumis à la distillation, il fournit d'abord du sulfure d'hydrogène, de l'acide chlorhydrique, de l'acide carbonique, etc. ; si l'on élève la température, il entre en ébullition et disparaît, sans laisser de résidu sensible, en produisant un liquide composé de divers hydrocarbures, liquide qui dissout le caoutchouc, l'ambre, le copal, etc.

Les parties les plus volatiles de ce liquide sont formées de *Butylène*, de *Caoutchène* ($C^4 H^8$) et d'*Eupione;* celles qui distillent ensuite renferment un hydrocarbure, qu'Himly a nommé *Caoutchine* ($C^{10} H^{16}$). Enfin Bouchardat a trouvé, dans les parties les plus lourdes, un hydrocarbure huileux, de couleur ambrée et de saveur âcre, auquel il a donné le nom d'*Hévéène.*

En faisant absorber du soufre au Caoutchouc, on le *vulcanise ;* il acquiert alors l'avantage de rester flexible, malgré le froid, et de ne pas adhérer aux corps sur lesquels on l'applique. Le Caoutchouc sert à préparer des tubes, des instruments de chirurgie, des étoffes imperméables, etc.

En exposant l'huile de Lin à une haute température, jusqu'à ce qu'elle forme une *glu* épaisse et faisant bouillir cette glu, pendant plusieurs heures, avec de l'eau acidulée par l'acide azotique, Jonas a obtenu une matière de consistance emplastique, qui durcit à l'air. Cette substance offre beaucoup d'analogie avec le Caoutchouc et Jonas l'a appelée *Caoutchouc des huiles*.

Nous avons fait l'histoire du Caoutchouc, en le rapportant à l'*Hevea Guianensis*, mais beaucoup d'autres végétaux en fournissent. Tels sont : le *Siphonia brasiliensis*, Willd, très abondant au Brésil ; le *Cecropia peltata*, L., de la Jamaïque ; les *Ficus : elastica*, Roxb., *Indica*, Lam., *religiosa*, L., de l'Inde ; les *Ficus : radula*, Wild., *elliptica*, Kunt., *prinoides*, Wild., de la Nouvelle-Grenade ; le *Vahea gummifera*, Poir., de Madagascar ; l'*Urceola elastica*, Roxb., de Bornéo ; l'*Hancornia speciosa*, Gomes, du Brésil ; le *Lobelia Caoutchouc*, Kunt, de Popayan ; enfin, la plupart des espèces du genre *Hevea* peuvent en fournir.

Le Caoutchouc a été employé dans la phthisie, contre la diarrhée et les sueurs ; il paraît avoir donné de bons résultats.

Graines des Médiciniers

Les graines des Médiciniers sont éminemment purgatives. Cette propriété a fait donner aux végétaux de ce genre le nom français qu'ils portent, ainsi que le nom latin que leur imposa Kunth (*Jatropha*, de ἰατρεία, médecine ; φάγω, je mange).

Peu employées actuellement en Europe, ces graines sont encore utilisées en Amérique, où elles sont produites surtout par les plantes ci-après :

1° Le **Médicinier cathartique** ou **Médicinier des Barbades** (*Jatropha Curcas*, L. ; *Curcas purgans*, Medik. ; *Castiglionia lobata*, R. et Pav.) est un arbuste de l'Amérique tropicale, naturalisé (?) aux îles du Cap-Vert, et dont la hauteur varie entre 2, 4 et même 5 mètres. Son fruit (fig. 323, A) est gros comme une noix, rougeâtre ou noirâtre, d'abord un peu charnu et ovoïde, puis coriace et trigone-arrondi. Ce fruit contient trois semences, que l'on désigne sous les noms de *Grand Pignon d'Inde*, de *Pignon des Barbades*, de *Fève d'enfer*, etc.

Le Grand Pignon d'Inde (fig. 323, B) est une semence noirâtre, finement rugueuse, marquée de quelques brisures transversales, le plus souvent dépourvue de caroncule, celle-ci étant, d'ordinaire, remplacée par une cicatrice blanche. Ces semences sont ovoïdes-oblongues, assez analogues à celles du Ricin, mais sans marbrures, ni dépression antérieure dorsale. Elles sont bombées-arrondies sur leur face dorsale, qui porte une côte à peine visible et munies, sur leur face ventrale, d'une carène, d'ailleurs, peu saillante. Elles sont longues de 16 à 20 millimètres ; larges de 10 à 11 millimètres ; épaisses de 9 millimètres. Leur testa dur, compacte, et à cassure résineuse, recouvre un tegmen d'un blanc éclatant. Elles contiennent un albumen charnu, oléagineux, avec un embryon axile, sub-cylindrique.

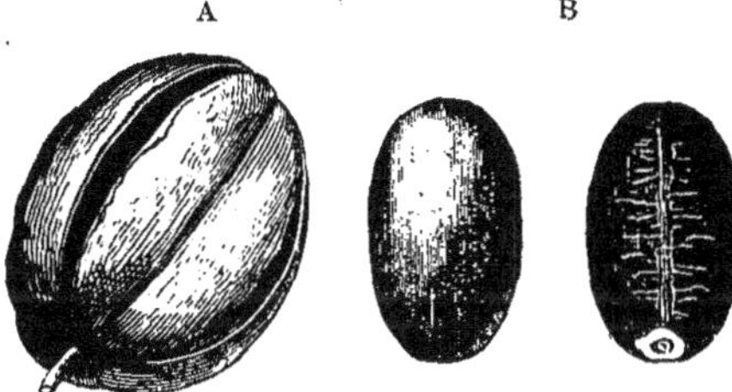

Fig. 323. — Fruit et semences du grand Pignon d'Inde.

L'analyse du Grand Pignon d'Inde, par Maillot (de Nancy), a donné les résultats suivants :

Sulfates, chlorures, carbonates de potasse, de soude et de chaux, 0,928 ; silice et fer, 0,036 ; *malophosphate de chaux et de magnésie*, 4,524 ; *huile*, 16,324 ; eau, 6,895 ; glucose, 1,237 ; *tannin*, 0,448 ; matières albuminoïdes, 19,305 ; matières pectiques et indéterminées, 0,788 ; matières solubles dans l'alcool et l'éther, 12,161 ; cellulose, 35,719.

Par expression des amandes et traitement du tourteau, par le sulfure de carbone, Maillot a obtenu 25 0/0 d'huile.

Les semences du Grand Pignon d'Inde ont des propriétés purgatives énergiques. Trois de ces semences suffisent pour déterminer d'abondantes évacuations alvines, ce qui paraît dû à l'huile qu'elles renferment.

L'Huile de Pignon d'Inde est préparée de plusieurs manières :

1° par ébulliton, dans l'eau, des graines pulvérisées, après torréfaction préalable ;

2° en broyant les graines, que l'on mêle avec la moitié de leur poids d'alcool absolu ; le mélange est exprimé, puis l'alcool est enlevé par distillation. Le résidu étant agité avec de l'eau, l'huile surnage : on la chauffe, pour en séparer l'humidité et on la filtre ;

3° par expression, à froid, des semences mondées.

L'huile obtenue par expression est fluide, transparente, incolore ; elle est rapidement colorée en jaune par la lumière. Elle n'est pas siccative. Son odeur rappelle celle de l'huile d'amandes douces ; sa saveur, d'abord fade, devient ensuite un peu âcre. Elle a une densité de 0,88 à + 15°, et laisse déposer, au bout de quelque temps, une matière blanche solide, formée de petits cristaux disposés en rosette, surtout abondante à la température de 10° et que Maillot a reconnue être de la *Palmitine*. Elle est à peu près insoluble dans l'alcool à 96° bouillant (celui-ci n'en dissout que un centième), soluble en toutes proportions dans le chloroforme, l'essence de térébenthine, l'éther, le sulfure de carbone, l'aldéhyde et l'acétone, dans les *éthers, essences et huiles de pétrole, dans la benzine et ses homologues*, ce qui permet de la retrouver dans l'huile de Ricin. Elle est insoluble dans les alcools méthylique et amylique. Agitée avec la potasse et surtout avec l'ammoniaque, elle se prend en une masse blanche, crémeuse, très épaisse. Comme l'huile de Ricin, elle donne un coagulum blanc, avec l'hydrate de chaux ; la masse devient claire au bain-marie et se dissout dans les huiles, ainsi que dans le sulfure de carbone. Cette réaction, indiquée par Nicklès, n'est donc pas caractéristique de l'huile de Ricin.

L'huile de Pignon d'Inde est colorée en rouge intense, par l'acide azotique fumant ; le réactif Boudet *(acide hypoazotique)* la colore en rouge et la solidifie, après cent cinquante minutes ; le réactif Massie (v. Huile d'Olives) la colore en rouge et la solidifie, après cent vingt minutes. Elle forme, avec les alcalis, mais seulement à chaud, des savons mous, rancissant à l'air et qui, décomposés par les acides minéraux, donnent un gâteau de consistance butyreuse. Par la chaleur, elle donne de l'acide sébacique et des traces d'Œnanthol; enfin, 100 grammes d'huile, chauffés avec 50 grammes de potasse, fournissent à peine 5 centimètres cubes d'alcool caprylique et 2 à 3 grammes d'acide sébacique.

E. Maillot[1] auquel nous empruntons ces détails, a trouvé que l'huile de Pignons offre la composition suivante : *Palmitine* et *Myristine*, 14 à 17 0/0; *Ricinoléine*, 10 à 15 0/0; *Oléine*, 76 à 68 0/0. Par la saponification, Bouis en a retiré un acide gras, qu'il a nommé *Acide Isocétique* ($C^{15} H^{30} O^2$) et qui se présente en paillettes brillantes, fusibles à 55°. Maillot ayant traité, par l'acide chlorhydrique, un savon de baryum (préparé par précipitation du savon de soude avec le chlorure de baryum) a obtenu un gâteau d'acides gras, qui, exprimé dans du papier buvard, a été séparé en deux parties, savoir : 85 à 88 0/0 d'un acide liquide et 12 à 15 0/0 d'un *acide* blanc, *cristallisable* en paillettes nacrées, fusibles à 55°. Cet acide, qui paraît correspondre à l'*acide Isocétique* de Bouis, est, selon Maillot, composé d'*acide Palmitique* ($C^{16} H^{32} O^2$) et d'*acide Myristique* ($C^{14} H^{28} O^2$) $= (C^{30} H^{60} O^4$ ou $2 (C^{15} H^{30} O^2) =$ acide Isocétique de Bouis.

L'Huile de Pignons d'Inde, aussi appelée *Huile de Curcas*, a des propriétés fortement drastiques, d'où le nom d'*Huile infernale*, qu'on lui a donné. Toutefois, cette huile est beaucoup moins active que celle du Croton Tiglium, car elle ne rougit pas la peau et ne purge qu'à la dose de 10 à 15 gouttes. Retirée de graines déjà vieilles, elle a une saveur assez âcre. L'huile de Pignons n'est pas usitée en France, et ne sert guère qu'à falsifier l'huile de Ricin de l'Inde, qu'elle rend beaucoup plus active. Nous indiquerons plus loin le moyen de reconnaître ce mélange.

Les Feuilles du Médicinier cathartique sont employées en cataplasmes, comme anti-laiteux.

2° **Le Médicinier d'Espagne** ou **Arbre au corail** (*Jatropha multifida*, L.), arbrisseau de l'Amérique tropicale, fournit aussi

[1] Étude comparée du Pignon et du Ricin de l'Inde. Nancy, 1880.

des semences médicinales, appelées *Noisettes purgatives* Ces semences (fig. 324, A) sont grosses comme des avelines, subarrondies, avec une aréte saillante sur la face interne, et pourvues d'un épisperme lisse, assez épais, qui entoure une amande blanchâtre, charnue - oléagineuse. Elles sont fréquemment encore incluses dans le fruit (fig. 324, B), qui est trigone arrondi, renflé à la base, appointi au sommet et de couleur jaunâtre. On ne les emploie à peu près jamais, en Europe.

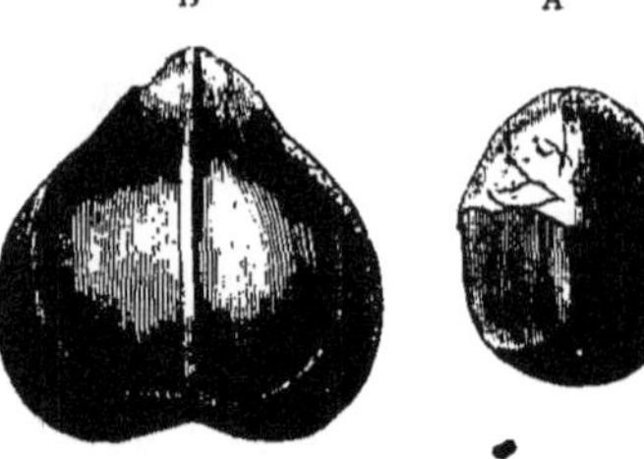

FIG 324. — Fruit et semence du Médicinier d'Espagne.

3° Les graines du **Médicinier sauvage** (*J. gossypifolia*, L.) ne sont guère usitées qu'en Amérique. Ces graines (fig. 325) ressemblent beaucoup à celles du Ricin, mais elles sont bien plus petites, pourvues d'une caroncule proportionnellement plus développée et privées de l'écusson, qui existe, dans le Ricin, au voisinage de la caroncule. Elles sont lisses, luisantes, de couleur fauve tachée de blanc et de noir, longues d'environ 7 millimètres et larges de 5 millimètres, avec une épaisseur de 3 millimètres. On ne les trouve guère, en Europe, que dans quelques collections.

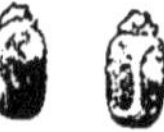
FIG. 325. — Semence du Médicinier sauvage.

Manioc

On désigne, sous le nom de Manioc, deux plantes originaires de l'Amérique du Sud et que l'on cultive, pour leurs racines féculentes, employées dans l'alimentation. L'une de ces plantes est le **Manioc doux**, aussi appelé *Camagnoc*, *Aipi*, *Juca dulce* (*Manihot Aipi*, Pohl; *Jatropha dulcis* et *J. mitis*, Rottb.; *M. dulcis*, H. Bn.). La racine de cette espèce peut être donnée aux animaux sans inconvénient ; les indigènes la font cuire dans l'eau ou sous la cendre et la mangent comme des pommes de terre.

La seconde plante est le **Manioc ordinaire** (fig. 326) *(Manihot utilissima*, Pohl ; *M. edulis*, Plum. ; *M. edule*, A. Rich. ; *Jatropha* [*Janipha*, K.] *Manihot*, L. ; *J. stipulacea*, Velloz.). Le Manioc ordinaire, aussi nommé *Manioc amer (Juca amarga)*, *Mandiiba* et *Mandiaca* par les indigènes, est actuellement cultivé dans toutes les régions tropicales. Sa racine d'abord simple, conique et pivotante, se ramifie ensuite comme celle du Dahlia et peut avoir 1 mètre de long sur 20 à 30 centimètres d'épaisseur. Cette racine est gorgée de fécule et contient un grand nombre de laticifères remplis d'un suc très vénéneux, dont l'action est attribuée, soit à de l'acide cyanhydrique, soit à un principe pouvant se transformer en cet acide. Au reste, la substance active du Manioc est aisément détruite par la chaleur ou par la fermentation : la fécule qui reste constitue alors un aliment précieux et l'on en fait diverses préparations connues sous les noms de *Couaque*, *Cassave*, *Moussache* ou *Cipipa*, *Tapioka*, etc.

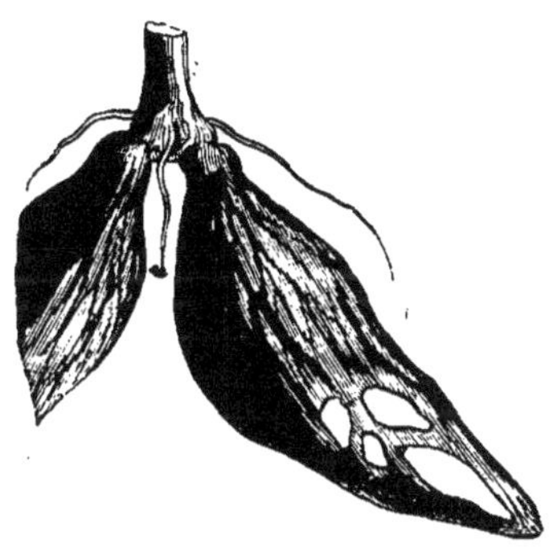

Fig. — 326 — Racine de Manioc ordinaire.

La plus usitée de ces préparations est appelée Farine de Manioc. Pour l'obtenir, on râpe la racine, privée de son écorce, et l'on en exprime la pulpe sous une forte presse. Le résidu, séché avec soin et pulvérisé, est la *farine de Manioc ;* on en fait du pain, en la mêlant à de la farine de Blé.

Le Couaque est la pulpe de Manioc exprimée ou séchée sur des claies, puis passée au crible et enfin légèrement torréfiée. On en prépare des potages.

La Cassave se prépare avec la pulpe exprimée et encore humide, dont on forme des galettes minces, que l'on fait cuire sur des plaques de fer. Cette substance a des qualités plus nutritives que l'Arow-root et que le Tapioka.

La Moussache est la fécule entraînée par le suc, pendant l'expression de la pulpe. Lavée soigneusement et séchée à l'air, elle se présente sous forme de granules irrégulièrement sphériques (fig. 327), presque égaux entre eux et plus petits que les plus gros grains d'amidon ; examinés au microscope (fig. 328), ces granules présentent un point noir.

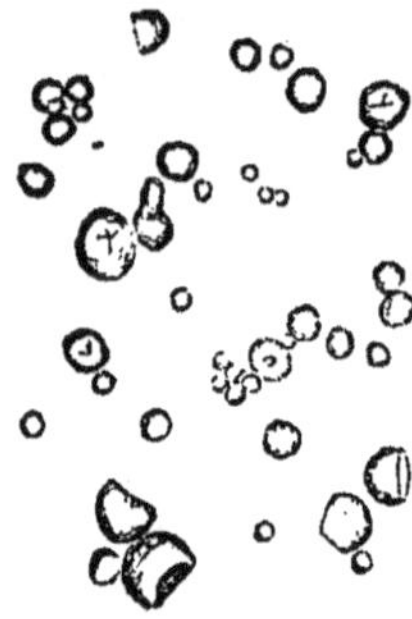

Fig. 327. — Moussache.

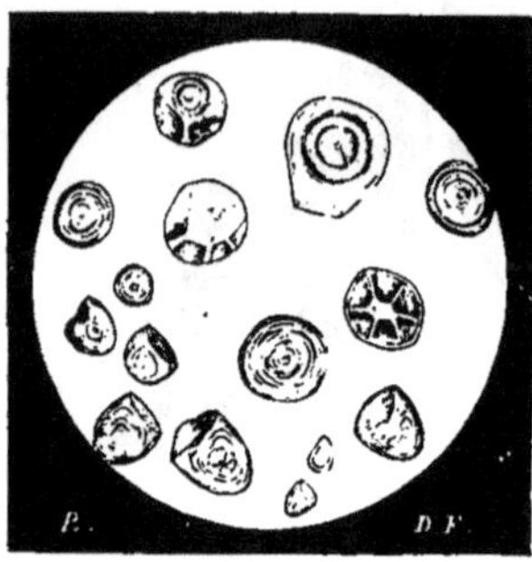

Fig. 328. — Fécule de Manioc.

Si l'on met, sur des plaques chaudes, la Moussache lavée et encore humide, ses grains se gonflent et s'agglomèrent en grumeaux irréguliers, durs, élastiques, que l'on connait sous le nom de *Tapioka*.

Le Tapioka est partiellement soluble dans l'eau froide ; il forme, avec l'eau bouillante, un empois transparent et visqueux ; par une ébullition prolongée, dans beaucoup d'eau, il laisse un résidu insoluble, qui se présente sous forme de flocons muqueux. Examiné au microscope (fig. 329), il se montre composé de grains rarement entiers, et analogues à ceux de la Moussache, plus souvent gonflés, irréguliers et plissés ou comme déchirés. On en fait des potages à l'eau, au lait et au bouillon.

Le Tapioka est très souvent adultéré ou même remplacé par un *Tapioka factice*, fait avec de la fécule de Pommes de terre imbibée d'eau et soumise à la chaleur, sur des plaques en cuivre.

Cette falsification est aisée à reconnaître, par l'examen

microscopique, qui montre, dans la substance, des grains de fécule de Pommes de terre à peine déformés. Payen indique de réduire le Tapioka en une bouillie claire et d'ajouter au

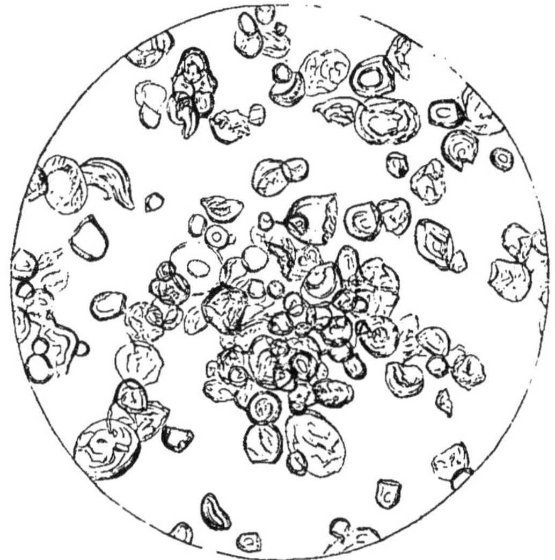

FIG. 320. — Tapioca.

liquide quelques gouttes d'acide sulfurique. En agitant le mélange, il se dégagera une odeur de colle aigrie, s'il contenait de la fécule de pomme de terre.

Le décocté de Tapioka, traité par l'iode, se décolore rapidement ; le Tapioka factice, traité de la même manière, se colore en bleu persistant (E. Marchand).

Le Tapioka factice contient parfois du cuivre, que l'on y décèle par les procédés ordinaires de l'analyse.

Graines de Ricin

Le Ricin *(Ricinus communis*, L.), vulgairement appelé *Palma-Christi*, est une plante originaire (?) de l'Inde, actuellement cultivée dans toutes les régions tropicales et dans presque tous les pays tempérés. Dans l'Europe centrale, il ne dépasse guère 1 à 3 mètres de hauteur et, si on le maintient en pleine terre, il est tué par les premiers froids. Aux Açores et dans toutes les parties chaudes de la zone méditerranéenne, il devient vivace et constitue un arbre de petite taille pouvant atteindre plus de 5 mètres de hauteur ; dans l'Inde, il s'élève jusqu'à 12 mètres. Le Ricin est cultivé pour ses graines, dont on extrait une huile purgative, connue sous le nom de *Huile de Ricin* et d'*Huile de Palma-Christi (Castor Oil*, des Anglais).

Les **Graines de Ricin** (fig. 330) sont ovoïdes-comprimées, convexes sur leur face externe, pourvues, sur leur face interne, d'une arête longitudinale peu saillante. Elles sont lisses et luisantes, avec un fond de couleur grise, marquée de taches brunâtres. Du hile part un appendice charnu et renflé (*Caroncule*), qui recouvre le micropyle et occupe l'espace compris entre le micropyle et le hile ; si l'on enlève la caroncule, on voit à la place qu'elle recouvrait, une sorte de cicatrice noirâtre offrant deux alvéoles. La caroncule a quelque ressemblance avec une tête d'Insecte ; elle surmonte une petite dépression assez analogue à un écusson et offrant l'aspect d'un étroit corselet. Cette constitution singulière, jointe à la couleur grise tachetée de la graine et à son contour ovoïde-arrondi, rappelle à l'esprit la forme renflée et la coloration de cet Arachnide, qui est parasite du Chien et que l'on appelle *Tique* ou *Ricin*. C'est à cela qu'est dû le nom de *Ricin* donné d'abord à la graine et, par extension, à la plante.

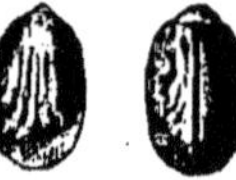

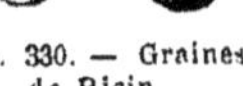

Fig. 330. — Graines de Ricin.

La graine de Ricin se compose d'un épisperme enveloppant un albumen charnu oléagineux, dont l'axe est occupé par un embryon à cotylédons palminerviés. L'épisperme comprend trois membranes distinctes :

1° Une *extérieure*, d'abord épaisse, blanche et opaque, puis mince, sèche et transparente, pouvant être enlevée par macération ou par grattage et formée de deux sortes de cellules : les unes incolores, constituant le fond grisâtre de l'enveloppe, les autres remplies d'une matière résineuse, soluble dans la potasse (Portes) : c'est à ces dernières que sont dues les marbrures de la graine.

Cette membrane est produite par la primine, selon A. Gris.

2° Une *moyenne* noirâtre, dure et testacée, composée de cellules radiales, très allongées, à parois très épaisses et à cavité très étroite.

3° Une *interne*, blanche, molle, mince, d'aspect spongieux. Cette dernière et la membrane moyenne résultent du dédoublement de la secondine, tandisque le nucelle, résorbé peu à peu, ne laisse plus qu'une faible enveloppe jaunâtre, qui recouvre les deux tiers inférieurs du sac embryonnaire, laissant celui-ci émerger comme une calotte blanche. Le sac embryonnaire a fourni le périsperme ou albumen.

Une tranche mince de l'albumen, étant examinée au microscope, avec de la glycérine, se montre composée de cellules polyédriques, à mince paroi, remplies de grains d'aleurone ovoïdes, réfringents, grisâtres, dont toute la couche extérieure est formée de protaplasma. Si l'on ajoute de l'eau à la préparation, la couche externe se dissout et il reste un corps cristallin à arêtes nettes *(Cristalloïde)*, qui occupe la partie renflée du grain, au sommet duquel se voit une petite masse calcaire arrondie *(Globoïde)*. L'addition d'une plus grande quantité d'eau met à nu les gouttes d'huile existant dans l'albumen. Si, avant d'ajouter de l'eau, on chauffe la préparation, les trois parties ci-dessus nommées deviennent visibles et le grain se montre composé : 1° d'une enveloppe protoplasmique ; 2° d'un cristalloïde ; 3° d'un globoïde. En traitant une tranche d'albumen, d'abord par la teinture d'iode, ensuite par l'acide sulfurique, ce dernier détruit l'aleurone ; la masse protoplasmique granuleuse, qui remplit les cellules, se montre alors creusée de cavités vides. L'embryon offre la même constitution.

L'analyse des graines de Ricin, par Maillot, a donné les résultats ci-après : sulfate, chlorure et carbonate de potasse, de soude, de chaux, 0,648 ; silice et fer, *traces ;* malophosphate de chaux et de magnésie, 2,703 ; huile, 39,165 ; eau, 5,860 ; glucose, 1,636 ; *acide gallique*, 0,137 ; matières albuminoïdes, 19,968 ; matières pectiques et indéterminées, 3,812 ; matières solubles dans l'alcool et l'éther, 5,742 ; cellulose, 19,173.

Les graines de Ricin du commerce proviennent des diverses localités où cette plante est cultivée en grand. Guibourt en décrit trois sortes seulement. Le musée de la Faculté de Lyon en contient un certain nombre d'échantillons de diverses provenances, que nous décrirons en les rapportant, selon leur grosseur, à quatre catégories : — A, *très grosses ;* — B, *grosses ;* — C, *moyennes ;* — D, *petites*.

A. — 1° *Ricins de Kurratchee* (Indes). — Graines ovoïdes, à taches brunes, larges et nombreuses, de sorte que la *couleur* générale est *brune* marbrée de gris; elles sont longues de 16 à 20 millimètres et larges de 10 à 12 millimètres.

B. — La seconde catégorie comprend des semences provenant de l'Afrique centrale, de l'Amérique et de Calcutta.

2° *Ricins de l'Afrique centrale.* — Graines presque *orbiculaires*, généralement sans caroncule et dépourvues de l'enveloppe extérieure marbrée et alors de couleur brun noirâtre; quand l'enveloppe existe encore, ces semences sont grises, avec des marbrures marron. Ces Ricins ont 12 à 16 millimètres de long, sur 10 à 13 millimètres de large.

3° *Ricins d'Amérique.* (fig. 331). — Graines ovoïdes, à fond *gris rougeâtre*, offrant de nombreuses marbrures rouge brun. Ces semences sont longues de 12 à 16 millimètres, et larges de 8 à 10 millimètres.

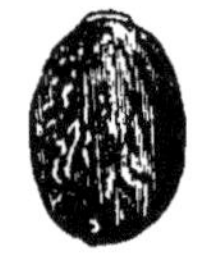
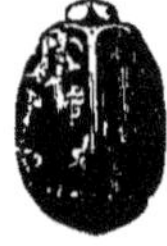

Fig. 331. — Ricin d'Amérique.

4° *Ricins de Calcutta.* — Les graines de cette provenance ont la teinte générale et les dimensions des Ricins d'Amérique.

C. — A la catégorie des Ricins moyens se rapportent les Ricins de France et une sorte provenant de Bombay.

5° *Ricins de France.* — Graines ovoïdes, longues de 9 à 13 millimètres, larges de 6 à 8 millimètres, plus pâles que les Ricins d'Amérique: leur teinte générale est grisâtre, avec des marbrures brunes, moins nombreuses.

6° *Ricins de Bombay.* — Graines semblables à celles de la sorte précédente, mais ayant à peine la dimension des plus petites semences de cette sorte.

D. — Dans le quatrième groupe se rangent deux échantillons provenant l'un et l'autre de l'Afrique occidentale. L'un d'eux a été rapporté d'une expédition au Niger et est attribué au *Ric. communis, minor*. Ces deux sortes sont identiques.

7° *Ricins de l'Afrique occidentale.* — Graines ovoïdes-allongées, à teinte verdâtre, avec de fines marbrures brunes. Ces Ricins ont de 8 à 9 millimètres de long, sur 4 à 5 millimètres de large.

Guibourt décrit, outre les Ricins de France et d'Amérique, des Ricins du Sénégal, qu'il dit avoir la couleur des Ricins d'Amérique et la grosseur des Ricins de France.

On importe aussi des Ricins d'Égypte; nous n'en possédons pas d'échantillons.

Le Ricin commun est abondamment cultivé dans la Lombardo-Vénétie, surtout dans les environs de Vérone et de Legnago. Mais les semences ne semblent pas en être exportées; elles sont employées, sur place, à la préparation de l'huile. Selon Hanbury, la culture du Ricin, en Italie, porte sur deux variétés : *Ricin à graines noires d'Egypte* et *Ricin à graines rouges d'Amérique.* Ces dernières fournissent, paraît-il, une huile plus abondante, mais plus colorée que celle que l'on retire de la variété d'Égypte.

Les graines de Ricin ont une saveur huileuse, d'abord douce, mais devenant bientôt âcre à la gorge. Elles possèdent des propriétés purgatives énergiques : une seule suffit parfois à produire des vomissements et des effets purgatifs ; 3 à 4 ont pu mettre la vie en péril (Bergius, Lanzoni, cités par Gubler). L'activité de ces graines paraît due à un principe encore inconnu, qui reste en majeure partie dans le résidu de l'expression des semences et qui, à peu près insoluble dans l'huile, communique pourtant à cette dernière ses propriétés cathartiques. On sait, en effet, que l'huile obtenue par un traitement des graines, avec le sulfure de carbone, est bien plus active.

Ce principe, que l'on a tour à tour supposé exister dans l'embryon et dans l'enveloppe interne de la graine, semble être répandu dans toutes les parties de l'amande, germe compris. On ne peut affirmer qu'il ait encore été isolé, du moins la preuve n'en a pas été faite.

Bussy et Lecanu ont, les premiers, attribué l'activité du Ricin à deux acides gras, qu'ils ont retirés de l'huile : l'*acide Ricinique* et l'*acide Élaïodique.*

L'Acide Ricinique est une substance blanche, nacrée, fusible à 22°, et pouvant se volatiliser presque sans altération ; il a une saveur extrêmement âcre. On l'obtient par distillation de l'huile ou par la saponification de cette huile, lorsqu'on prépare l'acide Ricinolique.

L'Acide Elaïodique (Bussy) a été appelé *acide Ricinoléique*, par Saalmüller et *acide Ricinolique*, par Svanberg et Kolmodin, qui lui attribuent la formule : $C^{18} H^{34} O^{3}$. On l'obtient en décomposant, par l'acide chlorhydrique, le savon fait avec l'huile de Ricin et traitant le liquide oléagineux, qui se sépare, par le tiers de son volume d'alcool. Le mélange refroidi, entre - 10° et - 12°, laisse déposer une matière cristallline, contenant de l'acide Ricinique, tandis que la liqueur tient l'acide Ricinolique en dissolution. Cet acide purifié constitue un liquide un peu jaunâtre, d'odeur faible et de saveur âcre, persistante ; entre - 6 et - 10°, il se prend en agrégations sphériques.

Geiger a trouvé, dans les semences, 1,91 0/0 d'une résine brune, unie à un principe amer, qui pourrait en être la partie active. Il semble, en effet, que la matière active du Ricin est de nature résineuse, car l'huile préparée en traitant les semences avec de l'alcool ou du sulfure de carbone est beaucoup plus active que l'huile obtenue par expression.

Selon Petit, il existe, dans les graines de Ricin, deux substances pouvant réagir l'une sur l'autre, en développant une odeur nauséeuse. L'une de ces substances, signalée par Bower, serait analogue à l'émulsine ; l'autre appelée *Ricinine*, est un principe poisseux, blanc grisâtre, soluble dans l'eau, dans les acides et dans l'alcool à 56°, un peu soluble dans les huiles, insoluble dans l'alcool fort et dans l'éther.

La Ricinine, que Tuson dit avoir obtenue à l'état pur, est un alcaloïde cristallisable en prismes rectangulaires ou en tables fusibles à chaud, et pouvant être sublimé.

Par le mélange de ces deux substances, en présence de l'eau, il se produit, d'après Bower, un principe toxique, fétide, ayant une action énergique sur l'appareil digestif. Ce fait doit être contrôlé. Quant à la Ricinine, elle semble ne pas être purgative.

L'**Huile de Ricin** ou **Huile de Palma-Christi** (*Castor Oil*, des Anglais) est un liquide visqueux, d'une densité de 0,964, presque inodore, de saveur douce, avec un arrière-goût désagréable et nauséeux. Lorsqu'elle a été obtenue par expression à froid, elle a une couleur jaune très pâle. Elle rougit le papier de tournesol et se dissout dans l'alcool absolu et dans l'éther, ainsi que dans 5 parties d'alcool à 90° ; elle est *insoluble dans l'essence* et dans *l'huile de pétrole*, ainsi que dans la *benzine* et ses homologues. Elle se congèle à - 18°, en une masse jaune, transparente. L'acide azotique fumant la détruit avec explosion. Traitée par l'acide hypoazotique, elle se colore en jaune et se solidifie, après 603 minutes : elle se transforme alors en une matière (*Pal-*

mine), qui est solidifiable. Le réactif Massie la colore en jaune orange, mais ne la solidifie pas, après huit heures de contact. Elle donne, avec les alcalis, des savons durs, onctueux et inaltérables, qui se forment rapidement à froid. (Ces savons, étant décomposés par les acides minéraux, il s'en sépare de l'acide Ricinoléique liquide, qui surnage). Chauffée à la température de 270°, elle se décompose en deux parties : une fixe, l'autre volatile, *dépourvue d'acide Sébacique*, mais contenant, entre autres principes, de l'*Œnanthol* et de l'*acide Œnanthylique*.

100 grammes d'huile, distillés avec 50 grammes de potasse caustique, donnent 20 centimètres cubes d'*alcool Caprylique* [1] et 20 à 25 grammes d'*acide Sébacique* [2].

Maillot opère à la température de 250° et emploie de préférence, soit la soude caustique, soit la chaux sodée (chaux 50, soude 250) ; il dissout la soude dans 1/20 de son poids d'eau. Il explique la réaction par la formule suivante :

$$\underset{\text{Ricinoléate de sodium}}{\left.\begin{matrix}C^{18}H^{33}O^{2}\\Na\end{matrix}\right\}O} + \underset{\text{Hydrate de sodium}}{\left.\begin{matrix}H\\Na\end{matrix}\right\}O} + \underset{\text{Eau}}{\left.\begin{matrix}H\\H\end{matrix}\right\}O} = \underset{\text{Sébate de sodium}}{\left.\begin{matrix}C^{10}H^{18}O^{2}\\Na^{2}\end{matrix}\right\}O} + \underset{\text{Alcool caprylique}}{\left.\begin{matrix}C^{8}H^{17}\\H\end{matrix}\right\}O} + \underset{\text{Hydrogène}}{H^{2}}$$

Cette formule n'est pas complète, car il se forme, en même temps, du *disébate de Sodium* et du *Sébacène*.

Le sébate de sodium est ensuite décomposé par addition d'acide chlorhydrique.

L'huile de Ricin rancit, à l'air, et prend une saveur âcre, que l'on fait disparaître, en faisant bouillir l'huile, pendant un

[1] L'ALCOOL CAPRYLIQUE OU ALCOOL OCTYLIQUE ($C^{8}H^{18}O$) est un liquide huileux, incolore, transparent, très aromatique, tachant le papier, bouillant à 179°-180°, d'une densité de 0,823, à + 17° (Bouis), insoluble dans l'eau, soluble dans l'esprit de bois, l'alcool, l'éther, l'acide acétique ; il dissout les corps gras, les résines, le copal, le soufre, le phosphore et l'iode. Il brûle avec une belle flamme, ne répand pas alors d'odeur désagréable et ne s'enflamme pas à l'approche d'une bougie. Ces propriétés permettront de l'utiliser pour l'éclairage et pour la fabrication des vernis.

[2] L'ACIDE SÉBACIQUE ($C^{10}H^{18}O^{4}$) cristallise en belles lames ou en aiguilles blanches très légères, fusibles à 127°, pouvant être sublimées sans décomposition, insolubles dans l'eau froide, mais très solubles dans l'eau bouillante, dans l'alcool, l'éther, les huiles grasses. L'acétate de plomb le précipite en blanc.

quart d'heure, dans de l'eau additionnée de magnésie calcinée (Buchner). E. Baudrimont affirme que l'huile de Ricin n'est pas siccative ; toutefois, la plupart des auteurs sont d'un avis contraire, et Flückiger dit que, étalée en couche mince, elle se dessèche en formant un vernis.

L'Huile de Ricin venait jadis d'Amérique, où on lui ajoutait habituellement de l'huile de Pignon d'Inde. Elle était alors très colorée et très âcre, ce qui obligeait à la faire bouillir longtemps avec de l'eau. Actuellement, on la prépare en grandes quantités, dans l'Inde, en Italie et dans le midi de la France. La meilleure est obtenue, par expression à froid, des amandes débarassées de leurs enveloppes.

Nous avons vu que l'Huile d'Italie est faite avec les graines des variétés noire et rouge ; mais on y emploie aussi beaucoup de Ricins provenant de l'Égypte et de l'Inde. Dans l'Inde, on l'extrait surtout de la petite variété, qui fournit une huile plus abondante. Dans notre pays, on la retire de la sorte dite de France.

L'Huile de Ricin est parfois chargée de margarine, qui s'y dépose au bout de quelque temps. Le meilleur moyen de l'en débarrasser paraît être de la refroidir et de la filtrer.

Falsifications de l'huile de Ricin. — Cette huile est falsifiée par addition d'*huiles étrangères*, surtout d'*huile d'œillette*. Ces diverses huiles s'en distinguent par leur insolubilité dans l'alcool à 95°, qui permet d'en séparer l'huile de Ricin.

La présence des huiles fixes est indiquée par la proportion de l'alcool caprylique obtenu, quand on distille de l'huile avec de la potasse ou de la soude caustiques : la quantité de cet alcool est d'autant plus faible, que l'huile de Ricin contenait plus d'huile étrangère.

L'Huile de Ricin se solidifie, lorsqu'on en mélange *six* parties, avec *une* partie d'amidon et *cinq* parties d'acide azotique et qu'on chauffe (Flückiger).

On détermine aussi sa pureté par le moyen suivant :

En mêlant *cinq* grammes d'acide azotique, avec *dix* grammes d'huile, la couche huileuse prend une couleur orange clair. Si, dans ce mélange, on ajoute un gramme de mercure et, qu'après 6 minutes, on agite de temps en temps, l'huile devient d'abord rose, puis jaune clair.

L'addition d'*huiles de Pignon d'Inde* ou *de Croton* est, selon Maillot, déterminée par le procédé ci-après : agiter fortement 50 grammes de l'huile, avec 100 centimètres cubes de pétrole, laisser déposer, décanter le pétrole qui surnage et l'évaporer au bain-marie. L'huile pure ne laisse pas de résidu ; s'il se forme un résidu oléagineux, il peut être dû, soit à de l'huile de Pignon d'Inde, soit à de l'huile de Croton.

L'*huile de Pignon d'Inde* sera reconnue à l'aide des réactions indiquées plus haut (v. p. 577).

Pour déterminer la présence de l'*huile de Croton*, Maillot conseille le procédé ci-après :

Mettre, dans un large tube à essais, quelques grammes de grenaille de zinc et 7 à 8 centimètres cubes d'eau ; ajouter 4 à 5 grammes d'alcool à 10 grammes de l'huile suspecte et verser, avec précaution, le mélange sur la couche aqueuse. On fait ensuite, avec un tube effilé, arriver sur le zinc quelques gouttes d'acide sulfurique pur : l'hydrogène, qui se dégage, se fixe sur l'acide crotonique ; l'acide butyrique ainsi produit s'éthérifie, en présence de l'alcool, d'autant mieux que la masse est échauffée par l'action de l'acide sulfurique sur le zinc : *on perçoit* alors, à l'ouverture du tube, *une odeur éthérée* d'*Ananas* fort agréable.

1 L'huile de Ricins est prescrite, comme laxatif, à la dose de 15 à 60 grammes, soit pure, soit sous forme d'émulsion ou diversement additionnée (*Eau de Menthe, Café noir, Orgeat*, etc.). Le moyen le plus simple est de la mêler avec du bouillon de viande chaud et bien dégraissé. Certaines substances paraissent augmenter son action. Ainsi un mélange de 8 parties d'essence de térébenthine et de 24 parties d'huile peut, dit-on, détruire les constipations les plus opiniâtres. On fabrique, à Munich, une huile qui purge à la dose de 8 à 15 grammes et que Büchner dit être faite : avec huile de Ricin, 27; alcool aqueux, 28. Il est à croire que cette huile a été obtenue du traitement des graines par l'alcool.

Sous le nom d'*Huile de Ricin artificielle*, quelques formulaires indiquent un mélange fait avec : huile de Croton 1 goutte; huile d'œillette 30 grammes. Le médecin, seul juge de ses prescriptions, peut ordonner ce mélange, s'il le croit utile. Le pharmacien n'a pas le droit de le substituer à l'huile de Ricin.

On a proposé aussi l'emploi de la teinture alcoolique des semences. Cette préparation doit être très active.

Semences de Croton

Les semences de Croton sont fournies par le *Croton Tiglium*, L. (*Tiglium officinale*, Klotzsch ; *Croton Pavana*, Wall. ; *C. Jamalgota*, Ham.), petit arbre haut de 4 à 5 mètres, originaire de l'Inde, des îles de l'Archipel Indien et des Philippines. Le Croton est cultivé aux îles Mascareignes et dans l'Amérique tropicale. Son bois, léger et purgatif, est connu sous les noms de *Bois purgatif*, *Bois des Moluques*, *Bois de Pavane*.

Le **Fruit du Croton** (fig. 332, B.) se trouve parfois dans le commerce. Il est formé par une capsule glabre, jaunâtre, grosse comme une noisette, trigone, avec trois arêtes saillantes et trois faces offrant chacune un sillon médian longitudinal, peu profond. Comme dans la plupart des Euphorbiacées, ce fruit présente trois loges à déhiscence loculicide et contenant chacune une semence, à micropyle garni d'un arille charnu.

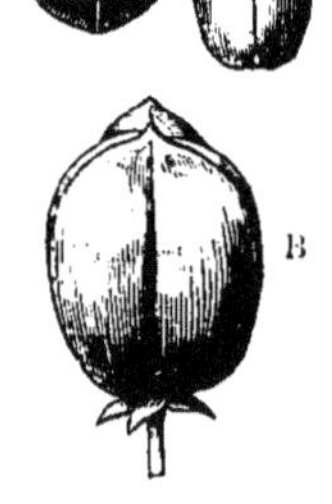

Fig. 332. — Fruit et graines de *Croton Tiglium*.

Les **Graines de Croton**, aussi appelées *Graines de Tilly* et *Petit Pignon d'Inde* (fig. 332, A) sont ovoïdes ou oblongues, obtuses à la base, légèrement appointies au sommet, longues de 15 millimètres, larges de 1 centimètre. Elles sont subquadrangulaires et présentent deux faces : l'une *(dorsale)* convexe ou mieux bombée ; l'autre *(ventrale)*, plus déprimée, mais un peu renflée et offrant une faible côte, qui la divise en deux plans légèrement inclinés. Ces faces sont séparées par *deux nervures latérales saillantes, qui s'étendent du sommet de la graine à sa base, où elles forment deux petites gibbosités caractéristiques.*

La surface de ces graines est recouverte, du moins en partie, par une sorte d'écorce mince, peu adhérente, comme fongueuse et de couleur brun-cannelle clair. Cette couche doit avoir la même origine que le véritable testa du Ricin. Selon H. Baillon, elle renferme une substance âcre, très irritante et très sapide, qui paraît être de nature résineuse ; la poussière provenant de cette enveloppe réagit vivement sur la muqueuse olfactive.

Le testa apparent, situé au-dessous, est noirâtre et formé de cellules étroites, allongées radialement ou en palissade, pourvues de parois épaisses, brunes et d'une cavité très petite. Le tégument interne ou tegmen provient du nucelle : il est blanc, translucide et formé de cellules contenant une matière âcre ; ce tégument est parcouru par quelques trachées.

L'amande se compose d'un albumen riche en matière grasse et en aleurone. Elle renferme un embryon axile, platylobé.

Huile de Croton. — Cette huile est extraite des semences, soit par expression, soit au moyen d'un dissolvant approprié (éther, sulfure de carbone, éther alcoolique), que l'on sépare ensuite par évaporation.

L'huile obtenue par expression est limpide, fluorescente, d'un jaune clair, fluide ou un peu visqueuse. Celle qui a été préparée à l'aide des dissolvants esl plus épaisse, plus visqueuse, plus colorée.

L'huile de Croton, d'abord à peu près inodore, acquiert, au contact de l'air, une odeur un peu rance, désagréable, en même temps qu'elle s'épaissit et devient plus soluble dans l'alcool. Elle a une saveur très âcre. Cette huile est soluble dans l'éther et dans le sulfure de carbone ; l'alcool fort en dissout environ les deux tiers et laisse un résidu huileux insipide, tandis que la portion dissoute possède des propriétés énergiques.

Schlippe y a trouvé de la *Palmitine*, de la *Stéarine*, de la *Myristine* et de la *Laurine*, ainsi que divers acides gras volatils *(ac. Butyrique, Acétique, Valérianique)*, dont un tiers environ serait formé par de l'*acide Tiglique* ou *Tiglinique*, acide métamère de l'*acide Angélique*, et de l'*acide Méthylcrotonique*, d'après Geuther et Frölich

L'Acide Tiglinique serait fusible à 65°, bouillirant à 198°,5 et aurait pour formule $C^5H^8O^2$.

Selon Geuther et Buchheim, ces acides ne préexistent pas dans la graine fraiche et doivent être regardés comme des produits d'oxydation ; ils ne prennent aucune part à l'action exercée, par l'huile, sur la peau et sur l'intestin.

Pelletier et Caventou ont signalé, dans l'huile de Croton, l'existence d'un acide particulier *(acide Crotonique)*, auquel on avait, jusqu'en ces dernières années, attribué l'activité de l'huile. Cette opinion est encore partagée par Nothnagel et Rossbach, qui disent : *C'est exclusivement à lui qu'est due l'action de l'huile sur la peau et sur le canal intestinal.* Toutefois, selon Geuther et Frölich, l'huile de Croton ne contient pas d'acide de ce genre, mais on peut déterminer sa formation artificielle, en faisant agir le perchlorure de phosphore sur l'acide éthyldiacétique ; ils donnent à ce nouveau produit le nom d'*acide Quarténylique.*

Quoi qu'il en soit, l'ACIDE CROTONIQUE ($C^4 H^6 O^2$, Schlippe), retiré de l'huile de Croton, est un corps oléagineux, qui se congèle à -5°, et se volatilise sensiblement à + 2° ou + 3° ; il répand alors une odeur pénétrante et désagréable, qui irrite le nez et les yeux. Il a une saveur âcre, cause des inflammations et agit comme poison. Il a été préparé artificiellement, en faisant bouillir avec une solution alcoolique de potasse, soit du cyanure d'allyle provenant de l'acide myronique (Will et Körner), soit le produit de l'action du cyanure de potassium sur l'iodure d'allyle (Claus). Le corps ainsi obtenu paraît identique à celui qui est retiré de l'huile de Croton.

CROTONOL. — Schlippe rapporte l'activité de l'huile de Croton à un nouveau principe, qu'il nomme *Crotonol* et qu'il a obtenu de la manière suivante :

Saponifier l'huile avec une solution alcoolique concentrée et chaude de potasse caustique ; ajouter de l'eau et filtrer à plusieurs reprises, pour débarrasser la liqueur d'une huile qui se sépare ; traiter par l'acide chlorhydrique ; dissoudre, dans de l'alcool chaud, le précipité huileux, qui se forme (l'alcool en sépare des acides) ; faire digérer le liquide alcoolique sur de l'hydrate de plomb. La liqueur ainsi neutralisée est additionnée d'eau légèrement alcaline ; elle se trouble, puis s'éclaircit et abandonne une huile, qui est le *Crotonol.* Cette huile est dissoute dans l'éther, puis lavée à l'eau ; la solution éthérée est ensuite évaporée dans le vide.

Le Crotonol ($C^9 H^{14} O^2$) est une huile visqueuse, incolore ou un peu jaunâtre, ayant une consistance analogue à celle de la térébenthine. Il a une odeur spéciale. L'huile de Croton en contient environ 4 0/0. Selon Schlippe, il constitue le principe irritant du Croton, mais n'en est pas le principe purgatif. Rossbach dit, à ce sujet, que l'opinion de Schlippe est erronée.

Falsifications. — L'huile de Croton est falsifiée par addition, soit d'huiles fixes communes, soit d'huiles de Ricin ou de Pignon d'Inde. On y ajoute parfois aussi de l'Euphorbium.

Les *huiles fixes* sont reconnues par leur complète insolubilité dans l'alcool : *la proportion d'huile insoluble sera augmentée.*

L'*huile de Ricin*, étant soluble dans l'alcool, *la proportion du résidu insoluble sera diminuée.*

L'*Enphorbium* sera reconnu si, en ajoutant de l'eau à la solution alcoolique, celle-ci blanchit.

Nous ne connaissons pas de procédé assez précis, pour déceler cette fraude. Le moyen le plus pratique consiste dans l'essai de l'huile sur la peau.

L'huile de Croton détermine, sur la peau, une action très irritante, analogue à celle de l'émétine et de l'émétique. La peau rougit, puis il s'y forme de petites vésicules, d'abord distinctes, ensuite confluentes, remplies d'un liquide séreux au début et qui, plus tard, devient purulent.

Injectée sous la peau, elle peut provoquer une inflammation phlegmoneuse grave.

Introduite dans la bouche, une goutte y cause une sensation intense de brûlure. Si la goutte est avalée, la même sensation est ressentie dans le pharynx et dans l'estomac, tandis que l'intestin est le siège de coliques suivies de nombreuses déjections. A la dose de 20 à 60 gouttes, il se manifeste des accidents cholériformes, souvent terminés par la mort.

L'huile de Croton est un purgatif violent, propre à combattre la constipation opiniâtre et qui a, parfois, été fort utile contre l'iléus. Elle a l'avantage d'agir rapidement. On l'administre, d'ordinaire, soit mêlée à une autre huile, soit sous forme d'émulsion et à la dose de 1 à 2 gouttes, au plus.

On rapporte que les graines du *Croton oblongifolium*, Roxb., et du *Baliospermum (Croton) polyandrum*, Roxb., de l'Inde, sont aussi actives que celles du *C. Tiglium*. H. Baillon dit que les semences d'une Excæcariée du Gabon, le *Anthostema Aubryanum*, H. Bn., sont réputées être le purgatif le plus énergique de ceux que renferme la famille des Euphorbiacées.

Écorce de Cascarille

L'Écorce de Cascarille *(Eleuthera Bark*, des Anglais) est produite par le *Croton Elutheria*, Bennett, arbre des îles Bahama, où il atteint une hauteur de 10 mètres. Elle a été longtemps attribuée au *C. Cascarilla*, L., qui peut-être a réellement fourni l'écorce primitive; sa vraie provenance actuelle a été déterminée par Bennett.

Cette écorce est en fragments roulés sur eux-mêmes, en tubes longs de 2 à 15 centimètres et dont le diamètre atteint à peine celui du petit doigt. Elle est dure, compacte, pesante, tantôt nue et d'un brun obscur, tantôt recouverte d'une croûte blanche et fendillée, due à un petit Lichen, le *Verrucaria albissima*, Achar. Sa cassure est courte, résineuse et finement rayonnée ; sa saveur amère, âcre et nauséeuse ; elle a une odeur aromatique, un peu musquée, qui s'exalte quand on la chauffe. Sa poudre est brune.

Examinée au microscope, sur une section transversale (fig. 333) cette écorce offre la constitution suivante : 1° une *couche subéreuse* peu développée; 2° une couche de *parenchyme cortical*, formée de cellules polygonales, à parois minces, claires, et dont un certain nombre, généralement disposées en amas allongés tangentiellement, contiennent une matière résineuse brunâtre; 3° une *zone libérienne*, au moins deux fois plus épaisse que la précédente. Cette zone offre des rayons médullaires nombreux, le plus souvent composés d'une série simple de cellules contenant d'ordinaire un gros cristal d'oxalate de chaux en rosace (fig. 334). Les *faisceaux* sont constitués par des fibres libériennes imparfaites, ainsi que par des cellules analogues à celles du parenchyme cortical, et qui sont remplies d'amidon, ou de matière résineuse. La présence de cellules résineuses en amas, occupant à la fois le parenchyme cortical et le liber, caractérise cette écorce.

L'écorce de Cascarille contient 1 à 3 0/0 d'une huile volatile lévogyre (Flückiger), à laquelle Gladstone attribue la composition de l'essence de Térébenthine. Völckel dit que

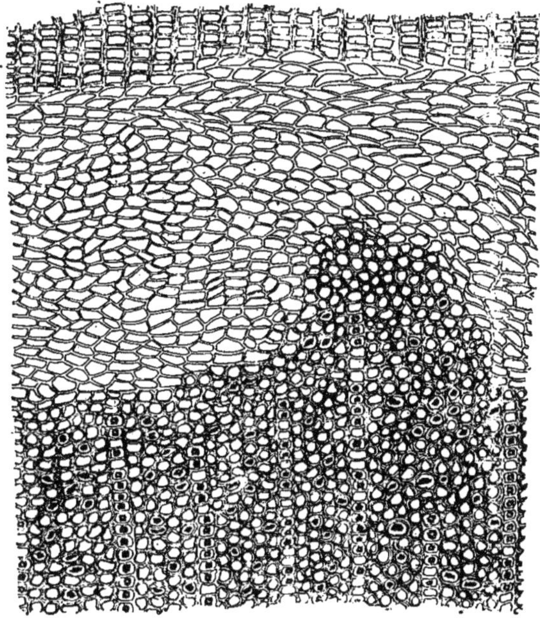

FIG 333. — Coupe transversale d'une écorce de Cascarille.

cette huile, à l'état brut, se compose de deux essences ; il a obtenu, par distillation, d'abord une essence incolore, mobile, très réfringente, puis une huile jaunâtre et un peu visqueuse, enfin une matière très épaisse.

Trommsdorff a retiré de la Cascarille 15 0/0 d'une substance résineuse, composée de deux résines, l'une acide, soluble dans les alcalis, l'autre indifférente.

Enfin, Duval en a isolé le principe amer, qu'il a nommé *Cascarilline*. Ce principe, retrouvé par C. et E. Mylius (1873), se présente sous forme de prismes microscopiques, solubles dans l'éther et dans l'alcool chaud, à peine soluble dans l'eau, le chloroforme et l'alcool faible, fusibles à 205° et non volatils. Ce corps n'est pas un glucoside; il a pour formule : $C^{12}H^{18}O^{4}$ (Flückiger).

L'Écorce de Cascarille est expédiée de Nassau, ville principale de New-Providence (Bahama). Elle est prescrite, sous forme d'infusion ou de teinture, comme tonique, stimulante et fébrifuge ; on l'a employée contre la dysenterie.

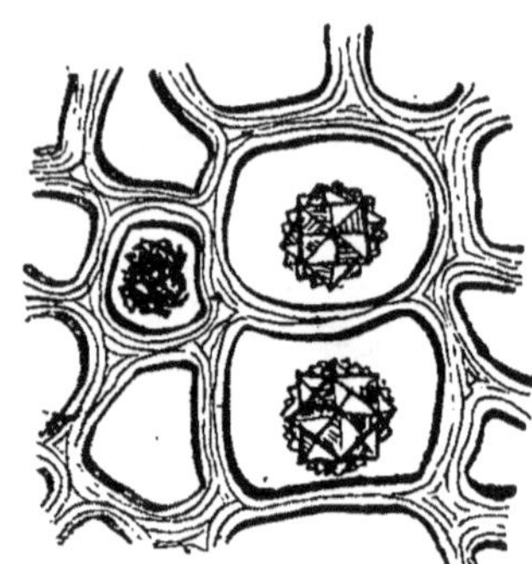

FIG. 334. — Portion de liber grossie, pour montrer les cristaux des rayons médullaires et les amas résineux des cellules du parenchyme.

L'écorce de Cascarille est souvent falsifiée dans le commerce. On lui substitue : 1° des *débris de Quinquina gris*, reconnaissables à leur saveur amère, non aromatique ; 2° de la *Cascarille blanchâtre*, qui est toujours plus grosse que l'écorce vraie, non fendillée et dont la poudre est blanchâtre ; 3° de la *Cascarille térébinthacée*, qui est encore plus grosse que la précédente, blanchâtre, jaunâtre ou rouge pâle et sillonnée ; 4° de l'*Écorce de Copalchi*, que nous décrirons ci-dessous.

La deuxième et la troisième sortes de fausses Cascarilles sont sans doute produites par des *Croton* voisins du *C. Elutheria : C. Cascarilla*, L. ; *C. lineare*, Jacq. ; *C. micans*, Sw. ; *C. suberosum*, Kunth ; *C. balsamiferum*, L., etc.

On a importé à Londres, il y a quelques années, une écorce provenant de Bahama et qui était mêlée à la Cascarille vraie. Holmes, qui l'a examinée, l'attribue avec doute au *C. lucidus*, L. Cette écorce est blanchâtre, non argentée en dehors, et couverte d'un suber adhérent ; sa face interne est brun rosé et striée longitudinalement. Sur une section transversale, elle offre de nombreux groupes arrondis de cellules sclérenchymateuses, surtout visibles après un traitement successif avec l'ammoniaque et une solution d'iode iodurée. Elle a une saveur astringente, sans amertume, ni arome. Sa teinture alcoolique noircit avec le perchlorure de fer et ne devient pas laiteuse, par addition d'eau, ce qui arrive, au contraire, avec la teinture de Cascarille.

Écorce de Copalchi

Cette écorce, aussi appelée *Cascarille de la Trinité* ou *de Cuba*, est produite par le *C. niveus*, Jacq. (*C. Pseudo-Quina*, Schlecht), arbuste haut de 3 mètres, originaire des Antilles, du Mexique et du Vénézuela.

Elle se présente d'ordinaire en tubes plus ou moins cylindriques, d'une épaisseur variable, longs de 30 à 60 centimètres, pourvus d'une couche subéreuse, tantôt blanche, crétacée, tantôt jaune fauve. Le liber est épais, dur, compacte, de couleur rouge brunâtre, à structure fine. Sa cassure est irrégulière et grossièrement fibreuse. Sa poudre a l'odeur de la térébenthine et, jusqu'à un certain point, sa saveur, quoique piquante et amère.

Hanbury décrit cette écorce comme recouverte d'une « couche subéreuse, mince, grisâtre, papyracée, qui, en tombant, met à nu une surface marquée de petites fossettes transversales, semblables à des lignes faites avec une lime ». Il ajoute que sa cassure est courte et dit qu'elle se rapproche de la Cascarille, par son odeur et sa saveur.

Cette description ne concorde pas avec celle que nous avons donnée, d'après Guibourt et Oberlin. Celle qu'en donne G. Planchon concorde mieux avec la nôtre.

J. Eliot Howard a trouvé, dans le Copalchi, un alcaloïde amer, soluble dans l'éther et prenant, comme la quinine, une coloration vert foncé, quand on le traite par le chlore et l'ammoniaque. Cet alcaloïde ne forme, avec l'iode, aucun composé caractéristique. Ce principe est peut-être le même que celui qui a été signalé, par Brandes, dans cette écorce.

Écorce de Malambo

L'origine de cette écorce a été longtemps inconnue. Bonpland, qui la fit connaître, supposait qu'elle provenait d'un *Cusparia*, tandisque Zea l'attribuait à un *Drimys*, et que Guibourt, la rapprochant du Paratudo aromatique, la plaçait parmi les Guttifères. Karsten a montré qu'elle provient d'un *Croton*, qu'il a nommé *C. Malambo*, arbuste du Venezuela et de la Nouvelle-Grenade.

L'écorce de Malambo (*Palo matras*, des indigènes, *Matias Bark*, des Anglais) est en fragments plus ou moins longs, presque plats, épais d'environ 1 centimètre, de couleur gris brunâtre en dehors, plus pâle en dedans. Sa face externe est grossière et recouverte, par places, d'un périderme blanc, luisant et tuberculeux. Coupée transversalement, elle se montre composée d'une couche péridermique, brunâtre, dense et compacte et d'une couche libérienne moins foncée, très épaisse, extrêmement fibreuse, à fibres serrées et constituant une sorte de tissu ligneux, à coupe transversale luisante et compacte.

Cette écorce possède une saveur âcre, très amère, aromatique, et une odeur rappelant celle de l'Acore vrai. On l'emploie, en Colombie, comme amère et aromatique. Elle est à peu près inusitée en Europe.

Bois d'Agalloche d'Amboine

Ce bois, appelé *Faux bois d'Aigle*, *Faux bois de Calambac*, parce qu'on le substitue parfois au *Bois d'Aloès*, est produit par l'*Excæcaria Agallocha*, L., grand arbre des Moluques, commun du reste sur les plages maritimes des pays tropicaux de l'ancien Monde.

Le Bois d'Agalloche est ferrugineux, dur, très fragile, très résineux et s'enflamme aisément, en dégageant une odeur agréable, comparée à celle de la myrrhe et de la résine animé. Scié en travers, il offre une couleur grise, tachée de noir.

L'Agalloche renferme un suc blanc, épais et tellement âcre, qu'une goutte, tombant sur la peau, y détermine une violente inflammation. L'action corrosive de ce suc a fait donner à ce végétal le nom d'*Arbre aveuglant*.

Arbre à Suif

L'arbre à suif de la Chine (*Croton sebiferum*, L.; *Stillingia sebifera*, Willd.) produit des semences couvertes d'une matière sébacée, blanche ou blanc verdâtre, que l'on en sépare par ébullition dans l'eau et qui sert à faire des chandelles. Cette matière est appelée SUIF VÉGÉTAL ou SUIF DE LA CHINE. L'amande fournit aussi de l'huile.

La **Racine** du *Stillingia sylvatica*, L., est officielle dans la Pharmacopée des États-Unis. Elle est employée comme un puissant altérant, contre les affections cutanées, scrofuleuses et syphilitiques. Elle parait exercer une vive influence sur les organes sécréteurs.

L'Aleurite des Moluques (*Aleurites Ambinux*, Pers ; *Croton Moluccanum*, L.) produit des graines contenant une grande quantité d'une huile connue sons les noms d'*Huile de Camiri* et d'*Huile de Kokum*. Cette huile n'est pas âcre et est simplement laxative. Elle agit doucement et devrait être préférée à l'huile de Ricin, dont elle n'a pas la saveur, ni l'odeur, tout en étant plus fluide. Les fruits de l'Aleurite sont appelés NOIX DE BANCOUL ou NOIX DES MOLUQUES L'arbre est nommé, par les Anglais, *Belgaum*, *Indian Walnut*, *Candleberry Tree*.

L'Arbre à huile du Japon (*Elæococca verrucosa*, Ad. Juss. ; *Aleurites cordata*, Müll. Arg. ; *Dryandra cordata*, Thunb.) produit des semences vénéneuses, dont on extrait une grande quantité d'une huile employée, sous le nom d'HUILE DE BOIS, dans le calfatage et la peinture des jonques, pour préserver les bois, vernir les meubles et pour l'éclairage. Les Chinois l'emploient aussi en médecine.

Les **Semences de** l'*Anda Gomesii*, Ad. Juss., sont purgatives; une seule suffit pour un adulte. On en retire, par expression, une huile siccative, transparente, jaune pâle, de saveur faible et ayant la consistance de l'huile d'olives. Elle sert, au Brésil, comme purgatif et contre les brûlures. Selon le docteur Ure, elle purge à peu près aux mêmes doses que l'huile de Ricin.

Kamala

Cette substance est fournie par le *Rottlera tinctoria*, Roxb. (*Mallotus* [*Echinus*, H. Bn.] *philippinensis*, Müll.), petit arbre des districts montagneux de l'Inde, que l'on rencontre aussi à Ceylan, aux Philippines, en Chine, en Australie, dans l'Arabie et l'Abyssinie. Ses fruits triloculaires et gros comme des pois, sont couverts de petites glandes sessiles, demi-transparentes, d'un beau rouge, subsphériques irrégulières, un peu déprimées en dessous, et ayant un diamètre de 0,07 à 0,12 de millimètre.

Pour récolter cette substance, on met les fruits dans un panier placé au-dessus d'une toile et on le frotte, avec les mains, de façon à en détacher les glandes. Celles-ci, grâce à leur petitesse, traversent les mailles du panier et tombent sur la toile.

Le Kamala, que les Indous appellent aussi *Kapila*, *Kapila-podi*, *Wars*, *Wurrus*, *Wassunta gunda*, se présente sous forme d'une poudre fine, rouge brique, veloutée, à peu près insipide et inodore, brûlant à la flamme d'une bougie, comme le lycopode. L'eau, même bouillante, l'attaque à peine; l'alcool, l'éther, le chloroforme en séparent environ 80 0/0 d'une résine d'un beau rouge, soluble dans l'acide acétique cristallisable et dans le sulfure de carbone. L'acide sulfurique et l'acide azotique ne l'attaquent pas. Il flotte sur l'eau, mais s'enfonce dans l'essence de térébenthine, qu'il colore à chaud. Quand il est pur, il laisse 1,37 0/0 de cendres. Anderson y a trouvé des matières résineuses, de la cellulose, et une substance *(Rottlérine)* formée de petits cristaux aplatis, jaunes, satinés, solubles dans l'éther, peu solubles dans l'alcool froid, plus solubles dans l'alcool chaud, insolubles dans l'eau.

Les Indous se servent du Kamala, pour teindre la soie en une belle couleur brun rouge. Ils l'emploient comme anthelminthique et quelquefois aussi contre les affections cutanées.

La structure histologique du Kamala a été étudiée par Aug. Vogl; voici un résumé de ce travail important *(Bull. de la Soc. bot. de France: Revue bibliographique*. 1865, C., p. 134):

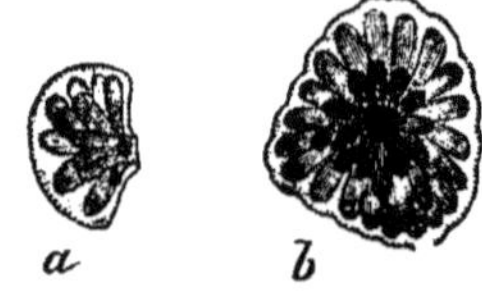

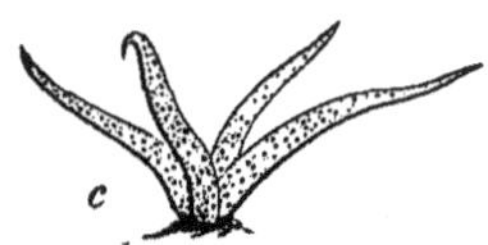

FIG. 335. — Kamala. — *a*, *b)* glandes vues de face et de profil; *c)* poils.

« Le Kamala, traité par l'eau froide, l'acide acétique concentré, l'acide sulfurique étendu ou l'acide chlorhydrique concentré, ne colore presque pas ces liquides; il colore l'eau bouillante et l'amoniaque caustique en jaune, les mêmes acides bouillants en jaunâtre, les carbonates alcalins et surtout la potasse caustique, en beau brun rouge, l'alcool, l'éther, la benzine en jaune brillant. Examiné sous le microscope (fig. 335), le Kamala se compose de deux formations: les *glandes* et les *poils*.

« Les *glandes* sont, d'après leur forme, tout à fait comparables à un turban ou à un Oursin dépourvu de ses piquants ; elles montrent deux surfaces, dont l'une, la supérieure, est fortement convexe et couverte de proéminences hémisphériques, tandis que l'autre, l'inférieure, est aplatie et creusée dans son milieu d'une sorte d'ombilic. Le bord qui joint ces deux faces est ovale, elliptique, anguleux ou arrondi. Les glandes sont colorées en rouge grenat ou brun, ou en jaune orangé ; elles sont opaques et brillantes. Sur leur face inférieure, on remarque ordinairement des cellules noires rayonnantes, atténuées en coin vers le centre et dilatées à leur extrémité. Elles se brisent comme certains grains d'amidon, quand on les comprime sous le microscope. L'alcool, l'éther, le chloroforme, surtout la benzine, déterminent sur ces glandes un phénomène singulier. Il s'élève à leur surface une pellicule qui devient de plus en plus mince, se rompt quelquefois, et dans laquelle apparaissent des cellules claviformes, réunies en petit capitule, renfermant de l'air ou bien un liquide jaunâtre, qui réfracte fortement la lumière. L'auteur conclut que ces glandes appartiennent aux organes que Unger a nommés *glandes extérieures composées*. La masse colorée et amorphe, qui en remplit l'intérieur et dans laquelle sont ensevelies les cellules spéciales de la glande, se dissout facilement ; elle est de la nature des substances colorantes résineuses. Ces cellules spéciales, qui forment une rosette à la face inférieure et qui se voient facilement après l'action de la benzine, possèdent une membrane qui offre primitivement les réactions de la cellulose. Vogl compare cette structure à celle de différentes glandes.

« Les *poils*, qui se trouvent mêlés aux glandes, dans le Kamala, sont des poils simples souvent réunis en petits faisceaux.

« L'auteur signale encore divers débris organisés, qu'il a rencontrés dans le Kamala. »

Flückiger a fait connaître une autre espèce de Kamala (fig. 336), de couleur pourpre foncé, formé de glandes ovoïdes-allongées ou coniques, dont les cellules résineuses sont étagées horizontalement, sur quatre ou cinq rangées. Ces glandes étaient mélangées de quelques poils allongés. simples. A une température de 93-100°, elles noircissaient . tandis que le vrai Kamala garde alors sa couleur ; enfin, elles laissaient 12 0/0 de cendres.

Ce faux Kamala était inclus dans des sacs en calicot portant des inscriptions arabes; il n'a été apporté que deux fois à Londres ; son origine est inconnue.

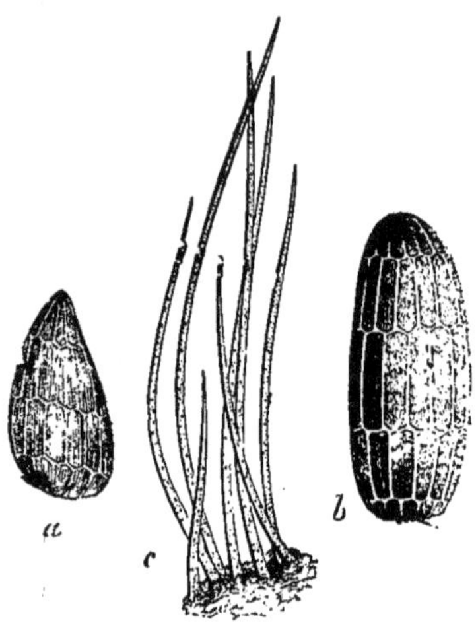

Fig. 336. — a, b, glandes; c, poils.

Le Kamala est entré dans la médecine européenne comme ténifuge, et il parait réussir dans la plupart des cas. On lui reproche de déterminer des nausées considérables; mais l'écorce de racine de Grenadier et la plupart des vermifuges en produisent au moins autant. On l'administre à la dose de 2 à 12 grammes. La *teinture alcoolique* (180 de Kamala, pour 380 d'alcool) est prescrite à la dose de 4 à 16 grammes.

Buis

Le Buis *(Buxus sempervirens*, L.) arbuste des collines arides et calcaires d'Europe, a donné son nom à la famille des Buxinées (ou Buxacées), famille dont Ad. de Jussieu fit une tribu des Euphorbiacées. H. Baillon le regarde comme un type apétale et dicline des Célastracées.

Longtemps usité en médecine comme antipériodique, puis comparé au Gayac, comme sudorifique, antisyphilitique et antirhumatismal, il est aujourd'hui tombé en désuétude. En raison de leurs propriétés purgatives, ses *feuilles* ont été substituées au Séné. L'amertume de ces feuilles a porté les alsificateurs à les employer, en place de Houblon, à la fabrication de la bière. Enfin, l'*écorce* de Buis est parfois, dit-on, mêlée à celle de la racine de Grenadier.

Ces substitutions sont blâmables, le Buis étant, à dose élevée, une éméto-cathartique, dont l'emploi peut devenir dangereux.

Les Feuilles de Buis sont ovales-elliptiques, un peu échancrées au sommet, épaisses, coriaces, glabres, lisses, entières. Ces feuilles sont rarement planes, toujours plus ou moins repliées en gouttière à la face supérieure, d'un *vert foncé en dessus*, avec la nervure médiane saillante et les nervures secondaires pennées, peu apparentes, d'un *vert plus pâle en dessous*, avec la nervure médiane légèrement carénée.

Elles ont une odeur vireuse et une saveur amère, désagréable. A dose faible, elles sont laxatives.

L'Écorce de Buis se présente en morceaux irréguliers, repliés en gouttière ou roulés en cylindres longs de 3 à 6 centimètres et de 5 à 10 millimètres de diamètre. Elle est d'un gris jaunâtre et fongueuse au dehors, lisse et d'un brun rougeâtre au dedans, épaisse de 1/2 à 2 millimètres. Sa cassure est nette, non fibreuse, sa saveur très amère.

Examinée sur une section transversale, elle se montre composée de deux zones concentriques bien définies, que l'on distingue à l'œil nu et mieux encore à la loupe : 1° l'*externe*, blanc jaunâtre, formée d'un parenchyme plus ou moins subérisé et, dans les écorces un peu âgées, plus épaisse que la zone intérieure ; 2° l'*interne*, d'un fauve brunâtre, limitée en dehors par une ligne plus brune et offrant, au voisinage de la face interne (qui a une section pâle), une seconde ligne relativement épaisse, brune. La portion comprise entre ces deux lignes est plus claire et traversée par une ou deux nouvelles lignes concentriques brunâtres, moins colorées et beaucoup plus fines. La zone interne ou libérienne est très finement radiée; elle se compose d'un parenchyme traversé par des rayons médullaires droits et occupé par de nombreuses fibres à paroi assez épaisse.

Cette écorce se distingue de l'écorce de Grenadier, par les caractères suivants : 1° sa *portion subéreuse* est *blanchâtre* et non brune ; 2° sa *zone libérienne* est *fauve brunâtre* et non jaune ; 3° le *liber offre de nombreuses fibres* et est *dépourvu de cellules à cristaux ;* 4° l'écorce de Buis a une *saveur amère, non astringente,* ne colore pas la salive en brun et, après avoir été mouillée, ne *laisse pas une trace jaune sur le papier;* son infusion n'est pas précipitée par les persels de fer.

MYRISTICÉES

Noix Muscade

La Noix muscade est la semence du **Muscadier aromatique** (*Myristica moschata*, Thunb.; *M. fragrans*, Houtt.; *M. aromatica*, Lamk.; *M. officinalis*, L. f.), arbre haut de 8 à 15 mètres, vivant à l'état sauvage dans plusieurs îles de l'archipel Indien, aux Moluques, dans la Nouvelle-Guinée. Cet arbre a été introduit à Sumatra, à Malacca, dans l'Inde, les Mascareignes, les Antilles, la Guyane, le Brésil, etc.

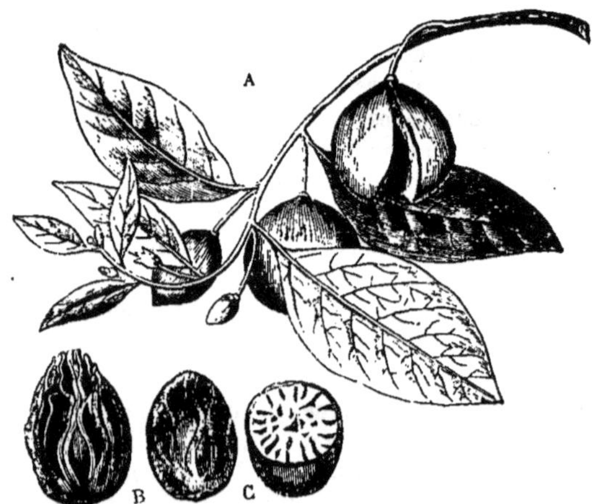

FIG. 337. — A Branche de Muscadier, avec fruits ; B. Muscade pourvue de son arille ; C. Muscade nue, entière et coupée verticalement.

Le Muscadier produit vers la neuvième année et continue à donner des fruits, jusqu'à l'âge de soixante à quatre-vingts ans. On le cultive principalement aux îles Banda, dont il occupe presque toute la surface. La récolte des fruits s'y fait, selon Wallace, surtout dans les derniers mois de l'année ; mais une seconde récolte a lieu d'avril à juin. Le fruit est une sorte de drupe piriforme, grosse comme une pêche. Lorsqu'il est arrivé à maturité, il se fend en deux valves (fig. 337, A) et met à nu une semence ovoïde, revêtue d'un arillode découpé en lanières charnues, étroites, irrégulières, de couleur jaune orangé (fig. 337, B). On le détache alors et l'on sépare le péricarpe de la graine, dont l'arillode est enlevé avec précaution, mis à tremper dans de l'eau salée, puis desséché soigneusement. Les graines sont placées sur des châssis et soumises à l'action d'un feu doux. Pendant la dessiccation, qui dure deux mois, on les remue tous les deux à trois jours. Lorsque les semences sont sèches et que, secouées, elles font entendre un bruit de grelot, on casse l'enveloppe, on assortit les amandes et on les roule dans de la chaux en poudre.

Les Hollandais laissaient les amandes sèches, dans un lait de chaux, pendant près de trois mois, pour tuer l'embyron ; mais Teissmann montra que, pour obtenir ce résultat, il suffisait d'exposer les graines au soleil, durant une semaine.

Il est évident que la séparation de l'enveloppe évite le transport d'une matière inutile et que, d'ailleurs, on ne peut juger de la valeur des amandes, quand elles sont incluses dans leur coque. Néanmoins, il est tout aussi certain que les négociants sauraient bien déterminer la qualité des Muscades, si l'usage prévalait de les expédier en coque. Aussi Hanbury dit-il que les Chinois ont le bon sens de les préférer en cet état.

Comme nous l'avons vu, l'amande arrive rarement pourvue de son enveloppe. Celle-ci est brune, mince, fragile, inodore et marquée de dépressions longitudinales irrégulières, correspondant aux lobes de l'arillode ; l'une de ses faces, qui est plus pâle et un peu déprimée, offre une ligne indice du raphé.

L'Amande, vulgairement appelée **Muscade**, est grosse comme une petite noix, ovoïde ou plus rarement subarrondie, longue de 20 à 25 millimètres, large de 15 à 20 millimètres, ridée et couverte de sillons anastomosés. Elle a une coloration gris rougeâtre, sur les parties saillantes, tandis que les sillons ont une couleur blanc grisâtre.

La Muscade est dure, mais facile à entamer au couteau; elle a une saveur âcre, huileuse, chaude et une odeur forte, aromatique, agréable, dont les exhalaisons sont dangereuses, quand on les respire pendant longtemps, dans une chambre close. Coupée transversalement (fig. 337, C et fig. 338), elle

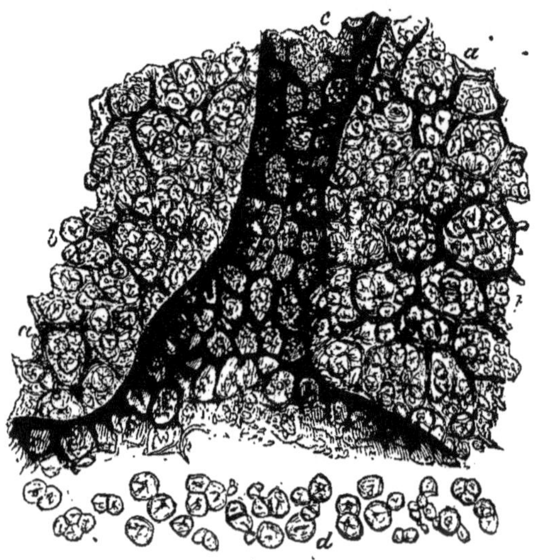

FIG. 338. — Coupe d'une Muscade, d'après Hassall (220/1) *.

offre une section grise, traversée par de nombreuses marbrures d'un brun rouge, dues à la pénétration de la couche externe de l'amande dans l'albumen. La partie blanche, qui est constituée exclusivement par l'albumen, contient de l'aleurone(?), de l'huile essentielle et des cristaux tabulaires, rhombiques, à six faces.

* *aa)* parenchyme de l'albumen, à cellules contenant de l'amidon *(b)* et des gouttes de matière grasse; *c)* portion de la membrane interne de l'enveloppe, formant un repli, qui occupe l'une des sinuosités de l'albumen et dont les cellules contiennent de l'huile essentielle; *d)* amidon grossi.

La Muscade des Moluques est facilement piquée par les vers, ce qui amène sa dépréciation. Les marchands en bouchent alors les trous, avec une pâte formée de poudre et de beurre de Muscade.

On retire des Muscades, par expression à chaud, une matière grasse, appelée *Beurre de Noix Muscade.*

Le **Beurre de Noix Muscade** est une sorte de graisse onctueuse, solide à la température ordinaire, de couleur jaunâtre, marbrée de rouge, fusible entre 31° et 31°,5, d'odeur agréable, de saveur grasse, aromatique. Cette matière est, selon Guibourt, souvent altérée dans le commerce, par addition d'une graisse inodore ou par soustraction d'une partie de l'essence qu'elle contient.

Le Beurre de Muscade est soluble dans 2 parties d'éther et dans 4 parties d'alcool à 80° chaud. L'alcool froid le dissout incomplètement. En traitant le résidu par l'éther, on dissout une substance grasse, solide, blanche, inodore, que l'on peut obtenir par des cristallisations réitérées, sous forme de cristaux nacrés. Cette substance, appelée *Myristine* ($C^{45} H^{86} O^{6}$), peut être obtenue aussi en épuisant, par la benzine, la poudre de Muscades.

Selon Playfair, la Myristine fond à 31° ; la saponification, par les alcalis, la dédouble en *acide Myristique* ($C^{14} H^{28} O^{2}$) et en glycérine. La Myristine existe dans le *beurre de Vache*, dans le *beurre de Coco*, la *graisse d'Otoba*, l'*huile de Croton* et dans le *pain de Dika.* Elle forme plus de la moitié des matières grasses de cette dernière substance. L'acide myristique se trouve aussi dans le *blanc de Baleine.*

Le Beurre de Muscade est importé de Singapore, en pains carrés ou rectangulaires, longs de 25 centimètres, larges de 6, enveloppés d'une natte en feuilles de Palmier.

La partie du beurre, dissoute par l'alcool froid, est constituée par une substance butyreuse jaune et par une *huile essentielle*, dont les Muscades contiennent environ 2 à 3 0/0.

L'**Essence de Muscade**, convenablement rectifiée, est un liquide incolore, très fluide, dextrogyre, de saveur âcre et brûlante; elle ne se solidifie pas à − 18°, bout à 165° et distille sans s'altérer. Sa densité est de 0,8533.

Cloëz lui attribue la formule $C^{10} H^{16}$. Gladstone a trouvé, dans l'essence brute, un autre hydrocarbure, qu'il appelle *Myristicol* ($C^{10} H^{14} O$). Selon Wright, sa composition est beaucoup plus complexe.

La Muscade est surtout employée comme condiment. C'est un stimulant aromatique. Prise en grande quantité, elle allume la soif, rend la tête lourde, amène de la dyspnée, de l'ivresse, du délire et peut déterminer une apoplexie mortelle.

Le Beurre de Muscade entre dans la composition du *Baume nerval*.

On trouve souvent, dans le commerce, des Muscades d'autres provenances.

Les Muscades de Cayenne sont plus petites et toujours enfermées dans leur coque, qui est brun foncé, un peu brillante.

Les semences du *Myr. tomentosa*, Thunb., sont expédiées des Moluques, sous les noms de *Muscade sauvage*, *M. mâle*, *M. longue*. Cette Muscade est plus longue et moins odorante que la Muscade officinale *(Musc. cultivée, Musc. femelle)*; son macis est distribué en 4 bandes longitudinales. Elle vaut la Muscade de Cayenne.

Macis

On appelle Macis (fig. 339) l'arillode de la Noix Muscade. Quand il est de bonne qualité, le Macis est jaune orangé, épais, souple, mais sec, un peu onctueux, d'odeur forte, agréable, de saveur chaude, âcre, aromatique. Il est employé comme condiment.

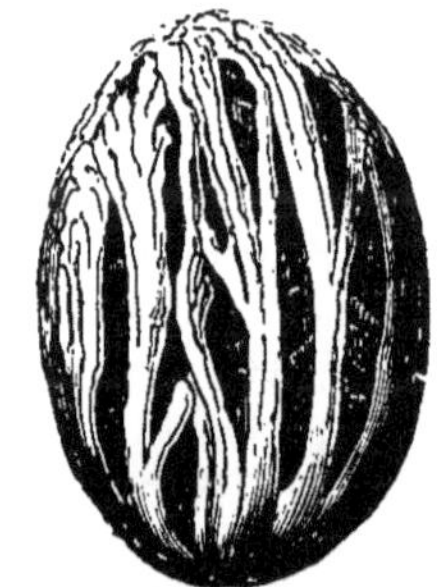

Fig. 339. — Noix Muscade revêtue du Macis.

Examiné sur une section transversale (fig. 340), le Macis se montre surtout composé d'un parenchyme à cellules irrégulières, contenant des grains d'Aleurone (?), au milieu desquelles se voient des cellules à huile essentielle, plus grandes. Ce parenchyme est traversé par quelques minces faisceaux fibro-vasculaires et recouvert par un épiderme formé de 1 ou 2 rangées de cellules incolores, à parois épaisses, que surmonte une épaisse cuticule.

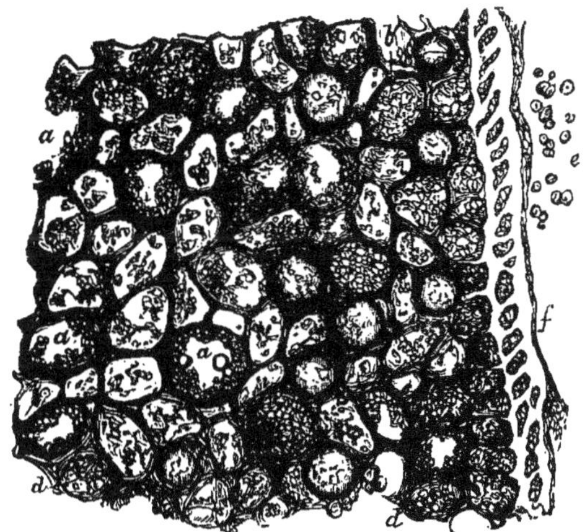

FIG. 340. — Coupe transversale du Macis, d'après Hassall (220/1) *.

La composition du Macis a été étudiée par Flückiger. En épuisant cette substance, par l'éther bouillant, il y a trouvé, environ 8,2 0/0 d'essence et 24 0/0 d'un *Baume* assez épais, aromatique, ne contenant pas de graisse : ce baume était formé de résine et d'huile essentielle, à demi résinifiée. Le résidu, traité par l'alcool, donna 1,4 0/0 d'un sucre réduisant l'oxyde de cuivre. Le reste, soumis à l'action de l'eau bouillante, fournit 1,8 0/0 d'une matière intermédiaire entre l'amidon et le mucilage.

L'ESSENCE DE MACIS a une densité de 0,928 ; elle est incolore, très fluide et d'une odeur très suave. Elle est dextrogyre. Selon Schacht, elle contient un hydrocarbure

* *aa*) cellules à huile essentielle ; *b*, *c*, *d*) parenchyme à aleurone (?) ; *e*) grains d'aleurone (?) isolés ; *e*) épiderme inexactement représenté comme composé d'une seule rangée de cellules et qui en offre habituellement deux rangées.

(*Macène*) bouillant à 160°, ayant la formule du Térébenthène, mais ne donnant pas de cristaux de Terpine, par l'alcool et l'acide nitrique. Koller dit que le Macène est analogue au *Myristicène*, hydrocarbure de l'essence de Muscade. Flückiger fait observer que le Macène donne des cristaux avec le gaz chlorydrique, tandis que, selon Cloëz, le Myristicène n'en donne pas.

LAURINÉES

Cannelle de Ceylan

L'écorce connue sous le nom de Cannelle de Ceylan est produite par le *Cinnamomum Zeylanicum*, Breyne (*Laurus Cinnamomum*, L. ; *L. Cassia*, Burm., *nec* Nees ; *Cinn. Wightii*, Meissn.), petit arbre des forêts de Ceylan, où, selon Thwaites, il croît jusqu'à une attitude de 900 mètres. On cultive le Cannellier, dans l'Inde, à Java, dans la Guyane française et au Brésil. La Cannelle de ces diverses provenances est toujours inférieure à celle qui vient de Ceylan.

On connaît un certain nombre de variétés du Cannellier vrai; celle qui provient du *C. Zeylanicum*, α, *commune* est la meilleure. La partie de Ceylan où on la cultive est située entre Negumbo, Colombo et Matura. L'arbre y croît à une attitude de 150 mètres, dans des sortes de plantations aménagées comme les taillis de Chênes en Europe.

Les Canneliers sont taillés en forme de têtard, de manière à les transformer en une sorte de souche, sur laquelle on laisse seulement cinq à six branches. Celles-ci ne sont récoltées, que lorsque l'arbre est suffisamment développé, ce qui arrive à un âge variable (cinq à douze ans), selon l'exposition. La récolte se fait deux foix par an, immédiatement après les pluies, et pendant la montée de la sève, c'est-à-dire, en Mai-Juin et en Novembre-Décembre, mais surtout à l'époque de la sève printanière. Les branches sont réputées mûres, quand leur épiderme est devenu grisâtre, en suite de la production du suber, (ce qui arrive entre un an et demi et deux ans, selon Thwaites). Elles sont alors coupées, puis divisées en fragments d'environ 30 centimètres de longueur, que l'on roule dans les mains, pour détacher l'écorce du bois. Cela fait, on fend l'écorce dans toute sa longueur et on l'enlève avec soin. Après vingt-quatre heures, les écorces sont placées sur une baguette en bois et raclées avec précaution, pour en séparer la couche extérieure. Les tubes ainsi obtenus sont enfin emboités les uns dans les autres, de façon à former une baguette solide. On les fait sécher alors.

La **Cannelle de Ceylan** est en faisceaux plus ou moins longs (fig. 341), formés d'écorces très minces, cassantes, roulées, enfermées les unes dans les autres, de saveur aromatique, chaude, piquante et sucrée, d'odeur très suave. Elle est blonde en dehors, avec quelques taches arrondies, traces de l'insertion des feuilles, et sillonnée de lignes blanches, tortueuses, longitudinales, qui paraissent dues aux faisceaux libériens répartis dans la couche externe : ces faisceaux ne se montrent pas sur la face interne, qui est presque brune. Sa cassure est esquilleuse. On en retire, par distillation, une huile volatile plus dense que l'eau.

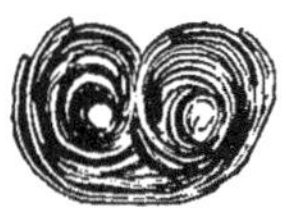

A a

Fig. 341. — Cannelle de Ceylan : A, entière ; a) coupée en travers.

L'Essence de Cannelle est un liquide jaune clair, brunissant à la lumière, d'une saveur douce, aromatique, non brûlante, d'une odeur forte de Cannelle. Elle a une densité de 1,035 et est faiblement lévogyre. Elle absorbe rapidement l'oxygène de l'air : il s'y forme alors de la résine et de l'acide Cinnamique, Exposée au froid, elle se trouble par le dépôt d'une sorte de Camphre. Elle est formée de divers hydrocarbures et surtout d'*aldéhyde Cinnamique* (C^9H^8O). L'essence de Cannelle est fabriquée à peu près exclusivement à Ceylan, par distillation des débris d'écorce. On retire également une huile essentielle des feuilles et des racines du Cannellier de Ceylan.

L'Essence des feuilles de Cannellier est brune, visqueuse, et possède une odeur de Girofle, Elle contient un peu d'acide Benzoïque ; Stenhouse y a trouvé de l'*Eugénol.*

L'Essence de racines de Cannellier est jaune et plus légère que l'eau ; son odeur rappelle à la fois celle du Camphre et celle de la Cannelle ; sa saveur est camphrée et forte. Ces propriétés expliquent pourquoi la racine du Cannellier peut fournir du Camphre.

La Cannelle de Ceylan contient, en outre, du tannin, du sucre, de la mannite et du mucilage.

On lui substitue souvent l'écorce provenant, soit de la même espèce, soit de plusieurs de ses variétés, que l'on cultive dans l'Inde, à Cayenne, aux Antilles, au Brésil, etc.

La **Cannelle de l'Inde** est en tubes plus courts, plus gros, bien cylindriques, étagés comme les tuyaux d'une lunette.

La variété de cette sorte, que l'on appelle *Cannelle de Tellichery*, ressemble à la Cannelle de Ceylan, mais sa face interne est fibreuse et son odeur est moins agréable.

La *Canelle* dite *de Malabar* ou *de Madras* est plus grossière, plus épaisse et moins parfumée que la sorte de Ceylan.

La **Cannelle de Cayenne** est aussi mince que la Cannelle de Ceylan, mais en tubes plus larges, plus volumineux ; sa couleur est jaune blanchâtre, avec des taches brunes et des aspérités, restes des ramifications.

La **Cannelle du Brésil** a une surface rugueuse et un parfum plus faible, un peu savonneux. Elle vient de Rio-Janeiro, dans les environs duquel on cultive le Cannellier.

Les deux premières sortes, seules, peuvent être confondues avec la Cannelle de Ceylan, en raison de leur arome agréable, quoique plus faible. Les autres sont aisément reconnues à leur odeur moindre, quelquefois presque nulle, et à leur saveur âcre, souvent mucilagineuse.

Examinée sur une section transversale (fig. 342), la Cannelle de Ceylan se montre composée des éléments ci-après : 1° une couche de *parenchyme*, à cellules minces, déprimées, tangentielles ; cette couche est limitée extérieurement par une zone subéreuse, parfois nulle, surmontée quelquefois elle-même d'un petit nombre de cellules scléreuses ; 2° quatre à six rangées de *cellules pierreuses*, ordinairement tangentielles, irrégulières, inégales, épaisses, canaliculées, avec une cavité relativement petite ; cette couche forme une zone continue, dans laquelle s'intercalent parfois quelques petits amas de fibres ; 3° un *parenchyme* composé de cellules aplaties, d'aspect subéreux ou phellogénique, à parois peu épaisses, et comprenant quelques amas de 2-3 fibres ; 4° un *liber* constitué par des cellules féculifères, minces, également tangentielles. Ce liber offre quelques cellules huileuses, ovales, beaucoup plus grandes que les autres. Il est traversé par des rayons médullaires, peu apparents dans les écorces très jeunes et composés de 3-4 rangées de cellules rectangulaires. Entre les rayons, se voit un parenchyme formé d'éléments plus petits, au milieu duquel se trouvent des cellules huileuses et des fibres à parois très épaisses ; ces fibres sont assez petites, pourvues d'un lumen étroit et disposées en séries radiales, souvent peu marquées.

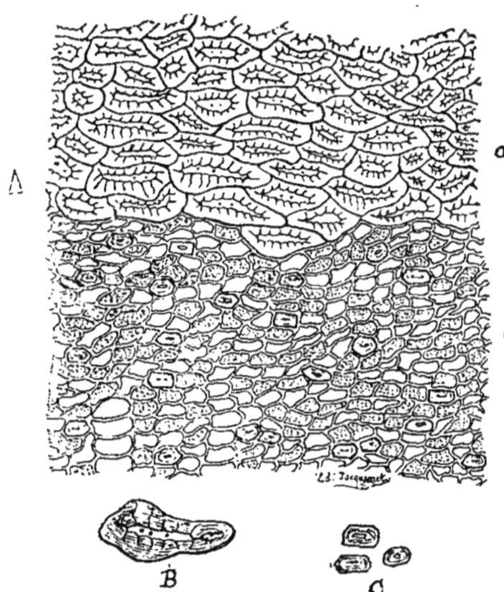

Fig. 342. — A. Coupe transversale de la Cannelle de Ceylan. *a)* Couche de cellules pierreuses ; *b)* liber. — B. Cellule pierreuse grossie. — C. Section transversale de fibres libériennes grossies.

La racine du Cannellier donne, dit-on, par distillation avec de l'eau, du Camphre analogue au Camphre ordinaire.

L'écorce du tronc du Cannellier de Ceylan est connue sous le nom de Cannelle mate. Cette Cannelle est peu roulée, brune et rugueuse ou garnie, par places, d'un périderme blanc grisâtre ; sa face interne est jaune pâle et comme vernissée; sa cassure fibreuse. Sa structure anatomique ne diffère de celle du Cannellier que par la présence d'un périderme et par celle de groupes volumineux de cellules pierreuses, disposées en séries parallèles au milieu du parenchyme libérien.

Cannelle de Chine

La Cannelle de Chine est attribuée au *C. Cassia*, Blume (*C. aromaticum*, Nees; *Laurus Cassia*, Ait., nec Burm.), bel arbre de moyenne taille, cultivé depuis longtemps en Chine et à Java. Selon Thorel, le Cannellier croît à l'état sauvage dans le Laos et la Cochinchine, d'où l'écorce est expédiée en Chine, surtout par Canton. Hanbury, qui décrit la Cannelle de Chine, sous le nom de *Cassia lignea de Chine*, dit que le bon Cassia est aussi aromatique que la Cannelle. Au reste, les caractères de cette écorce varient selon la provenance et, sans doute, selon l'arbre qui la produit. On en exporte, en effet, de la Côte de Malabar, de Calcutta, des Philippines, de Sumatra, de Java, etc.

La Cannelle de Chine se présente en tubes isolés (fig. 343), à parois épaisses et de couleur fauve prononcée. Son odeur est forte, peu agréable; sa saveur chaude, et piquante, rappelle le goût de la Punaise ; sa cassure est courte. Sur les écorces épaisses, la section transversale offre une zone blanche, parallèle à la surface.

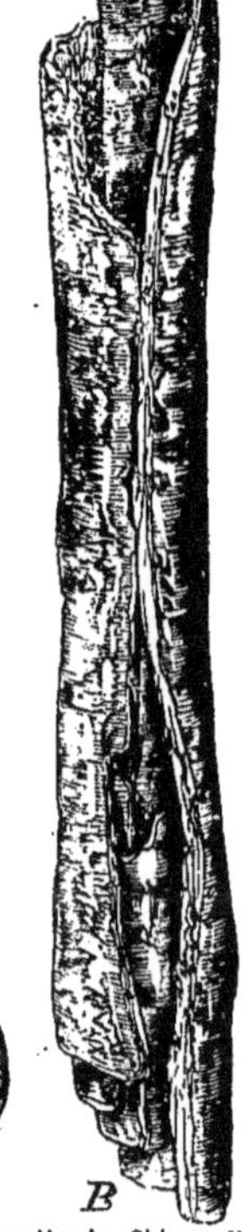

Fig 343. — Cannelle de Chine : B, entière ; b) coupe transversale de cette Cannelle.

Cette écorce est importée en Europe, sous forme de paquets longs d'environ 30 centimètres et pesant une livre anglaise (453^{gr},58).

Flückiger a décrit une écorce portée à Londres, sous le nom de *China Cinnamon*, et qui était formée de morceaux

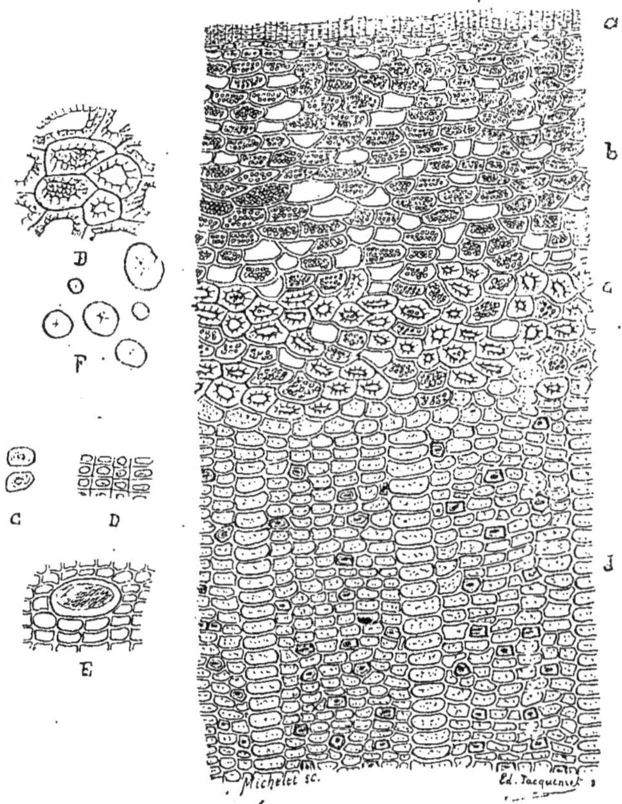

Fig. 344. — Coupe transversale de la Cannelle de Chine et portions de cette coupe plus grossies [1].

non raclés, ayant la grosseur moyenne de la Cannelle de

[1] *a)* Suber ; *b)* parenchyme cortical ; *c)* cellules pierreuses gorgées d'amidon ; *d)* liber avec rayons médullaires et fibres libériennes.
B. Cellules pierreuses plus grossies, dont deux remplies d'amidon ; C, section transversale de fibres libériennes ; E, cellule à huile ; F, amidon.

Chine et possédant une saveur très sucrée, avec un arome piquant de Cannelle.

Les sortes de Cannelle de Chine les moins estimées sont appelées, dans le commerce, *Casia lignea*, *Cassia vera* et *Cassia sauvage*. On les distingue par les noms des lieux de provenance.

Parfois de couleur pâle, elles sont plus souvent d'un brun foncé et leur épaisseur peut dépasser 1 demi-centimètre. Beaucoup sont très mucilagineuses; toutes sont plus ou moins odorantes et ont souvent une odeur de Punaise. Les plus épaisses constituent l'écorce que les pharmacologistes français ont appelée *Cassia lignea* et dont nous parlerons plus loin.

La Cannelle de Chine (fig. 344) diffère peu de la Cannelle de Ceylan, au point de vue de sa constitution anatomique. Le suber et le parenchyme cortical extérieur y sont plus développés; la zone de cellules scléreuses y est continue, peut-être un peu moins épaisse, et coupée, par places, d'îlots de fibres à parois très épaisses, avec un lumen étroit; les fibres se distinguent des cellules scléreuses, par leur calibre beaucoup plus petit. L'épaisseur plus grande de la zone libérienne permet d'y trouver des rayons médullaires plus développés, en même temps que des cellules à huile plus nombreuses que dans la Cannelle de Ceylan. Enfin, les grains d'amidon y sont à la fois plus gros et plus abondants. Nous reviendrons, plus loin, sur les caractères spéciaux des fibres et des cellules scléreuses.

La Cannelle de Chine fournit une huile essentielle, paraissant avoir la même composition que l'essence de Cannelle de Ceylan, mais d'odeur moins agréable, d'un poids spécifique de 1,066, et très faiblement dextrogyre (0,1, selon Flückiger). Rochleder et Schwartz ont trouvé, dans cette essence, un stéaroptène incolore, inodore et cristallisant en prismes brillants.

La Cannelle de Chine contient aussi du tannin, de l'amidon et une sorte de mucilage soluble dans l'eau froide, dont il est précipité par le tannin et par l'acétate de plomb, mais non par l'alcool.

Cassia Lignea

Nous avons dit que, en Angleterre, on désigne, sous le nom de *Cassia lignea,* les écorces inférieures de Cannelle de Chine. Il existe dans les droguiers et l'on décrit sous ce nom, dans les traités spéciaux, une écorce roulée, épaisse de plus de 1 millimètre, d'un jaune rougeâtre nuancé de brun et à cassure fibreuse.

L'écorce de *Cassia lignea* offre à peu près la structure de la Cannelle de Ceylan ; elle en diffère surtout par ses cellules scléreuses, plus grosses, non disposées en une couche continue et formant des amas irréguliers.

Cette écorce ne sert guère qu'à la falsification de la poudre de Cannelle de Ceylan. Outre les caractères ci-dessus, elle s'en distingue par une odeur faible et sa saveur mucilagineuse, peu aromatique. On l'attribue généralement au *Cinnamonum Zeylanicum*, var. *Cassia;* mais il est à supposer qu'elle provient de plusieurs Canneliers de l'Inde, entre autres des *C. Tamala*, Nees; *C. iners*, Reinw. ; *C. parviflorum* et *C. obtusifolium*, Nees, qui croissent dans le Khasia.

Cannelle de Padang

En 1874, il est arrivé, sous ce nom, dans le commerce français, des écorces aromatiques examinées par P. Cazeneuve et par E. Collin. Ces écorces paraissent devoir être rapportées à une variété de la Cannelle mate ; par leur épaisseur, elles tiennent le milieu entre les Cannelles de Chine et de Ceylan, ont une saveur mucilagineuse, peu aromatique, une odeur faible de Cannelle de Ceylan et se rapprochent de cette dernière, par leur structure anatomique. Il est probable qu'elles proviennent du *C. Zeylanicum* cultivé dans les Indes ou plutôt de l'un des *Cinnamomum* de Sumatra (*C. Burmanni?*), Padang étant un port de cette île.

Falsification de la poudre de Cannelle de Ceylan

L'aspect extérieur de l'écorce de Cannelle de Ceylan permet de la distinguer assez facilement des autres sortes. Il n'en est plus de même, on le conçoit, quand cette écorce est pulvérisée. Les recherches que nous avons faites, pour déterminer les moyens de reconnaître son mélange avec la Cannelle de Chine et le *Cassia lignea*, nous ont conduit aux observations suivantes, que l'on devra contrôler par l'examen

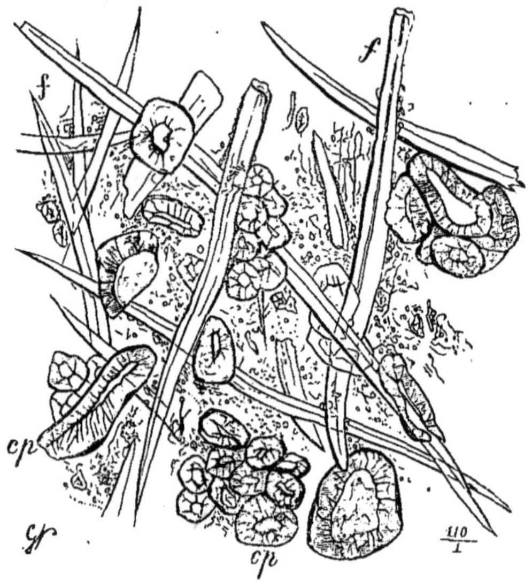

FIG. 345. — Poudre de Cannelle de Ceylan *.

direct de poudres pures, avant d'entreprendre celui de la poudre suspecte :

1° les *cellules pierreuses de la Cannelle de Ceylan* (fig. 345) sont généralement un peu allongées et pourvues d'un lumen étroit, souvent linéaire ; *ses fibres* sont d'ordinaire assez longues et finement canaliculées;

2° les *cellules pierreuses du Cassia lignea* (fig. 346)

* cp) Cellules pierreuses; f) fibres libériennes. Les granules épars sont constitués par de la fécule.

sont peu différentes, peut-être un peu plus grandes et à lumen plus large ; *ses fibres* sont moins longues et plus déliées ;

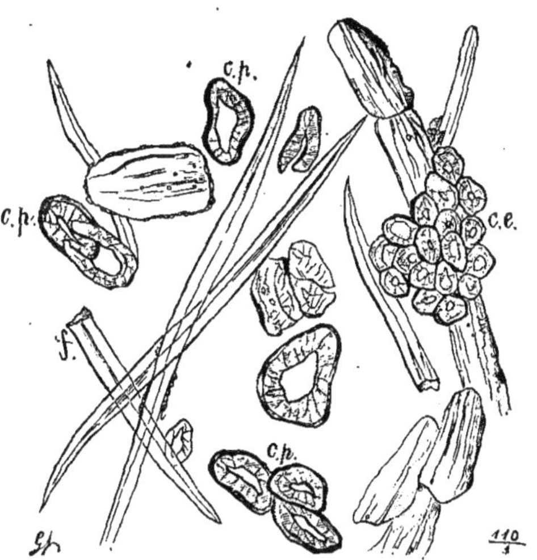

FIG. 346. — Poudre de *Cassia lignea* [1].

3° les *cellules pierreuses de la Cannelle de Chine* (fig. 347) sont, en général, moins allongées, plus carrées, avec un lumen plus large que dans la Cannelle de Ceylan ; *ses fibres* sont plus épaisses, beaucoup plus longues et à canal plus grand.

Les figures que nous donnons de ces deux sortes d'éléments, pris dans les trois espèces de Cannelle ci-dessus, fourniront, nous en avons la confiance, une base pour la recherche de leur mélange.

Flückiger indique le procédé suivant, pour distinguer la poudre de Cannelle de celle de Cassia. On fait une décoction de la poudre suspecte et, après l'avoir laissée refroidir, puis filtrée, on prend 30 grammes de cette décoction, que l'on ad-

[1] *cp)* et *ce)* grandes et petites cellules pierreuses ; *f)* fibres libériennes.

ditionnée de 2 gouttes de teinture d'iode. Si le décocté contient du Cassia, il prend une coloration bleu noir, dont l'intensité varie avec la proportion de la poudre ajoutée frauduleusement. Un décocté de Cannelle vraie, traité de la même manière, est peu affecté par le réactif.

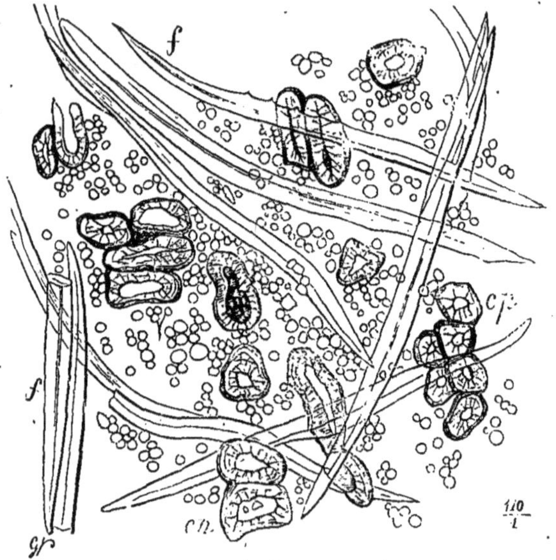

Fig. 347. — Poudre de Cannelle de Chine *.

C'est à la proportion plus grande d'amidon, dans la Cannelle de Chine, qu'est dû le bleuissement, par l'iode, du décocté d'une poudre de Cannelle de Ceylan additionnée de Cannelle de Chine.

L'examen microscopique permettra aussi de déterminer cette fraude. En effet, non seulement la poudre additionnée de la Cannelle de Chine contiendra plus d'amidon, mais encore les grains provenant de cette dernière seront reconnus à leur diamètre plus grand.

* *cp* Grandes et petites cellules pierreuses : *f*), fibres libériennes. Les granules épars sont constitués par de la fécule à grains beaucoup plus gros et plus nombreux que dans la Cannelle de Ceylan.

En examinant les figures que nous avons données de la poudre des Cannelles de Ceylan, de Chine et de *Cassia lignea*, on voit que les deux premières diffèrent par la proportion relative de l'amidon. Sur la coupe transversale de ces deux Cannelles, on observe, en effet, que la Cannelle de Chine renferme beaucoup d'amidon, tandis que la Cannelle de Ceylan en contient à peine.

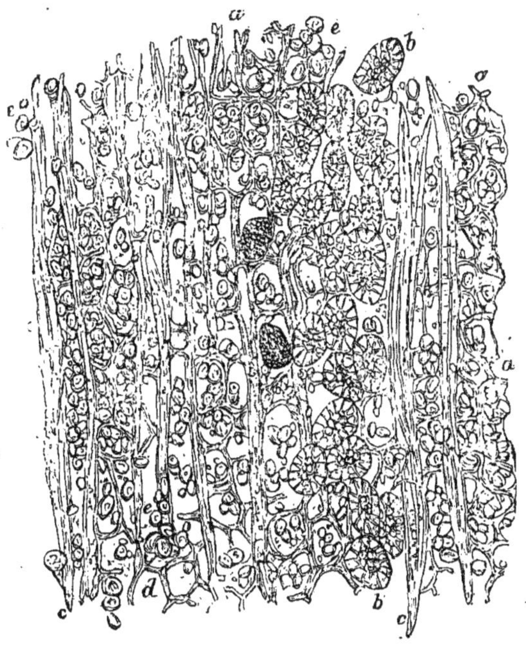

FIG. 348 — Coupe longitudinale de la Cannelle de Chine, d'après Hassall (220/0) *.

Les deux figures ci-jointes, où l'on a tenu compte de la

* *aa)* Parenchyme féculifère; *bb)* cellules pierreuses; *cc)* fibres ligneuses; *ee)* grains de fécule isolés.

présence et de la dimension des grains de fécule, montrent péremptoirement ces différences (fig. 348-349).

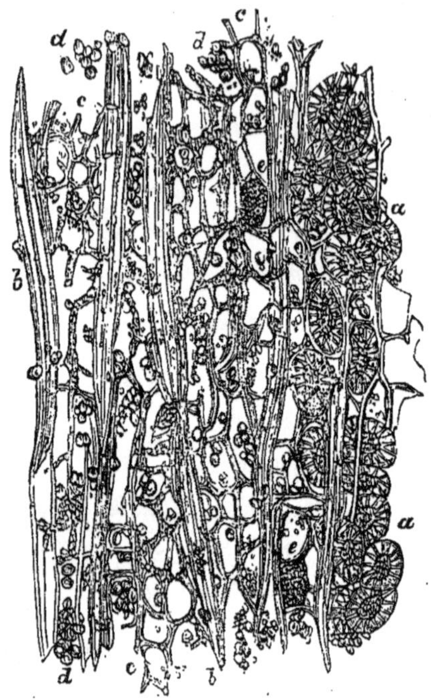

FIG. 349. — Coupe longitudinale de la Cannelle de Ceylan, d'après Hassall (140/1) *.

Autres produits des Cannelliers

Écorce de Culilawan vraie. — Cette Écorce est produite par le *Cinn. Culilawan*, Blum. (*Laurus Culilawan*, L.), arbre des Moluques, à feuilles coriaces, glabres, oblongues-elliptiques ou lancéolées, acuminées, vertes en dessus, un peu glauques en dessous.

L'écorce de Culilawan ressemble à d'assez mauvais quinquina ; elle

* *aa)* Cellules pierreuses ; *b)* fibres ligneuses ; *cc)* parenchyme féculifère ; *dd)* grains de fécule isolés.

a une odeur intense de girofle mêlée de cannelle, une saveur d'abord âcre, puis amère et mucilagineuse. Elle n'est guère usitée que dans les lieux de production, comme tonique et stimulante. Sa coupe transversale rappelle celle de la Cannelle de l'Inde, mais les amas de cellules pierreuses y sont plus grands et les fibres plus nombreuses.

Guibourt et Endlicher mentionnent plusieurs sortes d'écorces à odeur caryophyllée, qui diffèrent assez peu les unes des autres. Telles sont : **l'Écorce de Culilawan rouge**, produite par le *C. Culilawan* var. *rubrum*, Meissn. ; l'**Écorce de Sintoc**, fournie par le *C. Sintoc*, Blume, ou par le *C. Javanicum*, Blume ; le **Culilawan des Papous**, tiré du *C. xanthoneuron*, Blume.

On connaît, sous le nom d'**Écorce de Massoy**, une écorce que l'on attribue au *C. Kiamis*, Nees.

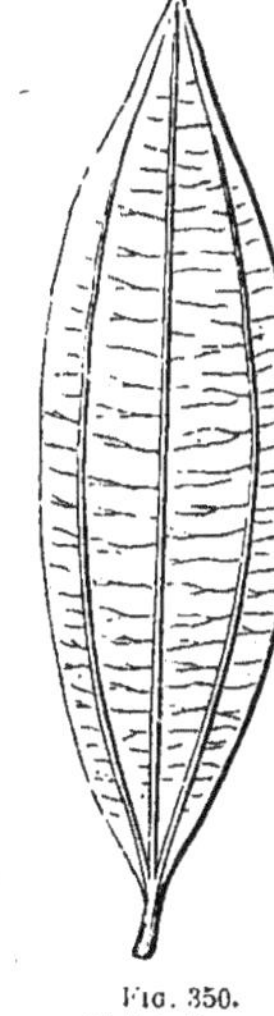

Fig. 350. Malabathrum.

Malabathrum. — On appelle ainsi des feuilles sèches (fig. 350), peu aromatiques ou presque inodores, mais ayant une très faible saveur de cannelle et provenant, sans doute, de plusieurs espèces de *Cinnamomum*. On les attribue au *C. Malabathrum*, Batka, ou au *C. Tamala*, Nees. Hanbury dit qu'on les utilise, dans l'Inde, sous le nom de Tajpât et qu'on les recueille, dans le Mysore, sur des arbres sauvages. Ces feuilles, aujourd'hui inusitées, existent dans les droguiers et sont mentionnées encore par quelques auteurs.

Bourgeons de Cassia — Les Anglais exportent de Canton, sous le nom de *Cassia Buds*, les fruits de l'arbre qui produit la Cannelle de Chine. Ces fruits, que les négociants français appellent *Fleurs de Cannelliers*, ont quelque ressemblance avec des clous de Girofle et pourraient être substitués à la Cannelle. On les emploie comme épices. Ils entraient, paraît-il, dans l'hypocras, sous le nom de *Flô de Queynel*.

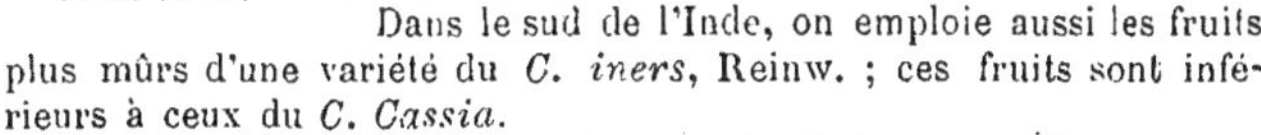

Dans le sud de l'Inde, on emploie aussi les fruits plus mûrs d'une variété du *C. iners*, Reinw. ; ces fruits sont inférieurs à ceux du *C. Cassia*.

Selon Hanbury, l'écorce de la tige du *C. iners*, de Travancore, possède une odeur délicieuse, mais n'a pas la saveur de la Cannelle.

Camphre

Le Camphre est fourni par le *Cinnamomum* [*Laurus*, L.] *Camphora*, Nees et Eberm., Meissn. (*Camphora officinarum*, C. Bauhin). Cet arbre paraît se distinguer de la plupart des autres espèces du genre *Cinnamomum*, par ses bourgeons recouverts de larges écailles ovales. Il croît dans le sud et le centre de la Chine, au Japon et à Formose. Toutefois, il semble qu'on n'en extrait pas le Camphre, en Chine : tout le Camphre exporté en Europe provient du Japon et de Formose.

Le procédé d'extraction varie dans ces deux pays.

Au Japon, on réduit en copeaux le bois du tronc, des branches et des racines du Camphrier et l'on met ces copeaux, avec de l'eau, dans de grandes cucurbites en fer, surmontées de chapiteaux en terre, dont l'intérieur est garni de paille. On chauffe ; le Camphre se sublime et s'attache à la paille, d'où on l'enlève ensuite. Il est alors en grains grisâtres ou rosés, humides, le plus souvent peu volumineux. On l'exporte surtout d'Hiogo, d'Osaka et de Nagasaki. Ce Camphre paraît contenir une huile essentielle liquide, que l'on en sépare par expression.

A Formose, on remplit d'eau une auge en bois, préalablement lutée avec de l'argile, et on la met sur un fourneau. On lute au-dessus de l'auge une planche criblée de trous, sur laquelle on place les copeaux du Camphrier et l'on recouvre ceux-ci avec des vases en terre. On chauffe ; la vapeur d'eau entraîne le Camphre, qui se condense dans les vases, sous forme de petits cristaux. Le Camphre ainsi recueilli est mis dans des cuves ou dans des caisses doublées de plomb et il s'en sépare une huile essentielle jaunâtre, nommée *Huile de Camphre*, que les Chinois emploient contre le rhumatisme.

Le *Camphre de Formose*, improprement appelée *Camphre de Chine*, est en petits grains humides, de couleur brun clair. On l'exporte surtout de Tamsui, l'un des ports de Formose.

Il existe donc, dans le commerce, deux sortes de Camphres : le *Camphre du Japon*, qui est le plus estimé, et le *Camphre de Chine*, qui est de qualité inférieure.

Ces deux sortes constituent le CAMPHRE BRUT.

Pour purifier le Camphre, on le place, avec un peu de chaux, dans un matras à fond plat, entièrement plongé dans un bain de sable, que l'on chauffe jusqu'à ce que le Camphre entre en ébullition et que l'eau se soit toute évaporée.

Alors on découvre peu à peu le haut du matras, qui se refroidit et le Camphre s'y condense. Quand tout est sublimé, on laisse refroidir, puis on brise le matras.

Le Camphre ainsi obtenu est dit CAMPHRE RAFFINÉ. Il se présente sous forme de pains de 1 à 2 kilogrammes, convexo-concaves, arrondis sur les bords, pourvus d'un large ouverture circulaire et médiane. Il est incolore, transparent, très onctueux au toucher, fragile, à cassure brillante et à texture cristalline; il peut cristalliser en octaèdres. Sa saveur est âcre, aromatique, un peu fraîche; son odeur forte, pénétrante, caractéristique. Il est plus léger que l'eau, inflammable et volatilisable à chaud, sans résidu, soluble dans l'alcool, l'éther, les huiles grasses et volatiles, à peine soluble dans l'eau, qui n'en prend que $\frac{1}{1300}$, et dont il est précipité, en majeure partie, par addition d'un sel alcalin ou terreux. La dissolution aqueuse du camphre, si faible qu'elle soit, offre pourtant une odeur et une saveur marquées. La solubilité du Camphre, dans l'eau, paraît facilitée par l'acide carbonique. Le lait en dissout, dit-on, 1/8 de son poids, ce qui doit tenir aux globules butyreux contenus dans ce liquide.

Le Camphre ($C^{10}H^{16}O$) n'est pas sensiblement influencé par les dissolutions alcalines: les corps oxydants, surtout l'acide azotique, le transforment en *acide Camphorique* ($C^{10}H^{16}O^4$), puis en *acide Camphrétique* ($C^{10}H^{14}O^7$), tandis qu'il se dégage de l'eau et de l'acide carbonique (Flückiger). Distillé avec de l'acide phosphorique anhydre ou avec du chlorure de zinc, il se convertit en *Cymène* ($C^{10}H^{14}$). L'acide sulfurique concentré le dissout à chaud, en se colorant en noir; la liqueur, précipitée par l'eau, laisse déposer une huile *(Camphrène)*, qui a pour formule $C^9H^{14}O$. Chauffé, en tubes scellés, avec une quantité déterminée de brome, il s'y combine et produit un corps *(Camphre monobromé :* $C^{10}H^{15}O\,Br.$*)*, dans lequel une molécule de brome s'est substituée à une molécule d'hydrogène. Enfin, les agents oxydants peu énergiques peuvent convertir le Camphre en *Oxycamphre* ($C^{10}H^{16}O^2$), qui garde l'odeur et la saveur primitives.

Le Camphre ne peut être pulvérisé directement sous le

pilon. On l'obtient en cet état, à l'aide de quelques gouttes d'alcool ou d'éther ; mais la poudre ainsi préparée se tasse et s'agrège facilement; il est préférable de le râper.

On trouve, dans le commerce, sous le nom d'*Huile de Camphre*, un liquide ayant des propriétés variables, selon sa provenance. Cette huile est obtenue, en effet, soit du Camphre brut de Formose, soit directement du tronc du Dryobalane Camphrier. Ces deux sortes d'huiles sont dextrogyres.

L'Huile de Camphre de Formose est un mélange de Camphre et d'un hydrocarbure ($C^{10} H^{16}$), isomère de l'essence de térébenthine, mais ayant une *odeur de Sassafras et de Muscade* et une couleur jaune. Le Camphre s'en sépare par refroidissement.

L'huile de Camphre, dont la formule est sans doute $2 (C^{10} H^{16}) O$, paraît être le premier degré d'oxydation de l'hydrocarbure ci-dessus. Sous l'influence de l'oxygène ou de l'acide azotique, elle se transforme en un Camphre solide. L'huile de Camphre du Dryobalane sera étudiée plus loin.

Le Camphre sert de type aux huiles volatiles concrètes. Il existe dans beaucoup de plantes. Les racines de la plupart des Cannelliers en renferment, et les Labiées, les Zingibéracées, l'Aunée, fournissent une matière analogue. On en retire du Dryobalane Camphrier et du *Blumea balsamifera*. On peut l'obtenir aussi, en traitant, par l'acide azotique, les essences de Valériane et de Semen-contra. En distillant l'essence de Matricaire et recueillant à part celle qui passe entre 200° et 220°, le liquide obtenu laisse déposer, par refroidissement, une sorte de Camphre, qui est lévogyre.

Les divers Camphres ont une action variable sur la lumière polarisée.

Ainsi, le Camphre des Laurinées et celui du Dryobalane sont dextrogyres *(Camphre droit)*; le Camphre du Blumea et celui qu'on retire de l'essence de Matricaire sont lévogyres *(Camphre gauche)*; enfin, le Camphre des Labiées est sans action sur la lumière polarisée *(Camphre inactif)*.

Le Camphre est parfois falsifié par addition de chlorhydrate d'ammoniaque. Ce mélange, trituré avec de la chaux dégage des vapeurs ammoniacales, reconnaissables à leur odeur et par les fumées blanches qu'elles forment, au contact d'une baguette mouillée avec de l'acide chlorhydrique. L'eau dissout le chlorhydrate et non le Camphre; l'alcool, au contraire, dissout le Camphre et non le chlorhydrate.

On rapporte que le Camphre est parfois additionné de *Camphre artificiel*, obtenu en faisant passer du gaz chlorhydrique dans de l'essence de térébenthine. Ce produit, qui n'a guère du Camphre que l'aspect, s'en distingue par les caractères suivants :

Il brûle avec une flamme verdâtre et dégage une odeur de térébenthine, si on éteint la flamme; il produit des vapeurs d'acide chlorhydrique, lorsqu'on le volatilise.

On retire du bois du *C. Camphora* une huile grasse, analogue à celle que fournissent les baies de Laurier. Cullen dit que cette huile est efficace contre le rhumatisme. Les Japonais l'emploient pour l'éclairage.

Parmi les Camphres provenant de plantes autres que le *C. Camphora*, il en est deux qui sont employés aux mêmes usages et qui méritent d'appeler l'attention. Ce sont le Camphre du Dryobalane, appelé aussi *Camphre de Bornéo*, et le Camphre du *Blumea* ou *Camphre de Ngaï*. Nous les étudierons ici, bien qu'ils soient fournis par des plantes appartenant à d'autres familles.

Camphre de Bornéo ou de Barus. — Ce Camphre est produit par le *Dryobalanops aromatica*, Gaern. (*D. Camphora*, Colebrooke), arbre de la famille des Diptérocarpées, indigène de Sumatra, de Bornéo et de la petite île de Labuah. Il existe dans le tronc de l'arbre, sous forme de cristaux plus ou moins volumineux, de saveur chaude et brûlante, d'odeur camphrée et poivrée ou rappelant, selon Hanbury, soit l'odeur du Patchouly, soit celle l'Ambre. On l'extrait en abattant l'arbre et en en fendant le bois; mais il existe toujours en petite quantité et n'est guère utilisé, que dans le pays d'origine, en Chine et au Japon.

Dans les pays de production, on en connaît trois variétés : 1° en larmes plates ou en cristaux (*Cabessa*); 2° en grains ou en petites écailles (*Bariga*); 3° en poudre sablonneuse, grisâtre *(Pel)*. La première sorte est la plus estimée. Le *Dryobalanops* n'en fournit que lorsque il est vieux ; quand il est jeune, on en retire, par incision, un liquide appelé *Essence de Bornéo* et *Huile de Camphre de Bornéo*.

Le Camphre de Bornéo est un produit bien défini, désigné sous le nom de *Bornéol*, par les chimistes.

Le Bornéol ($C^{10} H^{18} O$) est un peu plus dur et plus lourd que le Camphre ordinaire. Il ne se volatilise pas à la température ordinaire de l'air et cristallise en prismes hexagonaux, blancs, transparents, friables, il fond à 198° et bout à 212°, sans altération. Il est insoluble dans l'eau, soluble dans l'alcool, l'éther, l'acide acétique. Chauffé légèrement, avec du chlorure de zinc ou de l'acide phosphorique anhydre, il se transforme en un hydrocarbure ($C^{10} H^{16}$) qui est peut-être du *Bornéenne* (?). L'acide azotique étendu le transforme, par ébullition, en Camphre ordinaire, et eau :

$$C^{10} H^{18} O + O = H^2 O + C^{10} H^{16} O.$$

D'autre part, Berthelot l'a préparé, en chauffant le Camphre ordinaire avec de la potasse alcoolique.

Huile de Camphre de Bornéo. Ce liquide, aussi nommé *Essence de Bornéo*, est obtenu, soit en faisant des incisions à l'arbre, soit en l'abattant et pratiquant un réservoir dans le tronc. Cette huile est de couleur jaune pâle, d'odeur forte, comme térébenthinée ; elle paraît formée de 94 0/0 d'une huile essentielle *(Bornéenne)* et de 6 0/0 de Bornéol. Flückiger dit que cette huile tient en dissolution une résine, qui se dépose, à l'état sirupeux, après quelques jours d'exposition à l'air.

Le Bornéenne ($C^{10} H^{16}$) est isomérique de l'essence de térébenthine ; il semble être l'origine du Bornéol, qu'il produirait par hydratation : $C^{10} H^{16} + H^2 O = C^{10} H^{18} O$.

Le Camphre de Bornéo se vend déjà fort cher à Bornéo (250 fr. le kilogramme) ; en outre, le droit d'entrée fixé par la douane anglaise de l'Inde s'élève à plus de 400 fr. le kilogramme. Si, dans un pays voisin, ce Camphre peut être frappé de droits aussi élevés, on peut concevoir l'énorme prix auquel il doit être vendu dans l'Inde, et l'on s'explique pourquoi l'on n'en exporte pas en Europe.

Camphre du Blumea ou **de Ngaï**. — Ce Camphre, dont la valeur est intermédiaire entre celui de Bornéo et celui du Japon, n'est guère exporté en Europe, que comme objet de curiosité. Il est fabriqué à Canton. On le retire d'une Synanthérée de la tribu des Inuloïdées, le *Blumea balsamifera*, DC. (*Coniza balsamifera*, L.), grande plante herbacée, qui croît abondamment dans l'est de l'Asie tropicale et que les Chinois appellent *Ngaï*.

Le Camphre de Ngaï se présente sous deux formes :

1° *A l'état brut :* il est en grains cristallins, d'un blanc sale et rempli de débris végétaux ;

2° *A l'état pur :* il est en cristaux incolores, pouvant avoir jusqu'à 2 centimètres et demi de long. Par sublimation, on l'obtient en cristaux brillants, ressemblant à ceux du Camphre de Bornéo, dont ils ont l'odeur et la densité ; ils ne sont pas volatils.

Le Camphre de Ngaï a la composition du Camphre de Bornéo ($C^{10} H^{18} O$), mais il en diffère surtout par ses propriétés optiques. Nous avons dit, en effet, qu'il est *lévogyre*, tandis que le Camphre de Bornéo est *dextrogyre*. D'autre part, l'acide azotique, qui transforme ce dernier en Camphre ordinaire, transforme le Camphre de Ngaï en un stéaroptène probablement identique à celui du *Chrysanthemum Parthenium*, Pers.

Le Camphre de Ngaï est consommé en Chine, soit comme médicament, soit pour parfumer les belles sortes d'encre de Chine. Il coûte dix fois plus cher que le Camphre ordinaire, et n'est jamais importé en Europe, comme article de commerce.

Le Camphre est un antiputride peu énergique, bien qu'il soit un poison violent pour quelques animaux inférieurs et, en particulier, pour beaucoup d'Insectes. Il est absorbé par la peau et par les muqueuses et éliminé en nature, par la sueur et par la respiration ; l'urine, les matières fécales n'en renferment pas ou, du moins, on n'y en a jamais trouvé. Il paraît se modifier très rapidement, dans l'organisme ; Wiedemann considère le produit alors formé comme un glucoside-acide azoté.

Sur la peau saine ou dénudée et sur les muqueuses, il provoque de la fraîcheur suivie de cuisson ; dans l'estomac, il détermine de la chaleur, des éructations et des flatuosités. « A doses médicamenteuses, inoffensives pour l'existence, c'est un fort excitant du cerveau et de la moelle allongée; il fait baisser considérablement la température, sans provoquer aucune altération essentielle de l'activité cardiaque » (Nothnagel). A doses plus élevées, c'est un excitant puissant. Il peut « être employé comme tel, surtout par la méthode sous-cutanée, dans les états de collapsus, qui surviennent dans le cours des maladies aiguës fébriles »(Nothnagel). A dose toxique, il détermine des spasmes, des convulsions, le délire, l'éclampsie, l'insensibilité et la mort.

De graves accidents ont été produits par 4 grammes de Camphre en lavement. On l'a préconisé pour combattre l'irritation de la vessie, surtout quand cette irritation est due à l'action des Cantharides. On le prescrit à l'intérieur, seul, ou suspendu dans l'eau, à l'aide d'un jaune d'œuf, ou bien mêlé à l'opium, à l'azotate de potasse, etc. A l'extérieur, on le prescrit, soit en pommade, soit dissous dans l'alcool, ou dans l'éther.

« La solution éthérée semble produire une anesthésie locale *(Claisse)*; une dissolution de Camphre dans le chloroforme, en parties égales, paraît donner les mêmes résultats *(Martenot)* » (Dorvault).

Dans ces derniers temps, on a préconisé le *Camphre monobromé*, comme antispasmodique, sédatif et hypnotique.

Selon Bourneville, il affaiblit l'activité du cœur et la respiration, fait baisser la température, provoque des spasmes cloniques des pieds, de l'assoupissement, et même de l'amaigrissement, si son usage est trop prolongé. On le prescrit aux doses de 0,1 à 0,5 par dose, et jusqu'à 4 grammes par jour; il faut, toutefois, en suspendre l'emploi, dès que la température tombe au-dessous de la normale.

Noix de Ravensara

Cette substance, aussi appelée *Noix de Girofle*, est le fruit de l'*Agathophyllum aromaticum*, Wild. *(Evodia Ravensara*, Gærtn.), arbre de Madagascar, dont l'écorce et les feuilles sont également pourvues d'une forte odeur de girofle. Feuilles, écorce et fruits ne sont guère usités qu'à Madagascar. Les feuilles sont d'ordinaire repliées plusieurs fois sur elles-mêmes, puis enfilées en chapelet; elles ont une odeur très aromatique, persistante. Les fruits sont gros comme une petite noix; ils ont une odeur forte, analogue à celle de la cannelle giroflée et du piment Jamaïque.

Ecorce de Bébéeru

Le Bébéeru ou *Bibiru (Nectandra Rodiei*, R. Schomb.) est un arbre de la Guyane Anglaise, dont les tourneurs et les ébénistes anglais emploient le bois, sous le nom de *Green Heart* (cœur vert). On débite ce bois en poutres de 18 à 20 mètres de long. Il est considéré comme excellent, pour les constructions navales.

Le fruit, le bois et l'écorce de Bébéeru sont dépourvus d'odeur aromatique, mais possèdent une saveur très amère. L'écorce seule est employée.

Le fruit est une drupe, qui renferme une amande très amère, à lobes charnus et jaunâtres, devenant bruns et très durs par la dessiccation.

L'**Écorce de Bébéeru** est d'un brun grisâtre clair, au dehors, de couleur cannelle au dedans, et pourvue de fortes stries. Elle est dure et pesante, avec une cassure grenue, un peu foliacée; sa couche interne seule est fibreuse. Dans le commerce, on la trouve en fragments allongés, aplatis, grossiers, souvent larges de 10 centimètres et d'une épaisseur de plus de 6 millimètres. Assez semblable à du Quinquina Calissaya, elle en diffère surtout par sa dureté et sa densité plus grandes. Elle a une saveur très amère, non aromatique et fournit une infusion brun cannelle, très pâle.

Le docteur Rodie a découvert, dans l'amande et dans l'écorce du Bébéeru, un alcaloïde, qu'il a nommé *Bébéérine* ou *Bibirine*. Ce principe est employé comme fébrifuge, ainsi que les parties d'où on le retire. On le prescrit sous forme de sulfate.

La Bébéérine ($C^{19} H^{21} Az O^3$) se présente sous forme d'une poudre amorphe ou de cristaux aiguillés. Elle est incolore, inodore, inaltérable à l'air, presque insoluble dans l'eau, soluble dans 5 parties d'alcool absolu, dans 13 parties d'éther, surtout à chaud, et dans 1,400 à 1,800 parties d'eau bouillante. Le chloroforme et les acides dilués le dissolvent aisément. On l'administre à dose double de la quinine, dont elle constitue un bon succédané, mais qu'elle ne peut remplacer.

Selon Flückiger, la Bébéérine est identique à la *Buxine* et à la *Pélosine* (voyez ces mots).

Autres produits des Nectandra

Fèves de Pichurim. — On trouve, dans le commerce, deux sortes de semences de ce nom : l'une, que Guibourt appelle *vraie*, est produite par le *N. Puchury major*, Nees; l'autre, que Guibourt appelle *bâtarde*, est produite par le *N.* (?) *Puchury minor*, Nees.

Ces semences sont récoltées dans la province de Rio Negro, au Brésil; les indigènes les emploient beaucoup, comme toniques et excitantes.

La Fève de Pichurim vraie a la saveur du sassafras et de la noix muscade; elle est plus aromatique que la bâtarde, et se recouvre, à la longue, de cristaux fins, analogues à ceux de l'acide benzoïque. La fève bâtarde n'en présente jamais.

Le genre *Nectandra* fournit encore un bois, appelé **Bois d'Anis** ou **Sassafras de l'Orénoque**, qui paraît produit par le *N. Cymbarum*, Nees. Guibourt l'attribue à l'*Ocotea Pichurim*, Kunth, espèce que Meissner rapporte à un arbre du Vénézuéla, l'*Aydendron* (?) *Laurel*, Nees. Ce bois est souvent confondu avec le sassafras; il est gris verdâtre, assez pesant et possède une odeur d'Anis.

Sur les bords du Rió Negro, on obtient du *N. Cymbarum* une huile nommée *Aceite de Sassafras*.

Sous le nom d'Ishpingo, Hanbury parle du calice d'un arbre, qu'il rapporte avec doute, au *N. Cinnamomoides*, Nees., Meissner ne faisant aucune mention du calice, ni des fleurs, qu'il dit *ignoti*. Ce calice serait employé en place de Cannelle, dans l'Équateur et au Pérou. Il paraît qu'on le récolte aux environs du village de San José de Canelos, qui peut être regardé comme le centre de la *région à cannelle*, et des *forêts de Canelos*, région comprise entre le cours supérieur du Pastasa, d'une part, sa confluence avec le Bombonasso, d'autre part, et enfin la vallée de l'Amazone.

L'Ishpingo est peu connu en Europe.

Hanbury dit aussi que l'arbre à Ishpingo produit une écorce analogue à la cannelle. C'est là, sans doute, l'écorce, qui a été appelée *Canela do Mato* et *Canela Novo Granatensium* (Humb.) et qui est rapportée au *N.? cinnamomoides (Laurus cinnamomoides*, Mut., *Cinnamomum sylvestre Americ.*, Seba), arbre que Humboldt dit être cultivé près de Mariquita (Nouvelle-Grenade), à cause de son écorce aromatique. Nous ne connaissons pas cette écorce.

L'*Oreodaphne opifera*, Nees, de l'Amazone et du Rio Negro, fournit un liquide appelé *Huile de Sassafras*, qui est inclus au sein de cavités creusées dans le tronc. On l'obtient en perforant ce dernier, qui en contient parfois une grande quantité.

Les Indiens de la Guyane anglaise emploient aux mêmes usages que la noix muscade, la semence de l'*Acrodiclidium Camara*, R. Schomb. Cette semence, qu'on nomme *Ackawa, Camara Nutmeg, Buck Nutmeg*, a la forme d'un navet et consiste en deux cotylédons, dont chacun est aussi gros que deux noix muscades. La saveur est intermédiaire entre celles de la muscade et de l'écorce de citron.

Racine de Sassafras

La racine de Sassafras est fournie par le *Sassafras officinale*, Nees (*Laurus Sassafras*, L. ; *Persea Sassafras*, Spreng.), grand arbre qui croît dans l'Amérique du Nord, depuis le Canada jusqu'à la Floride et au Missouri.

Le bois de la racine de Sassafras est réputé sudorifique. Il se trouve, dans le commerce, en tronçons plus gros que la cuisse. On le divise en copeaux, pour l'usage médicinal ; il fait partie des *Quatre bois sudorifiques*.

L'écorce est beaucoup plus aromatique que le bois et devrait lui être préférée.

Le BOIS est fauve, léger et poreux ou brun rougeâtre, et possède une texture fibreuse ; il est formé de couches concentriques, de 1/2 à 1 centimètre d'épaisseur, que traversent de nombreux rayons médullaires. Au microscope, on le voit creusé de grosses cellules à huile essentielle. Il a une odeur forte, agréable, rappelant celles de l'Anis et du Fenouil.

L'ÉCORCE est en morceaux irréguliers, plats ou cintrés, ne dépassant guère 10 centimètres de long, sur 8 centimètres de large, tantôt couverts d'une couche subéreuse, inerte, molle, blanchâtre, tantôt débarrassés de cette couche et alors de couleur rouille. Sa face interne est finement striée, d'un fauve brunâtre et souvent couverte de très petits cristaux brillants. Elle a une cassure courte, assez homogène, de couleur brun cannelle, une odeur agréable, analogue à celle du bois, mais plus forte et une saveur astringente, aromatique, un peu amère. Elle contient de nombreuses cellules remplies d'huile essentielle.

L'ESSENCE DE SASSAFRAS du commerce est préparée en Amérique. Le bois en fournit de 1 à 2 0/0 et l'écorce environ 3 0/0. Cette essence est plus lourde que l'eau, d'abord incolore, puis jaune et enfin brun rougeâtre. Flückiger rapporte que, d'après les distillateurs, cette différence de coloration dépend de la racine employée.

L'essence de Sassafras est composée de *Safrol* ($C^{10}H^{10}O^2$), qui en forme les 9/10 et de *Safrène* ($C^{10}H^{16}$).

En France, on emploie surtout le bois de Sassafras ; mais,

en Amérique, on préfère, avec raison, l'écorce au bois. Dans ce dernier pays, la moelle des jeunes branches est usitée, sous forme de boisson adoucissante, contre les catarrhes ou autres affections des membranes muqueuses et aussi en applications locales, dans les ophthalmies. Cette moelle est inodore, insipide et à peine mucilagineuse.

Cannelle Giroflée

Cette écorce vient du Brésil, où elle est fournie par le *Dicypellium caryophyllatum*, Nees. Elle est en cylindres longs de 80 centimètres, formés d'un grand nombre d'écorces roulées les unes sur les autres, minces, compactes, de couleur brun foncé, dures sous la dent, de saveur chaude et aromatique, d'odeur de girofle très forte.

L'écorce de Cannelle Giroflée n'est plus usitée, du moins en France.

Baies de Laurier

Les Baies de Laurier sont fournies par le Laurier commun ou Laurier d'Apollon (*Laurus nobilis*, L.), arbre de la région méditerranéenne, où il peut atteindre 15 mètres de hauteur.

Ces fruits sont formés d'un péricarpe charnu, mince, enfermant une amande à cotylédons gras et aromatiques; le péricarpe et l'amande renferment une huile grasse et une huile volatile, que l'on en retire par expression à chaud. Le mélange, qui est vert, grenu, aromatique, est appelé *Huile de Laurier*.

On vend, sous ce même nom, dans le commerce, une pommade obtenue par la décoction des fruits et des feuilles de Laurier, dans de la graisse : c'est la *Pommade* ou *Onguent de Laurier* du Codex.

L'Huile de Laurier étant traitée par l'alcool froid, celui-ci en dissout l'essence et la matière verte et laisse une substance grasse (*Laurostéarine*), qui en forme la majeure partie.

La Laurostéarine pure ($C^{54}H^{50}O^{8}$) est une substance blanche, brillante, légère, composée d'aiguilles très petites, souvent groupées en étoiles : c'est un laurate de glycérine.

Les baies de Laurier renferment, en outre, une substance neutre, la *Laurine*, qui est volatile et cristallise en prismes ; une matière grasse fluide, de la résine, etc.

Dans l'Amérique-Nord, on emploie comme aromatique, tonique et stimulante, l'écorce du *Laurus Benzoin*, L., sous les noms de *Spicewod*, *Willd Alspice*, *Feverwood* et *Benjamin Bush*. Cette écorce n'est pas officinale aux États-Unis. On la donne en décoction ou en infusion, contre la fièvre, la fièvre typhoïde et aussi comme anthelminthique.

THYMÉLÉES

Écorce de Garou

Le Garou ou Sain-Bois (*Daphne Gnidium*, L.), (fig. 351) est un arbrisseau du Midi de la France, dont l'écorce renferme un principe âcre et vésicant, qui la fait employer comme épispastique et dont l'action, à l'intérieur, est extrêmement énergique. Au reste, toutes les plantes de la même famille possèdent un principe analogue, dans leurs feuilles, leur écorce et leurs fruits.

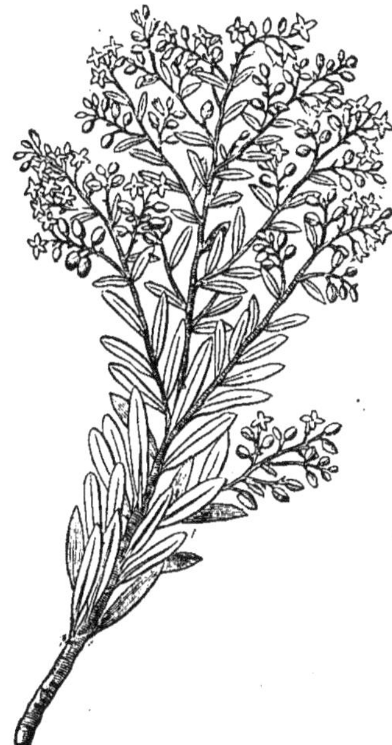

Fig. 351. *Daphne Gnidium*.

La semence du Garou était jadis usitée, comme purgative, sous les noms de *Grana gnidia* et de *Cocca gnidia*, d'où les méridionaux ont fait le nom de *Coquenaudier*, donné à la plante.

L'Écorce de Garou est surtout employée en France. Cette écorce est mince et couverte, à l'extérieur, d'un épiderme lisse, gris rougeâtre, piqueté de petites taches blanches, tuberculeuses ; l'intérieur est d'un blanc jaunâtre, filandreux et formé de fibres d'une grande ténacité. On la trouve sous deux formes : ou bien pliée longitudinalement en deux et en bottes longues de 20 à 30 centimètres, ou bien repliée plusieurs fois sur elle-même et en paquets longs de 10 centimètres environ ; l'épiderme est toujours placé en dedans.

La facilité avec laquelle cette écorce se distingue de toutes les autres, par ses seuls caractères extérieurs, nous dispense d'en faire connaître la structure histologique.

L'écorce de Garou employée, soit fraîche, soit après avoir été trempée pendant une heure dans de l'eau, détermine la vésication, quand on l'applique directement sur la peau. A l'intérieur, on l'a préconisée comme diaphorétique et anti-syphilitique; elle est vénéneuse, à haute dose. On en prépare une pommade épispastique fort usitée.

D'après l'analyse de Baër et Gmelin, l'écorce de Garou contient, entre autres substances, une résine très âcre et un principe immédiat *(Daphnine)*, que Vauquelin avait trouvé dans le *D. alpina*.

La Daphnine ($C^{31}H^{34}O^{19} + 2H^2O$) cristallise en beaux prismes triangulaires ou en aiguilles enchevêtrées. Elle est peu soluble dans l'eau froide, plus soluble dans l'eau chaude, très soluble dans l'alcool, insoluble dans l'éther, et possède une saveur amère, puis astringente. Ses dissolutions chaudes sont acides. Chauffée au dessus de 100°, elle se décompose et donne de l'*Ombelliférone*, qui se sublime. Avec les alcalis, elle prend une couleur jaune d'or, devenant brun rouge à l'air. Le sous-acétate de plomb la précipite en jaune. L'acide acétique la dissout, sans l'altérer. L'acide azotique la dissout à froid et se colore en rouge; à chaud, il se forme de l'acide oxalique. L'acide sulfurique et l'acide chlorhydrique transforment la Daphnine en glucose et en *Daphnétine* ($C^{19}H^{14}O^9$); ce dernier principe cristallise en prismes incolores, que l'acide azotique colore en rouge.

Dublanc a retiré du *D. Mezèreum* une matière cristalline, une résine sans âcreté et une *matière résineuse, verte, demi-fluide, très âcre*, qui est un mélange de chlorophylle et du principe actif, Celui-ci est insoluble dans l'eau, soluble dans l'alcool, l'éther et les corps gras; c'est probablement la même substance que l'huile volatile âcre, qui se transforme lentement en résine, trouvée par Vauquelin, dans le *D. alpina*, L.

En Allemagne, on se sert exclusivement de l'écorce du *D. Mezereum*, L. La Pharmacopée anglaise permet de substituer à l'écorce du Mézéréum celle du *D. Laureola*, L., qui diffère de la première, par l'absence de cicatrices foliaires. Le *London College* insiste pour que l'on emploie seulement l'écorce de la racine du Mézéréum. Aussi, le catalogue des collections de la *Pharmaceutical Society of Great Britain* ne contient-il que l'indication de l'écorce de la racine de ces deux plantes. Toutefois, par une anomalie apparente, Holmes donne, comme caractères différentiels, entre les écorces de Lauréole et de Mézéréum, l'absence de cicatrices foliaires, sur l'écorce de la première. Ceci tend à montrer, qu'en Angleterre, on emploie autant l'écorce de la tige que celle de la racine. Au reste, il paraît que la majeure partie de l'écorce employée en Angleterre provient de la tige du Mézéréum importée d'Allemagne.

Hétet, professeur à l'école de médecine navale de Toulon, a proposé de remplacer l'écorce de Garou, par celle d'une plante de la même famille, la **Trintanelle malherbe** (*Daphne* [*Passerina*, Trag.] *Tarton-raira*, L.). La pommade préparée avec cette écorce est, paraît-il, beaucoup plus active que celle obtenue avec le Garou.

Quelques plantes exotiques sont employées aux mêmes usages que le Garou : au Cap, on se sert de feuilles du *Gnidia simplex*, L. et du *Gn. pinifolia*, L.; dans l'Amérique du Nord, on emploie l'écorce du *Dirca palustris*, L., et, dans l'Inde, celle du *Daphne cannabina*, Lour.

Au voisinage des Thymélées, Endlicher, Lindley et Ad. de Jussieu placent deux petites familles : les **Aquilarinées** et les **Pénéacées**, dont les espèces, toutes exotiques, fournissent très peu de produits utiles.

Sarcocolle

On employait jadis, sous ce nom, une substance d'une nature mal déterminée, que l'on croyait tirée de la Perse ou de l'Éthiopie et qui est fournie par le Sarcocollier (*Penæa Sarcocolla*, L.). Celle que l'on trouve aujourd'hui, dans les officines, est en petits grains irréguliers, jaunâtres, d'odeur faible, de saveur légèrement âcre, amère et douce; elle paraît, en quelque sorte, tenir le milieu entre les gommes et les sucres. On en retire un principe amorphe (*Sarcocolline*), à la fois doux et amer, un peu odorant, soluble dans 40 parties d'eau froide, dans 25 parties d'eau bouillante et en toutes proportions dans l'alccol. L'acide azotique bouillant la transforme en acide oxalique.

Le nom de *Sarcocolle* (colle-chair) indique les propriétés de cette substance.

Bois de Garo

Il existe dans le commerce, sous le nom de **Garo**, un bois que l'on confond avec le *Bois d'Aloès* ou de *Calambac vrai;* ce dernier est fourni par une Légumineuse, l'*Aloexylum Agallochum*, Lour.

Le Garo est produit par plusieurs arbres du genre *Aquilaria*, Lam., surtout par les *Aq. Maluccensis*, Lam., *Aq. Agallocha*, Roxb., *Aq. secundaria*, DC. Les Portugais le nomment *Pâo de Aguila.* Il est d'un gris jaunâtre, veiné de noir, avec des excavations remplies de résine; sà saveur est un peu amère; son odeur rappelle celle de la résine animé; quand il brûle, il répand une odeur forte et agréable, un peu analogue à celle du Patchouly; il noircit avec le temps. On suppose que c'est l'Aloès biblique. Le Garo a été employé contre la goutte et le rhumatisme.

SANTALACÉES

Bois de Santal

Ce bois est généralement attribué au *Santalum album*, L. (*S. myrtifolium*, Roxb. ; *Syrium myrtifolium*, L.). Il se peut, toutefois, qu'il soit produit aussi par d'autres espèces. Les prix courants anglais en mentionnent trois sortes, dénommées selon le lieu de leur provenance : 1° le *Santal des îles de la mer du Sud;* 2° le *Santal de Timor;* 3° le *Santal de Malabar*, qui coûte 3 à 4 fois plus cher que les deux autres. Dans le commerce français, on n'en distingue que deux : le *Santal blanc*, le *Santal citrin.* Ce dernier est de beaucoup le plus estimé.

Le *S. album*, est un petit arbre de l'Inde, de Timor, de Java, Sumba et autres îles de l'archipel Indien. On le cultive sur la côte de Malabar, dans des forêts réservées, où il est l'objet de soins spéciaux.

Comme il semble que les Santals sont des parasites radicicoles, on sème, en même temps que leurs graines, des semences de *Capsicum*, dont les plantes servent à la nourriture des jeunes arbres. On prétend aussi que ceux-ci poussent mieux, quand on établit une prairie dans leur voisinage. Toutefois, selon Beddome, le meilleur bois de Santal est celui qui provient d'arbres ayant poussé dans des terrains secs et rocheux. Ceci s'explique par la moindre rapidité de la croissance de ces arbres, par la minceur plus grande des couches à aubier et surtout par la prédominance du duramen, seule partie employée et qui constitue le SANTAL CITRIN.

Le SANTAL BLANC doit provenir d'arbres jeunes ou à croissance rapide. On ne saurait guère l'attribuer à l'aubier de l'arbre, car, après l'abattage, le tronc est laissé pendant plusieurs mois sur le sol, et l'aubier est alors, dit-on, dévoré par les Fourmis blanches.

Le bois de Santal est principalement expédié en Chine, où on l'emploie comme parfum. Il entre aussi dans la composition des bûchers des riches Hindous. Dans les pays situés entre Mangalore et Mysore, on en extrait, par distillation, une essence dont l'arome varie en intensité et en caractère, selon la variété de bois qui l'a produite.

Le Bois de Santal arrive en bûches, ordinairement privées d'aubier, très lourdes, longues de 9 à 14 décimètres, épaisses de 8 à 20 centimètres. Ce bois est poreux, de couleur brun pâle, avec des couches concentriques plus foncées, que traversent de nombreux rayons médullaires, visibles à la loupe.

Selon Oberlin et Schlagdenhauffen, le bois de Santal, examiné sur une section transversale, se montre composé des éléments ci-après: 1° de *fibres ligneuses* relativement épaisses, dont les unes, en petit nombre, sont remplies d'une matière résinoïde brune, que l'on retrouve aussi dans les cellules des rayons médullaires; les autres, plus nombreuses, renferment des granulations verdâtres, qui semblent constituées par des gouttelettes résineuses à demi desséchées et pouvant contenir de l'essence; 2° de *lacunes* de dimensions variables, mais toujours beaucoup plus grandes que les fibres: ces lacunes offrent aussi les granulations verdâtres signalées ci-dessus; 3° de *rayons médullaires* à cellules allongées radialement et remplies de matière résinoïde brune.

Le bois de Santal cède à l'alcool bouillant environ 16 0/0 d'un extrait dépourvu d'alcaloïdes et contenant un tannin particulier, entièrement différent du tannin de la noix de galles. La solution alcoolique du bois est colorée en bleu, par l'acide sulfurique.

On retire de ce bois 1 à 4 0/0 d'une *Essence* récemment préconisée comme succédané du Copahu, et que l'on fabrique sur une grande échelle, dans les pays compris entre Mangalore et Mysore.

L'Essence de Santal du commerce paraît avoir une constitution variable :

D'après les auteurs, elle bout à 287°, se prend en gelée à -29°, a une densité de 0,975 et dévie la lumière polarisée de - 50°. Son indice de réfraction, pour les rayons jaunes, est de 1,5021.

Selon Flückiger, c'est un liquide jaune clair, épais, ayant l'odeur caractéristique du Santal ; elle a un poids spécifique de 0,963 et commence à bouillir à 214°, mais la température s'élève de suite et l'essence se colore.

L'intensité et le caractère de son arome varient avec la variété du bois qui l'a produite.

Oberlin et Schlagdenhauffen, ayant examiné deux essences du commerce, les ont trouvées entièrement différentes. Ces essences possédaient les caractères ci-après :

ESSENCES	COULEUR	ODEUR	DENSITÉ	POINT D'ÉBULLITION	DÉVIATION
N° 1	incolore	de citron	0,955	240°	— 46°
N° 2	jaune paille	de roses	0,970	270°	+ 121°

Ces essences, étant redistillées avec de l'eau, laissent environ 1/5 d'un résidu d'abord fluide et qui se résinifie peu à peu. Si l'on distille sans eau, l'odeur spéciale à l'essence disparait et fait place à une odeur empyreumatique : la température monte lentement jusqu'à 300° ; le résidu est foncé et d'aspect résineux. Le produit distillé donne, au polarimètre, – 19°,5 ou +30°, selon la nature de l'essence. L'acide sulfurique concentré colore l'essence de Santal en rouge brun, devenant violacé sur les bords, au bout d'une demi-heure. Parmi les oxydants, l'acide chromique seul semble noircir au contact de l'essence.

Quand on la chauffe avec du chlorure mercurique, les cristaux du chlorure se colorent en bleu et le liquide passe peu à peu au violet; en élevant la température, le liquide devient vert.

En ajoutant à l'essence un petit cristal de chlorure d'antimoine, il se produit une coloration jaune, qui, par l'action de la chaleur, passe au brun, puis au violet.

A froid, l'iode est sans action sur elle ; mais, à chaud, le liquide passe successivement par les nuances bleu et vert.

Enfin, le brome agit vivement sur l'essence et y produit une élévation considérable de la température.

La cherté et la rareté du Santal citrin ont porté à lui substituer le bois de divers autres arbres. Tels sont : le *S. pyrularium*, A. Gray, des îles Sandwich ; le *S. Yasi*, Seem., des îles Fidji; le *S. spicatum*, DC. (*Fusanus spicatus*, R. Br.), d'Australie; le *S. Austro-Caledonicum*, Vieill., de la Nouvelle-Calédonie, et le *S. Freycinetianum*, Gaud., des îles Sandwich. Ce dernier a une odeur de rose.

Ces divers bois n'ont pas de valeur thérapeutique.

Nous parlerons plus loin du *Santal rouge*, qui est produit par le *Pterocarpus santalinus*, L., de la famille des Légumineuses.

ARISTOLOCHIACÉES

Asaret d'Europe

L'Asaret d'Europe (*Asarum europæum*, L., fig. 352), est une plante vivant dans les lieux ombragés, et dont la souche horizontale, grosse comme une plume de Corbeau, *quadrangulaire*, géniculée et contournée, possède une saveur et une odeur poivrées. De cette souche partent des sortes de hampes assez courtes, terminées par une fleur et par deux feuilles géminées, longuement pétiolées, réniformes, fermes, persistantes.

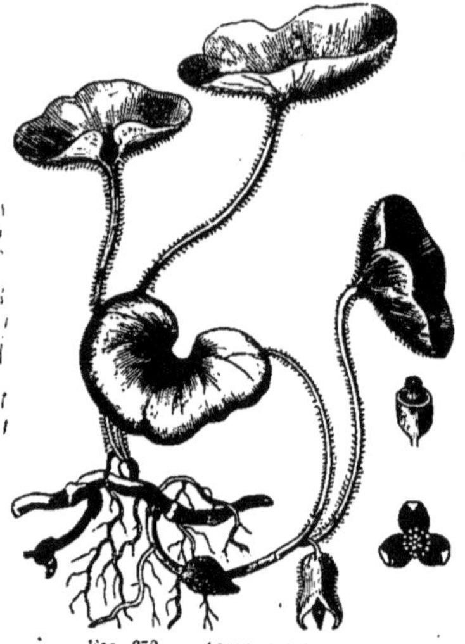

FIG 332. — *Asarum europæum*

Cette plante, vulgairement appelée **Cabaret** ou **Oreille-d'Homme**, doit, sans doute, son premier nom à ses propriétés vomitives énergiques, que l'on utilisait contre l'ivresse ; le second est dû à la forme des feuilles.

Les FEUILLES ont été employées comme sternutatoires et c'est à ce titre qu'elles entrent dans la *poudre de Saint-Ange*.

Les *Asarum* sont, en général, des plantes stimulantes et en même temps vomitives et purgatives. Ils renferment une matière volatile cristalline *(Asarine* ou *Asarone)*, d'odeur et de saveur camphrées, une huile essentielle jaunâtre *(Asarite* ou *Camphre d'Asarum)*, âcre, épaisse, plus légère que l'eau, volatile, une huile grasse, âcre, et une matière amère et nauséeuse.

Serpentaire du Canada. — On emploie, aux États-Unis, sous ce nom et sous ceux de *Willd ginger*, *Indian Ginger*, *Coltsfoll*, le rhizome de l'*Asarum canadense*, L. Ce rhizome est contourné, plus brun et plus gros que celui de l'espèce européenne ; son tissu est plus dense et plus compacte, et son odeur plus prononcée. Il a une saveur aromatique poivrée et est réputé stimulant, expectorant et carminatif ; il est inscrit, comme officinal, dans la Pharmacopée des États-Unis.

Racines d'Aristoloches

Le genre Aristoloche (*Aristolochia*, Tourn., de ἄριστος, très bon; λοχεία, lochies) tire son nom des propriétés emménagogues et excitantes, attribuées aux rhizomes des espèces européennes de ce genre. Les Aristoloches exotiques sont réputées plus actives. Nous les décrirons sous le nom de *Serpentaires*, qu'on leur donne généralement.

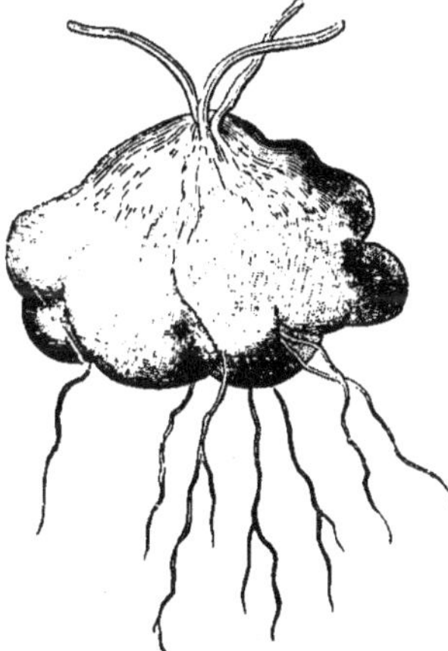
Fig. 353. — Racine d'Aristoloche ronde.

Les Aristoloches indigènes, dont les rhizomes sont encore parfois employés, sous le nom de *racines d'Aristoloche*, sont les suivantes :

Aristoloche ronde (*A. rotunda*, L., fig. 353). — La souche de cette plante se présente en tubercules arrondis et mamelonnés, assez gros, ligneux et pesants, brunâtres au dehors, jaunâtres à l'intérieur. Sa saveur est amère et son odeur désagréable, surtout quand on la pulvérise. Elle vient du Languedoc et de la Provence.

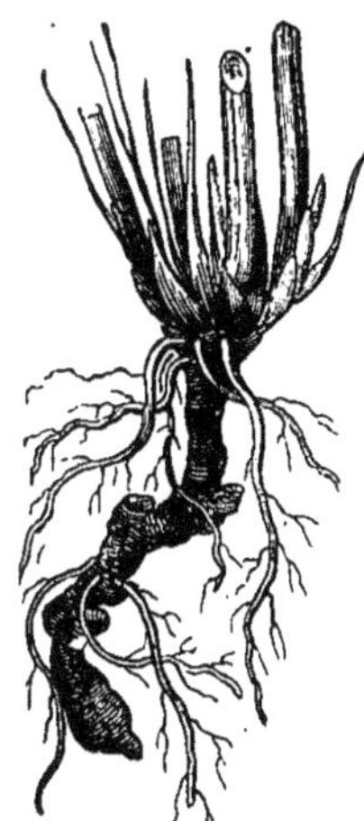
Fig. 354. — Racine d'Aristoloche Clématite.

Aristoloche longue (*Aristolochia longa*, L.). — Cette plante ressemble beaucoup à la précédente et croît dans les mêmes contrées. Sa racine (*souche*) est longue de 15 centimètres, brune extérieurement, jaune à l'intérieur, grosse comme le pouce ou plus; elle a une odeur faible, une saveur âcre et nauséeuse.

Aristoloche Clématite (*Aristolochia*

Clematitis, L.; fig. 354). La racine *(souche)* de cette plante est grosse comme une plume d'Oie, brune, très longue, d'odeur forte, de saveur âcre, amère, fort désagréable. Cette Aristoloche est commune en France, surtout dans le Midi.

Aristoloche crénelée (*Aristolochia Pistolochia*, L.). — La racine *(souche)* de cette plante est gris jaunâtre, aromatique, âcre et amère, garnie de radicelles nombreuses, très longues. Cette Aristoloche habite le Midi de la France.

Racines de Serpentaires

Ces racines tirent leur nom de la propriété qu'elles possèdent de combattre le venin des Serpents.

Guibourt en a signalé quatre sortes commerciales, qu'il a essayé de rapporter à des plantes déjà décrites. P. Duchartre range les vraies Serpentaires dans sa section *Asterolytes*, qui comprend l'*Ar. Serpentaria*, L., et l'*Ar. reticulata*, Nutt.

Voici quelles sont les sortes admises par Guibourt, avec les noms correspondants de la plante ou de ses variétés, d'après P. Duchartre.

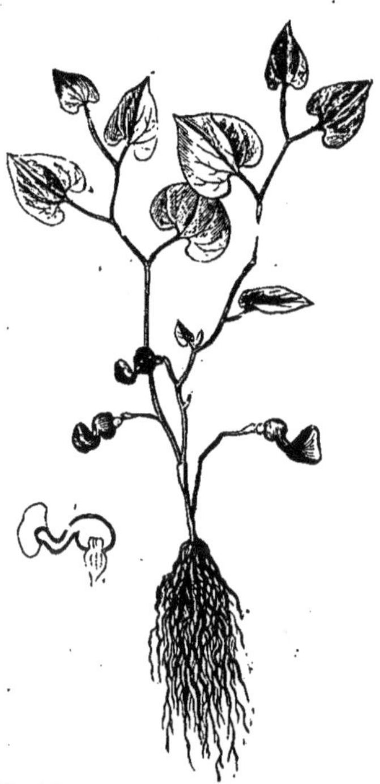

Fig. 355. — Première Serpentaire de Virginie, d'après Guibourt.

A. — Première Serpentaire de Virginie (fig. 355) : *Ar. Pistolochia, seu Serpentaria virginiana, cauli nodoso*, Pluck.; *Ar., Serpentaria*, Woodville; *Ar. Serpentaria*, var. *latifolia*, Guib. ; *Ar. Serpentaria*, L., var. α, Duchtre.

La racine de cette plante est douée de propriétés actives. Elle est formée d'une petite souche garnie de radicules courtes très fines, chevelues, repliées sur elles-mêmes et formant un petit paquet emmêlé; son odeur est forte, pénétrante, camphrée; sa saveur amère et aromatique.

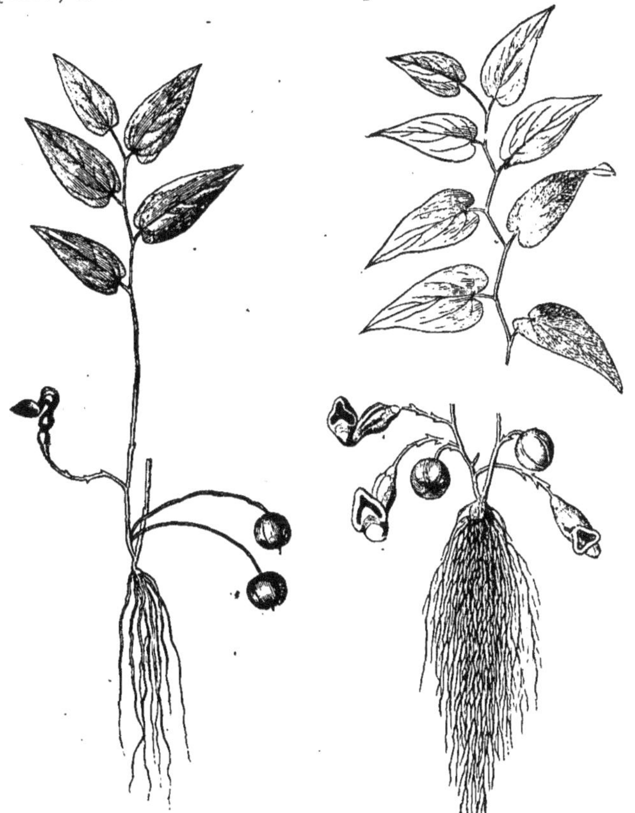

Fig. 336. — Seconde Serpentaire de Virginie, d'après Guibourt.

Fig. 337. — Fausse Serpentaire de Virginie, d'après Guibourt.

C'est un stimulant puissant, que l'on emploie, mêlé au quinquina, dans les fièvres adynamiques.

B. — Seconde Serpentaire de Virginie (fig. 356): *Ar. officinalis*, Nees d'Esenb.; *Ar. Serpentaria*, Bigelow (selon Guibourt); *Ar. Serpentaria*, var. *angustifolia*, Guib.; *Ar. Serpentaria*, L., var β *Bartonii*, Duchtre. Elle est formée de radicules « jaunâtres, manifestement *plus grosses* que dans la première sorte, moins pourvues de chevelu, *plus longues*, *plus droites* et formant des faisceaux allongés, plus réguliers » (Guibourt).

C. — Serpentaire de Virginie a feuilles hastées : *Ar. polyrrhizos, auricularibus foliis*, Pluck.; *Ar. Serpentaria*, var. *hastata*, Guib., *Ar. Serpentaria*, L., var δ *hastata*, Duchtre. « Radicules assez fortes, droites et perpendiculaires » (Guibourt).

D. — Fausse Serpentaire de Virginie (fig. 357): *Ar. Serpentaria*, Jacq. et Nees d'Esenb.; *Ar. Pseudo-Serpentaria*, Guib.; *Ar. Serpentaria*, L, var. α, Duchtre. « Radicules plus grosses, moins nombreuses et beaucoup moins aromatiques, beaucoup moins camphrées, surtout » (Guibourt).

D'après la description incomplète, que Guibourt donne de la plante, cette racine semble plutôt fournie par l'*Ar. reticulata*, Nutt., qui, selon Duchartre, a des propriétés identiques à celles de la Serpentaire de Virginie et sert aux mêmes usages. Selon G. Planchon, ce serait actuellement la sorte la plus commune dans le commerce. Elle est décrite, d'ailleurs, et figurée, par Berg, comme étant la *vraie Serpentaire*. Nous l'avons rapportée à l'*Ar. Serpentaria*, var. α de Duchartre, à cause de la synonymie admise par Guibourt. Nous ferons observer aussi que l'*Ar. Serpentaria*, Bigelow, que Guibourt croit être l'*Ar. officinalis*, Nees, est rapporté, par Duchartre, à l'*Ar. Serpentaria*, L., var. α.

Ces diverses espèces paraissent n'être que des variétés de l' *A. Serpentaria*, L., variétés dues surtout à la diversité des formes de la feuille. Bentley et Trimen les rapportent toutes à l'*A. Serpentaria*, L, à laquelle ils donnent comme synonymes: l'*A. officinalis*, Nees; l'*A. sagittata*, Muhl; l'*A. hastata*, Nutt., et les *Endodeca Bartonii* et *E. Serpentaria*, Klotzsch.

La racine de Serpentaire contient environ 0,5 0/0 d'huile essentielle, une proportion à peu près égale de résine, un peu de tannin, que le perchlorure de fer colore en vert, du sucre, de l'amidon, du mucilage et un principe précipitable par le tannin. Ce principe (*Aristolochine* (?), de Chevallier) est une substance amorphe et amère, encore peu connue.

La racine de Serpentaire est falsifiée avec les souches souterraines de l'*Asarum canadense*, des *Arist. hastata* et *tomentosa*, du *Spigelia marylandica*, du *Cypripedium pubescens* et du *Vincetoxicum officinale*. Aucune de ces racines n'a la forme, l'odeur, ni la saveur de la vraie Serpentaire, et la simple comparaison avec cette dernière suffit pour les en distinguer.

La racine de l'*A. reticulata*, Nutt., a été importée en grande quantité, en Europe, sous le nom de **Serpentaire du Texas** ou **Serpentaire de la Rivière rouge**. On la récolte dans tout le sud ouest des Montagnes Rocheuses. Elle est plus épaisse et moins aplatie que la Serpentaire vraie ; ses feuilles, quand il en existe sur la souche, sont *coriaces, sessiles et fortement reticulées en dessous* (Flückiger). Cette sorte est officinale aux États-Unis, en même temps que la Serpentaire vraie.

On emploie au Brésil, sous le nom de **Mil-Homens**, la racine de plusieurs sortes d'Aristoloches. Celle qui paraît être la plus active est fournie par l'*Ar. cymbifera*, Mart. et Zuccar. (*Ar. grandiflora*, Gomez), var. β *genuina*, Duchtre. Cette racine est, dit-on, vénéneuse à l'état frais ; sèche, elle est employée comme antiseptique et contre la morsure des Serpents. Selon Guibourt, elle entre pour une portion assez considérable, dans les *Guaco* du commerce, ainsi que les *Ar. maxima*, Duchtre et *Ar. geminiflora*, Kunth.

Beaucoup d'Aristoloches sont réputées très actives. On cite à cet égard, l'*Ar. trilobata*, L., des Antilles et de l'Amérique intertropicale, dont les vertus sont dites supérieures à celles de la Serpentaire, et l'*Ar. fœtida*, Kunth, nommée *Yerba del Indio*, que l'on emploie en décoction, au Mexique, contre les ulcères, etc.

Les propriétés excitantes de toutes ces plantes paraissent dues à une huile volatile.

POLYGONÉES

Racine de Bistorte

Le Rhizome de Bistorte, improprement appelé *Racine*, est fournie par le *Polygonum Bistorta*, L., plante commune dans les pâturages humides des régions tempérées de l'hémisphère Nord.

On le trouve, dans le commerce, en fragments de 3 à 8 centimètres de long, sur 5 à 8 millimètres d'épaisseur, fortement aplatis et repliés sur eux-mêmes en forme d'un S déprimé, et dont les faces fortement ridées en travers, semblent comme vermiculées. Il est brun rougeâtre en dehors, rouge en dedans; sa section transversale offre, parallèlement à la face externe, une zone formée de très petits faisceaux libéro-ligneux, ovoïdes, plus ou moins foncés.

La racine de Bistorte contient beaucoup d'amidon et de tannin. C'est un astringent puissant, malheureusement inusité. On l'a employée en décoction, soit à l'intérieur, contre les hémorrhagies passives, la diarrhée, etc., soit à l'extérieur et en injection, dans les écoulements chroniques du vagin.

Elle entre dans le *Diascordium*.

Racine de Patience

Cette racine était jadis fournie exclusivement par le *Rumex Patientia*, L. *(Lapathum hortense*, Lamk.), plante rarement spontanée en France, mais que l'on y cultive fréquemment. Elle est maintenant produite par le *R. obtusifolius*, L., qui est très commun en Europe, dans le nord de l'Asie, l'Himalaya, et jusqu'en Amérique.

A l'état frais, cette racine est fusiforme, charnue, brune au dehors, jaunâtre à l'intérieur ; elle a une odeur propre et une saveur austère, accompagnée d'une certaine amertume.

On la trouve, dans le commerce, en morceaux gros comme le doigt, entiers ou fendus et longs de 5 à 6 centimètres, plus souvent en rondelles d'environ 1 à 2 centimètres de hauteur, de couleur gris brun en dehors et marquées de zones concentriques. Sa coupe transversale est jaunâtre en dedans, brune ou gris rougeâtre vers la périphérie et traversée par des stries rayonnées, qui s'étendent de la moelle jusqu'au delà de la ligne cambiale. Celle-ci se montre comme une zone sombre; en dedans d'elle on en voit une ou deux autres, moins apparentes.

La racine de Patience est rarement falsifiée. On lui substitue, sans inconvénients, d'ailleurs, celle des *R. crispus*, L., *R. nemorosus*, Schrad., *R. conglomeratus*, Murray, etc. Nous croyons donc inutile d'en exposer la structure histologique. Il suffit de dire que l'écorce contient de la fécule, de l'oxalate de chaux et de la matière colorante; que les faisceaux libériens sont cunéiformes et que les faisceaux ligneux constituent des amas distincts, disposés en cercles concentriques, d'autant plus gros qu'ils sont plus extérieurs. La moelle occupe au moins la moitié du diamètre de la racine.

La racine de Patience contient de la résine, de la gomme, de l'amidon, du tannin, une petite quantité d'huile essentielle et enfin une matière colorante *(Rumicine)*, que l'on croit analogue à l'*acide Chrysophanique*.

Elle a une saveur âpre et amère. On l'emploie parfois contre les maladies de la peau.

Rhubarbes

On donne le nom général de *Rhubarbe* aux racines ou mieux aux souches de plusieurs plantes du genre *Rheum*, L., les unes indigènes, les autres exotiques.

La plus anciennement connue de ces racines venait des bords du Pont-Euxin : on la désignait sous le nom de *Rhaponticum*. Plus tard, on en importa, de la Scythie, une autre sorte, que l'on nomma *Rha barbarum*.

Rhapontic et Rhubarbes Européennes

Le **Rhapontic** *(Rheum Rhaponticum*, L.) croît à l'état sauvage en Sibérie, depuis le versant de l'Altaï jusqu'à la mer Caspienne; on le cultive en Europe.

Sa racine se trouve, dans le commerce européen, sous les noms de RHUBARBE INDIGÈNE, de RH. ANGLAISE, de RH. DE FRANCE, de RH. D'ALLEMAGNE, de RH. DE HONGRIE, etc. Elle est alors mêlée, d'ordinaire, avec les racines des *Rheum undulatum*, *Rh. compactum*, *Rh. palmatum*, *Rh. hybridum*. On la substitue à la Rhubarbe de Chine.

Elle se présente en morceaux, tantôt cylindriques, pelés, épais d'environ 3 à 4 centimètres, tantôt plats, mondés au vif et de couleur jaune ocracé ou jaune rougeâtre, à l'extérieur. Sa face externe (fig. 358) ne présente presque jamais le fin réseau losangique de lignes blanches, que l'on voit toujours sur la Rhubarbe de Chine (v. p. 659, fig. 365). Ces lignes y

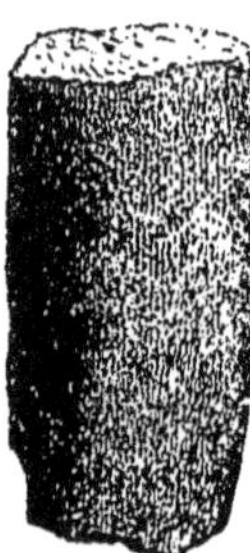

Fig. 358. — Fragment de Rhapontic vu par sa face externe

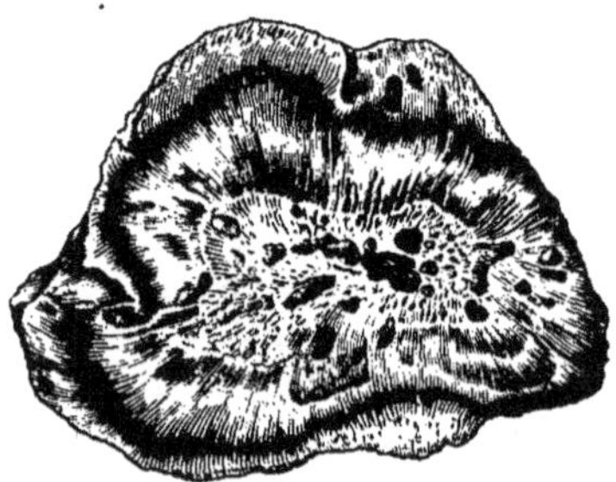

Fig. 359. — Coupe transversale d'une Rhubarbe indigène.

sont à peu près toujours, soit parallèles et disposées dans le sens longitudinal, soit irrégulières; elles se montrent alors comme des points jaunes, disséminés au hasard sur un fond blanc (Collin). Coupée transversalement (fig. 359), elle offre un aspect rayonné caractéristique, formé de lignes alternativement blanches et rouges, qui se dirigent du centre à la circonférence : les lignes blanches sont plus larges que les lignes rouges. Un peu avant d'atteindre la circonférence, dans les morceaux cylindriques ou tout à fait à la périphérie, dans les morceaux plats, les lignes rayonnantes sont coupées par une zone brune, circulaire dans les premiers, plus ou moins interrompue dans les seconds, mais toujours visible. Si l'on mouille la surface de section, avec une goutte d'eau ou avec la langue, la radiation et la zone brune extérieure *(couche cambiale* ou *génératrice)* apparaissent très nettement.

Les lignes blanches sont formées d'un parenchyme lâche, contenant de l'amidon et des cristaux d'oxalate de chaux ; leur centre offre quelques trachées. Les lignes rouges sont constituées par des rangées de cellules arrondies ou ovales, remplies d'une matière de couleur orangée.

D'après O. Berg, les rayons médullaires sont formés d'une rangée, très rarement de deux rangées de cellules quadrilatères, allongées radialement.

Dans les morceaux cylindriques, le centre est généralement déprimé ou comme pulpeux, souvent creux ou, du moins, formé par un tissu lâche, spongieux, rempli de lacunes.

Les morceaux plats sont, comme la *Rhubarbe de Chine plate*, convexes d'un côté, concaves de l'autre. Mais, dans la Rhubarbe de Chine, le côté plan concave ne présente guère que deux dépressions latérales, entre lesquelles le centre se dessine comme un renflement longitudinal. Dans la Rhubarbe indigène, au contraire, le centre est creusé, concave et ne présente pas les deux dépressions latérales et parallèles de la Rhubarbe de Chine.

La Rhubarbe française et la Rhubarbe de Hongrie sont parfois d'une grande beauté (au point de vue commercial) et elles peuvent être mêlées à la Rhubarbe de Chine, dont il est difficile de les distinguer au premier abord.

Nous avons eu à examiner une Rhubarbe plate, de très bonne apparence, vendue comme Rhubarbe de Chine. Cette sorte était un peu molle, surtout à la face inférieure, ne croquait pas sous la dent et avait une saveur moins amère, moins aromatique, plus mucilagineuse que celle de la vraie Rhubarbe. Après qu'on l'eut essuyée, pour en séparer la fine poudre dont elle était couverte, sa face convexe n'offrit pas le fin réseau losangique caractéristique, et sa face plane ne montra pas les étoiles que l'on y trouve toujours sur la vraie Rhubarbe. Enfin, la section transversale était exactement rayonnée.

On ne saurait donc trop recommander, quand on achète

une Rhubarbe, de l'examiner morceau par morceau, de couper transversalement ceux qui paraissent douteux et d'en comparer l'aspect aux figures ci-jointes.

Hepp nous a rapporté avoir reçu une Rhubarbe de très bel aspect extérieur, peu mondée, anguleuse, molle, presque humide, mais ridée comme l'est une racine succulente, desséchée. Cette Rhubarbe avait une cassure non rayonnée, marbrée, avec prédominance de parties blanches, ne croquait pas sous la dent et avait une saveur faible. Cette drogue, qui ne fut d'ailleurs pas acceptée, venait du Hanovre, d'après les renseignements recueillis dans le commerce.

La Rhubarbe indigène ne croque pas sous la dent et teint la salive en jaune. Elle donne une poudre rougeâtre, qui est hygrométrique et se pelotonne; son odeur est faible, sa saveur amère, mucilagineuse et astringente.

On cultive, dans le comté d'Oxford (Angleterre), les *Rh. palmatum* et *Rhaponticum*, et l'on en obtient une sorte de RHUBARBE, dite ANGLAISE, qui se rapproche de la Rhubarbe de Chine par beaucoup de caractères. Cette Rhubarbe est en morceaux irréguliers, cylindriques, coniques ou plan-convexes, recouverts d'une poussière jaune. Si l'on enlève cette poussière, la surface prend une couleur jaune rougeâtre ou *rose-œillet* caractéristique (Collin) et présente des lignes parallèles qui, dans les morceaux réguliers, aboutissent à une zone circulaire, indice du point d'attache de l'ochréa.

La section transversale offre une zone médiane *rose-œillet* mélangé de blanc et entourée, vers la périphérie, d'un cercle blanc coupé par des rayons médullaires jaunes. Ces rayons sont parallèles près de la circonférence et coupés, au voisinage du bord de la racine, par un cercle ondulé, brun noirâtre. En se rapprochant du centre, ils se fondent avec la zone centrale et l'on voit, un peu au-dessous de ce point, un ou plusieurs cercles de petites étoiles jaunâtres, qu'entoure un cercle blanchâtre, à contour bien défini.

Selon Hanbury et Flückiger, les taches étoilées, quand elles existent dans cette sorte, sont isolées et non disposées en une zone régulière.

Cette Rhubarbe est très hygrométrique; conservée dans

des lieux humides, elle devient rouge orangé foncé. Elle est plus légère que la Rhubarbe de Chine, spongieuse, facilement entamée par l'ongle et se réduit en pâte sous le pilon.

Elle est peu ou pas aromatique; sa saveur est astringente, acide, mucilagineuse et moins amère que celle de la vraie Rhubarbe.

La qualité inférieure de cette racine doit la faire rejeter, et c'est pourquoi nous avons insisté sur ses caractères, à cause de la ressemblance qu'elle offre avec la Rhubarbe de Chine. La Rhubarbe présentée à Hepp, et dont nous avons parlé ci-dessus, était sans doute d'origine anglaise.

Les caractères distinctifs, que nous venons d'exposer longuement, ne permettent pas de confondre les vraies et les fausses Rhubarbes. Aussi, la substitution des unes aux autres est-elle de plus en plus rare. Il n'en est plus de même pour la poudre de ces substances, dont la distinction est très difficile. On ne saurait donc trop recommander aux pharmaciens de faire piler la Rhubarbe dans leurs officines.

Rhubarbes asiatiques

Les racines de ce nom ont été longtemps attribuées, mais sans preuves à l'appui, aux espèces suivantes : *Rh. palmatum*, L.; *Rh. cruentum*, Pall.; *Rh. compactum*, L.; *Rh. leucorhizum*, Pall. (*Rh. nanum*, Siev.); *Rh. tataricum*, L.; *Rh. undulatum seu Rhabarbarum*, L.; *Rh. hybridum*, Ait.; *Rh. Emodi*, Vallich (*Rh. australe*, Don); *Rh. crassinervium*, Fischer; *Rh. Webbianum*, Royle; *Rh. spiciforme*, Royle; *Rh. Moorcroftianum*, Royle. Quelques-unes de ces espèces croissent en Sibérie ; les autres croissent dans les pays montagneux, qui confinent au plateau central de l'Asie.

Les racines de la plupart de ces plantes ont une structure à peu près analogue à celle du Rhapontic et, sauf les *R. palmatum* et *R. Emodi*, aucune ne paraît fournir de la Rhubarbe commerciale.

H. Baillon rapporte que le *R. palmatum*, var. *tanguticum*, produit une partie de la Rhubarbe de Chine. Selon Murray et Przewalski, cette plante croît dans le pays de Tangut, autour du lac Kukunor (province de Kansu). Son rhizome est plus court et souterrain ou à peine saillant au-dessus du sol. Maximovicz croit que cette variété fournissait la presque totalité de la vraie Rhubarbe, avant que les troubles, qui ont régné en Chine, en eussent empêché ou amoindri la récolte.

Quant au *R. Emodi*, il fournit, dit-on, une partie de la Rhubarbe qui vient du Thibet, par l'Inde.

Quoi qu'il en soit, on sait aujourd'hui que la Rhubarbe de Chine est surtout produite actuellement par le *R. officinale*, H. Bn. Cette plante fut découverte, dans le sud-est du Thibet, par les missionnaires français, et Dabry, consul français à Hankow, en expédia des racines à Soubeiran. Introduite, en 1869, au jardin de la Faculté de médecine de Paris, elle y a fleuri et fructifié. H. Baillon la décrivit et la dénomma, après s'être assuré que la souche de cette plante offre la même structure que la Rhubarbe officinale. Selon lui, les racines, issues de la partie souterraine de la souche, ont une constitution analogue à celle du Rhapontic.

On distingue, dans le commerce, plusieurs sortes de Rhubarbes, que l'on désigne principalement d'après les lieux d'où on les exporte.

Quelle que soit leur origine, les vraies Rhubarbes se distinguent aux caractères suivants :

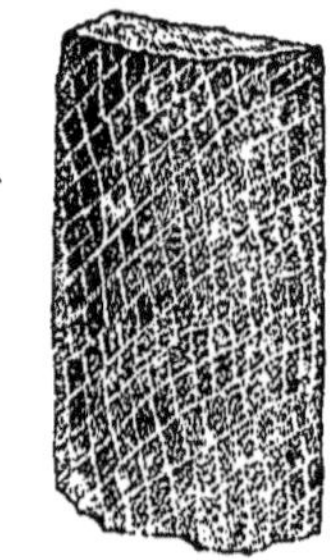
Fig. 360. — Fragment de Rhubarbe de Chine cylindrique, vu par sa face externe.

Racines compactes, mondées au couteau ou à la râpe et couvertes d'une poudre jaune. Leur cassure est marbrée de rouge, de jaune et de blanc. Elles ont une saveur amère, devenant aromatique, croquent plus ou moins sous la dent, et possèdent une odeur *sui generis*, forte, aromatique. Leur surface étant frottée, pour en enlever la poudre, se montre couverte d'un fin réseau (fig. 360) à mailles ovales ou rhombiques, dont la couleur blanche se détache nettement sur un fond jaune orangé; celui-ci, examiné à la loupe, se décompose en une masse blanche, garnie d'un grand nombre de raies ou de points rougeâtres. Ce fin réseau se montre sur toute la surface des racines cylindriques; dans les racines plan-convexes, il n'occupe que la face convexe. La face plane présente des marbrures plus ou moins étoilées et irrégulières.

Leur coupe transversale offre des lignes irrégulières, jaunes, rouges et blanches, parfois disposées en étoiles de forme variable et dont l'aspect général, *marbré* de jaune, de rouge ou de brun, sur un fond blanc ou blanc jaunâtre, diffère absolument de celui de la Rhubarbe indigène. *Jamais*, comme dans cette dernière (fig. 361), on n'y observe ces rayons qui se dirigent en *ligne droite* du centre à la circonférence.

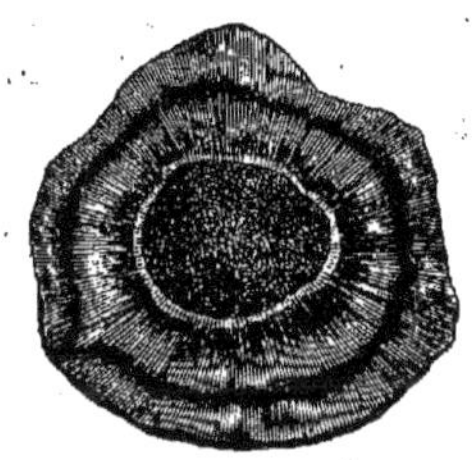

FIG. 361. — Coupe transversale d'une Rhubarbe indigène.

La Rhubarbe de Chine, mondée incomplètement, présente, sur les bords de sa circonférence, des rayons à peu près droits, dirigés vers l'extérieur; mais le plus faible examen suffit à montrer que ces rayons naissent en majeure partie dans la zone cambiale et résultent d'une multiplication des rayons de la couche ligneuse.

La zone cambiale des vraies Rhubarbes est assez mal définie.

Dans la Rhubarbe de Chine plate, elle correspond à la dépression longitudinale, que nous avons signalée à propos de la Rhubarbe indigène. Elle se montre comme une ligne sinueuse, plus sombre, peu apparente d'ailleurs et formée par une série à peu près continue de petits systèmes radiés.

Dans la Rhubarbe de Moscovie, elle est encore moins indiquée et composée de systèmes radiés, généralement distincts et à courts rayons.

Rhubarbe de Moscovie ou **de Russie.** — Cette Rhubarbe paraît due à diverses espèces, qui croissent dans les steppes de la Tartarie chinoise. Elle venait jadis de la Sibérie, par voie de Moscou. Le gouvernement russe avait alors établi à Kiachta, petite ville du gouvernement d'Irkoutsk, un entrepôt où les racines, apportées par les marchands Buchares, étaient troquées contre des pelleteries. Des commissaires spéciaux les examinaient avec soin, les faisaient monder et rejetaient ou brûlaient les morceaux inférieurs, ainsi que les débris; enfin les racines conservées étaient expédiées à Moscou, où on les examinait de nouveau, avant de les verser dans le commerce.

Depuis quelques années, la Couronne de Russie paraît s'être débarrassée de ce soin et la Rhubarbe de Moscovie est devenue très rare.

O. Berg la décrit comme suit : elle se présente en petits morceaux cylindriques ou fusiformes, à arêtes arrondies, offrant une cassure à grains très fins, marbrée à la loupe et dans laquelle prédominent les cellules rouges. Elle s'éloigne essentiellement de l'ancienne Rhubarbe de la Couronne et aussi de celle de Canton. Elle renferme peu d'amidon ; souvent même elle en est dépourvue.

Nous n'avons jamais vu cette sorte de Rhubarbe.

Voici quels sont les caractères de l'ancienne Rhubarbe de Moscovie, d'après un échantillon que nous confia M. Bæer, pharmacien à Strasbourg et d'après les divers spécimens qui existaient, avant 1870, dans le droguier de l'École supérieure de Pharmacie de la même ville :

La Rhubarbe de Moscovie est en morceaux généralement plan-convexes, de couleur jaune brunâtre extérieurement (récente, elle est jaune), marqués, sur la face convexe, d'un fin réseau de lignes blanches sur un fond jaune brun, et souvent pourvus d'un trou arrondi, fait à la vrille. La face plane offre parfois, non toujours, une double dépression latérale et présente un nombre plus ou moins considérable de petites étoiles à rayons courts, droits, coupés en quelque sorte, vers leur milieu, par une ligne circulaire ou elliptique, noirâtre ou brun foncé. Les étoiles se montrent donc comme des cercles réguliers ou des ovales, du centre desquels partent des rayons qui en dépassent la circonférence (fig. 362).

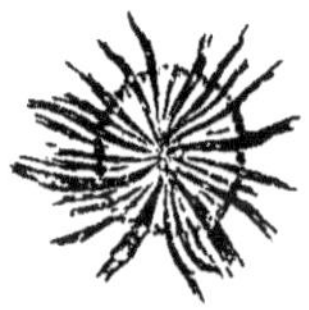

Fig. 362. — Aspect de l'un des systèmes radiés d'une Rhubarbe de Moscovie.

En examinant une coupe transversale de ces racines (fig. 363), on la voit composée de lignes jaunes, sur un fond blanc, distinctes, parfois anastomosées, longues, sinueuses et dont les intervalles sont souvent occupés par des systèmes radiés. Ces étoiles sont de grandeur variable, de forme circulaire ou plus ou moins allongée; leurs rayons, jaune clair au voisinage du centre, brunissent en se rapprochant de la circonférence, où ils offrent, en général, une teinte très foncée. Parfois, les radiations brunes partent des lignes jaunes et se dirigent perpendiculairement ou obliquement, par rapport à ces dernières.

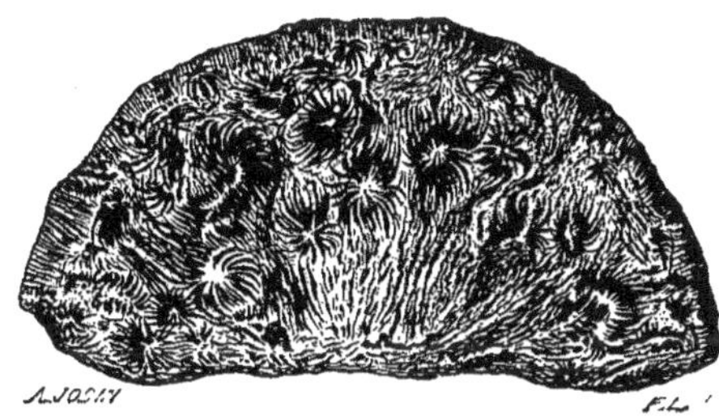

Fig. 363. — Coupe transversale d'une Rhubarbe de Moscovie.

Comme dans le Rhapontic, les lignes jaunes se dirigent du centre à la circonférence. Cette direction est masquée d'ordinaire, par la présence des sytèmes radiés interposés et par la flexuosité des lignes. Elle ne devient manifeste que vers la circonférence, dans les racines ou leurs parties qui n'ont pas été mondées trop profondément, encore alors les lignes jaunes sont-elles sinueuses.

On trouve mêlée à la Rhubarbe de Moscovie une sorte de racine, dite *blanche*, qui est caractérisée par la prédominance du fond blanc : les lignes jaunes et les étoiles étant relativement peu nombreuses, moins foncées, plus minces. L'échantillon que nous croyons pouvoir rapporter à cette sorte est ovoïde, blanchâtre en dehors et garni, sur toute sa surface de lignes blanches anastomosées, formant un fin réseau à mailles rhomboïdes, étroites, allongées. La coupe transversale (fig. 364), pratiquée à l'une de ses extrémités, montre une

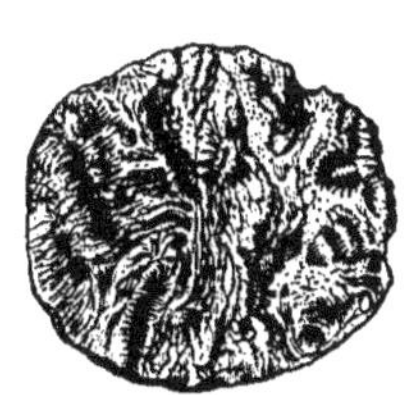

Fig. 364. — Coupe transversale d'une Rhubarbe de Moscovie blanche.

zone cambiale formée d'étoiles distinctes, mais rapprochées et irrégulières ; cette disposition n'est plus aussi manifeste à l'autre extrémité. Le tissu est moins compacte, que dans la sorte précédente.

« La Rhubarbe ne Moscovie a une odeur très prononcée et une saveur amère astringente. Elle colore fortement la salive en jaune safrané et croque sous la dent » (Guibourt). Sa poudre est d'un jaune orangé. Cette Rhubarbe est moins dense que la Rhubarbe de Chine.

Rhubarbe de Chine. — Cette sorte est à peu près la seule que l'on trouve aujourd'hui dans le commerce. Elle se présente en morceaux cylindriques ou ovoïdes, plus souvent allongés, plan-convexes, marqués d'un fin réseau blanc sur la face convexe, simplement marbrés sur la face plane, qui n'offre pas de petits systèmes radiés, comme la Rhubarbe de Moscovie.

Selon O. Berg, elle est percée de grands trous et saupoudrée de Rhubarbe en poudre; sa cassure (faite à la hache) est à gros grains, veinée, marbrée, avec des veines plus larges et un fond blanc plus apparent.

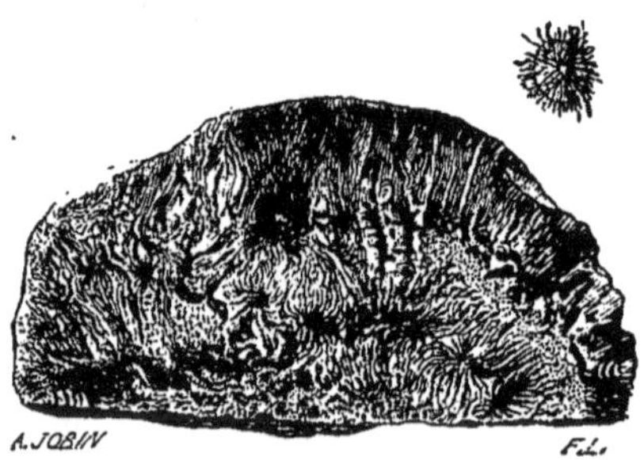

Fig. 365. — Coupe transversale d'une Rhubarbe de Chine.

Examinée sur une coupe transversale (fig. 365), elle se montre formée de rayons jaune clair, qui se dirigent du centre à la circonférence, en décrivant des lignes très flexueuses. Ces lignes semblent souvent anastomosées et figurent, à l'endroit de ces prétendues anastomoses, des sortes d'étoiles très irrégulières, dont le côté extérieur est garni d'un plus grand nombre de rayons que le côté intérieur. Cette disposition se montre surtout dans la zone cambiale et résulte, ainsi que nous l'avons dit, de la multiplication des rayons de la couche ligneuse. Il est facile de s'en assurer au moyen de la loupe. Comme dans la Rhubarbe de Moscovie, l'intervalle des rayons est parfois occupé par des étoiles; mais celles-ci nous ont paru moins nombreuses, moins distinctes, plus petites et dépourvues du cercle brun ou noirâtre, qui caractérise les premières.

Dans une très belle Rhubarbe de Chine, que nous avons examinée et qui provenait de la pharmacie de l'hôpital civil de Strasbourg, les lignes jaunes étaient parfois un peu orangées, très fines et tellement serrées, que la surface de section, non mouillée et brossée avec soin, offrait une couleur gris jaunâtre. Cette surface, étant à peine mouillée avec la langue, prenait rapidement une teinte rouge orangé, tachée de jaune clair.

« La Rhubarbe de Chine colore la salive en jaune orangé et croque très fort sous la dent. Elle est généralement plus pesante que la Rhubarbe de Moscovie et, pour la couleur, sa poudre tient le milieu entre le fauve et l'orangé » (Guibourt). Cette poudre est plutôt jaune orangé très clair.

Guibourt décrit, sous le nom de **Rhubarbe de Perse,** une Rhubarbe que Pereira et O. Berg rapportent à la Rhubarbe de Chine et que les Anglais appellent *Dutch Trimmed* ou *Batavian Rhubarb*. Cette sorte, aussi nommée *Rhubarbe de Turquie* et d'*Alexandrette*, venait autrefois du Thibet, par la Perse et la Syrie; on la tire actuellement de Canton. Elle est en morceaux cylindriques ou plan-convexes, mondés au couteau, plus denses et plus compactes que ceux de la Rhubarbe de Chine, dont elle paraît être une qualité supérieure. On ne la trouve plus dans le commerce français.

Rhubarbe de Bucharie. — « D'après Pereira, cette sorte croît en Bucharie et arrive à Saint-Pétersbourg, par voie de Nichni-Novogorod et Moscou. *Elle est plus légère, plus spongieuse et d'une couleur plus foncée que la Rhubarbe de Moscovie et ne croque pas sous la dent;* elle se présente en morceaux arrondis ou aplatis, mondés au couteau ou au racloir et percés d'un trou petit, très net. » (O. Berg.)

Rhubarbe de l'Inde. — Elle est généralement en morceaux fort détériorés et ne se trouve qu'accidentellement dans le commerce. Cependant, si elle était récoltée et préparée avec soin, elle pourrait constituer une belle sorte commerciale.

Plusieurs *Rheum* fournissent encore, dans l'Himalaya, des racines improprement appelées *Rhubarbes* et qui, par leurs qualités, se rapprochent beaucoup du Rhapontic.

Au point de vue histologique, les Rhubarbes de Chine et de Moscovie présentent les différences suivantes, selon O. Berg (*Anatomischer Atlas*, etc., planche XII, fig. E, I) :

1° Rhubarbe de Moscovie. — Rayons médullaires formés, en général, de trois rangées de cellules ovales ou arrondies; amas d'oxalate de chaux arrondis, ou aplatis et étoilés, composés de cristaux, dont l'extrémité libre se termine en une pointe aiguë; couche cambiale constituée par trois ou quatre rangées de cellules très étroites et allongées.

2° Rhubarbe de Chine. — Rayons médullaires généralement formés de deux (rarement de trois) rangées de cellules ovales subcylindriques, plus grandes que dans la sorte précédente; amas d'oxalate de chaux disposés en rosace et composés de cristaux, dont l'extrémité libre se termine par une arête arrondie, offrant une pointe aiguë en son milieu; couche cambiale constituée par cinq ou six rangées de cellules polyédriques, non allongées.

Ces distinctions sont évidemment justifiées; mais elles reposent sur des recherches trop peu nombreuses. On a pu supposer que les différences signalées par O. Berg sont dues, soit à l'âge des souches, soit au terrain dans lequel elles avaient poussé, soit, enfin, au triage attentif auquel étaient soumises les racines exportées de Kiachta. Aujourd'hui que les voyageurs ont démontré l'existence de deux *Rheum* cultivés en Chine, il semble probable que les Rhubarbes de Chine et de Moscovie n'ont pas la même origine. La Rhubarbe de Moscovie, que l'on retirait du nord de la Chine, devait être produite par le *R. palmatum*, var. *tanguticum*, tandis que la Rhubarbe de Chine, qui arrive du Thibet, doit être fournie surtout par le *R. officinale*.

Les troubles si longtemps continués dans le nord de la Chine, d'une part et, d'autre part, la suppression de la factorerie russe de Kiachta, ont amené la disparition de la Rhubarbe du Kansu, au moins comme sorte spéciale et il est à croire que ce que l'on en récolte encore doit être expédié par les ports de la Chine, où on la mélange, sans doute, avec les racines venant du Thibet.

L'analyse de la Rhubarbe a été faite à plusieurs reprises.

Schrader y a trouvé un principe qu'il nomma *Amer de Rhubarbe*, principe qui est peut-être le même que le *Rhabarberstoff* de Trommsdorff, la *Rhéumine* de Hornemann, la *Rhabarbérine* de Buchner et Brandes, le *jaune de Rhubarbe* ou *Rhéine* et l'*Acide Rhabarbique* de Brandes.

Schlossberger et Düpping en retirèrent de la *Chrysophane* et trois résines : *Aporétine*, *Phéorétine*, *Erythrorétine*.

De la Rue et Müller y ont signalé la présence d'un principe voisin de la Chrysophane, principe qu'ils appelèrent *Emodine*.

Enfin, Kubly en a retiré de l'*acide Rhéo-tannique*, de l'*acide Rhéumique*, de la *Phéorétine*, de la *Chrysophane*, une *matière pectique* et un *principe innomé*, incolore, neutre, cristallisable, dont la formule serait $C^{10} H^{12} O^{4}$.

Flückiger dit en avoir obtenu des cendres formées de carbonates de chaux et de potasse et dont la quantité peut varier, selon les échantillons, de 12 à 43 0/0.

La Chrysophane ($C^{32} H^{18} O^{16}$, ?) se présente sous forme d'une poudre rouge orangé, de saveur amère, soluble dans l'eau et dans l'alcool, insoluble dans l'éther, capable de réduire les sels d'argent et non la liqueur cupropotassique. Les acides la dédoublent en sucre et en *acide Chrysophanique* ($C^{15} H^{10} O^{4}$). L'acide Chrysophanique, que l'on dit exister dans la racine de Rhubarbe, ne semble pas s'y trouver tout formé, car Dragendorff ne l'a obtenu que dans un seul des cinq échantillons qu'il a analysés. Il paraît en être de même, pour la majeure partie des plantes qui en fournissent et en particulier pour la poudre de Goa, où il est produit par l'oxydation de la *Chrysarobine*.

L'Émodine est un corps cristallisable en aiguilles brillantes, rouge orange, fusibles à 250° et pouvant être sublimées. Elle est soluble dans les alcalis, d'où les acides la précipitent, sous forme de flocons jaunes.

Selon Liebermann, l'Émodine est identique avec l'*acide Frangulique* retiré du *Ramnus Frangula*, L.; cet auteur la regarde comme étant de la *trioxyméthyl-anthraquinone* et lui attribue la formule : $C^{14} H^{4} (C H^{3}) (O H)^{3} O^{2}$.

L'Acide Rhéo-tannique ($C^{26} H^{26} O^{14}$) est une poudre jaunâtre, soluble dans l'eau et dans l'alcool, insoluble dans l'éther, précipitée en vert noirâtre par les persels de fer et en gris passant au bleu, par les protosels de la même base. On va voir que ce principe est un glucoside.

L'Acide Rhéumique ($C^{20} H^{16} O^{9}$) parait être un produit de dédoublement de l'acide Rhéo-tannique, bien qu'il existe tout formé dans la racine de Rhubarbe. C'est une poudre brun rougeâtre, peu soluble dans l'eau, que l'on obtient en faisant bouillir l'acide Rhéo-tannique avec un acide minéral dilué; la poudre se précipite et il se produit du sucre.

La Phéorétine ($C^{16} H^{16} O^{7}$) est une substance pulvérulente brune, soluble dans l'alcool et dans l'acide acétique cristallisable, insoluble dans l'eau, dans l'éther et dans le chloroforme.

On ne sait rien sur la nature du principe actif de la Rhubarbe. La Chrysophane passe pour être purgative, mais elle agit moins que la Rhubarbe elle-même. Rossbach dit que, selon Kubly, le principe purgatif de la Rhubarbe est un acide analogue à l'acide Cathartique, acide qui existe surtout dans le séné, en même temps que l'acide Chrysophanique. Or, les recherches de Bouchut et Bourgoin montrent que la Cathartine est un mélange de Chrysophanine, de glucose et d'acide Chrysophanique. Les acides Cathartique et Chrysophanique sont donc des principes [?] très analogues, sinon identiques. Mais l'acide Chrysophanique semble ne pas être purgatif, et son emploi en thérapeutique est borné au traitement des maladies cutanées de nature psoriasique. Ses effets à l'intérieur, même à la dose de 0,5, se réduisent à colorer la sueur, le lait, l'urine, les matières fécales.

Le principe actif de la Rhubarbe n'est donc pas connu.

La Rhubarbe, administrée à faible dose (0,05 à 0,3) est un agent eupeptique, employé dans les états de faiblesse digestive; elle peut être prescrite, lorsque les troubles de la digestion s'accompagnent de diarrhée. A dose élevée (1,0 à 3,0 et même 5,0), elle est usitée contre la constipation, dans la convalescence des maladies aiguës et contre la constipation habituelle.

On doit la prescrire en nature, autant que possible, soit en morceaux que le malade mâche, soit en poudre ; on peut la donner aussi en infusion, *jamais en décoction*, à cause de la grande quantité d'amidon, qui se dissout alors et qui donne au décocté un aspect trouble, désagréable à l'œil.

On l'administre aussi sous forme de *sirop*, de *teinture* ou d'*extrait*. Le sirop est surtout donné aux enfants, par cuillerées à café. Sa *poudre* (15 p.) est souvent mêlée à du carbonate de magnésie (60 p.) et à de l'oléo-sucre de Fenouil (40 p.).

Falsification de la poudre de Rhubarbe. — Nous avons signalé, plus haut, la difficulté qu'on éprouve à distinguer la vraie Rhubarbe de Chine de la fausse Rhubarbe, quand cette substance a été pulvérisée.

Avant tout, il faut s'assurer des propriétés physiques et organoleptiques de la poudre suspecte. On se rappellera que la poudre des fausses Rhubarbes est rougeâtre, hygrométrique, se pelotonne rapidement et qu'elle a une saveur moins amère, moins aromatique, plus mucilagineuse. Une poudre hygrométrique, pelotonnée et peu sapide devra donc être suspectée. Elle ne pourra être repoussée, néanmoins, si l'on n'a pas d'autres moyens de déceler la fraude. Malheureusement, les réactions chimiques, si utiles pour d'autres drogues, semblent ici peu efficaces. Nous allons, pourtant, faire connaître celles qui paraissent donner les meilleurs résultats.

Selon John Cobb, 8 grammes de teinture de Rhubarbe de Chine, étant traités par 4 grammes d'acide azotique étendu de son volume d'eau, le mélange s'est troublé après trois ou quatre heures ; la teinture de Rhubarbe de l'Inde s'est troublée en un quart d'heure ; celle de la Rhubarbe indigène s'est troublée en une demi-heure.

L'acide iodhydrique ioduré donne une *teinte verte* au décocté de la Rhubarbe de Moscovie ; une *teinte brune*, avec celui de la Rhubarbe de Chine ; une *teinte rouge foncé*, avec la Rhubarbe anglaise ; une *teinte bleue*, avec la Rhubarbe française.

Selon Rillot, l'acide azotique colore les Rhubarbes indigènes en jaune et les Rhubarbes exotiques en orange; les huiles essentielles donnent au Rhapontic une teinte variant de l'orange à la couleur de chair, tandis que la Rhubarbe de Chine n'en est à peu près pas affectée : broyée avec de la magnésie et de l'essence d'Anis, la Rhubarbe de Chine n'est pas sensiblement affectée, tandis que le Rhapontic se colore en orange saumoné. Rillot affirme que l'on peut ainsi reconnaître la présence du Rhapontic, dans la poudre de Rhubarbe exotique.

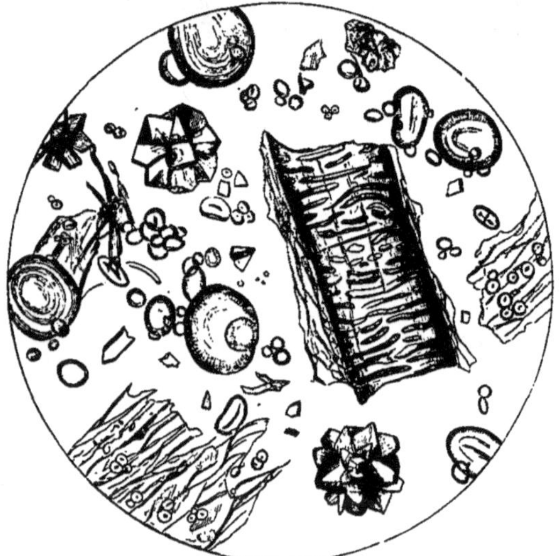

FIG 366. — Poudre de Rhubarbe contenant de la farine, d'après Hassall (220/1).

Hassall y a dit avoir trouvé de la farine de Blé dans la poudre de Rhubarbe. Cette falsification est facile à déceler à l'aide du microscope (fig. 366).

Thompson a signalé la présence de la poudre de Curcuma ; ce mélange est aisément reconnu par l'emploi du moyen suivant :

On met la poudre suspecte sur du papier buvard et on l'humecte, à plusieurs reprises, avec du chloroforme, qu'on laisse ensuite évaporer. Si la poudre contient du Curcuma, il se produit une tache jaune, qui traitée par une solution acide de borax, prend, après dessiccation, une teinte pourpre. En ajoutant alors un peu d'ammoniaque diluée, la tache offre une coloration bleue passagère.

Nous parlerons plus loin d'une Polygonée exotique, le *Coccoloba uvifera*, dont l'extrait astringent a été décrit sous le nom de *Kino de la Jamaïque*.

CHÉNOPODÉES

Vulvaire

La Vulvaire (*Chenopodium Vulvaria*, L.) est une plante, croissant dans les décombres, et dans les lieux incultes. Elle a une odeur repoussante et a été préconisée comme antispasmodique.

En 1817, Chevallier et Lassaigne avaient annoncé que cette plante contient du sous-carbonate d'ammoniaque tout formé ; Dessaignes, en 1851, pensa que l'odeur de Poisson pourri qu'elle exhale est due à de la *Propylamine*, et ses recherches dans ce sens furent confirmées.

Selon Wittstein, la Vulvaire doit son odeur désagréable à une évaporation continuelle de Propylamine ; cette base doit y être contenue à l'état de sel avec excès de base.

La Propylamine, Tritylamine, etc., est un alcaloïde, que l'on peut regarder comme de l'ammoniaque ordinaire combinée à un équivalent de propylène ($Az H^3 + C^6 H^6 = C^6 H^9 Az$), ou comme de l'ammoniaque, dont deux éq. d'hydrogène sont remplacés par un équivalent du radical de l'alcool propylique ($C^6 H^5$) d'où, la formule :

$$\left.\begin{matrix} C^6 H^5 \\ H \\ [illegible] \end{matrix}\right\} Az = C^6 H^9 Az$$

La Propylamine est un liquide incolore, volatil, d'une odeur forte, comme ammoniacale et qui, diluée dans l'air, rappelle l'odeur de la saumure. Sa réaction est très alcaline ; comme l'ammoniaque, elle répand des vapeurs blanches, à l'aproche d'un tube mouillé avec l'acide chlorhydrique. Ses sels dégagent une odeur particulière de Poisson, quand on les chauffe ou qu'on les traite par de la potasse.

La Propylamine a été extraite d'un grand nombre de substances : le Seigle ergoté et l'ergotine, la saumure de Harengs, les fleurs d'Aubépine, les fruits du Sorbier des Oiseaux, etc.

Cet alcaloïde agit comme caustique sur les muqueuses. A l'intérieur et à la dose de 1 à 2 cuillerées à café, dans un verre d'eau distillée, il détermine quelques renvois, la diminution du pouls, une légère sensation de froid et la pâleur de la face. On a administré avec succès la Propylamine contre les affections rhumatismales et leurs métastases au péricarde, aux méninges, à la plèvre, etc. Toutefois, la Propylamine pure n'a pu être convenablement isolée et elle n'a été employée qu'en dissolution aqueuse plus ou moins concentrée ; de plus, cette dissolution s'altère graduellement et ses alcaloïdes se transforment peu à peu en ammoniaque. D'autre part, A. Petit a montré que la proportion des alcaloïdes contenus dans les solutions propylamiques varie du simple au décuple et même au delà. On s'explique ainsi les succès de certains expérimentateurs, les mécomptes des autres et l'on conçoit que cette substance pourra être étudiée seulement, quand on en possédera des composés toujours identiques et comparables. La présence de la Propylamine, dans la Vulvaire, devrait porter l'attention médicale sur cette plante, que l'on employait autrefois comme antispasmodique, dans l'hystérie, la chorée, etc.

FIN DU TOME PREMIER

TABLE DES MATIÈRES

SUBSTANCES FOURNIES PAR LES ANIMAUX

SUBSTANCES FOURNIES PAR LES VÉGÉTAUX

LYON. — IMP. PITRAT AINÉ, RUE GENTIL, 4.

www.ingramcontent.com/pod-product-compliance
Lightning Source LLC
Chambersburg PA
CBHW031443210326
41599CB00016B/2097

* 9 7 8 2 0 1 9 5 3 5 9 6 4 *